Rudolf Buchheim

Lehrbuch der Arzneimittellehre

Rudolf Buchheim

Lehrbuch der Arzneimittellehre

ISBN/EAN: 9783742808943

Hergestellt in Europa, USA, Kanada, Australien, Japan

Cover: Foto ©Lupo / pixelio.de

Manufactured and distributed by brebook publishing software (www.brebook.com)

Rudolf Buchheim

Lehrbuch der Arzneimittellehre

LEHRBUCH

DER

ARZNEIMITTELLEHRE

VON

DR. RUDOLF BUCHHEIM,

PROF. DER MEDICIN UND DIRECTOR DES PHARMAKOLOGISCHEN INSTITUTES
DER UNIVERSITÄT GIESSEN.

DRITTE AUFLAGE.

LEIPZIG,
VERLAG VON LEOPOLD VOSS.
1878.

VORWORT

ZUR ERSTEN AUFLAGE.

Lange war ich unschlüssig, ob ich schon jetzt eine Bearbeitung der Arzneimittellehre in der Weise, wie es auf den folgenden Bogen geschehen ist, versuchen sollte, oder nicht. Hätte ich dies noch eine Reihe von Jahren anstehen lassen, so würde es vielleicht möglich gewesen sein, manche Mängel zu vermeiden, die sich jetzt in dem Buche finden. Mein endlicher Entschluss wurde durch den Gedanken veranlasst, dass, wenn Andere durch dies Buch mehr als durch die bisherigen Bearbeitungen der Arzneimittellehre zur Beantwortung wissenschaftlicher Fragen angeregt würden, dies schon ein hinreichender Grund sei, das Erscheinen desselben zu rechtfertigen. Das Buch sollte daher auch den Titel: „Entwurf einer wissenschaftlichen Arzneimittellehre" erhalten. Wenn ich mich dem Wunsche meines Herrn Verlegers, welcher den gegenwärtigen Titel vorzog, gefügt habe, so muss ich noch immer bitten, das Buch nur als einen Entwurf zu betrachten, dessen weitere Bearbeitung ich mir zur Lebensaufgabe gemacht habe und zu welcher ich Mitarbeiter finden möchte. Dass ich dabei auf manchen Widerspruch stossen werde, davon habe ich mich schon jetzt überzeugt und hoffe, dass durch die weitere Begründung der widerstreitenden Meinungen die Wissenschaft nur gewinnen werde.

Besonders mangelhaft musste bei dem jetzigen Standpunkte der Wissenschaft die Gruppirung der einzelnen Mittel ausfallen. Obgleich ich über einzelne derselben, z. B. über Oleum crotonis, Oleum ricini, Folia uvae ursi, Radix filicis maris, Cortex granati radicis, Fructus capsici, Euphorbium, Cortex mezerei, Piper nigrum, Grana paradisi, Radix pyrethri, Boletus laricis, Gutti, Radix gentianae, Herba absinthii, Myrrha u. a. chemische Untersuchungen angestellt habe, um ihnen eine geeignete

Stellung anzuweisen, so musste ich mich doch bei der grössten Mehrzahl der Mittel auf die vorhandenen, häufig sehr unvollkommenen Analysen verlassen. Wenn ich nun gleich die Stellung mancher Mittel als zweifelhaft bezeichnen muss, so hat jene Gruppirung wenigstens das Gute, dass eine Verbesserung derselben nur auf Grundlage genauerer Untersuchungen möglich ist. Ein gewisser Grad von Willkür lässt sich natürlich nicht beseitigen, so lange die Wissenschaft selbst noch unvollkommen ist. Da, wo ein Mittel mehrere wirksame Bestandtheile enthält, habe ich dasselbe bei Gelegenheit desjenigen Bestandtheils abgehandelt, wegen dessen es am häufigsten in Gebrauch gezogen wird.

Vielleicht wird mir auch daraus ein Vorwurf gemacht werden, dass ich über die physikalischen und chemischen Eigenschaften der einzelnen Körper, deren Beschreibung oft einen nicht unbedeutenden Theil der bisherigen Lehrbücher füllte, nur sehr wenig gesagt habe. Die chemischen und physikalischen Kenntnisse, welche gegenwärtig für ein erfolgreiches Studium der Physiologie, das doch stets dem der Pharmakologie vorausgehen muss, erfordert werden, sind ziemlich bedeutend und so scheint mir es überflüssig zu sein, in einem Lehrbuche der Arzneimittellehre die Elemente der Chemie abzuhandeln, was natürlich hier nur sehr unvollständig geschehen könnte. Ich habe daher auch bei den Arzneimitteln, deren Darstellung in jedem Lehrbuche der Chemie — und ein solches darf ich wohl in den Händen aller meiner Leser voraussetzen — angegeben wird, dieselbe nur mit wenigen Worten oder gar nicht angegeben, dagegen bin ich bei der Bereitung solcher Präparate, welche keine reinen chemischen Verbindungen darstellen, ausführlicher gewesen, da sich Pharmakopöen nur selten in den Händen von Aerzten finden. Auch die Beschreibung der Droguen habe ich weggelassen, indem dadurch die Kenntniss der letzteren nur wenig gefördert wird. Für die Summe, um welche jene zahlreichen Beschreibungen ein Lehrbuch vertheuern, kann sich der Studirende Proben der meisten wichtigen Droguen selbst anschaffen, was ihm jedenfalls mehr nutzen wird als jene trockenen und, ohne beständiges Vergleichen mit den Droguen selbst, meist unverständlichen Beschreibungen. In wichtigeren Fällen aber wird man seine Zuflucht doch wohl kaum zu einem Lehrbuche der Arzneimittellehre, sondern zu einem ausführlicheren pharmakognostischen Werke nehmen. Ferner habe ich die Aufzählung der verschiedenen „kratzenden" und anderen Extractivstoffe u. s. w. vermieden, welche sich in den älteren Analysen angeführt finden, deren wirkliche Existenz jedoch und deren Bedeutung für die Wirksamkeit der Droguen keineswegs erwiesen ist. Dagegen habe ich ein grösseres Gewicht gelegt auf die Veränderungen, welche die anerkannt wirksamen

Bestandtheile der Droguen im Körper erleiden oder erleiden können, indem davon die Beurtheilung ihrer Wirkungsweise abhängig ist. Daher schien es auch am zweckmässigsten, dieselben, so weit dies geschehen konnte, auf ihrem Wege durch den ganzen Organismus hindurch zu verfolgen und gleichzeitig die Veränderungen, die sie hier hervorrufen können, zu erwähnen. Die in vielen pharmakologischen Werken eingeführte Trennung der „physiologischen Wirkungen" von der therapeutischen Anwendung ist jedenfalls unzweckmässig, denn es ist ja die wichtigste Aufgabe der Pharmakologie, beide in den innigsten Zusammenhang zu bringen. Die Aufzählung der Krankheiten, in welchen ein Arzneimittel angewendet zu werden pflegt, kann in einem Lehrbuche der Arzneimittellehre nur den Zweck haben, zu zeigen, von welcher Bedeutung die einzelnen Mittel für die Therapie sind, keineswegs aber, ein Lehrbuch der Therapie entbehrlich zu machen.

Diese Bemerkungen glaubte ich zur richtigen Beurtheilung dieses Lehrbuchs vorausschicken zu müssen. Schliesslich kann ich nicht umhin, nochmals den lebhaften Wunsch auszusprechen, dass die zahlreichen wissenschaftlichen Fragen, welche sich vielleicht dem Leser dieses Buchs aufdrängen werden, Veranlassung zu ebenso zahlreichen Untersuchungen geben möchten.

Dorpat, im Mai 1856.

VORWORT
ZUR ZWEITEN AUFLAGE.

Die nachsichtige Aufnahme, welche mein „Lehrbuch der Arzneimittellehre" gefunden hat, lässt eine zweite Auflage desselben zweckmässig erscheinen. Wenn auch gegenwärtig das Buch noch sehr viel Mangelhaftes enthält, so machten es doch die seit dem ersten Erscheinen desselben angestellten zahlreichen Untersuchungen möglich, manchen Irrthum zu berichtigen und an die Stelle mancher Hypothese eine Thatsache zu setzen. Möchte das Interesse für die Pharmakologie immer zunehmen, damit dieselbe bald den wissenschaftlichen Standpunkt erreiche, zu welchem sich mehrere ihrer Schwester-Disciplinen bereits emporgehoben haben.

Dorpat, im Januar 1859.

VORWORT
ZUR DRITTEN AUFLAGE.

In dem Zeitraume, welcher seit dem Erscheinen der zweiten Auflage dieses Buches verflossen ist, hat die Arzneimittellehre grössere Fortschritte gemacht, als in irgend einer früheren, gleich langen Periode. Wir verdanken dies zunächst den vervollkommneten physiologischen Untersuchungsmethoden der neueren Zeit, welche eine weitere Ausbildung des toxicologischen Experimentes möglich machten. In Folge davon ist die Einwirkung zahlreicher Stoffe auf einzelne Gebiete des Nervensystems, das Herz, die Gefässe, die Muskeln u. s. w. mit grösserer Schärfe nachgewiesen worden, als dies am Krankenbette je hätte geschehen können. Sind aber erst die Veränderungen bekannt, welche durch grössere Mengen eines Stoffes im thierischen Körper hervorgerufen werden, so ist es verhältnissmässig leicht, zu bestimmen, wie weit dieselben nach arzneilichen Dosen bei Menschen eintreten. — Kaum weniger ist die Arzneimittellehre durch die grossen Fortschritte der Chemie gefördert worden. Dieselben haben uns der Lösung unserer Aufgabe, die Wirkung der Arzneimittel aus ihren Eigenschaften abzuleiten, wenigstens für eine Zahl von Stoffen erheblich näher geführt. — So gewährt es mir grosse Freude, dieses Buch, nach denselben Grundsätzen wie früher bearbeitet, jedoch durch eine grosse Zahl von Thatsachen bereichert, den Aerzten nochmals vorlegen zu können.

Giessen, im Februar 1878.

Buchheim.

INHALT.

Allgemeiner Theil.

	Seite
Einleitung	1
Wirkung der Arzneimittel	6
Ungleiche Zusammensetzung der Arzneimittel	11
Veränderungen der Arzneimittel im Körper	13
Weitere Folgen der Wirkungen von Arzneimitteln	19
Veränderungen des Organismus durch die Arzneimittel	21
Einfluss besonderer Zustände des Organismus auf die Folgen der Arzneiwirkungen	54
Applicationsorgane	58
Eintheilung der Arzneimittel	65

Specieller Theil.

I. Sauerstoff	70
Ozon	74
II. Wasser	75
Destillirtes Wasser	90
Mineralwässer	90
III. Kohle	93
Holzkohle	95
Thierkohle	95
IV. Schwefel	95
Schwefelblumen	98
Schwefelmilch	99
Schwefelleber	99
V. Gruppe des Chlors	99
Chlorwasser	106
Chlorkalk	106

	Seite
Königswasser	107
Brom	107
Jodtinctur	107
Jodoform	107
VI. Gruppe des Kochsalzes	108
Chlorbaryum	108
Kochsalz	122
Salmiak	122
Jodkalium	122
Jodkaliumsalbe	123
VII. Gruppe des Salpeters	123
Chlorsaures Kalium	123
Salpeter	129
Bromkalium	129
Chlorkalium	130
VIII. Gruppe des Glaubersalzes	130
Glaubersalz	136
Bittersalz	136
Schwefelsaures Kalium	136
Phosphorsaures Natrium	136
Weinsaures Kalium	136
Seignettesalz	136
Abführendes Brausepulver	136
Boraxweinstein	137
Aethylschwefelsaures Natrium	137
Doppeltkohlensaures Magnesium	137
Citronensaures Magnesium	137
Mannit, Manna, Mannasyrup	138
IX. Gruppe des Kali's	138
Aetzkali	153
Kohlensaures Kalium	153
Kohlensaures Natrium	154
Doppeltkohlensaures Kalium und Natrium	154
Aetzkalk	154

INHALT

	Seite
Kohlensaurer Kalk	154
Phosphorsaurer Kalk	154
Magnesia	154
Borax	154
Kali- und Natronseife	154
Seifenspiritus, Seifenpflaster	155
Essigsaures Kalium, Essigsaures Natrium	155
Kohlensaures Lithium	155
Rindsgalle	156

X. Gruppe des Ammoniaks . . 156

Salmiakgeist, Dzondi'sche Ammoniakflüssigkeit, flüchtiges Liniment, flüchtiges Kampherliniment, flüssiges Seifenliniment, Opodeldok, anishaltige Ammoniumflüssigkeit 162
Kohlensaures Ammoniak, brenzlich-kohlensaures Ammoniak . 163
Essigsaure Ammoniumflüssigkeit 163
Bernsteinsaure Ammoniumflüssigkeit 163

XI. Gruppe der Schwefelsäure . 164

Schwefelsäure, Haller'sches Sauer, saure aromatische Tinctur, Theden'sches Wundwasser 178
Salzsäure, rohe Salzsäure, Spiessglanzbutter 179
Salpetersäure 179
Phosphorsäure 179
Weinsäure, Weinstein . . . 179
Citronensäure 180
Oxalsäure, oxalsaures Kalium . 180
Milchsäure 180
Essigsäure, verdünnteEssigsäure, reiner Essig, einfacher Sauerhonig, aromatischer Essig, gewürzhafte Essigsäure, Holzessig 180
Ameisensäure, Ameisenspiritus . 181
Tamarindenmus, Kirschsyrup, Himbeersyrup, Himbeeressig, Citronensaftsyrup 181

XII. Gruppe der Salicylsäure . 182

Benzol, Anilin, Steinöl, Benzin, Petroleumäther 183
Salicylsäure, salicylsaures Natrium 195
Benzoësäure 196
Krystallis, Carbolsäure, rohe Carbolsäure, carbolsaure Natriumflüssigkeit, carbolschwefelsaures Zink 196
Kreosot, Kreosotwasser, Theer, Theerwasser, Schiffspech, Gichtpapier, Kadeöl 196

	Seite
XIII. Gruppe der Blausäure	197
Blausäure	202
Bittermandelwasser	202
Kirschlorbeerwasser	202
XIV. Kohlensäure	203
Stickstoffoxydulgas	203
Kohlensaures Wasser	206
Brausepulver	206
Anhang: Kohlenoxydgas	207
XV. Gruppe der Thonerde	210
Alaun, Alaunmolken	212
Essigsaure u. schwefels. Thonerde	212
Weisser Bolus	213
XVI. Gruppe des Eisens	213

A. Eisenpräparate.
Eisenpulver, reducirtes Eisen, Eisenmohr 226
Eisenoxydhydrat, Eisenzucker, Eisensyrup 226
Eisenchlorür, flüssiges Eisenchlorür, Chloreisentinctur . 226
Eisenchlorid, flüssiges Eisenchlorid, Bestuscheff'sche Tinctur, Eisensalmiak 227
Jodeisen, zuckerhaltigesJodeisen, Jodeisensyrup 227
Kohlensaures Eisen, zuckerhaltiges kohlensaures Eisen, Valletsche Pillen, Blaud'sche Pillen . 228
Eisenvitriol, reines schwefelsaures Eisen, italienische Pillen 229
Flüssiges schwefelsaures Eisenoxyd 229
Eisenalaun 230
Phosphorsaures Eisen 230
Pyrophosphorsaures Eisenoxydnatron 230
Pyrophosphorsaures Eisenoxyd mit citronensaurem Ammonium 230
Eisenhaltiges Malzextract . . . 231
Essigsaure Eisenflüssigkeit, ätherische essigsaure Eisentinctur . 231
Milchsaures Eisen 231
Eisenweinstein, Stahlwein . . 231
Citronensaures Eisenoxyd . . . 231
Citronensaures Eisenoxyd-Ammoniak 232
Eisenhaltiges Aepfelextract, eisenhaltige Aepfeltinctur . 232
B. Manganpräparate.
Uebermangansaures Kalium . . 232
XVII. Wismuth 233
Basisch-salpetersaures Wismuth 234
Baldriansaures Wismuth . 234

INHALT. XI

XVIII. Blei — 235
Thallium — 235
Bleiglätte, einfaches Bleipflaster, weisses Mutterpflaster, Hebra'sche Bleisalbe, Zugpflaster, Fontanellpflaster, Heftpflaster — 245
Mennige, schwarzes Mutterpflaster, Nürnberger Pflaster, rothes Mennigpflaster — 245
Jodblei — 246
Kohlensaures Blei, Bleiweisspflaster, Bleiweisssalbe — 246
Salpetersaures Blei — 246
Essigsaures Blei — 246
Bleiessig, Bleiwasser, Goulard'sches Bleiwasser, Bleisalbe — 246
Gerbsaures Blei — 247

XIX. Gruppe des Silbers — 247
A. Silberpräparate.
Salpetersaures Silber, salpeterhaltiger Höllenstein, Silberoxyd, Chlorsilber, Jodsilber, schwefelsaures Silber — 257
B. Goldpräparate.
Chlorgoldnatrium — 257
C. Platinpräparate.
Platinchlorid — 257

XX. Quecksilber — 258
Metallisches Quecksilber, graue Quecksilbersalbe, Quecksilberpflaster — 284
Rothes Quecksilberoxyd, rothe Quecksilbersalbe, Augensalbe, zusammengesetzte Augensalbe — 284
Zinnober, schwarzes Schwefelquecksilber — 285
Kalomel, schwarzes Wasser — 285
Sublimat, Altschadenwasser — 286
Weisser Präcipitat, weisse Quecksilbersalbe — 286
Quecksilberjodür — 286
Rothes Quecksilberjodid — 286
Salpetersaures Quecksilberoxydul — 286

XXI. Gruppe des Zinks — 287
A. Zinkpräparate.
Zinkoxyd, Zinksalbe — 294
Chlorzink — 294
Ferrocyanzink — 294
Schwefelsaures Zink — 294
Essigsaures Zink — 295
Baldriansaures Zink — 295
Milchsaures Zink — 295
Sulfocarbolsaures Zink — 295
B. Cadmium.
Schwefelsaures Cadmium — 295

C. Kupferpräparate.
Kupferoxyd — 295
Schwefelsaures Kupfer, Kupferalaun — 295
Schwefelsaures Kupferammoniak — 295
Grünspahn, Grünspahncerat — 296
Neutrales essigsaures Kupfer — 296

XXII. Antimon — 296
Chromsäure, saures, chromsaures Kalium — 296
Antimonmetall — 306
Schwefelspiessglanz — 307
Mineralkermes — 307
Goldschwefel — 307
Brechweinstein, Brechwein, Brechweinsteinsalbe — 307

XXIII. Arsen — 308
Arsenmetall — 318
Arsenige Säure, Fowler'sche Tropfen, Cosme'sches Pulver, Hellmund'sche Salbe — 318
Arsensäure, arsensaures Natrium — 319
Jodarsen — 319

XXIV. Phosphor — 319
Phosphor, Phosphoröl, Phosphorzink — 325

XXV. Gruppe des Eiweisses und seiner Derivate — 326
A. Gruppe der Eiweisskörper — 326
Fleisch, Fleischbrühe, Fleischextract — 336
Eier — 339
Milch, condensirte Milch, Kumiss, Buttermilch, Molken, Laabessenz, Alaunmolken, Tamarindenmolken, Molkencuranstalten — 339
B. Gruppe der Albuminoide — 341
Weisse Gelatine, Gallertkapseln, Tischlerleim — 342
Hausenblase, englisches Pflaster — 343
C. Gruppe der putriden Stoffe — 343
Mutterkorn, Mutterkornextract, Mutterkorntinctur, Hirschbrunst — 348
Anhang: Moschus n. Castoreum — 349
Moschus, Moschustinctur — 351
Bibergeil, Bibergeiltinctur — 351

XII INHALT.

XXVI. Gruppe der Kohlehydrate 352
A. Gruppe des Stärkmehls 352
Pfeilwurzelstärkmehl 355
Weizenstärkmehl, Weizenkleie,
Roggenkleie, Roggenbrot, Reisdecoct, Hafergrütze, Haferschrot, Kartoffeln, Gerstengraupen, präparirtes Gerstenmehl . 355
Isländisches Moos, Isländisch-Moosgallerte 355
Eichelkaffee 356
B. Gruppe des Zuckers . 357
Rohrzucker, weisser Syrup, brauner Syrup 359
Milchzucker 359
Honig, Rosenhonig 359
Malzextract 359
Queckenwurzel, Queckenwurzelextract, Feigen, Rosinen, Datteln, Brustbeeren, Johannisbrot, Wollblumen, Taubnesselblüthen, Cassienmus, Pflaumenmus, Möhren 360
Anhang: Glycyrrhizin . . . 361
Süssholz, Lakritzensaft, Süssholzextract, Süssholzsyrup, Süssholzpaste, Brustelixir 361
Glycerin 362
Glycerinsalbe, Nitroglycerin . . 364
C. Gruppe des Gummis . 364
ArabischesGummi, Gummipulver,
Gummimixtur, Gummisyrup,
Gummischleim, Gummipaste . 366
Traganth, Kirschgummi, Bassora-Gummi, Kutera-Gummi u. s. w. 366
Eibischwurzel, Eibischblätter,
Althäasyrup, Brustthee, Species zum Gurgeln, erweichendeKräuter, Malvenkraut, Malvenblüthen, Blankenheimer Thee, Klatschrosen, Klatschrosensyrup 367
Salep, Salepschleim 367
Carrageen, Carrageengallerte . 368
Quittensamen, Quittenschleim,
Flohsamen 368
Leinsamen 368

XXVII. Gruppe der Glyceride . 368
A. Gruppe des Olivenöls 369
Provenceröl, Baumöl, Rapsöl . . 373
Mandelöl, Oelemulsion, Mandelemulsion, zusammengesetzte Mandelemulsion, Mandelsyrup,
Mandelkleie . . 373

Mohnöl, Mohnsamen. Hanfsamen,
Hanföl, Wallnussöl, Leinöl . . 374
Lycopodium 374
Cacaobutter, Palmöl 375
Stockfischleberthran, Rochenthran 375
Schweinefett, Rindsklauenfett,
Rindmarksfett, Gänsefett, Butter,
Eieröl 375
Hammeltalg, Rindstalg 376
Anhang: Wachs 376
Wachssalbe, Rosensalbe, Wachstaffet, Wachspapier, Wachsschwamm 376
Walrath 376
Walrathzucker, Walrathcerat,
rothe Lippenpomade, Cold cream 377

B. Gruppe des Crotonöls 377
Crotonöl 379
Ricinusöl . . . 380

XXVIII. Gruppe des Cardols 380
Giftsumachblätter, Giftsumachtinctur 382
Spanischer Pfeffer, Spanisch-Pfeffertinctur 382

XXIX. Gruppe des Senföls . 382
Schwarzer Senf, Senfteig, Senföl,
Senfspiritus, Meerrettig, weisser Senf 385
Löffelkraut, Löffelkrautspiritus,
Brunnenkresse u. s. w. 386

XXX. Cantharidinsäure . 386
Cantharidin, Cantharidentinctur,
Blasenpflaster, immerwährendes Spanisch-Fliegenpflaster,
Drouot'sches Pflaster, blasenziehendes Collodium. Spanischfliegensalbe, scharfe Salbe, Maiwürmer 391

XXXI. Gruppe der Säure-Anhydride 393
Cumarin, Melilotenkraut, Melilotenpflaster 393
A. Gruppe des Euphorbinsäure-Anhydrids . . . 393
Euphorbium, Euphorbiumtinctur,
reizendes Pechpflaster . . . 396
Seidelbastrinde, Seidelbastextract 396
Küchenschellenkraut, Küchenschellenextract 396

INHALT. XIII

B. Gruppe des Convolvulinsäure-Anhydrids . 396
Gutti 396
Jalapenknollen, Jalapenharz, Jalapenseife, Jalapenpillen, Jalapenharztinctur, Turpethwurzel 400
Scammoniawurzel, Scammoniaharz, Scammonium u. s. w. . . . 400
Lärchenschwamm 401
Podophyllumwurzel 402
Elaterium 402

XXXII. Gruppe des Aloëtins 402
Zaunrübenwurzel 404
Aloë, Aloëextract, Aloëtinctur, Lebenselixir, saures Aloëelixir 404
Coloquinten, Coloquintenextract, Coloquintentinctur 405

XXXIII. Gruppe der Cathartinsäure 406
Sennablätter, St. Germainthee, Brustpulver, Sennalatwerge, Wiener Tränkchen, Sennasyrup 408
Rhabarber, Rhabarberextract, Rhabarbertinctur, Rhabarbersaft, Kinderpulver u. s w. . . 410
Faulbaumrinde 411
Kreuzdornbeeren, Kreuzdornbeerensyrup 411

XXXIV. Gruppe der Filixsäure . 411
Farnkrautwurzel, Wurmfarnextract 414
Granatwurzelrinde 415
Kosoblüthen, Koussin . . 415
Kamala, Saoria 415
Anhang: Santonin 416
Santonin, santoninsaures Natrium, Wurmsamen, Wurmsamenextract 418

XXXV. Gruppe der Gerbsäuren . 418
Galläpfelgerbsäure, Gallussäure, Pyrogallussäure, Galläpfel,Galläpfeltinctur 422
Eichenrinde, Ulmenrinde, Weidenrinde, Nelkenwurzel u. s. w. 422
Bärentraubenblätter u. s. w. . . 422
Ratanhawurzel, Ratanhaextract, Ratanhatinctur 423
Tormentillwurzel u. s. w. . . 423
Katechu, Katechutinctur . . . 423
Kino, Kinotinctur, Drachenblut, Blauholz, Blauholzextract . . 424

Anhang: Grüne Wallnussschalen 424
Wallnussblätter 424

XXXVI. Gruppe der Alkaloide 425
A. Gruppe des Piperins . 425
Pfeffer, Piperin . . 427
Bertramwurzel . . 428
Parakresse . . 428

B. Gruppe des Chinins . 428
Chinarinden,Chinatinctur, Chinawein, Chinaextract 438
Chinin, schwefelsaures Chinin, salzsaures Chinin, gerbsaures Chinin, baldriansaures Chinin u. s. w. 440
Chinoidin,Chinoidintinctur,amorphes salzsaures Chinin . . 441
Cinchonin, schwefelsaures Cinchonin, Chinidin, Cinchonidin . 441
Bebeerin, Pelosin, Buxin, Corydalin, Berberin, Ditain . . . 442

C. Gruppe des Kaffeïns . 442
Kaffeïn, Kaffeebohnen, Thee, Paraguaythee, Guarana, Kolanüsse 446
Theobromin,Cacaobohnen,Chocolade 447
Cocaïn, Cocablätter . . . 447

D. Gruppe des Curarins . 447
Curare, Curarin . 451

E. Gruppe des Coniins . 452
Schierlingskraut, Schierlingsextract, Schierlingspflaster, Schierlingssalbe, Coniin . 454
Anhang: Sparteïn . . 454

F. Gruppe des Strychnins 455
Brechnüsse, Brechnussextract, Brechnusstinctur, salpetersaures Strychnin, schwefelsaures Strychnin, Brucin, falsche Angusturarinde, Schlangenholz, Ignatiusbohnen, Upas tieuté . 460

G. Gruppe des Morphins 461
Lactucarium, Giftlattigextract, Indischer Hanf, Haschisch . 461
Opium, Dower'schesPulver, Zahnpillen, Opiumtinctur, Opiumsyrup, Opiumwasser, Opiumextract, Opiumpflaster, Opiumsalbe, Theriak 474

XIV   INHALT.

Morphin, salzsaures, schwefel-
 saures, essigsaures Morphin,
 Morphinpastillen 475
Anhang: Apomorphin . . . 476

H. Gruppe des Atropins . 478
Belladonnawurzel, Belladonnablätter,Belladonnatinctur,Bella-
 donnaextract,Tollkirschensalbe,
 Belladonnapflaster, Atropin,
 schwefelsaures Atropin . . . 484
Stechapfelblätter, Stechapfelkrautextract, Stechapfelsamen,
 Stechapfelsamentinctur,Daturin 485
Bilsenkraut, Bilsenkrautextract,
 Bilsenkrautsalbe, Bilsenkrautpflaster, Bilsenkrautöl, Bilsensamen, Hyoscyamin 486

I. Gruppe des Muscarins 486
Anhang: Pilocarpin . 490

K. Physostigmin 492
Calabarbohnen, Calabarbohnenextract 495

L. Nicotin . 496
Tabaksblätter 499
Anhang: Lobeliakraut . 499

M. Emetin 500
Brechwurzel,Brechwurzeltinctur,
 Brechwurzelwein, Brechwurzel-
 syrup, Brechwurzelzeltchen . . 502

N. Gruppe des Aconitins 503
Sanguinarin, Schöllkraut,
 Schöllkrautextract 503
Eisenhutknollen, Eisenhutkraut,
 Eisenhutextract, Eisenhuttinc-
 tur, Aconitin 507

O. Gruppe des Veratrins . 507
Weisse Niesswurzel . . 511
Sabadillsamen, Veratrin 511

P. Colchicin 511
Zeitlosensamen, Zeitlosensamenwein,Zeitlosentinctur.Zeitlosen-
 essig, Zeitlosensauerhonig, Colchicin 513

XXXVII. Gruppe der Glycoside . 513

A. Gruppe des Digitalins 514
Picrotoxin 514
Fingerhutblätter,Fingerhutessig,
 Fingerhuttincturen Fingerhut-
 extract, Fingerhutsalbe, Digi-
 talin 520

Grüne Niesswurz, schwarzeNiess-
 wurz, Niesswurzeltinctur . . . 521
Meerzwiebel, Meerzwiebelessig,
 Meerzwiebelsauerhonig, Meer-
 zwiebeltincturen, Meerzwiebelextract 521

B. Gruppe des Saponins . 522
Bittersüssstengel 522
Senegawurzel, Senegaextract,
 Senegasyrup 524
Kreuzblumenkraut 525
Seifenwurzel u. s. w. 525
Sassaparille, Zittmann's Dococt,
 Sassaparillsyrup 525
Chinawurzel 525
Anhang: Sandriedgraswurzel,
 Guajakholz, Holzthee, Guajak-
 harz, Guajaktincturen, Kletten-
 wurzel, Hauhechelwurzel, Stief-
 mütterchenthee 526

XXXVIII. Gruppe des Gentio-
 picrins 527
Enzianwurzel, Enzianextract,
 Enziantinctur, bittere Tinctur . 528
Tausendgüldenkraut, Tausend-
 güldenkrautextract 529
Fieberkleeblätter, Fieberkleeex-
 tract 529
Löwenzahnwurzel, Löwenzahn-
 extract, Cichorienwurzel . . . 529
Cardobenediktenkraut, Cardo-
 benediktenextract, Andornkraut 529
Quassienholz, Quassienextract . 529
Colombowurzel, Colomboextract. 530
Wermuth, Wermuthextract,Wer-
 muthtinctur 530
Schafgarbenkraut, Schafgarben-
 extract 530
Cascarillrinde, Cascarillextract,
 Cascarilltinctur 530
Lupulin 531
Myrrhe, Myrrhentinctur, Myr-
 rhenextract 531

XXXIX. Amylnitrit 531

XL. Gruppe des Weingeistes 534

A. Gruppe des Aethyl-
 alkohols 534
Spiritus. Branntwein, Wein, Bier 545
Versüsster Salzgeist 546
Versüsster Salpetergeist . 546
Essigäther 546

INHALT.

	Seite
B. Gruppe des Chloroforms	547
Chloroform	554
Aethylenchlorid	555
Aether, Hoffmannstropfen	555
Schwefelkohlenstoff	555
C. Gruppe des Chlorals	555
Chloralhydrat	559
Butylchloralhydrat	560
XLI. Gruppe der ätherischen Oele	560
A. Gruppe des Kamphers	560
Anderthalb Chlorkohlenstoff	560
Kampher, Kampherspiritus, Kampheröl	563
Alantwurzel, Alantwurzelextract	563
Anhang: Vanille, Vanillentinctur	564
B. Gruppe des Terpenthinöls	564
Terpenthin, Fichtenharz, Geigenharz, Terpenthinsalbe, Digestivsalbe, Königssalbe, Altheesalbe, gelbes Cerat, Terpenthinöl, Terpenthinölseife, Fichtensprossen, Holztinctur	572
Elemi, Elemisalbe	572
Copaivbalsam, Gurgunbalsam	572
Cubeben, Cubebenextract, Matico	573
Perubalsam, Perubalsamsyrup, Hoffmann'scher Lebensbalsam	573
Tolubalsam	573
Flüssiger Storax	574
Galbanum, Galbanumpflaster, Safranpflaster	574
Ammoniakgummi, Ammoniakpflaster	575
Stinkasant, Stinkasanttinctur, zusammengesetztes Stinkasantwasser, Stinkasantpflaster, Sagapenum	575
Baldrian, Baldriantinctur, Baldrianwasser, Baldrianextract, Baldrianöl, Baldriansäure	575
Virginische Schlangenwurzel	576
Mexicanisches Traubenkraut	576
Beifusswurzel	576
Pfefferminze, Pfefferminzwasser, Pfefferminzsyrup, Pfefferminzplätzchen, Pfefferminzessenz, Pfefferminzöl	577
Krauseminze, Krauseminzwasser, Krauseminzsyrup, Krauseminzessenz	577
Melissenblätter, Melissenwasser, Karmelitergeist	577

	Seite
Wolferleiblüthen, Arnicatinctur, Arnicawurzel	578
Kamillen, Kamillenwasser, Kamillenextract, Kamillensyrup, Kamillenöl	578
Römische Kamillen	579
Fliederblumen, Fliederblumenwasser	579
Lindenblüthen, Lindenblüthenwasser	579
Fenchelsamen, Fenchelwasser, Fenchelsaft, Fenchelöl	579
Anis, Anisöl	580
Sternanis	580
Wasserfenchel	580
Petersilgensamen, Apiol, Petersilgenwasser	580
Wachholderbeeren, Wachholdermus, Wachholderspiritus	580
Sadebaumspitzen, Sadebaumextract, Sadebaumsalbe, Sadebaumöl, Lebensbaumtinctur	581
Rautenblätter	581
Engelwurzel, zusammengesetzter Engelwurzelspiritus	581
Meisterwurzel	582
Liebstöckelwurzel	582
Bibernellwurzel, Pimpinelltinctur	582
Schafgarbenblüthen, Schafgarbenextract	582
Kalmuswurzel, Kalmusextract, Kalmustinctur, Kalmusöl	582
Unreife Pomeranzen, Pomeranzenschalen, Pomeranzenblüthen, Pomeranzenblätter, Pomeranzenschalenextract, Pomeranzenschalensyrup, Pomeranzenschalentinctur, Hoffmann'sches Magenelixir, bitteres Elixir, Pomeranzenschalenöl, Orangenblüthenwasser, Pomeranzenblüthensyrup	583
Citronenschalen, Citronenöl	584
Zeylonzimmt	584
Zimmtkassie, Zimmtwasser, Zimmtsyrup, Zimmttinctur, aromatisches Pulver, aromatische Tinctur, Zimmtöl	584
Gewürznelken, aromatischer Essig, gewürzhafte Essigsäure, Nelkenöl	585
Muskatnuss, Muskatblüthe, Macistinctur, Muscatblüthenöl, Muscatbutter, Muscatbalsam, aromatisches Pflaster	585
Safran, Safrantinctur, Safransyrup, Safranpflaster	586
Ingwer, Ingwertinctur	586
Galgant	587

XVI INHALT.

	Seite
Zittwerwurzel	587
Curcuma	587
Kleines Cardamom	587
Cajeputöl	587
Eucalyptusblätter	587
Lorbeeren, Lorbeeröl	588
Veilchenwurzel	588
Rosen, Rosenwasser, Rosenöl	588
Gartenthymian, Thymianöl	588
Quendel, Quendelspiritus	588
Meiran, Meiransalbe, Meiranöl	588
Lavendelblüthen, Lavendelspiritus	589
Rosmarin, Rosmarinspiritus, aromatische Kräuter. Rosmarinsalbe, Arquebusade, aromatischer Wein. Rosmarinöl	589
Tabelle der Maximaldosen	590
Register	592

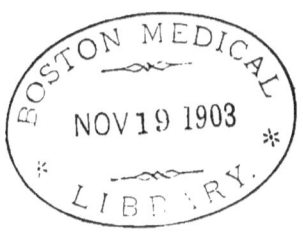

ALLGEMEINER THEIL.

Einleitung.

Als der wichtigste Unterschied zwischen den lebenden und den nicht lebenden Körpern wird, und wohl mit grossem Rechte, gewöhnlich der Umstand angeführt, dass die ersteren nicht ohne einen steten Stoffwechsel bestehen können. Dieser Stoffwechsel wird unterhalten durch die Nahrungsstoffe; er ist jedoch nicht von ihnen allein abhängig, sondern wird vielmehr durch eine ziemlich grosse Anzahl von Momenten, die theils ausserhalb des Organismus, theils in demselben liegen, modificirt. Die Erfahrung zeigt nun, dass diese Modificatoren des Stoffwechsels sich nie ganz gleich bleiben, ja es ist sogar für den lebenden Organismus eine Abwechselung in denselben nothwendig, indem er bei einem beständigen Einerlei zu Grunde gehen muss.

Allein die Organismen sind so eingerichtet, dass in ihnen der wechselnde Einfluss jener Modificatoren bis zu einem gewissen Grade compensirt wird, so dass sie trotz jenes Wechsels doch keine wesentliche Veränderung in ihrer Form und Zusammensetzung erleiden. Steigt z. B. die Aussentemperatur so, dass die Luft aus der Haut und den Lungen mehr Wasser als früher aufnimmt, so wird dadurch die Menge anderer Ausscheidungen, besonders des Harns, vermindert. Sinkt die Temperatur, nimmt also die kühlere Luft weniger Wasserdampf als vorher von der Körperoberfläche auf, so wird die verminderte Verdunstung des Wassers durch eine reichlichere Harnsecretion ausgeglichen, so dass der endliche Wassergehalt des Körpers in beiden Fällen nahezu derselbe bleibt.

Jenes Compensationsvermögen aber hat auch gewisse, von den mechanischen und chemischen Bedingungen des Organismus abhängige Grenzen, welche, da jene Bedingungen bei keinem Individuum genau dieselben sind, wie bei einem anderen, sich auch nie ganz gleich bleiben.

Wirken nun die Unterhalter und die Modificatoren der Stoffmetamorphose nach einer den jedesmaligen mechanischen und chemischen Bedingungen eines Individuums entsprechenden Reihenfolge und Stärke auf dasselbe ein, so werden die Veränderungen, welche sie hervorbringen, durch den Organismus so weit compensirt, dass die Bedingungen, welche für das Fortbestehen des Lebens nöthig sind, sich nahezu gleich bleiben. Findet dagegen keine Gesetzmässigkeit in der Reihenfolge und Stärke der Unterhalter der Stoffmetamorphose und ihrer Modificatoren Statt, so reicht jenes Compensationsvermögen nicht immer hin, um die hervorgebrachten Veränderungen auszugleichen und es werden so die Bedingungen, welche für das Fortbestehen des Organismus nöthig sind, mehr oder weniger abgeändert.

Allein ausser den Unterhaltern und den Modificatoren der Stoffmetamorphose können noch mancherlei andere Agentien auf den Organismus einwirken. Diesen vermag derselbe auch keinen anderen Widerstand zu bieten, als denjenigen, welchen er nach seinen mechanischen und chemischen Bedingungen den nothwendigen Agentien entgegensetzt. Reicht nun dieses Compensationsvermögen hin, um den Effect jener Agentien auszugleichen, so werden die für das Fortbestehen des Organismus nöthigen Lebensbedingungen (**die Gesundheit**) gar nicht oder doch nur auf sehr kurze Zeit abgeändert; ist aber jenes Compensationsvermögen ungenügend, so werden geringere oder stärkere Abänderungen der Lebensbedingungen veranlasst. Erreichen diese Abänderungen einen solchen Grad, dass die Thätigkeitsäusserungen des Organismus nicht mehr in der gewöhnlichen Leichtigkeit, auch theilweise gar nicht ausgeführt werden können, so nennen wir diesen Zustand **Krankheit.** Gesundheit und Krankheit sind daher als Begriffe zu coordiniren und unterscheiden sich nur durch die Ungleichheit der bei ihnen gegebenen Lebensbedingungen. Da nun die Anzahl dieser Bedingungen sehr gross ist und die Abweichung der einen häufig durch die einer anderen so compensirt werden kann, dass der endliche Effect dadurch nicht verändert wird, so lässt sich auch die Zahl und das Mass der einzelnen für die Gesundheit nöthigen Bedingungen nicht mit aller Schärfe bestimmen und ebenso wenig, wenn die Zahl und das Mass dieser Bedingungen überschritten wird. In sehr vielen Fällen wird Niemand das Vorhandensein einer Krankheit leugnen können, allein zwischen diesen und der Gesundheit liegen noch solche, wo es ganz von der individuellen Ansicht abhängt, ob Jemand sich für krank hält oder nicht. Bisweilen können die normalen Verhältnisse bis zu einem gewissen Grade abgeändert sein, ohne dass das Wohlbefinden merklich gestört ist, (symptomlose Krankheiten). Solche Zustände bleiben daher auch gewöhnlich ohne ärztliche Behandlung. Jene Abänderungen der Lebensbedingungen, die wir Krankheit nennen, können nun entweder nach kürzerer oder längerer Zeit das Leben unmöglich machen; oder sie können früher oder später aufgehoben werden, so dass die normalen Lebensbedingungen bis zu einem gewissen Grade oder auch vollständig wieder an ihre Stelle treten. Im letzteren Falle sagen wir, dass die Krankheit **geheilt** sei.

Aber ebenso, wie innere und äussere Agentien die Bedingungen des gesunden Organismus so verändern, dass Krankheiten entstehen, so können andere innere oder äussere Agentien auch auf die Heilung der Krankheiten Einfluss haben, und häufig steht es in unserer Macht, solche Agentien eben zu jenem Zwecke einwirken zu lassen. Die erste Aufgabe der ärztlichen Thätigkeit ist, die krankmachenden Ursachen zu entfernen. Waren die Veränderungen, welche jene Ursachen hervorbrachten, noch nicht von grösserer Bedeutung, so werden sie oft ohne besonderes Zuthun des Arztes durch die Einrichtung des Organismus wieder ausgeglichen. So gelingt es z. B. in manchen Fällen, wo ein Gift in den Magen gebracht worden ist, dasselbe in eine unschädliche Verbindung zu verwandeln, noch ehe es grössere Veränderungen hervorbringen konnte. In solchen Fällen kann nicht sowohl von ärztlichen Heilung die Rede sein, als vielmehr von dem Schutze vor einer bedeutenderen Erkrankung. Dasselbe ist der Fall, wenn wir Schmarotzerthiere, die sich auf der Haut, im Darmcanale u. s. w. befinden, tödten oder sonst entfernen, indem die Veränderungen, welche dieselben hervorgebracht haben, nach ihrer Entfernung in den meisten Fällen auch ohne Zuthun des Arztes rasch verschwinden.

Häufiger finden wir, dass, wenn ein Erkrankungsfall unter ärztliche Behandlung kommt, die krankmachenden Ursachen solche Veränderungen hervorgerufen haben, welche nicht ohne weitere Störung vom Organismus allein wieder ausgeglichen werden können. Hier genügt daher auch die einfache Entfernung der Krankheitsursache nicht, es ist vielmehr die Aufgabe des Arztes, die krankhaften Veränderungen entweder sämmtlich oder doch so weit aufzuheben, dass die etwa übrig bleibenden leicht durch die Einrichtung des Organismus ausgeglichen werden können. Dies ist der Fall, wo wir im wahren Sinne des Wortes von einer **ärztlichen Heilung** sprechen können; allein gerade dies kommt uns nicht so sehr häufig vor, theils deshalb, weil die Veränderungen des Organismus bereits so weit gediehen sind, dass sie sich nicht alle auf einmal aufheben lassen, theils weil wir in manchen Fällen, wo eine solche Aufhebung wohl möglich wäre, noch nicht wissen, auf welche Weise und durch welche Hülfsmittel wir dies Ziel erreichen sollen.

Aber auch da, wo eine solche wirkliche Heilung nicht möglich ist, hört doch die ärztliche Wirksamkeit noch nicht auf. Es kommt vielmehr unter solchen Umständen darauf an, künstlich solche Bedingungen herbeizuführen, welche die Rückkehr der normalen Verhältnisse zwar nicht unmittelbar bewirken, weil dies nicht geschehen kann, aber doch beschleunigen oder wenigstens den Kranken in den möglich günstigsten Zustand versetzen können. In diesen gerade am häufigsten vorkommenden Fällen können wir nicht von einer ärztlichen Heilung sprechen, da Heilung so viel wie Aufhebung der Krankheit heisst, sondern nur von einer Beförderung der Heilung. Diesen Unterschied zu machen, ist deshalb wichtig, weil wir stets da, wo es darauf ankommt, so viel als möglich zu leisten, — und dies soll doch der Arzt am Krankenbette, — erst wissen müssen, wie viel wir leisten können. Allein jener Unterschied ist meist vernachlässigt worden und daher ist es auch gekommen, dass gerade Diejenigen das Wort „Heilen" am meisten im Munde führen, denen am seltensten eine wirkliche Heilung zugeschrieben werden kann.

1*

Bei dieser unrichtigen Auffassung des Wortes „Heilen" nennt man alle diejenigen Agentien, welche entweder Krankheitsursachen zu heben vermögen oder bei schon bestehenden Krankheiten die Heilung entweder bewirken oder befördern oder auch nur einen günstigeren Zustand des Kranken herbeiführen können, **Heilmittel**. Wenn wir also auch diese Bezeichnung nicht billigen dürfen, so können wir sie gleichwohl beibehalten, da sie einmal populär geworden ist und wir wenig gewinnen würden, wenn wir ein anderes Wort an ihre Stelle setzen wollten.

Wir haben demnach nur ein Merkmal für den Begriff eines Heilmittels, nämlich, dass es Eigenschaften besitze, durch welche, im populären Sinne, Krankheiten geheilt werden können. Da gewisse Eigenschaften allen Körpern zukommen, so werden, wenn diese Eigenschaften auch nur im Entferntesten zur Heilung oder Besserung von Krankheiten beizutragen vermögen, auch alle Körper zu Heilmitteln werden. Allein jene allgemeinen Eigenschaften sind nicht gleichmässig unter die Körper vertheilt und ausser ihnen kommen auch jedem Körper noch besondere Eigenschaften zu, durch welche er sich von anderen Körpern unterscheidet. Wenn nun ein Körper die Eigenschaften, wodurch er Krankheiten zu heilen vermag, in einem höheren Grade besitzt, als andere und wenn er mehrere solche Eigenschaften in sich vereinigt, so wird er auch in gleichem Grade besser als Heilmittel zu gebrauchen sein, wie diese. So erhalten die Heilmittel einen verschiedenen Werth, und wir werden, wo es darauf ankommt, Krankheiten zu heilen, eine gewisse Anzahl von Heilmitteln öfter benutzen, als andere, welche möglicher Weise ebenfalls als Heilmittel wirken können, aber hinsichtlich ihrer Brauchbarkeit hinter den ersteren zurückstehen.

Diejenigen Agentien nun, welche vorzugsweise zum Zwecke des Heilens benutzt werden und meist durch chemische Eigenschaften wirken, werden gewöhnlich **Arzneimittel** genannt, während man die vorzugsweise mechanisch wirkenden, wie Bandagen, Instrumente u. s. w., chirurgische Heilmittel zu nennen pflegt. Der Begriff „Arzneimittel" ist demnach nicht wissenschaftlich, sondern nur durch den Sprachgebrauch festgestellt. So pflegen wir z. B. einen Körper, der sich zu gewissen Heilzwecken vorzüglich gut eignen würde, aber noch nicht dazu benutzt worden ist, auch nicht ein Arzneimittel zu nennen. Ein Körper wird also erst dadurch zu einem Arzneimittel, dass der menschliche Verstand denselben zu Heilzwecken gebrauchen lernt.

In dem Begriffe Arzneimittel liegt immer auch der der nützlichen Wirkung, aber dieselben Eigenschaften eines Körpers, die unter gewissen Umständen vortheilhaft für die Rückkehr der Gesundheit sind, können unter anderen Bedingungen nachtheilig werden. Diejenigen Stoffe nun, welche vermöge ihrer vorzugsweise chemischen Eigenschaften leicht der Gesundheit und selbst dem Leben gefährlich werden können, bezeichnet man gewöhnlich mit dem Namen **Gifte**. Auch dieser Begriff ist mehr durch den Sprachgebrauch als durch die Wissenschaft begrenzt. Rein mechanisch wirkende Agentien, so wie die Imponderabilien sind durch den Sprachgebrauch von den Giften ausgeschlossen. Man spricht wohl von der giftigen Wirkung des Bleiweisses im Darmcanal, aber nicht von

EINLEITUNG.

der giftigen Wirkung einer Bleikugel, welche die Brust durchbohrt, und ebenso wenig von der giftigen Wirkung des Blitzes. Da man bei dem Worte Gift immer an eine nachtheilige Wirkung denkt, so wird dabei auch die Leichtigkeit, mit welcher eine solche Wirkung hervorgebracht werden kann, berücksichtigt. Solche Körper, deren Eigenschaften in hohem Grade nachtheilig werden können, die jedoch selbst nur sehr selten sind, haben daher als Gifte keine grosse Bedeutung; wichtiger sind diejenigen, welche öfter zu verschiedenen Zwecken benutzt werden, bei denen also auch häufig die Gelegenheit, nachtheilig zu wirken, gegeben ist. Es ist eine Aufgabe der medicinischen Polizei, die Massregeln zu bestimmen, durch welche die Gelegenheit für das Eintreten giftiger Wirkungen möglichst beschränkt werden kann. Für die Arzneimittellehre sind die Gifte in sofern von Interesse, als die Wirkung derselben, da sie meist auf den gleichen Eigenschaften beruht, wie die der entsprechenden Arzneimittel, uns häufig Anleitung zur genaueren Erkenntniss der letzteren geben kann, und in sofern, als die Arzneimittellehre die Materialien liefern muss, mit denen die Therapie sich bemüht, eintretende giftige Wirkungen schnell und vollständig zu beseitigen.

Die Arzneimittel bilden keine besondere Abtheilung von Naturgegenständen, welche sich wie etwa die Pflanzen oder Thiere leicht an ihren äusseren Merkmalen erkennen liessen, im Gegentheil bietet die Erforschung der Eigenschaften, durch welche ein Stoff zum Arzneimittel werden kann, häufig die grössten Schwierigkeiten. Aber wie ist es nun möglich, zu bestimmen, ob ein Stoff als Arzneimittel brauchbar ist oder nicht?

Im Verlaufe der Zeit ist die Medicin zu einer Anzahl von Körpern gelangt, welche man als Arzneimittel anzusehen pflegt. Die Gründe, welche die Aerzte verschiedener Zeiten bestimmten, gewisse Stoffe für Arzneimittel zu erklären, waren sehr verschieden. Die grösste Anzahl der jetzt bekannten Arzneimittel verdanken wir zufälligen Beobachtungen, oder den zu gewissen Zeiten herrschenden medicinischen Theorien, nach deren Untergange die durch sie eingeführten Arzneimittel oft weiter in Gebrauch blieben. Durch den gegenseitigen Verkehr wurde eine Nation mit den Arzneimitteln der anderen bekannt und besonders lernten die Europäer bei ihrer Verbreitung über alle Theile der Erde die in den verschiedensten Gegenden gebräuchlichen Arzneimittel kennen.

Es würde uns gleichgültig sein können, aus welchen Quellen die Arzneimittellehre ihre Zuflüsse erhielt, wenn nicht diese Quellen gar häufig sehr viele Unreinigkeiten mit sich geführt hätten. Sah man bei der Anwendung eines „Arzneimittels" Besserung des Kranken eintreten, so lag es nahe, diese von dem Gebrauche des Mittels abzuleiten. Um nun die Richtigkeit dieser Hypothese zu prüfen, wurde die Anwendung des Mittels in einer grösseren Anzahl von Fällen wiederholt. Man hoffte auf diese Weise, welche man als „Erfahrung am Krankenbette" bezeichnete, zu einem richtigen Urtheile über die Brauchbarkeit des fraglichen Arzneimittels zu gelangen. Dabei wurde jedoch übersehen, dass man bei der Beobachtung des tausendsten Krankheitsfalles genau dieselbe Hypothese aufstellte, wie bei der des ersten und dass, wenn man eine

Hypothese beliebig oft wiederholt, dadurch der Werth derselben nicht geändert wird. So kam es, dass die „Erfahrungen" der einzelnen Aerzte oft miteinander in Widerspruch standen und dass noch heute Aerzte und Laien ihre zum Theil selbst widersinnigen Theorien durch die „Erfahrung am Krankenbette" beweisen zu können glauben.

Wollen wir die Richtigkeit der Annahme nachweisen, dass ein Arzneimittel in einem gegebenen Krankheitsfalle nützlich geworden sei, so dürfen wir uns nicht auf die Wiederholung einer und derselben Hypothese beschränken, wir müssen vielmehr anderweitige Gründe aufsuchen, um dieselbe zu unterstützen. Diese Gründe können nun hergenommen werden von der Natur der Krankheit, indem wir den Beweis liefern, dass die Krankheit ohne Anwendung des fraglichen Arzneimittels einen anderen Verlauf genommen haben würde. Um dies beurtheilen zu können, müssen wir mit der Natur der Krankheit genau bekannt sein. Dies ist jedoch bis jetzt mit sehr wenigen Ausnahmen nicht der Fall, ja die Erforschung der Krankheiten bietet ausserordentlich grosse Schwierigkeiten dar, die wir nicht so bald zu überwinden im Stande sein werden.

Die Beweisgründe für die Richtigkeit der von uns aufgestellten Hypothese können aber auch entlehnt werden von der Natur des angewendeten Arzneimittels. Damit ein Stoff als Arzneimittel bezeichnet werden dürfe, muss er im Stande sein, gewisse Veränderungen des Organismus hervorzurufen, welche in einem gegebenen Krankheitsfalle nützlich werden können. Je genauer wir nun einerseits die Krankheit, andererseits die durch das Mittel hervorgerufenen Veränderungen des Organismus kennen, desto richtiger kann unser Urtheil darüber ausfallen, ob in einem bestimmten Falle der Gebrauch des fraglichen Mittels nützlich gewesen sei. Damit aber ein Arzneimittel gewisse Veränderungen des Organismus hervorrufen könne, muss es Eigenschaften besitzen, durch welche es dies zu bewirken vermag. Wir werden daher die durch ein Arzneimittel hervorgerufenen Veränderungen nur dann richtig beurtheilen können, wenn wir im Stande sind sie aus den Eigenschaften desselben abzuleiten.

Aus dem Gesagten ergiebt sich der Inhalt und Umfang der Arzneimittellehre. Dieselbe ist eine theoretische d. h. erklärende Wissenschaft, und hat die Aufgabe, uns die auf die Arzneimittel bezüglichen Kenntnisse darzubieten, durch welche die Richtigkeit unseres Urtheils über ihre Brauchbarkeit am Krankenbette gefördert werden kann.

Wirkung der Arzneimittel.

Wenn wir genöthigt sind, anzunehmen, dass jede Wirkung wenigstens zwei Ursachen habe, so müssen wir bei der Wirkung der Arzneimittel die eine oder den einen Theil der Ursachen in den Arzneimitteln, den anderen in dem Organismus suchen. Wir dürfen somit die Wirkung der Arzneimittel nicht diesen allein zuschreiben, wir müssen sie vielmehr als das Resultat der Eigenschaften der Arzneimittel und des Organismus ansehen. Die Eigenschaften, durch welche die Wirkung eines Arzneimittels bedingt wird, müssen also demselben an und für sich, auch ausserhalb des Organismus zukommen. Diese Eigenschaften können aber nur entweder mechanische oder chemische sein, da man den Arzneimitteln als unbelebten Körpern keine anderen Eigenschaften zuschreibt. Der Sprachgebrauch bezeichnet aber die vorzugsweise durch ihre chemischen Eigenschaften wirkenden Stoffe als Arzneimittel, nur einzelne von ihnen haben eine vorzugsweise oder ausschliesslich mechanische Einwirkung. So wird z. B. in einigen Gegenden Russlands die **Spongilla lacustris** LINK als ein hautröthendes Mittel gebraucht. Diese Wirkung wird dadurch bedingt, dass die Spongilla eine sehr grosse Menge von Kieselsäurenadeln (*Spiculae*) enthält, welche an Zahl und Grösse die der Spongia-Arten sehr bedeutend übertreffen und nicht wie bei den letzteren, in eine elastische, hornartige Materie eingebettet sind. Diese bohren sich beim Einreiben des gröblichen Pulvers, dem man gewöhnlich etwas Oel oder Branntwein zusetzt, in die Haut ein und rufen je nach ihrer Zahl einen höheren oder geringeren Grad von Hautentzündung hervor. Unter dem Namen **Paleae Cibotii** (Penghawar, Penawar Djambi) kommen die seidenglänzenden Spreuhaare der Wedelbasen mehrerer auf Java und Sumatra wachsender baumartiger Farne, z. B. Cibotium Baromez, Alsophila lurida BL. u. s. w., im Handel vor. Dieselben werden bei äusserlichen Blutungen als blutstillendes Mittel gebraucht, indem sie mit Blut oder anderen alkalischen Flüssigkeiten in Berührung gebracht stark aufquellen und dadurch die blutende Oeffnung verstopfen. Häufiger benutzt man zu demselben Zwecke den Feuerschwamm oder Zunder (**Boletus igniarius**). — Die trockenen Stengel von **Laminaria Cloustoni** EDMONSTON und Lam. digitata LAMOUROUX besitzen die Eigenschaft, in Wasser gelegt, stark aufzuquellen, und werden daher, zu Sonden und Bougies verarbeitet, zur Erweiterung von Canälen und Oeffnungen benutzt. Für manche Fälle hat man der Radix gentianae, welche in Wasser ebenfalls stark aufquillt, den Vorzug gegeben. Bei sehr engen Oeffnungen bedient man sich auch wohl der Darmsaiten, bei weiteren des Wachsschwamms (**Spongia cerata**) oder Pressschwamms (**Spongia compressa**). Ausser den genannten Droguen, welche nur deshalb zu den Arzneimitteln gezählt werden, weil man sie wie diese aus der Apotheke bezieht, wenden wir häufig klebrige, schleimige oder fettige Stoffe an, um einzelne Körpertheile mit ihnen zu bedecken und so vor der Einwirkung äusserer Agentien zu schützen.

Die bei Weitem grösste Anzahl der Arzneimittel wirkt aber vorzugsweise durch ihre chemischen Eigenschaften, die wir freilich in den allerwenigsten Fällen auch nur einigermassen genau kennen. Der thierische Organismus besteht aus einer Anzahl von Materien, die als solche gewisse chemische Eigenschaften haben und daher auch geeignet sind, sich bei bestimmten chemischen Processen zu betheiligen. Je allgemeiner und je grösser nun die Verwandtschaft ist, welche ein chemisches Agens zu den Bestandtheilen des Organismus hat, desto früher und desto näher an der Applicationsstelle wird auch die Wirkung desselben eintreten.

Daher sind auch die concentrirten Mineralsäuren und ätzenden Alkalien sehr kräftige Agentien, allein ihre Wirkung kann nicht sehr weit über die Applicationsstelle hinausgehen, indem sie sehr bald hinreichendes Material finden, um ihre Affinität auszugleichen. Aber nicht alle chemischen Stoffe zeigen so deutliche Verwandtschaft, als die Säuren und Alkalien, ja wir haben, besonders in der organischen Chemie, eine sehr grosse Reihe von Körpern, welche gewöhnlich indifferente Stoffe genannt werden. Allein auch diese lassen sich in den meisten Fällen in gewisse Verbindungen bringen, welche freilich oft nur eine geringe Stabilität zeigen, so dass uns nur wenige Stoffe, die man noch gar nicht mit anderen verbinden konnte, übrig bleiben, und selbst bei diesen dürfen wir die Hoffnung darauf noch nicht ganz aufgeben.

Je weniger deutlich sich die Verwandtschaft der chemischen Agentien ausspricht, desto entfernter von der Applicationsstelle werden dieselben auch ihre Wirkung äussern können. So sehen wir z. B., dass diejenigen Stoffe, welchen wir vorzugsweise eine Einwirkung auf das Nervensystem zuschreiben, gerade zu den mehr indifferenten gehören; denn die Blausäure, das Strychnin, das Curarin u. s. w. zeigen im Vergleich mit der Schwefelsäure, dem Kalihydrat u. s. w. nur schwache Verwandtschaften. Um diese eigenthümliche Erscheinung zu verstehen, müssen wir nicht bloss die einzelnen Stoffe in Betracht nehmen, welche sich als Bestandtheile des Organismus nachweisen lassen, sondern auch daran denken, dass jedes Organ, obgleich es aus ähnlichen Stoffen aufgebaut ist, wie ein anderes, dieselben doch in einem ganz bestimmten Mischungsverhältnisse enthält. Jedes Organelement besteht aus einer Anzahl in wässrigen Flüssigkeiten theils löslicher, theils unlöslicher Stoffe. So weit unsere jetzigen Kenntnisse reichen, haben wir dem löslichen Inhalt der einzelnen Organelemente in der Regel grössere Bedeutung für die Function derselben zuzuschreiben, als den unlöslichen Theilen. Letztere, meist aus Bindegewebsubstanz bestehend, scheinen häufig nur die Bedeutung der Behälter zu haben, in welchen die organischen Processe vor sich gehen. Ohne dass wir noch im Stande gewesen wären, durch die chemische Analyse Beweise dafür zu liefern, sind wir doch zu der Annahme genöthigt, dass der flüssige Inhalt einer Nervenzelle anders zusammengesetzt sein müsse, als der Inhalt des Sarkolemmas, ja wir wissen, dass die Asche der Blutkörperchen eine andere Zusammensetzung hat, als die des Blutplasmas. Da nun alle jene Theile von einer gemeinsamen Ernährungsflüssigkeit, dem Blute, versorgt werden, so müssten sich die Unterschiede der Zusammensetzung sehr bald ausgleichen, wenn nicht die einzelnen Bestandtheile eines Organelements durch eine besondere chemische Anziehung zusammengehalten würden. Wir haben daher in der thierischen Zelle nicht bloss ein Formelement, sondern in ihrem Inhalte auch eine bestimmte molekuläre Verbindung zu erblicken. So wie nun ein Stoff in den Körper gelangt, welcher durch seine chemischen Eigenschaften die in gewissen Organelementen bestehenden molekulären Anziehungen stört, so muss dies für die Function der betreffenden Theile von der grössten Bedeutung sein. Die ausserordentlich geringen Mengen gewisser Stoffe, welche hinreichen, um die auffallendsten Störungen der

Körperthätigkeit hervorzurufen, haben häufig zu der Ansicht Veranlassung gegeben, dass es sich hierbei nicht um chemische Wirkungen handeln könne. Diese Ansicht ist jedoch nur so weit berechtigt, als bei der Wirkung jener Stoffe grossentheils nicht die Bildung atomistischer Verbindungen, an die man vorzugsweise zu denken pflegt, sondern ihr Einfluss auf gewisse im Körper bestehende molekuläre Anziehungen in Betracht kommt.

So ist im thierischen Organismus durch die zahlreichen chemischen Vorgänge, welche daselbst Statt finden, so wie durch die mechanischen Bedingungen, welche in demselben gegeben sind, den Arzneimitteln die manigfaltigste Gelegenheit zu chemischen Einwirkungen geboten. Die verschiedenen Salze, welche wir im Körper finden, können theils durch einfache, theils durch doppelte, aber auch durch prädisponirende Wahlverwandtschaft in neue, lösliche oder unlösliche Verbindungen übergeführt werden. Freie Basen oder Säuren, welche in Form von Arzneimitteln in den Körper gelangen, können sich mit den Säuren oder Basen desselben verbinden und so das frühere Verhältniss der Basen und Säuren zu einander ändern.

Von besonderer Wichtigkeit für den Aufbau des Organismus so wie für die Wirkung der Arzneimittel sind die eiweissartigen Stoffe. Zwar ist die chemische Natur derselben wegen der grossen Schwierigkeiten, welche ihre Untersuchung darbietet, noch nicht genügend bekannt, aber wir wissen, dass einige derselben und zwar gerade die am meisten verbreiteten, amphotere Körper sind, d. h. dass sie sich, ebenso wie das Wasser, sowohl mit Basen als auch mit Säuren verbinden können. Dieser Umstand, so wie der complicirte Bau derselben gestattet ihnen, sich an sehr zahlreichen chemischen Vorgängen zu betheiligen. Ebenso wissen wir, dass die eiweissartigen Stoffe durch die Gegenwart gewisser Salze, auch ohne mit ihnen atomistische Verbindungen einzugehen, in ihren Eigenschaften verändert werden. Dieser Umstand ist um so mehr zu beachten, als er einen Schlüssel darzubieten scheint für das Verständniss der in den Zellen Statt findenden chemischen Vorgänge.

Wenn nun ein Stoff eine Anziehung zu gewissen Körperbestandtheilen besitzt, so wird sich dies am ersten in den Organen zu erkennen geben, in welchen diese Bestandtheile in besonders grosser Menge abgelagert werden. Der Farbstoff der Krappwurzel (Radix rubiae tinctorum) hat eine eigenthümliche Verwandtschaft zu Kalksalzen, so dass, wenn in einer Auflösung dieses Farbstoffes Kalksalze durch irgend ein Reagens gefällt werden, der grösste Theil des Farbstoffs mit niedergeschlagen wird. Gelangt nun der Krappfarbstoff in das Blut, so verbindet er sich hier ebenso wie ausserhalb des Körpers mit Kalksalzen und wo diese abgelagert werden, wird auch der Farbstoff mit abgesetzt. Da nun die Knochen weiss sind und in ihnen die meisten Kalksalze abgelagert werden, so kann auch hier die Verbindung des Krappfarbstoffs deutlich sichtbar werden, während er in den übrigen kalkärmeren und meist stärker gefärbten Körpertheilen unbemerkt bleibt. Zieht man aus den gefärbten Knochen die Kalksalze mit verdünnten Säuren aus, so bleibt der Farbstoff auf dem Knochenknorpel zurück, so dass auch dieser gefärbt erscheint. So schrieb man früher dem Krappfarbstoff eine besondere Verwandtschaft zu den Knochen zu, während er doch nur, wie mehrere andere Farbstoffe, eine Verwandtschaft zu den Kalksalzen besitzt. Auch die Bedeutung, welche die einzelnen Organe und Systeme für den Organismus haben, giebt häufig Veranlassung dazu, dass sich die eintretenden Veränderungen gerade an bestimmten Körpertheilen besonders deutlich zeigen. Wirkt z. B. ein Stoff auf gewisse Bestandtheile der Nerven und Muskeln gleichzeitig ein, so wird sich dies in der Regel an den Nerven zuerst zu erkennen geben, da schon eine geringe Störung der Nerventhätigkeit die auffallendsten Erscheinungen nach sich zieht, während eine gleich grosse Veränderung der Muskeln viel eher der Wahrnehmung entgeht.

Selbst die Veränderungen ein und desselben Systems werden nicht gleichmässig an allen Theilen desselben sichtbar werden, sondern hauptsächlich in denen, welche am meisten thätig sind und daher auch relativ das reichlichste Ernährungsmaterial in Anspruch nehmen. So zeigt sich z. B. der verändernde Einfluss gewisser Stoffe auf die Muskelbestandtheile am deutlichsten an dem Herzmuskel, und da durch die Störung der Herzthätigkeit leicht das Leben aufgehoben werden kann, so ist es oft schwer, die gleiche Veränderung auch an den übrigen Muskeln nachzuweisen.

Wir müssen uns ferner daran erinnern, dass in den verschiedenen Organen auch ungleiche chemische Bedingungen bestehen. Während der Brechweinstein auf das reine Eiweiss ohne Wirkung zu bleiben scheint, coagulirt er dasselbe bei Gegenwart freier Säuren. Gelangt nun jenes Salz auf irgend eine Weise in das Blut und wird mit diesem nach den Gefässen der Magenschleimhaut hingeführt, die nur durch eine sehr dünne Scheidewand von einer sauren Flüssigkeit getrennt sind, so kann er hier besondere chemische Veränderungen hervorbringen, während ihm in anderen Organen die dazu nöthigen Bedingungen fehlen. Reiben wir Brechweinstein in die Haut ein, so findet er in den Hautdrüsen ähnliche Bedingungen wie im Magen und in Folge seiner Einwirkung auf jene Drüsen entsteht eine Entzündung und Vereiterung derselben. — Das Convolvulinsäure-Anhydrid bleibt in der sauren Magenflüssigkeit unverändert, in der Galle findet es jedoch ein vorzügliches Lösungsmittel und wird dadurch erst befähigt, auf die Bestandtheile der Darmschleimhaut einzuwirken.

Solche Stoffe, welche im Körper eine Zersetzung erleiden, können einmal im unveränderten Zustande, dann aber auch durch ihre Zersetzungsproducte wirksam werden und auf diese Weise besonders complicirte Veränderungen bewirken.

Schon die wenigen angeführten Beispiele zeigen zur Genüge, wie für eine grosse Anzahl von Mitteln sehr vielfache Möglichkeiten gegeben sind, durch einfache chemische Wirkungen die verschiedensten Folgen zu veranlassen. Weitere Untersuchungen werden uns aber gewiss noch viele andere Umstände zeigen, welche bei der so äusserst complicirten Einrichtung des menschlichen Organismus zu den eigenthümlichen Erscheinungen beitragen können, welche die Arzneimittel hervorrufen.

Die tägliche Erfahrung lehrt uns, dass die Erscheinungen, welche der Einwirkung der Arzneimittel zu folgen pflegen, sich nicht immer gleich bleiben. Der Grund davon kann nur entweder in den Arzneimitteln liegen oder in den Stoffen im Körper, auf welche sie einwirken, oder in beiden zugleich.

Ungleiche Zusammensetzung der Arzneimittel.

Viele Arzneimittel können bei scheinbar gleichen Dosen in sofern Ungleichheiten der Wirkung veranlassen, als sie nicht immer gleiche Zusammensetzung und daher auch nicht gleiche Eigenschaften besitzen. Je zahlreicher nun die Bestandtheile eines Arzneimittels sind, desto leichter werden Ungleichheiten der Zusammensetzung vorkommen können. Die Arzneimittel, welche wir in unseren Laboratorien bereiten, sind meist ziemlich einfach; complicirter sind diejenigen, welche wir in dem Zustande anwenden, in dem die Natur sie uns liefert. Rohe Mineralien werden, mit Ausnahme der Mineralwässer, wegen ihrer oft sehr ungleichmässigen Zusammensetzung fast gar nicht mehr als Arzneimittel angewendet, sondern erst einer Reinigung unterworfen. Dagegen kann die Zusammensetzung unserer vegetabilischen und animalischen Arzneiwaaren durch ungemein zahlreiche Momente modificirt werden. Niemand leugnet den Einfluss des Bodens und Standortes auf das Gedeihen der Pflanzen. Die Physiologie lässt uns bereits vermuthen, dass gerade für diejenigen Stoffe, welche uns in der Pharmakologie am wichtigsten sind, jene Momente, z. B. das Verhältniss der Säuren zu den Basen im Boden, ungleich höhere Bedeutung haben, als für die allgemein verbreiteten Pflanzenbestandtheile. Es ist eine alte Erfahrung, dass der Gehalt des Bodens an Feuchtigkeit von wesentlicher Bedeutung für die meisten an ätherischen Oelen reichen Pflanzen ist. Dadurch muss eine Verschiedenheit in der Zusammensetzung der Arzneimittel bedingt werden. Wir haben keine Garantie dafür, dass eine Drogue gerade von dem Boden genommen wurde, auf welchem sie wachsen musste, um am heilkräftigsten zu sein. Welchen grossen Einfluss das Klima auf die Zusammensetzung der Pflanzen habe, davon haben wir zahlreiche Beispiele und es genügt, in dieser Hinsicht die Getreidearten, den Wein u. s. w. anzuführen. Auch für die Jahreszeit, zu welcher die Arzneipflanzen gesammelt werden, kann uns in vielen Fällen Niemand bürgen, und es zeigen die verschiedene Quantität und Qualität des aus der frischen Radix taraxaci in verschiedenen Monaten gewonnenen Extractes, die ungleichmäsige Wirkung des Bulbus colchici und noch viele andere Beispiele, welchen grossen Einfluss dieser Umstand auf die Güte der Arzneimittel äussert. Dazu kommen die Art des Einsammelns, Trocknens und Aufbewahrens, die absichtlichen und unabsichtlichen Beimengungen, welche die Droguen erhalten, noch ehe sie in die Hände des Kaufmanns kommen, die mehr oder weniger lange dauernde Aufbewahrung in den Magazinen der verschiedenen Kaufleute, durch deren Hände sie

12 UNGLEICHE ZUSAMMENSETZUNG DER ARZNEIMITTEL.

allmählig gehen, die Verfälschungen, denen sie von dieser Seite ausgesetzt sind, die mehr oder weniger gute Aufbewahrung in den Apotheken, die oft sehr unzweckmässige Form, in welcher die Arzneimittel verordnet werden u. s. w.

Die angeführten Umstände sind mehr als hinreichend, um eine genaue Beobachtung unmöglich zu machen, und wenn auch in vielen Staaten der Apotheker für die Güte seiner Waaren verantwortlich gemacht und durch häufige Revisionen controlirt wird, so sind diese Massregeln doch nicht ausreichend, indem selbst bei den sorgfältigsten Revisionen die Güte der Droguen nicht genügend bestimmt werden kann.

Um den Einfluss der ungleichmässigen Zusammensetzung der Droguen zu eliminiren, würden nur zwei Wege eingeschlagen werden können. Entweder würde man jedesmal, ehe man Beobachtungen über die Wirksamkeit einer Drogue anstellt, eine sorgfältige qualitative und quantitative Untersuchnng derselben machen müssen, oder man würde nur mit den reinen wirksamen Bestandtheilen derselben zu experimentiren haben. Der erste Weg würde ausserordentlich mühsam und schwierig, ja für jetzt in sehr vielen Fällen gar nicht einmal möglich sein, und so bleibt uns nur noch der letztere übrig.

Die exacten Naturwissenschaften haben sich ihren Namen dadurch erworben, dass sie nur den mit der grössten Genauigkeit angestellten Untersuchungen Werth beilegten. Ihr Unterschied von den übrigen Naturwissenschaften besteht darin, dass die in ihr Gebiet gehörigen Vorgänge meist ziemlich einfacher Art sind, so dass auch die Fehlerquellen bei den ihnen zugehörigen Untersuchungen weniger zahlreich und die Beobachtungsfehler leichter zu vermeiden sind. Wenn jene Naturwissenschaften nur dadurch, dass sie so strenge Anforderungen machten, zu ihrer jetzigen Ausbildung gelangen konnten, so werden in der That in solchen Wissenschaften, wo die Fehlerquellen sehr zahlreich und grössere Beobachtungsfehler mit der allergrössten Schwierigkeit und nur selten gänzlich zu vermeiden sind, nicht geringere Ansprüche gemacht werden dürfen. Soll also die Arzneimittellehre zu einer Wissenschaft ausgebildet werden, so muss sie in dem Grade strengere Anforderungen wie andere Naturwissenschaften an eine Untersuchung machen, als bei ihr zahlreichere Fehlerquellen vorhanden sind. Es wird freilich nicht möglich sein, dass wir noch bessere Waagen, Mikroskope u. s. w. benutzen als die Chemiker und Physiker u. s. w., allein wir werden desto vorsichtiger darin sein müssen, Beobachtungen, welche irgend einen berechtigten Zweifel zulassen, grösseren wissenschaftlichen Werth beizulegen, wir werden jedes, auch das unbedeutendste Moment zu vermeiden haben, welches einen Beobachtungsfehler veranlassen könnte. Desshalb müssen wir die Anforderung stellen, dass zu pharmakologischen Untersuchungen, welche Werth für die Wissenschaft haben sollen, nie Droguen, sondern nur die wirksamen Agentien für sich benutzt werden. Sind die Wirkungen dieser Stoffe genau bekannt, so kann es später wohl zweckmässig sein, sich in manchen Fällen der Droguen selbst zu bedienen und namentlich da, wo man weiss, dass die Zusammensetzung der Droguen verhältnissmässig constant ist, so wie da, wo man es mit ziemlich indifferenten Substanzen zu thun hat.

VERÄNDERUNGEN DER ARZNEIMITTEL IM KÖRPER.

Es würde eine lächerliche Uebertreibung genannt werden müssen, wenn wir überall da, wo wir uns eines schleimigen Mittels bedienen, chemisch reinen Pflanzenschleim anwenden wollten. Es ist sehr falsch, wenn man behauptet, dass einfache Arzneien nicht zweckmässig seien, und sich darauf beruft, dass reines Eiweiss, Stärkmehl, Zucker u. s. w. die Ernährung nicht unterhalten können. Die Nahrungsmittel haben sehr verschiedene Zwecke, die nur durch gewisse Stoffe erreicht werden können. Wir müssen daher in den Nahrungsmitteln beständig eine Menge von Stoffen und zwar in bestimmten Verhältnissen dem Körper zuführen, damit nicht ein Mangel an gewissen Stoffen und dadurch die Unmöglichkeit, weiter fortzubestehen, herbeigeführt werde. Da aber Eiweiss, Stärkmehl u. s. w. jene verschiedenen Stoffe entweder gar nicht oder nicht in den gehörigen Verhältnissen enthalten, können sie auch nicht für die Ernährung ausreichen. Ein Arzneimittel hat aber, wenn wir es anwenden, nur einen bestimmten Zweck, gerade wie jeder einzelne in den Nahrungsmitteln enthaltene Stoff. Haben wir gleichzeitig mehrere, vielleicht sogar ähnliche Zwecke, so werden wir auch mehrere Arzneimittel anwenden können, nur wird es dann, wenn man nicht die Wirkung jedes einzelnen dieser Mittel genau kennt, schwer oder selbst unmöglich sein, ein richtiges Urtheil über den Nutzen, den es geschafft hat, zu fällen.

Veränderungen der Arzneimittel im Körper.

Die Körperstellen, mit welchen wir die Arzneimittel in Berührung bringen, sind nicht in allen Fällen von gleicher Beschaffenheit, und durch diese Verschiedenheit der gegebenen Verhältnisse kann die Wirkung der Arzneimittel eine andere Richtung erhalten.

Am häufigsten bringen wir arzneiliche Stoffe in den **Darmcanal**, wo sie mit dem Inhalte und den Wänden des letzteren, so wie mit den Secreten der einmündenden Organe zusammenkommen. Schon im **Munde** können die Arzneimittel mancherlei Veränderungen erleiden. Sie finden hier eine schwach alkalische, aus dem Secret der Speicheldrüsen und dem Mundschleime gemischte Flüssigkeit. Feste, in Wasser lösliche Stoffe lösen sich hier in grösserer oder geringerer Menge, Säuren verbinden sich mit dem Alkali des Mundspeichels. Auch diejenigen Stoffe, welche sich mit den eiweissartigen Körpern verbinden, können, wenn sie in löslicher oder gelöster Form in den Mund kommen, sich mit denselben vereinigen. Ist die Verwandtschaft gross und die Menge, in welcher sie in den Mund gelangten, nicht unbedeutend, so verbinden sie sich nicht bloss mit den in dem Mundspeichel aufgelösten und suspendirten Substanzen, sondern auch mit der Schleimhaut des Mundes, deren Zusammensetzung durch sie so weit verändert werden kann, dass sie ihre Bedeutung für den Organismus verliert. Ist die Verwandtschaft weniger gross, so werden nur lockere Verbindungen gebildet, welche der beständig zufliessende Speichel bald wieder zersetzt und durch die ein grosser Theil der Geschmacksempfindungen bedingt wird. Weingeistige Lösungen werden häufig schon im Munde zersetzt, indem der Weingeist Wasser aus dem Speichel aufnimmt und die vorher in ihm gelösten Stoffe ausscheidet. Es ist bekannt, dass der Mundspeichel das Stärkmehl in Zucker umwandelt, auch das Salicin

14 VERÄNDERUNGEN DER ARZNEIMITTEL IM KÖRPER.

wird nach STÄDELER[1] durch Speichel in Saligenin und Traubenzucker zerlegt, COHNHEIM[2] und NASSE[3] konnten jedoch nicht zu demselben Resultat gelangen. Vielleicht kommen noch bei anderen Stoffen derartige Zersetzungen vor, doch wissen wir darüber noch nichts Genaueres. Sind cariöse Zähne vorhanden, oder ist der Chemismus der Verdauung gestört, so enthält der Athem oft grössere oder geringere Mengen von Schwefelwasserstoff, und werden gleichzeitig durch Schwefelwasserstoff aus alkalischen Flüssigkeiten fällbare Metalle öfters in den Mund gebracht, so bilden sich kleine Mengen von Schwefelmetallen, die sich an solchen Stellen, wo sie nicht leicht abgerieben werden können, also besonders an den vom Zahnfleisch umgebenen Zahnrändern, in Verbindung mit Schleim ansammeln. Am häufigsten hat man die Entstehung solcher schwarzer Ränder um die Zähne bei der Einwirkung des Eisens und des Blei's beobachtet.

Da die Arzneimittel im Munde nur sehr kurze Zeit verweilen, indem sie gewöhnlich nicht wie die festen Speisen gekaut, sondern schnell verschluckt werden, so wird auch nur ein sehr kleiner Theil derselben verändert, ausser da, wo die Affinität sehr gross ist und also auch die Verbindungen sehr rasch gebildet werden, z. B. bei den concentrirten Mineralsäuren. Nur dann, wenn man wünscht, dass die Arzneimittel vorzugsweise auf die Mundhöhle einwirken sollen, lässt man sie längere Zeit in derselben verweilen. Auch in der **Speiseröhre** ist der Aufenthalt der Arzneimittel zu kurz, als dass sie durch ihre Bestandtheile wesentlich verändert werden könnten.

Von ungleich grösserer Bedeutung ist der Aufenthalt der Arzneimittel im **Magen**. Dieselben finden hier eine saure Flüssigkeit, welche vorzugsweise lösliche Salze bildet. Sehr viele in Wasser unlösliche, in verdünnten Säuren aber lösliche Stoffe, wie Metalloxyde, Salze, die Alkaloide u. s. w. werden hier gelöst und ganz oder theilweise mit den im Magensafte enthaltenen Säuren verbunden. Kohlensaure Salze und Cyanmetalle werden dabei so verändert, dass Kohlensäure oder Cyanwasserstoffsäure frei wird. Metalle, welche das Wasser bei Gegenwart von Säuren zersetzen, z. B. Eisen, lösen sich unter Entwickelung von Wasserstoffgas. Die im verschluckten Speichel enthaltene Luft trägt dann, wenigstens beim Eisen, dazu bei, die gebildeten Verbindungen höher zu oxydiren. Harnstoff zerfällt unter gewissen Umständen in Ammoniaksalze. Auch die in der Magenflüssigkeit enthaltenen Salze können auf die eingeführten Arzneimittel Einfluss haben, besonders können die Chlormetalle manche Silber-, Blei- und Quecksilbersalze in unlösliche, manche Quecksilberpräparate dagegen in lösliche Verbindungen verwandeln. Zu sehr zahlreichen Zersetzungen geben aber die eiweissartigen Stoffe des Mageninhaltes Veranlassung. Die meisten Oxyde der schweren Metalle vereinigen sich sehr energisch mit den eiweissartigen Körpern und die gebildeten Verbindungen sind sehr fest, so dass sie durch verdünnte Säuren

---

[1] Journal f. pract. Chemie 72. S. 350.
[2] Archiv f. patholog. Anatomie XXVIII. S. 241.
[3] Archiv f. d. ges. Physiologie XI. S. 138.

oder Alkalien oder durch Salze nicht zerlegt werden. Obwohl in Wasser häufig unlöslich, lösen sie sich doch in schwach sauren oder alkalischen Flüssigkeiten, wie sie dieselben im Darmcanale finden. Reichen die in der Magenflüssigkeit enthaltenen eiweissartigen Materien zur Bildung jener Verbindungen nicht hin, so werden selbst die Magenwände in den Kreis derselben gezogen und dadurch für einige Zeit oder für immer zu ihren Zwecken unbrauchbar gemacht. Diese zahlreichen im Magen gegebenen Momente können durch die verschiedene Beschaffenheit des Magens, besonders häufig aber durch die Ingesta quantitativ und qualitativ abgeändert werden, so dass z. B. auch ein Arzneimittel sich bei vollem Magen anders verhalten kann, als bei leerem.

Nachdem die in den Magen eingeführten Stoffe längere oder kürzere Zeit der Einwirkung einer sauren Flüssigkeit ausgesetzt gewesen sind, kommen sie im Dünndarme mit zwei neuen Flüssigkeiten zusammen, von denen die eine, der pankreatische Saft, alkalisch ist, die andere, nämlich die Galle, zwar neutral reagirt, aber doch leicht an andere Stoffe Alkali abgiebt und selbst zu vielfachen Zersetzungen geneigt ist. Durch beide Flüssigkeiten wird die freie Säure des Magensaftes neutralisirt. In der gebildeten neutralen oder schwach alkalischen Flüssigkeit sind manche Stoffe löslich, welche sich im sauren Magensafte nicht lösen konnten, z. B. Chlorsilber; auch die Fette werden mit Hülfe dieser Flüssigkeiten wenigstens theilweise verseift. Die Galle wirkt als Lösungsmittel für manche Stoffe, welche bis dahin ungelöst geblieben waren, z. B. das Convolvulinsäure-Anhydrid, vielleicht auch den Schwefel u. a. m. Ihre im Darme gebildeten Zersetzungsproducte betheiligen sich vielleicht noch an manchen daselbst vor sich gehenden chemischen Processen. Durch den pankreatischen Saft wird die bereits von dem Speichel eingeleitete Umwandlung des Stärkmehls in Zucker fortgesetzt, auch erleiden durch ihn die eiweissartigen Stoffe eine Veränderung, welche sie zum Uebergange in das Blut geeigneter macht. Sowohl der Pankreassaft, als auch der Darmsaft wirken im weiteren Verlaufe des Darms als kräftige Fermente, welche die Entwickelung von Kohlensäure, Wasserstoff und unter manchen Umständen auch von Grubengas veranlassen. In Folge dieser Gährungsvorgänge wird ein Theil der im Darmcanal befindlichen schwefelsauren Salze in alkalische Schwefelmetalle verwandelt, die dann in Berührung mit der Kohlensäure des Darmgases Schwefelwasserstoff entwickeln. Durch dieses im unteren Theile des Darmcanals gebildete Schwefelwasserstoffgas werden viele schwere Metalle in Schwefelverbindungen umgewandelt, und so finden wir in den Darmausleerungen Schwefeleisen, Schwefelsilber, Schwefelquecksilber, Schwefelblei, Schwefelwismuth, Schwefelkupfer u. s. w., wenn Verbindungen der entsprechenden Metalle in den Darmcanal gebracht wurden. Durch jene Gährungsprocesse werden die Verbindungen vieler organischen Säuren, z. B. der Essigsäure, Weinsäure u. s. w., mit den Alkalien in Carbonate umgewandelt. Andererseits übt die Kohlensäure der Darmgase auf manche Calcium- und Magnesiumsalze eine Massenwirkung aus, so dass diese ihre Säure zum Theil an das Blut abgeben und als kohlensaure Salze im Darme zurückbleiben.

Die angeführten Veränderungen der Arzneimittel im Darmcanale geben nur einige Belege dafür, welche zahlreiche chemische Agentien hier auf dieselben einwirken; wir dürfen aber nicht glauben, dass mit diesen wenigen Beispielen die Zahl jener Veränderungen bereits erschöpft sei. Wir werden bei genaueren Untersuchungen gewiss noch eine grosse Anzahl derselben finden. Schon die Zusammensetzung der Fäces zeigt, wie vielfache chemische Processe im Darmcanale vor sich gehen müssen, indem wir viele in den Darmcanal eingeführte Materien gar nicht oder nur spurenweise, andere wesentlich verändert und nur solche, die den chemischen Agentien hartnäckig zu widerstehen pflegen, unverändert wiederfinden.

Weniger zahlreich sind die Agentien, welche die auf die **Schleimhaut** der **Luftwege**, des **Auges**, der **Harnwerkzeuge, Scheide** u. s. w. gelangenden Arzneimittel verändern können, doch auch hier finden sich ausser einigen Salzen besonders eiweissartige Substanzen, welche so zahlreiche Zersetzungen zu veranlassen geneigt sind. Ziemlich dieselben Verhältnisse bieten **Wunden** und **Geschwüre**, doch kann bei den letzteren die verschiedenartige Beschaffenheit der Secrete, besonders durch Schwefelwasserstoff- und Ammoniakentwickelung, manchen Einfluss auf die Zusammensetzung der gebildeten Verbindungen ausüben.

Die **äussere Haut** ist mit der gegen chemische Agentien ziemlich indifferenten Epidermis bedeckt, welche nur durch wenige, mit sehr starker Affinität begabte Stoffe verändert wird und desshalb auch die darunter liegenden Theile vor sehr vielen Einflüssen schützt. Allein viele Stoffe, welche auf die Epidermis gebracht werden, können dieselbe allmählig durchdringen, besonders wenn sie in innige Berührung mit der Haut kommen, und vermögen so auch auf die darunter liegenden Substanzen einzuwirken. Wurde jedoch vor der Application eines Arzneimittels auf die Haut die Epidermis entfernt, so gehen die angewandten Mittel selbst noch leichter, als mit den Schleimhäuten, Verbindungen mit den unter der Epidermis liegenden Stoffen ein. Auch die von der Haut secernirten Materien können Veranlassung zu chemischen Veränderungen der angewandten Arzneimittel geben, sowohl die Salze und flüchtigen Säuren, als auch die Fette, die in manchen Fällen vielleicht als Lösungsmittel dienen, in anderen auch wohl besondere Zersetzungsprocesse veranlassen.

Mögen nun die Arzneimittel in den Darmcanal, auf die übrigen Schleimhäute oder die äussere Haut gebracht werden, so gilt doch immer die Regel, dass sie nur dann eine andere als mechanische Wirkung auf jene Körpertheile äussern können, wenn sie entweder in wässrigen Flüssigkeiten löslich sind, oder durch die Secrete jener Organe gelöst werden. Es ist bis jetzt noch keine Ausnahme von dieser Regel bekannt. Ist aber ein Arzneimittel in löslichem Zustande auf ein Applicationsorgan gelangt, so kann es auch, sobald dadurch nicht auf den Applicationsorganen unlösliche Verbindungen gebildet oder die mechanischen Bedingungen der Resorption im Applicationsorgane aufgehoben werden, oder wenn es nicht ein zu geringes Diffusionsvermögen besitzt, sich durch die Circulation der Säfte im ganzen Körper verbreiten. Die Frage, ob

VERÄNDERUNGEN DER ARZNEIMITTEL IM KÖRPER.

gewisse chemisch wirkende Stoffe von den Applicationsorganen aus resorbirt werden, hat daher auch nur in sofern Bedeutung, als es sich darum handelt, ob eins jener Momente vorhanden sei, indem wir ausserdem keine Gründe für die Annahme haben, dass jene Stoffe nicht resorbirt werden.

So gelangen die Arzneimittel in ein neues Gebiet, das **Blut**, wo neue chemische Agentien auf sie einwirken. Das Blut, in welchem beständig zahlreiche Zersetzungsprocesse vor sich gehen, wird nach allen Körpertheilen hingetrieben und die in diesen vorhandenen Bedingungen können daher auch Einfluss auf die Zusammensetzung der Arzneimittel ausüben.

Diejenigen Stoffe, welche sich schon in den Applicationsorganen mit den eiweissartigen Substanzen verbanden, finden sich in derselben Form in dem Blutplasma wieder und gehen mit diesem in alle eiweisshaltigen Körperflüssigkeiten über. Sie erscheinen daher auch nicht, oder nur spurenweise im Harn wieder, sondern werden vorzüglich durch die Schleimhäute, besonders die des Darmcanals, wieder ausgeschieden. Die in dem Blute zurückbleibenden Antheile jener Eiweissverbindungen gehen jedoch allmählig in die Blutkörperchen über, mit deren Zersetzungsproducten sie endlich, wie es scheint, durch die Leber wieder ausgeschieden werden. Die edeln Metalle, besonders das Silber und wohl auch das Quecksilber, Gold und Platin werden jedoch im Körper theilweise in metallischer Form abgelagert, so dass sie lange Zeit oder selbst immer in demselben zurückbleiben.

Die meisten Stoffe aber, die in das Blut gelangen, gehen hier nicht so feste Verbindungen ein, sondern sind viel zahlreicheren Veränderungen unterworfen und werden auch schon nach kurzer Zeit wieder aus dem Körper ausgeschieden. Die Veränderungen, welche die Nahrungsstoffe sowohl als auch die Arzneimittel im Blute erleiden, lassen sich bis jetzt noch nicht genau von denen trennen, welchen sie in den verschiedenen Geweben unterworfen sind. Die Mehrzahl jener Veränderungen ist auf Oxydationen oder auf Spaltungen zurückzuführen, seltener auf Synthesen. Im Allgemeinen dürfen wir wohl annehmen, dass die Oxydationen vorzugsweise im Blute, die Spaltungen dagegen in den Geweben Statt finden. Während die Nahrungsstoffe und unter ihnen hauptsächlich die eiweissartigen Körper neben der Oxydation zahlreiche Spaltungen erfahren, ist dies bei den Arzneimitteln weniger häufig der Fall, theils weil sie weniger leicht spaltbar sind, theils aber auch weil die zu ihrer Spaltung nöthigen Bedingungen sich im Organismus nicht vorfinden. Dagegen kommen die Arzneimittel im Blute mit dem an das Hämoglobin locker gebundenen Sauerstoff in Berührung, welcher leicht auf sie übergeht. So sehen wir, dass viele Arzneimittel im Blute eine energische Oxydation erleiden, wie wir sie ausserhalb des Körpers nur durch unsere stärksten Reagentien hervorzurufen vermögen. Die Oxydationen gehen im Körper in analoger Weise vor sich, wie ausserhalb desselben; die organischen Materien zerfallen meist anfänglich in wasserstoffärmere und sauerstoffreichere Verbindungen, während ihr Kohlenstoffgehalt längere Zeit unverändert bleibt, bis endlich jene drei Elemente in den Verhältnissen von Wasser und Kohlensäure sich untereinander vereinigt haben. Viele Stoffe werden so im Blute vollständig in die genannten Materien zerlegt, indess entgehen, wenn die Substanzen schnell wieder ausgeschieden werden können und die in das Blut gelangte Quantität derselben nicht zu gering war, bisweilen kleine Antheile davon der Zersetzung. Der Zucker wird gewöhnlich im Blute fast vollständig zersetzt, indess finden wir Spuren davon im Harn wieder. Auch der Alkohol wird im Blut verbrannt, allein da er sich leicht mit dem aus den Luftwegen ausgeschiedenen Wasser verflüchtigt, entgeht auf diese Weise ein Theil der Zersetzung und es können selbst kleine Antheile davon in den Harn übergehen. Bei vielen Salzen organischer Säuren bleibt, wenn sie im Blute zersetzt werden, ein Theil der gebildeten Kohlensäure an die Basis gebunden, welche dann als kohlensaures Salz ausgeschieden wird.

Andere Stoffe werden jedoch im Blute nur auf gewisse Oxydationsstufen gebracht, entweder, weil der Sauerstoff des Blutes sie überhaupt nicht höher zu oxydiren vermag, oder weil derselbe nicht lange und kräftig genug einwirken konnte, um eine höhere Oxydationsstufe hervorzubringen. So wird das Salicin im Blute in salicylige Säure und Salicylsäure verwandelt, ebenso wie ausserhalb des Körpers durch Schwefelsäure und chromsaures Kalium; die Zimmtsäure liefert mit denselben Agentien Benzoesäure, welche auch im Körper aus ihr gebildet wird. Sowohl die Salicylsäure, als auch die Benzoesäure verbinden sich später mit den Elementen des Glycocolls und erscheinen als Salicylursäure und Hippursäure im Harn wieder.

Manche von den in den Körper gelangten Stoffen entgehen den Zersetzungen im Blute gänzlich und zwar sind dies keineswegs immer solche, die auch ausserhalb des Organismus sich durch grosse Stabilität auszeichnen. Während der Weingeist im Blute grösstentheils zersetzt wird, gehen die äthylschwefelsauren Salze unverändert durch den Körper. Ja selbst das so leicht zersetzbare Wasserstoffhyperoxyd konnte von A. SCHMIDT im Harn wiedergefunden werden.

In seltenen Fällen stossen wir im Blute auch auf Reductionsprocesse, indem hier gewisse Stoffe mit solchen Körpern zusammenkommen, welche durch sie höher oxydirt werden können. So verwandelt sich rothes Blutlaugensalz K_3FeCy_6 durch Aufnahme von Kalium aus dem Blute in K_4FeCy_6, während der vorher an [dieses Kalium gebundene Sauerstoff an einen Blutbestandtheil, vielleicht Harnsäure, tritt und Oxydationsproducte derselben bildet. Ebenso wird das Eisenoxyd, wenn es in Berührung mit Harnsäure kommt, in Eisenoxydul verwandelt.

Endlich können die Arzneimittel auch auf der letzten Station, die sie im Körper zu durchlaufen haben, in den **Excretionsorganen** Veränderungen erleiden. Ueber die Umwandlungen, welche manche Stoffe im unteren Theile des Darmcanals erfahren, haben wir bereits gesprochen. Kohlensaure Salze, welche durch die Nieren aus dem Blute ausgeschieden werden, können sich theilweise mit der freien Säure des Harns verbinden, so dass doppeltkohlensaure Salze gebildet werden u. s. w. Wir haben jedoch über die Veränderungen der Arzneimittel in den Excretionsorganen nur noch sehr spärliche Kenntnisse, da es in den meisten Fällen sehr schwierig ist, zu entscheiden, ob eine Veränderung schon im Blute vor sich ging oder erst in den Ausscheidungsorganen. Die Kenntniss der Veränderungen, welche die Arzneimittel im Körper erleiden, ist für die Beurtheilung ihrer Wirkungen unumgänglich nöthig. Wir können die Arzneimittel nicht nach der Form und Menge beurtheilen, in welcher sie auf oder in den Körper gebracht werden, sondern natürlich nur nach der Form und Menge, in welcher sie thatsächlich zur Wirkung gelangen. Wir werden daher auch, streng genommen, nie von der Wirkung des Calomels sprechen können, da dieses im unveränderten Zustande nicht wirken kann, sondern nur von der Wirkung der im Körper daraus gebildeten löslichen Verbindungen.

Weitere Folgen der Wirkungen von Arzneimitteln.

Wir haben bis jetzt nur von den mechanischen und chemischen Veränderungen gesprochen, welche die Körperbestandtheile durch die Arzneimittel erleiden. Allein diese Bestandtheile haben, mit Ausnahme der Auswurfsstoffe, eine gewisse Bedeutung für die Theile des Organismus, welchen sie angehören. Diese Bedeutung aber wird durch die veränderte Form oder Mischung der Bestandtheile modificirt. Bei dem innigen Zusammenhange, in welchem die einzelnen Theile des Organismus stehen, hat die Veränderung der Bestandtheile nicht bloss für den Körpertheil, welchem sie gerade angehörten, gewisse Folgen, sondern dieselben zeigen sich auch mehr oder weniger auffällig am ganzen Organismus. Man hat von jeher gefühlt, dass nicht alles, was als Wirkung eines Arzneimittels bezeichnet wurde, gleichbedeutend sei und liess sich dadurch veranlassen, verschiedene Arten der Wirkung anzunehmen. Besonders häufig unterschied man zwischen einer näheren oder örtlichen und einer entfernteren Wirkung, je nachdem der Stoff auf den Applicationsorganen oder in entfernter gelegenen Körpertheilen Veränderungen hervorrief. Dieser Unterschied ist jedoch unrichtig, denn es kann ein Stoff in ganz gleicher Weise verändernd auf einen Bestandtheil des Applicationsorgans wie auf den eines entfernter liegenden Theils einwirken; es kann aber auch in beiden Fällen das, was wir als Wirkung des Mittels bezeichnen, erst eine weitere Folge von der Veränderung jenes Körperbestandtheils sein.

Wenn wir eine gewisse Quantität Kali in den Magen eines lebenden Menschen bringen, so verbindet sich dieselbe mit der ihr nach den Gesetzen der Stöchiometrie entsprechenden Säurenmenge. Dies wird, wenn überhaupt die beiden nöthigen Factoren zugegen sind, ohne Ausnahme geschehen. Hiermit ist auch die Wirkung des Kali's beendigt. Diese Wirkung ist aber dem Kali ganz eigenthümlich, jeder andere Körper, z. B. Natron, kohlensaures Calcium u. s. w. würde andere Producte geben. Dadurch, dass sich ein grösserer oder geringerer Theil der freien Säure mit dem Kali verband, wurde die Bedeutung, welche die freie Säure für die Verdauung hatte, abgeändert. Diese Wirkung ist aber nicht mehr dem Kali eigenthümlich, sie kann vielmehr durch alle möglichen basischen Stoffe, welche in gewissen Mengen in den Magen gelangten, veranlasst werden. Nicht das Kali ist die Ursache der veränderten Verdauung, sondern die Neutralisation der freien Säure. Allein die Säurenmenge im Magen konnte verschieden sein, es konnte durch das Kali vielleicht nur ein Theil der überflüssig vorhandenen Säure neutralisirt und in Folge davon die gestörte Verdauung verbessert werden; es konnte aber auch dieselbe Quantität Kali die ganze normale Säure des Mageninhaltes neutralisiren, sodass die Magenverdauung für einige Zeit ganz aufgehoben wurde. Diese verschiedenen Resultate sind nicht mehr von dem Kali abhängig, welches in beiden Fällen in gleicher Menge und auf gleiche Weise wirkte, sondern von der relativen Menge der gebundenen Säure. Eine Veränderung des Verdauungsprocesses hat aber nach der Einrichtung des Organismus Einfluss auf die Blutbildung. Der Einfluss, den das Kali auf die Beschaffenheit des Blutes hat, ist demnach abhängig von der relativen Menge der durch dasselbe gebundenen Säure, von der Bedeutung, welche die gebundene Säure für die Verdauung hatte, und von der Bedeutung, welche die abgeänderte Verdauung für die Blutbildung hatte. Da nun diese Factoren in sehr verschiedenem Grade vorhanden sein können, so ist es auch möglich, dass aus der Wirkung des Kali's sehr verschiedene Folgen hervorgehen. Die Blutbildung hat jedoch auch Einfluss auf die Ernährung der einzelnen Körpertheile, es werden also hier die Verhältnisse noch complicirter, als im vorhergehenden Falle. Vergleichen wir nun die ganze Reihe von Bedingungen, welche erfüllt sein müssen, damit durch die Wirkung eines Arzneimittels ein solcher complicirter endlicher Effect zu Stande komme, so wird der Antheil, welchen wir dem Arzneimittel zuzuschreiben haben, endlich verschwindend klein, obgleich allerdings ein gewisser Zusammenhang zwischen dem Arzneimittel und dem endlichen Effect besteht. Aber tausend andere Mittel konnten unter gewissen Umständen denselben endlichen Effect hervorrufen, und tausenderlei Momente konnten es verhindern, dass aus der Wirkung des Arzneimittels gerade dieser und kein anderer endlicher Effect hervorging.

Etwas näher der Wahrheit kamen die Pharmakologen, welche zwischen directen oder primären und indirecten oder secundären Wirkungen unterschieden, allein da die „indirecten Wirkungen" erst von den directen abhängig sind, so dürfen beide nicht coordinirt, sondern sie müssen subordinirt werden. Jede Wirkung muss eine directe sein d. h. mit ihren Ursachen in unmittelbarem Zusammenhang stehen. Der überall richtige Satz: Cessante causa cessat effectus erleidet in der Arzneimittellehre keine Ausnahme. Wir können daher nur unterscheiden zwischen den Wirkungen der Arzneimittel d. h. den mechanischen und chemischen Veränderungen, welche die Körperbestandtheile durch dieselben erfahren und den weiteren Folgen, welche diese Veränderungen für den Organismus haben.

Der Grund, warum auch heute noch jener logische Fehler so häufig begangen wird, ist darin zu suchen, dass uns die eigentliche Wirkung vieler Arzneimittel noch unbekannt ist, während wir doch gewisse, daraus hervorgegangene Folgen kennen. Auch sind es viel seltener die eigentlichen Wirkungen, als vielmehr gewisse Folgen derselben, welche wir am Krankenbette hervorzurufen suchen. Wenn wir daher den Ausdruck Wirkung auch fernerhin häufig gebrauchen, um eine Erscheinung zu bezeichnen, welche eigentlich nur eine Folge der Wirkung ist, so entschuldigt sich dies durch die Kürze des Ausdrucks. Kommt es aber darauf an, den Zusammenhang zu verstehen, welcher zwischen den Eigenschaften eines Arzneimittels und einem dadurch im gesunden oder kranken Organismus hervorgerufenen endlichen Effecte besteht, da werden wir jenen Unterschied immer im Auge behalten müssen. Denn die endlichen Effecte, welche wir am Krankenbette durch die Anwendung der Arzneimittel zu erreichen suchen, sind meist, ausser von diesen, noch von zahlreichen anderen Bedingungen abhängig, die entweder vorhanden sein oder fehlen können. Je genauer wir nun diese Bedingungen kennen und je leichter wir die noch fehlenden Bedingungen herbeizuführen vermögen, mit desto grösserer Wahrscheinlichkeit werden wir auf den Eintritt eines gewissen endlichen Effectes rechnen können. Die „unsicheren" Wirkungen der Arzneimittel haben ihren Grund nicht in den letzteren, sondern in unserer Unkenntniss oder Ungeschicklichkeit.

Unter der Bezeichnung physiologischer Wirkungen fasste man bisweilen die Erscheinungen zusammen, welche nach der Anwendung gewisser Stoffe bei gesunden Menschen und Thieren beobachtet wurden, während man die am Krankenlager beobachteten therapeutische Wirkungen nannte. Da jedoch die Bedingungen, welche zum Zustandekommen eines gewissen endlichen Effectes erfordert werden, im gesunden Zustande nicht immer in gleichem Grade vorhanden sind und auch in Krankheitsfällen sehr häufig fortbestehen, so lässt sich kein hinreichender Grund für jene Unterscheidung auffinden.

Veränderungen des Organismus durch die Arzneimittel.

Dasselbe Compensationsvermögen, welches den Körper so häufig vor Erkrankungen schützt, raubt uns andererseits vielfach die Möglichkeit, nach Belieben gewisse Veränderungen in ihm hervorzurufen. Denn es kann sehr leicht geschehen, dass die Wirkung eines Arzneimittels sehr schnell wieder ausgeglichen wird und nun ohne alle bedeutendere Folgen für den Organismus bleibt, oder es kann andererseits die Wirkung eines Mittels eine bedeutendere Erkrankung zur Folge haben, so dass dasselbe mehr Schaden als Nutzen bringt. So kommt es also darauf an, die Mitte zwischen beiden Fällen zu halten, nämlich solche Veränderungen hervorzurufen, welche erst nach einiger Zeit, dann aber auch vollständig compensirt werden können, so dass es während dieser Zeit möglich ist, die bestehenden abnormen Bedingungen des Lebens dadurch zu beseitigen.

Trotz dieser grossen Beschränkungen, welche unsere Thätigkeit durch die angeführten Umstände erleidet, bleibt uns doch noch bei den zahlreichen möglichen Combinationen der Umstände ein ziemlich grosses Feld für unsere Leistungen. Es ist ein besonders günstiger Umstand, dass häufig geringe Veränderungen der körperlichen Thätigkeit dennoch sehr wichtige Folgen für den Verlauf einer Krankheit nach sich ziehen. Die grosse Bedeutung dieser Folgen für den Kranken verleitet uns leicht, den Eingriff in die körperliche Thätigkeit, den wir durch das Arzneimittel ausübten, zu überschätzen. Wenn wir durch etwas Benzoesäure, welche in die Luftröhre gelangt, Husten hervorrufen, so kann dadurch unter gewissen Umständen ein Kranker aus drohender Lebensgefahr errettet werden. Trotz des grossen Nutzens, den wir in einem solchen Falle von der Anwendung des Mittels sehen, bleibt doch immer die Erregung von Husten ein ziemlich unbedeutender Eingriff. Wir dürfen daher die Bedeutung, welche ein Stoff als Arzneimittel hat, nicht beurtheilen nach den Folgen, welche möglicher Weise aus seiner Anwendung hervorgehen können. Je zahlreicher die Mittel sind, durch die wir eine gewisse Veränderung der Körperthätigkeit hervorrufen können, je leichter also ein Mittel durch ein anderes zu ersetzen ist, desto geringer werden wir den pharmakologischen Werth jedes einzelnen dieser Mittel anzuschlagen haben. Je eigenthümlicher dagegen die durch ein Mittel hervorgerufenen Veränderungen sind, je weniger leicht wir es also durch ein anderes Mittel ersetzen können, desto grössere Bedeutung wird dasselbe für die Pharmakologie haben, vorausgesetzt, dass wir davon zu therapeutischen Zwecken Gebrauch machen können.

Wir werden uns hier auf einige der wichtigsten und bekanntesten Veränderungen beschränken müssen, welche wir schon jetzt wenigstens mit einiger Sicherheit durch Arzneimittel veranlassen können. Je sorgfältiger wir aber nicht bloss die Wirkungen der Arzneimittel, sondern auch die möglichen Folgen derselben erforschen, desto mehr willkürliche Combinationen der Umstände werden uns möglich sein, desto verschiedenere Zwecke werden wir also auch durch den Gebrauch unserer Arzneimittel erreichen. Daher ist es für jetzt viel weniger wichtig, neue Arzneimittel aufzufinden, als vielmehr die bereits gebräuchlichen genauer kennen zu lernen.

Sehr viele Stoffe können, wenn sie auf die **äussere Haut** gelangen, hier Veränderungen hervorrufen. Die äussere Haut ist mit der in den meisten Flüssigkeiten unlöslichen und in chemischer Hinsicht sehr indifferenten Epidermis bedeckt, doch können, besonders bei längerer Berührung, viele Stoffe in geringer Menge durch dieselbe hindurchdringen und auf die darunter liegenden, viel leichter als die Epidermis veränderlichen Substanzen einwirken. (**Epispastica.**) Meist ist uns hier die Wirkung der Arzneimittel noch ganz unbekannt, da keine sehr auffallenden Veränderungen in der physikalischen und chemischen Beschaffenheit der Hautbestandtheile hervorgerufen werden, nur die weiteren Folgen derselben kommen deutlicher zum Vorschein. In einigen Fällen, z. B. bei manchen Salzlösungen, lässt sich jedoch jene Wirkung darauf zurückführen, dass in Folge des durch die angewandten Stoffe veranlassten Diffusionsstromes die Richtung des Blutstromes in den Capillargefässen der Haut modificirt und auf diese Weise eine vorübergehende Stasis und Exsudation hervorgerufen wird.[1] Nach der Einwirkung sehr vieler Mittel auf die Haut treten die Veränderungen, die wir bei dem Entzündungsprocesse wahrnehmen, in geringerem oder höherem Grade ein. Oft zeigt sich nur ein bald vorübergehendes Gefühl von Wärme oder Prickeln auf der Haut, während dessen häufig das manche Krankheiten begleitende, sehr beschwerliche Hautjucken oder das Schmerzgefühl in nahe gelegenen Theilen verschwindet[2], in anderen Fällen treten jedoch Blutstockungen ein und die Haut färbt sich durch die Ueberfüllung der Capillargefässe lebhafter roth, wobei das Gefühl von vermehrter Wärme und selbst Schmerz bemerkt wird. Dauert die Einwirkung des Mittels nur kurze Zeit, so werden die gebildeten Verbindungen meist bald wieder zersetzt und auch die Folgen derselben verschwinden allmählig wieder, worauf sich oft die Epidermis abstösst. Man hat die Mittel, deren man sich zu bedienen pflegt, um eine solche Hautröthung hervorzurufen[3], **Rubefacientia**[4], genannt. Da jedoch die Haut nicht überall von gleicher Beschaffenheit ist, treten auch jene Veränderungen nicht überall in gleichem Grade ein. An solchen Stellen, wo die Epidermis besonders dick ist, wird die Einwirkung der Mittel auf die darunter gelegenen Theile erschwert, daher sind auch die Folgen desselben geringer. An anderen Stellen, wo die Epidermis dünner, die Haut nerven- und gefässreicher als an den übrigen ist, oder wo die Gefässe durch vorangegangene Veränderungen noch blutreicher sind, als gewöhnlich, treten die Folgen der Einwirkung stärker als sonst hervor.

Wurden durch die Einwirkung der Arzneimittel stärkere und nachhaltigere Veränderungen der Haut hervorgebracht, so entsteht auch ein höherer Grad von Stasis, es bilden sich kleine Knötchen und Bläschen auf der Haut, oder die Epidermis wird durch die Masse des gebildeten serösen Exsudates in grösseren Stücken in die Höhe gehoben, so dass sich eine grössere Blase bildet. Solche Stoffe, durch welche man diesen Zweck zu erreichen sucht, werden gewöhnlich **Vesicantia** oder Vesicatoria

---

[1] Vergl. Buchheim, Ueber die Bedeutung des Diffusionsvermögens für die entzündungserregende Wirkung einiger Stoffe, in Vierordts Archiv f. phys. Heilk. Bd. XIV. S. 230. 1855.
[2] Vergl. Veratrinum, Aconitinum, Delphininum, Linimentum volatile, Kali causticum, Sapo viridis, Acidum sulfuricum, Acidum muriaticum, Acidum aceticum, Aqua, chlorata, Acidum nitrico-muriaticum, Oleum terebinthinae, Oleum anisi, Oleum laurinum, Semen sinapis nigrae, Alcohol u. s. w.
[3] Vergl. Semen sinapis nigrae, Semen sinapis albae, Radix armoraciae, Piper nigrum, Radix zingiberis, Fructus capsici, Cortex mezerei, Euphorbium, Oleum crotonis, Oleum terebinthinae, Acidum aceticum, Acidum formicicum, Liquor amonii caustici u. s. w.
[4] Es braucht kaum noch gesagt zu werden, dass sowohl diese, als alle übrigen derartigen Benennungen unrichtig sind, indem sie keineswegs Eigenschaften der Arzneimittel bezeichnen, sondern Wirkungen, welche mit den Eigenschaften der Arzneimittel nur in einem oft ziemlich entfernten Zusammenhange stehen. Wenn wir uns dennoch dieser falschen Ausdrücke bedienen, so geschieht dies nur der Kürze wegen und in der Voraussetzung, dass keine irrigen Vorstellungen damit verknüpft werden.

genannt.[1] Grösstentheils sind es dieselben Stoffe, die auch als Rubefacientia benutzt werden konnten; allein manche Mittel eignen sich zu dem einen Zwecke besser als zu dem andern. So benutzt man z. B. die Wirkung des ätherischen Senföls häufiger, um eine Hautröthung, und die des Cantharidins häufiger, um Blasenbildung zu veranlassen, obgleich man beide zu gleichen Zwecken verwenden könnte. Natürlich bilden sich Blasen nur an solchen Stellen, welche mit Epidermis oder wenigstens mit Epithelium bedeckt sind. Bringen Stoffe auf einer von der Epidermis entblössten Stelle eine heftige Entzündung hervor, bei welcher ein Theil der Haut zerstört wird, so nennt man sie Aetzmittel[2] **Caustica**, Cauteria oder, wenn sich ein Schorf bildet, Escharotica. Dahin gehören auch die Stoffe, welche die Epidermis selbst und die darunterliegenden Gewebe vollkommen zerstören, wie z. B. concentrirte Säuren oder Alkalien; so wie auch diejenigen, welche zwar nicht die Epidermis zerstören, in Folge deren Wirkung aber eine brandige Entzündung der veränderten Hautstellen entsteht, z. B. die arsenige Säure. Einige Arzneimittel verändern nur die Theile der Haut, in denen sie ein saures Secret finden, also die Hautdrüsen, welche dann ebenfalls in Entzündung und Vereiterung übergehen, so dass Pusteln gebildet werden.[3]

Wenn wir die obigen Veränderungen der Haut hervorbringen, können wir zweierlei Zwecke haben. Es kann entweder unsere Absicht sein, dadurch eine veränderte Thätigkeit kranker Hautstellen hervorzurufen, oder wir suchen durch die Veränderung einer gesunden Hautstelle auf andere Körpertheile einzuwirken (**Derivantia**). Der durch die angegebenen Mittel veränderte Zustand der Haut kann für den Organismus mancherlei weitere Folgen haben. Wenn die Haut blutreicher und wärmer gemacht wird, so findet eine stärkere Wärmeabgabe von derselben Statt und es kann dieser Umstand zur Abkühlung der inneren Körpertheile beitragen. Besonders zahlreich scheinen aber die Folgen zu sein, welche auf reflectorischem Wege entstehen, über die wir jedoch bis jetzt nur noch spärliche Kenntnisse besitzen. Dennoch sind dieselben wahrscheinlich von erheblicher Wichtigkeit für die Beurtheilung der Folgen, welche aus der Anwendung verschiedener therapeutischer Mittel z. B. der Bäder, hervorgehen können. A. RÖHRIG und N. ZUNTZ[4] sahen bei dem Gebrauche kochsalzhaltiger Bäder eine stärkere Ausscheidung von Kohlensäure und Aufnahme von Sauerstoff eintreten, als in reinem Wasser von gleicher Temperatur. PAALZOW[5] gelangte bei der Anwendung von Senfteigen zu dem gleichen Resultate. O. NAUMANN[6] beobachtete nach der Anwendung

---

[1] Vergl. Cantharides, Acidum aceticum, Liquor ammonii caustici, Cortex mezerei, Euphorbium, Semen sinapis nigrae u. s. w.
[2] Acidum sulfuricum concentratum, Acidum nitricum concentratum, Acidum muriaticum concentratum, Kali causticum, Liquor stibii muriatici, Zincum chloratum, Calcaria usta, Acidum arsenicosum, Hydrargyrum oxydatum rubrum, Hydrargyrum muriaticum corrosivum, Hydrargyrum iodatum rubrum, Argentum nitricum, Cuprum sulfuricum, Zincum sulfuricum, Alumen ustum, Kreosotum u. s. w.
[3] Vergl. Tartarus stibiatus, Hydrargyrum praecipitatum album.
[4] Archiv f. d. ges. Physiologie. Band 4. S. 57.
[5] Ebendaselbst. Band 4. S. 492.
[6] Prager med. Vierteljahrsschrift. 1863. I. S. 1. u. 1867. I. S. 133.

schwacher Hautreize Verstärkung der Energie und Frequenz der Herzcontractionen, Beschleunigung des Blutstroms und Erhöhung der Temperatur; bei stärkeren Hautreizen Erweiterung der Arterien, Verlangsamung des Blutstromes, Verminderung der Pulsfrequenz und Herabsetzung der Körpertemperatur. MANTEGAZZA sah ebenfalls nach Reizung der sensibeln Nerven eine Temperaturerniedrigung eintreten, über welche letztere besonders HEIDENHAIN[1] und F. RIEGEL[2] ausführliche Untersuchungen angestellt haben.

Ferner beobachtete ZÜLZER, dass, nachdem er eine Hautstelle am Rücken eines Kaninchens 14 Tage lang mit Collodium cantharidale bestrichen hatte, die Blutgefässe an der unteren Fläche der verschorften Hautpartie, sowie die oberflächlichen Muskeln stark mit Blut gefüllt, die tiefer liegenden Muskeln dagegen und die betreffende Lunge sehr blutarm waren. Man ist am Krankenbett seit alter Zeit häufig von der Ansicht ausgegangen, dass durch die Anwendung besonders der blasenziehenden Mittel die Blutzufuhr zu den tiefer gelegenen Theilen vermindert werden könne, was in den obigen Beobachtungen seine Bestätigung zu finden scheint. Um jedoch derartige Mittel mit Sicherheit anwenden zu können, bedarf es noch weiterer Untersuchungen theils über die Intensität der Hautaffection, welche nöthig ist, um die von ZÜLZER beobachteten Erscheinungen hervorzurufen, theils über die Zeitdauer, während welcher dieselben auftreten. Denn bei einer längeren Fortdauer der Hautaffection gleichen sich die Verhältnisse wieder aus, so dass dieselbe ohne Einfluss auf den Zustand der inneren Organe bleibt. Aus diesem Grunde ist man auch allmählig von der Anwendung der **Fontanelle** und **künstlichen Geschwüre** zurückgekommen.

Obgleich die äussere Haut bereits wasserreich ist, so kann sie doch, wenn sie in Berührung mit Wasser von gleicher oder etwas höherer Temperatur kommt, noch mehr davon aufnehmen. Sie vergrössert dann ihr Volumen, wird lockerer und elastischer, besonders schwillt die Epidermis auf und stösst sich leichter als im trockenen Zustande ab. Man hat die Mittel, deren man sich so bediente, um die Haut oder andere uns direct zugängliche Körpertheile lockerer zu machen, **Emollientia** genannt. Ausser dem Wasser kann die Haut, besonders die trockene Epidermis, auch Fette, freilich nur in geringerer Menge, aufnehmen und dadurch lockerer und geschmeidiger werden. Oft bringt man auch schlüpfrige oder klebrige Stoffe auf die Haut, theils um ihre krankhafte Beschaffenheit zu verändern, theils um dieselbe mit einer schützenden Decke zu überziehen (**Demulcentia**).[3]

Bringen wir kalte Gegenstände, oder solche Stoffe auf die Haut, welche schnell verdunsten und dabei viel Wärme binden, so giebt dieselbe je nach dem Temperaturgrade und der Leitungsfähigkeit jener Stoffe

---

[1] Archiv f. d. ges. Physiologie. Band. 3. S. 504. u. Band. 5. S. 77.
[2] Ebendaselbst Band 4. S. 350.
[3] Vergl. Eiweiss, Gummi Arabicum, Gummi tragacanthae, Semen lini, Radix althaeae Flores malvae, Semen cydoniorum, Herba farfarae, Semen papaveris, Amylum, Avena excorticata, Mel, Fici, Radix liquiritiae, Ichthyocolla, Cornu cervi u. s. w.

mehr oder weniger Wärme ab[1] (**Refrigerantia**). Dadurch werden aber nicht bloss die unmittelbar unter der berührten Stelle liegenden Theile, sondern auch das durch sie strömende Blut abgekühlt. Die Haut wird dabei dichter und ihre Secretion wird vermindert. Eine Verminderung der wässrigen Hautausdünstung lässt sich auch dadurch erreichen, dass man die Haut mit Fett einreibt, welches, da es sich nicht mit Wasser mischt, den Durchgang wässriger Flüssigkeiten durch die Haut hindert. Ob sich derselbe Zweck auch durch Anwendung adstringirender Mittel erreichen lasse, ist noch nicht sicher nachgewiesen. Ferner suchen wir die wässrige Hautausscheidung zu vermindern durch **Vermehrung anderer Secretionen**, besonders aber dadurch, dass wir alle die Momente beseitigen oder vermeiden, welche zu einer vermehrten Hautausscheidung Anlass geben können.

Durch starke Abkühlung der äusseren Haut wird die Empfindlichkeit der Hautnerven herabgesetzt. Derselbe Zweck lässt sich jedoch auch noch auf andere Weise erreichen (**locale Anästhetica**).[2]

In zahlreichen Fällen ist es von der grössten Wichtigkeit, die Secretion der Haut zu vermehren. Man nennt die Mittel, welche man zu diesem Zwecke gebraucht, **Diaphoretica**. Noch specieller bezeichnet man sie, wenn man Schweiss hervorrufen will, als **Sudorifica** oder Hidrotica, wenn man bloss die Hautausdünstung zu vermehren wünscht, als **Diapnoica**. Es ist ausserordentlich schwer, die Quantität der Hautsecretion zu bestimmen und es scheint, obgleich die Physiologie über die mittlere Menge der wässrigen Hautausscheidung nur noch wenig Aufschluss geben kann, doch die Quantität der letzteren nicht unbeträchtlich zu sein. Bekanntlich darf die Menge des Schweisses keineswegs als Massstab für die Quantität der wässrigen Hautausscheidung dienen, da es ganz von dem Wassergehalte und der Temperatur der den Körper umgebenden Luft abhängig ist, ob das Wasser in tropfbar flüssigem oder in dampfförmigem Zustande ausgeschieden wird. Ist der Wassergehalt der umgebenden Luft gering und wird dieselbe beständig durch neue, trockene Luft verdrängt, so kann der Körper viel Wasser abgeben, ohne dass Schweiss eintritt; ist dagegen die ihn umgebende Luft mit Wasser gesättigt, so erscheint schon eine geringe Hautausscheidung als Schweiss.

Wenn wir die Hautsecretion zu vermehren suchen, kann es uns entweder daran liegen, dass eine grosse Menge Schweiss aus dem Körper ausgeschieden wird, oder wir können vorzugsweise auf die Veränderung, welche die Haut bei dem Schwitzen erleidet, Werth legen. Der Schweiss besteht hauptsächlich aus Wasser und enthält nur etwa 1 Proc. fester Bestandtheile, zum grössten Theil Chlornatrium und Ammoniaksalze, nebst Spuren von schwefelsauren, phosphorsauren, milchsauren, schweisssauren (*Acide hidrotique* FAVRE) Salzen, Harnstoff und Fett. Ausser diesen ist besonders Epidermis darin suspendirt, welche sich während

---

[2] Vergl. Wasser, Kali nitricum, Aether, Chloroformylum, Carboneum sulfuratum u. s. w.

[1] Vergl. Aether, Chloroformylum u. s. w.

des Schwitzens in reichlicher Menge abstösst, und endlich kommen noch Buttersäure und verwandte Säuren darin vor, welche sich zum grössten Theile erst in und auf der Haut bilden. Bei manchen krankhaften Zuständen des Körpers enthält der Schweiss auch noch besondere Stoffe, z. B. Farbstoffe u. s. w. Es lässt sich zur Zeit noch nicht mit Gewissheit entscheiden, ob ein besonderer Werth auf die durch den Schweiss aus dem Körper ausgeschiedenen Stoffe zu legen sei. Die Analyse des Schweisses giebt uns bis jetzt noch keine Erklärung über die nachtheiligen Folgen der unterdrückten Hautsecretion. Der Körper verliert durch den Schweiss vorzugsweise Wasser und einige andere Stoffe, welche, wie man glauben sollte, auch mit dem Harn ausgeschieden werden könnten. Der eigenthümliche Geruch, den manche Schweisse besitzen, braucht nicht nothwendig von ausgeschiedenen eigenthümlichen Krankheitsmaterien herzurühren, er kann ebensogut durch verschiedene Zersetzungsproducte der normalen Abscheidung, welche sich während der vorhergehenden Zeit in und auf der Haut abgelagert haben und die nun auf einmal mit dem Wasserdampfe fortgerissen werden, entstehen. Lässt auch die chemische Analyse des Schweisses noch Manches zu wünschen übrig, so ist es doch nicht rathsam, desshalb, weil sie noch nicht die üblen Folgen der unterdrückten Hautthätigkeit genügend zu erklären vermag, sogleich zur Annahme besonderer, noch nicht nachweisbarer Stoffe im Schweisse seine Zuflucht zu nehmen, womit doch nichts als eine unbegründete Hypothese gewonnen wird. Allerdings wird eine verminderte Hautsecretion durch eine reichlichere Harnausscheidung einigermassen compensirt, aber daraus folgt noch nicht, dass dadurch die Hautsecretion entbehrlich gemacht würde. Die Beobachtung zeigt, dass keine bedeutendere Secretion ohne Nachtheil für die Gesundheit unterdrückt werden kann, selbst wenn die Ausscheidung der in dem Secret enthaltenen Stoffe noch auf anderen Wegen möglich ist. So lange die chemische Analyse uns noch nicht nachgewiesen hat, dass im Schweisse gesunder oder kranker Personen Stoffe enthalten sind, welche, ohne Nachtheil zu bringen, nur durch die Haut ausgeschieden werden können, werden wir wohl auch auf die mit dem Schweisse excernirten Stoffe keinen grossen Werth legen dürfen.

Die Haut ist ein Organ, welches nicht bloss den ganzen Körper überkleidet, sondern auch an Masse alle übrigen Secretionsorgane übertrifft. Es darf uns daher nicht Wunder nehmen, wenn eine Störung der in ihr Statt findenden Vorgänge nachtheilige Folgen für die Gesundheit hat, und wir dürfen wohl ein Gewicht darauf legen, dass bei Kranken die Haut zu der Beschaffenheit zurückgeführt werde, bei welcher ihre Thätigkeit ungehindert vor sich gehen kann. Wir haben bis jetzt noch keinen sichern Massstab, nach welchem wir die dampfförmige Hautausscheidung mit der Leichtigkeit, wie dies für das Krankenbett nöthig ist, zu beurtheilen vermöchten, wir können daher auch nicht entscheiden, ob wir durch ein Diapnoicum unseren Zweck erreicht haben oder nicht, und müssen uns also vorzugsweise an den Schweiss halten. Während des Schweisses ist die Haut mit dem Maximum von Wasser getränkt, welches

28 VERÄNDERUNGEN DES ORGANISMUS DURCH DIE ARZNEIMITTEL.

sie aufnehmen kann, dabei ist ihr Volumen vergrössert, die Gefässe sind erweitert und die Schweissdrüsen befinden sich in lebhafter secretorischer Thätigkeit. Für das Zustandekommen des Schweisses sind jedoch ziemlich zahlreiche Bedingungen nöthig. Die den Körper umgebende Atmosphäre muss einen gewissen Temperaturgrad und einen gewissen Wassergehalt haben, es muss ferner das Blut in gehöriger Menge nach der Haut und nicht mit grosser Energie nach anderen Organen hinströmen, dasselbe darf nicht durch die Vermehrung anderer Ausscheidungen grosse Verluste erleiden u. s. w. Diese zahlreichen Bedingungen lassen sich aber nicht sämmtlich durch Arzneimittel erfüllen, daher kann auch kein Arzneimittel mit Sicherheit Schweiss hervorrufen. Die Wahrscheinlichkeit, welche für die schweisstreibende Wirkung eines Arzneimittels besteht, ist abhängig von den Veränderungen, welche dasselbe im Körper hervorruft, und dem Grade, in welchem die übrigen für das Zustandekommen des Schweisses nöthigen Bedingungen vorhanden sind. Diese Wahrscheinlichkeit wird daher um so grösser sein, je mehr von jenen, bis jetzt wohl noch unvollständig bekannten Bedingungen dasselbe gleichzeitig erfüllt. Bei den meisten sogenannten diaphoretischen Mitteln können wir aber noch nichts Anderes nachweisen, als dass nach ihrem Gebrauche eine stärkere oder schwächere Beschleunigung der Blutcirculation entsteht, durch welche auch die Körperwärme vermehrt werden kann.[1] Andere Stoffe erhöhen direct die Temperatur und den Wassergehalt des Körpers[2], noch andere rufen das Gefühl von Ekel oder Abspannung hervor, welches, meist von dem Ausbruche eines Schweisses begleitet[3] ist.

Die Wiederherstellung der vorher unterdrückten oder die Vermehrung der normalen Hautsecretion kann aber auch auf verschiedene andere Körpertheile Einfluss haben, z. B. dadurch, dass das Blut aufhört, nach anderen Organen mit erhöhter Energie hinzuströmen, dadurch dass der Wassergehalt des Blutes für einige Zeit etwas vermindert wird u. s. w. Gewiss werden uns weitere Untersuchungen noch vielerlei Veränderungen kennen lehren, welche durch eine vermehrte Hautsecretion in andern Organen hervorgebracht werden können.

Die verschiedenen krankhaften Veränderungen der äusseren Haut bieten uns wenig Gelegenheit zu besonderen Eingriffen, so weit diese nicht der Chirurgie zugezählt werden. Wir suchen der Haut überhaupt eine schönere Beschaffenheit zu ertheilen[4] (**Cosmetica**), wir suchen Haare an unpassenden Stellen zu beseitigen (**Depilatoria**), Abscheidungsstoffe zu entfernen, üble Gerüche, die sich aus ihnen entwickeln, zu zerstören[5],

---

[1] Vergl. Herba menthae piperitae, Flores sambuci, Flores tiliae, Herba melissae, Flores chamomillae, Flores arnicae, Radix serpentariae, Lignum sassafras, Camphora, Alkohol, Aether u. s. w.
[2] Vergl. Wasser.
[3] Vergl. Tartarus stibiatus, Radix ipecacuanhae, Radix senegae, Radix valerianae, Flores chamomillae, Alcohol, Aether, Opium u. s. w.
[4] Vergl. Resina benzoes, Borax, Sapo u. s. w.
[5] Vergl. Carbo ligni, Calcaria chlorata, Aqua chlorata u. s. w.

Krätzmilben zu tödten[1] (**Antiscabiosa**) oder andere Schmarotzerthiere von der Haut zu entfernen.[2] Oder wir suchen die Oberfläche der kranken Körperstelle zu verändern, um die in ihr Statt findenden Processe zu modificiren; wir veranlassen einen entzündlichen Zustand derselben in der Hoffnung, die Heilung dadurch zu befördern; wir zerstören eine kranke Hautstelle ganz u. s. w.

Die Arzneimittel, welche wir in die **Augen**, die **Ohren** oder auf **seröse Häute**, z. B. die Scheidenhaut des Hodens bringen, sollen meist zu ziemlich einfachen Zwecken dienen. Sie sollen im Auge eine Erweiterung oder Verengerung der Pupille hervorrufen[3], auf den Accommodationsapparat oder auf den Sehnerven einwirken, besonders häufig aber eine Veränderung der kranken Conjunctiva veranlassen[4], sie sollen die entzündeten Theile des Ohrs erweichen, sie sollen auf serösen Häuten eine adhäsive Entzündung hervorbringen.[5] Auch durch Veränderungen anderer Theile suchen wir nicht selten auf das Auge einzuwirken, wenn in ihnen der Grund für die krankhafte Beschaffenheit des Auges zu suchen ist, oder wenn wir von dem Auge ableitend wirken wollen u. s. w.

Durch eine grosse Anzahl von Stoffen, zum Theil dieselben, die wir auch auf die Haut appliciren, suchen wir Veränderungen des **Darmcanals** hervorzurufen. Die in der Mundflüssigkeit löslichen Arzneimittel können zunächst die verschiedensten Arten von **Geschmacksempfindungen** hervorbringen. Zwar benutzen wir die Geschmacksempfindungen nicht zu therapeutischen Zwecken, aber schon seit langer Zeit hat man stillschweigend anerkannt, dass dieselben Eigenschaften der Arzneimittel, welche die Geschmacksempfindungen bedingen, auch häufig für die beabsichtigte Wirkung wichtig sind, indem man oft Stoffe von ähnlichem Geschmack auch zu gleichen therapeutischen Zwecken anwandte, z. B. viele bittere, scharfe und adstringirende Mittel. Ueber die Entstehung der Geschmacksempfindungen kann uns die Physiologie noch keinen genügenden Aufschluss geben. Chemische Veränderungen der Geschmacksnerven und der sie umgebenden Theile müssen auch mechanische zur Folge haben und umgekehrt, und es ist desshalb schwer zu entscheiden, ob die ursprünglichen chemischen oder die dadurch bedingten mechanischen Veränderungen oder beide zugleich die Ursache der verschiedenen Geschmacksempfindungen sind. Die eiweissartigen Substanzen, welche ja auch den Hauptbestandtheil der Geschmacksnerven bilden, können mit sehr zahlreichen Stoffen lockere Verbindungen eingehen, welche durch den zufliessenden Speichel grossentheils wieder zersetzt werden, ohne dass die

---

[1] Vergl. Kali causticum, Sapo viridis, Sulfur, Kalium sulfuratum, Zincum sulfuricum, Hydrargyrum praecipitatum album, Radix veratri, Pix liquida, Balsamum Peruvianum, Styrax liquidus u. s. w.
[2] Vergl. Hydrargyrum, Oleum anisi, Semen sabadillae u. s. w.
[3] Vergl. Radix belladonnae, Herba stramonii, Herba hyoscyami, Faba Calabarica u. s. w.
[4] Vergl. Opium, Hydrargyrum oxydatum rubrum, Hydrargyrum praecipitatum album, Argentum nitricum, Alumen, Lapis divinus, Zincum oxydatum, Zincum sulfuricum, Cadmium sulfuricum, Plumbum aceticum, Cuprum aceticum, Cuprum sulfuricum, Oleum citri aethereum, Camphora u. s. w.
[5] Vergl. Jodum.

30 VERÄNDERUNGEN DES ORGANISMUS DURCH DIE ARZNEIMITTEL.

Geschmacksnerven wesentliche Veränderungen erleiden, wodurch sie zur ferneren Function unbrauchbar würden. Häufig veranlassen Stoffe, die eine Geschmacksempfindung hervorbringen, zugleich noch andere Veränderungen im Munde. So vermindern Stoffe, deren Geschmack wir als herb bezeichnen, auch die Secretion der Mundschleimhaut. Alle jene Stoffe haben die Eigenschaft, mit den eiweissartigen Substanzen gewisse, meist unlösliche Verbindungen einzugehen. Die den veränderten Substanzen zunächst liegenden Gewebstheile scheinen sich dann im lebenden Körper zu contrahiren und auch dadurch zur Verminderung der Secretion beizutragen; doch fehlen darüber noch weitere Untersuchungen. Jener secretionsvermindernden Wirkung wegen bezeichnen wir jene Stoffe als zusammenziehende Mittel[1] **Adstringentia**, Styptica, Exsiccantia). Selten haben wir Veranlassung, die normale Secretion der Mundschleimhaut zu vermindern, häufiger suchen wir die Heilung von Geschwüren, die sich auf derselben befinden, dadurch zu befördern oder die schwammige Beschaffenheit des leicht blutenden Zahnfleisches dadurch zu beseitigen. Bisweilen ist es auch nicht sowohl unser Zweck, die Secretionen zu vermindern, als vielmehr durch die auf die Anwendung jener Mittel folgende Zusammenziehung der Gewebe die im Beginne der Entzündung eintretende Erweiterung der Capillargefässe und dadurch auch die Ausbildung der Entzündung selbst aufzuheben.[2]

Viele besonders stark oder unangenehm schmeckende Substanzen veranlassen eine vermehrte Secretion nicht bloss des Mundschleims, sondern auch der Speicheldrüsen. Dauert eine solche Geschmacksempfindung lange, so kann allmählig eine ziemlich grosse Menge Speichel abgeschieden werden, wodurch, wenn derselbe ausgeworfen wird, der Körper einen nicht unbeträchtlichen Verlust erleidet. Auch auf rein mechanische Weise, durch Reiben der Backenschleimhaut kann die Secretion der Parotis vermehrt werden. Bei einigen Mitteln, vorzüglich einigen Quecksilberpräparaten, scheinen aber ausser dem üblen Geschmack auch noch andere für jetzt unbekannte Ursachen dazu zu kommen. Es entsteht nach ihrem Gebrauche nicht selten eine mit Geschwürsbildung verbundene Entzündung der Mundschleimhaut, welche von einer analogen Affection der Speicheldrüsen begleitet wird. Unter diesen Umständen werden ausserordentlich grosse Mengen von Speichel und Mundschleim abgeschieden, welche, da sie meist nicht verschluckt werden können, für den Körper verloren gehen. Obgleich dieser Salivationsspeichel ärmer an festen Bestandtheilen ist, als der normale Speichel, so kann doch der Körper durch seinen reichlichen Abfluss sehr bedeutende Verluste erleiden, so dass selbst nicht geringe Gefahr für das Leben daraus erwächst. Leider hat man die verschiedenen Mittel, durch welche man eine vermehrte Speichelsecretion hervorzurufen suchte, unter dem Namen der **Sialagoga**[3] oder Ptyalagoga zusammengeworfen, ohne jedesmal zu bestimmen, ob die vermehrte Speichelsecretion die einfache Folge eines üblen Geschmacks sei

---

[1] Vergl. Acidum tannicum und sämmtliche gerbsäurereiche Mittel, Alcohol, Alumen, Calcaria chlorata, Argentum nitricum, Plumbum aceticum, Ferrum, Cuprum, Zincum u. s. w.
[2] Vergl. Argentum nitricum, Alumen u. s. w.
[3] Vergl. Hydrargyrum, Kalium iodatum, Acidum hydrocyanicum u. s. w.

oder nicht. Man benutzt übrigens jetzt diese Sialagoga weit seltener als früher. Häufiger haben wir Veranlassung eine bestehende Vermehrung der Speichelsecretion herabzusetzen.[1] Legt man auf die vermehrte Speichelsecretion weniger Werth und berücksichtigt vielmehr die durch stark schmeckende Stoffe hervorgerufene Affection der Mundschleimhaut und der Zungennerven, so nennt man jene Stoffe, da man sie meist längere Zeit kauen lässt, Kaumittel, **Masticatoria**.[2]

In vielen Krankheitsfällen befindet sich die Schleimhaut in den hinteren Theilen des Mundes in einem entzündlichen Zustande, sie ist trockner als gewöhnlich und besonders gegen kalte Luft und fremde in der Atmosphäre enthaltene Stoffe sehr empfindlich, so dass leicht Husten oder Schmerz entsteht. Wir suchen dann die trockene Schleimhaut feuchter zu machen, oder mit einem schützenden Ueberzuge zu bekleiden; so dass ihre Empfindlichkeit dadurch vermindert wird.[3] Bisweilen zerstören wir auch gewisse krankhafte Producte im Munde durch Aetzmittel oder wir suchen durch die oberflächliche Anätzung der Schleimhaut eine sich in derselben ausbildende Entzündung zu unterdrücken.

Veränderungen der **Speiseröhre** suchen wir äusserst selten durch Arzneimittel hervorzurufen und dies würde auch schon desshalb nur schwer gelingen, weil die Arzneimittel ebenso wie die Speisen nur sehr kurze Zeit in derselben verweilen.

In dem **Magen**, wo die Arzneimittel ungleich längere Zeit verweilen, als im Munde und der Speiseröhre, finden dieselben zahlreiche Stoffe, mit denen sie Verbindungen eingehen können. Daher ist es kein Wunder, wenn fast alle Stoffe, die überhaupt wirksam sind, auch in grösserer oder geringerer Menge in den Magen gebracht, Veränderungen in demselben hervorrufen. Sind die Veränderungen, welche die Arzneimittel auf der Magenschleimhaut verursachen, nur gering, so tritt in Folge davon eine leichte Hyperämie derselben nebst einem geringen Schmerzgefühle auf, welches wir gewöhnlich mit dem Gefühle des Hungers verwechseln. Aus diesem Grunde ist auch die bisherige Pharmakologie ausserordentlich reich an Mitteln, welche den Appetit vermehren sollen. Sie schreibt diese Wirkung fast allen wirksamen Mitteln zu; wenn sie nur in gehörig kleiner Dosis genommen werden, dem Arsen so gut wie dem Strychnin und dem Chinin ebenso wie dem Brechweinstein. Und doch haben diese Mittel nur das Gemeinschaftliche, dass sie Affinität zu den Körperbestandtheilen haben und durch die Veränderungen, die sie auf der Magenschleimhaut hervorbringen, ein kurze Zeit andauerndes Schmerzgefühl veranlassen. Dass die Verwechselung dieses Gefühls mit dem Hunger von der Wissenschaft nicht gebilligt werden kann, ist kaum zu sagen nöthig. Hunger tritt nie bei gefülltem Magen ein, wohl aber jenes Schmerzgefühl. In manchen Fällen können jedoch in Folge der Einwirkung von Arzneimitteln bestehende Anomalien der Magenschleimhaut aufgehoben werden

---

[1] Vergl. Adstringentia, Kalium chloricum, Atropinum u. s. w.
[2] Vergl. Radix pyrethri, Radix zingiberis, Radix armoraciae, Cortex mezerei.
[3] Vergl. Demulcentia.

(Digestiva).[1] Ist dies geschehen, so kehrt der normale Appetit wieder, eine directe Vermehrung des Appetites ist jedoch unmöglich und würde auch überflüssig sein, da der Appetit im engsten Zusammenhange mit der Verdauung steht.

Häufig hat man Arzneimittel angewendet, um die Verdauung zu befördern (**Stomachica**). Allein die Verdauung ist ein sehr complicirter Process, der durch ein Arzneimittel höchstens in einer ganz bestimmten Richtung hin verändert werden könnte. Vorzugsweise hat man jedoch seine Aufmerksamkeit der Secretion des Magensaftes zugewendet und gehofft, durch ihre Vermehrung auch die Verdauung zu beschleunigen und zu erleichtern. TIEDEMANN und GMELIN glauben gefunden zu haben, dass nach dem Einbringen von Pfeffer in den Magen die Secretion des Magensaftes vermehrt worden sei. FRERICHS hat an Hunden nachgewiesen, dass durch Einbringen grösserer Mengen von Kochsalz dem Magen allerdings Flüssigkeit entzogen werden kann. Dagegen haben an Hunden angestellte Versuche gezeigt, dass Gewürze und andere Substanzen, die wir zur Beförderung der Verdauung anzuwenden pflegen, die Eiweissverdauung eher verzögern als beschleunigen.[2]

Allein selbst wenn wir im Stande wären, die Verdauung zu vermehren, so fragt es sich doch immer noch, in wie weit wir dadurch nützen könnten. Bei der normalen Verdauung werden die Nahrungsmittel so vollständig ausgezogen, dass selbst eine verstärkte Verdauung sie nicht würde besser verwerthen können. Wenn wir aber durch Arzneimittel möglich machen könnten, dass in gleicher Zeit eine grössere Menge von Nahrungsmitteln verdaut würde, so könnte doch die reichlichere Zufuhr von Stoffen allein nicht die Ernährung verbessern, da diese nicht bloss von der Menge des Materials, sondern auch von anderen Momenten abhängig ist. Unser Augenmerk wird daher am Krankenbett nicht sowohl darauf gerichtet sein müssen, den Verdauungsprocess direct zu vermehren, als vielmehr die Hindernisse aufzusuchen und zu beseitigen, welche in jedem einzelnen Falle der normalen Verdauung entgegenstehen.

In Folge der Veränderungen, welche viele Mittel auf der Schleimhaut des Magens und Darms hervorbringen, tritt oft eine vermehrte Schleimsecretion ein, welche in zahlreichen Fällen zur Abkürzung mancher Krankheiten jener Schleimhäute beizutragen scheint.[3]

Kehrt die Einwirkung solcher Stoffe, welche scheinbar den Appetit anregen, häufig wieder, so wird allmählig die Beschaffenheit der Magenschleimhaut für längere Zeit verändert und wir sehen daher auch, dass alle die Mittel, denen man eine Vermehrung des Appetites oder eine Beförderung der Verdauung zuschrieb, bei längerem Fortgebrauche eine Störung der Verdauung veranlassen.

Kommen Arzneimittel, welche in kleinen Dosen scheinbar den

---

[1] Vergl. Ammonium muriaticum, Natrium muriaticum, Kalium sulfuricum, Kalium aceticum, Kalium tartaricum, Natrium phosphoricum, Natrium bicarbonicum, Tartarus stibiatus u. s. w

[2] De vi et effectu quorumdam medicaminum in digestionem. Dissert. inaug. autore ADOLPH SCHRENK. Dorpat 1849. — BECQUEREL, Beiträge zur Arzneimittellehre. Leipzig 1849.

[3] Vergl. Digestiva.

VERÄNDERUNGEN DES ORGANISMUS DURCH DIE ARZNEIMITTEL. 33

Appetit vermehren, in etwas grösseren Mengen in den Magen, so kann ihre Einwirkung noch bedeutendere Folgen nach sich ziehen. Statt jenes Gefühls von Appetit zeigt sich jetzt ein deutlicher, selbst heftiger Schmerz, der sich vom Magen aus auch über den ganzen Unterleib verbreitet, und das frühere behagliche Wärmegefühl steigert sich zum unangenehmen Brennen. Früher oder später gesellen sich dazu noch Erbrechen und andere Symptome, doch zeigt sich hier bei den verschiedenen Mitteln ein sehr abweichendes Verhalten. Nach dem Gebrauche mancher Stoffe tritt aus noch unbekannten Gründen das Erbrechen schon sehr frühzeitig und ohne die angegebenen Beschwerden ein, und wir bedienen uns einzelner dieser Mittel, die wir **Emetica** oder Vomitiva[1] nennen, um Erbrechen hervorzurufen. Dabei können wir jedoch sehr verschiedene Zwecke haben. Häufig kommt es uns darauf an, Stoffe, die sich in der Speiseröhre, dem Magen oder Duodenum befinden, auszuleeren, oder es soll uns die mit den Vomituritionen verbundene Muskelanstrengung dazu dienen, in der Gallenblase angehäufte Galle zu ergiessen, Schleim und andere Substanzen, die sich in den Luftwegen befinden, herauszubefördern, Abscesse zu zersprengen u. s. w., oder wir wenden in manchen Fällen auch nur desshalb Brechmittel an, weil wir aus ähnlichen Fällen schliessen zu dürfen glauben, dass Brechmittel in ihnen nützlich waren. Obgleich wir es auch bei dem Erbrechen mit keiner einfachen Wirkung zu thun haben, so gelingt es uns doch meist, Erbrechen hervorzurufen, allein es sind in Krankheitsfällen verschiedene Dosen dazu nöthig. Manchmal ist der Magen so empfindlich, dass auch die kleinsten Mengen von Speisen oder Arzneimitteln wieder ausgebrochen werden; in anderen Fällen, besonders wo lähmungsartige Zustände des Nervus vagus bestehen, tritt, obgleich das Mittel ebenso stark wie sonst auf die Magenschleimhaut einwirkt, doch sehr schwer oder gar nicht Erbrechen ein.

Obgleich wir am häufigsten vom Magen aus Erbrechen hervorzurufen suchen, so muss dasselbe doch nicht immer von einer Affection der Magenschleimhaut und der in ihr liegenden Endapparate des N. vagus ausgehen. Nicht selten werden schon durch den Anblick ekelhafter Gegenstände oder durch den Gedanken an solche Brechbewegungen hervorgerufen. Ebenso veranlassen viele Stoffe, selbst solche, die, in den Magen gebracht, kein Erbrechen bewirken, dasselbe bisweilen, wenn sie rasch in das Blut eingeführt werden, sei es durch subcutane Injection, z. B. Morphium, oder durch Inhalation, z. B. Chloroform, oder durch Injection in die Venen. Manche Stoffe thun dies sogar mit grosser Regelmässigkeit. Auf welche Weise in diesen Fällen die Auslösung der Brechbewegungen veranlasst wird, ist noch nicht bekannt.

Gewöhnlich ist das Erbrechen von einigen andern Erscheinungen begleitet, auf welche wir in gewissen Fällen besonderen Werth legen. Eine dieser Erscheinungen, die immer dann eintritt, wenn das Erbrechen nicht habituell oder als Folge mechanischer Einflüsse erscheint, ist ein Widerwille gegen Speisen und Getränke. Dieser Ekel geht meist schon

---

[1] Vergl. Tartarus stibiatus, Radix ipecacuanhae, Zincum sulfuricum, Cuprum sulfuricum, Radix scillae, Flores chamomillae u. s. w.

dem Erbrechen voran und dauert noch einige Zeit nach demselben fort. Wenn wir manche Arzneimittel in den geeigneten Dosen geben, gelingt es, einen Zustand von Ekel für längere Zeit hervorzurufen, ohne dass gerade sehr häufig Erbrechen eintritt: **Nauseosa.**[1] In dieser Zeit werden alle Nahrungsmittel von den Kranken verschmäht, während die Körperausgaben nicht vermindert, ja oft vermehrt sind. So wird das Körpergewicht ziemlich schnell und bedeutend herabgesetzt, was häufig sehr wichtige Folgen für die Körperbeschaffenheit haben kann. Bei der mangelnden Zufuhr von Nahrungsstoffen werden Ablagerungen von Fett und selbst pathologische Producte wieder in den Kreislauf aufgenommen und bei der Stoffmetamorphose verwendet; wir rufen daher bisweilen jenen, freilich sehr unangenehmen Zustand hervor, in der Hoffnung, dass in Folge davon pathologische Producte zum Verschwinden gebracht werden möchten.

Eine den Ekel gewöhnlich begleitende Erscheinung ist die **Erschlaffung aller**, selbst der unwillkürlichen **Muskelfasern** und die verminderte Herrschaft über dieselben. Bisweilen ist es unsere Absicht, gerade diesen hohen Grad von Abspannung herbeizuführen, z. B. wenn sich einzelne Körpertheile in einer starken krampfhaften oder entzündlichen Spannung befinden, oder wenn man krankhaften Körperanstrengungen, z. B. den Wuthanfällen Wahnsinniger oder Delirirender, vorzubeugen wünscht, oder auch, wenn man beabsichtigt, den Durchgang fester Substanzen durch enge Canäle zu erleichtern, z. B. bei Gallensteinen und Nierensteinen, oder, um durch die Erschlaffung des Herzens den Zudrang des Blutes nach entzündeten Körpertheilen zu vermindern u. s. w.

In nahem Zusammenhange mit jener Erschlaffung steht auch der **Schweiss**, den wir ziemlich regelmässig im Gefolge des Ekels auftreten sehen, und zwar zeigt sich derselbe oft schon ziemlich früh, bei den leisesten Regungen des Ekels. Daher bedienen wir uns mancher ekelerregender Mittel, um den Ausbruch von Schweiss zu befördern, und erreichen unseren Zweck dadurch oft sicherer, als durch andere schweissbefördernde Mittel.

Erhöhen wir die Dosis solcher Stoffe, welche mit starker Affinität zu den Körperbestandtheilen begabt sind, noch weiter, so steigern sich, wenn nicht besondere Hindernisse vorhanden sind, die Wirkungen derselben und können sogar bis zu auffallenden Gewebszerstörungen gehen. Je nach der Grösse der erfolgten Veränderungen zeigen sich die Symptome einer **Entzündung** des Magens, bisweilen auch der Speiseröhre und des Dünndarms in verschiedenem Grade. Die Entzündung dieser Theile zieht aber für den übrigen Körper gewichtige Folgen nach sich, welche noch zu anderweitigen Krankheitserscheinungen Veranlassung geben. Da, wo die Entzündung durch chemische Agentien hervorgerufen wurde, können dadurch, dass diese Stoffe in grösserer Menge in das Blut übergeführt wurden, und nun auf andere Körpertheile einwirken, auch noch anderweitige Erscheinungen veranlasst werden, die sich zu den Symptomen

---

[1] Vergl. Emetica.

VERÄNDERUNGEN DES ORGANISMUS DURCH DIE ARZNEIMITTEL.

der Gastritis gesellen. Es ist unter solchen Umständen oft sehr schwer oder selbst unmöglich, genau zu unterscheiden, welche Symptome von der Gastritis und welche von der Einwirkung jener Agentien auf andere Organe herzuleiten sind. Die Veränderungen, welche jene Agentien auf der Magenschleimhaut hervorrufen, sind gewöhnlich sehr auffällig. Wir finden eine schwächere oder intensivere Röthung des Magens oder Ekchymosen und, besonders wenn schon einige Zeit seit dem Einnehmen der Substanz verflossen war, Geschwüre an verschiedenen Stellen des Magens, ja es können selbst, wenn grosse Quantitäten heftig wirkender Substanzen in den Magen gelangten, die Wände desselben stellenweis brandig werden. Wir nennen solche Stoffe, durch welche jene Veränderungen leicht hervorgerufen werden können, ätzende Gifte (**Caustica**[1]), doch haben wir nie Grund, jene Veränderungen zu therapeutischen Zwecken hervorzubringen.

Bei entzündlichen Affectionen des Magens und des Darms sucht man die kranke Schleimhautfläche mit schlüpfrig machenden Substanzen zu überziehen, um so die mechanische Einwirkung der Magencontenta auf dieselbe zu vermindern (**Demulcentia**[2]), oder man sucht den Magen- und Darminhalt durch grössere Mengen indifferenter Stoffe zu verdünnen (**Diluentia**[3]) oder in den Magen gelangte schädliche Stoffe in unschädliche Verbindungen zu verwandeln (**Antidota**).[4]

Ebenso wie im Munde sind wir auch im Magen im Stande, die Secretion durch sogenannte **Adstringentia**[5] zu vermindern, doch hat diese Verminderung meist nur mittelbaren Nutzen. Durch eingeführte kalte oder Wärme bindende Stoffe können wir den Magenwänden Wärme entziehen, was uns z. B. bei Entzündung der Magenwände in manchen Fällen wünschenswerth ist (**Refrigerantia**).[6]

Die Empfindlichkeit des Magens kann durch verschiedene Stoffe vermindert werden und wir benutzen solche Substanzen nicht selten, um die Schmerzen, das Erbrechen u. s. w., welche durch äussere Agentien oder krankhafte Affectionen des Magens bedingt werden, zu lindern (**Sedantia, Antemetica**).[7]

Auch die chemische Veränderung der Magensecrete bleibt nicht ohne weitere Folgen. Durch Alkalien können wir die oft im Ueberschuss vorhandene freie Säure des Mageninhaltes neutralisiren (**Antacida**, Absor-

---

[1] Siehe oben S. 24.
[2] Siehe oben S. 25.
[3] Vergl. Wasser, Mandelöl u. s. w.
[4] Vergl. Ferrum oxydatum hydratum, Ferrum sulfuratum, Ferrum limatum, Magnesia usta, Aqua calcis, Sapo, Natrium carbonicum, Ammonium carbonicum, Liquor ammonii caustici, Natrium sulfuricum, Magnesium sulfuricum, Alumen, Natrium muriaticum, Kalium sulfuratum, Chlorum, Acidum aceticum, Acidum citricum, Acidum tannicum, Albumen, Amylum u. s. w.
[5] Siehe oben S. 39.
[6] Vergl. Wasser, Kalium nitricum u. s. w.
[7] Vergl. Opium, Acidum hydrocyanicum, Bismuthum subnitricum, Acidum tannicum, Kreosotum, Acidum carbonicum, Aether u. s. w.

3*

bentia[1]), es kann selbst der Mageninhalt eine Zeit lang alkalisch reagiren. Dadurch wird der Chemismus der Magenverdauung gestört, es bilden sich anomale Producte, welche auf die Magenwände und andere Körpertheile nachtheilige Wirkungen äussern können. Aehnlich verhält es sich mit den Säuren, durch welche die saure Reaction des Magensaftes erhöht wird. In Folge davon wird der letztere zum Theil weniger zur Verdauung geeignet gemacht, theils wird dadurch das Verhältniss der Säuren zu den Basen im Körper überhaupt verändert, was auch für andere Organe und Secretionen von Wichtigkeit ist.

Die meisten Stoffe, welche Veränderungen im Magen bedingen, können, wenn sie bis in den **Dünndarm** gelangen, hier ebenfalls entsprechende Veränderungen hervorrufen. Auch hier kann die Schleimsecretion vermehrt oder vermindert werden, auch hier kann eine Hyperämie oder Entzündung entstehen.

In dem Dünndarme erleiden die eingeführten Nahrungsmittel mancherlei Veränderungen und es werden dabei, besonders bei bestehenden Unregelmässigkeiten der Verdauung, bisweilen sehr bedeutende Mengen gasförmiger Producte gebildet. Man wandte mehrfach Arzneimittel an, um jene Gase zu absorbiren oder zu zerstören, doch konnte man diesen Zweck nicht erreichen, weil die meisten der angewendeten Stoffe, noch ehe sie zu dem Sitze der Gasentwickelung gelangen, selbst mancherlei Veränderungen erleiden und dabei gewöhnlich die Eigenschaften verlieren, wegen deren wir sie anwandten. Am leichtesten scheint noch die Kohlensäure im Darmcanale durch Arzneimittel absorbirt werden zu können. Aber auch hier stossen wir auf eine Schwierigkeit, indem bei Ansammlung von Gasen in den Därmen meist die peristaltische Bewegung vermindert ist und desshalb die angewandten Arzneimittel nicht rasch genug nach dem Sitze der Gasansammlung befördert werden. Häufiger suchen wir durch die Zumischung gewisser Stoffe zu dem Darminhalte die Gasentwickelung zu vermindern oder den Abgang der entwickelten Gase zu beschleunigen. Wir nennen die Stoffe, welcher wir uns zu den letzteren Zwecken bedienen, gewöhnlich **Carminativa**.[2]

Wenn sich Parasiten im Darmcanale befinden und hier zu üblen Folgen Veranlassung geben, so sucht man dieselben durch Arzneimittel (**Anthelminthica**, Vermifuga) zu tödten oder wenigstens aus dem Körper zu entfernen.[3]

In manchen Fällen, wo die peristaltische Bewegung der Därme

---

[1] Vergl. Magnesia usta, Magnesia alba, Calcium carbonicum, Natrium bicarbonicum, Kalium carbonicum, Kalium bicarbonicum, Kali causticum, Calcaria usta, Borax, Sapo, Ammonium carbonicum, Ammonium causticum u. s. w.

[2] Vergl. Semen anisi, Semen foeniculi, Semen carvi, Semen coriandri, Herba menthae piperitae, Flores chamomillae, Radix valerianae, Radix calami, Cortex aurantiorum, Radix zingiberis u. s. w.

[3] Vergl. Radix filicis maris, Cortex granati radicis, Flores Brayerae, Oleum animale Dippelii, Oleum terebinthinae, Petroleum, Oleum sabinae, Semen cinae, Herba tanaceti, Herba absinthii, Herba rutae, Oleum cajeputi, Radix valerianae, Cortex juglandis nucum, Radix allii sativi, Asa foetida, Lignum quassiae, Camphora, Oleum ricini, Oleum crotonis, Radix jalapae, Scammonium, Folia sennae, Gummi guttae, Colocynthides, Radix hellebori nigri u. s. w.

krankhaft beschleunigt oder verstärkt ist, suchen wir dieselbe zu vermindern, dadurch, dass wir die Empfindlichkeit der Darmnerven abstumpfen[1] oder eine Erschlaffung der Muskelfasern des Darmcanals hervorrufen. Sehr häufig ist es unsere Absicht, die Beschaffenheit der Fäces zu verändern und zwar bringen wir die zu diesem Zwecke dienlichen Mittel bald durch den Mund, bald durch den Anus in den Darmcanal. Bisweilen suchen wir die im unteren Theile des Darmcanals angehäuften consistenten Fäces schlüpfriger zu machen, so dass sie leichter ausgeleert werden können. Dies kann geschehen dadurch, dass wir schlüpfrige Substanzen, z. B. fette Oele, durch den Mund oder After einführen, welche dann auch den Fäcalmassen ihre Eigenschaft mittheilen. Doch gelingt es auf diese Weise nicht immer, jenen Zweck zu erreichen, da manchmal die eingeführten Substanzen nicht bis zu der Stelle vordringen können, wo die Fäcalmassen liegen.

Noch häufiger suchen wir die Fäces wasserreicher und somit auch weicher zu machen. Dies kann dadurch geschehen, dass wir entweder grössere Mengen wässriger Flüssigkeiten, oder solche Stoffe, welche der Aufsaugung durch die Darmwände widerstehen und zugleich die peristaltische Bewegung vermehren, oder auch solche Stoffe in den Darmcanal bringen, in Folge deren Einwirkung die Secretion der Darmschleimhaut vermehrt wird, so dass die Fäces dadurch weicher und selbst dünnflüssig gemacht werden. Auch hier treten uns bisweilen Hindernisse entgegen. Befinden sich z. B. im unteren Theile des Dickdarms sehr harte Fäces, so wird dadurch nicht selten die Ausleerung der weiter nach oben gelegenen Fäces verhindert, und es kann während dieser Zeit doch noch ein Theil der im Darmcanale befindlichen Flüssigkeiten in das Blut übergeführt werden. Ebenso ist die Empfindlichkeit der Darmschleimhaut nicht bei allen Individuen und unter allen Umständen gleich, so dass wir, um denselben Effect zu erreichen, in einem Falle grösserer Dosen eines Mittels anwenden müssen, als in einem anderen.

Wenn wir die Consistenz der Fäces nur wenig vermindern wollen, so dass dieselben leichter als bisher entleert werden, und sich nicht etwa im Darmcanale anhäufen, so nennen wir gewöhnlich die Mittel, deren wir uns zu jenem Zwecke bedienen, **Eccoprotica**[2] oder Lenitiva. Ist es unsere Absicht, mehrere dünnflüssige Ausleerungen hervorzurufen, so nennen wir die dazu benutzten Stoffe Cathartica, Laxantia oder Purgantia. Man macht dabei gewöhnlich den Unterschied, dass man diejenigen Stoffe, nach deren Gebrauch keine Kolikschmerzen eintreten, **Laxantia**, dagegen **Purgantia**[3] diejenigen nennt, bei deren Gebrauche gewöhnlich Kolikschmerzen, bisweilen auch Tenesmen eintreten. Die Mittel, bei deren

---

[1] Vergl. Opium.
[2] Vergl. Aloë, Folia sennae, Radix rhei, Manna, Sulfur, Oleum ricini, Tartarus depuratus, Tartarus natronatus, Magnesia hydrica, Magnesium bicarbonicum, Natrium bicarbonicum, Natrium phosphoricum, Natrium sulfuricum, Magnesium sulfuricum, Magnesium citricum, Fructus tamarindi, Fructus cassiae, Pruna, Extractum taraxaci, Calomel u. s. w.
[3] Vergl. Aloë, Folia sennae, Radix rhei, Cortex rhamni Frangulae, Radix jalapae, Scammonium, Gummi guttae, Elaterium, Poma colocynthidum, Oleum crotonis, Herba sabinae, Oleum terebinthinae, Semen colchici, Radix hellebori albi u. s. w.

Gebrauche sich jene Erscheinungen schon nach relativ kleinen Dosen zu zeigen pflegen, unterscheidet man noch besonders als **Drastica**. Damit eine abführende Wirkung zu Stande komme, ist in allen Fällen beschleunigte peristaltische Bewegung nöthig. Diese kann sich bald auf den ganzen Darm, bald nur auf den unteren Theil desselben erstrecken. Da unter solchen Umständen das Wasser des Darminhaltes in geringerer Menge wie sonst zur Resorption gelangt, so bleiben die entleerten Fäcalmassen flüssiger wie gewöhnlich. Nach dem Gebrauche der Abführmittel, welche vorzugsweise auf den unteren Theil des Darms einwirken,[1] erscheinen sie nach kleineren Dosen breiig. Die beschleunigte peristaltische Bewegung giebt sich häufig durch Poltern im Leibe zu erkennen. Steigern sich an einzelnen Stellen, besonders des Dickdarms, die peristaltischen Bewegungen bis zur krampfhaften Zusammenziehung, so werden **Kolikschmerzen** empfunden. Es kann somit ein und dasselbe Mittel, je nach der Empfindlichkeit der Darmschleimhaut bald Kolikschmerzen veranlassen, bald nicht. Besonders häufig und fast regelmässig treten dieselben jedoch nach dem Gebrauche solcher Mittel, deren Wirkung sich auf den Dickdarm beschränkt.

Man hat sich vielfach die Frage gestellt, ob ausser der beschleunigten peristaltischen Bewegung bei der Wirkung der Abführmittel noch eine vermehrte Secretion der Darmschleimhaut bestehe. Diese Frage lässt sich noch nicht mit genügender Sicherheit beantworten. Die meisten auf dieselbe bezüglichen Versuche[2] sind bisher an Thieren ausgeführt worden, und gestatten, da die bei diesen gegebenen Bedingungen, namentlich die Empfindlichkeit der Darmschleimhaut, von denen des Menschen erheblich abweichen, keinen sicheren Rückschluss auf diesen. Auch muss, da die Wirkung der einzelnen Abführmittel auf die Bestandtheile der Darmschleimhaut sehr verschieden ist und dieselben überhaupt nur den endlichen Effect gemeinsam haben, diese Frage für jedes einzelne Mittel beantwortet werden. Nach unseren jetzigen Kenntnissen ist es nicht wahrscheinlich, dass bei dem Gebrauche solcher Mittel, welche die Darmschleimhaut nur wenig verändern[3], die Secretion derselben erheblich vermehrt werde. Dagegen dürfen wir wohl annehmen, dass nach dem Gebrauche der heftiger einwirkenden Mittel, namentlich wenn sie in grösseren Dosen gegeben wurden, zu der beschleunigten peristaltischen Bewegung noch eine gesteigerte Secretion der Darmschleimhaut komme. Besonders deutlich tritt dies bei dem Gebrauche z. B. der Senna vor Augen. Dieselbe ruft in kleineren Dosen breiige, in grösseren wässrigflüssige Ausleerungen hervor, auch wenn dieselben in beiden Fällen gleich lange Zeit nach dem Einnehmen des Mittels erfolgen. Die Flüssigkeit jener Ausleerungen macht es wahrscheinlich, dass zu dem bereits breiigen

---

[1] Vergl. Folia sennae, Radix rhei, Aloe u. s. w.
[2] S. Radziejewski, Zur physiolog. Wirkung der Abführmittel. Arch. f. Anatomie u. s. w. 1870. S. 1. — F. Lauder Brunton, On the action of purgative medicines. The Practitioner. London 1874, Nr. 71 u 72 — Thiry, Sitzungsberichte der Wiener Akademie. 1864. Vol. 50, p. 77. — Moreau, Arch. génér. de Médecine. Aug. 1870, p. 234. —
[3] Vergl. Gruppe des Glaubersalzes.

Dickdarminhalte eine neue Flüssigkeitsmenge hinzugekommen sei, welche wohl nur aus der Darmschleimhaut stammen kann. Ebenso wie Erbrechen, kann durch psychische Momente, namentlich Angst, vermehrte Contraction der Därme hervorgerufen werden. Dasselbe geschieht häufig nach der plötzlichen Einführung schädlicher Stoffe in das Blut. Durch diese Contractionen werden meist nur die im Mastdarm angesammelten Fäcalmassen ausgepresst. Förmliche Diarrhoe hat man bisher fast nur nach der Injection putrider Stoffe in das Blut eintreten sehen. Dagegen ist noch von keinem der gebräuchlichen Abführmittel mit Sicherheit nachgewiesen worden, dass dasselbe, in das Blut gebracht, die gleichen Folgen nach sich ziehe wie vom Darmcanale aus. Wir haben demnach anzunehmen, dass die abführende Wirkung jener Mittel eine Folge sei von ihrer Einwirkung auf gewisse Bestandtheile der Darmschleimhaut.

Wir können bei dem Gebrauche der Abführmittel verschiedene Absichten haben. Oft wünschen wir nur die Fäces auszuleeren, bisweilen kommt es uns aber darauf an, nicht bloss diese, sondern auch andere, im Darmcanal befindliche und für den Körper brauchbare Substanzen zu entfernen. Zu dem letzteren Zwecke setzen wir gewöhnlich den Gebrauch solcher Mittel längere Zeit fort und sind so im Stande, nicht unbedeutende Verluste für den Körper herbeizuführen, was je nach den verschiedenen Umständen auch sehr verschiedene Folgen nach sich ziehen kann. Bisweilen legen wir weniger Gewicht auf die ausgeleerten Stoffe, als auf die Veränderungen, welche die Darmschleimhaut bei der Anwendung jener Arzneimittel erleidet. Es kann hierbei bald unser Zweck sein, die Heilung krankhafter Veränderungen der Darmschleimhaut zu unterstützen, bald aber auch durch die Affection der Darmschleimhaut Krankheitsprocesse, die in anderen Organen vor sich gehen, zu vermindern.

In solchen Krankheitsfällen, wo die Secretion der Darmschleimhaut vermehrt ist, suchen wir dieselbe zu vermindern, indem wir Arzneimittel anwenden, welche auch andere Secretionen zu vermindern pflegen[1], oder indem wir andere Secretionen, z. B. den Schweiss, vermehren oder indem wir die Ursache der vermehrten Secretion, die Affection des Darms u. s. w. beseitigen. Wird die beschleunigte peristaltische Bewegung vermindert, so kann im unteren Theile des Darmcanals die im oberen reichlich secernirte Flüssigkeit wieder resorbirt werden, so dass die Fäces ihre gewöhnliche Consistenz erhalten.

Der unterste Theil des Darmcanals, der **Mastdarm**, kann besonders leicht durch vom After aus eingeführte Mittel verändert werden. Wir können seine Secretion vermehren oder vermindern, wir können leichtere oder höhere Entzündungsgrade in ihm hervorrufen, einzelne Stellen desselben durch mechanische oder chemische Agentien zerstören u. s. w. Bei manchen als Abführmittel gebrauchten Stoffen finden wir auch, besonders wenn sie in sehr grosser Dosis verordnet werden, dass der Mastdarm stärkere anatomische Veränderungen zeigt, als der übrige

---

[1] Vergl. Adstringentia.

Darmcanal. Die Ursachen jener vorzugsweisen Affection des Mastdarms, von welcher wir wohl die bei den Stuhlausleerungen eintretenden Tenesmen abzuleiten haben, scheinen theils darin zu liegen, dass jene Stoffe längere Zeit im Mastdarme zurückgehalten werden, während sie den übrigen Darmcanal rasch durcheilen, theils aber auch in anderen, noch unbekannten Umständen. Wenn wir künstlich eine Veränderung im Mastdarme hervorrufen, so ist unsere Absicht, entweder krankhafte im Mastdarme bestehende Veränderungen aufzuheben, oder wir suchen aus verschiedenen Gründen die Ausleerungen des Darminhalts herbeizuführen.

Die Veränderungen, welche wir im Darmcanale oder auf anderen Applicationsorganen durch Arzneimittel hervorrufen, bleiben nicht ohne weitere Folgen für den übrigen Organismus. Auch das **Blut** muss an diesen Veränderungen Antheil nehmen und zwar kann dies in sofern geschehen, als durch die veränderte Function der Applicationsorgane gewisse Quantitäten von Stoffen in dem Blute zurückgehalten oder demselben entzogen werden, die dasselbe unter anderen Umständen abgegeben oder aufgenommen haben würde, oder auch in sofern, als Stoffe, welche in den Darmcanal oder auf ein anderes Applicationsorgan gebracht wurden, von da aus in das Blut übergehen und die Eigenschaften desselben verändern. Für andere Organe können diese Veränderungen des Blutes insofern Bedeutung erlangen, als dasselbe dadurch entweder geschickter oder weniger geschickt zu der Rolle gemacht wird, welche es bei der Function jener Organe zu spielen hat, oder auch dadurch, dass es anderen Organen fremdartige Stoffe zuführt, welche gerade in ihnen die Bedingungen erfüllt finden, durch welche sie veranlasst werden, Veränderungen hervorzurufen.

Das Blut ist ein Gemenge verschiedener Stoffe, von denen jeder eine besondere Bedeutung hat. Wir werden daher auch nur von dem Einflusse sprechen dürfen, welchen die in das Blut gelangten Arzneimittel auf die einzelnen Bestandtheile desselben haben können. Leider ist uns über die Bedeutung jener Blutbestandtheile noch sehr wenig bekannt.

Von den rothen Blutkörperchen und deren Hauptbestandtheile, dem Hämoglobin, wissen wir fast nur, dass dieselben Träger des Sauerstoffes im Blute sind. Manche Gase[1] bilden mit dem Hämoglobin festere Verbindungen als der Sauerstoff und verdrängen daher, wenn sie in das Blut gelangen, diesen aus den Blutkörperchen. Ob im lebenden Körper die Uebertragung des an das Hämoglobin gebundenen Sauerstoffs auf andere Stoffe durch gewisse Arzneimittel[2] befördert oder verzögert werden könne, darüber fehlen uns noch sichere Beweise. Eine Anzahl von Stoffen besitzt die Eigenschaft, ausserhalb des Körpers die Blutkörperchen aufzulösen[3]. Im lebenden Organismus kann dies nur in sehr beschränktem Masse geschehen, weil sonst das Leben aufgehoben werden würde. Andrerseits können wir wahrscheinlich die Bildung der rothen Blut-

---

[1] Vergl. Kohlenoxydgas.
[2] Vergl. Alkohol, Chinin, Phosphor u. s. w.
[3] Vergl. Aether, Chloroform, Galle u. s. w.

körperchen durch Arzneimittel[1] unterstützen. Nach MANASSEIN[2] wird durch manche Arzneimittel das Volumen der rothen Blutkörperchen verändert. Die **farblosen Blutkörperchen**, welche gewöhnlich für eine Vorstufe der rothen gelten, werden ausserhalb des Organismus durch manche Stoffe[3] verändert. Wie weit sich dieser Umstand nach arzneilichen Dosen im lebenden Körper geltend zu machen vermag, ist noch nicht genau bekannt. Ueber die Veränderungen der Bestandtheile des **Blutplasmas** durch Arzneimittel wissen wir nur sehr wenig. Früher stellte man sich häufig die Aufgabe, die Gerinnungsfähigkeit des Blutes zu vermindern, doch haben sich die Anschauungen, von denen man dabei ausging, meist als irrig erwiesen. Die Menge der Plasmabestandtheile kann in sofern beeinflusst werden, als dem Blute mehr oder weniger von den Stoffen zugeführt wird, welche zur Bildung des Plasmas dienen (**Plastica**, Nutrientia).

In manchen krankhaften Zuständen befinden sich **fremdartige Stoffe im Blute** und rufen von da aus nachtheilige Wirkungen hervor. Man hat sich zwar vielfach bemüht durch Arzneimittel[4] solche Stoffe unschädlich zu machen, doch können wir noch nicht mit Sicherheit nachweisen, dass dies auf directem Wege möglich sei (**Alterantia**).

Die Thätigkeit des das Blut bewegenden Organs, des **Herzens**, kann durch Arzneimittel zunächst in zweifacher Weise abgeändert werden. Die Zusammenziehungen desselben treten entweder häufiger oder seltener ein wie vorher. Da diese Veränderung am meisten auffällig ist, so wandte man ihr auch am frühesten Beachtung zu und nannte die Mittel, bei deren Gebrauche die Frequenz der Herzcontractionen gesteigert wird, **Excitantia**, und die, welche den Herzschlag verlangsamen, **Sedativa** oder **Temperantia**. Von ungleich grösserer Bedeutung als die Frequenz ist jedoch die durch Arzneimittel gesteigerte oder herabgesetzte **Energie der Herzcontractionen**, weil von dieser die Grösse der Blutwelle abhängig ist, welche durch jede Zusammenziehung aus dem Herzen ausgetrieben wird.

Die Veränderung der Herzthätigkeit durch Arzneimittel kann bei der complicirten Einrichtung des Herzens auf verschiedene Weise zu Stande kommen. Zunächst kann durch die mit dem Blute circulirenden Arzneimittel die **Herzmuskulatur** verändert werden. Soweit unsere jetzigen Kenntnisse reichen, stimmt die Zusammensetzung der Herzmuskeln mit der der übrigen quergestreiften Muskeln überein. Im Einklange damit sehen wir, dass alle Stoffe, welche die quergestreiften Muskeln verändern, auch auf die Herzmuskulatur einwirken. Diese Veränderungen geben sich aber am Herzen in der Regel viel früher und in höherem Grade zu erkennen, als an den anderen Muskeln. Der Grund dieser Erscheinung ist wohl hauptsächlich darin zu suchen, dass das Herz wegen seiner

---

[1] Vergl. Gruppe des Eisens.
[2] Medicin. Centralblatt 1871, Nr. 44.
[3] Vergl. Gruppe des Chinins.
[4] Vergl. Hydrargyrum, Zincum, Cuprum, Antimonium, Arsenium, Jodum, Chlorum, Kalium iodatum, Baryum chloratum u. s. w.

ununterbrochenen Thätigkeit eines reichlichen Ernährungsmaterials bedarf, mit welchem ihm auch die fremdartigen Stoffe zugeführt werden und dass jene Stoffe in der Regel sehr bald nach ihrem Eintritt in das Blut, also noch in verhältnissmässig conçentrirter Lösung zu dem Herzen gelangen. Da überdies das Herz mit ungleich grösseren Blutmengen in Berührung kommt, als alle übrigen Muskeln, so werden sich auch die gegenseitigen chemischen Anziehungen in ihm am stärksten geltend machen. Ob es Stoffe giebt, welche die Contractilität der Muskelsubstanz zu steigern vermögen, ist noch unbekannt, dagegen kennen wir verschiedene Mittel [1], welche dieselbe beeinträchtigen, und zwar kann dies auf verschiedene Weise geschehen.

Die Contractionen der Herzmuskeln werden ausgelöst durch die intracardialen Nervencentra. Obgleich wir über die chemische Natur der letzteren noch nichts Sicheres wissen, dürfen wir doch annehmen, dass die meisten Stoffe, welche die Herzmuskeln verändern, ihre Wirkung auch auf die Herzganglien erstrecken werden. Es wird daher oft schwierig sein, zu bestimmen, wie gross der Antheil ist, den jeder dieser beiden Factoren an der veränderten Herzthätigkeit hat.

Während bei den genannten Factoren die eintretenden Functionsstörungen aus einer directen Einwirkung der im Blute befindlichen Stoffe abzuleiten sind, stossen wir bei dem regulatorischen Nervensystem des Herzens auf complicirtere Verhältnisse. Obwohl in manchen Fällen die im Blute befindlichen Stoffe auf die Endigungen der vom Vagus oder der vom Sympathicus ausgehenden Fasern einwirken, so kann doch eine veränderte Thätigkeit jener Nerven auch von einer Einwirkung auf die centralen Enden derselben ausgehen, sehr häufig aber durch Reflex zu Stande kommen. Auf dem letzteren Wege vermag die Wirkung der Arzneimittel auf die verschiedensten Organe, z. B. auf die Haut, eine veränderte Herzthätigkeit nach sich zu ziehen. Aus diesem Grunde ist es meist sehr schwierig, die Ursachen jener Functionsstörungen richtig zu beurtheilen. Denn es sind bei denselben gewöhnlich nicht nur gleichzeitig mehrere Factoren betheiligt, sondern auch jeder derselben in verschiedenem Grade.

Bei der Frequenz des Herzschlags kommen hauptsächlich die angeführten drei Factoren in Betracht, bei der Energie der Herzcontractionen hat noch ein vierter Factor wesentlichen Einfluss, nämlich der Widerstand, auf welchen die aus dem Herzen ausgetriebene Blutwelle in den grossen Gefässen stösst. Es werden demnach auch solche Mittel Veränderungen der Herzthätigkeit nach sich ziehen, welche die Spannung des Blutes in den Arterien zu vergrössern oder herabzusetzen vermögen. Ebenso wie manche mit dem Blute circulirende Stoffe [2] die innere Auskleidung der Arterien verändern, können andere vielleicht auf die glatten Muskeln der Arterienwand einwirken, doch ist dies bis jetzt noch für keinen derselben mit Sicherheit nachgewiesen worden. Der Contractionszustand der Arterienwand ist indess auch abhängig von dem Einflusse zahlreicher vasomotorischer Nerven. Durch die letzteren kann nun die Weite entweder

---

[1] Vergl. Gruppe des Salpeters, Gruppe des Veratrins, Gruppe des Digitalins u. s. w.
[2] Vergl. Arsen, Phosphor, Jodkalium.

des ganzen arteriellen Systems oder ungleich häufiger nur einzelner Gebiete desselben modificirt werden. Der letztere Umstand ist neben seinem Einflusse auf die Herzcontractionen für den Blutreichthum, die Temperatur und die secretorische Thätigkeit der betreffenden Körpertheile von grosser Bedeutung. Ob es Stoffe giebt, welche direct auf alle oder einzelne Gefässnerven einwirken, oder ob die Veränderungen einzelner Gefässgebiete immer nur auf reflectorischem Wege zu Stande kommen, lässt sich noch nicht mit Bestimmtheit sagen.

Die hauptsächlichsten Quellen der **Körperwärme** sind die im Organismus vor sich gehenden Oxydationsprocesse, ferner die Umwandlung von lebendiger Kraft in Wärme, z. B. beim Kreislauf des Blutes, bei der Muskelthätigkeit u. s. w. und die Regulirung der Wärmeausgabe. Es können daher alle Stoffe, deren Einwirkung Veränderungen eines der genannten Factoren nach sich zieht, Einfluss auf die Körpertemperatur haben. Man nannte gewöhnlich Stoffe, durch welche eine erhöhte Körpertemperatur erzielt werden sollte, **Calefacientia**[1] und die, welche die Körperwärme herabsetzen sollten, **Temperantia** oder, wo es sich um eine Verminderung der Fieberhitze handelte, **Antipyretica**.[2] Bei den ersteren Mitteln hatte man hauptsächlich eine verstärkte Herzthätigkeit und die in Folge dieser erhöhte Wärmeproduction im Auge und wandte derartige Mittel am häufigsten an, um den Ausbruch von Schweissen herbeizuführen. Bei den Mitteln dagegen, welche die Körpertemperatur herabsetzen sollten, dachte man meist an eine Beschränkung der Oxydationsvorgänge im Blute. In wie weit das Letztere möglich sei, lässt sich noch nicht genau bestimmen, da wir über den Sitz dieser Oxydationsvorgänge noch nicht im Klaren sind. Von einigen Mitteln hat man angenommen, dass durch ihre Gegenwart im Blute die Uebertragung des an die Blutkörperchen gebundenen Sauerstoffs auf andere Blutbestandtheile beschränkt werde. Den Veränderungen der Wärmeausgabe wurde bisher meist nur in soweit Werth beigelegt, als der äusseren Haut durch Stoffe, welche man mit ihr in Berührung brachte, mehr oder weniger Wärme wie früher entzogen wurde. Indess hat vielleicht gerade die durch Arzneimittel hervorgerufene veränderte Vertheilung des Blutes im Körper häufig einen wesentlichen Einfluss auf die Körpertemperatur.

Unsere sehr beschränkten Kenntnisse über die chemische Natur der **Muskeln** gestatten uns noch kein genügendes Urtheil über die Veränderung derselben durch Arzneimittel. Schon oben[3] haben wir den Einfluss einiger Stoffe auf die Contractilität der quergestreiften Muskelfasern erwähnt. Da in Folge davon die Muskelthätigkeit des Herzens schon früh und in höherem Grade gestört wird und die dadurch bedingten Circulationsstörungen bald das Leben unmöglich machen, so können die Veränderungen der willkürlichen Muskeln bei warmblütigen Thieren während des Lebens keinen hohen Grad erreichen. Doch dürfen wir wohl annehmen, dass das Gefühl von Abspannung, welches nach dem

---

[1] Vergl. Gruppe des Alkohols, Gruppe des Terpentinöls, Gruppe des Ammoniaks u. s. w.
[2] Vergl. Digitalis, Gruppe des Veratrins, Chinins u. s. w.
[3] Vergl. Herz.

Einnehmen des Brechweinsteins, des Veratrins u. s. w. oder die Unbeholfenheit der Bewegungen, welche bei dem Gebrauche des Chloroforms oder des Weingeistes eintritt, wenigstens theilweise auf einer directen Einwirkung der betreffenden Stoffe auf die Muskelbestandtheile beruhe.
In Bezug auf die **glatten Muskeln**, welche dem Experiment weniger zugänglich sind, als die quergestreiften, besitzen wir daher auch noch weniger Kenntnisse. Man hat öfter angenommen, dass gewisse Stoffe[1], welche lebhafte Contractionen des Uterus, der Därme u. s. w. veranlassen können, eine directe Einwirkung auf die glatten Muskelfasern hätten. Der experimentelle Beweis für die Richtigkeit dieser Annahme ist jedoch noch nicht gegeben worden,

Auf die **Knochen** können wir durch Arzneimittel nur wenig Einfluss ausüben. Vielleicht vermag die vermehrte Zufuhr von Kalksalzen zu dem Organismus bei manchen Krankheiten die Ernährung der Knochen zu unterstützen. Manche Farbstoffe besitzen eine besondere Anziehung zu Kalksalzen und werden im Organismus mit diesen abgelagert. Wir sehen daher, dass die Knochen nach dem Gebrauche gewisser Stoffe eine eigenthümliche Färbung annehmen. Leichter noch als die Knochensubstanz kann die Knochenhaut verändert werden.[2]

Besonders grosse Schwierigkeiten treten uns bei der Beurtheilung der Wirkungen der Arzneimittel auf das **Nervensystem** entgegen. Durch seine ausserordentlich complicirte Einrichtung wird der functionelle Zusammenhang der einzelnen Körpertheile vermittelt und in Folge davon geben sich sehr häufig Veränderungen der letzteren durch Erscheinungen zu erkennen, welche von dem Nervensystem ausgehen. Die Physiologie lehrt uns, dass jeder Nervenfaser eine ganz bestimmte Function zukommt (specifische Energie) und dass die Leistungsfähigkeit derselben entweder erhöht oder vermindert, aber nicht qualitativ abgeändert werden kann. Wohl aber kann durch den Zusammenhang, in welchem die nervösen Centralapparate untereinander stehen, vielfach die Erregung eines centripetalen Nerven auf einen anderen centrifugalen Nerven übertragen werden. Erfolgt diese Uebertragung, ohne dass unser Wille dabei betheiligt ist, so nennen wir dies Reflex.

Die Leistungsfähigkeit des Nervensystems ist zunächst abhängig von seiner Ernährung. Wenn das Blut durch Arzneimittel in einer Weise abgeändert ist, dass es allen oder einzelnen Theilen des Nervensystems nicht mehr so gut wie früher als Ernährungsmaterial dienen kann, so erleidet dadurch die Thätigkeit des Nervensystems eine Störung. So wird z. B. durch ein sauerstoffarmes und kohlensäurereiches Blut das Athmungscentrum in der Medulla oblongata in lebhaftere Erregung versetzt. Es entsteht zunächst ein stärkeres Athembedürfniss, welches sich zur Dyspnoë steigert und bei einem noch höheren Grade jener Blutbeschaffenheit erfolgen Convulsionen und Krampf der Arterien.

Die Ernährung der nervösen Centralapparate kann aber auch dadurch beeinträchtigt werden, dass das Blut denselben in grösserer oder geringerer

---

[1] Vergl. Mutterkorn u. s. w.
[2] Vergl. Phosphor.

Menge zuströmt, wie früher. Somit kann auch die Anwendung von Arzneimitteln, welche auf die Herzthätigkeit oder auf den Gefässtonus im Gehirn u. s. w. Einfluss haben, Veränderungen des Nervensystems nach sich ziehen.

Durch diese Ernährungsstörungen werden vorzugsweise die nervösen Centralorgane betroffen, in denen, wie man aus ihrem Gefässreichthume schliessen darf, ein lebhafterer Stoffwechsel besteht, als in den Leitungsorganen, den Nervenfasern, die sich durch ihre Gefässarmuth auszeichnen. Ausser den Ernährungsstörungen können die nervösen Endapparate auch dadurch beeinträchtigt werden, dass die Organe, in denen sie liegen, durch Arzneimittel Veränderungen erleiden. Wenn wir z. B. nach dem Einnehmen grösserer Mengen von Glaubersalz oder Bittersalz beschleunigte peristaltische Bewegung eintreten sehen, so ist bei der Erregung derselben vielleicht der Druck, welchen die in ihrem Schwellungszustande veränderte Darmschleimhaut auf die in sie eingebetteten Nerven ausübt, von wesentlichem Einfluss.

Da das Nervensystem aus Stoffen besteht, welche sich ebenso wie die Bestandtheile des Blutes, der Muskeln u. s. w. an chemischen Reactionen betheiligen können und die ohne Zweifel fortwährenden chemischen Umsetzungen unterliegen, so können jedenfalls auch die Bestandtheile desselben durch Stoffe, welche ihnen mit dem Blute zugeführt werden, directe Veränderungen erleiden. Die chemische Untersuchung der nervösen Organe stösst jedoch auf ausserordentlich grosse Schwierigkeiten. Desshalb sind wir auch noch nicht im Stande die Veränderungen, welche die Bestandtheile des Nervensystems durch Arzneimittel erleiden, mit Hülfe der chemischen Analyse nachzuweisen, wir müssen dieselben vielmehr aus den beobachteten Erscheinungen erschliessen. Obgleich wir unter den Bestandtheilen des Nervensystems gewisse, durch ihre leichte Zersetzbarkeit ausgezeichnete Stoffe, das Lecithin und Cerebrin finden, welche in anderen Körpertheilen nur in geringer Menge vorkommen und daher die Annahme nahe liegt, dass gerade diese Stoffe bei der Einwirkung von Arzneimitteln auf das Nervensystem betheiligt sein möchten, so hat doch die genauere Untersuchung nachgewiesen, dass dieselben ausschliesslich oder vorzugsweise der Markscheide angehören, welche bei der Thätigkeit des Nervensystems nur eine untergeordnete Rolle zu spielen scheint. Wir werden daher unser Augenmerk hauptsächlich auf die Nervenzellen, die Axencylinder und die Endorgane zu richten haben, welche wahrscheinlich zum grössten Theile aus eiweissartigen Stoffen aufgebaut sind. Der Umstand, dass alle bisher bekannten Stoffe, welche die contractile Substanz der Muskeln verändern, auch die Leistungsfähigkeit der Nerven stören, spricht dafür, dass beide in ihrer Zusammensetzung gewisse Aehnlichkeiten besitzen mögen.[1]

Am allerschwierigsten erscheint der Nachweis, warum durch die Einwirkung der im Blute circulirenden Stoffe nicht gleichzeitig alle Theile des Nervensystems betroffen werden, sondern gewöhnlich nur einzelne

---

[1] R. BUCHHEIM, Ueber die Einwirkung der Arzneimittel und Gifte auf das Nervensystem. — Archiv der Heilkunde. XI. S. 209.

Abschnitte desselben. Schon oben wurde erwähnt, dass die Nervencentra ungleich gefässreicher sind, als die nervösen Leitungsorgane. Auch die Endapparate sind meist in blutreiche Organe eingebettet. Dies ist vielleicht der Grund, warum die Nervenzellen und die Endorgane leichter in ihrer Thätigkeit gestört werden, als die Axencylinder. Obgleich wir die Annahme besonderer Stoffe in einzelnen Abschnitten des Nervensystems noch nicht ganz zurückweisen können, so handelt es sich in den meisten Fällen wohl hauptsächlich um quantitative Unterschiede. Denn da die einzelnen Theile des Nervensystems einen verschiedenen Bau besitzen, so müssen auch die Stoffe, aus denen sie aufgebaut sind, in verschiedenen Mengen darin abgelagert sein. Es werden daher diejenigen Theile durch die im Blute circulirenden Stoffe zunächst verändert werden, welche die günstigsten Bedingungen dazu darbieten. So werden z. B. durch das Curarin zunächst nur die Endapparate der motorischen Nerven, nach grösseren Dosen aber auch die Nerven selbst leistungsunfähig gemacht. Bei noch grösseren Gaben werden immer weitere Theile in den Kreis der Wirkung gezogen, bis endlich das Leben erlischt. Ebenso sehen wir z. B. bei dem Atropin je nach der Grösse der Dosis sehr verschiedene Erscheinungen auftreten.

Da wir bei der Untersuchung der Nervenwirkungen meist auf Versuche an Thieren angewiesen sind, so dürfen wir nicht übersehen, dass die Entwickelung des Nervensystems bei den verschiedenen Thieren sehr ungleich ist. Dazu kommt, dass, je stärker entwickelt ein Organ ist, desto grössere Bedeutung es für die Existenz des Individuums zu haben pflegt. Es kann uns daher bei der grossen Entwickelung des Gehirnes beim Menschen nicht befremden, dass solche Mittel, welche vorzugsweise die Functionen des Gehirns abändern, beim Menschen nicht nur eine viel stärkere Wirkung zeigen, sondern häufig auch andere Erscheinungen hervorrufen, als bei Thieren. Dagegen treten bei der Einwirkung der Arzneimittel auf die motorischen Nervenapparate, z. B. bei dem Strychnin, Curarin u. s. w., viel weniger Verschiedenheiten zwischen den Menschen und den einzelnen Versuchsthieren auf, weil hier die Entwickelung jener Apparate grössere Uebereinstimmung zeigt.

Während in manchen Fällen wohl zunächst die Nervenzellen, in anderen die Endapparate verändert werden, können vielleicht bisweilen beide gleichzeitig afficirt sein. Die Angabe Fröhlich's, dass der N. olfactorius durch Strychnin sowohl bei innerlicher Anwendung, als bei Application auf die Nasenschleimhaut erregt werde, scheint dafür zu sprechen, dass nicht nur die Centra, sondern auch die Endigungen des Riechnerven durch das Strychnin verändert werden. Nach demselben Beobachter schwächt das Morphium beim innerlichen Gebrauche die Geruchsempfindung, aber nicht bei örtlicher Anwendung. Die Thätigkeit des N. opticus wird durch manche Stoffe[1] abgeändert, was vielleicht von einer directen Einwirkung derselben auf die nervösen Endapparate bedingt ist. Dasselbe gilt von den Mitteln, welche eine Erweiterung (**Mydriatica**[2]) oder eine

---

[1] Vergl. Santonin, Digitalin u. s. w.
[2] Vergl. Gruppe des Atropins.

Verengerung der Pupille (**Myotica**[1]) hervorrufen. Da der N. vagus solche Organe innervirt, welche, wie das Herz, der Magen und die Lungen, den Einwirkungen von Arzneimitteln und Giften sehr ausgesetzt sind, so ist es nicht auffallend, dass seine Thätigkeit sehr häufig Abänderungen erleidet. Obgleich diese häufig auf reflectorischem Wege zu Stande kommen, bisweilen vielleieht auch von den Nervencentren ausgehen, so sprechen doch manche Gründe dafür, dass in einzelnen Fällen die Endapparate desselben getroffen werden. Fast mit Sicherheit dürfen wir annehmen, dass bei Lähmungen, welche durch Curarin und verwandte Stoffe hervorgerufen werden, die peripherischen Endapparate der motorischen Nerven zunächst betheiligt sind.

Die Bezeichnungen, welche früher für die durch die Arzneimittel hervorgerufenen Veränderungen der Nerventhätigkeit eingeführt wurden, entsprechen zum Theil nicht mehr unseren heutigen physiologischen Vorstellungen, sind aber vielfach am Krankenbett in Gebrauch. Stoffe, durch welche besonders das cerebrale Nervensystem angeregt werden sollte, nannte man **Eycitantia**[2] und in manchen Fällen **Analeptica**[3], wenn ihre Wirkung sich bis zum Rausche steigerte **Inebriantia**[4] und wenn dieselbe einen so hohen Grad erreichte, dass das Gefühlsvermögen aufgehoben wurde, **Anaesthetica.**[5] Wollte man die Thätigkeit des Gehirns herabsetzen, so nannte man die zu diesem Zwecke benutzten Mittel **Narcotica.**[6] Suchte man durch dieselben Schlaf herbeizuführen, so nannte man sie **Soporifica** oder **Hypnotica**[7]; wollte man dadurch Schmerzen stillen **Anodyna**[8], oder sollten sie psychische Exaltationszustände beseitigen **Sedativa** oder **Paregorica.**[9]. Suchte man die Erregbarkeit der motorischen Nerven zu steigern, so hiessen die betreffenden Mittel Spinantia oder **Tetanica**[10], sollte dadurch die Kraft und Fülle des Körpers erhöht werden, **Tonica**[11], sollten sie Krämpfe beseitigen **Antispasmodica**[12] u. s. w.

Nach den bisherigen Untersuchungen gehen die Arzneimittel vorzugsweise in das Venenblut der Darmschleimhaut über und werden mit diesem durch Vermittelung der Pfortader der **Leber** zugeführt. Hier haben sie zunächst ein Capillargefässnetz zu durchströmen, ehe sie durch die Lebervenen nach dem Herzen gelangen. Es ist daher leicht verständlich, dass die Stoffe, welche im Darmcanale ihre Affinität noch nicht vollständig

---

[1] Vergl. Semen Calabar.
[2] Vergl. Gruppe des Alkohols, des Kamphers, der ätherischen Oele, Moschus, Castoreum, Ammoniak u. s. w.
[3] Vergl. Aether, Alkohol, Chloroform u. s. w.
[4] Vergl. Alkohol, Aether, Kampfer u. s. w.
[5] Vergl Chloroform, Aether u. s. w.
[6] Vergl Opium, Herba cannabis, Lactucarium, Radix belladonnae, Herba stramonii, Herba hyoscyami u. s. w.
[7] Vergl. Opium, Chloral, Lactucarium u. s. w.
[8] Vergl. Opium, Alkohol, Chloroform, Chloral u. s. w.
[9] Vergl. Opium, Chloral u. s. w.
[10] Vergl. Strychnin.
[11] Vergl. Cortex chinae, Strychnin, Cortex cascarillae, Lignum quassiae, Rhizoma calami, Radix gentianae, Radix taraxaci, Radix rhei u. s. w.
[12] Vergl. Opium, Radix belladonnae, Herba hyoscyami u. s. w.

ausgleichen konnten, hier wo nicht nur der Blutstrom erheblich verlangsamt ist, sondern das Blut auch in viel innigere Berührung mit den Gefässwänden kommt, als in den grösseren Gefässen, günstige Gelegenheit finden, ihren chemischen Anziehungen zu folgen. Wir finden daher, dass sehr viele Arzneimittel in der Leber längere Zeit und in grösserer Menge verweilen, als in den anderen Organen. Aus diesen Gründen ist auch die Leber ein besonders geeignetes Untersuchungsobject, wenn es sich darum handelt, Stoffe, die in den Organismus gelangt sind, auf chemischem Wege nachzuweisen. Manche Stoffe, z. B. Arsen und verschiedene schwere Metalle, lassen sich sogar in der Leber noch länger, als in den übrigen Körpertheilen auffinden. Vielleicht wird ein Theil dieser Substanzen allmählig wieder mit der Galle ausgeschieden, ohne auf seinem Wege durch den Organismus weiter als bis in die Leber vorgedrungen zu sein. Aus den angegebenen Gründen erklärt es sich wohl auch, dass wir sehr viele in den Darmcanal eingeführte Stoffe in der Galle wiederfinden. Es ist nun kaum zweifelhaft, dass die Stoffe, welche bei ihrem Wege durch die Lebercapillaren ihre chemische Affinität äussern, Veränderungen der Leberbestandtheile hervorrufen werden. Da jedoch die Leberthätigkeit nicht von besonderen, leicht wahrnehmbaren Symptomen begleitet ist, so lassen sich diese Veränderungen und die für die Function der Leber daraus hervorgehenden Folgen während des Lebens nicht erkennen. Auch nach dem Tode vermögen wir sie nur dann auf anatomischem Wege aufzufinden, wenn sie zu erheblichen Structurveränderungen, am häufigsten zu fettigem Zerfall der Leberzellen geführt hatten.

Zahlreiche Untersuchungen sprechen dafür, dass der **Glycogengehalt** der Leber durch manche Arzneimittel und Gifte vermindert oder ganz zum Verschwinden gebracht werde. Welche weitere Folgen dies für den Organismus haben kann, ist noch nicht bekannt.

Schon seit den ältesten Zeiten hat man zahlreichen Arzneimitteln einen Einfluss auf die **Gallensecretion** zugeschrieben. Am häufigsten wandte man Arzneimittel an, um die Gallenausscheidung zu vermehren (**Cholagoga**). Die Gründe, aus denen man auf eine reichlichere Gallensecretion nach dem Gebrauch dieser Mittel schloss, haben sich jedoch fast sämmtlich als irrig ergeben. Auf experimentellem Wege ist es bis jetzt noch nicht gelungen, eine durch Arzneimittel veranlasste gesteigerte Gallenbildung nachzuweisen. Ob eine solche vielleicht auf diätetischem Wege erreicht werden könne, ist ebenfalls noch nicht mit Sicherheit bekannt. Dagegen ist es wahrscheinlich, dass die beschleunigte peristaltische Bewegung des Dünndarms, welche durch manche Abführmittel hervorgerufen wird, den Erguss der in der Gallenblase angesammelten Galle in das Duodenum befördern möge. Durch die rasche Herabführung des Darminhaltes in den Mastdarm wird dann auch die Resorption der demselben beigemengten Gallenbestandtheile beschränkt werden. Da nun nach Schiff's[1] Untersuchungen die im Blute befindlichen Gallenbestandtheile wieder durch die Leber ausgeschieden werden, so wird, wenn beim Gebrauche von Abführmitteln weniger Gallenbestandtheile wie sonst

---

[1] Archiv. d. ges. Physiologie. Band. III. S. 598. 1870.

in das Blut gelangen können, auch die Gallenproduction eine Beschränkung erleiden.[1]

Obgleich wir die physiologische Bedeutung der **Schilddrüse** noch nicht genau kennen, so wissen wir doch, dass dieselbe einen für ihr Volumen sehr grossen Zufluss an arteriellem Blute erhält und dass dieses in dem Capillargefässnetz derselben in Venenblut umgewandelt wird. Es muss daher in der Schilddrüse viel Sauerstoff von den Blutkörperchen auf andere Substanzen übergehen. Solche Mittel, welche, um ihre Wirksamkeit zu entfalten, des frei werdenden Sauerstoffs bedürfen, werden daher in der Schilddrüse besonders günstige Bedingungen für ihre Wirkung finden.[2]

Auch über die Function der **Milz** sind wir noch sehr wenig unterrichtet. Es wird in derselben ebenfalls viel arterielles in venöses Blut umgewandelt. Man hat solche Mittel, denen eine Einwirkung auf die Milz zugeschrieben wurde, **Splenica**[3] genannt. Durch grosse Dosen von Chinin ist man im Stande, eine vorübergehende Verkleinerung der bei Wechselfiebern und manchen anderen Krankheiten krankhaft angeschwollenen Milz hervorzurufen. Ob dies durch eine Einwirkung des Chinins auf die vasomotorischen Nerven der Milz oder durch andere Ursachen bedingt wird, ist noch nicht bekannt. Die zur Erörterung dieser Frage angestellten Untersuchungen stossen auf grosse Schwierigkeiten, da das Volumen der Milz auch unter normalen Verhältnissen sehr grosse Schwankungen zeigt und die Ursachen der letzteren noch nicht genau bekannt sind.

Stoffe, welche das **Pankreas** oder dessen Secret verändern können, sind noch nicht sicher nachgewiesen worden, doch hat man häufig vermuthet, dass Stoffe, welche eine Vermehrung der Speichelsecretion veranlassen können, in ähnlicher Weise auf das Pankreas wirken. Beweise für die Richtigkeit dieser Meinung fehlen uns noch gänzlich.

Auf die **Brustdrüsen** und besonders auf deren Secret können wir durch Arzneimittel, meist jedoch nur indirect, einwirken (**Galactica, Lactica**). Sehr viele Stoffe können in die Milch übergehen[4], doch hat die dadurch bedingte Veränderung meist mehr Einfluss auf den Säugling, als auf die Mutter. Obgleich manche Arzneimittel, besonders einige an ätherischem Oele reiche, in dem Rufe stehen, die Milchsecretion zu vermehren, so beruht diese Annahme bis jetzt doch mehr auf Tradition als auf wissenschaftlichen Beweisen.[5] Jedenfalls lässt sich dieser Zweck auf diätetischem Wege sicherer als durch Arzneimittel erreichen. Auch die Milchsecretion kann dadurch vermindert werden, dass eine Vermehrung

---

[1] T. LAUDER BRUNTON, On the action of purgative medicines. The Practitioner No. 71. London 1874. —

[2] Vergl. Jodkalium.

[3] Vergl. Gruppe des Chinins.

[4] Bis jetzt hat man alkalische Chlor-, Brom- und Jodmetalle, schwefelsaure Alkalisalze, Borax, Zink, Blei, Antimon, Eisen, Arsen und Quecksilber in der Milch wiederfinden können. Auch Weingeist geht wahrscheinlich in die Milch über, doch ist dies bis jetzt noch nicht auf chemischem Wege nachgewiesen worden.

[5] Vergl. Semen foeniculi, Semen anisi u. s. w.

anderer Secretionen eintritt, und insofern Arzneimittel eine solche veranlassen, können sie auch auf die Milchsecretion Einfluss haben. Die Stoffe, welche mechanisch den Ausfluss der Milch hindern können, führen dadurch indirect ebenfalls eine Verminderung derselben herbei.

Sehr häufig suchen wir Veränderungen der Schleimhaut der **Luftwege** hervorzurufen. In zahlreichen Fällen ist es unser Zweck den Auswurf von zähem Schleim, Eiter, Blut, croupösen Exsudaten oder fremden in die Luftwege gelangten Körpern zu befördern. Dies kann auf sehr verschiedene Weise geschehen, doch nennt man gewöhnlich die dazu benutzten Mittel überhaupt **Expectorantia**.[1] Einige Stoffe werden, wenn sie in den Körper gelangen, vorzugsweise durch die Schleimhäute ausgeschieden. Der mit ihnen ausgeschiedene Schleim ist gewöhnlich reichlich und von schlüpfriger Beschaffenheit, so dass er leicht ausgeworfen werden kann und dadurch auch den Auswurf des angesammelten zähen Schleimes erleichtert. Wenn wir durch einen Stoff die Secretion der Darmschleimhaut vermehren, so tritt in den übrigen gleichartigen Geweben, also auch auf der Schleimhaut der Luftwege eine vermehrte Secretion ein, welche uns ebenfalls zu jenem Zwecke dient. Aber auch dann, wenn wir solche gasförmige Stoffe, welche grosse Affinität zu den Körperbestandtheilen haben, in geringer Menge einathmen lassen, entsteht eine reichliche Secretion mit vermehrtem Auswurf. Der letztere wird dadurch befördert, dass beim Einathmen jener Gase gewöhnlich Husten eintritt (**Bechica**).[2] Bisweilen ist es unser Hauptzweck, Husten zu erregen, theils um in den Luftwegen angesammelte Stoffe auszuwerfen, theils um eine drohende Lähmung der Respirationsorgane abzuwenden.[3] Oder wir verordnen Arzneimittel, welche im Schlunde das Gefühl von Kratzen hervorrufen und so zum Räuspern und Auswerfen Veranlassung geben.[4] Auch beim Erbrechen werden in den Luftwegen angehäufte Stoffe oft noch leichter und sicherer entleert, als durch die vorhergenannten Stoffe, so dass man nicht selten Brechmittel vorzugsweise zu diesem Zwecke verordnet.[5]

Ist die Schleimhaut der Luftwege trocken und gespannt, so können wir sie durch das Einathmen von mit Wasserdampf übersättigter Luft feucht und schlaffer machen. Gleichzeitig wird dadurch der als Folge der erkrankten Schleimhaut auftretende Hustenreiz vermindert. Liegt die veränderte Schleimhautstelle oberhalb der Stimmritze, so suchen wir sie auch mit klebrigen oder schlüpfrigen Mitteln zu überziehen, um sie vor der Einwirkung der äusseren Luft oder fremder Körper zu schützen.[6]

---

[1] Vergl. Ammonium chloratum, Natrium chloratum, Kalium chloratum, Tartarus stibiatus, Radix ipecacuanhae, Radix scillae, Radix senegae, Myrrha, Semen foeniculi, Semen anisi, Semen phellandrii, Balsamum Peruvianum, Asa foetida, Ammoniacum, Galbanum u. s. w
[2] Vergl. Chlorum, Bromum, Jodum, Acidum muriaticum, Acidum aceticum u. s. w.
[3] Vergl. Acidum benzoicum, Acidum succinicum, Acidum aceticum, Balsamum Peruvianum, Pix liquida u. s. w.
[4] Vergl. Cortex mezerei, Radix senegae u. s. w.
[5] Vergl. Tartarus stibiatus, Radix ipecacuanhae, Cuprum sulfuricum, Zincum sulfuricum u. s. w.
[6] Vergl. Demulcentia.

VERÄNDERUNGEN DES ORGANISMUS DURCH DIE ARZNEIMITTEL. 51

Oder wir suchen die Empfindlichkeit der Schleimhaut durch narkotische Mittel abzustumpfen.[1] Bei krampfhaften Affectionen der Respirationsmuskeln sucht man bisweilen dem periodisch in Folge davon eintretenden Luftmangel dadurch vorzubeugen, dass man durch narkotische Mittel die Thätigkeit jener Muskeln vermindert.[2]

Wenn wir Veränderungen der **Nasenschleimhaut** hervorbringen wollen, benutzen wir gewöhnlich diese selbst als Applicationsorgan (**Errhina**). Es ist dann bald unsere Absicht, durch eine starke Affection der Geruchsnerven aus einem schlaf- oder betäubungsähnlichen Zustande zu erwecken (**Olfactoria**)[3], oder wir suchen Niessen hervorzurufen **Sternutatoria**, Ptarmica)[4], um Schleim, fremde Körper u. s. w. aus der Nase zu entfernen, oder um durch die mit dem Niessen verbundene Erschütterung auf andere Theile, z. B. die Augen, die Tuba Eustachii u. s. w. einzuwirken.

Die länger dauernde Einwirkung mancher starkriechenden Stoffe auf die Geruchsnerven kann zu sehr bedeutenden Erscheinungen Veranlassung geben. Bei manchen Personen stellen sich schon sehr bald heftige Kopfschmerzen ein, zu denen sich später Schwindel, Uebelkeit und Erbrechen, auch wohl Ohnmachten gesellen. Selbst Delirien und Apoplexie können dadurch veranlasst werden, so dass man leicht zu der Annahme geführt wird, es sei ein narkotisches Gift in den Darmcanal gelangt. Es ist nicht unwahrscheinlich, dass der Nutzen, den einige stark riechende Mittel in manchen Krankheiten gewähren, von jener Affection der Riechnerven durch dieselben herzuleiten sei.

Schon in den ältesten Zeiten der Medicin spielten die **Diuretica**[5] eine wichtige Rolle unter den Arzneimitteln. Obgleich unter diesem Namen die verschiedensten Stoffe, welche auf den **Harn** oder die **Harnwerkzeuge** irgend einen Einfluss äussern können, zusammengefasst wurden, dachte man doch am häufigsten daran, eine Vermehrung der Harnsecretion hervorzurufen.

Die Harnsecretion ist als eine in den Nieren unter Druck vor sich gehende Filtration anzusehen. Wird der Blutdruck durch reichliche Wasseraufnahme in das Gefässsystem erhöht, so wird dadurch der Filtrationsprocess in den Nieren beschleunigt, bis das Blutvolumen wieder

---

[1] Vergl. Opium, Herba hyoscyami u. s. w.
[2] Vergl. Acidum hydrocyanicum, Opium, Herba hyoscyami, Radix belladonnae.
[3] Vergl. Liquor ammonii caustici, Acidum aceticum u. s. w.
[4] Vergl. Radix veratri albi, Radix hellebori nigri, Euphorbium, Herba teucrii, Herba salviae, Radix iridis Florentinae u. s. w.
[5] Vergl. Herba digitalis, Radix scillae maritimae, Cantharides, Colocynthides, Radix veratri albi, Radix hellebori nigri, Semen colchici, Gummi guttae, Radix senegae, Elaterium, Radix jalapae, Cortex mezerei, Radix ononidis spinosae, Radix caricis arenariae, Folia uvae ursi, Folia diosmae, Cubebae, Balsamum copaivae, Oleum terebinthinae, Petroleum, Herba sabinae, Folia thujae, Semen foeniculi, Semen anethi, Semen petroselini, Semen dauci, Semen phellandrii, Semen sinapis albae, Semen sinapis nigrae, Radix cochleariae, Radix armoraciae, Kalium carbonicum, Natrium carbonicum, Kalium nitricum, Natrium nitricum, Kalium aceticum, Tartarus depuratus, Kalium tartaricum, Tartarus natronatus, Tartarus boraxatus, Kalium citricum, Acidum sulfuricum, Acidum nitricum, Acidum citricum, Acidum tartaricum, Acidum benzoicum u. s. w.

4*

zur gewöhnlichen Grösse zurückgekehrt ist. Wir sind daher im Stande die Harnausscheidung durch reichliche Wasserzufuhr zu dem Körper zu steigern und zwar geschieht dies um so auffallender, je rascher das Wasser in das Blut übergehen kann, z. B. nach reichlichem Trinken bei nüchternem Magen. Ebenso wie durch vermehrte Zufuhr von Wasser kann die Harnausscheidung vermehrt werden durch eine Verminderung anderer wässriger Ausscheidungen, z. B. des Schweisses, der Milch u. s. w. Zwar wächst der Druck in den Nieren auch durch erhöhte Herzthätigkeit; da jedoch durch die Harnsecretion das Volumen des Blutes beständig vermindert wird, so muss derselbe, wenn der erlittene Verlust nicht sogleich Ersatz findet, sehr bald wieder herabsinken. Deshalb sind wir nicht im Stande, die Harnsecretion durch solche Mittel, welche die Herzthätigkeit steigern, beliebig zu vergrössern. Sind dagegen durch Störungen der Blutcirculation Wasseransammlungen im Körper entstanden und werden jene Circulationsstörungen durch die erhöhte Herzthätigkeit aufgehoben, so kann das angesammelte Wasser in die Gefässe zurückkehren und eine fortgesetzte Vermehrung der Harnsecretion möglich machen.

Ausser den angeführten Momenten kann die Harnsecretion noch durch die in den Nieren gegebenen Verhältnisse modificirt werden. Wie andere Ausscheidungen kann sich auch die Nierensecretion durch eine Erweiterung der zuführenden Gefässe steigern. Manche Stoffe[1], die in den Harn übergehen, rufen einen grösseren Blutreichthum der Nieren hervor, der, so lange er gewisse Grenzen nicht überschreitet, wahrscheinlich mit einer lebhafteren Harnausscheidung verbunden ist. Bei stärkerer Blutüberfüllung der Nieren sehen wir dagegen, dass auch Eiweiss und selbst Blut mit in den Harn übergehen, während die Harnsecretion eher vermindert als vermehrt erscheint.

Manche Stoffe, welche reichlich durch die Nieren ausgeschieden werden, nehmen dabei eine grössere Menge von Wasser mit sich fort. Besonders deutlich tritt dies beim Diabetes hervor, wo mit der Zuckerausscheidung die Harnausscheidung wächst. Achnlich wie der Zucker verhalten sich einige Alkalisalze, namentlich kohlensaures und salpetersaures Kalium. Die Natriumsalze besitzen diese Eigenschaft in geringerem Grade, dem Harnstoff dagegen scheint sie fast ganz abzugehen. Der Grund jener Wirksamkeit ist noch nicht genau bekannt. Wahrscheinlich hat das Diffusionsvermögen einen Antheil daran, vielleicht auch die alkalische Reaction der kohlensauren Salze.

Bei der Anwendung der Diuretica denken wir nicht immer nur an die vermehrte Ausscheidung von Wasser, sondern auch an die der übrigen Harnbestandtheile. Sind keine Hindernisse für die Harnausscheidung überhaupt vorhanden, so wird der Harnstoff so vollständig durch die Nieren ausgeschieden, dass gar kein Grund vorhanden ist, Arzneimittel zu diesem Zwecke anzuwenden. Es lässt sich daher eine vermehrte Harnstoffausscheidung nur durch vergrösserte Harnstoffbildung erreichen. Mittel, welche auf die Bildung der Harnsäure im Körper Einfluss haben, sind noch nicht bekannt, eher ist es vielleicht möglich, die Ausscheidung der

[1] Vergl. Cantharides, Summitates sabinae u. s. w.

VERÄNDERUNGEN DES ORGANISMUS DURCH DIE ARZNEIMITTEL. 53

gebildeten Harnsäure mit dem Harn durch Arzneimittel zu befördern.[1] Einen etwas grösseren Spielraum haben wir in Bezug auf die Salze u. s. w. des Harns, bei denen wir, je nach der Menge, in welcher gewisse Stoffe in das Blut gelangen, mehrfache Veränderungen künstlich herbeiführen können. Früher wurden häufig Arzneimittel (**Lithontriptica**) innerlich angewendet, um Harnsteine aufzulösen, doch hat man sich allmählig überzeugt, dass die meisten jener Mittel diesen Zweck nicht erfüllen können. Eher ist es möglich, die Vergrösserung bereits vorhandener und die Neubildung auf operativem Wege entfernter Steine zu verhindern.[2] Die Einwirkung solcher Stoffe, welche in den Harn übergehen, beschränkt sich gewöhnlich nicht auf die Nieren, sondern erstreckt sich auch auf die Schleimhaut der Harnblase und der Urethra, ja häufig scheinen die letzteren Theile durch die gegebenen Arzneimittel mehr afficirt zu werden, als die Nieren selbst. Der dadurch hervorgerufene häufige Drang zum Harnlassen giebt dann leicht Veranlassung zu der irrthümlichen Annahme einer vermehrten Harnsecretion. Deshalb bedient man sich auch vieler sogenannten Diuretica, wo es gar nicht darauf ankommt, die Harnausscheidung zu vermehren, wo man vielmehr die Thätigkeit der Schleimhaut der Harnwege in analoger Weise wie beim Darmcanal und den Luftwegen verändern will, z. B. bei Blasenkatarrhen, Trippern u. s. w. Oft können wir solche Zwecke auch dadurch erreichen, dass wir Arzneimittel in die Harnwerkzeuge selbst injiciren, und für viele Fälle verdient dies Verfahren sogar den Vorzug. Es kann aber auch in unserer Absicht liegen, durch die in den Harn übergeführten Stoffe nicht sowohl auf die Harnwerkzeuge, als auf die Beschaffenheit des Harns einzuwirken. So können wir den Harn durch reichlichere Wasseraufnahme verdünnen oder wir können denselben stärker sauer oder alkalisch machen, um Stoffe, die sich in den Harnwerkzeugen befinden, aufzulösen.

Auch die Functionen der **Geschlechtswerkzeuge** können durch die Einwirkung von Arzneimitteln modificirt werden. Manche Stoffe, welche bei ihrem Durchgange durch die Harnröhre die Schleimhaut derselben afficiren, rufen unter gewissen Umständen Erectionen hervor, die, obgleich sie meist mit lebhaften Schmerzen verknüpft sind, doch zu wollüstigen Gedanken und Handlungen Veranlassung geben können (**Aphrodisiaca**).[3] Auch solche Mittel, nach deren Gebrauche die Phantasie aufgeregt wird, können unter gewissen Umständen zur Erregung des Geschlechtstriebes beitragen.[4] Dass aber durch Arzneimittel ein fruchtbarer Coitus bei sonst impotenten Personen möglich gemacht werde, ist in hohem Grade unwahrscheinlich.

Eine Verminderung der Geschlechtslust kann auf sehr verschiedene Weise hervorgebracht werden, z. B. durch solche Stoffe, welche Körperverluste herbeiführen, durch Kälte u. s. w. (**Anaphrodisiaca**).

---

[1] Vergl. Gruppe des Kali's.
[2] Vergl. Wasser; Gruppe des Kali's u. s. w.
[3] Vergl. Cantharides, Phosphor, Vanilla u. s. w.
[4] Vergl. Inebriantia.

Beim weiblichen Geschlechte wurden häufig Arzneimittel zur Beförderung der Menstruation angewandt (**Emmenagoga**).[1] Allerdings ist man oft im Stande, durch Arzneimittel eine Blutung des Uterus herbeizuführen, allein dieser Blutfluss ist nicht immer mit der normalen Menstruation gleich zu stellen. Die Anomalien der letzteren können von sehr verschiedenen Ursachen bedingt sein und insofern gewisse Arzneimittel zur Hebung dieser Ursachen beitragen können, darf man ihnen auch einen Einfluss auf die Wiederkehr der normalen Menstruation zuschreiben. Aehnliches gilt von den Arzneimitteln, durch welche man die zu reichliche Menstruation zu vermindern sucht; doch stehen uns für diesen Zweck ungleich weniger Mittel zu Gebote, als für den entgegengesetzten.

Endlich wendet man bisweilen noch Mittel an, um Contractionen des schwangeren Uterus hervorzurufen (Ecbolica, Amblotica, **Abortiva**).[2] Auch dies kann indirect auf sehr verschiedene Weise geschehen, z. B. durch solche Mittel, welche heftige Contractionen der Bauchmuskeln oder starke Congestionen nach den Beckenorganen hervorrufen. Wie weit einzelne Mittel direct auf den Uterus einwirken können, muss noch durch weitere Untersuchungen bestimmt werden.

Einfluss besonderer Zustände des Organismus auf die Folgen der Arzneiwirkungen.

Die Wirkungen der Arzneimittel bleiben, wie wir oben gesehen haben, sich immer gleich, so lange die letzteren ihre Affinität in gleichem Grade äussern können. Allein die Bedingungen, welche für den Eintritt gewisser endlicher Effecte nöthig sind, können unter verschiedenen Umständen in sehr ungleichem Grade vorhanden sein. Obgleich diese einzelnen Bedingungen uns grossentheils noch unbekannt sind, so tritt doch die Verschiedenheit der durch gleiche Mittel veranlassten endlichen Effecte in manchen Zuständen des Organismus besonders deutlich hervor, so dass man schon von jeher seine Aufmerksamkeit denselben zugewendet hat.

Alter. Die Verschiedenheiten, welche durch das Alter bedingt werden, sind vorzugsweise quantitativ. Da die Masse des kindlichen Organismus kleiner ist, als die des erwachsenen, so werden auch nur kleinere Antheile desselben durch die Arzneimittel verändert werden dürfen. Obgleich die Berechnung der Arzneigaben (Dosen) nach dem Körpergewicht für manche Fälle ziemlich richtig ausfallen dürfte, so würde sie doch auch für sehr viele Fälle unbrauchbar sein, denn oft wird

---

[1] Vergl. Aloë, Summitates sabinae, Cantharides, Herba rutae, Cubebae, Radix hellebori nigri, Castoreum, Asa foetida, Galbanum, Secale cornutum, Radix valerianae, Herba melissae, Herba menthae piperitae, Borax u. s. w.

[2] Vergl. Secale cornutum, Cortex cinnamomi, Summitates sabinae, Aloë u. s. w.

das Körpergewicht durch Umstände vergrössert, welche auf die Wirkung der Arzneimittel keinen Einfluss haben, z. B. durch Fett- oder Wasseransammlungen. Nur bei der Berücksichtigung aller Momente ist es möglich, die gehörigen Dosen zu treffen. Eine Bestimmung der Dosen nach den blossen Altersjahren muss daher unrichtig ausfallen, denn die Folgen von der Einwirkung eines Arzneimittels werden nicht von dem Altersjahre bestimmt, sondern von der Entwickelung des Körpers, welche keineswegs bei allen Individuen desselben Alters gleich ist. Indess sind die durch das Alter bedingten Verschiedenheiten nicht ausschliesslich quantitativ, sondern auch qualitativ. So vertragen z. B. Kinder den Gebrauch des Calomels und einiger anderen Stoffe in relativ grossen Dosen ziemlich lange Zeit ohne sehr nachtheilige Folgen, während bei Erwachsenen dieselben Mengen ungleich schädlicher wirken. Vielleicht ist der Grund davon zum Theil in der grösseren Kürze des Darmcanals zu suchen, bei welcher solche Medicamente nicht in dem Grade zur Einwirkung kommen können, als in dem längeren Darmcanale eines Erwachsenen u. s. w. Andererseits tritt im kindlichen Alter leichter als sonst ein nachtheiliger Blutzudrang nach dem Kopfe ein, daher können Stoffe, welche einen Blutzudrang nach dem Kopfe veranlassen, leicht andere Folgen haben, als man wünschte. Besonders sind hier die sogenannten Narcotica und von ihnen wieder am meisten das Opium gefürchtet, von welchem unter geeigneten Umständen bei Kindern schon sehr kleine Mengen nachtheilige Wirkungen haben können.

Auch im Greisenalter können solche Stoffe, welche Congestionen nach dem Kopfe veranlassen, leicht nachtheilig wirken, da die häufig verknöcherten Gefässe dem Blute nicht mehr denselben Widerstand zu leisten vermögen, wie in früheren Jahren, und so leicht Apoplexien entstehen. Ebenso dürfen Mittel, durch deren Einwirkung die Ernährung leicht herabgesetzt wird, im Greisenalter nicht in so ausgedehntem Massstabe angewendet werden, wie in früheren Lebensperioden. Bei der in mancher Hinsicht verminderten Thätigkeit des Nervensystems muss man manche Stoffe, z. B. Brechmittel und Abführmittel, hier in etwas grösseren Dosen geben, als in den mittleren Jahren.

Häufig hat man die von Hufeland aufgestellte Tabelle als Massstab für die Dosengrösse der Arzneimittel in den verschiedenen Altersklassen angenommen. Sie ist folgende:

Für ein Individuum von

$1/2$—	1 Monat	$1/2$—	2 Theile.	4—10	Jahr	18—25	Theile.
1—	6 „	1—	6 „	10—20	„	25—35	„
6—12	„	6—10	„	20—50	„	35—40	„
1—	4 Jahr	10—18	„	50—70	„	40—30	„
				70—80	Jahr	30—25	Theile.

Aus dem bereits Gesagten ergiebt sich jedoch, wie wenig jene Tabelle allgemeine Gültigkeit haben könne. Nur dann kann dieselbe einigermassen als Anhaltspunkt dienen, wenn man gleichzeitig die Entwickelung des zu behandelnden Individuums und die specielle Wirkung des anzuwendenden Arzneimittels berücksichtigt.

Geschlecht. — Der weibliche Organismus ist im Durchschnitt weniger schwer als der männliche, besonders wenn man dabei noch die Fettablagerung, welche beim weiblichen Körper stärker zu sein pflegt, als beim männlichen, in Abzug bringt. Daher müssen auch meist für Frauen etwas kleinere Dosen genommen werden, als für Männer, um einen gewissen endlichen Effect zu erreichen. Grössere Unterschiede zeigen sich aber während der Zeit, wo beim Weibe die Geschlechtsfunctionen besonders thätig sind. Während der Menstruation ist grosse Neigung zu Blutcongestionen nach verschiedenen Theilen vorhanden. Durch die Einwirkung schon sehr kleiner Mengen mancher Arzneimittel können Congestionen in sehr nachtheiliger Weise hervorgerufen werden, auch bestehen während dieser Zeit wohl noch andere, weniger bekannte Abweichungen von der gewöhnlichen Beschaffenheit des Organismus. Dadurch werden die Folgen der Arzneiwirkung so weit abgeändert, dass sie sich kaum im Voraus bestimmen lassen. Es ist daher zu einer fast allgemein gültigen Regel geworden, während der Menstruation keine Arzneien zu nehmen, und nur in dringenden Fällen pflegt man von dieser Regel abzugehen.

Während der Schwangerschaft bestehen derartige Abweichungen nicht in so hohem Grade, dagegen kann leicht durch Arzneimittel Gefahr für den Fötus entstehen. Man muss hier theils solche Stoffe vermeiden, welche Congestionen nach den Beckenorganen oder Druck der Bauchdecken auf den Uterus veranlassen können, indem dadurch leicht Abortus entsteht; theils darf man auch solche Stoffe nicht anwenden, welche die Ernährung bedeutend herabsetzen und somit die gehörige Entwickelung des Fötus hindern. Aber auch andere Arzneimittel können, wenn sie mit dem Blute dem Fötus zugeführt werden, schon in kleiner Menge nachtheilige Wirkungen auf ihn ausüben. Bei Wöchnerinnen können durch Arzneimittel leicht Congestionen nach den Beckenorganen, welche hier mehrfache nachtheilige Folgen haben können, hervorgerufen werden. Ebenso sind während der Periode des Säugens besondere Vorsichtsmassregeln nöthig. Fast alle Arzneimittel, welche für gewöhnlich durch den Harn ausgeschieden werden, erscheinen während dieser Periode, wo die Brustdrüsen reichlich secerniren, in der Milch und so wird ein grosser Theil der Arzneimittel, welche die Mutter erhielt und die im Blute nicht zersetzt wurden, auch dem Kinde zugeführt. Aus demselben Grunde muss auch während jener Periode das diätetische Verhalten der Mutter gehörig regulirt werden, da schon geringe Mengen von fremdartigen Stoffen bei dem zarten Körperbau des Kindes nachtheilige Folgen herbeiführen können.

Aehnlich wie während der Menstruation verhält sich der weibliche Organismus beim Cessiren der Katamenien. Auch in dieser Zeit entstehen sehr leicht Congestionen, die durch kleine Mengen von Arzneimitteln häufig in hohem Grade gesteigert werden und dann zu gefährlichen Blutflüssen u. s. w. Veranlassung geben können.

Gewohnheit. Die Wirkung der Arzneimittel kann durch Gewohnheit niemals modificirt werden, da die Affinität sich immer gleich bleibt. Aber ebenso, wie bei lange anhaltendem Druck sich allmählig

die Epidermis verdickt, vermindert sich auch die Empfindlichkeit des Organismus gegen gewisse oft wiederkehrende chemische Einflüsse. So können z. B. Arbeiter in chemischen Fabriken ohne Beschwerde in einer mit Chlorgas oder Säuredämpfen vermischten Atmosphäre sich aufhalten, in welcher ein Ungewohnter sogleich die heftigsten Hustenanfälle bekommt. Besonders häufig beobachtet man jene Folgen der Angewöhnung bei dem Weingeist und dem Opium. In solchen langwierigen Krankheiten, wo man häufig wiederkehrende Schmerzen durch Opium zu stillen sucht, wird man allmählig genöthigt, immer grössere Dosen zu geben, wie vorher, um seinen Zweck zu erreichen, so dass nach langjährigem Gebrauche selbst solche Mengen genommen werden müssen, welche einen Ungewohnten tödten können.
Krankheiten. — Auch durch krankhafte Zustände werden nicht sowohl die Wirkungen der Arzneimittel, als die weiteren Folgen derselben abgeändert. Wenn krankhafter Weise die Thätigkeit gewisser Partieen des Nervensystems geschwächt oder aufgehoben ist, so treten auch die Folgen der Arzneiwirkungen, welche durch jene Theile vermittelt werden, nur schwach oder gar nicht ein. So kann z. B. in manchen Krankheiten des Nervensystems durch Brechweinstein wohl eine Magenentzündung, aber kein Erbrechen hervorgerufen werden. So hat man ferner bei Tetanischen Opium unzenweise angewendet, ohne dass die Zeichen von Betäubung eintraten. Ebenso kann man vollständig gelähmte Theile auf das Heftigste verletzen, ohne dass Schmerzen eintreten. In anderen Fällen sind wieder die Folgen der Einwirkung von Arzneimitteln ungleich heftiger als bei Gesunden. So kann dieselbe Dosis eines Arzneimittels, welche bei einem Gesunden nur ein leichtes Wärmegefühl im Magen hervorruft, bei vorhandener Magenentzündung Erbrechen und eine bedeutende Steigerung der Entzündungserscheinungen veranlassen. Gerade der verschiedenen Bedingungen wegen, welche in krankhaften Zuständen gegeben sind, ist es um so nöthiger, dass man nicht nur in der Pathologie, sondern auch in der Pharmakologie stets den gesunden Organismus als Massstab benutze. Es ist sehr falsch, zu sagen, dass die Arzneimittel auf kranke Menschen anders wirkten, als auf gesunde, wohl aber kann die Wirkung derselben für Kranke andere Folgen haben, als für Gesunde. Je genauer wir aber die Abweichungen bestimmen, welche im kranken Körper bestehen, desto genauer werden wir auch voraussagen können, in welcher Weise die Folgen von der Wirkung eines Arzneimittels dadurch modificirt werden müssen.
Individualität — Ausser den bereits angegebenen Momenten können bisweilen noch andere die Folgen der Arzneiwirkungen modificiren. Wenn z. B. Jemand Widerwillen gegen ein gewisses Medicament hat, so können nach der Anwendung desselben Ekel, Erbrechen und andere Erscheinungen eintreten; hat dagegen Jemand Vorliebe für ein gewisses Medicament, so können dadurch allein manche krankhafte Erscheinungen zum Verschwinden gebracht werden. Häufig sind uns die Ursachen solcher Eigenthümlichkeiten noch ganz dunkel. So werden bekanntlich manche Personen durch gewisse Speisen eigenthümlich afficirt, doch auch hier dürfen wir hoffen, die Ursachen solcher

Erscheinungen allmählig zu ergründen und den Einfluss, welchen sie auf die Erlangung therapeutischer Zwecke äussern können, genauer zu bestimmen.

Applicationsorgane.

Schon oben haben wir davon gesprochen, welche Veränderungen die Arzneimittel durch die Körperbestandtheile erleiden und auch gesehen, dass diese Veränderungen sich nicht auf allen Applicationsorganen gleich bleiben. Sobald es nicht bloss darauf ankommt, ein Applicationsorgan selbst durch Arzneimittel zu verändern, wird uns das Verhalten der Arzneimittel gegen die Applicationsstellen bestimmen, bald der einen, bald der anderen den Vorzug zu geben. Aber auch noch andere Gründe können uns zur Wahl einer gewissen Applicationsstelle veranlassen, z. B. krankhafte Veränderungen der für gewisse Stoffe gewöhnlichen Applicationsorgane u. s. w.

Die **Mundhöhle** dient nur dann als Applicationsorgan, wenn man Veränderungen der ihr angehörigen oder benachbarten Theile hervorrufen will. Diese Veränderungen können nun wieder verschiedene weitere Folgen haben, z. B. einen schlechten Geschmack, vermehrten Speichelfluss u. s. w. Bisweilen hat man auch Stoffe in die Mundhöhle gebracht, um sie von da aus in das Blut überzuführen. Dies könnte nur in solchen Fällen wünschenswerth sein, wo man gehindert wäre, jene Stoffe weiter in den Darmcanal hinabzuführen; doch lässt sich noch nicht bestimmen, wie weit man so jenen Zweck erreichen kann. Geschmacklose Substanzen sind fast sämmtlich in der Mundflüssigkeit unlöslich, können also auch vom Munde aus nicht in das Blut übergeführt werden, schmeckende veranlassen einen mehr oder weniger starken Zufluss von Speichel, welcher dann zugleich mit den Medicamenten entweder verschluckt oder ausgeworfen werden muss. Um Veränderungen im Munde hervorzubringen, applicirt man Arzneimittel in Form der Zahnpulver (Pulveres dentifricii), Mundwässer, Zahntincturen, und wenn man besonders auf die Geschmacksnerven einwirken will, als Kaumittel (Masticatoria). Will man vorzugsweise auf die Rachenhöhle einwirken, so bedient man sich der Gurgelwässer (Gargarismata), durch welche jedoch dieser Zweck nur sehr unvollständig erreicht wird, oder der Lecksäfte (Linctus) oder man lässt fein gepulverte Substanzen einblasen u. s. w.

Magen. — Die meisten Arzneimittel bringen wir durch den Mund in den Magen, sowohl um Veränderungen des Magens und des Darmcanals überhaupt hervorzubringen, als auch, um Arzneistoffe in das Blut und mit diesem zu anderen Organen hinzuführen. Zu dem letzteren Zwecke ist der Magen in den allermeisten Fällen das geeignetste Organ. Hier, sowie in den Därmen wirken die verschiedensten Agentien auf die eingeführten Arzneimittel ein, so dass dieselben, wenn sie auch vorher

APPLICATIONSORGANE.

unlöslich waren, doch gelöst und in das Blut übergeführt werden können. Diejenigen Stoffe, welche sich ohne Schwierigkeit lösen, gehen auch meist ziemlich vollständig in das Blut über, so dass sich die Quantität des zur erwünschten Wirkung kommenden Arzneimittels hier meist mit viel grösserer Sicherheit bestimmen lässt, als bei anderen Applicationsorganen. Die vielfachen Veränderungen, welche die Arzneimittel im Darmcanale erleiden, geben grösstentheils keinen Grund gegen die Wahl dieses Applicationsorgans ab, denn wenn die anzuwendenden Arzneimittel überhaupt zur Wirksamkeit gelangen sollen, müssen sie auf anderen Applicationsstellen fast immer erst dieselben Umwandlungen erleiden, wie im Darmcanale. Man bringt die Arzneistoffe in fester oder flüssiger Form in den Magen, als Pulver, Pillen, Bissen, Latwergen u. s. w. oder als Lösungen, Schüttelmixturen, Emulsionen u. s. w.

Mastdarm. — In manchen Fällen ist man gehindert, Arzneimittel durch den Mund in den Magen zu bringen, nämlich wenn im Munde oder in der Speiseröhre mechanische Hindernisse für das Hinunterschlucken bestehen, oder der Magen krankhaft verändert ist, so dass die eingeführten Arzneimittel sogleich wieder ausgebrochen werden, oder doch wenigstens andere als die gewünschten Folgen haben. Ebenso wenn die Arzneimittel sehr schlecht schmecken, so dass sie nur unregelmässig oder gar nicht eingenommen werden. Man bedient sich dann öfters auch des Mastdarms als Applicationsorgan, besonders aber, wenn man zunächst Veränderungen des Mastdarms selbst hervorbringen will. Der Inhalt des Mastdarms ist nicht wie der des Magens sauer, sondern neutral oder schwach alkalisch. Desshalb können auch vom Mastdarme aus nur in Wasser oder schwach alkalischen Flüssigkeiten lösliche Stoffe in das Blut übergehen. Ferner ist der Mastdarm mit einer viel dünneren Schleimhaut überzogen, als der Magen, wodurch der Uebergang der eingeführten Stoffe in das Blut erleichtert werden kann. Allein andererseits ist auch die den fremden Stoffen dargebotene Berührungsfläche viel kleiner, selbst wenn man, was häufig geschieht, vorher durch ein einfaches Klystier die Fäces entleerte. Dabei ist man nicht im Stande, zu bestimmen, wie weit ein Klystier jedesmal vordringen kann. Je grösser die eingebrachte Flüssigkeitsmenge ist, desto weiter muss sie allerdings vordringen, desto schneller wird sie aber auch wieder entleert, so dass man dann nicht wissen kann, wieviel von dem Arzneimittel zur Wirkung gelangt ist. So zweckmässig auch die Klystiere sind, wenn es sich darum handelt, die im Mastdarme befindlichen Fäces durch Schleim, Oel u. s. w. schlüpfrig zu machen, oder durch Einbringen von Seife, Essig u. s. w. auf die Schleimhaut des Mastdarms einzuwirken, Askariden zu tödten u. s. w., so misslich ist es, auf diese Weise Stoffe in das Blut überzuführen. Aus den angegebenen und wohl auch noch anderen weniger bekannten Gründen kommen sehr ungleiche Mengen der Arzneimittel zur Wirkung. Während z. B. eine Dosis von Opium oder Morphium in vielen Fällen ebenso stark wirkt, wie vom Magen aus, hat man in anderen sehr grosse Quantitäten Opium in den Darm injicirt, ohne dass entsprechend starke Folgen darnach eintraten. Die Regel, dass man zu Klystieren die vier- bis zehnfache Menge der in den Magen zu bringenden Dosen anwenden solle, hat für Morphium und ähnliche Stoffe keine Geltung. Die Schnelligkeit, mit welcher leicht diffusible Stoffe vom Mastdarm aus in das Blut übergehen, ist in den meisten Fällen nicht geringer, wie bei der Einführung in den Magen. Bei Thieren, denen man Strychnin- oder Morphiumsalze in den Mastdarm gebracht hatte, traten die Vergiftungserscheinungen häufig selbst noch früher ein, wie vom Magen aus. Ebenso fand DEMARQUAY Jodkalium, wenn er es in den Magen gebracht hatte, nach 9—15 Minuten, nach der Application in den Mastdarm dagegen schon nach 2—7 Minuten im Speichel wieder.

Man macht die Injectionen in den Mastdarm (Clysmata, Enemata) meist mit einer gewöhnlichen Klystierspritze, welche durch Einschaltung eines etwa 35—40 Cm. langen Kautschuckrohres zwischen die Canüle und die Spritze leicht zum Selbstappliciren eingerichtet werden kann, oder mit einer Clysopompe. Für einen Erwachsenen rechnet man 200—300 Grm., für Kinder 100—150 Grm. Flüssigkeit. Sollen jedoch auf diese Weise Stoffe in das Blut übergeführt werden, so müssen die Flüssigkeitsmengen nur etwa halb so gross genommen werden. Je grösser die letzteren sind, desto leichter werden sie durch die hervorgerufenen Contractionen des Darms wieder ausgeleert. Je weiter sich die Temperatur der zu injicirenden Flüssigkeit von der des Mastdarms entfernt, desto leichter veranlasst dieselbe Contractionen. Daher müssen solche Klystiere, welche im Darme zurückbleiben sollen, der Körpertemperatur nahe kommen. Um den Uebergang der Arzneimittel in das Blut zu befördern, pflegt man vor ihrer Injection den Mastdarm durch ein einfaches ausleerendes Klystier von den angesammelten Fäcalmassen zu reinigen.

Führt man ein elastisches, etwa 80 Cm. langes Rohr 10—15 Cm. tief in den Mastdarm ein, befestigt am anderen Ende desselben einen Glastrichter und erhebt diesen etwa 50—60 Cm. über den After des in der Rückenlage befindlichen Kranken, so kann man durch den Trichter grosse Mengen lauwarmer Flüssigkeiten, selbst 3—4 Liter in den Darm eingiessen, ohne dass dieselben sogleich wieder entleert werden. Die Flüssigkeit verbreitet sich dann durch den ganzen Dickdarm bis zur Valvula Bauhini und selbst noch darüber hinaus. Wir sind so im Stande, den ganzen Dickdarm förmlich auszuwaschen oder ihn mit medicamentösen Stoffen in Berührung zu bringen oder auch grössere Mengen zur künstlichen Ernährung geeigneter Mischungen in denselben einzuführen. — Auch Gase und dampfförmige Stoffe hat man in den Mastdarm injicirt, z. B. Luft, Kohlensäure, Tabaksrauch; doch scheinen solche Injectionen ohne viel Nutzen gewesen zu sein. Selbst die Aetherdampfinjectionen sind nicht allgemeiner in Gebrauch gekommen, seitdem man sich der Chloroforminhalationen bedient. — Feste Stoffe werden ebenfalls, wiewohl selten, in den Mastdarm gebracht in Form der Stuhlzäpfchen (Suppositoria), welche aus Seife oder einer steifen Pillenmasse konisch oder kugelig geformt und in die Mastdarmöffnung eingeführt werden.

Schleimhaut der Luftwege. — Die Schleimhaut der Nase dient uns nur dann als Applicationsorgan, wenn wir auf sie selbst einwirken wollen, dagegen suchen wir durch die Schleimhaut der Luftröhre und der Bronchien bisweilen auch gas- oder dampfförmige Stoffe in das Blut überzuführen. Einige Aerzte, besonders TROUSSEAU, BELLOC und MYDDLETON haben bisweilen feine pulverförmige Körper in die Luftröhre gebracht, um auf die Schleimhaut derselben einzuwirken. Dies geschah in der Weise, dass das feine Pulver in das eine Ende einer etwa zwei Linien dicken Papier- oder Glasröhre gebracht und dieses Ende der Röhre so tief als möglich in den Mund genommen wurde. Durch den Luftstrom, welcher dann bei einer kräftigen Inspiration durch die Röhre entsteht, wird das Pulver in den Schlund und die Luftröhre mit fortgerissen. Bei der grossen Empfindlichkeit der Trachealschleimhaut gegen fremde feste Körper entsteht ein heftiger Husten, welcher zu Rupturen von Gefässen oder Eiterhöhlen in den Lungen führen und daher bei vielen Kranken sehr gefährlich werden kann, weshalb sich auch diese Methode nicht sehr empfiehlt. Bei dem Gebrauche der trockenen Benzoesäure gelangt gewöhnlich auch ein Theil davon in die Luftwege und veranlasst starken Husten; allein es ist dann auch gerade unsere Absicht, Husten zu erregen. Ungleich häufiger führt man dampf- und gasförmige Stoffe den Luftwegen zu, wobei man bald die Absicht hat, dieselben auf diese Weise in das Blut überzuführen, bald auch die Respirationswerkzeuge selbst zu afficiren. Am einfachsten ist es dann, die Luft des Zimmers, in welchem sich der Kranke aufhält, mit dem Dampfe oder Gase zu schwängern, z. B. mit Wasserdampf, Chlorgas, Salmiak-, Theer- oder Terpenthindämpfen u. s. w. Eignen sich die Stoffe nicht zu einer derartigen Anwendung, so giesst man sie, wie z. B. das Chloroform, auf einen Schwamm oder ein Tuch und hält sie während des Einathmens an Mund und Nase, oder man bedient sich besonderer Inhalationsapparate, von welchen namentlich zum Zwecke der Aetherinhalationen sehr zahlreiche Formen angegeben worden sind. Die einfachsten dieser Apparate sind eine mit einer Canüle versehene Thierblase, eine Theekanne, oder eine mit zwei Glasröhren versehene Flasche, in welcher die durchstreichende Luft durch die medicamentöse Flüssigkeit strömen muss und so mit Arzneistoffen imprägnirt wird. Es ist kaum nöthig, zu bemerken, dass man auf diese Weise nur solche Stoffe verwenden kann, welche sich wirklich leicht in Gas- oder Dampfform bringen lassen. Um auch nichtflüchtige Stoffe in die Luftwege einzuführen, bedient man sich jetzt gewöhnlich der **zerstäubten Flüssigkeiten**. Dieses zuerst von SALES-GIRON angewandte Verfahren macht die Benutzung eines besonderen Apparates nöthig. Bei den anfänglich gebrauchten Apparaten wurde eine medicamentöse Flüssigkeit mittels comprimirter Luft durch' eine feine Ausflussöffnung in einem dünnen Strahle gegen einen festen Körper getrieben, wobei sie zu einem Nebel zerstäubte, der von dem Kranken eingeathmet werden konnte. Bei den gegenwärtig gewöhnlich benützten SIEGLE'schen **Inhalationsapparaten** (Dampf-Hydroconion) wird der in einem kleinen Kesselchen oder Kochfläschchen entwickelte Wasserdampf durch eine feine Spitze in horizontaler Richtung ausgetrieben, wobei derselbe sich in geringer Entfernung von dieser zu einem feinen Nebel condensirt. Rechtwinklig zu dem Dampfstrahle und nahe bei der Ausströmungsöffnung befindet sich eine in eine feine Spitze auslaufende kurze Glasröhre, welche mit ihrem unteren Ende in eine medicamentöse Flüssigkeit taucht. Wenn nun der Dampfstrahl über die feine Spitze dieser Glasröhre hinwegstreicht, wird die medicamentöse Flüssigkeit aspirirt und zum Theil von dem Dampfstrahle mit fortgerissen. Der Kranke sitzt in geringer Entfernung von dem Apparate und athmet den feinen Nebel mit weit geöffnetem Munde und etwas vorgestreckter Zunge in ruhigen, tiefen Zügen etwa 5—10 Minuten lang ein. Um das Gesicht nicht benetzen zu lassen, kann man dasselbe entweder bedecken, oder den Nebel durch einen kegelförmig zulaufenden Glascylinder einathmen. Da dieses Verfahren eine gewisse Geschicklichkeit und Uebung voraussetzt, so ist es fast nur bei Erwachsenen und bei chronischen Krankheiten, besonders bei Katarrhen des Kehlkopfes, der Luftröhre und der Bronchien anwendt bar. Die Menge der zu den kranken Theilen gelangenden Flüssigkei- (meist einer Lösung von Alaun, Gerbsäure oder salpetersaurem Silber) ist bei diesem Verfahren nicht genau zu bestimmen. Geringe Antheile davon können selbst bis in die feinsten Bronchialzweige eindringen.

Schleimhäute des Auges, der Harn- und Geschlechtswerkzeuge. — Diese Theile dienen nur zu localen Zwecken als Applicationsorgane, doch sind sie für diese um so wichtiger, als wir auf anderen Wegen meist nur schwer auf jene Organe einwirken können. Man bringt in das Auge trockene, salbenartige oder flüssige Substanzen, die man früher unter dem Namen Collyrium zusammenfasste, während man jetzt vorzugsweise die Augenwässer so bezeichnet. In die Harnblase bringt man meist flüssige Stoffe oder Luft, gewöhnlich durch Injectionsspritzen; in die Harnröhre jedoch auch feste Substanzen, z. B. Höllenstein. Auch in die Scheide werden feste oder flüssige Stoffe gebracht. In seltenen Fällen hat man Kohlensäure in sie einströmen lassen.

Seröse Häute. — Die Scheidenhaut des Hodens ist abgesehen von Ovarialcysten die einzige seröse Haut, welche bis jetzt meist ohne wesentliche Nachtheile, jedoch nur zu örtlichen Zwecken, zur Application von Arzneimitteln benutzt worden ist. Dagegen haben die Versuche, Arzneimittel auf das Peritoneum zu bringen, bei Menschen meist ungünstige Erfolge gehabt.

Wunden und Geschwüre. — In den meisten Fällen, wo man Arzneimittel in Wunden und Geschwüre bringt, beabsichtigt man nur örtliche Veränderungen hervorzurufen. Solche Körperstellen sind meist ungeeignet, um arzneiliche Stoffe in das Blut überzuführen, da je nach den Umständen dieser Uebergang manchmal sehr leicht, gewöhnlich aber sehr unvollständig Statt findet.

Aeussere Haut. — Die Haut dient sehr häufig als Applicationsorgan, theils, um durch die angewandten Stoffe die Haut selbst zu verändern, theils aber auch, um von ihr aus Stoffe in das Blut überzuführen. Es kann dies auf verschiedene Weise geschehen.

1) Man bringt die arzneilichen Substanzen einfach in Berührung mit der unverletzten Haut (enepidermische Methode). Wir wenden auf diese Weise sehr häufig Pflaster, Kataplasmen, Fomentationen, Waschungen und Bäder an und zwar bedienen wir uns dazu fester,

flüssiger oder gasförmiger Stoffe. Wenn es darauf ankommt, Veränderungen der Haut hervorzurufen, ist diese Applicationsweise sehr zweckmässig, dagegen findet, so weit die bisherigen Untersuchungen reichen, ein Uebergang der mit der Haut in Berührung gebrachten Substanzen in das Blut entweder gar nicht oder nur in geringem Masse Statt. FORGET hat Stoffe, welche in das Blut übergehen sollten, in die Achselhöhle gebracht und dieser Applicationsweise den Namen Maschaliatrik beigelegt. Wenn auch vielleicht von dort aus der Uebergang einzelner Stoffe etwas leichter erfolgt, als von anderen Körperstellen, so ist doch auch dies noch nicht mit der gehörigen Sicherheit nachgewiesen worden.

2) Um eine noch innigere Berührung mit den medicamentösen Stoffen als nach der vorhergehenden Methode zu erreichen, reibt man dieselben, mit einem geeigneten Vehikel vermischt, längere Zeit in die Haut ein (iatraliptische, epidermische oder espnoische Methode). Wir haben hier häufiger die Absicht, Stoffe in das Blut überzuführen, als die Haut selbst zu verändern. Man wählt am besten solche Körperstellen, welche mit dünner Epidermis bedeckt und gefässreich sind, z. B. die Beugeseiten der Extremitäten. Doch auch bei dieser Anwendungsweise lässt sich nie die Menge des arzneilichen Stoffes bestimmen, welche wirklich in das Blut gelangt ist. Man ist immer genöthigt, eine grössere Menge, selbst das 5—20fache der Quantität, welche zur Wirksamkeit gelangen soll, anzuwenden. Es sollte daher diese Methode nur dann in Anwendung kommen, wenn Hindernisse für die Benutzung sichrerer Applicationsweisen vorhanden sind. Als Vehikel dienen am zweckmässigsten indifferente Fette oder Glycerin, seltener Wasser oder Weingeist, doch hat man, von irrigen Vorurtheilen befangen, auch bisweilen Speichel, Galle, Magensaft u. s. w. angewendet. CHRÉTIEN empfahl auch, arzneiliche Substanzen auf das Zahnfleisch, die Zunge und die Backenschleimhaut einzureiben und bezeichnet dies als iatraliptische Methode im engeren Sinne. Wir haben schon oben davon gesprochen, dass diese Methode nicht zu empfehlen ist. Das Einreiben der medicamentösen Substanzen wird entweder vom Kranken selbst oder von einem Gehülfen ausgeführt, welcher jedoch die Hand, mit welcher er einreibt, durch Handschuhe u. s. w. vor der Einwirkung der Arzneistoffe schützen muss.

3) Um die Hindernisse, welche die Epidermis dem Uebergange der Arzneimittel von der Haut aus in das Blut entgegenstellt, zu beseitigen, hat man auch nach der von LEMBERT, LESIEUR u. A. empfohlenen endermatischen oder emplastro-endermatischen Methode Arzneimittel angewandt. Man sucht hier die Epidermis durch Hervorrufen einer exsudativen Hautentzündung mittels Cantharidenpflaster, Ammoniak, Hitze u. s. w. von dem Corium loszutrennen und bringt dann auf die von der Epidermis entblösste Hautstelle das bisweilen mit einem indifferenten Vehikel, z. B. Stärkmehl, vermischte Arzneimittel. Ist es auch auf diese Weise möglich, schneller als auf anderen Wegen die Wirkungen eines Arzneimittels und deren Folgen hervorzurufen, so treffen doch diese Methode ausser ihrer Unannehmlichkeit noch andere gewichtige Vorwürfe. Der Uebergang der Arzneistoffe erfolgt von entzündeten Hautstellen keineswegs in demselben Massstabe, wie von gesunden. Ausserdem

verändert die so behandelte Hautstelle sehr bald ihre Beschaffenheit, sie bedeckt sich entweder mit neuer Epidermis oder sie verwandelt sich in eine eiternde Fläche. Alle diese Umstände 'tragen dazu bei, die Quantitäten der Stoffe, welche thatsächlich zur Wirkung gelangen, sehr zu modificiren. Immer können aber auf diese Weise nur solche Stoffe zur Anwendung kommen, von welchen sehr geringe Mengen erforderlich sind. Ausserdem dürfen für diese, so wie für die vorhergehenden Methoden, nur solche Stoffe gewählt werden, welche leicht und ohne wesentliche Veränderungen in das Blut übergeführt werden können, die keine festen Verbindungen mit den Bestandtheilen der Haut eingehen und nicht eines besonderen Lösungsmittels bedürfen.

LAFARGUE hat empfohlen, mittels der Lanzette wie das Kuhpockengift beim Einimpfen auch medicamentöse Stoffe unter die Epidermis zu bringen. Auch diese Methode ist nicht von allen Vorwürfen frei und kann nur bei solchen Stoffen, welche in sehr kleinen Mengen erforderlich sind und ohne weitere Veränderungen wirken können, mit Erfolg angewandt werden. Dabei kann es auch entweder geschehen, dass die Stoffe nicht genug unter die Epidermis gelangen und daher nicht gehörig zur Wirkung kommen, oder dass etwas Blut aus der Wunde tritt und das Arzneimittel entweder theilweise oder gänzlich wegspült. LANGENBECK [1] hat diese Methode modificirt, indem er sich einer an der Spitze löffelartigen Lanzette bedient, durch welche etwas grössere Mengen von Arzneistoffen unter die Epidermis gebracht werden können, als bei der gewöhnlichen Impfung, oder indem er einen kleinen Schnitt bis durch das Corium macht und einige mit dem Arzneimittel getränkte Charpiefäden in die Wunde legt, welche dann mit einem Pflaster bedeckt wird.

4) Ungleich grössere Vortheile als die zuletzt genannten Applicationsmethoden bietet die subcutane oder hypodermatische Injection. Dieselbe wurde zuerst von A. WOOD in Edinburgh 1853 angewandt und ist seit 1861 in Deutschland allgemein in Gebrauch gekommen. Man bedient sich dazu einer kleinen gläsernen, etwa 1 Cbcm. Flüssigkeit fassenden Spritze, die mit einem graduirten Stempel und einer feinen, in eine scharfe Spitze auslaufenden Ansatzröhre versehen ist. Man hebt an der gewählten Applicationsstelle eine Hautfalte kräftig empor, sticht, nachdem man in der Spritze die zu injicirende Flüssigkeitsmenge, am besten 0,4—0,6 Cbcm., genau abgemessen hat, die Spitze derselben an der Basis der Hautfalte durch die Cutis und schiebt sie im Unterhautzellgewebe so weit vor, bis sie sich frei darin bewegen kann. Dann lässt man die Hautfalte wieder sinken, spritzt die Flüssigkeit langsam unter die Haut und zieht die Spritze vorsichtig zurück, wobei man den Finger auf die Einstichstelle legt. Hierauf vertheilt man die eingespritzte Flüssigkeit, welche gewöhnlich an der Einstichstelle eine kleine Erhabenheit bildet, durch sanftes Reiben in dem umgebenden Zellgewebe. Die Einstichstelle kehrt nach Anwendung passender Injectionsflüssigkeiten meist sehr bald zum normalen Verhalten zurück. Nach der Injection saurer oder ätzender Flüssigkeiten entsteht jedoch ein lebhafter Schmerz und das von der Flüssigkeit durchdrungene

---

[1] M. LANGENBECK, die Impfung der Arzneikörper. Hannover 1856.

Unterhautzellgewebe geht in Entzündung und Eiterung über, weshalb man die Anwendung derartiger Flüssigkeiten vermeiden muss. In seltenen Fällen sah man unmittelbar nach der Injection von Morphin sehr heftige Erscheinungen eintreten, welche man sich gewöhnlich so erklärte, dass die Spitze der Injectionsspritze zufällig in eine kleine Hautvene gelangt und die Flüssigkeit ihrer ganzen Menge nach plötzlich in das Blut eingeführt worden sei.

Die subcutane Injection eignet sich besonders für die Fälle, wo nur geringe Mengen in Wasser leicht löslicher Arzneimittel, z. B. von Morphin-, Atropin-, oder Strychninsalzen angewendet werden sollen, und wo man, wie bei den Morphinsalzen, zugleich eine örtliche Einwirkung auf die Umgebung der Applicationsstelle hervorrufen will, z. B. bei Neuralgien. Abgesehen von der genauen Dosirung bietet diese Methode noch den Vortheil, dass die Wirkungserscheinungen früher einzutreten pflegen als nach der Einführung in den Magen und dass manche unangenehme Nebenwirkungen, z. B. die bei fortgesetztem Morphingebrauche eintretende Stuhlverstopfung, durch die subcutanen Injectionen vermieden werden. Die zu injicirenden wässrigen Lösungen müssen vollkommen klar, von neutraler oder ganz schwach saurer Reaction und nicht sehr concentrirt sein. Andere Lösungsmittel als Wasser, z. B. Weingeist, Glycerin u. s. w., sind zu vermeiden. Die Menge der zu injicirenden Stoffe ist im Durchschnitt etwas kleiner, als bei der Einführung in den Darmcanal.

Geöffnete Venen. — Ebenso wie man unter manchen Umständen fremdes Blut in die Venen transfundirt hat, können auch Arzneimittel auf demselben Wege in den Körper gebracht werden. Dieses Verfahren, welches bei pharmakologischen Versuchen an Thieren häufig geübt wird, ist jedoch beim Menschen mit grossen Gefahren verknüpft und findet daher, da kaum noch therapeutische Indicationen für dasselbe vorliegen, gegenwärtig nicht mehr Anwendung.

Eintheilung der Arzneimittel.

Bei der grossen Zahl von Stoffen, die als Arzneimittel benutzt werden können, ist eine Anordnung derselben zu einem systematischen Ganzen unentbehrlich. Allein fast in keiner Wissenschaft ist man von so verschiedenen Eintheilungsgründen ausgegangen, wie gerade in der Arzneimittellehre. Eine nicht kleine Anzahl von Schriftstellern verzweifelte ganz an der Möglichkeit einer guten Eintheilung und zog desshalb vor, die Arzneimittel in alphabetischer Ordnung abzuhandeln. Es gehören hierher die Schriften von RUTTY, LEWIS, DUNCAN, WOOD, PARIS, MARTINET, RATIER, MÉRAT und DE LENS, SACHS und DULK, BACHMANN, WINKLER, BRANDE, C. G. NEUMANN u. A. Ein solches Verfahren ist aber durchaus tadelnswerth, denn wenn wir auch noch nicht im Stande sind, ein ebenso richtiges als durchgeführtes System aufzustellen, so ist doch wenigstens das Streben nach etwas Besserem immer lobenswerther, als das offene Geständniss der Unfähigkeit. Um die ganz verwerflichen Eintheilungen nach Geruch, Geschmack u. s. w. zu übergehen, schien es manchen Autoren zweckmässig, Körper, welche wir zum grossen Theile der Natur verdanken, nach den zur Zeit gangbaren **naturhistorischen** Systemen zu gruppiren. So haben wir früher Eintheilungen nach künstlichen, in neuerer Zeit nach natürlichen botanischen oder zoologischen Systemen erhalten. Die unorganischen Stoffe liessen sich nicht so gut nach derartigen Systemen ordnen und daher begnügte man sich meist mit der gewöhnlichen chemischen Gruppirung. Hierher gehören z. B. die Eintheilungen von MURRAY, DÉCANDOLLE, RICHARD, DIERBACH, VIREY, NEES v. ESENBECK, GEIGER, MARTIUS, BRANDT und RATZEBURG, SOUBEIRAN, FÉE, PEREIRA, ROYLE.

Wenn die Arzneimittel ebenso wie die Pflanzen und Thiere eingetheilt werden sollen, so müssen ihnen auch dieselben wesentlichen Merkmale zukommen, wie diesen. Für die natürlichen Systeme des Pflanzenreichs oder Thierreichs geben Entwickelung und Form die Eintheilungsgründe ab, allein diese Momente stehen mit den Arzneimitteln in keiner wesentlichen Beziehung. Nicht die Form der Brechnüsse, sondern ihr Gehalt an Strychnin bedingt ihre Wirkung. Der Umstand, dass Pflanzen aus gleichen oder verwandten Familien oft auch gleiche oder ähnliche Bestandtheile enthalten, beweist nur den in der Botanik und Zoologie gültigen Satz, dass Form und Bestandtheile in einem gewissen Verhältnisse zu einander stehen. Der Strychningehalt der Brechnüsse hängt aber nicht von der Form der letzteren, die uns doch allein als Arzneimittel wichtig sind, sondern von der Entwickelung der ganzen Mutterpflanze ab und es ist demnach nicht richtig, die Arzneimittel nach den natürlichen Pflanzensystemen u. s. w. einzutheilen. Eine solche Eintheilung würde daher kaum den Namen eines künstlichen Systems verdienen.

Ein anderes Eintheilungsprincip, welches man bei der Classification der Arzneimittel benutzt hat, ist das **chemische**. Steht auch dieses in näherer Beziehung zu den Arzneimitteln, so würde man mit diesem Eintheilungsgrunde doch höchstens ein künstliches System erhalten. Die Chemie betrachtet ihr Material nach der Zusammensetzung und den Eigenschaften desselben. Für die chemischen Körper, welche wir als Arzneimittel benutzen, haben aber nur gewisse Eigenschaften Interesse, die übrigen sind bedeutungslos. So ist es z. B. für die Arzneimittellehre sehr gleichgültig, dass der Schmelzpunkt des Eisens weit über dem des Silbers liegt, dass die Kohlensäure sich bei einem Drucke von 36 Atmosphären zu einer farblosen Flüssigkeit condensiren lässt u. s. w., allein diese Momente darf die Chemie nicht vernachlässigen. Chemische Eintheilungen finden wir in den Schriften vieler Pharmakologen, z. B. von MONRO, PFAFF, GREN, SCHWARTZE, HUFELAND, HECKER, VOIGTEL, KRAUS, RICHTER, PLAGGE u. s. w.

Auch diese Eintheilungsweise werden wir also verwerfen müssen, wenn wir gleich nicht leugnen können, dass die, welche die Arzneimittel nach chemischen Principien eintheilten, der Wahrheit am nächsten kamen. Diese Classification hat wenigstens den Vorzug vor anderen, dass sie nicht positiv schädlich ist, indem sie nicht, oder doch nicht leicht zu falschen Voraussetzungen Veranlassung giebt.

Ein drittes Eintheilungsprincip war das sogenannte **therapeutische**. Man stellte hier die Arzneimittel nach ihrer vorzugsweisen Anwendung bei gewissen krankhaften Zuständen zusammen. Bietet gerade diese Eintheilungsmethode dem Arzt am Krankenbette die meiste Bequemlichkeit, so ist es auch andererseits diejenige, welche nicht bloss der Pharmakologie als Wissenschaft, sondern auch der Therapie am verderblichsten geworden ist. Man dachte nicht daran, dass die Heilung einer Krankheit der Effect sehr zahlreicher Factoren sei und schrieb dieselbe ganz willkürlich nur einem Factor zu, während man häufig die übrigen vernachlässigte. So entstanden auch die verderbliche Ansicht von der Unsicherheit der Arzneiwirkungen und andere Irrthümer, welche den Fortschritten der Medicin hindernd in den Weg traten.

Die allgemeine Therapie hat es mit einer diaphoretischen, diuretischen abführenden u. s. w. Heilmethode zu thun, sie wird also auch die sämmtlichen Factoren zu berücksichtigen haben, welche zu dem Zustandekommen des gewünschten Effectes nothwendig sind, und wird sich nicht auf die Herzählung verschiedener Arzneimittel beschränken können. Allein die Pharmakologie hat sich nicht mit jenen sämmtlichen Factoren, sondern nur mit den Arzneimitteln zu beschäftigen.

Ein vollständig durchgeführtes therapeutisches System hat unsere Literatur nicht aufzuweisen, vielmehr sind bei den meisten jener Systeme auch andere Eintheilungsgründe benutzt worden. Dies gilt z. B. von den Systemen von ARNEMANN, CULLEN, SCHWILGUÉ, BARBIER, TROUSSEAU und PIDOUX, FOX, GIACOMINI, DUNCAN, THOMSON, HARTMANN, SUNDELIN, SOBERNHEIM u. A.

Es sind von den der Erwähnung werthen Systemen nur noch die sogenannten **physiologischen** übrig. Schon von vielen Seiten her ist die Bemerkung gemacht worden, dass eine strenge Durchführung eines solchen Systems noch nicht möglich sei, allein die meisten Pharmakologen stimmen darin überein, dass die Wissenschaft sich die Durchführung eines solchen Systems zur Aufgabe machen müsse. Ein physiologisches System der Arzneimittel soll die „Wirkung" der letzteren auf den gesunden Körper zu seinem Eintheilungsgrunde erheben. Diese „Wirkung" der Arzneimittel auf den kranken oder gesunden Organismus, welche als Eintheilungsgrund für die meisten der bisherigen pharmakologischen Systeme benutzt wurde, ist aber, wie wir bereits oben sahen, in den meisten Fällen gar nicht die Wirkung, sondern vielmehr eine weitere Folge von der Wirkung eines Arzneimittels, die gar nicht von diesem allein, sondern meist von sehr zahlreichen Bedingungen abhängig ist. Daher wird auch jene „Wirkung" der Arzneimittel nie einen richtigen Eintheilungsgrund für dieselben abgeben können. Obgleich die wesentlichen Merkmale eines Arzneimittels constant bleiben müssen, so sehen wir doch, dass jene „Wirkung" derselben sehr verschieden ausfällt, je nachdem die übrigen für den Effect nöthigen Factoren verschieden sind. Ein Arzneimittel „wirkt" in grosser Dosis anders als in kleiner, auf die Haut gebracht anders, als wenn es in den Darmcanal gelangt u. s. f., allein diese Verschiedenheiten resultiren

5*

nicht von den Arzneimitteln, sondern von den ungleichen Bedingungen, unter welchen diese auf den Organismus einwirken. Daher finden wir auch in den therapeutischen und physiologischen Systemen einzelne Mittel an mehreren Stellen wieder, was man, auch ohne pedantisch zu sein, immer als einen sehr gewichtigen Fehler eines Systems anzusehen hat. Auch diese sogenannten physiologischen Eintheilungen sind meist nicht vollständig durchgeführt worden, wir finden auch in ihnen therapeutische, chemische, naturhistorische und andere Eintheilungsgründe. Es gehören hierher die Classificationen von EBERLE, ALIBERT, VOGT, BURDACH, BISCHOFF, C. G. MITSCHERLICH, OESTERLEN, CLARUS, SCHROFF, HUSEMANN, KÖHLER u. A.

Wir haben oben die chemische Classification ein künstliches System genannt. Sie geht von Merkmalen aus, welche den Arzneimitteln als Gegenständen der Chemie zukommen; allein diese Merkmale sind nicht immer auch von pharmakologischer Bedeutung. Wesentliche Merkmale der Arzneimittel sind, wie wir oben (S. 4) gesehen haben, nur diejenigen Eigenschaften, durch welche dieselben die Fähigkeit erlangen, krankhafte Körperzustände im populären Sinne zu heilen. Diese Eigenschaften sind also die einzig möglichen Eintheilungsgründe für ein natürliches System der Arzneimittel.

Es würde aber sehr verkehrt sein, zu verlangen, dass ein solches **natürliches** System der Arzneimittel sogleich fertig gegeben werde. Gerade eine weitere Durchführung eines solchen Systems würde in der jetzigen Zeit, wo wir noch so wenig positive Grundlagen haben, Zweifel an seiner Richtigkeit erwecken müssen. Aber es würde nicht weniger tadelnswerth sein, wenn wir, da sich ein natürliches System noch nicht so weit durchführen lässt, als wir es wünschen, uns dadurch bewegen liessen, ein anderes, weiter durchgeführtes, aber auf falschen Principien beruhendes System beizubehalten.

Die medicinischen Disciplinen haben die Bedeutung des Systems häufig verkannt. Dasselbe hat nicht bloss den Zweck der Anordnung, sondern es ist vielmehr die Quintessenz der ganzen Disciplin, der Standpunkt, von welchem aus wir das Ganze übersehen. Aendert sich das System, also der Standpunkt, so ändert sich mit ihm die ganze Auffassung der Wissenschaft. So ist denn die Frage, welche Principien für ein richtiges System der Arzneimittellehre Geltung haben müssen, keineswegs von untergeordneter Bedeutung. Ohne über diese Frage im Klaren zu sein, ist es gar nicht möglich, die bisherige Arzneimittellehre zu einer wirklichen Wissenschaft auszubilden.

Haben wir uns überzeugt, dass für ein richtiges System der Arzneimittel nur die Merkmale, welche den Arzneimitteln als solchen zukommen, brauchbar sind, so werden wir uns zunächst auf den Standpunkt begeben müssen, welcher unserem Ziele näher als die übrigen liegt, nämlich den chemischen. Wir werden uns nun bemühen müssen, die wesentlichen Merkmale der Arzneimittel von den unwesentlichen zu unterscheiden. Wir werden Arzneimittel, welche in chemischer Hinsicht Aehnlichkeit mit einander haben, vergleichen in Bezug auf die Veränderungen, die sie im Körper hervorrufen und werden bei Stoffen, die wir zu ähnlichen therapeutischen Zwecken benutzen, die gemeinschaftlichen chemischen Merkmale aufsuchen müssen. Erst wenn wir so gewisse Gruppen festgestellt haben werden, deren Glieder nicht bloss in chemischer, sondern auch in pharmakologischer Hinsicht ähnlich sind, dürfen wir nach höheren Eintheilungsprincipien suchen. Wir werden also nicht, wie es gewöhnlich bei den künstlichen Systemen geschieht, zuerst die obersten und zuletzt die untersten Eintheilungen machen, sondern wir werden in umgekehrter Ordnung verfahren müssen. Da die für die Chemie wichtigen Eigenschaften der als Arzneimittel gebräuchlichen Stoffe häufig auch für die Arzneimittellehre von Interesse sind, so werden die Systeme beider Disciplinen in Manchem übereinstimmen, aber niemals werden sie vollkommen gleich sein können. Durch den chemischen Aufbau eines Stoffes wird die Gesammtheit seiner Eigenschaften bedingt. Für die Pharmakologie haben aber nicht alle, sondern nur gewisse Eigenschaften Bedeutung. In so weit nun diese pharmakologischen Eigenschaften mit den für eine gewisse Structurform charakteristischen Eigenschaften zusammenfallen, wird auch die pharmakologische Eintheilung mit der chemischen übereinstimmen. Dagegen finden wir häufig, dass Stoffe von sehr verschiedener chemischer Zusammensetzung gewisse Eigenschaften in fast gleichem Grade besitzen, z. B. einen nahezu gleichen Siedepunkt. Sind nun gerade solche gemeinsame Eigenschaften verschieden zusammengesetzter Körper als die pharmakologisch wichtigen anzusehen, so werden wir chemisch heterogene Stoffe zu einer pharmakologischen Gruppe zu vereinigen haben. Stoffe von sehr ähnlicher Zusammensetzung sind doch in ihren Eigenschaften immer etwas verschieden. Haben nun diese Unterschiede für die Pharmakologie grössere Bedeutung, so sind wir genöthigt Stoffe, die in chemischer Hinsicht zusammen gehören, in dem pharmakologischen Systeme von einander zu trennen. Da die verschiedenen Stoffe, um wirken zu können, von den Körperflüssigkeiten gelöst werden müssen, so ist die Löslichkeit derselben von dem grössten Einflusse auf ihre Wirkung. So ist z. B. der amorphe Phosphor wegen seiner Unlöslichkeit in den Körperflüssigkeiten vollkommen unwirksam, der gewöhnliche Phosphor dagegen zeichnet sich durch seine heftige Wirkung aus. Die Chemie muss beide Körper zusammenstellen, die Pharmakologie muss beide von einander trennen. Die Verschiedenheiten in der Wirkung des Calomels und des Sublimates werden nur durch die ungleiche Löslichkeit derselben bedingt. — Das Mannit wird von den Chemikern als ein Alkohol bezeichnet, während wir es, da seine pharmakologische Bedeutung hauptsächlich durch sein Diffusionsvermögen bedingt wird, zu der Gruppe des Glaubersalzes stellen müssen u. s. f. — Wenn wir in dem angegebenen Sinne ein pharmakologisches System aufzubauen versuchen, so werden wir die für die Wirksamkeit der Arzneimittel wesentlichen Eigenschaften immer genauer von den unwesentlichen unterscheiden lernen, wir werden so immer mehr in den Stand gesetzt werden, die Wirkung der Arzneimittel aus ihrer chemischen Zusammensetzung zu erklären und dadurch der Pharmakologie den Boden bereiten, in dem sie fröhlich wachsen und reichliche Früchte tragen kann.

SPECIELLER THEIL.

I. Sauerstoff.

Bei der grossen Rolle, welche der Sauerstoff in der thierischen Stoffmetamorphose spielt, lag es nahe, ihn auch in krankhaften Zuständen zu therapeutischen Zwecken zu benutzen. Namentlich dachte man öfters daran, dem Körper mehr Sauerstoff wie bisher zuzuführen, um den Mangel an Sauerstoff, der, wie man glaubte, durch Anomalien der Respirationsorgane u. s. w. eingetreten sei, zu beseitigen. Man suchte diesen Zweck oft dadurch zu erreichen, dass man dem Blute, besonders durch den **Darmcanal**, sauerstoffreiche Körper zuführte, von denen man meinte, dass sie ihren Sauerstoff im Körper ganz oder theilweise abgeben sollten. Allein die Stoffe, deren man sich zu diesem Zwecke bediente, z. B. die salpetersauren und chlorsauren Salze, geben, wie spätere Untersuchungen nachgewiesen haben, ihren Sauerstoff im Körper gar nicht ab. Und wenn sie ihn auch wirklich abgäben, so würde man doch seinen Zweck, den Gehalt des Blutes an Sauerstoff zu vermehren, nicht dadurch erreicht haben. Vielmehr würde der Sauerstoff in dem Momente des Freiwerdens sich sofort mit einem anderen Stoffe, z. B. einem Bestandtheil des Darminhalts, der Darmschleimhaut oder auch des Blutes verbunden und diesen höher oxydirt haben. Im letzteren Falle würde also keineswegs das Blut sauerstoffreicher, sondern nur eine gewisse Menge Eiweiss u. s. w. in seiner chemischen Constitution geändert worden sein. Die Stoffe, welche im Organismus ihren Sauerstoff leicht abgeben, müssen daher, wenn sie nicht in sehr kleinen Mengen in denselben gelangen, als Aetzmittel auf die Applicationsorgane einwirken. Dies ist in der That bei der Osmiumsäure der Fall, welche die Körperstellen, auf die sie einwirkt, zerstört und dabei zu Osmiumoxyd reducirt wird.[1]

[1] BRAUELL, de acidi osmici in homines et animalia effectu. Casani 1849.

Am besten würde sich, wenn es darauf ankäme, dem Blute vom Darmcanale aus Sauerstoff zuzuführen, vielleicht noch das Wasserstoffhyperoxyd eignen. Dasselbe wird nach den Versuchen von J. ASSMUTH[1] im Magen nicht zersetzt, wenn sich nicht zufällig Blut in demselben befindet, wohl aber im Blute und zwar in Wasser und Sauerstoff. Dies geschieht jedoch nicht plötzlich und stürmisch, wie beim Zusammentreffen von Blut mit Wasserstoffhyperoxyd ausserhalb der Gefässwände, sondern nur allmählig, so dass selbst ein Theil des Wasserstoffhyperoxyds unzersetzt in den Harn übergehen kann. Nach ASSMUTH tritt dabei eine geringe Erhöhung der Körperwärme sowie der Kohlensäure-Ausscheidung ein. Obgleich das Wasserstoffhyperoxyd schon in einzelnen Krankheitsfällen. z. B. bei Diabetes, Anwendung gefunden hat[2], so lässt sich doch über die Brauchbarkeit desselben am Krankenbette noch kein genügendes Urtheil fällen.

Da der für die Zwecke des Stoffwechsels im Körper verwendete Sauerstoff vorzugsweise durch die **Lungen** aufgenommen wird, so hat man am häufigsten daran gedacht, dem Körper auf diesem Wege grössere Mengen von Sauerstoff wie vorher zuzuführen. Der in den Lungen von dem Blute aufgenommene Sauerstoff ist in demselben, wie L. MEYER[3] nachgewiesen hat, nicht absorbirt, sondern bildet eine chemische Verbindung mit dem Hämoglobin der Blutkörperchen. Diese Verbindung, das Oxyhämoglobin, ist nur locker, bei 0^0 C. jedoch etwas fester und daher auch haltbarer. In der Körperwärme giebt sie fortwährend Sauerstoff ab und im luftleeren Raume wird sie vollständig in Hämoglobin und Sauerstoff zerlegt. Bei hohem Luftdruck, z. B. bei einem Drucke von 10 Atmosphären, wird zwar das Blut etwas sauerstoffreicher, dies rührt aber wahrscheinlich nur daher, dass bei so starkem Druck das Blutplasma etwas mehr Sauerstoff wie gewöhnlich zu absorbiren vermag. Zu der Annahme einer höheren Sauerstoffverbindung des Hämoglobins ist die Menge des Sauerstoffs nicht gross genug. Merkwürdiger Weise wird selbst durch so hohen Druck die Dissociation des Oxyhämoglobins, d. h. das beständige Freiwerden von Sauerstoff aus demselben nicht gehindert, da sonst das Leben unmöglich sein würde. Vielleicht geschieht dies jedoch bei noch höherem Druck, welcher dann auch den Tod herbeiführt.

Aus der leichten Zersetzbarkeit des Oxyhämoglobins ergiebt sich, dass es sehr schwer ist, die Menge von Sauerstoff zu bestimmen, welche sich mit dem Hämoglobin verbinden kann. Daher haben auch die bisherigen Analysen keine ganz übereinstimmenden Resultate ergeben. HOPPE-SEYLER, DYBKOWSKY und PREYER fanden bei $+ 14^0$ für 1 Grm. Hämoglobin im Mittel 1,19 Cbcm. Sauerstoff auf 1 M. Druck berechnet, STRASSBURG jedoch nur 0,448—0,885. — Das Blutplasma besitzt kein

---

[1] Ueber die Einwirkung des Wasserstoffhyperoxyds auf die physiologische Verbrennung. Dorpat. 1864.
[2] RICHARDSON und RAMSKILL in LANCET. 1862. I. 15. — STÖHR, Deutsches Archiv f. klin. Medicin. Band. III. S. 421. 1867.
[3] Die Gase des Blutes. Inauguraldissertation. Göttingen. 1857. — Zeitsch. f. ration. Medicin. N. F. VIII. 256.

grösseres Absorptionsvermögen für den Sauerstoff, als das darin enthaltene Wasser und würde daher bei gewöhnlichem Luftdruck nur sehr wenig Sauerstoff aufnehmen können. Die Menge des Sauerstoffs im Blute ist daher abhängig von der Menge des darin enthaltenen Hämoglobins. Da nun die Menge des Hämoglobins beständigen Schwankungen unterworfen ist, so bleibt sich auch der im Blute aufgespeicherte Sauerstoffvorrath nicht ganz gleich. Im Durchschnitt reicht derselbe hin, um das Leben 1—2 Minuten lang zu unterhalten. Unterbricht man die Sauerstoffzufuhr zu den Lungen plötzlich, so hat das Blut in der angegebenen Zeit seinen ganzen Sauerstoffgehalt verloren

Das in den Lungen arteriell gewordene Blut, welches bei Hunden im Mittel 17 Volum-Proc. Sauerstoff enthält, giebt auf seinem Wege von dem linken nach dem rechten Herzen einen Theil seines Sauerstoffs ab, der je nach den bestehenden Umständen bald grösser, bald kleiner ausfällt. Im Durchschnitt enthält das venöse Blut des rechten Herzens noch 12 Vol.-Proc. Sauerstoff, häufig aber viel weniger. In Folge dieser Einrichtung vermag das Blut trotz einer wechselnden Zufuhr von Nahrungsstoffen und unabhängig von den gewöhnlichen Schwankungen des Luftdrucks immer so viel Sauerstoff abzugeben, als der übrige Körper für seine ungehinderte Thätigkeit bedarf. Nur so ist es möglich, dass das Leben noch in Krankheiten fortbestehen kann, in welchen der Hämoglobingehalt des Blutes erheblich unter die physiologische Grenze herabgesunken ist. Ebenso ist es nur in Folge dieser Einrichtung möglich, dass das Leben bei stark vermindertem Luftdruck, z. B. auf hohen Bergen, erhalten bleibt. In beiden Fällen ist der Sauerstoffvorrath des Blutes vermindert; das arterielle Blut enthält vielleicht nur 13—14 Volum-Proc. Sauerstoff, aber es giebt im grossen Kreislaufe ebensoviel Sauerstoff als unter den gewöhnlichen Verhältnissen ab, um als venöses Blut um ebensoviel sauerstoffärmer dem rechten Herzen zuzufliessen. Bei seinem Wege durch den kleinen Kreislauf nimmt es nun wieder dieselbe Sauerstoffmenge auf, welche es im grossen Kreislaufe abgegeben hatte. Die Menge des in den Lungen aufgenommenen Sauerstoffs ist daher abhängig von dem Verbrauche desselben im grossen Kreislauf oder von der Sauerstoffdifferenz zwischen Arterien- und Venenblut.

Da das Hämoglobin mit dem Sauerstoff eine lockere Verbindung bildet, so wird es nur dann vollständig davon gesättigt, wenn es unter besonders günstigen Bedingungen damit in Berührung kommt, z. B. wenn man bei niederer Temperatur Sauerstoff durch dasselbe hindurchleitet. In den Lungen liegen jedoch die Verhältnisse nicht so günstig. Zunächst wird durch die hohe Körpertemperatur die Zersetzbarkeit des Oxyhämoglobins vergrössert; ferner kommt die eingeathmete Luft mit dem Blute der Lungencapillaren nicht in directe Berührung, sondern bleibt durch eine, wenn auch dünne Scheidewand davon getrennt; dann ist auch die Luft in den Lungenalveolen mit viel Kohlensäure gemengt, wodurch der Partiardruck des Sauerstoffs herabgesetzt wird. Da endlich das Lungenblut unserer Untersuchung nicht zugänglich ist, sondern nur das Carotidenblut, so besteht auch die Möglichkeit, dass das Blut auf seinem Wege von den Lungencapillaren bis nach der Carotis bereits einen, wenn auch sehr geringen Theil seines Sauerstoffs abgegeben hat. Es ist daher leicht erklärlich, dass das Carotidenblut niemals ganz mit Sauerstoff gesättigt ist, d. h. dass es niemals so viel Sauerstoff enthält, als es unter besonders günstigen Umständen aufzunehmen vermag, sondern im Durchschnitt 1—2 Volum-Proc. weniger. Diese unvollständige Sättigung des Blutes in den Lungen hat jedoch auf die absolute Menge des aufzunehmenden Sauerstoffs keinen Einfluss. Wir sehen vielmehr, dass das Venenblut mit derselben Leichtigkeit in Arterienblut umgewandelt wird, gleichviel ob es zu diesem Zwecke in den Lungencapillaren 4 oder 8 Volum-Proc. Sauerstoff aufnehmen muss. Dies geschieht sogar noch unter sehr ungünstigen Umständen. Wir beobachten, dass in schweren Fällen von Pneumonie oder pleuritischem Exsudat ein grosser Theil der Lungen ausser Thätigkeit gesetzt werden kann, ohne dass das Leben erlischt. Es muss daher hier der unversehrt gebliebene Theil der Lungen dem Blute ebensoviel Sauerstoff zuführen, als für gewöhnlich beide gesunde Lungen; ja selbst noch mehr, da in solchen Krankheitsfällen lebhaftes Fieber besteht, bei welchem der Sauerstoffverbrauch der allgemeinen Annahme nach erhöht ist. Geschähe dies nicht, so müsste der geringe Sauerstoffvorrath des Blutes bald erschöpft werden und dann Erstickung eintreten, was in der That erfolgt, wenn der noch unversehrt gebliebene Theil der Lungen von Oedem befallen wird.

Wenn wir versuchen, die Hindernisse, welche der vollständigen Sättigung des Blutes mit Sauerstoff in den Lungen entgegenstehen, durch einen erhöhten Partiardruck des Sauerstoffs in den Lungen auszugleichen, so gelingt es, das Lungenblut seinem Sättigungspunkte mit Sauerstoff noch näher zu bringen. Dies kann dadurch geschehen, dass wir durch anhaltende tiefe Athemzüge den Kohlensäuregehalt der Lungenluft vermindern; oder dadurch, dass wir eine sehr sauerstoffreiche Luft oder reinen Sauerstoff einathmen lassen; oder endlich dadurch, dass wir in einem pneumatischen Apparate die Lungen einem stärkeren Luftdrucke, z. B. von $1^1/_2$ Atmosphären, aussetzen. P. Bert[1] konnte sogar, indem er Thiere einem Druck von 10 Atmosphären unterwarf, so viel Sauerstoff in das Blut einführen, dass der Sättigungspunkt noch etwas überschritten wurde.

Wir sind demnach im Stande, auf die angegebene Weise den Sauerstoffvorrath des Blutes etwas zu erhöhen, ebenso wie dies durch eine Vermehrung des Hämoglobins geschieht. Doch ist im ersteren Falle die Spannung des Sauerstoffs etwas grösser, als im letzteren. Allein wir haben bis jetzt gar keinen Grund für die Annahme, dass dieser Unterschied irgend einen Einfluss auf den Sauerstoffverbrauch im Körper haben könne. Vielmehr sehen wir, dass die körperlichen Thätigkeiten unter den angegebenen Umständen ganz in der gewöhnlichen Weise vor sich gehen.[2]

---

[1] Comptes Rendus. Vol. XXV. 1872. pg. 513.
[2] Vergl. Buchheim, Ueber die therapeutische Verwendung des Sauerstoffs. — Archiv f. experim. Pathologie u. Pharmakologie. Band. IV. S. 137.

Regnault und Reiset [1] fanden, dass in einer grossentheils aus Sauerstoff bestehenden Luft von warmblütigen Thieren weder mehr Sauerstoff aufgenommen, noch mehr Kohlensäure ausgeschieden wird, als in der gewöhnlichen Atmosphäre und dass sich überhaupt gar kein Einfluss des vermehrten Sauerstoffgehaltes der Luft auf das thierische Leben wahrnehmen lässt. Wenn manche Forscher bei ihren Versuchen zu anderen Resultaten gelangt zu sein glaubten, so ist der Grund davon theils darin zu suchen, dass sie sich eines unreinen Sauerstoffs bedienten, theils darin, dass sie die bei derartigen Versuchen nöthigen Vorsichtsmassregeln versäumt hatten.

Auf Grund der unrichtigen Vorstellungen, welche man früher über das Verhalten des Sauerstoffs im Körper hatte, ist derselbe seit dem Ende des vorigen Jahrhunderts vielfach zu Einathmungen benutzt worden, besonders in Krankheiten, welche man, ebenfalls mit Unrecht, von einem Mangel an Sauerstoff im Körper herleitete, z. B. Lungentuberkeln, Scorbut, Rachitis, Scrofeln, Chlorose, Diabetes, Albuminurie, Asthma, sowie bei Vergiftungen durch Kohlendunst, Leuchtgas, Chloroform u. s. w. Wir werden daher in Zukunft die Versuche aufgeben müssen, durch eine erhöhte Zufuhr von Sauerstoff zu dem Blute Einfluss auf den Verlauf von Krankheiten auszuüben. Wenn wir aber finden, dass beim Aufenthalte in comprimirter Luft oder beim Einathmen von Sauerstoff eine Besserung gewisser krankhafter Erscheinungen eintritt, so werden wir diese aus anderen Ursachen als aus einem erhöhten Sauerstoffgehalte des Blutes abzuleiten haben. Nur ein Fall ist bis jetzt bekannt, wo wirklich Sauerstoffinhalationen von Nutzen sein können, nämlich da, wo in Folge eines sehr stark verminderten Luftdruckes, z. B. bei Luftschiffern, Erstickung droht. Indem das reine Sauerstoffgas einen grösseren Partiardruck auf die Lungen ausübt, als der Sauerstoff der unter gleich niedrigem Druck stehenden atmosphärischen Luft, vermag er die Wirkung des niedrigen Luftdrucks bis zu einem gewissen Grade auszugleichen.

Unter gewissen Umständen, z. B. beim Durchschlagen elektrischer Funken durch Sauerstoffgas, bei langsamen Oxydationsprocessen, bei der Verdunstung des Wassers an der Luft u. s. w., erleidet ein kleiner Theil des Sauerstoffs eine Veränderung, indem 3 Voll. Sauerstoff sich zu 2 Voll. verdichten. Schönbein, welcher zuerst auf diesen Körper aufmerksam machte, nannte ihn Ozon. Da das dritte Atom des in diesem enthaltenen Sauerstoffs leicht auf andere Körper übertragen wird und daher sehr energisch oxydirend wirkt, während die beiden übrigen Atome ein Molekül gewöhnlichen (inactiven) Sauerstoffs bilden, so hat man das Ozon auch häufig als activen Sauerstoff bezeichnet. Das Ozon findet sich in geringer, aber nach den Umständen wechselnder Menge in der freien Luft und hat für dieselbe ohne Zweifel in sofern eine grosse Bedeutung, als es die Verunreinigungen, welche die Luft durch die auf der Erdoberfläche fortwährend vor sich gehenden Zersetzungen organischer Stoffe erleidet, durch Oxydation derselben unschädlich macht. In

---

[1] Annalen d. Chemie u. Pharmacie. Band. 73. S. 92.

der Zimmerluft dagegen kann das Ozon nicht bestehen, weil sich hier fortwährend Stoffe, welche zersetzend darauf einwirken, im Ueberschuss vorfinden. Es würde daher das Ozon wahrscheinlich ein ausgezeichnetes Mittel darbieten, um die Zimmerluft und namentlich die Luft der Krankenzimmer von den darin enthaltenen schädlichen Beimengungen zu befreien, wenn sich ein Verfahren auffinden liesse, welches uns möglich machte, das Ozon fortwährend in so grosser Menge darzustellen, als es durch die jeweilige Verunreinigung der Zimmerluft geboten wäre. Die bisher zu diesem Zwecke angewendeten Methoden, z. B. die Zersetzung des übermangansauren Kaliums durch Oxalsäure u. s. w., sind dazu nicht ausreichend.

Wegen der energisch oxydirenden Wirkung des Ozons hat man öfter daran gedacht, dasselbe als Arzneimittel anzuwenden. Wenn eine ozonreiche Luft eingeathmet wird, so findet das Ozon in den Luftwegen reichliche Gelegenheit, sich zu zersetzen, indem es oxydirend auf die Bestandtheile der Schleimhaut einwirkt. In Folge davon sieht man eine entzündliche Affection der Respirationsorgane eintreten.[1] In das Blut kann das Ozon, da es schon in den Respirationsorganen zersetzt wird, nicht übergehen. Bis jetzt haben wir keine Veranlassung, eine derartige Affection der Respirationsorgane zu therapeutischen Zwecken hervorzurufen und es erscheint daher eher geboten, das Einathmen einer ozonreichen Luft zu vermeiden, als dasselbe herbeizuführen.

Häufiger hat man in neuester Zeit versucht, das Ozon besonders in Form des Ozonwassers in den Darmcanal einzuführen. Abgesehen davon, dass das Wasser nur eine sehr geringe Menge Ozon aufnimmt und dieses beim Aufbewahren sich leicht zersetzt, findet das Ozon schon auf dem Wege nach dem Magen und in diesem selbst zahlreiche Stoffe, welche dasselbe zerstören. Wenn das Ozon in etwas grösserer Menge in den Magen gelangte, so würde dasselbe ebenso wie die Osmiumsäure (S. 70) ätzend auf die Magenschleimhaut einwirken. Bei dem Gebrauche des gewöhnlichen Ozonwassers tritt jedoch diese Wirkung nicht ein, da die Menge des darin enthaltenen Ozons viel zu gering ist. Ein Uebergang des Ozons vom Darmcanale in das Blut ist aus den angegebenen Gründen unmöglich. Bisher wurde das Ozonwasser gewöhnlich in der irrigen Meinung angewandt, dass das etwa darin enthaltene Ozon in das Blut übergehen und dort allerhand angenommene schädliche Stoffe zerstören sollte.

II. Wasser.

Obgleich das Wasser der oben gegebenen Definition nach nicht zu den Arzneimitteln gerechnet werden kann, da es nicht vorzugsweise zu therapeutischen Zwecken verwendet wird, so ist es doch bei der Wirkung so vieler Arzneimittel wesentlich betheiligt und hat überhaupt so grosse

---

[1] Vergl. ADALBERT HÄCKER, Ueber den Einfluss ozonisirter Luft auf die Athmung warmblütiger Thiere. — Inauguraldissertation. Riga 1863.

Wichtigkeit für die Therapie, dass wir dasselbe hier nicht übergehen dürfen.

Das Wasser ist der Quantität nach der Hauptbestandtheil des menschlichen Körpers. Nur in den Knochen übersteigt die Menge der festen Stoffe die des Wassers, in den übrigen Körpertheilen beträgt dasselbe mehr als drei Viertheile des Gewichtes, in den Secretionen selbst 80—99 Procent. Das Verhältniss des Wassers zu den festen Bestandtheilen ist, mit Ausnahme der Secretionen, keinen sehr bedeutenden Schwankungen unterworfen. Wir können daher auch künstlich nicht ohne Nachtheil die meisten Körpertheile bedeutend ärmer oder reicher an Wasser machen, wohl aber können wir den Wasserreichthum der meisten Secretionen wesentlich ändern. Allein nicht bloss der Quantität nach ist das Wasser ein Hauptbestandtheil des Körpers, dasselbe dient auch als Lösungsmittel für die meisten in demselben enthaltenen Stoffe, ja es lässt sich kaum ein physiologischer Process auffinden, bei welchem das Wasser nicht einen wesentlichen Antheil hätte. Wegen dieser so ausserordentlich vielfachen Bedeutung des Wassers im gesunden Organismus können wir auch im kranken mancherlei Veränderungen durch eine vermehrte oder verminderte Zufuhr von Wasser entweder zu dem ganzen Organismus oder zu einzelnen Theilen desselben hervorrufen. Fast noch häufiger liegt uns jedoch bei der Anwendung des Wassers zu therapeutischen Zwecken weniger an ihm selbst, als an seiner Temperatur.

In allen Speisen, die wir geniessen, ist eine grössere oder geringere Menge von Wasser enthalten. Aber auch das Wasser, welches wir im gewöhnlichen Leben als rein bezeichnen, ist nicht ohne fremde Beimischungen, ja wir sind so an den Gebrauch eines solchen unreinen Wassers gewöhnt, dass uns völlig reines Wasser unangenehm schmeckt, und selbst Diarrhöen zu veranlassen pflegt. Die fremden Bestandtheile des gewöhnlichen Trinkwassers sind jedoch so gering, dass dieselben für therapeutische Zwecke keine weitere Bedeutung haben. Die Nachtheile, welche aus dem Gebrauche unreinen Trinkwassers entstehen können, werden in der Diätetik erörtert. Dagegen wird sehr häufig Wasser, welches reichlich mit fremden Bestandtheilen vermischt ist, als Mineralwasser zu therapeutischen Zwecken verwendet.

Trotz ihres grossen Wassergehaltes können manche Körpertheile eine noch etwas grössere Menge davon aufnehmen und in Folge davon werden die chemischen, besonders aber die mechanischen Verhältnisse derselben geändert. Die theils durch Hydratation, theils durch Capillarität in die Gewebe aufgenommenen Wassertheilchen machen dieselben voluminöser, weicher und lockerer. Es kommt bei Kranken ausserordentlich häufig der Fall vor, dass einzelne Körpertheile härter und straffer sind, wie im normalen Zustande. Wenn es uns nun möglich ist, den Wassergehalt derselben zu vermehren, so sind wir auch im Stande, jene anomale Beschaffenheit und die unmittelbaren Folgen derselben zu beseitigen. Damit dies jedoch geschehen könne, müssen die veränderten Theile so gelegen sein, dass das Wasser gehörig auf sie einwirken kann, sie müssen also an der Oberfläche des Körpers liegen, auch darf die Temperatur des Wassers nicht bedeutend niedriger sein, als die des Körpers, weil sonst die durch die Kälte hervorgerufene Zusammenziehung der Gewebstheile die Aufnahme des Wassers hindert. Am leichtesten zugänglich ist uns die **äussere Haut** und gerade diese ist, da sie beständig durch Verdunstung Wasser verliert, auch etwas ärmer an Wasser, als die meisten übrigen Organe. Sehr häufig sind einzelne Stellen der Haut oder andere oberflächlich gelegene Theile hart und gespannt und dabei gewöhnlich heisser als im normalen Zustande. Wir lassen daher, wenn es geschehen kann, die veränderten Theile längere Zeit in Wasser legen, welches etwa die Temperatur des Körpers besitzt oder auch noch etwas wärmer ist (Localbäder), z. B. bei Panaritien, schmerzhaften Geschwüren, entzündeten Hämorrhoidalknoten, bei Priapismen, Phimosis oder Paraphimosis, Entzündung des Scrotums u. s. w. In grösserer Ausdehnung sind diese Localbäder als permanente Wasserbäder von LANGENBECK u. A.[1] angewendet worden, um bei Quetschungen, Amputationswunden u. s. w. die heftigen Schmerzen zu mildern und die Entstehung von Pyämie zu verhüten. Bei ihnen kommt ausser den angegebenen Wirkungen noch der Umstand in Betracht, dass das beständig erneuerte Wasser, welches die verletzten Glieder umgiebt, die Wunden rein hält und die Zersetzung der Wundsecrete verhindert. In anderen Fällen legen wir breiartige Substanzen, welche viel Wasser enthalten, z. B. Leinsamenbrei, Kartoffelbrei u. s. w., warm in ein Tuch eingeschlagen (Kataplasmen) auf die kranke Stelle, welche so beständig mit warmem Wasser getränkt wird, z. B. bei Furunkeln, in späteren Stadien von traumatischen Entzündungen u. s. w. Je tiefer die krankhaft veränderten Theile unter der Hautoberfläche liegen, desto weniger können wir durch Bäder, Kataplasmen u. s. w. auf sie einwirken, indem sie theils an und für sich wasserreicher sind als die äussere Haut, theils auch durch die Circulation der Säfte der etwa zugeführte Ueberschuss von Wasser leicht wieder ausgeglichen wird. Daher sind auch die Folgen, welche wir vom Gebrauche der Kataplasmen u. s. w. bei Entzündungen unter den Fascien gelegener Theile sehen, nicht so auffällig, wie bei oberflächlichen Entzündungen.

Die Veränderung, welche die entzündeten Körperstellen durch ihre Durchtränkung mit Wasser erleiden, kann mehrfache weitere Folgen haben. Wird die Spannung der kranken Theile aufgehoben, so verschwinden auch die dadurch bedingten Schmerzen. Durch die Erschlaffung der Gefässe wird die normale Circulation in den Theilen, wo das Blut stockte, früher wieder hergestellt, die gebildeten Exsudate werden früher resorbirt oder verwandeln sich in Eiter, dessen Austritt durch die von Wasser erschlaffte Haut leichter erfolgen kann als durch die krankhaft verdichtete. Daher wenden wir auch Kataplasmen und Localbäder besonders da an, wo es darauf ankommt, einen günstigen Ausgang einer bereits bestehenden Entzündung herbeizuführen.

Man hat zur Bereitung der Kataplasmen verschiedene Substanzen angewendet, theils weil man dieselben leichter und billiger als andere haben konnte, theils weil man von ihnen noch anderweitige Wirkungen erwartete, z. B. Beförderung der Resorption, Verminderung der Schmerzen u. s. w. Und wenn dann die gewünschten

---

[1] Deutsche Klinik 1855. Nr. 37 u. 41 und 1856. Nr. 40.

Veränderungen eintraten, so schrieb man dieselben ohne alle Beweisführung den angewandten Leinsamen, der Herba conii u. s. w. zu. Ebenso glaubte man auch früher durch die noch warmen Theile frisch getödteter Thiere mehr, als durch blosses Wasser erreichen zu können. Diese schon im Alterthume gebräuchlichen **Thierbäder** werden so gemacht, dass man die kranken Theile, namentlich gelähmte oder anchylosirte Extremitäten in den Unterleib eines frisch geschlachteten Thieres oder in die noch warmen Magencontenta oder das Blut legen liess, bis diese Theile kalt geworden waren. Obgleich bei manchen Kranken nach dem Gebrauche solcher Thierbäder Besserung eintrat, so fehlen doch alle Beweise dafür, dass diese Besserung nicht auch ohne jene Bäder hätte herbeigeführt werden können.

Um auf den grössten Theil der Haut gleichzeitig einzuwirken, bedient man sich der **allgemeinen Bäder** von einer der Körperwärme nahe liegenden Temperatur. Diese können zunächst insofern nützen, als auf der Haut befindliche Materien, wie Schmutz, Abscheidungsstoffe der Haut, Reste von angewandten Arzneimitteln, krankhafte Producte, parasitische Thiere und Pflanzen dadurch erweicht und entfernt werden. Die Auflockerung der obersten Hautschichten ist uns besonders da von Interesse, wo dieselben krankhaft verändert sind, und daher gehören warme Bäder bei einigen chronischen Hautkrankheiten, wie Psoriasis, Pityriasis, Ichthyosis u. s. w. zu den wichtigsten Heilmitteln. In Folge des grösseren Wasserreichthums der Haut wird der Ausbruch von Schweiss nach dem Bade begünstigt. Dieser kann wieder einen Nachlass des bestehenden Fiebers, der etwa vorhandenen krampfhaften Erscheinungen, Schlaf u. s. w. nach sich ziehen. Aus diesem Grunde finden warme Bäder sowohl in acuten als auch in chronischen Krankheiten eine sehr ausgedehnte Verwendung.

Die Frage, ob während eines warmen Bades Wasser in das Blut übergehe, ist Gegenstand zahlreicher Untersuchungen gewesen. Da die Haut durch Verdunstung beständig Wasser verliert, so sind die äusseren Schichten derselben verhältnissmässig wasserarm. Wird nun durch das Eintauchen der Haut in Wasser die Verdunstung aufgehoben, so wird nicht nur etwas Wasser durch Imbibition aufgenommen, sondern auch die von den Gefässen secernirte Flüssigkeit in der Haut angesammelt. In Folge davon vergrössert diese ihr Volumen, wird weicher und geschmeidiger. Ein Uebergang des Badewassers in das Blut findet dagegen nicht Statt. Wenn sich häufig kurz nach einem Bade Harndrang einstellt, so ist dies nicht sowohl die Folge einer Wasseraufnahme, sondern vielmehr der durch das Bad veränderten Hautthätigkeit.

Noch grösser ist die Zahl der Versuche, welche über den Uebergang der im Badewasser gelösten Stoffe in das Blut angestellt worden sind. Die oft widersprechenden Resultate, die sich dabei ergaben, erklären sich daraus, dass die Versuche häufig nicht in vergleichbarer Weise und mit Beobachtung der nöthigen Vorsichtsmassregeln angestellt wurden. Besonders leicht können Beobachtungsfehler dadurch entstehen, dass die Badeflüssigkeit mit der Schleimhaut des Penis, des Afters oder mit excoriirten Hautstellen in Berührung kommt und von da aus eine Resorption Statt findet. Der Uebergang der im Badewasser gelösten Stoffe in das Blut kann nur durch Diffusion erfolgen. Dieser stellt nun die Epidermis durch ihre Dicke und Dichtigkeit ein erhebliches Hinderniss entgegen. Je dünner und je lockerer die Epidermis ist, desto leichter wird auch eine Diffusion durch dieselbe Statt finden können. Ferner ist der Fettgehalt der Epidermis in Betracht zu ziehen. PARISOT[1] fand, dass durch vorheriges Abwaschen der Haut mit Aether, Chloroform u. s. w. der Uebergang der applicirten Stoffe in das Blut befördert würde. Abgesehen davon, dass die verschiedenen in Wasser löslichen Stoffe ein sehr ungleiches Diffusionsvermögen besitzen, hat auch die Concentration der Lösung Einfluss auf die Diffusion. Da nun die meisten zu Bädern verwendeten Salzlösungen sehr verdünnt sind und der Aufenthalt in einem Bade gewöhnlich nicht über $1/2$—1 Stunde verlängert wird, so ist es leicht erklärlich, dass unter solchen Umständen meist keine nachweisbaren Mengen der Badesalze in das Blut übergehen. Würde man dagegen bei einem vielstündigen Verweilen im Bade die Concentration der Salzlösungen vergrössern, wobei der Concentrationsgrad für jedes einzelne Salz je nach dessen Diffusionsvermögen besonders bestimmt werden müsste, so könnte der Uebergang einer grösseren Anzahl von Stoffen aus dem Badewasser in das Blut möglich gemacht werden. Es fragt sich dann, welche Vortheile wir davon erwarten dürften. Bis jetzt lässt sich kein Grund für die Annahme auffinden, dass die von der Haut aus in das Blut übergegangenen Stoffe anders wirken sollten, als die auf anderen Wegen in den Körper eingeführten. Wir haben daher kaum Veranlassung, auf den Uebergang der im Badewasser gelösten Stoffe in das Blut Gewicht zu legen.

Ganz ähnlich wie die Wirkung der warmen Wannenbäder ist auch die der Dampfbäder. Wenn wir in einem Zimmer abgesperrte Luft von mehr als 37^0 C. mit Wasserdampf übersättigen, so wird dadurch die Verdunstung des von der Haut ausgeschiedenen Wassers aufgehoben. Die Haut wird so theils durch die zurückgehaltene, theils durch die von aussen auf sie niedergeschlagene Flüssigkeit mit Wasser getränkt und in derselben Weise aufgelockert und erschlafft, wie im allgemeinen Wannenbade. In Folge davon bricht ein profuser Schweiss aus, der um so reichlicher ist, je mehr Wasser vorher als Getränk in den Körper gebracht worden war und je höher die Temperatur der den Körper umgebenden Luft ist. Durch das Einathmen der heissen Luft entsteht leicht Beschleunigung des Pulses und der Respiration und beim längeren Verweilen können Athemnoth, Beängstigung, Kopfschmerz, Schwindel, Ohnmacht selbst Schlagfluss u. s. w. eintreten. Man benutzt die Dampfbäder oft auch in Verbindung mit warmen oder kalten Waschungen oder Begiessungen, um die Haut zu reinigen oder um die krankhaft veränderte Haut aufzulockern und zu erschlaffen, besonders aber, um den Ausbruch eines reichlichen Schweisses zu veranlassen. Anstatt dass in den Dampfbädern die heisse, wasserreiche Luft in einem Zimmer eingeschlossen ist, kann man auch den nackten Körper in einen sogenannten Schwitzkasten bringen in welchem reichlich Wasserdampf entwickelt wird und aus dem nur der Kopf hervorragt. Werden auch hier die durch das Einathmen der heissen Luft herbeigeführten unangenehmen Folgen vermieden, so ist doch die

---

[1] Comptes rendus. LVII. pp. 327 u. 373.

Benutzung eines Schwitzkastens häufig unbequemer als der Besuch eines Dampfbades. Ungleich einfacher erreicht man denselben Zweck durch die sogenannten Priessnitz'schen Einwickelungen. Es wird zu diesem Behufe der ganze Körper, mit Ausnahme des Kopfes, oder auch nur ein Theil des Körpers in ein mit Wasser getränktes Leinentuch gehüllt, hierauf ein wasserdichtes Zeug, z. B. Wachstuch oder eine dichte wollene Decke, so umgewickelt, dass das Entweichen des Wasserdampfes so viel als möglich verhindert wird, und dann noch, um den Zutritt kalter Luft abzuhalten, ein Bett oder eine dichte Decke darüber gedeckt. Das mit Wasser benetzte Leinentuch nimmt sehr bald die Temperatur des Körpers an und da durch die um den Körper gewickelten Decken der Luftzutritt abgeschlossen ist, so bildet sich zwischen dem Körper und den Decken eine mit Wasserdampf für die Temperatur von 37° C. gesättigte Luftschicht. So wird die Verdunstung des Wassers vom Körper aus aufgehoben, und da durch sie keine Wärme mehr gebunden werden kann, so wird auch die Hauttemperatur etwas erhöht. Aus der mit Wasser gesättigten, erschlafften Haut bricht nun ein lebhafter Schweiss hervor, der durch reichliches Wassertrinken noch bedeutend gesteigert werden kann. Auch hier tritt die Beeinträchtigung der Respiration, welche beim Dampfbade oft unbequem wird, nicht ein und es lassen sich daher auch auf diese Weise jene unangenehmen Folgen der Dampfbäder vermeiden. Durch das Dampfbad und die Priessnitz'schen Einwickelungen, welche letztere nur als eine Modification des ersteren anzusehen sind, werden fast alle zu dem Zustandekommen des Schweisses nöthigen Bedingungen gleichzeitig erfüllt und wir können daher bei ihnen mit ungleich grösserer Sicherheit auf den Eintritt des Schweisses rechnen, als bei anderen Mitteln, welche gewöhnlich nur einzelne jener Factoren herbeizuführen vermögen.

Bei solchen Kranken, bei denen die Haut sehr wenig Neigung zum Schwitzen zeigt, kann man seinen Zweck häufig durch die von LIEBERMEISTER[1] eingeführte Modification der Bäder erreichen. Man bringt den Kranken zuerst in ein gewöhnliches warmes Bad und steigert die Temperatur desselben allmählig durch Zugiessen von heissem Wasser so hoch, als es der Kranke ertragen kann. Hierauf bringt man den Kranken rasch, ehe noch der Körper abkühlen kann, in das Bett und wickelt ihn fest in wollene Decken ein.

Durch reichliches Schwitzen erleidet der Körper einen erheblichen Wasserverlust. InFolge des so verminderten Blutvolumens wird der arterielle Gefässdruck und somit auch die Thätigkeit der secernirenden Organe herabgesetzt. Besonders deutlich zeigt sich die Verminderung der Secretion am Harn. Derselbe wird nur spärlich entleert, zeigt eine dunkle Farbe und ist sehr reich an festen Bestandtheilen. Unter solchen Umständen wird das Blut weniger vollständig wie sonst von den Harnbestandtheilen befreit, ja es können sogar, wenn der Kranke nicht das ausgeschiedene Wasser durch Trinken ersetzt, durch die im Blute zurück-

---

[1] Prager med. Vierteljahrsschrift. 1861. Band 4. S. 16.

bleibenden Harnbestandtheile die Erscheinungen der Urämie hervorgerufen werden.

Die Zahl der Fälle, wo es uns darauf ankommt, Schweiss hervorzurufen, ist ausserordentlich gross. Am häufigsten haben wir diesen Zweck bei acuten, so wie bei chronischen Katarrhen und Rheumatismen, bei Wassersuchten, die ihren Grund in gestörter Hautausscheidung haben und überhaupt in allen solchen Uebeln, welche mit verminderter oder unterdrückter Thätigkeit der Haut im Zusammenhange stehen. Auch da, wo man nicht sowohl eine Vermehrung des Schweisses als vielmehr die Auflockerung der äusseren Hautschichten im Auge hat, wie bei manchen chronischen Hautkrankheiten, kann man sich der feuchten Einwickelungen statt der Wannenbäder bedienen.

Noch grösser als der Wasserverlust der Haut ist der, welchen die Schleimhaut der Respirationsorgane durch das Athmen erleidet. Wird eine mit Wasserdampf für die Körperwärme gesättigte Luft eingeathmet, so wird die Verdunstung auf jener Schleimhaut aufgehoben, sie wird in Folge davon mit Wasser gesättigt und lockerer und schlaffer wie vorher. Eine solche Veränderung ist uns besonders dann wünschenswerth, wenn jene Schleimhaut ganz oder stellenweise trocken und gespannt ist, z. B. beim Beginne von Katarrhen der Luftwege, bei Anginen, Bronchitis, Pneumonie u. s. w. Die Folgen, welche aus jener Erschlaffung hervorgehen, entsprechen denen, welche bei Entzündung der Haut durch die Anwendung des Wassers hervorgebracht werden können. Um jenen Zweck zu erreichen, verdampft man daher im Krankenzimmer eine grössere Menge von Wasser bei erhöhter Temperatur oder man lässt den Dampf, welcher aus einem Gefässe mit kochendem Wasser aufsteigt, von dem Kranken einathmen. Die letztere Methode ist jedoch ziemlich unbequem, da der Kranke nur dann den gehörigen Nutzen hat, wenn er nicht vorübergehend, sondern fortwährend mit Wasser gesättigte Luft einathmet.

Durch die beim Athmen aus- und einströmende Luft verliert die Schleimhaut des Rachens wegen ihrer Lage mehr Wasser als andere Schleimhautstellen. Wenn der Athem frequenter und heisser und die Secretion der Schleimhäute geringer als gewöhnlich ist, wird dieser Verlust besonders fühlbar und es entsteht ein im gesunden, noch mehr aber im kranken Zustande quälendes Gefühl, der Durst. Durch die Wiederherstellung des normalen Wassergehaltes in der Schleimhaut des Rachens sind wir, wenn der Durst, wie gewöhnlich, in der Trockenheit derselben seinen Grund hat, im Stande, den Durst zu beseitigen. Da mit der Trockenheit des Schlundes auch ein Hitzegefühl verbunden ist, so wird der Durst noch besser durch kaltes wie durch warmes Getränk gelöscht. Durch die Stillung des Durstes, welcher ein regelmässiger Begleiter der mit beschleunigter Respiration oder ungewöhnlicher Trockenheit der Schleimhäute verbundenen Krankheiten ist, wird den Kranken viel Erleichterung gebracht und es können daraus wieder manche andere Vortheile entstehen, z. B. Nachlass des Gefühls von Hitze, Verminderung der den Kranken peinigenden Unruhe. In manchen Fällen, z. B. bei bestehenden Diarrhöen, ist es nicht zweckmässig, das Wasser, womit man die trockene Schleimhaut benetzt hat, zu verschlucken, man muss sich daher mit einem blossen Ausspülen des Mundes mit frischem Wasser begnügen. Häufig wird das für Kranke bestimmte Wasser noch mit wohlschmeckenden Zusätzen, z. B. Säuren, Fruchtsäften, Brausemischungen u. s. w. versetzt, wodurch die Speichelsecretion vermehrt und so der Durst etwas nachhaltiger gestillt wird, als durch reines Wasser. Man hat sich jedoch oft dadurch verleiten lassen, jenen Zusätzen eine besondere kühlende Wirkung zuzuschreiben.

Ausser zur Stillung des Durstes benutzen wir das Wasser häufig noch zur Reinigung des **Mundes**, namentlich, wenn sich übelriechende Dinge, z. B. faulende Speisereste, Eiter u. s. w. in demselben befinden. Ist die Schleimhaut des Mundes oder Rachens entzündet, z. B. bei Anginen, so lassen wir die Kranken öfters laues Wasser in den Mund nehmen und die entzündeten Theile damit benetzen.

Die Schleimhaut der **Speiseröhre** und des übrigen **Darmcanals** erleidet nicht, wie die der Luftwege, beständige Wasserverluste und macht daher auch keinen Ersatz derselben nöthig. Doch spielt das Wasser im Darmcanale eine wichtige Rolle. Bei der Verdauung wird eine ziemlich beträchtliche Flüssigkeitsmenge zur Auflösung der Speisen verwendet. Bei Personen, welche gewohnt sind, sehr wenig Flüssigkeiten zu sich zu nehmen, kann dieser Umstand Veranlassung zu Verdauungsstörungen geben, so dass sich solche Kranke gewöhnen müssen, etwas mehr wie vorher zu trinken. — Viele Stoffe äussern, wenn sie in sehr concentrirtem Zustande in den Magen gelangen, einen nachtheiligen Einfluss auf denselben, z. B. viele Säuren, Alkalien oder Salze. Durch reichliches Trinken werden dieselben verdünnt und so ihre nachtheiligen Wirkungen entweder vermindert oder ganz aufgehoben. Daher ist es in solchen Vergiftungsfällen zweckmässig, so schnell als möglich viel Wasser trinken zu lassen. Freilich können viele giftige Stoffe dadurch auch in grösserer Menge gelöst und so zu dem Uebergange in das Blut geschickter gemacht werden, allein dieser Umstand kann nur dann nachtheilig sein, wenn weder in Folge der Vergiftung noch der angewandten Arzneimittel Erbrechen entsteht.

Werden grosse Mengen Wassers, z. B. mehrere Pfunde, rasch hinter einander in den Magen gebracht, so wird dieser dadurch ausgedehnt und contrahirt sich zuletzt, so dass das eingeführte Wasser nebst den übrigen im Magen befindlichen Stoffen wieder ausgeworfen wird. So kann besonders laues Wasser in grossen Mengen als Brechmittel gebraucht werden, wo es darauf ankommt, fremde Stoffe, die in den Magen gelangt waren, wieder auszuwerfen. Indess bedient man sich des lauen Wassers nur dann, wenn man nicht so schnell, als es nöthig wäre, andere Brechmittel zur Hand hat, indem das Trinken so grosser Mengen davon sehr beschwerlich ist. Besteht dagegen bereits Erbrechen, so lässt man häufig laues Wasser oder statt dessen Butterwasser, schleimige Abkochungen, schwache Aufgüsse von Kamillen, Lindenblüthen u. s. w. trinken, um das Erbrechen zu erleichtern und die Entfernung der fremden Stoffe aus dem Magen vollständiger zu machen.

In manchen Fällen, besonders bei Verengerungen des Pylorus ist es zweckmässig, ein Schlundrohr bis in den Magen einzuführen, mittels einer daran befestigten Spritze den flüssigen Mageninhalt auszusaugen und gleich viel laues Wasser einzuspritzen. Indem man diese Operation noch mehrmals wiederholt, wird der Magen förmlich ausgewaschen und so von Speiseresten sowie den daraus gebildeten, auf die Magenschleimhaut schädlich einwirkenden Zersetzungsproducten, von Fermenten u. s. w. befreit.

Das in mässigen Quantitäten in den Magen gebrachte Wasser geht leicht in das Blut über. Doch erfolgt der Uebergang des Wassers in das Blut nicht immer gleichmässig. Derselbe ist um so rascher und vollständiger, je leerer der Darmcanal war, während bei gefülltem Magen das Wasser längere Zeit in demselben zurückgehalten wird. Daher sehen wir, dass nach reichlichem Trinken bei ungefülltem Magen die aufgenommene Wassermenge den Körper rasch durchläuft und die Harnausscheidung erheblich vermehrt erscheint, während wir im Laufe einer Mittagsmahlzeit grosse Flüssigkeitsmengen zu uns nehmen können, ohne dass eine auffallende Vermehrung der Harnsecretion bemerkbar wird. Ist Durchfall vorhanden, so kann dieser durch reichliches Wassertrinken vermehrt werden, aber auch die normalen Fäces werden durch reichlichen Wassergenuss etwas weicher, indem ebenso wie die übrigen Secretionen auch die der Darmschleimhaut etwas vermehrt wird. Solche Personen, welche an habitueller, jedoch nicht sehr hartnäckiger Verstopfung leiden, bekommen öfters nach dem Trinken einiger Gläser Wasser Ausleerung. Sicherer erreicht man jedoch diesen Zweck durch unmittelbares Einbringen von Wasser in den Mastdarm in Form einfacher Wasserklystiere, und zwar tritt hier die Ausleerung um so regelmässiger ein, je grösser die injicirte Menge ist (bei einem Erwachsenen 300—500 Gramm) und je mehr die Temperatur des Wassers von der des Körpers differirt.[1] Wird auf diese Weise die bestehende Stuhlverstopfung beseitigt, so verschwinden auch andere, davon abhängige Erscheinungen, z. B. Congestionen nach dem Kopfe u. s. w. Wie bereits oben (S. 60) erwähnt wurde, kann man durch Eingiessen grösserer Mengen von lauem Wasser den Dickdarm förmlich auswaschen und ihn so von schädlichen Stoffen, Eingeweidewürmern u. s. w. befreien. Auch kann man grössere Mengen nahrhafter Flüssigkeiten in denselben einfüllen, wo diese nicht durch den Mund eingeführt werden können.

Durch den Uebergang des Wassers in das **Blut** wird der Wassergehalt des letzteren etwas vermehrt. Eine geringe Verminderung jenes Wassergehaltes ist sehr häufig, z. B. nach reichlichen Schweissen, und wird durch die Stillung eines eintretenden Durstes leicht wieder ausgeglichen. Ungleich seltener kommen höhere Grade des Wassermangels vor, besonders in der epidemischen Cholera, wo das Blut durch die profusen wässrigen Ausleerungen aus dem Darmcanale einen nicht unbeträchtlichen Theil seines Wassergehaltes verliert. Um die nachtheiligen Folgen dieses Wasserverlustes aufzuheben, hat man versucht, sobald das Erbrechen und die Diarrhöe nachgelassen hatten, kleine Quantitäten

---

[1] Falck, im Archiv für physiologische Heilkunde. 1852.

wässriger Flüssigkeiten zu geben und wenn die Ausleerungen nicht wiederkehrten, in kurzen Zwischenräumen, aber sehr vorsichtig, allmählig gesteigerte Dosen nehmen zu lassen. Indess sind noch weitere vergleichende Beobachtungen nöthig, damit wir beurtheilen können, in wie weit die entstandenen Wasserverluste durch dieses Verfahren wieder ausgeglichen werden können, und welchen Einfluss dies auf die Genesung habe. Jedenfalls war es sehr tadelnswerth, wenn man, so lange noch Erbrechen und Diarrhöe bestanden, grosse Mengen heissen oder kalten Wassers trinken liess, indem unter solchen Umständen gar kein Wasser in das Blut übergehen konnte und den Kranken mehr geschadet als genützt wurde.

Auch nach dem Genusse grösserer Wassermengen wird der absolute Wassergehalt des Blutes nicht bedeutend vermehrt, indem, sobald sich das Blutvolumen über die Norm erhebt, der Uebergang des Wassers in das Blut erschwert und gleichzeitig die Secretion verschiedener Organe vermehrt wird. MAGENDIE empfahl daher auch, um den Uebergang mancher in den Darmcanal gelangten Gifte zu verhindern, grössere Mengen von Wasser von 37° C. in die Venen zu injiciren. Nach den Versuchen von KAUPP[1] wird jedoch durch Injection von Wasser in die Venen bei Thieren die Aufnahme des Strychnins und anderer Gifte in das Blut nicht verzögert. Da die meisten inneren Organe nicht wie die Schleimhaut der Luftwege beständig Wasserverluste erleiden, so tritt auch in ihnen kein Wassermangel ein und wir sind desshalb bei Entzündungen derselben nicht im Stande, durch reichliches Wassertrinken ähnliche Veränderungen, wie bei Hautentzündungen durch Kataplasmen u. s. w. hervorzubringen.

Die Einrichtungen, durch welche es bedingt ist, dass der Körper beständig einen innerhalb gewisser physiologischer Grenzen schwankenden Wasservorrath enthält, sind noch nicht vollständig bekannt. Ein grosser Theil des im Körper enthaltenen Wassers befindet sich hier in einer molekülären Verbindung. Die Stoffe, welche in gelöster Form vom Darmcanale aus in das Blut übergehen, z. B. das Eiweiss, sind immer an eine gewisse Menge von Wasser gebunden und halten dasselbe so lange im Körper zurück, als sie demselben in unveränderter Form angehören. Es wird daher mit der Zersetzung einer gewissen Menge von Eiweiss im Körper auch stets eine gewisse Menge von Wasser frei und dadurch zur Ausscheidung durch die Nieren geeignet gemacht. Wir finden desshalb, dass das Fleisch verschiedener Thiere, da dasselbe eine etwas abweichende Zusammensetzung besitzt, verschiedene Wassermengen enthält. Allein es scheinen auch noch andere Momente hier in Betracht zu kommen. So ist z. B. nach den bisherigen Untersuchungen der menschliche Körper im Kindes- und Greisenalter wasserreicher, als im Mannesalter. Nach PETTENKOFER ist in diesem verschiedenen Wassergehalte ein Grund dafür zu suchen, dass gewisse Altersklassen in verschiedenem Grade zur Entstehung mancher Krankheiten, z. B. der Cholera, geneigt sind. Da das Fett sich nicht mit Wasser verbindet, vermag dasselbe auch kein Wasser im Körper zurückzuhalten. Je fettreicher daher ein Körpertheil, z. B. das Fleisch ist, desto weniger Wasser enthält derselbe.

---

[1] Archiv für physiologische Heilkunde. 1855 S. 145.

Die Vermehrung der Secretionen, welche durch einen erhöhten Wassergehalt des Blutes hervorgerufen wird, zeigt sich bei den Nieren und unter günstigen Umständen bei der Haut am deutlichsten. Durch reichliches Wassertrinken wird nicht bloss die Menge, sondern auch die Zusammensetzung des **Harns** verändert. Der Harn wird reicher an Wasser und ärmer an festen Bestandtheilen, so dass in einer gewissen Zeit, z. B. in 24 Stunden, bei reichlichem Wassergenusse eine nur wenig grössere Menge von festen Stoffen entleert wird, als unter anderen Umständen. In welchen Verhältnissen die einzelnen Harnbestandtheile bei reichlichem Wassergenusse vermehrt werden, darin stimmen die Resultate der bisherigen Untersuchungen nicht genau überein; am wahrscheinlichsten ist es jedoch, dass hauptsächlich Harnstoff und Kochsalz sich an jener Vermehrung betheiligen. Dabei wird das aufgenommene Wasser um so schneller und vollständiger wieder entleert, je grösser die Menge desselben war.[1] Der rege Stoffwechsel, den wir bei den sogenannten Wassercuren beobachten, ist jedenfalls mehr von der vielfachen Körperbewegung und der gänzlich veränderten Lebensweise, als bloss von der vermehrten Wasserzufuhr abhängig und so lässt sich auch nicht genau bestimmen, wie weit man im Stande sei, Krankheitsproducte u. s. w. durch Vermehrung der Harnsecretion aus dem Blute zu entfernen. Wo Hindernisse für die Ausscheidung des Harns überhaupt bestehen, wie bei Verstopfung der Nierencanäle, wird auch bei reichlichem Wassergenusse der Harn nicht in dem Grade vermehrt, wie bei Gesunden. Besonders häufig hat man daran gedacht, fremdartige, in Form von Arzneimitteln oder Giften in das Blut gelangte Stoffe durch reichliches Wassertrinken aus demselben zu entfernen. Sehr viele Stoffe, besonders Säuren, Alkalisalze und fast alle organischen Materien werden so schnell und so vollständig durch den Harn ausgeschieden, dass eine Nachhilfe gar nicht nöthig erscheint. Diejenigen Stoffe aber, welche lange Zeit im Körper zurückgehalten werden, bestehen dort in Verbindungen, in welchen sie nicht durch die Nieren ausgeschieden werden können. Dieses Hinderniss wird aber durch blosses Wassertrinken nicht aufgehoben. Uebrigens fehlt es auch noch sehr an genaueren Untersuchungen über diesen Gegenstand, denn die in den letzten Jahrzehnten vielfach verbreiteten Erzählungen über die Ausscheidung von Quecksilber u. s. w. bei den sogenannten Wassercuren haben ihren Grund mehr in der Charlatanerie mancher Wasserärzte, als in genauen Beobachtungen.

Die Veränderungen, welche die Beschaffenheit des Harns durch reichliches Wassertrinken erleidet, können uns bei manchen Krankheiten der Harnwerkzeuge wünschenswerth sein. Mechanische Hindernisse der Harnausscheidung, z. B. bei Verstopfung der Nierencanälchen, können durch blosses Wassertrinken kaum beseitigt werden. Bei entzündlichen Zuständen der Harnblase oder Harnröhre sucht man den Harn durch Wassertrinken zu verdünnen, damit derselbe nicht durch seine Concentration die Entzündung vermehre. Vielfach hat man versucht, Harn-

---

[1] FALCK, im Archiv für physiologische Heilkunde. 1853. S. 150. — FERBER ebendaselbst. 1860. S. 244.

steine durch Beförderung einer reichlichen Harnsecretion aufzulösen. Allein die Stoffe, aus welchen die Harnsteine bestehen, sind sehr schwer in Wasser oder in verdünntem Harn löslich und daher hat man bis jetzt auch noch nicht den erwünschten Erfolg dadurch erreicht. Eher würde man durch reichliches Wassertrinken der Vergrösserung der vorhandenen Steine vorbeugen können, wenn nicht bei solchen Steinkranken das Harnlassen gewöhnlich mit vielen Schmerzen verbunden wäre, so dass sie, um diesen Schmerzen zu entgehen, nur wenig zu trinken pflegen. Auch die Injectionen von Wasser in die Harnblase, um die darin befindlichen Steine aufzulösen, haben bis jetzt noch nicht den genügenden Erfolg gehabt, doch scheint die Möglichkeit, bei zweckmässigeren Methoden grössere Erfolge als bisher zu erreichen, noch nicht ausgeschlossen zu sein.

Nicht bloss eine vermehrte, sondern auch eine **verminderte** Zufuhr des Wassers zu dem Körper oder zu einzelnen Theilen desselben kann zu therapeutischen Zwecken benutzt werden. Die nächste Folge einer verminderten Wassereinnahme ist natürlich auch eine verminderte Wasserausgabe. Diese letztere zeigt sich am auffallendsten an den Theilen, welche beständig Wasser verlieren. Wenn durch die Bronchialschleimhaut weniger Wasser wie gewöhnlich ausgeschieden wird, nimmt die erwärmte Luft beim Ausathmen desto mehr Wasser aus der Luftröhre, der Mund- und Nasenhöhle auf, wesshalb sich gerade hier am frühesten das Gefühl von Trockenheit zeigt. Die Zunge, der Gaumen, die Lippen werden klebrig, die Stimme wird heiser, das Sprechen beschwerlich, das Schlingen schmerzhaft, der Athem scheint heisser als gewöhnlich, die Körpertemperatur steigt nicht unerheblich, im Rachen zeigt sich das Gefühl von Brennen, ja es kann selbst in Folge der grossen Trockenheit Entzündung der Rachenschleimhaut eintreten. Diese Empfindungen sind in hohem Grade beschwerlich und können so zu manchen anderen Erscheinungen, z. B. Unruhe und Angst, beschleunigter Respiration u. s. w. Veranlassung geben, und ist keine Möglichkeit vorhanden, den Durst zu stillen, so können die Qualen desselben bis zur Raserei und Verzweiflung führen.

Wegen der grossen Beschwerden, welche der Durst macht, ist es nicht rathsam, die höheren Grade desselben absichtlich hervorzurufen, so lange dies nicht durch die dringendste Nothwendigkeit geboten wird. Nur eine Beschränkung des Trinkens ist in einzelnen Fällen sehr wünschenswerth, z. B. bei heftigen Diarrhöen, profusen Schweissen u. s. w. Das Blut ist zwar in vielen Krankheiten wasserreich, allein die Vermehrung des Wassergehaltes ist nicht absolut, sondern nur relativ, und so würde es sehr irrig sein, eine Hydrämie durch Dürsten heilen zu wollen. Eher ist es möglich, wenn auch noch nicht sicher erwiesen, dass das Dürsten zur Sistirung von Blutungen beitragen könne. Ebenso kann vielleicht eine verminderte Wasseraufnahme die Resorption wässriger Exsudate befördern und BENIVIENI, HILDANUS, RIVIÈRE, TH. WILLIS und PIORRY erzählen Fälle, wo dies ihrer Meinung nach geschah.

Am häufigsten wurde noch eine Durstcur, jedoch in Verbindung mit anderen Mitteln, von einigen Aerzten des südlichen Frankreichs bei secundärer Syphilis angewendet; allein der Nutzen, welchen eine solche

II. WASSER.

Cur gewährt, steht in keinem gehörigen Verhältnisse zu den Beschwerden, die damit verknüpft sind, und desshalb hat diese Behandlungsweise sich auch bis jetzt keinen weiteren Eingang verschaffen können. Auch die sogenannte SCHROTH'sche Semmelcur, bei welcher als Nahrung fast ausschliesslich trockenes Weissbrot angewandt und das Getränk so viel als möglich beschränkt wird, kann zu den Durstcuren gerechnet werden. Da aber durch das Dürsten das Verlangen nach festen Nahrungsmitteln herabgesetzt wird, so hat dieses für die Kranken sehr beschwerliche Verfahren zugleich die Bedeutung einer Hungercur.

Die höheren Grade des Durstes und der Tod durch Verdursten sind nur bei Thieren etwas genauer beobachtet worden. Das Körpergewicht nimmt, da die Wasserausscheidung fortdauert, beständig ab, am meisten aber zu Anfange und kurz vor dem Tode, so dass die Gewichtsabnahme sich bei Feldtauben bis auf 44 Procent steigern kann, welche jedoch nicht bloss auf den Wasserverlust zu rechnen sind, da dürstende Thiere auch wenig fressen.[1]

Auch die **Wärme** darf unserer oben gegebenen Definition nach nicht in das Gebiet der Arzneimittellehre gezogen werden, doch bedienen wir uns mancher Arzneimittel, besonders aber des Wassers häufig, um dem Körper oder einzelnen Theilen desselben Wärme mitzutheilen oder zu entziehen und können daher hier die Benutzung des Wassers zu jenen Zwecken nicht übergehen.

Als warm oder heiss erscheinen uns Wasser und andere Stoffe, welche dem Körper weniger Wärme entziehen, als er gerade, ohne eine Temperaturveränderung zu erleiden, abgeben kann; als kalt die, welche eine grössere Wärmemenge entziehen. Daher ist die Bezeichnung kalt oder warm sehr relativ, wir nennen im Winter eine Luft warm, die uns im Sommer kalt erscheint. Besonders deutlich treten die Wirkungen der Wärme dann ein, wenn dieselbe die Körpertemperatur übersteigt. Wasser, welches mehr als 37° C. hat, entzieht nicht nur nicht dem Körper Wärme, sondern erhöht vielmehr seine Temperatur. Werden nur einzelne Theile des Körpers erwärmt, so wird zwar durch die Säftecirculation die Wärme sehr bald auch anderen Organen mitgetheilt, allein die dadurch etwas erhöhte Temperatur wird durch die umgebenden Medien, die gewöhnlich unter der Körperwärme stehen, schnell ausgeglichen. So beschränkt sich die auffallendere Temperaturveränderung meist auf die Theile, mit denen das warme Wasser in unmittelbare Berührung kommt. Ist die den Körper umgebende Luft für die Temperatur desselben mit Wasser gesättigt, so wird jene Ausgleichung unmöglich und es tritt daher die Temperaturveränderung deutlicher hervor. Desshalb sind wir häufig im Stande, bei Personen, welche im warmen Bett liegen, durch warme Getränke Schweiss hervorzurufen, während dies ausserhalb des Bettes nicht geschehen konnte.

Wir bedienen uns des warmen Wassers nicht selten vorzugsweise

---

[1] SCHUCHARDT, Quaedam de effectu, quem privatio singularum partium nutrimentum constituentium exercet in organismum. Marburg 1847, und FALCK, Arzneimittellehre. Marburg 1846. S. 80.

der Temperatur wegen. Da das Blut in reichlicher Menge nach den erwärmten Theilen hinströmt, so benutzt man heisse Fussbäder häufig bei Congestionen nach den oberen Körpertheilen, besonders dem Kopfe und der Brust, ebenso bei Blutungen aus der Nase und den Lungen. Andererseits suchte man das Blut durch heisse Fussbäder nach den unteren Körpertheilen hinzuleiten, z. B. bei Menstruationsstörungen oder bei anomalen Hämorrhoiden, um Blutungen aus dem Uterus oder den Hämorrhoidalknoten herbeizuführen. Auch um Podagra bei Gichtkranken hervorzurufen, hat man heisse Fussbäder empfohlen.

Als allgemeines Bad hat man Wasser von mehr als 37° C. benutzt, um das Blut von den inneren Theilen nach der Haut hinzuleiten, z. B. bei bösartigen Exanthemen u. s. w. Ueber die Erregung von Schweiss durch heisse Bäder wurde bereits oben (S. 80) gesprochen. Doch sind heisse Bäder nicht ganz ohne Gefahr. Durch die starke Erwärmung des Körpers können ähnliche Folgen herbeigeführt werden, wie durch grosse Fieberhitze.

Wasser von einer dem Kochpunkte nahe liegenden Temperatur wird nur selten zu therapeutischen Zwecken gebraucht, z. B. um schnell Blasen zu ziehen, oder um lebhafte Schmerzen zu erregen, z. B. bei Ohnmächtigen, Erstickten, oder um von anderen Theilen abzuleiten. Durch die hohe Temperatur, welche das Wasser der Haut mittheilt, werden die Bestandtheile derselben so verändert, dass in Folge davon eine heftige, meist exsudative Entzündung der berührten Hautstellen eintritt, die nicht selten selbst in Brand übergeht. Aus diesen Gründen vermeidet man auch gern kochendes oder sehr heisses Wasser, wo man mit anderen Mitteln auskommen kann, die weniger leicht üble Folgen nach sich ziehen.

Beim Trinken von Wasser, dessen Temperatur die des Magens übersteigt, theilt sich die Wärme zunächst dem Magen und von da aus dem übrigen Körper mit. Der Puls wird etwas voller und es tritt unter günstigen Umständen Schweiss ein. Statt des warmen Wassers bedient man sich meist des Geschmacks wegen heiss bereiteter Aufgüsse von verschiedenen vegetabilischen Substanzen.

Durch die Berührung von Stoffen, deren Temperatur unter 37° C. liegt, wird dem Körper Wärme entzogen und in Folge davon vermindert sich das Volumen der Theile, welche einen Wärmeverlust erlitten haben. Je nach dem Gefässreichthum wird die verlorene Wärme schneller oder langsamer wieder ersetzt, daher können auch solche Theile, welche im Verhältnisse zu dem Gefässreichthum eine grosse Oberfläche haben, durch ein Medium von bestimmter Temperatur stärker abgekühlt werden als andere, wo dies weniger der Fall ist.

Man benutzt kaltes Wasser, Eis oder Schnee ausserordentlich häufig, um einzelnen Theilen des Körpers Wärme zu entziehen oder eine Contraction der Gewebstheile zu veranlassen, wenn diese Theile eine höhere Temperatur haben wie sonst und eine Erweiterung, besonders der Capillargefässe, vorhanden ist, z. B. bei Congestionen oder Entzündungen an äusseren Theilen, wie bei Entzündungen der Haut, mögen dieselben nun durch Verletzungen oder andere Ursachen hervorgerufen werden, bei

II. WASSER.

traumatischen Entzündungen der Augen, aber auch, da bei Wärmeentziehung die Temperaturverminderung bis zu einer gewissen Tiefe und natürlich hier geradlinig dringt, bei Entzündungen des Gehirns und seiner Häute, bei Delirium tremens, Hydrocephalus acutus, bei Entzündungen des Herzbeutels, des Uterus u. s. w. Auch bei Blutungen bedient man sich des kalten Wassers, um eine Contraction der Gefässöffnungen und dadurch das Aufhören der Blutungen hervorzurufen; so bei Blutungen aus Wunden, wo man kalte Fomentationen macht, bei Nasenbluten, wo man kaltes Wasser in die Nase bringt, bei Lungen-, Magen- und Darmblutungen, wo man kaltes Wasser oder Eis verschlucken lässt, bei Uterusblutungen, wo man dasselbe in den Uterus und die Scheide injicirt, bei profusen Hämorrhoidalblutungen u. s. w.

Bei entzündlichen Affectionen des oberen Darmcanals lässt man entweder kaltes Wasser trinken oder kleine Eisstückchen (Eispillen) verschlucken, so bei Magenentzündungen, bei hartnäckigem Erbrechen u. s. w. Wie weit man in der epidemischen Cholera das Erbrechen und die Diarrhöe auf jene Weise beseitigen könne, muss noch durch weitere Beobachtungen festgestellt werden. Man muss jedoch bei dem Einbringen von sehr kaltem Wasser oder Eis in den Darmcanal bedenken, dass leicht in Folge davon Katarrhe oder auch Entzündungen desselben, so wie der benachbarten Organe, z. B. der Lungen, eintreten können.

Bei der anhaltenden Einwirkung sehr intensiver Kälte wird das Gefühlsvermögen in den berührten Theilen aufgehoben. Man hat daher das Eis empfohlen, um das Gefühlsvermögen in einzelnen Körpertheilen, z. B. den Extremitäten, zum Behufe schmerzhafter Operationen für einige Zeit aufzuheben. Da sich jedoch die anästhetische Wirkung der Kälte nur auf die ganz oberflächlich gelegenen Theile beschränkt, so ist dies Verfahren für die meisten Operationen nicht ausreichend. Nach den höheren Graden der Einwirkung von Kälte (Erfrierungen) entstehen häufig Entzündungen, welche mancherlei nachtheilige Folgen, besonders für verwundete Theile, haben können und oft auch in Brand übergehen.

Durch allgemeine Bäder, deren Temperatur niedriger als die des Körpers liegt, wird diesem viel Wärme entzogen und zwar um so rascher, je kälter dieselben sind. Da nun die Erhöhung der Temperatur in fieberhaften Krankheiten, wenn sie gewisse Grenzen übersteigt, erhebliche Gefahren für das Leben mit sich führt, so besitzen wir in den kalten Vollbädern ein Mittel, um diese Gefahren zu verhüten. Man hat dieselben daher vielfach bei Krankheiten mit starkem Fieber, am häufigsten bei Typhus angewendet, da hier gerade in dem lange anhaltenden und oft sehr starken Fieber eine besonders grosse Gefahr liegt. Gewöhnlich bringt man die Kranken in ein Bad, welches nur wenig unter der Körpertemperatur liegt (etwa 30° C.) und kühlt dasselbe dann allmählig durch Zugiessen von kaltem Wasser auf etwa 15° C. ab. Der Kranke bleibt 10—15 Minuten oder so lange im Bade, bis ein lebhaftes Frostgefühl eintritt, welches durch Abreiben des Körpers erträglicher gemacht werden kann, und wird dann in einem Bette leicht zugedeckt. Ein solches Bad wird so oft wiederholt, als die Temperatur 39° C. übersteigt.

Im Beginn dieser Bäder sieht man die Temperatur rasch sinken, dann findet ein Stillstand, nach einigen Angaben selbst ein geringes Steigen der Temperatur Statt. Einige Beobachter (LIEBERMEISTER, KERNIG, HOPPE, RÖHRIG und ZUNTZ) leiten diese Erscheinung von einer durch die Abkühlung bedingten erhöhten Wärmeproduction her, Andere (SENATOR, WINTERNITZ) von einer durch die Verengerung der Hautgefässe hervorgerufenen Wärmestauung. Jedenfalls wird durch die Verengerung der Hautgefässe das Blut aus der Haut zurückgedrängt und man hat daher dieser Behandlungsweise vielfach den Vorwurf gemacht, dass sie leicht zur Entstehung von Darmblutungen Veranlassung gebe. — Ferner wendet man kühle Fluss- und Seebäder ungemein häufig an, um die verweichlichte Haut abzuhärten und so die Anlage zu Katarrhen und Rheumatismen zu beseitigen, so wie bei vielen chronischen Nervenkrankheiten. — Erfrorne oder Erhängte, Ertrunkene, Erstickte, deren Körper bereits kalt geworden ist, pflegt man in ein kaltes Bad zu setzen, welches durch Zugiessen von warmem Wasser ganz allmählig auf die Körpertemperatur gebracht wird, da eine rasche Erwärmung des Körpers unter solchen Umständen sehr nachtheilig zu werden pflegt.

Da bei dem Schmelzen des Eises sehr viel Wärme latent wird, so kann man dem Körper durch Eis von 0^0 C. ungleich mehr Wärme entziehen, als durch Wasser von derselben Temperatur. Desshalb benutzt man das Eis auch vorzugsweise, wo es darauf ankommt, einer beschränkten Stelle recht viel Wärme zu entziehen, z. B. bei Entzündungen. Man füllt gewöhnlich das gröblich zerkleinerte Eis in eine feuchte Schweinsblase oder in einen Kautschukbeutel und legt dasselbe auf die abzukühlende Stelle. Das kalte Wasser bringt man meist in Form kalter Fomentationen unmittelbar auf die Haut und erneuert dasselbe, so oft es warm wird. Dies wird natürlich um so öfter geschehen müssen, je wärmer das Wasser an und für sich ist. Wasser, welches mit der Luft gleiche Temperatur hat, kann nur in sofern nützen, als es ein besserer Wärmeleiter ist, wie die Luft. Es lassen sich sehr leicht Vorrichtungen anbringen, dass das Wasser beständig auf die kranke, mit etwas dünner Leinwand bedeckte Körperstelle tropft und so durch seine Verdunstung zur Abkühlung derselben beiträgt.

Für alle die genannten Zwecke ist ein nicht gar zu unreines Quell-, Regen- oder Flusswasser ausreichend. Das destillirte Wasser (Aqua destillata) wendet man nur an, wenn in dem gewöhnlichen Wasser Stoffe enthalten sind, welche gewisse aufzulösende Substanzen verändern, z. B. bei Brechweinsteinlösungen, welche mit den Kalksalzen des Brunnenwassers unlösliches weinsaures Calcium bilden, bei Silberlösungen, welche durch die dem Wasser beigemischten organischen Substanzen und Chlormetalle getrübt werden u. s. w.

Wenn das natürlich vorkommende Wasser grössere Mengen anderer Stoffe beigemischt enthält, so rufen ausser dem Wasser auch diese Beimischungen gewisse Veränderungen des Organismus hervor und wir nennen solche Wässer, wenn wir sie zu therapeutischen Zwecken anwenden, gewöhnlich **Mineralwässer**. Die häufigsten Beimischungen dieser Wässer sind: Chlornatrium, Chlorkalium, Chlorcalcium und Chlormagnesium, meist mit kleinen Antheilen der entsprechenden Brom- und Jodmetalle, ferner freie Kohlensäure, kohlensaures Natrium, bisweilen Spuren von kohlensaurem Lithium, doppelt kohlensaures Calcium, doppelt kohlensaures Magnesium, doppelt kohlensaures Eisen, schwefelsaures Natrium, schwefelsaures Kalium, schwefelsaures Calcium, schwefelsaures Magnesium, schwefelsaures Eisen, Spuren von Manganverbindungen, schwefelsaures Aluminium, Schwefelwasserstoff, Schwefelnatrium, Schwefelcalcium, kieselsaures Kalium, kieselsaures Natrium u. s. w.

Diese Stoffe haben genau dieselbe Zusammensetzung, mögen sie in den natürlichen Wässern enthalten oder in chemischen Fabriken oder Laboratorien dargestellt worden sein. Die Wirkung eines Mineralwassers kann daher nicht verschieden sein von der Wirkung seiner Bestandtheile. Bei den gewöhnlichen Mineralwassercuren kommen aber ausser dem Gebrauche des meist an und für sich schon sehr zusammengesetzten Mineralwassers noch zahlreiche Momente in Betracht, welche Einfluss auf die bestehenden Krankheiten haben können, z. B. die Reise, der Aufenthalt an einem anderen Orte, unter anderer Umgebung, die veränderte Lebensweise, veränderte Diät, veränderte Luftbeschaffenheit u. s. w. Unter solchen Umständen ist es ausserordentlich schwer, zu bestimmen, welchen Einfluss jedes einzelne dieser Momente auf die etwaige Besserung eines Krankheitsfalles gehabt habe. Diese Schwierigkeit wird noch dadurch bedeutend erhöht, dass man es bei Mineralwassercuren fast immer nur mit chronischen Krankheiten zu thun hat, deren Besserung ganz allmählig erfolgt und uns nur selten einen irgend brauchbaren Maassstab anzulegen gestattet. Endlich sind die beobachtenden Aerzte meist auch nicht im Stande, die Wirkungen mehrerer Mineralwässer mit einander zu vergleichen, sondern sind auf ein bestimmtes, an ihrem Wohnorte befindliches Mineralwasser angewiesen, wodurch leicht die Unbefangenheit des Urtheils getrübt werden kann.

Diese ausserordentlichen Schwierigkeiten machen es leicht erklärlich, dass man meist ziemlich willkürlich einzelne der genannten Factoren als Grund der eingetretenen Besserung bezeichnete. Am nächsten aber lag es, gerade dem Gebrauche des Mineralwassers den Hauptantheil an der günstigen Wirkung zuzuweisen. Etwas weniger willkürlich durfte man bei der Beurtheilung der einzelnen Bestandtheile der Heilquellen verfahren. Die chemische Analyse ergab, dass das Wasser gewisse besonders wirksame Stoffe enthielt oder dass gewisse Bestandtheile sich in überwiegender Menge darin vorfanden, denen man daher auch die Hauptwirkung zuzuschreiben genöthigt war. Desto grösserer Spielraum bot sich für die Beurtheilung der übrigen Bestandtheile dar. Da diese natürlich für jede Mineralquelle etwas verschieden sind, so lieferten sie den besten Anhaltspunkt, um den Nachweis zu führen, dass die betreffende Mineralquelle eine ganz eigenthümliche Wirkung haben müsse und dass zahlreiche Krankheiten nur hier und nirgend anders ihre Heilung finden könnten. Unter solchen Umständen ist es kaum als ein Vorwurf anzusehen, dass der medicinische Theil der Heilquellenlehre sich noch heute auf einem sehr niedrigen wissenschaftlichen Standpunkte befindet.

Um eine Uebersicht über die verschiedenen Heilquellen zu erlangen, ist man in neuerer Zeit gewöhnlich von den Hauptbestandtheilen derselben ausgegangen und theilt sie daher meist in folgenden Gruppen ein.

I. Indifferente Thermen: Diese sind arm an festen Bestandtheilen, enthalten meist auch nur wenig Kohlensäure und Schwefelwasserstoff. Sie werden daher fast ausschliesslich zu Bädern benützt. Es kommen bei ihrer Wirkung abgesehen von dem Baden noch die übrigen diätetischen Momente in Betracht. Die bekanntesten derselben sind: Wildbad, Liebenzell, Badenweiler, Schlangenbad, Warmbrunn, Landeck, Gastein, Teplitz, Römerbad bei Tüffer, Leuk, Pfäffers und Ragatz, Plombières, Bath u. a. m.

II. Kochsalzreiche Mineralwässer. — Sie enthalten ausser dem Kochsalz noch geringe Mengen von Chlorkalium, Chlorcalcium, Chlormagnesium, manche auch Spuren von Jod- und Brommetallen, so wie Gyps. Einzelne von ihnen sind auch reich an Kohlensäure. Sie werden zum Theil nur zum Baden, zum Theil zum Baden und Trinken benutzt. Einige von ihnen sind warm, wie: Baden-Baden, Cannstatt, Kreuznach, Rehme (Oeynhausen), Nauheim u. a. m., andere kalt, wie Soden, Homburg, Hall in Würtemberg, Salzhausen, Arnstadt, Frankenhausen, Kösen, Sulza, Wittekind, Elmen, Hubertusbad, Salzungen, Dürkheim, Schmalkalden, Kissingen, Adelheidsquelle, Kreuth, Reichenhall und Achselmannstein, Hall in Tyrol, Ischl, Hall in Oberösterreich, Aussee in Steiermark, Gmunden, Bex, Saxon u. a. m.

III. Mineralwässer mit viel kohlensaurem Natrium und Kohlensäure. Sie dienen zum Theil zum Baden, meist nur zum Trinken. Einige von ihnen sind warm, wie Vichy und Neuenahr, die meisten kalt, wie Fachingen, Geilnau, Salzbrunn, Bilin, Giesshübel u. s. w. Andere enthalten noch Kochsalz, wie Ems (warm), Selters, Luhatschowitz in Mähren, Gleichenberg in Steiermark u. s. w.

IV. Bittersalz- und glaubersalzhaltige Mineralwässer. — Die bittersalzhaltigen Wässer (Bitterwässer) von Saidschütz, Sedlitz, Püllna, Hunyadi-Janos (Ofen), Friedrichshall u. s. w. werden gewöhnlich nur zum Trinken gebraucht, die glaubersalzhaltigen enthalten häufig noch Kochsalz, kohlensaures Natrium, Kohlensäure, auch wohl Eisen und dienen zum Theil auch zum Baden. Die wichtigsten derselben sind: Rippoldsau, Petersthal, Lippspringe, Elster, Franzensbad, Marienbad, Karlsbad (41,5—59⁰ R.), Rohitsch, Tarasp u. s. w.

V. Schwefelwässer. — Dieselben enthalten Schwefelwasserstoff, wenn auch meist nicht in grosser Menge, Schwefelnatrium, Schwefelcalcium, zum Theil auch etwas Kochsalz, sowie schwefelsaure und kohlensaure Salze. Sie dienen am häufigsten zum Baden, seltener zum Trinken. Viele von ihnen sind warm, z. B. Aachen (44⁰ R.), Burtscheid (35—62⁰ R.), Baden bei Wien (27,9⁰ R.), Mehadia (24—44⁰ R.), Baden in der Schweiz (30—40⁰ R.), Schinznach (28⁰ R.), Aix-les-Bains (34—38⁰ R.), Eaux-Chaudes, Cauterets (31⁰ R.), Saint-Sauveur (27,5 R.), Barèges (25—36⁰ R.), Bagnères de Luchon (14—45⁰ R.) u. s. w.; andere kalt, wie Eilsen, Nenndorf, Weilbach, Langenbrücken u. s. w.

VI. Eisenwässer. — Schon von den oben genannten kohlensäurereichen Mineralwässern sind viele eisenhaltig. Als Eisenwässer oder

Stahlwässer bezeichnet man gewöhnlich nur die, bei denen der Eisengehalt gegenüber den anderen Bestandtheilen mehr in den Vordergrund tritt. Das Eisen ist in ihnen fast stets als doppelt-kohlensaures, nur selten auch als schwefelsaures Salz enthalten. Sie sind fast sämmtlich kalt und dienen meist nur zum Trinken. Die wichtigsten von ihnen sind: Pyrmont, Schwalbach, Driburg, Bocklet, Steben, Brückenau, Hofgeismar, Liebenstein, Schandau, Muskau, Alexisbad, Dobberan, Freienwalde, Cudowa, Reinerz, Flinsberg, Liebwerda, Königswarth, Krynica, St. Moritz, Spaa u. s. w.

III. Kohle.

Die einzelnen Arten der Kohle unterscheiden sich besonders durch ihre Form und die sie begleitenden Beimengungen von einander. Ausser dem Kohlenstoff und den Aschenbestandtheilen enthält die vegetabilische, so wie die animalische Kohle auch noch geringe Mengen von Sauerstoff, Wasserstoff und Stickstoff, doch haben diese keinen Einfluss auf die Wirkung derselben. Wurde die Kohle nicht genügend ausgeglüht, so kann sie noch Producte der unvollständigen Verbrennung enthalten, die unter manchen Umständen allerdings vielleicht die Wirkung der Kohle modificiren können.

Bei der Verkohlung des Holzes schmilzt die Holzfaser nicht und die zurückbleibende Kohle wird, da ein grosser Theil der Bestandtheile entweicht, ausserordentlich porös. Solche Substanzen, welche beim Verkohlen schmelzen, z. B. Zucker, Brot u. s. w., geben zwar eine lockere und blasige, aber durchaus nicht so poröse Kohle wie das Holz und besitzen daher auch die von der Porosität abhängigen Eigenschaften nur in geringem Grade.

Durch jene Porosität erhält die Kohle die Eigenschaft, ziemlich grosse Mengen einiger Gase und anderer Stoffe zu absorbiren. So nimmt sie z. B. von Ammoniakgas ihr 90faches, von Schwefelwasserstoffgas ihr 55faches, von Kohlensäuregas ihr 35faches Volumen auf. Diese Eigenschaft besitzt jedoch nur die frisch ausgeglühte Kohle, beim längeren Liegen an der Luft verliert sie ihr Absorptionsvermögen. Auch ist dieses bis jetzt nur für die genannten Gase, aber keineswegs für alle übelriechenden Stoffe nachgewiesen. Man hat die frisch ausgeglühte Holzkohle früher bisweilen zur Desinfection von Krankenzimmern benutzt. Dieses Verfahren ist jedoch wegen der dazu nöthigen grossen Mengen von Kohle, wenn es gehörig durchgeführt wird, sehr kostspielig, im andern Falle aber unnütz. Eher kann man die frisch ausgeglühte Holzkohle zur Desinfection von Spucknäpfen, Nachtstühlen u. s. w. verwenden, STENHOUSE empfahl mit Kohle gefüllte Respiratoren, um die einzuathmende Luft von schädlichen Gasen zu reinigen. Durch Pulvern wird die Porosität und die Zugänglichkeit der Kohle für die Luft sehr vermindert, weshalb man sie für die obigen Zwecke in erbsengrossen Stücken verwendet. Aus dem angegebenen Grunde eignet sich die Kohle auch nicht als Streupulver bei brandigen und anderen übelriechenden Geschwüren. Die gepulverte Holzkohle unterscheidet sich von den meisten anderen Pulvern durch die scharfkantige Form ihrer Partikelchen und kann daher zu manchen mechanischen Zwecken besser benutzt werden, als andere Pulver, z. B. zum Reinigen der Zähne. Durch das Kohlenpulver lässt sich der an den Zähnen festsitzende Schleim leicht und vollständig abreiben, ohne dass die Zähne selbst dadurch beschädigt werden, wie dies durch härtere Substanzen, z. B. Glaspulver, geschieht. Indess legt sich die Kohle, wenn man sie als Zahnpulver anwendet, bei manchen Personen am Halse der Zähne fest und bildet schwarze Ränder um dieselben, wesshalb man häufig auch anderen, rothgefärbten Substanzen den Vorzug giebt. Auf den üblen Geruch des Athems kann die Kohle nur in sofern Einfluss haben, als sie zur Reinigung des Mundes beiträgt; die Eigenschaft, Gase zu absorbiren, hat sie in der Form, wie wir sie anzuwenden pflegen, längst verloren. Zum Zwecke der Reinigung der Zähne ist eine Mischung aus etwa gleichen Theilen Holzkohle und Seifenpulver am meisten geeignet. Bei Personen, bei welchen das Zahnfleisch leicht blutet, setzt man gewöhnlich noch adstringirende Stoffe, wie Drachenblut, Catechu, Salbei u. s. w. zu den Zahnpulvern und parfümirt dieselben meist mit Nelkenöl.

Da die Kohle im Magen von dem Inhalte desselben durchtränkt wird, so verliert sie ihr Absorptionsvermögen für Gase. Es war daher unrichtig, dass man sie früher bisweilen zu diesem Zwecke in den Darmcanal einführte. Dagegen kann die Holzkohle wegen der Form ihrer Partikelchen leichter als andere Pulver auf die Schleimhaut einwirken, sich in dieselbe einbohren und selbst bis in die Venen dringen, so dass man mit dem Mikroskope Kohlensplitterchen im Pfortaderblute nachzuweisen vermag, die hier freilich ebensowenig wie im Darmcanale aufgelöst werden können. Als Folgen der feinen Verletzungen des Darmcanals können leichte Schmerzen, Brechneigung und Durchfälle eintreten. Vielleicht sind diese Folgen in manchen Krankheitsfällen nützlich, wenigstens hat BELLOC bei dem Gebrauche der Pappelkohle und LEARED bei dem der Kohle von Kokosnussschalen öfters Cardialgien und Verdauungsstörungen verschwinden sehen. Es ist jedoch zweifelhaft, ob wir dadurch mehr, als durch sehr viele andere Mittel erreichen können.

Die Thierkohle ist viel weniger porös als die Pflanzenkohle, auch sind ihre Partikelchen weniger scharfkantig und daher zu mechanischen Zwecken weniger geeignet, als die der Holzkohle. Dagegen besitzt die Knochenkohle wegen der feinen Vertheilung ihrer Partikelchen und zum Theil wohl auch wegen ihres Aschengehaltes (sie enthält gegen 90 Proc. Asche, grösstentheils phosphorsaures Calcium, mit dem sie auf das Innigste gemengt ist) in höherem Grade als die Pflanzenkohle die Fähigkeit, manche Stoffe aus ihren Lösungen auf sich niederzuschlagen, wesshalb sie auch technisch vielfach benutzt wird. GARROD hat empfohlen, diese Eigenschaft der Kohle zu benutzen, um schädlich wirkende Stoffe, z. B.

IV. SCHWEFEL. 95

Quecksilberchlorid, arsenige Säure, Morphium, Strychnin u. s. w., im Darmcanale auf sie zu präcipitiren; ebenso empfahl CHEVALLIER dieselbe bei Kupfervergiftungen. Allein dies würde sich nur durch sehr grosse Mengen und nicht so schnell, als es zu wünschen wäre, erreichen lassen. Früher benutzte man die Fleischkohle bei scrofulösen Drüsenanschwellungen, sowie gegen Krebs verschiedener Organe; doch ist kein Grund für die Annahme vorhanden, dass dies etwas nützen könne.

Carbo ligni, gewöhnlich Lindenholzkohle (Carbo ligni tiliae) oder Birkenkohle (Carbo ligni betulae) wurde zu grm. 0,50—1,50 p. d., von BELLOC zu mehreren Grammen tagüber in Pulvern, Pillen, Latwergen oder in Gallertkapseln gegeben.

Carbo animalis a) Carbo carnis, Fleischkohle, b) Ebur ustum nigrum, Beinschwarz, Knochenkohle. Innerlich verordnete man meist die Kalbfleischkohle zu grm. 0,10—0,20 mit etwas Zucker.

IV. Schwefel.

Die beiden Formen, in welchen man den Schwefel anzuwenden pflegt, die Schwefelblumen und die Schwefelmilch, zeigen keine wesentlichen chemischen Unterschiede. Wegen ihrer Bereitung enthält die Schwefelmilch noch geringe Mengen von Schwefelwasserstoff, welcher ihr einen eigenthümlichen Geruch ertheilt, und etwas Wasser, welches jedoch nicht chemisch an den Schwefel gebunden ist. Dagegen ist die Schwefelmilch ungleich feiner vertheilt, als die Schwefelblumen, und darauf gründet sich auch jedenfalls die Verschiedenheit ihrer Wirkungen..

Wegen seiner Unlöslichkeit in wässrigen Flüssigkeiten ist der Schwefel geschmacklos, doch besitzt die Schwefelmilch einen schwachen Geschmack nach Schwefelwasserstoff. Auch im Magen scheinen sich beide Präparate ganz indifferent zu verhalten, dagegen müssen dieselben im weiteren Verlaufe des Darmcanals wesentliche Veränderungen erleiden, wenigstens treten, am stärksten bei dem Gebrauche der Schwefelmilch, nach einiger Zeit Kolikschmerzen und Kollern im Leibe ein, denen, je nach der Grösse der Dosis, später eine oder mehrere breiige Stuhlausleerungen folgen. Welche Veränderungen der Schwefel im Darmcanale erleide, lässt sich aus Mangel an Untersuchungen noch nicht mit Gewissheit bestimmen. Das im Darminhalte befindliche Fett scheint keinen Schwefel aufzulösen, wenigstens wird bei reichlichem Fettgenusse nicht mehr Schwefel in das Blut übergeführt, als ohne denselben.[1] Wie sich die Galle und der pankreatische Saft gegen den Schwefel verhalten, ist noch nicht genauer untersucht. Am wahrscheinlichsten ist bis jetzt die Annahme, dass sich im Darmcanale ein alkalisches Schwefelmetall bilde. Die Kolikschmerzen und das Kollern im Leibe sprechen dafür, dass dies schon im Dünndarme geschehe. Nach dem Gebrauche grösserer Schwefelmengen findet man in

---

[1] A. KRAUSE, De transitu sulfuris in urinam. Dissert. inaug. Dorpat. 1853.

den Fäcalmassen einen Theil des Schwefels im unveränderten Zustande wieder. Immer enthält beim Schwefelgebrauche das Intestinalgas ziemlich viel Schwefelwasserstoff, was sich aus der Einwirkung der im Darmcanale befindlichen Kohlensäure auf das gebildete Schwefelmetall erklärt. Complicirter gestalten sich die Verhältnisse, wenn die Schwefelmetalle der Alkalien, von denen vorzugsweise das dreifach Schwefelkalium benutzt wird, in den Magen gelangen. Durch die freie Säure des Mageninhalts werden dieselben so zersetzt, dass sich Schwefelwasserstoff bildet, während, wenigstens bei den höheren Schwefelungsstufen, Schwefelmilch ausgeschieden wird. Die letztere wird jedenfalls im Verlaufe des Darmcanals ebenso verändert, wie die bereits fertig eingeführte Schwefelmilch. Zu dieser und dem in reichlicher Menge frei werdenden Schwefelwasserstoff kommen nun noch das etwa unzersetzt gebliebene dreifach Schwefelkalium, das diesem beigemengte schwefelsaure, unterschwefligsaure und kohlensaure Kalium und die im Magen gebildeten Kaliumsalze. Unter diesen Umständen ist es jetzt noch nicht möglich, zu bestimmen, welchen Antheil jeder dieser Stoffe an den nach dem Einnehmen grosser Dosen von Schwefelkalium eintretenden Erscheinungen hat.

Bei dem Gebrauche kleiner Mengen (0,1—0,2 Grm.) Schwefelkalium treten ganz ähnliche Erscheinungen ein, wie bei dem der Schwefelmilch, nämlich leichte Kolikschmerzen und verminderte Consistenz der Ausleerungen, nach dem Einführen grosser Mengen zeigen sich dagegen die Symptome einer Gastroenteritis. Zu diesen kommen jedoch, nach sehr bedeutenden Quantitäten, noch grosse Muskelschwäche, die sich bis zur Lähmung steigern kann, so dass schon, ehe die Gastroenteritis ihren Höhepunkt erreicht hat, auf diesem Wege der Tod eintreten kann.

Auf welche Weise nun das im Darmcanale gebildete oder bereits fertig eingeführte alkalische Schwefelmetall auf denselben einwirke, ist jetzt noch nicht mit Sicherheit zu bestimmen. Jedenfalls wird die Schleimhaut des Darmcanals verändert und in Folge davon treten lebhafte peristaltische Bewegungen ein; doch spricht die breiige Consistenz der Fäces gegen eine beträchtliche Secretionsvermehrung.

Obgleich der Schwefel als Eccoproticum in sehr vielen Fällen benutzt werden könnte, ist doch gegenwärtig seine Verwendung ziemlich beschränkt. Der Grund davon ist darin zu suchen, dass solche Personen, welche Schwefel einnehmen, einen, wenn auch schwachen Schwefelwasserstoffgeruch um sich verbreiten. Man giebt daher gewöhnlich den abführenden Salzen den Vorzug, obgleich sich der Schwefel besser einnehmen lässt, als diese. Mit besonderer Vorliebe wandte man ihn bei schmerzhaften Hämorrhoidalknoten an, indem man ihm früher irriger Weise einen besonderen Einfluss auf die Unterleibsvenen zuschrieb.

Durch die reichliche Schwefelwasserstoffentwickelung, welche bei dem Gebrauche des Schwefels im Darmcanale Statt findet, können manche Metalle noch leichter als sonst in Schwefelmetalle umgewandelt werden. Daher eignet sich besonders das Schwefelkalium bei Vergiftungen durch solche Metalle, welche durch Schwefelwasserstoff in unwirksame Schwefelverbindungen verwandelt werden, z. B. Kupfer, Blei, Wismuth, Quecksilber, Silber, Antimon u. s. w.; allein der reichliche Gebrauch desselben kann selbst wieder nachtheilige Folgen haben, und daher verdienen andere Antidota, z. B. das frisch gefällte Schwefeleisen, den Vorzug. Am häufigsten hat man sich noch des Schwefelkaliums bei chronischen **Blei-** und **Quecksilbervergiftungen** bedient. Bei diesen chronischen Vergiftungen gelangen solche Quantitäten jener Stoffe, welche einmal genommen keine besonders nachtheiligen Folgen haben, sehr häufig in den Körper. Indem man hier das Schwefelkalium als Antidotum anwandte, ging man von der bis jetzt nur theilweise erwiesenen Ansicht aus, dass jene Stoffe sich allmählig im Körper ansammelten und durch ihre Anhäufung im Organismus zu den bestehenden Krankheitserscheinungen Veranlassung gäben. Wenn der Gebrauch von Schwefelpräparaten in solchen Fällen, wie manche Aerzte beobachtet zu haben glauben, von Nutzen ist, so fragt es sich doch, ob der letztere sich auf die obige einfache Weise erklären lasse.

Obgleich uns noch genauere Untersuchungen fehlen, so ist es doch wahrscheinlich, dass das im Darmcanale gebildete alkalische Schwefelmetall als solches in das **Blut** übergehe. Am meisten spricht der Umstand dafür, dass beim anhaltenden Schwefelgebrauche etwas Schwefelwasserstoff durch die Haut ausgeschieden wird. Dies kann aber nur dann geschehen, wenn sich ein Schwefelmetall im Blute befindet. Von einer Reduction bereits gebildeter schwefelsaurer Salze im Blute oder in der Haut lässt sich jene Erscheinung nicht herleiten, da sie nur bei dem Gebrauche des Schwefels und nicht auch bei dem der schwefelsauren Salze eintritt. Das alkalische Schwefelmetall wird jedoch nicht, wie man erwarten sollte, durch die Eisenverbindungen des Blutes zersetzt, sondern durch den im Blute vor sich gehenden Oxydationsprocess in schwefelsaures Kalium verwandelt. Während wir ausserhalb des Organismus im Stande sind, das Blut durch Schütteln mit einem alkalischen Schwefelmetall vollständig seines Sauerstoffs zu berauben, kann dieses im circulirenden Blute längere Zeit bestehen. Die Oxydation des Schwefels erfolgt überhaupt im Körper nur langsam. Nach dem Einnehmen von xanthogensaurem Kalium konnte ich drei Tage lang Schwefelwasserstoff im Harn nachweisen. Ferner geht unterschwefligsaures Natrium zum Theil unverändert in den Harn über.[1] Ja bei Katzen findet sich sogar ein unterschwefligsaures Salz als normaler, bei Hunden als ein häufig vorkommender Harnbestandtheil[2].

Durch die Gegenwart kleiner Mengen von alkalischen Schwefelmetallen im Blute wird keine Veränderung des körperlichen Wohlbefindens hervorgerufen. Die Vergiftungserscheinungen, welche man nach Einführung grösserer Mengen von Schwefelkalium beobachtet hat, sind vielleicht theilweise auf die Wirkung der Kaliumsalze zurückzuführen. Da man lange Zeit den Schwefel bei chronischen Hautkrankheiten anwandte, schrieb man ihm oft auch eine **diaphoretische** Wirkung zu. Ebenso

---

[1] Vergl. TRACHTENBERG, Zur Frage über die Neutralisation überschüssiger Alkalien im Blute. Inaugural-Dissertation Dorpat. 1861. — HÖPPENER, Ueber die Zersetzung einiger Schwefel- und Chlorverbindungen im Organismus. Inaugural-Dissertation Dorpat. 1863.
[2] O. SCHMIEDEBERG, Ueber das Vorkommen von unterschwefliger Säure im Harn von Hunden und Katzen. Archiv d. Heilkunde VIII. S. 420. 1867.

benutzte man den Schwefel früher wegen seiner angeblich expectorirenden Wirkung bei chronischen Katarrhen u. s. w.

Die Hauptmenge des aus dem Darmcanale in das Blut übergeführten Schwefels wird durch die Nieren in Form von Schwefelsäure, die an Kalium oder Natrium gebunden ist, ausgeschieden. Die irrige Behauptung von LAVERAN und MILLON[1], dass gar kein Schwefel in den Harn übergehe, hat, wie es scheint, in der zu geringen Zahl der von diesen Chemikern angestellten Untersuchungen ihren Grund. Immer beträgt der mit dem Harn ausgeschiedene Schwefel nur einen Bruchtheil der in den Magen gebrachten Quantität. Am grössten ist derselbe bei dem Gebrauche der Schwefelmilch, geringer beim Gebrauche der Schwefelblumen, und zwar wird das Verhältniss des in den Harn übergehenden Schwefels zu der ganzen eingenommenen Menge um so geringer, je grösser die letztere ist, auch wenn sie keine auffallende Vermehrung der Stuhlausleerungen hervorruft.[2] Bei dem Gebrauche der Schwefelmilch und der Schwefelblumen findet man den Schwefel nur in Form von Schwefelsäure im Harn wieder, dagegen kann bei Vergiftungen durch Schwefelkalium, wie WÖHLER und ORFILA nachgewiesen haben, neben dem schwefelsauren Kalium auch unverändertes Schwefelmetall übergeführt werden. Der etwas grössere Gehalt des Harns an schwefelsauren Salzen hat auf die Beschaffenheit der Harnwerkzeuge keinen bemerkbaren Einfluss, man hat sich auch bis jetzt noch nicht des Schwefels bedient, um Veränderungen jener Organe oder der Zusammensetzung des Harns hervorzurufen.

Ebensowenig, wie im Magen kann der unveränderte Schwefel auf der **äusseren Haut** anders als mechanisch wirken. Wenn derselbe jedoch mit Fetten vermischt wird, so tritt, namentlich unter Mitwirkung der Wärme, eine noch nicht genauer untersuchte Reaction ein, bei welcher Schwefelwasserstoff entwickelt wird. Am häufigsten und schon seit den ältesten Zeiten hat man den Schwefel so bei Krätze und einigen anderen chronischen Hautkrankheiten, die man mit der Krätze zusammenstellte, angewendet. Seitdem man jedoch jene Krankheit besser kennen gelernt hat, zieht man meist andere Mittel, durch welche man die Krätzmilben leichter tödten kann, vor oder setzt sie dem Schwefel zu, wodurch jedoch dieser überflüssig gemacht wird.

Das Schwefelkalium hat man äusserlich vorzugsweise in Form allgemeiner Bäder bei Krätze, besonders aber bei anderen chronischen Hautkrankheiten, wie bei Psoriasis, Prurigo u. s. w., auch bei Gicht und Rheumatismen angewendet. Gewöhnlich sah man nach dem Gebrauche natürlicher warmer Schwefelquellen noch bessere Erfolge, wie von den künstlichen Schwefelbädern, da bei jenen noch viele andere Momente mit zur Heilung beitragen können.

Sulfur sublimatum (Flores sulfuris). Die durch Sublimation des Schwefels in Fabriken bereiteten Schwefelblumen werden durch Auswaschen mit Wasser von der anhängenden Säure befreit. (Flores sulfuris loti. **Sulfur depuratum**). Man verordnet die gereinigten Schwefel-

---

[1] *Annales de Chimie et de Physique* III. Sér. Tom. XII. p. 139.
[2] KRAUSE. l. c.

blumen zu 1,0—2,0 Grm., selbst zu 6,0 Grm. in Pulverform mit etwas Zucker u. s. w. Aeusserlich benutzte man das **Unguentum sulfuratum simplex**, eine Mischung von 1 Th. Schwefelblumen und 2 Th. Schweinefett und andere jetzt obsolete Präparate.

Sulfur praecipitatum (Lac sulfuris). Die Schwefelmilch wird gewöhnlich durch Fällen des Fünffach-Schwefelcalciums mit Salzsäure und nachheriges Trocknen erhalten. Man giebt dieselbe zu 0,3—0,6 Grm. p. d. am besten in Pulverform.

Kalium sulfuratum (Kali sulfuratum, Hepar sulfuris salinum). Das Dreifach-Schwefelkalium wird durch Zusammenschmelzen von 1 Th. gereinigten Schwefels und 2 Th. reinen kohlensauren Kaliums erhalten und zu 0,1—0,2 Grm. p. d. in Pillenform oder in Fleischbrühe gelöst gegeben. Zu Salben nahm man 1 Th. auf 8 Th. Fett, zu einem allgemeinen Bade 100—200 Grm. Das Schwefelkalium zu Bädern wird gewöhnlich der Billigkeit wegen mit Potasche bereitet (**Kalium sulfuratum impurum** s. ad balneum) oder man bedient sich zu diesem Zwecke auch des Schwefelcalciums (**Calcaria sulfurata**, Hepar sulfuris calcareum, Kalkschwefelleber).

V. Gruppe des Chlors.

1. Chlorum, Chlor — Cl.
2. Bromum s. Bromium, Brom — Br.
3. Jodum s. Jodium, Jod — J.

Chlor, Brom und Jod stimmen in ihren Eigenschaften so vielfach überein, dass sie eine ziemlich scharf charakterisirte Gruppe unter den nicht metallischen Elementen bilden. Alle drei, besonders aber das Chlor, zeichnen sich vor den übrigen Elementen, mit Ausnahme des Sauerstoffs, durch ihre grosse Neigung aus, sich auch mit anderen Körpern, als dem Sauerstoff, besonders aber mit dem Wasserstoff und den Metallen zu verbinden, ja häufig gehen diese Verbindungen mit ungleich grösserer Energie vor sich, als beim Sauerstoff. So verbindet sich z. B. das Chlor schon bei gewöhnlicher Temperatur mit fein zertheiltem Kupfer, Wismuth, Antimon u. s. w. unter Feuererscheinung, während der Sauerstoff dies unter gleichen Umständen nicht thut. Aber nicht bloss durch die Energie ihrer Verwandtschaft zeichnen sich jene Körper aus, sondern auch durch die grosse Zahl von Verbindungen, welche sie eingehen können. Besonders werden auch die organischen Körper mit sehr wenigen Ausnahmen durch Chlor verändert, während beim Brom und Jod die Verwandtschaft etwas kleiner ist. — Wenn sich das Chlor mit einem anderen Stoffe verbindet, so werden dadurch die Eigenschaften beider Theile mehr oder weniger verändert. Mit den einfachen Stoffen bildet das Chlor Säuren oder salzartige Körper, auf die organischen Materien wirkt dasselbe am häufigsten durch seine Affinität zum Wasserstoff, und zwar entzieht es ihnen denselben entweder theilweise oder gänzlich, so dass ausser der Salzsäure chlorfreie Producte gebildet werden, oder es tritt auch an die Stelle der ausgeschiedenen

Wasserstoffatome eine entsprechende Anzahl von Chloratomen ein, oder es tritt ganz einfach Chlor an die organische Verbindung, ohne dass Wasserstoff eliminirt wird. In manchen Fällen wird auch der Sauerstoff durch Chlor vertreten. Ganz ähnlich wie Chlor verhalten sich Brom und Jod gegen organische Stoffe.

Wegen seiner grossen Affinität benutzt man das Chlor häufig, um unangenehme und schädliche Stoffe, welche auf andere Weise nicht entfernt werden können, zu zersetzen und dadurch unschädlich zu machen. In den Krankenzimmern sind vielfache Veranlassungen zur Schwefelwasserstoffentwickelung gegeben, z. B. durch Fäces, Geschwüre u. s. w., so dass dieses Gas eine Hauptursache des üblen Geruchs in Krankenzimmern bildet. Durch Chlor wird der Schwefelwasserstoff sogleich zersetzt in Salzsäure und freien Schwefel. Eine andere, meist gleichzeitig vorhandene Ursache übler Gerüche ist das Ammoniak, welches mit Chlor oder mit der entstandenen Salzsäure Salmiak bildet und sich als solcher allmählig abscheidet. Natürlich ist die Anwendung des Chlors nur dann zweckmässig, wenn man gehindert ist, die verunreinigte Luft durch frische zu verdrängen.

Aber nicht in allen Fällen geht die Einwirkung des Chlors so rasch und leicht von Statten, als beim Schwefelwasserstoff oder Ammoniak, häufig ist es, um organische Stoffe zu verändern, nöthig, dieselben längere Zeit einer concentrirten Chlorgasatmosphäre, bisweilen selbst unter Mitwirkung von directem Sonnenlicht oder erhöhter Wärme, auszusetzen. Aus diesem Grunde sind wir auch bei Stoffen, deren chemische Natur uns unbekannt ist, nicht im Stande, mit Wahrscheinlichkeit im Voraus zu bestimmen, ob dieselben durch das von uns angewandte Chlor leicht zersetzt werden können. Das ist bei vielen andern übelriechenden Stoffen, z. B. Kohlenwasserstoffen, der Fall, welche der Einwirkung des Chlors stärker widerstehen, so dass sie oft nur für unser Geruchsorgan verdeckt werden. Noch mehr gilt dies von solchen Stoffen, welche als Verbreiter von Krankheiten dienen können. Sie sind uns, bis auf sehr wenige Ausnahmen, noch gänzlich unbekannt, bei den meisten wissen wir gar nicht einmal, ob wir es mit chemischen Agentien oder mit organisirten Körpern zu thun haben, ja in vielen Fällen können wir die Existenz solcher Ansteckungsstoffe nicht einmal schlagend beweisen und können somit leicht in den Fall kommen, mit Chlorräucherungen gegen einen Feind zu kämpfen, der gar nicht vorhanden ist. Und so ist uns bis jetzt keine einzige Krankheit bekannt, bei welcher wir die ansteckenden Stoffe in oder auf dem Organismus selbst durch die Einwirkung von Chlor ohne Nachtheile für den Kranken zerstören könnten. So konnten auch die vielfach gemachten Versuche, die Ansteckung in Krankenzimmern durch Chlorräucherungen zu verhüten, nicht zu dem erwünschten Ziele führen. Auf leblose Gegenstände dürfen wir das Chlor allerdings energischer einwirken lassen, allein viele derselben werden dadurch so verändert, dass sie ihre Brauchbarkeit verlieren. Desshalb zieht man, um leblose Gegenstände von den ihnen anhaftenden Ansteckungsstoffen zu befreien, häufig dem Chlor andere Mittel, z. B. die Anwendung hoher Wärmegrade, vor.

Will man das Chlor zur Zerstörung von Schwefelwasserstoff und anderen übelriechenden Gasen benutzen, so bedient man sich am zweckmässigsten des Chlorkalks, von welchem man etwa 10—20 Grammen auf einem flachen Gefässe in dem Krankenzimmer aufstellt, so dass sich nur ein schwacher Chlorgeruch durch dasselbe verbreitet. Durch die Kohlensäure der atmosphärischen Luft erleidet der Chlorkalk eine allmählige Zersetzung, so dass das Chlor frei wird. Will man eine raschere Chlorentwickelung haben, z. B. bei Leichenöffnungen, so übergiesst man den Chlorkalk mit einer stärkeren Säure, z. B. Salzsäure oder Schwefelsäure. Früher entwickelte man auch nach GUYTON-MORVEAU's Vorschrift zum Zwecke von Räucherungen das Chlor aus einer Mischung von Kochsalz, Braunstein und Schwefelsäure oder durch gelindes Erwärmen einer Mischung von 1 Theil Braunstein und 3 Theilen gewöhnlicher Salzsäure.

Ebenso wie das Chlor könnte man auch das Brom und Jod zur Zerstörung übler Gerüche benutzen, doch geschieht dies für gewöhnlich nicht, da die Anwendung des Chlors ungleich billiger ist, als die der genannten Stoffe.

Von den organischen Körperbestandtheilen werden manche, z. B. Eiweiss, leicht, andere, z. B. Hornstoff, schwerer von Chlor, Brom oder Jod verändert. Leider sind die so gebildeten Producte noch nicht genügend bekannt. Das Eiweiss wird zunächst von jenen drei Stoffen unlöslich gemacht und bei stärkerer Einwirkung auch noch weiter verändert. Kommen dieselben auf die äussere Haut, so bietet ihnen die schwer veränderliche Epidermis einigen Widerstand, beim längeren Verweilen durchdringen sie jedoch dieselbe und wirken auf die darunter liegenden Theile ein. Die Folgen dieser Einwirkung sind sich nicht in allen Fällen gleich. Das Chlor, dessen Kochpunkt schon bei einer sehr niederen Temperatur liegt, kann gewöhnlich nur in Gasform wirken. In concentrirter, tropfbarflüssiger Form würde es gleich einem glühenden Eisen alle organischen Körpertheile, mit denen es in Berührung käme, zerstören. Das Brom, welches erst bei 47º C. siedet, lässt sich leicht in tropfbarflüssiger Form anwenden. Haare und Epidermis werden in kurzer Zeit dadurch zerstört, so wie die unter jener liegenden Theile. In Folge davon entsteht in der Umgebung der zerstörten Hautstelle eine heftige Entzündung, welche später in Geschwürsbildung übergeht. Man hat das flüssige, mit Chlor gesättigte Brom bisweilen in Pastenform mit Pulv. liquiritiae (Pasta Landolfii) als Aetzmittel bei Krebsgeschwüren angewendet. Auch eine Paste aus 5 Th. Chlorbrom, 3 Th. Chlorzink und 1 Th. Chlorantimon mit Pulv. liquiritiae wurde zu diesem Zwecke benutzt.

In gasförmigem Zustande wirken Chlor und Brom ungleich schwächer ein, jedoch immer dem Grade der Concentration entsprechend. Nach kurzer Dauer der Einwirkung folgt ein leichtes, prickelndes Schmerzgefühl, bei etwas längerer Brennen und Hyperämie der Haut, wohl auch der Ausbruch kleiner Knötchen, und bei noch längerer selbst eine exsudative Entzündung. Das Jod, welches bei gewöhnlicher Temperatur fest ist, wird durch diesen Zustand in seiner Wirkung geschwächt. Dies gleicht sich jedoch dadurch wieder einigermassen aus, dass es weit weniger flüchtig ist, als die beiden anderen Stoffe, so dass es längere Zeit einwirken kann, als dieselben. Reibt man es in die Haut ein, so färbt sich dieselbe durch

Bildung hydriodiger Säure braungelb, es zeigt sich das Gefühl erhöhter Wärme und, je nach der Empfindlichkeit der Haut, früher oder später eine Hyperämie, verbunden mit dem Ausbruch juckender oder brennender Knötchen von der Grösse eines Hirsekorns. Durch wiederholtes Einreiben kann auch die Hyperämie bis zur exsudativen Entzündung gesteigert werden. Nach einiger Zeit stösst sich dann die Epidermis ab.

Man benutzte bisweilen das Chlor, um durch das vermehrte Wärmegefühl das Jucken, welches bei manchen chronischen Hautkrankheiten, z. B. Prurigo, sehr lästig ist, zu vermindern. Man liess zu diesem Zwecke entweder gasförmiges Chlor auf die Haut einwirken oder man machte Waschungen oder Localbäder von Chlorwasser. Bei Leberkrankheiten, bei Infiltrationen der Milz, der Gekrösdrüsen, bei Syphilis u. s. w. machte man auch warme Fussbäder oder Kniebäder, denen man Königswasser zusetzte. Wenn derartige Bäder wirklich genützt haben, so ist kaum anzunehmen, dass nicht durch andere hautröthende Mittel in Verbindung mit gewöhnlichen Fussbädern derselbe Nutzen hätte erreicht werden können. Dabei sind die sich aus jenen Fussbädern entwickelnden Dämpfe sehr lästig für die Respirationsorgane.

Das Brom ist bis jetzt nur selten angewendet worden, um eine Hautröthung hervorzubringen, und besitzt auch keine Vorzüge vor dem Chlor.

Häufiger benutzte man das Jod zu diesem Zwecke in Form der Jodtinctur. Allein man hoffte hier neben der Hautröthung durch die Jodtinctur auch die Resorption von Exsudaten und anderen Krankheitsproducten herbeizuführen, z. B. bei Gelenkrheumatismen, Drüsengeschwülsten, Erysipelas u. s. w. Nach Braune[1] wird jedoch von der gesunden Haut weder Jod noch Jodwasserstoffsäure aufgenommen, dagegen kann ein Theil des sich verflüchtigenden Jods durch die Luftwege in das Blut übergehen. Oefter als auf die gesunde Haut brachte man die Jodtinctur auf kranke Hautstellen oder Geschwüre. Im letzteren Falle, wo der Einwirkung des Jods kein Hinderniss durch die Epidermis gegeben ist, treten natürlich auch stärkere Folgen von der Einwirkung desselben auf, so dass die Jodtinctur selbst als ein, freilich sehr oberflächlich wirkendes Aetzmittel gebraucht werden kann, z. B. bei Lupus, Condylomen, Hospitalbrand u. s. w. Man hat ferner die Jodtinctur bei Tinea, Sycosis, Pityriasis, bei Muttermälern u. s. w. benutzt, doch liegt bis jetzt kein Grund vor, von ihr günstigere Folgen als von anderen hautentzündenden Mitteln zu erwarten. Um die Wirkung etwas zu verstärken, sucht man durch Bedecken der mit Jodtinctur bestrichenen Hautstelle mit Wachstaffet die rasche Verdunstung des Weingeistes und des Jods zu verhindern. Sehr oft hat man sich auch der Jodtinctur bedient, um nach der Paracentese der Hydrocele eine adhäsive Entzündung der Tunica vaginalis des Hodens hervorzurufen. Gewöhnlich verdünnt man hier die Jodtinctur mit 1 — 3 Th. Wasser und setzt noch etwas Jodkalium (die doppelte Gewichtsmenge des in der Tinctur enthaltenen Jods) hinzu, um die Ausscheidung des Jods durch den Wasserzusatz zu verhindern. Aber auch dieser Zweck lässt sich durch Weingeist,

---

[1] Braune, De cutis facultate iodum resorbendi. Diss. inaug. Leipzig 1856.

Rothwein, viele Tincturen u. s. w. erreichen, so dass die Jodtinctur keine besonderen Vorzüge besitzt. Wegen ihrer grossen Flüchtigkeit können Chlor, Brom und Jod leicht im gasförmigen Zustande in die **Luftwege** gelangen und bringen, da hier die schützende Epidermis fehlt, schon in ungleich geringeren Mengen, als auf der äusseren Haut, Veränderungen der Schleimhautbestandtheile hervor, für welche, wie bereits erwähnt, sich noch keine chemischen Formeln aufstellen lassen. In Folge davon tritt ein leichter Hustenreiz und ein etwas vermehrter Schleimauswurf ein. Man hat, um diesen Zweck zu erreichen, das Chlor öfters bei solchen Kranken benutzt, bei denen sich in den Luftwegen dicker, zäher Schleim angesammelt hatte, z. B. bei **chronischen Katarrhen**, bei **Phthisikern** u. s. w. Besteht eine entzündliche Affection der Respirationsorgane, so wird diese natürlich in Folge der Einwirkung des Chlors gesteigert. Da man oft diesen Umstand vernachlässigte, auch wohl die Luft zu stark mit Chlor schwängerte, hat man von der Anwendung des Chlors häufig mehr Schaden als Nutzen gesehen. Auch Joddämpfe hat man zu diesem Zwecke einathmen lassen, doch haben diese gar keinen Vorzug. Gewöhnlich benutzte man die Joddämpfe nur darum, weil man eine irrige Vorstellung von der Wirkung derselben hatte. Man liess dann die einzuathmende Luft in besonderen Inhalationsapparaten über Jod oder durch Jodtinctur strömen. Ebenso hat man, wenn **Blausäuregas**, **Schwefelwasserstoffgas** u. s. w. in die Luftwege gelangt waren, um diese Gase zu zerstören, Chlor einathmen lassen, doch ist dies Verfahren verwerflich, da jene Gase schon nach wenigen Athemzügen durch frische Luft verdrängt werden, während das Chlor allerdings dieselben zersetzt, aber auch selbst leicht nachtheilige Folgen hervorrufen kann.

Wird das Chlor, Brom und Jod in etwas grösserer Menge eingeathmet, so entstehen heftige Hustenanfälle und es folgt ein stärkerer Katarrh, ja die Affection der Bronchialschleimhaut kann sich bis zur Bronchitis steigern, so dass selbst Blut ausgeworfen wird. Hat Jemand eins jener Gase in zu grosser Menge eingeathmet, so bringt man ihn so schnell als möglich in die freie Luft und sorgt, sobald durch sie das Gas ausgetrieben ist, durch Einathmen von Wasserdampf u. s. w. dafür, dass die nachfolgende Bronchitis so viel als möglich vermindert werde. Durch Einathmen von Schwefelwasserstoff, Ammoniak u. s. w. kann allerdings das in den Bronchien befindliche Gas schnell gebunden werden, doch können diese Gase selbst wieder nachtheilig wirken.

Der starke Geruch, welchen Chlor, Brom und Jod besitzen, ist den meisten Personen unangenehm, und zwar ist derselbe am unangenehmsten bei dem am wenigsten flüchtigen Jod. Verweilt man in einer mit Jodgas geschwängerter Atmosphäre, so treten nach einiger Zeit, in Folge des unangenehmen Geruchs, Kopfschmerzen ein, die, wenn man nicht bald den Raum verlässt, sich immer mehr steigern, so dass endlich Schwindel, Ohnmachten und förmliche Betäubung entstehen. Man hat bisweilen, ohne die Bedingungen, unter welchen diese Erscheinungen eintreten, gehörig zu berücksichtigen, dieselben als ganz eigenthümliche Wirkungen des Jods bezeichnet und **Jodrausch** (*Ivresse iodique* LUGOL) genannt.

V. GRUPPE DES CHLORS.

Ganz entsprechende Veränderungen, wie auf der Schleimhaut der Luftwege, bringen das Chlor, Brom und Jod auch auf der des **Darmcanals** hervor. Im Munde veranlassen sie einen eigenthümlichen unangenehmen, stechenden und zugleich herben Geschmack, welcher einen reichlichen Zufluss von Speichel hervorruft. Nach der Einwirkung etwas grösserer Mengen folgt eine stärkere oder schwächere Entzündung der Mundschleimhaut. Bei ihrer Flüchtigkeit gelangen jene Stoffe, wenn sie in den Mund gebracht werden, gewöhnlich auch theilweise in die Luftröhre, so dass Husten u. s. w. die Folge ist. Auch in der Mundhöhle können wir durch dieselben, besonders durch das Chlor, übelriechende Stoffe zerstören. Man muss jedoch bedenken, dass, wenn auch z. B. das entwickelte Schwefelwasserstoffgas durch das Chlor zersetzt wird, damit die Ursache der Schwefelwasserstoffbildung noch nicht gehoben ist und daher der üble Geruch des Athems nur für kurze Zeit verschwindet. Daher nützt das Ausspülen des Mundes mit Chlorwasser nicht viel mehr als das mit reinem Wasser. Eher kann das Chlorwasser wegen seiner adstringirenden Wirkung zur Heilung von Geschwüren im Munde beitragen und noch mehr der Chlorkalk. Man kann zu diesem Zwecke das Chlorwasser mit der 5—10fachen Menge gewöhnlichen Wassers verdünnen oder den Chlorkalk in so viel Wasser lösen, dass die Flüssigkeit nicht gar zu unangenehm schmeckt.

Im Magen bemerken wir nach der Einwirkung kleiner Mengen jener Stoffe ein vermehrtes Wärmegefühl und einen leichten Schmerz, der uns jedoch meist nur als Hunger erscheint. Auch hier entsprechen die Folgen der Energie der Verwandtschaft und der Quantität des einwirkenden Stoffes. Kommen grössere Mengen zur Wirkung, so können sich die Folgen bis zur Gastroenteritis steigern. Am leichtesten würde dies durch das Brom geschehen, da dies am leichtesten in concentrirter Form wirken kann, am wenigsten leicht durch das Jod. Da die gewöhnlich für den innerlichen Gebrauch benutzte Jodtinctur in Berührung mit grösseren Wassermengen, also auch im Munde und Magen, sich zersetzt und das in fester Form ausgeschiedene Jod in den Flüssigkeiten dieser Theile in nicht viel grösserer Menge löslich ist, als in reinem Wasser, so kann es auch nicht sehr heftig auf den Magen einwirken. Daher wurden auch mehrfach Fälle beobachtet, wo durch Versehen u. s. w. ziemlich bedeutende Mengen von Jodtinctur in den Magen gelangten, ohne dass eine tödtliche Gastroenteritis darnach erfolgte. Wohl aber tritt bisweilen Geschwürsbildung auf der Magenschleimhaut ein.

Bei Vergiftungen durch einen dieser Stoffe würde man denselben durch reichliches Trinken von Wasser, Milch oder schleimigen Getränken zu verdünnen und dann durch Erbrechen zu entfernen oder man würde ihn durch alkalische (Magnesia, Seifenwasser u. s. w.) oder eiweissartige Stoffe (Eiweiss, Milch u. s. w.) zu binden suchen. Bei Vergiftungen durch Jod würde auch der reichliche Genuss stärkmehlhaltiger Substanzen nützlich sein.

Zu therapeutischen Zwecken kann man natürlich immer nur kleine Mengen dieser Stoffe in den Magen bringen. Das Brom wurde am seltensten angewandt, häufiger das Chlor in Form des Chlorwassers und

V. GRUPPE DES CHLORS. 105

das Jod als Jodtinctur. Gewöhnlich benutzte man jedoch das Chlorwasser nur wenige Tage, die Jodtinctur dagegen Wochen und Monate lang. Aus diesem Grunde lassen sich auch die weiteren Folgen, die man bei dem Gebrauche der Jodtinctur entstehen sah, nicht mit den nach dem Einnehmen des Chlorwassers beobachteten vergleichen.

Weiter als in den Magen und vielleicht den oberen Theil des Dünndarms, überhaupt weiter als auf die Applicationsorgane können jene drei Stoffe nicht dringen, indem sie sehr schnell mit den Bestandtheilen des Körpers vereinigt, und in Chlor-, Brom- und Jodmetalle verwandelt werden. Diese haben aber ganz andere Eigenschaften und daher auch ganz andere Wirkungen, als jene Stoffe, und so dürfen auch die Wirkungen beider Gruppen durchaus nicht mit einander verwechselt werden.

Da man den Umstand, dass Chlor, Brom und Jod im unveränderten Zustande nur auf die Applicationsorgane einwirken können, so häufig nicht berücksichtigte, musste man auch in zahlreiche Irrthümer verfallen. Man schrieb häufig dem Chlor oder Jod Einwirkungen auf Organe zu, welche sie gar nicht haben konnten. WALLACE wollte sogar beobachtet haben, dass der Harn nach dem Gebrauche des Chlorwassers Lackmuspapier bleiche. Die geringe Menge Kochsalz, welche durch das in den Körper eingeführte Chlor gebildet wird, bleibt ganz ohne merklichen Einfluss auf das Verhalten desselben, die Veränderungen, welche durch den Gebrauch des Chlorwassers hervorgerufen werden, sind daher von diesem allein abhängig. Anders ist es beim Jod, da das durch dasselbe gebildete Jodnatrium besonders in gewissen krankhaften Zuständen ziemlich auffällige Veränderungen hervorruft. Wenn wir nun die Erscheinungen, welche nach dem Gebrauche der Jodtinctur und die, welche nach dem des Jodkaliums oder Jodnatriums im gesunden und kranken Organismus eintreten, mit einander vergleichen, so müssen die Unterschiede derselben die des unveränderten Jods darstellen.

Gelangen kleine Mengen von Jod in den Magen, so veranlassen sie hier, ebenso wie das Chlor durch ihre Einwirkung auf die Magenschleimhaut ein Gefühl von vermehrter Wärme und einen leichten Schmerz. Bei hartnäckigem Erbrechen Schwangerer hat man bisweilen günstigen Erfolg nach dem Gebrauche der Jodtinctur beobachtet. Kehrt jene Einwirkung jedoch häufig wieder, so tritt eine dauernde Veränderung der Magenschleimhaut ein, in Folge deren die Verdauung gestört wird, und der Appetit schwindet. Die Magengegend und selbst der ganze Unterleib werden schmerzhaft, die Stuhlausleerungen werden weich und es stellen sich endlich wässrige Durchfälle ein. Da beim jedesmaligen Einnehmen der Jodtinctur ein Theil des durch den Speichel ausgeschiedenen Jods im Munde zurückbleibt, so entsteht ein reichlicher Zufluss von Speichel und der mit dem Athem in die Luftwege gelangte Joddampf ruft dort allmählig einen chronischen Katarrh hervor. Durch diese vielfachen Störungen wird auch die Ernährung des ganzen Körpers herabgesetzt und es können sich als weitere Folgen, je nach den Umständen, sehr verschiedenartige Erscheinungen einstellen, besonders wenn trotz der bestehenden Veränderungen der Gebrauch des Jods immer noch fortgesetzt wird.

Man hat das Jod ausser in dem angegebenen Falle nie therapeutisch angewendet, um die obigen Körperveränderungen hervorzurufen, vielmehr beabsichtigte man stets dadurch die Folgen herbeizuführen, welche die Wirkung des erst im Körper daraus entstandenen Jodnatriums in gewissen Krankheitsfällen zu haben pflegt. Da sich aber dieser Zweck viel besser durch die Anwendung des Jodnatriums oder Jodkaliums erreichen lässt, so ist die innerliche Anwendung des Jods gänzlich zu verwerfen.

Das Brom, welches im Darmcanale ganz ähnliche Erscheinungen veranlasst, wie das Jod, ist innerlich nur sehr selten angewendet worden, und auch nur in solchen Fällen, wo man die Wirkung des Bromnatriums hervorzurufen beabsichtigte, es gilt daher von ihm dasselbe, was eben von der Anwendung des Jods gesagt wurde.

Das Chlor wurde innerlich meist in der Absicht angewendet, um dadurch im Körper befindliche Contagien zu zerstören. Besonders häufig gab man es bei Typhus und bei anderen Krankheiten, welche einen typhösen Charakter zeigten, z. B. bei bösartigen Pocken, bei Pustula maligna u. s. w. Allein man hat allmählig sich überzeugt, dass jener Zweck auf diese Weise nicht erreicht werden konnte.

Aqua chlorata, Liquor chlori, früher auch fälschlich Aqua oxymuriatica, Acidum oxymuriaticum, Acidum muriaticum oxygenatum, oxydirte Salzsäure, genannt, wird durch Einleiten von Chlorgas in destillirtes Wasser erhalten. Da dieses Präparat, welches 0,4 Proc. Chlor enthalten soll, durch die Einwirkung des Lichtes allmählig so zersetzt wird, dass sich Salzsäure bildet, muss man dasselbe nur auf 1—2 Tage und in schwarz überzogenen Gläsern verordnen. Zusätze sind zu vermeiden, besonders von gefärbten Substanzen, höchstens setzt man etwas einfachen Zuckersyrup zu. Man gab das Chlorwasser zu 4—8 Grm. pr. dosi, etwa 15—30 Grm. tagüber, mit der vier- bis sechsfachen Menge Wassers verdünnt. Zum äusserlichen Gebrauche verdünnt man das Chlorwasser zu Fomentationen, Gurgelwässern u. s. w. mit 2—10 Th. Wasser, zu Salben mit etwa 5 Th. Fett, doch bedient man sich zum äusserlichen Gebrauche meist der Chlorkalklösung statt des Chlorwassers.

Calcaria chlorata, Calcaria hypochlorosa, Calcaria chlorinica. Der in chemischen Fabriken durch Behandeln von trockenem Kalkhydrat mit Chlorgas bereitete Chlorkalk ist ein Gemisch von unterchlorigsaurem Calcium, Chlorcalcium, Kalkhydrat und gewöhnlich auch kohlensaurem Calcium von ziemlich unbeständiger Zusammensetzung. Man benutzt ihn daher auch nicht innerlich, sondern nur äusserlich in Substanz oder als frisch filtrirte Auflösung, um übelriechende Stoffe zu zerstören u. s. w. Zu Verbandwässern, Gargarismen u. s. w. lässt man etwa 5 Grm. auf 50—100 Grm. Wasser nehmen und die filtrirte Lösung in schwarz überzogenen Gläsern aufbewahren. Doch ist es wegen der ungleichen Zusammensetzung des Chlorkalks am besten, eine ziemlich concentrirte Lösung davon zu verordnen und dann von dem Kranken, je nach dem Bedürfniss, verdünnen zu lassen. Auch hier muss man sich fremder, besonders riechender Zusätze enthalten. An der Luft trübt sich die Chlorkalklösung allmählig, indem sich kohlensaures Calcium absetzt.

Auf ähnliche Weise wie der Chlorkalk kann auch das Chlorkali

(**Kalium hypochlorosum**, Kali chloratum, Aqua Javellensis, Javelle'sche Lauge) oder das Chlornatron (**Natrium hypochlorosum**, Natron chloratum, Labarraque'sche Lauge) benutzt werden. Das erstere ist eine Mischung von Chlorkalium, unterchlorigsaurem, chlorsaurem und doppeltkohlensaurem Kalium, das letztere besteht aus den entsprechenden Natriumverbindungen. Beide Präparate lassen sich nur in flüssiger Form anwenden, und zwar zu denselben Zwecken, wie das Chlorwasser (nur in geringeren Dosen, innerlich zu gtt. x—xx mit der mehrfachen Menge Wassers verdünnt) oder wie der Chlorkalk. Vor diesem haben sie nur den unbedeutenden Vorzug, dass sich ihre Lösung an der Luft nicht trübt, dagegen sind sie theurer und in ihrer Zusammensetzung ebenso ungleichmässig wie jener.

Acidum chloro-nitrosum, Acidum nitrico-muriaticum, Aqua regia, Salpetersalzsäure. Ein Gemisch von 1 Th. Salpetersäure und 3 Th. concentrirter Salzsäure. Innerlich benutzt man dieselbe gar nicht mehr, äusserlich höchstens zu warmen Fussbädern: etwa 100—200 Grm. auf 10—20 Quart Wasser.

Bromum. Man gab das Brom innerlich in wässriger Lösung, 0,10 Grm. auf 5—10 Grm. und davon 4—6 Tropfen pr. d., äusserlich in Lösung oder Salbenform.

Tinctura iodi. Eine Auflösung von 1 Th. Jod in 10 Th. höchst rectificirten Weingeistes, so dass 16—18 Tropfen davon etwa 0,50 Grm. Jod enthalten. Beim längern Aufbewahren der Tinctur bilden sich Jodwasserstoffsäure, Jodäther und vielleicht noch andere Producte, welche jedoch die Wirkung derselben kaum beeinträchtigen. Man gab die Tinctur zu gtt. v—x täglich 2 mal mit etwas Zuckerwasser (um das ausgeschiedene Jod zu suspendiren) oder besser noch mit starkem süssen Wein. In Oel gelöst (Oleum iodatum, 0,1 Grm. Jod auf 60 Grm. Oel) hat man das Jod bisweilen als vermeintliches Ersatzmittel des Leberthrans verordnet, auch in Glycerin gelöst wurde dasselbe innerlich und äusserlich (1 Th. Jod auf 5 Th. Glycerin) angewendet, z. B. bei chronischen Hautausschlägen.

Jodoformium (CHJ_3). Diese Verbindung wurde in neuerer Zeit bisweilen versuchsweise angewendet. Dieselbe wird vielleicht im Körper so zersetzt, dass sich Jodnatrium und ein ameisensaures Salz bildet. Nach den bisherigen Erfahrungen hat sie keine Vorzüge vor dem Jodkalium und ist dabei weit weniger haltbar und viel theurer als dieses. Man gab sie zu 0,05—0,15 Grm. tagüber.

VI. Gruppe des Kochsalzes.[1]

1. Natrium chloratum (NaCl), Natrum muriaticum, Chloretum natrii, Sal culinare, Chlornatrium.
2. Kalium chloratum (KCl), Kali muriaticum, Chloretum kalii, Sal digestivum, Chlorkalium.
3. Ammonium chloratum (H^{4}NCl), Ammoniacum hydrochloratum, Ammonium muriaticum, Chloretum ammonii, Sal Ammoniacum, Salmiak.
4. Kalium bromatum (KBr), Kali hydrobromicum, Bromkalium.
5. Kalium iodatum (KJ), Kali hydriodicum, Jodkalium.

[1] Vielleicht schliessen sich an diese Gruppe die Chlormetalle der alkalischen Erden an, von denen jedoch nur das Chlorbaryum (Baryum chloratum BaCl$_2$+2H$_2$O, Baryta muriatica, Terra ponderosa salita, salzsaurer Baryt) und das Chlorcalcium (Calcium chloratum CaCl$_2$+6H$_2$O, Calcaria muriatica, salzsaurer Kalk) zu therapeutischen Zwecken benutzt worden sind. Obgleich Kalk, Strontian und Baryt in chemischer Hinsicht sehr nahe verwandt sind, so zeigt sich doch in Bezug auf ihr Verhalten gegen den Organismus ein wesentlicher Unterschied. Calciumsalze, die ja zu den wichtigsten Bestandtheilen des Organismus gehören, können, wenn nicht von Seiten der Säure gewisse nachtheilig wirkende Eigenschaften bedingt werden, dem Körper ohne viel Nachtheil in ziemlich grossen Mengen zugeführt werden. Der Strontian schliesst sich mehr an den Kalk, als an den Baryt an, wie dies auch von seinen übrigen chemischen und physikalischen Eigenschaften gilt. Dagegen haben, mit Ausnahme des ganz unlöslichen schwefelsauren Baryums die verschiedenen Baryumverbindungen schon in relativ kleinen Dosen nachtheilige Folgen. Auf welcher Eigenschaft das abweichende Verhalten des Baryts beruht, ist noch nicht bekannt. Man wandte das Chlorbaryum, das einzige in Gebrauch gezogene Präparat, in ähnlichen Fällen an, wie die Verbindungen der Kochsalzgruppe; namentlich bei scrofulösen Drüsenanschwellungen, selbst bei Kropf, bei Tuberkeln, chronischen Hautkrankheiten u. s. w., doch wurde dasselbe allmählig durch das Jodkalium verdrängt. Ebenso wie das Chlorbaryum wurde bisweilen das Chlorcalcium benutzt, welches ein Bestandtheil vieler kochsalzhaltiger Mineralwässer ist.

Nach dem Einnehmen grösserer Mengen von kohlensaurem Baryum und noch mehr von Chlorbaryum zeigen sich die Erscheinungen einer stärkeren Affection des Darmcanals, Appetitlosigkeit, Erbrechen, Leibschmerz und Diarrhöe. Zu diesen gesellen sich oft auch grosses Schwächegefühl, Zittern, Schwäche und Unregelmässigkeit des Herzschlags, Convulsionen und Lähmungen. Oxsum[1] glaubte diese Erscheinung durch die Annahme erklären zu können, dass sich im Blute ein Niederschlag von schwefelsaurem Baryum bilde, welcher zu Lungenembolien Veranlassung gebe; doch hat sich diese Annahme als unrichtig erwiesen. Aus den Versuchen von Blake[2], Cyon[3], besonders aber von R. Böhm[4] geht hervor, dass die erwähnten Darmerscheinungen bedingt sind durch eine gesteigerte Thätigkeit der Musculatur des Darmcanals, von der es noch unbestimmt bleiben muss, ob dabei die Muskeln selbst oder die dieselben beherrschenden Nerven zunächst betroffen werden. Die Herzthätigkeit wird durch die Baryumverbindungen sehr gesteigert, was zu den grösseren Dosen systolischer Herzstillstand eintritt, welcher den Tod durch Asphyxie veranlasst. Die kleinen Arterien werden wahrscheinlich bedeutend verengert. In Folge dieser Veränderungen zeigt sich eine auffallende Steigerung des Blutdrucks und der Pulsfrequenz. Muskelkrämpfe erscheinen bei Säugethieren meist nicht sehr auffallend, dagegen treten sie bei Fröschen mehr in den Vordergrund und zeigen hier grosse Aehnlichkeit mit den durch den Wasserschierling erregten. Barytvergiftungen kommen nur selten vor, da ausser dem unwirksamen Schwerspath die Barytverbindungen noch keine technische Anwendung gefunden haben und auch nicht zum Zwecke des Selbstmords benutzt zu werden pflegen. Man würde bei

[1] Archiv f. patholog. Anatomie. Band 28. S. 233.
[2] Edinburgh med. and surg. Journal 1841. Vol. 56. p. 114.
[3] Archiv f. Anatomie, Physiologie u. s. w. 1866. S. 196.
[4] Archiv f. experim. Pathologie und Pharmakologie. III. S. 26. 1875.

VI. GRUPPE DES KOCHSALZES.

Die Chlor-, Brom- und Jodverbindungen der Alkalien zeigen in ihren Eigenschaften ausserordentlich viel Uebereinstimmung, sowohl in Bezug auf ihre Krystallform und ihre Lösungsmittel, als in Bezug auf die Einwirkung zersetzender Agentien. Man kann daher häufig, ohne stark zu irren, aus dem Verhalten der einen Verbindung auf das einer anderen Verbindung desselben Elements schliessen. Andererseits bemerken wir auch im Verhalten dieser Stoffe gegen den Organismus vielfache Analogien. Wir werden daher die gleichen oder ähnlichen Wirkungen derselben von ihren ähnlichen Eigenschaften abzuleiten haben, während die Unterschiede ihrer Wirkungen in gewissen Verschiedenheiten ihrer Eigenschaften ihren Grund haben müssen. Von besonders grosser Bedeutung ist in dieser Hinsicht jedenfalls der Umstand, dass die Jodverbindungen leichter zersetzbar sind, als die entsprechenden Chlorverbindungen.

Wirken die obigen Stoffe in concentrirter Lösung einige Zeit auf die äussere Haut ein, so entsteht ein Gefühl von vermehrter Wärme in derselben, dem unter günstigen Umständen ein Ausbruch von Schweiss folgt. Man benutzt allgemeine Bäder mit Zusatz von Kochsalz oder Mutterlaugensalz, häufiger noch Soolbäder (S. 92) bei Anlage zu katarrhalischen und rheumatischen Leiden, bei chronischen Hautausschlägen, Scrofeln und in anderen Fällen, wo die Haut zu vermehrter Thätigkeit angeregt werden soll. Bei Seebädern kommen ausser dem Kochsalzgehalte des Meerwassers noch andere Momente, z. B. die niedrige Temperatur, der Wellenschlag u. s. w., in Betracht. Auch Fussbäder mit Kochsalz werden häufig angewendet, um die Wirkung derselben zu verstärken, z. B. bei Kopfschmerzen, bei manchen Menstruationsstörungen, unterdrückten Fussschweissen u. s. w. Bei der Verdünnung, in welcher sich Kochsalz u. s. w. in den gewöhnlich benutzten Bädern befindet, und dem kurzen Verweilen in denselben vermag die Diffusion das durch die Epidermis gegebene Hinderniss nicht zu überwinden, und es geht daher auch kein Salz von dem Bade aus in das Blut über. Es war daher nicht richtig, wenn man bisweilen Bädern Jodkalium zusetzte, um es von da in das Blut überzuführen. Eher kann dieser Zweck durch das Einreiben einer Jodkaliumsalbe erreicht werden. So gebräuchlich auch dies Verfahren ist, so unzweckmässig ist dasselbe. Denn der Uebergang des Jodkaliums erfolgt auf diese Weise in verschiedenem, immer aber in sehr beschränktem Maasse, während bei der Einführung dieses Mittels in den Darmcanal die Menge des zur Wirkung

---

vorkommenden Barytvergiftungen zunächst verdünnte Schwefelsäure und schwefelsaure Salze wie Glaubersalz, Bittersalz u. s. w., auch Seifenwasser anzuwenden und das eintretende Erbrechen zu unterstützen haben.

Grosse Mengen von Chlorcalcium können ebenfalls, wenn sie in concentrirter Form, in den Körper kommen, zu nachtheiligen Folgen Veranlassung geben, doch fehlen uns bis jetzt noch genauere Kenntnisse über dieselben.

Baryum chloratum. Dasselbe wurde meist zu 0,02—0,10 Grm., von LISFRANC auch zu 0,30—0,60 Grm. gegeben, gewöhnlich in Lösung (4,00 Grm. in 45,00 Grm. Zimmtwasser, täglich dreimal einen Theelöffel voll zu nehmen).

Calcium chloratum. Dieses wurde zu 0,30—0,50 Grm. p. d., tagüber zu 2,00—3,00 Grm. gegeben, nur als Lösung, etwa 3,00 Grm. auf 150 Grm. Wasser mit etwas Succus liquiritiae.

VI. GRUPPE DES KOCHSALZES.

kommenden Salzes sich genau beurtheilen lässt. Man ging bei jener Anwendungsweise von der Annahme aus, dass das in der Nähe kranker Körpertheile, z. B. von Drüsengeschwülsten, eingeriebene Jodkalium besonders günstig auf dieselben einwirke. Für die Richtigkeit dieser Annahme fehlen jedoch noch alle Beweise. — Da die Glieder dieser Gruppe bei ihrer Auflösung in Wasser viel Wärme binden, so hat man die wohlfeileren unter ihnen, Kochsalz, Chlorkalium oder Salmiak, bisweilen benutzt, um künstliche Frostmischungen zu bereiten.

In den **Mund** gebracht, veranlassen die Glieder dieser Gruppe einen eigenthümlichen salzigen Geschmack, der nur bei kleinen Kochsalzmengen angenehm erscheint. Nach dem reichlichen Genusse derselben tritt ein lebhafter Durst ein, auch dann, wenn jene Stoffe auf anderem Wege, als durch den Mund, in den Körper eingeführt werden. Wahrscheinlich wird derselbe bedingt durch eine verminderte Secretion der Rachenschleimhaut, über deren Ursache wir uns jedoch keine Rechenschaft zu geben vermögen. Jenes Durstgefühl wird leicht Veranlassung zu reichlicherem Trinken und dies kann, je nach den Umständen, zur Vermehrung der Harnsecretion, des Schweisses oder bestehender Diarrhöen beitragen. Nach grösseren Dosen von Bromkalium tritt an Stelle des Durstes nach HUETTE, VOISIN u. A. eine Unempfindlichkeit des Schlundes und Gaumensegels, so dass man den Finger oder einen Löffel tief in den Mund stecken kann, ohne dass Würgbewegungen eintreten. Man hat desshalb vorgeschlagen, bei Operationen im Schlunde das Bromkalium in geeigneter Weise zu verwenden.

Im **Magensafte** findet sich neben der freien Salzsäure auch Kochsalz in nicht unerheblicher Menge. Dass dasselbe auf die Verdauung der eiweissartigen Stoffe im Magen einen fördernden Einfluss äussere, ist zwar behauptet, aber bis jetzt nicht nachgewiesen worden. Dagegen ist es nicht unwahrscheinlich, dass seine Gegenwart im Magen zu der reichlicheren Bildung von Salzsäure in den Labdrüsen beitragen könne. Wir benutzen das Kochsalz vielfach in Form stark gesalzener Speisen, um den Appetit anzuregen, bei Appetitlosigkeit, Brechneigung u. s. w., besonders bei leichten katarrhalischen Affectionen der Magenschleimhaut, bei Convalescenten u. s. w. — Die übrigen Glieder dieser Gruppe werden, mit Ausnahme des Salmiaks, zu dem obigen Zwecke gewöhnlich nicht benutzt. Jodkalium und Bromkalium setzen sich mit dem im Magen enthaltenen Kochsalze wenigstens zum Theil in die entsprechenden Natriumverbindungen um, auch wird vielleicht durch die freie Salzsäure des Magens etwas Jodwasserstoffsäure oder Bromwasserstoffsäure in Freiheit gesetzt. Diese Reactionen haben jedoch auf die chemischen Vorgänge im Magen keinen nachweisbaren Einfluss.

Bei Vergiftungen durch salpetersaures Silber würden die sämmtlichen Glieder dieser Gruppe dazu dienen können, das im Magen befindliche Silbersalz in eine unlösliche Verbindung (Chlor-, Brom- oder Jodsilber) zu verwandeln. Da man jedoch gewöhnlich das Kochsalz am schnellsten zur Hand hat, so wird man ihm natürlich den Vorzug geben.

Kleine Gaben der zu dieser Gruppe gehörigen Stoffe haben durchaus keinen nachtheiligen Einfluss auf die Verdauung. Uebersteigt z. B. die

VI. GRUPPE DES KOCHSALZES.

Menge des im Laufe eines Tages eingeführten Jodkaliums nicht 1,50 Grm., so kann der Gebrauch dieses Mittels Jahre lang fortgesetzt werden, ohne dass daraus irgend welche nachtheilige Folgen entstehen. Dies ist auch der Grund, warum das Jodkalium die früher gewöhnliche innerliche Anwendung der Jodtinctur verdrängt hat, da diese schon nach kurzem Gebrauch sehr ernstliche Verdauungsstörungen veranlasst. Es war daher auch nicht richtig, dass einige Aerzte, in der Meinung, dadurch eine stärkere Wirkung zu erzielen, dem innerlich zu gebenden Jodkalium noch eine gewisse Menge freien Jods zusetzten (Lugol'sche Mischung). Auf diese Weise wurde der grosse Vortheil, welchen der Gebrauch des Jodkaliums gewährt, wieder aufgehoben.

Gelangen grössere Mengen der obigen Stoffe in trockenem Zustande oder in concentrirter Lösung in den Darmcanal, so kommt ausser den bereits angeführten Eigenschaften auch noch ihre Affinität zu dem Wasser in Betracht. Sie verbinden sich rasch mit den im Darmcanale befindlichen Flüssigkeiten, ja sie entziehen sogar den Wänden des Magens Wasser. In Folge dieser Einwirkung kann selbst Erbrechen hervorgerufen werden. Man kann desshalb grosse Dosen von Kochsalz auch als Brechmittel anwenden, z. B. bei Vergiftungen. Zu diesem Zwecke würde man das Mittel in rasch aufeinander folgenden Gaben so lange nehmen lassen, bis das Erbrechen eintritt. Das Einnehmen so grosser Mengen von Kochsalz ist jedoch sehr unangenehm, und man wird daher nur im äussersten Nothfalle zu diesem Verfahren seine Zuflucht nehmen dürfen. Auch bei Lungenblutungen hat man das Kochsalz bisweilen in grösseren Mengen (theelöffelweise) einnehmen lassen, um durch die Affection des Magens, die jedoch nicht bis zum Erbrechen gesteigert werden darf, den Blutfluss zu stillen. Aus den bisherigen Beobachtungen lässt sich jedoch nicht mit einiger Sicherheit schliessen, ob wirklich das Mittel zu jenem Zwecke angewendet zu werden verdiene. — Das Chlorkalium, Bromkalium, Jodkalium und der Salmiak besitzen selbst noch ein grösseres Diffusionsvermögen als das Kochsalz, und können daher noch stärker als dieses auf die Magenschleimhaut einwirken, ja sogar entzündliche Erscheinungen in derselben hervorrufen.[1]

Ebenso wie die Schleimhaut des Magens verändern jene Stoffe auch die des Darms. In Folge davon tritt nach grösseren Dosen eine Beschleunigung der peristaltischen Bewegung ein, durch welche der Darminhalt schnell weiter befördert wird. Wegen des grossen Diffusionsvermögens dieser Stoffe wird jedoch der Antheil derselben, welcher bis in den Darm vorgedrungen war, bald ebenfalls resorbirt, worauf die Darmschleimhaut zu ihrer früheren Beschaffenheit zurückkehrt und die vermehrte peristaltische Bewegung aufhört. Desshalb können grössere Dosen Kochsalz oder sehr stark gesalzene Speisen unter günstigen Umständen wohl gelegentlich zu einer flüssigen Darmausleerung Veranlassung geben, oder eine bestehende Diarrhöe vermehren. Ebenso kann der Kochsalzgehalt mancher Mineralwässer die abführende Wirkung des in ihnen enthaltenen Glaubersalzes unterstützen. Dagegen ist das Kochsalz für sich als

---

[1] Vergl. Gruppe des Salpeters.

eigentliches Abführmittel nicht zu brauchen, da in der Mehrzahl der Fälle die abführende Wirkung ausbleibt. — Häufig setzt man Kochsalz (1 Esslöffel voll) Klystieren zu, um die ausleerende Wirkung derselben zu unterstützen.

Da die übrigen Stoffe dieser Gruppe wegen ihrer stärkeren Einwirkung auf die Magenschleimhaut nicht in so grossen Mengen gegeben werden können, wie das Kochsalz, so tritt auch der Einfluss derselben auf die peristaltische Bewegung weniger deutlich auf. Dagegen verändern sie die Stuhlausleerungen in so fern, als bei ihrem Gebrauche die Fäces etwas schleimreicher und dadurch schlüpfriger werden.

Wegen ihres grossen Diffusionsvermögens gehen die Stoffe dieser Gruppe schon vom Magen oder dem obersten Theile des Darms aus in das Blut über. Selbst nach der reichlichen Einfuhr derselben in den Magen finden wir im Inhalte des Dickdarms nur Spuren davon wieder, wenn nicht etwa jene Stoffe durch bestehende Diarrhöen zu rasch in den untersten Theil des Darms hinabgeführt worden sind.

Wenn durch den Gebrauch der obigen Stoffe die Beschaffenheit der Magen- und Darmschleimhaut verändert wird, so kann dies nicht ohne Einfluss auf die Blutbildung und Ernährung bleiben. Wir sehen daher, dass, wenn beim Gebrauche kochsalzhaltiger Mineralwässer chronische Darmkatarrhe heilen, zugleich auch der Ernährungszustand verbessert wird.

Die Asche des Blutes besteht zu mehr als der Hälfte ihres Gewichtes aus Kochsalz. Dieses vertheilt sich jedoch nicht gleichmässig auf das gesammte Blut, sondern gehört, wie C. Schmidt zuerst nachgewiesen hat, ausschliesslich dem Blutplasma an, während die Blutkörperchen an Stelle desselben Chlorkalium enthalten. Dieser grosse Gehalt des Blutplasmas an Kochsalz ist von der Zufuhr des letzteren in gewissem Grade unabhängig. Selbst bei dem fortgesetzten Genusse einer sehr salzarmen Nahrung wird derselbe nach den Beobachtungen von Kemmerich[1] nicht vermindert. Ebenso sind wir nicht im Stande, durch reichliches Wassertrinken eine grössere Menge von Kochsalz aus dem Blute auszuwaschen. Diese Thatsachen nöthigen uns zu der Annahme, dass sich das Kochsalz in einer molecularen Verbindung mit den eiweissartigen Bestandtheilen des Blutplasmas befinde. Welche Bedeutung diese Verbindung habe, lässt sich noch nicht mit aller Sicherheit angeben. Vielleicht wird durch die Verbindung des Kochsalzes mit dem Eiweiss der Uebergang des letzteren aus den Gefässen in die Körpergewebe und somit die Ernährung befördert, ebenso wie durch die Umwandlung der eiweissartigen Stoffe in Peptone der Uebergang derselben aus dem Darmcanale in das Blut erleichtert wird. Nach J. Müller ist es ferner wahrscheinlich, dass der Kochsalzgehalt des Blutplasmas mit der Bildung der Blutkörperchen im Zusammenhange stehe. Dann ist aber auch ein bleibender Kochsalzvorrath des Blutes dazu nöthig, damit dieses zu jeder Zeit so viel Kochsalz abgeben könne, als zur Bildung der verschiedenen Secrete, z. B. des Magensaftes, des Schleims, der Galle, der Thränen u. s. w. gebraucht wird.

[1] Archiv f. die ges. Physiologie. Band II. S. 84. 1869.

VI. GRUPPE DES KOCHSALZES.

Da das Kochsalz im Körper zum grossen Theil nicht zersetzt, sondern unverändert wieder ausgeschieden wird, so muss dasselbe immer wieder aufs Neue Verwendung finden und somit längere Zeit im Körper zurückgehalten werden können. Man sollte demnach erwarten, dass der Körper nur einer geringen Kochsalzzufuhr bedürfe. Desto auffallender erscheint es, dass, während Menschen und Thiere bei der Wahl ihrer Nahrungsmittel den Gehalt derselben an unorganischen Bestandtheilen nicht zu berücksichtigen pflegen, da diese dem Körper mit den verschiedensten Nahrungsmitteln in genügender Menge zugeführt werden, nicht nur die meisten Völker ihrer Nahrung Kochsalz zusetzen, sondern dasselbe auch von vielen Thieren begierig aufgesucht wird. Man hat daher wiederholt die Frage aufgeworfen, ob ein solcher Zusatz von Kochsalz zu der Nahrung zur Erhaltung der Gesundheit nöthig sei, oder ob das den Speisen zugesetzte Kochsalz nur die Bedeutung eines Genussmittels habe. G. BUNGE[1]) hat nachgewiesen, dass das Kochsalz nur von solchen Völkern benutzt wird, welche von vegetabilischer oder gemischter Kost leben, während solche Volksstämme, welche nur animalische Speisen geniessen, den Gebrauch desselben nicht kennen. Dem entsprechend finden wir, dass nur die pflanzenfressenden, nicht aber die fleischfressenden Thiere das Kochsalz aufsuchen. Nun sind in dem täglichen Futter eines Pflanzenfressers fast ebenso viel Natriumverbindungen enthalten, als in dem eines Fleischfressers. Dagegen nimmt der Pflanzenfresser mit seinem Futter ausserdem noch eine ungleich grössere Menge von Kaliumverbindungen, besonders von phosphorsaurem Kalium, in sich auf, als der Fleischfresser. G. BUNGE nimmt nun an, dass das phosphorsaure Kalium sich mit einem Theile des im Blutplasma enthaltenen Chlornatriums in Chlorkalium und phosphorsaures Natrium umsetze, welche, da sie im Körper keine weitere Verwendung finden, rasch durch den Harn ausgeschieden werden. Es würde demnach durch die reichliche Zufuhr von Kaliumsalzen dem Blutplasma ein Theil des darin aufgespeicherten Kochsalzes entzogen und dadurch das Bedürfniss nach vermehrter Kochsalzzufuhr hervorgerufen werden. Die obige Erklärung G. BUNGE's steht mit den bisher bekannten analytischen Thatsachen im Einklang. Doch kann jene Kochsalzentziehung wohl kaum so weit gehen, dass dadurch das körperliche Wohlbefinden beeinträchtigt wird, denn wir sehen, dass viele pflanzenfressende Thiere, z. B. Hasen, Rehe, u. s. w., welche gern Salz lecken, sehr gut gedeihen, ohne dass sie während ihres ganzen Lebens mehr Kochsalz aufnehmen, als in ihren Futterpflanzen enthalten ist.

Während im gesunden Zustande das Blut einen ziemlich gleich bleibenden Kochsalzvorrath enthält, scheint dieser in manchen Krankheiten, z. B. bei Chlorose, bei Pneumonien, besonders aber bei Cholera, eine Verminderung zu erleiden. In der Voraussetzung, dass der Kochsalzverlust des Blutes die krankhaften Erscheinungen unterhalte, injicirten zuerst einige englische Aerzte in Ostindien, später auch Andere ziemlich bedeutende Mengen von Kochsalzlösung in die Venen. Obgleich in einigen Fällen die Kranken sich schnell erholten, trat doch in vielen anderen

---

[1] Zeitschrift für Biologie. Band IX. S. 104. 1873. u. Band X. S. 111. 1874.
BUCHHEIM, Arzneimittellehre. 3. Aufl.

dieser günstige Erfolg nicht ein, so dass sich über die Zweckmässigkeit dieses Verfahrens bis jetzt kein Urtheil abgeben lässt.

Der Salmiak, so wie die zu dieser Gruppe gehörigen Brom- und Jodverbindungen, sind nicht normale Körperbestandtheile und werden daher auch nicht, wie das Kochsalz und Chlorkalium, in bestimmten Mengen im Körper zurückgehalten. Gelangen dieselben in nicht zu grosser Menge in das Blut, so gehen sie rasch in die verschiedenen Secrete über. Dabei erleidet besonders die Secretion der Schleimhäute eine auffallende Veränderung. Der Schleim wird nicht nur in grösserer Menge wie sonst ausgeschieden, sondern er ist auch weniger zähe und klebrig, so dass er sich leicht von den Schleimhäuten löst und durch Räuspern oder Husten ausgeworfen werden kann. Der hohe Kochsalzgehalt des Schleims, in dessen Asche NASSE 70 Proc. davon fand, macht es wahrscheinlich, dass das Kochsalz bei der Bildung des Schleims eine wesentliche Rolle spiele. Auch die übrigen Stoffe dieser Gruppe scheinen sich in dieser Beziehung ähnlich zu verhalten, wie das Kochsalz, wenigstens finden wir sie sehr schnell und in reichlicher Menge in dem Secrete der Schleimhäute wieder.

Man benutzt daher die hierher gehörigen Stoffe, um in krankhaften Zuständen die Schleimsecretion zu vermehren. Das Chlorkalium, welches einen weniger angenehmen Geschmack besitzt, als das Kochsalz, hat vor diesem keine Vorzüge, ebenso auch das Brom- und Jodkalium. Dagegen bietet der, freilich sehr unangenehm schmeckende, Salmiak den Vortheil, dass schon nach kleinen Dosen desselben die Vermehrung der Schleimsecretion deutlich hervortritt. Aus diesem Grunde benutzt man ihn auch, besonders in Deutschland, häufiger als die anderen Stoffe. Sehr oft liegen uns Fälle vor, wo ein zäher oder bisweilen auch ein sehr dünnflüssiger Schleim secernirt wird und sich entweder wegen des stockenden Auswurfs auf den Schleimhäuten ansammelt, oder zu Profluvien Veranlassung giebt, z. B. bei Katarrhen der Luftwege, des Darmcanals, der Harnwerkzeuge u. s. w. Auch in vielen anderen Krankheiten, bei denen eine katarrhalische Beschaffenheit der Schleimhäute besteht, wie bei Masern, Typhus, in den späteren Stadien von Bronchitis, von Pneumonien, bei Lungentuberkeln u. s. w. wendet man den Salmiak an, um den Schleim und die Schleimhäute früher, als es sonst geschehen würde, zu der normalen Beschaffenheit zurückzuführen. Bei leichten Wechselfiebern sieht man nach dem Gebrauche des Salmiaks oder grossen Dosen von Kochsalz ausser dem Darmkatarrh manchmal auch die übrigen Krankheitserscheinungen verschwinden. Bei Eingeweidewürmern, sowohl Bandwürmern, als besonders Spulwürmern, hat man öfters den Genuss stark gesalzener Speisen empfohlen, theils um die Entfernung der Würmer dadurch zu unterstützen, theils aber auch, um die gewöhnlich vorhandenen Anomalien der Darmschleimhaut zu beseitigen.

Wo eine längere Einwirkung der obigen Stoffe auf die Schleimhäute nöthig ist, giebt man gewöhnlich dem Kochsalz den Vorzug vor dem Salmiak, z. B. bei chronischen Katarrhen. Doch bedient man sich gewöhnlich auch hier nicht des reinen Kochsalzes, sondern man empfiehlt den Kranken den öfteren Genuss stark gesalzener Speisen, z. B. der Häringsmilch, welche öfters Phthisikern verordnet wurde, oder noch

VI. GRUPPE DES KOCHSALZES.

häufiger den Gebrauch kochsalzhaltiger Mineralquellen (S. 92). Diese Quellen, besonders diejenigen, welche öfter getrunken werden, enthalten ausser dem Kochsalze noch andere wirksame Stoffe, z. B. kohlensaures oder schwefelsaures Natrium, durch welche gleichzeitig noch andere therapeutische Zwecke erfüllt werden können. Aus diesen und besonders den übrigen bei Badecuren mitwirkenden Momenten erklärt es sich auch, wenn Krankheiten, welche schon lange mit Arzneien vergeblich bekämpft wurden, beim Gebrauche einer solchen Badecur oft schon nach wenigen Wochen gebessert und geheilt werden.

Gelangen die zu dieser Gruppe gehörigen Kaliumverbindungen rasch und in grosser Menge in das Blut, so können sie die den Kaliumsalzen eigenthümlichen Veränderungen der Muskeln und Nerven hervorrufen.[1] Diese Wirkungen sind am häufigsten nach der Einführung des Chlorkaliums und Bromkaliums beobachtet worden, da das Jodkalium fast immer nur in kleinen Dosen gegeben wird. Auch der Salmiak kann in grossen Gaben nachtheilig wirken.[2]

Die Chlor- und Jodmetalle unterscheiden sich, wie wir bereits früher erwähnten, dadurch von einander, dass das Jod eine etwas geringere Verwandtschaft besitzt, als das Chlor, und dass seine Verbindungen daher etwas leichter zersetzbar sind, als die des letzteren. Wie wir oben (S. 71) besprachen, ist der Sauerstoff des Blutes an das Hämoglobin gebunden. Diese Verbindung zersetzt sich nun im grossen Kreislaufe, namentlich in den Capillargefässen, in der Weise, dass der Sauerstoff von den Blutkörperchen allmählig auf andere Stoffe übergeht. Wir wissen nun, dass, wenn ein solcher Uebergang von Sauerstoff von einem Körper auf den anderen bei Gegenwart von Jodkalium stattfindet, stets etwas freies Jod aus diesem abgeschieden wird. Wir werden daher annehmen dürfen, dass, wenn das Hämoglobin seinen locker gebundenen Sauerstoff bei Gegenwart von Jodkalium abgiebt, Jod frei werden müsse. Der experimentelle Nachweis dieser einfachen Reaction stösst jedoch auf grosse Schwierigkeiten. Das frei gewordene Jod ist in Berührung mit eiweissartigen Stoffen, von denen es sogleich wieder gebunden wird. Wenn wir also auch nicht im Stande sind, das augenblicklich im Blute frei werdende Jod durch Reagentien nachzuweisen, so wird dadurch der Satz, dass unter den im Blute gegebenen Bedingungen Jod frei werden müsse, nicht beeinträchtigt. Ein Grund für eine gegentheilige Annahme lässt sich nicht auffinden.

Wir werden uns nun die Einwirkung des freiwerdenden Jods auf die eiweissartigen Stoffe so zu denken haben, dass die Hälfte des freien Jods eine äquivalente Menge Wasserstoff aus dem Eiweiss verdrängt, während dieser sich mit der anderen Hälfte des Jods zu Jodwasserstoffsäure vereinigt, welche selbst wieder durch die Alkalien des Blutes gebunden wird. Allein auch das gebildete Jodalbumin kann auf die Dauer nicht in dem alkalischen Blute bestehen, es wird vielmehr durch die Alkalien des Blutes so zersetzt, dass der früher verdrängte Wasserstoff wieder eintritt, das Eiweiss also wieder hergestellt wird und sich ein alkalisches Jodmetall

---

[1] Vergl. Gruppe des Salpeters.
[2] Vergl. Gruppe des Ammoniaks.

bildet. Da dieses mit dem Blute immer aufs Neue die Capillargefässe durchströmt, so werden sich die angegebenen Zersetzungen so lange wiederholen, als das Jodmetall noch nicht aus dem Körper wieder ausgeschieden ist.

Jene vorübergehende Verbindung des Jods mit den eiweissartigen Stoffen des circulirenden Blutes bleibt für den Organismus ohne erhebliche Folgen, da diese aus ihrer Jodverbindung immer wieder hergestellt werden und somit für die Zwecke des Stoffwechsels brauchbar bleiben. Doch da das Freiwerden des Jods auch in den Theilen des Blutstroms erfolgt, welche in unmittelbarer Berührung mit der Gefässwand stehen, so muss diese ebenfalls in den Vorgang hineingezogen werden. Das in der Gefässwand enthaltene Eiweiss hat aber bereits eine bestimmte Bedeutung; die, wenn auch vorübergehende, Bildung von Jodalbumin in derselben kann also auch nicht gleichgültig bleiben. Diese Einwirkung wird jedoch in den grösseren Gefässen, durch welche das Blut rasch hindurchströmt, kaum merkbar werden, sie wird aber um so mehr zunehmen, in je vielfachere Berührung die einzelnen Blutkörperchen mit den Gefässwandungen kommen und je lebhafter das Freiwerden des bis dahin gebundenen Sauerstoffs erfolgt. Diese Bedingungen sind aber vorzugsweise in den feinsten Arterien und in den Capillargefässen gegeben. Es muss also die durch die Einwirkung des freigewordenen Jods auf die Gefässwände hervorgerufene Reizung sich gerade in diesen Theilen am deutlichsten aussprechen.

Wir kennen kein Organ, in welchem mit Rücksicht auf sein geringes Volum so viel arterielles Blut in venöses umgewandelt wird, als in der Schilddrüse. Es muss daher die Wirkung des Jodkaliums sich hier am auffallendsten zu erkennen geben. Von jeher hat nun der Gebrauch von Jodkaliumverbindungen bei Krankheiten der Schilddrüse eine hervorragende Rolle gespielt. Schon die Aerzte des 13. Jahrhunderts kannten die Kohle des gemeinen Badeschwamms (Carbo spongiae marinae, Spongia usta) als ein Mittel gegen Kropf. Als nun COURTOIS 1811 das Jod entdeckt und FYFE dasselbe 1819 als Bestandtheil der Schwammkohle erkannt hatte, wandte 1820 COINDET in der Voraussetzung, dass das Jod der wirksamste Bestandtheil der Schwammkohle sei, dasselbe in Form der Jodtinctur gegen Kröpfe an und fand, dass dieselben sich nach dem Gebrauche des Jods ungleich schneller und constanter verkleinerten, als nach dem der Schwammkohle. Später trat an die Stelle des freien Jods das Jodkalium, so dass jenes, so wie die Schwammkohle, gänzlich dadurch verdrängt wurden. Allmählig hat man sich überzeugt, dass bei dem Gebrauche des Jodkaliums nur dann Hoffnung ist, seinen Zweck zu erreichen, wenn der Kropf in einer einfachen Hypertrophie der Schilddrüse besteht. Wird dagegen die Geschwulst durch Cysten, kalkreiche Ablagerungen, Venenerweiterungen u. s. w. bedingt, so ist die Anwendung des Jodkaliums nutzlos. In welcher Weise nun die Heilung jener Hypertrophie zu Stande komme, ob vielleicht durch die Reizung der Gefässwände eine Beschränkung des Blutzuflusses und somit auch der Ernährung veranlasst werde, darüber können wir noch kein genügendes Urtheil fällen. Allein ebensowenig lässt sich ein erheblicher Grund gegen die Annahme auffinden, dass zwischen der Reizung der Gefässwände der Schilddrüse und der darauf folgenden Heilung der Hypertrophie ein ursächlicher Zusammenhang bestehe. Wenn grössere Kröpfe, welche bereits einen erheblichen Druck auf die Gefässe und Nerven des Halses ausüben, sich bei dem Gebrauche des Jodkaliums rasch verkleinern, so treten bisweilen beunruhigende Erscheinungen ein. Dieselben bestehen vorzugsweise in Kopfschmerz, Schlaflosigkeit, Kräftemangel, kleinem, sehr schnellem, zitterndem Pulse, Ohnmachten, Herzklopfen und Beängstigung, Schwäche des Sehvermögens und Gehörs, Stupor und selbst Convulsionen. Diese Erscheinungen wurden früher irrthümlich als Wirkungen des Jodkaliums angesehen, während sie doch nur durch die rasche Verkleinerung der Kröpfe bedingt sind.[1] Man muss sich desshalb bei Kröpfen vor einer allzureichlichen Anwendung des Jodkaliums hüten. Gewöhnlich hat man hier Einreibungen von Jodkaliumsalbe in den Hals machen lassen, doch würde der innerliche Gebrauch des Mittels in gehörig kleinen Gaben jedenfalls den Vorzug verdienen.

Nächst der Schilddrüse bietet die Milz besonders günstige Bedingungen für die Wirkung des Jodkaliums dar. Auch hier wird eine grosse Menge arteriellen Blutes in venöses umgewandelt, und wir werden daher anzunehmen haben, dass auch in der Milz sich die Wirkung des Jodkaliums deutlicher entwickeln müsse, als in anderen Organen. Allein einerseits sind die Veränderungen der Milz während des Lebens unseren Beobachtungen nicht so zugänglich, wie die der Schilddrüse; und dann sind auch die pathologischen Verhältnisse bei Hypertrophien der Milz meist complicirter, als in jenem Falle. Aber auch die meisten übrigen Drüsen, z. B. die Speicheldrüsen, zeichnen sich durch ihren Blutreichthum aus und es findet in diesem Umstande die alte Annahme, dass das Jodkalium vorzugsweise auf die Drüsen wirke, ihre Begründung. Ebenso erklärt es sich, dass wir keinen besonderen Einfluss des Jodkaliums auf die Leber, welche im Verhältniss zu ihrer Grösse nur wenig arterielles Blut empfängt, auf die Muskeln, sowie auf die Nervencentra nachweisen können.

Da man bisher keine klare Vorstellung von der Wirkungsweise des Jodkaliums hatte, und da jenes Mittel keine sehr auffallenden Erscheinungen hervorruft, vielmehr die Besserung krankhafter Zustände bei seinem Gebrauche ganz allmählig erfolgt, so war es nicht zu vermeiden, dass sich bei seiner Verwendung am Krankenbett mancherlei Irrthümer einschlichen. Von dem günstigen Erfolge, den das Jodkalium beim Kropfe gezeigt hatte, ausgehend, wandte man das Mittel auch bei Hypertrophien anderer Organe an, z. B. bei Hypertrophien der weiblichen Brüste, der Hoden, der Prostata, des Uterus, der Ovarien u. s. w., doch sah man hier ungleich seltener Besserung eintreten. In früherer Zeit, wo man noch die Jodtinctur innerlich anwandte, gab man dieselbe so lange fort, bis dadurch sehr bedenkliche Verdauungsstörungen hervorgerufen worden waren, und glaubte, in der in Folge davon eintretenden Abmagerung eine eigenthümliche „resolvirende" Wirkung des

---

[1] Vergl. Röser, im Archiv f. physiolog. Heilkunde. Band 7.

gegebenen Arzneimittels erblicken zu müssen. Da unter solchen Umständen öfters auch der Fettreichthum der weiblichen Brust herabgesetzt und somit eine Verkleinerung der letzteren herbeigeführt wurde, so betrachtete man dies gleichfalls als eine eigenthümliche Wirkung jenes Mittels.[1] Obgleich man seit der Einführung des Jodkaliums an Stelle der Jodtinctur jene „Atrophie der weiblichen Brüste" nicht mehr beobachtet hat, so ist doch der Glaube an jene Wirkung, namentlich unter den Laien, noch nicht ganz erloschen. Auch eine Atrophie der Hoden leitete man bisweilen, jedoch ohne hinreichenden Grund, von dem Gebrauche der Jodpräparate ab.

Häufig hat man bei **Drüsenanschwellungen scrofulöser Personen** nach dem Gebrauche des Jodkaliums Besserung eintreten sehen. Ob hierbei nur die oben besprochene Einwirkung des Mittels auf die Drüsen oder ob gleichzeitig noch andere Eigenschaften desselben in Betracht zu ziehen seien, lässt sich noch nicht mit Sicherheit entscheiden. Zugleich mit dem Jodkalium kam in den genannten Fällen gewöhnlich ein zweckmässiges diätetisches Verfahren in Anwendung.

Ebenso hat man das Jodkalium vielfach bei **Syphilis** verordnet. In frischen Fällen der (secundären) Syphilis tritt nach dem Gebrauche der Quecksilberpräparate in der Regel noch schneller Besserung ein, als nach dem des Jodkaliums. Man giebt dieses daher gewöhnlich erst dann, wenn jene Mittel keine Besserung herbeiführten, am häufigsten aber bei veralteter (tertiärer) Syphilis, besonders bei solchen Individuen, deren Körper bereits durch wiederholt überstandene Quecksilbercuren geschwächt ist, z. B. bei **syphilitischen Knochenschmerzen** und **Knochenentzündung, tuberculösen Ablagerungen auf der Haut und den Schleimhäuten, tiefgehenden Schleimhautgeschwüren** u. s. w. Aus dem günstigen Erfolge, der gerade in solchen Fällen öfters eintrat, glaubten manche Aerzte schliessen zu dürfen, das Jodkalium nütze hier hauptsächlich dadurch, dass es das von früheren Curen her im Körper zurückgebliebene Quecksilber aus diesem entferne. Diese Meinung wurde unterstützt durch die Behauptung einiger Chemiker, dass bei solchen Personen, welche früher mit Quecksilberpräparaten behandelt worden seien, nach dem Gebrauche des Jodkaliums Quecksilber mit dem Harn ausgeschieden werde. Mit dieser Angabe, welche schon aus chemischen Gründen sehr unwahrscheinlich ist, stehen die Befunde anderer Chemiker in Widerspruch, so dass jene Hypothese noch als sehr zweifelhaft angesehen werden muss. Da man nun in dem Jodkalium ein Mittel gefunden zu haben glaubte, durch welches das etwa im Körper befindliche Quecksilber aus diesem entfernt werden könne, so wandte man dasselbe nicht nur bei **Mercurialkachexie** an, sondern auch bei anderen Metallvergiftungen, z. B. der **chronischen Bleivergiftung**. Es bedarf kaum der Bemerkung, dass einzelne bei dieser Behandlungsweise vorkommende Besserungsfälle nicht als Beweise für die Richtigkeit der obigen Hypothese angesehen werden dürfen.

[1] Vergl. G. Arroneet, De iodii et kalii iodati effectuum diversitate. Dissert. inaug. Dorpat 1852.

VI. GRUPPE DES KOCHSALZES. 119

Da syphilitische Hautaffectionen bei dem Gebrauche des Jodkaliums öfters verschwanden, so wandte man dasselbe auch bei anderen chronischen Hautausschlägen an, z. B. bei Psoriasis, Lepra, Herpes, Impetigo, Lichen, Prurigo, Sycosis, Acne, Lupus u.s.w., besonders wenn man Grund hatte, dieselben mit Syphilis oder mit Scrofeln in Verbindung zu bringen. — Endlich wurde das Mittel auch noch bei chronischen Rheumatismen, bei acutem Hydrocephalus, bei Gicht, Lähmungen, bei Diabetes u. s. w. empfohlen, ohne dass jedoch seine Brauchbarkeit bis jetzt genügend nachgewiesen wäre. DELFRAYSSÉ empfahl bei zu engem Becken in den letzten Schwangerschaftsmonaten Jodkalium zu nehmen, um das Wachsthum des Fötus aufzuhalten, doch lässt sich dieser Zweck nicht dadurch erreichen.

Wie schon oben besprochen wurde, kann wegen der kleinen Mengen des im Blute circulirenden Jodkaliums die Zersetzung desselben sich nur in den Theilen des Gefässsystems bemerkbar machen, welche besonders günstige Bedingungen dafür bieten. Je grösser aber die Menge des in das Blut gelangten Jodkaliums ist, desto deutlicher wird sich die Veränderung der Gefässwände nicht blos in den feinsten, sondern auch in den grösseren Arterien zu erkennen geben. Als Folgen dieser Einwirkung sind wohl die Erscheinungen anzusehen, welche E. ROSE[1] nach Einspritzung sehr grosser Mengen von Jodlösung bei Ovarialcysten beobachtete und welche er von einem Krampfe der Arterien ableitet. Dieser dauerte so lange an, als sich noch eine grössere Menge des Jodmetalls im Blute befand, und veranlasste secundär sehr hohe Pulsfrequenz, Anhäufung des Blutes in den Capillaren und Venen, Kälte und Blässe der Haut mit cyanotischer Färbung der Extremitäten und Wangen. Obgleich die Herzthätigkeit sehr gesteigert war, liess sich doch keine Temperaturerhöhung wahrnehmen. Ein Jodfieber, welches einige Schriftsteller angenommen haben, besteht daher nicht. Symptome, welche von einer Affection des Nervensystems abgeleitet werden müssen, fehlen bei der Jodvergiftung.

Während die alkalischen Jodmetalle wegen ihrer geringeren Stabilität im Blute die besprochene Zersetzung erleiden und in Folge davon die den Jodverbindungen eigenthümlichen Wirkungen hervorrufen, findet eine Abspaltung von Chlor aus dem Kochsalz an keiner Stelle des Körpers Statt. Wie sich in dieser Hinsicht die Brommetalle verhalten, ist noch nicht bekannt. Da sich das Brom in Bezug auf die Stabilität seiner Verbindungen mehr dem Chlor als dem Jod nähert, so ist eine Zersetzung der Brommetalle im Blute nicht wahrscheinlich. Jedenfalls könnte eine solche nur unter ganz besonders günstigen Bedingungen und noch in geringerem Maassstabe als beim Jodkalium eintreten. Obgleich man häufig daran gedacht hat, das Bromkalium zu ähnlichen Zwecken wie das Jodkalium zu verwenden, so haben die angestellten Versuche doch nicht zu dem erwarteten Resultate geführt.

Das grosse Diffusionsvermögen der zu dieser Gruppe gehörigen Stoffe, welches den raschen Uebergang derselben in das Blut bedingt, hat auch die Folge, dass dieselben leicht in die verschiedenen Secrete übergehen.

---

[1] Archiv f. patholog. Anatomie. Band XXXV. S. 12. 1866.

Aus diesem Grunde ist das Kochsalz ein Hauptbestandtheil des an festen Stoffen so armen Schweisses. Mit noch grösserer Leichtigkeit als das Kochsalz geht auch das Jodkalium in den Schweiss über, doch da dasselbe immer nur in kleiner Menge in das Blut gelangt, in entsprechend geringeren Antheilen als jenes. Wenn nun Personen, welche Jodkalium in nicht zu geringer Menge einnehmen, stark schwitzen, so kann eine etwas grössere Menge von Jodkalium auf die äussere Haut gelangen. Bei der raschen Verdunstung des von der Haut ausgeschiedenen Wassers findet, wie stets unter solchen Umständen[1], eine geringe Ozonbildung und in Folge dieser eine Zersetzung des Jodkaliums Statt, wobei etwas Jod frei wird. Dieses freie Jod wirkt auf die Bestandtheile der Haut in derselben Weise, nur mit entsprechend geringerer Stärke ein, wie die auf die Haut aufgetragene Jodtinctur. In Folge dieser Einwirkung entsteht das sogenannte Jodexanthem, meist in der Form einer Roseola. Dasselbe verschwindet jedoch in der Regel sehr bald wieder und hat keine weiteren nachtheiligen Folgen. Ebenso leicht, wie das Jodkalium, geht auch das Bromkalium in den Schweiss über. Auch dieses scheint unter gleichen Umständen, wie das Jodkalium, zersetzt zu werden, und dadurch den Ausbruch eines Exanthems zu veranlassen, welches am häufigsten in Form von Acne auftritt.

Wie wir schon oben erwähnten, gehen die Stoffe dieser Gruppe in reichlicher Menge in das Secret der Schleimhäute über. Da nun auf der Schleimhaut des Mundes und der Luftwege eine sehr lebhafte Wasserverdunstung Statt findet, so wird auch hier etwas Ozon gebildet und dadurch Jod frei gemacht. Nach den gewöhnlichen Arzneigaben ist die Menge des freigewordenen Jods so gering, dass sie keine bemerkbaren Veränderungen hervorruft. Wird dagegen das Jodkalium in grösseren Dosen gegeben, so entstehen auf der Schleimhaut des Mundes und der Nase ähnliche Erscheinungen, wie durch das Einathmen von Joddampf veranlasst werden. Das auf der Nasenschleimhaut frei werdende Jod verursacht einen Nasenkatarrh (Jodschnupfen) und die Geruchsempfindung von freiem Jod, welche zu Kopfschmerzen Veranlassung geben kann. Auch die Mundschleimhaut ist katarrhalisch afficirt. Dabei zeigt sich der unangenehme Geschmack des freien Jods, welcher vermehrte Speichelsecretion nach sich zieht. Wird nach grossen Dosen der Jodgeschmack sehr intensiv, so kann dies selbst zu einem förmlichen Speichelflusse (Jodspeichelfluss) Veranlassung geben. Dieser Speichelfluss tritt um so leichter ein, je mehr der betreffende Kranke zur Salivation geneigt ist. Daher hat man ihn bei Kranken, welche früher eine Mercurialsalivation überstanden hatten, besonders häufig und bisweilen schon nach verhältnissmässig kleinen Dosen von Jodkalium beobachtet. Die obenerwähnten Erscheinungen gehen in der Regel bald vorüber, sobald das im Blute befindliche Jodmetall aus diesem ausgeschieden worden ist, und hinterlassen keine bleibenden Nachtheile.

In manchen, wenn auch selten vorkommenden, Fällen vertragen die Kranken selbst die gewöhnlichen Arzneidosen des Jodkaliums nicht,

---

[1] Vergl. Gorup-Besanez, in Annalen d. Chemie u. Pharmacie Band 161. S. 232.

sondern werden bald von einem Katarrh der Luftwege, so wie von Kopfschmerzen befallen und so zum Aussetzen der Arznei genöthigt. Es müssen daher bei solchen Personen Umstände bestehen, welche das Freiwerden des Jods auf der Schleimhaut der Luftwege besonders begünstigen. Vielleicht ist der Grund dieser Erscheinung darin zu suchen, dass bei jenen Kranken der Speichel grössere Neigung zum Sauerwerden hat, als gewöhnlich.

Es lässt sich noch nicht mit Sicherheit entscheiden, ob der erwähnte Jodspeichelfluss ausschliesslich durch den anhaltenden unangenehmen Jodgeschmack bedingt wird, oder ob dabei auch die Speicheldrüsen direct betheiligt sind. Denn wie in die übrigen Secrete, so gehen die zu dieser Gruppe gehörigen Stoffe sehr schnell in das Secret der Speicheldrüsen über und zwar in um so grösserer Menge, je lebhafter die secretorische Thätigkeit derselben ist. Da sich jedoch das Jodkalium am leichtesten und schon in sehr geringer Menge durch Reagentien nachweisen lässt, so hat man gewöhnlich nur bei ihm den schnellen Uebergang in den Speichel nachzuweisen versucht. Dieser Umstand hat auch zu der Ansicht Veranlassung gegeben, dass das Jodkalium auf die Speicheldrüsen anders als auf die übrigen blutreichen Drüsen einwirke und von ihnen in besonderer Menge angezogen werde.[1] Die Richtigkeit dieser Ansicht lässt sich jedoch noch nicht sicher nachweisen.

Auch in die Milch können die zu dieser Gruppe gehörigen Stoffe leicht übergehen. Einen bemerkbaren Einfluss auf die Beschaffenheit der Milch scheinen sie indessen nicht auszuüben. Einige Aerzte wollten beim Gebrauche des Jodkaliums eine Verminderung, andere eine Vermehrung der Milchsecretion wahrgenommen haben. Bisweilen verordnete man kranken Kindern die Milch von Ziegen, welche Jodkalium erhalten hatten. Dies Verfahren gewährt jedoch keine Vortheile.

Wenn auch geringe Antheile der zu dieser Gruppe gehörigen Stoffe den Körper auf anderem Wege verlassen, so geht doch die Hauptmenge derselben in den Harn über. Da das Kochsalz und Chlorkalium im Organismus zu verschiedenen Zwecken Verwendung finden, so wird nicht immer ihre ganze Menge sofort wieder ausgeschieden, sondern es bleibt öfters ein Theil davon für einige Zeit im Körper zurück. Die alkalischen Brom- und Jodmetalle dagegen finden sich fast ihrer ganzen Menge nach in dem Harn der ihrer Aufnahme folgenden 24 Stunden wieder und nur geringe Spuren davon lassen sich auch noch später nachweisen. Jodsaures Kalium erscheint als Jodmetall im Harn wieder. Von dem eingenommenen Salmiak hat man bisher immer nur einen Theil wieder finden können.[2]

Die übrige Zusammensetzung des Harns wird durch diese Stoffe nur wenig verändert. Da das Kochsalz dem Körper meist in etwas grösserer Menge zugeführt wird, als die übrigen Stoffe dieser Gruppe, so kann auch,

---

[1] HEUBEL, Pharmakologische Untersuchungen über das Verhalten verschiedener Körperorgane zur Jodkalium-Resorption. Inaug.-Dissert. Dorpat. 1865. — F. SARTISSON, Ein Beitrag zur Kenntniss der Jodkalium-Wirkung. Inaug.-Dissert. Dorpat 1866.
[2] Vergl. Gruppe des Ammoniaks.

wie FALCK[1] nachgewiesen hat, bei seinem Austritt aus dem Körper die Wasserausscheidung etwas zunehmen. Doch ist die Vermehrung des Harns nicht so auffallend, wie nach dem Gebrauche anderer Alkalisalze, und es ist daher das Kochsalz gewöhnlich nicht als Diureticum angewendet worden. — Nach den Untersuchungen von BISCHOFF, KAUPP[2] und VOIT[3] wird durch reichliche Kochsalzzufuhr zu dem Körper die Harnstoffausscheidung etwas vermehrt. Der Grund dieser Erscheinung ist bis jetzt nicht bekannt. Da man früher häufig annahm, das Jodkalium werde im Blute dadurch wirksam, dass es die Zersetzung der eiweissartigen Stoffe befördere, so glaubte man, bei seinem Gebrauche eine vermehrte Harnstoffausscheidung voraussetzen zu dürfen. Genauere Untersuchungen haben jedoch ein negatives Resultat ergeben. v. BOECK[4] fand beim Gebrauche grösserer Mengen von Jodwasserstoffsäure die Harnstoffausscheidung nicht vermehrt. RABUTEAU[5] und MILANESI[6] glaubten sogar eine Verminderung derselben annehmen zu dürfen, doch lässt sich dies aus ihren Versuchen noch nicht mit Sicherheit schliessen.

Auch die Harnwerkzeuge werden durch die Gegenwart der obigen Stoffe im Harn wenig verändert. Die Vermehrung der Schleimsecretion tritt erst nach grösseren Dosen derselben deutlich hervor. Daher hat man auch den Salmiak und das Bromkalium in grossen Dosen bei Blasenkatarrhen, Nachtrippern, Leukorrhöen u. s. w. empfohlen. Endlich hat man auch noch dem Jodkalium eine Vermehrung des Geschlechtstriebs, dem Bromkalium eine Verminderung desselben zugeschrieben und das letztere bei schmerzhaften Erectionen und bei übermässigen Pollutionen empfohlen.

Natrium chloratum. Selten arzneilich zu Grm. 2—5 mit Fleischbrühe oder Limonade gegeben, bei Lungenblutungen und als Brechmittel theelöffelweise und fein gepulvert, zu Klystieren zu Grm. 20—30 in wässriger oder schleimiger Lösung. Zu warmen trockenen Umschlägen benutzt man es gepulvert und in Leinwand eingeschlagen.

Ammonium chloratum. Meist in wässriger Lösung zu Grm. 0,30—0,60, tagüber zu Grm. 4,00. Bei Blasencatarrhen zu Grm. 1,80—2,00, tagüber zu Grm. 10,00. Das gewöhnlichste Geschmackscorrigens ist Succus liquiritiae, etwa Grm. 0,50 auf Grm. 3,00 Salmiak. Pulver sind wegen des schlechten Geschmacks nicht zweckmässig und werden leicht feucht; für Pillen ist die gewöhnliche Dosis etwas zu gross, da man viel Bindemittel zusetzen muss. Aeusserlich zu Fomentationen 1 Theil auf 15 Theile Wasser.

Kalium iodatum. Man giebt dasselbe zu Grm. 0,10—0,30 selbst zu Grm. 0,50—1,50 p. d. meist in wässriger Lösung, etwa Grm. 1—3 tagüber.

---

[1] Ein Beitrag zur Physiologie des Chlornatriums. Archiv f. patholog. Anatomie. Band 56.
[2] Archiv f. physiolog. Heilkunde 1855. S. 407.
[3] Untersuchungen über den Einfluss des Kochsalzes u. s. w. auf den Stoffwechsel. München 1860.
[4] Zeitschrift f. Biologie. Band V. S. 393. 1869.
[5] Gazette médicale de Paris. 1869. No. 16. pag. 218. — Gazette hebdom. de Médecine 1869. No. 9. p. 133.
[6] Della scomata quantità dell'urea nell'orina per effetto dell'ioduro di Potassio. Scuola di farmacologia del Prof. Corradi. Pavia 1873.

Den unangenehmen Geschmack des Jodkaliums kann man durch Zusatz von Zucker oder aromatischen Wässern kaum verbessern; eher noch durch etwas Succus liquiritiae. Auch in Pillenform mit Radix und Succus liquiritiae kann man das Jodkalium verordnen. Saure Zusätze vermeidet man gewöhnlich, ebenso stärkmehlhaltige. Seit Lugol's Vorgange hat man sehr häufig dem Jodkalium $1/_3$—$1/_2$ Gewichtstheil Jod zugesetzt, doch ist dies verwerflich, denn die gebildete, sehr leicht zersetzbare hydriodige Säure theilt alle Uebelstände der Jodtinctur. Daher ist es besser, statt 2 Th. Jodkalium mit 1 Th. Jod lieber $3 1/_3$ Jodkalium anzuwenden.

Aeusserlich wendet man das Jodkalium in wässriger oder weingeistiger Lösung, 1 Th. auf 6—20 Th. Flüssigkeit, zu Fomentationen an, besser jedoch in Salbenform. Das **Unguentum kalii iodati** enthält 20 Th. Jodkalium und 1 Th. unterschwefligsaures Natrium in 15 Th. Wasser gelöst und mit 165 Th. Schweinefett verrieben. Es ist weiss und enthält 10 Proc. Jodkalium. Man lässt es gewöhnlich in bohnengrossen Mengen täglich einmal einreiben.

Obgleich das Jodkalium schon auf den Applicationsorganen in Jodnatrium (**Natrium iodatum**) verwandelt wird, so würde es kaum vortheilhaft sein, neben dem so vielfach benutzten Jodkalium auch noch jenes in den Arzneischatz einzuführen, zumal es in Bezug auf Dosis, Preis und Haltbarkeit keine Vorzüge vor demselben besitzt. Das Jodammonium (**Ammonium iodatum**) zersetzt sich leicht an der Luft durch Bildung von hydriodiger Säure und freiem Jod, so dass es sich in seinen Wirkungen der Jodtinctur nähert und daher für die innerliche Anwendung verwerflich ist.

VII. Gruppe des Salpeters.[1]

1. **Kalium nitricum** (KNO_3), Nitrum depuratum, Nitras kalicus, Sal petrae, Salpeter.
2. Kalium chloratum
3. Kalium bromatum } S. 108.
4. Kalium iodatum

Nach den Untersuchungen von Graham besitzen die Kaliumverbindungen ein grösseres Diffusionsvermögen als die Natriumverbindungen. Dieses Diffusionsvermögen ist am stärksten bei dem salpetersauren Kalium. Diesem folgen in absteigender Reihe das Chlorkalium, Bromkalium und

---

[1] Das chlorsaure Kalium (Kalium chloricum, $KClO_3$ Kali oxymuriaticum, Kali muriaticum oxygenatum, Chloras kalicus), welches sich durch seine Schwerlöslichkeit von den Gliedern der obigen Gruppe unterscheidet, wurde schon bald nach seiner Entdeckung wegen seines grossen Sauerstoffgehaltes gegen Scorbut empfohlen, da man diese Krankheit von einem Mangel des Blutes an Sauerstoff ableitete. Obgleich man sich allmählig von der Unrichtigkeit jener Ansicht überzeugte, so ist doch das Mittel bis jetzt im Gebrauch geblieben. Besonders häufig hat man dasselbe in Form eines Mundwassers bei scorbutischen Geschwüren des Zahnfleisches und bei Geschwüren im Munde überhaupt

Jodkalium, während schwefelsaures, phosphorsaures und doppelt-kohlensaures Kalium ungleich langsamer diffundiren. Das grosse Diffusionsvermögen der zuerst genannten Stoffe erlangt jedoch erst dann eine erhebliche Bedeutung für ihr Verhalten im Organismus, wenn sie in grösseren Mengen in denselben eingeführt werden. In kleineren Dosen verhalten sich diese Stoffe wie Glieder der vorhergehenden Gruppe, bei welcher sie daher auch zum Theil (Chlorkalium, Bromkalium, Jodkalium) bereits besprochen wurden. Ausser dem Diffusionsvermögen kommt bei den genannten Verbindungen auch noch die Bedeutung in Betracht, welche die Kaliumsalze für den thierischen Organismus haben.

Die zu dieser Gruppe gehörigen Stoffe theilen mit einigen anderen wasserfreien Salzen die Eigenschaft, bei ihrer Auflösung in Wasser viel Wärme zu binden. Der Kalisalpeter erkältet das Wasser, indem er sich löst, um 8—10° C., ein Gemeng von 5 Th. Salpeter und gleich viel Salmiak, beide fein gepulvert, kann bei seiner Auflösung in 19 Th. Wasser die Temperatur von + 10° auf — 12° C. herabbringen. Kochsalz, mit der dreifachen Menge Schnee von 0° C. gemischt, erkältet sich bis auf — 17,7° C. Früher bediente man sich am Krankenbette öfter der **Schmucker'schen Fomentationen**, einer Mischung von je 180 Grm. gepulvertem Salpeter und Salmiak, 2160 Grm. Weinessig und 8640 Grm. Brunnenwasser. Man hat sich jedoch allmählig überzeugt, dass die Anwendung von Eis in den Fällen, wo man sich solcher Frostmischungen bediente, zweckmässiger ist und so kommen dieselben gegenwärtig kaum mehr in Gebrauch.

Auf der äusseren Haut verhalten sich die Glieder dieser Gruppe wie die der vorhergehenden. In verdünnten Lösungen vermögen sie das Hinderniss, welches ihrem Uebergange in das Blut durch die Epidermis entgegentritt, ebenfalls nicht zu überwinden.

Im Munde ruft der Salpeter einen salzigen und wenn er in gepulvertem Zustande genommen wird, gleichzeitig einen kühlenden Geschmack hervor. Kommen die Stoffe dieser Gruppe in grösseren Mengen in den **Magen**, so dass sie hier eine concentrirte Lösung bilden, so tritt eine lebhafte Diffusion zwischen dieser und den Capillargefässen der Magenschleimhaut ein, in Folge deren der Blutstrom in den letzteren zurückgehalten wird.[1]) So entsteht eine Anhäufung von Blutkörperchen in den Capillaren, die sogar einen Austritt derselben nach sich ziehen kann. Diese Veränderung der Magenschleimhaut bleibt natürlich für die Function derselben nicht gleichgültig und wir sehen daher unter solchen Umständen dieselben Erscheinungen eintreten, wie bei jeder anderen

angewendet. Bei Mercurialsalivation wird dasselbe von vielen Aerzten allen übrigen Mitteln vorgezogen und sogar als Präservativum gegen den Eintritt der Salivation innerlich gegeben. Ebenso findet dasselbe bei Soor vielfache Anwendung. Häufig benutzte man auch seine Lösung bei Fussgeschwüren oder anderen hartnäckigen Geschwüren. Trotz dieser vielfachen Verwendung fehlen uns doch noch alle Kenntnisse darüber, in welcher Weise das chlorsaure Kalium in den angegebenen Fällen nützlich werden könne. Man gab dasselbe innerlich zu Grm. 0,50—1,00 täglich 3—4 mal, gewöhnlich in Lösungen von 1 Th. auf 20—30 Th. Wasser und äusserlich in Lösungen von derselben Stärke.

[1] Vergl. Brenheim, Ueber die Bedeutung des Diffusionsvermögens für die entzündungserregende Wirkung einiger Stoffe, in Virchow's Archiv f. physiol. Heilkunde. 1855. S. 230.

Entzündung der Magenschleimhaut. Da das Zustandekommen dieser Entzündung von der Stärke des Diffusionsstromes abhängig ist, so erscheint es leicht verständlich, dass zahlreiche Momente, z. B. Anfüllung des Magens, starke Verdünnung der Salzlösung u. s. w. dieselbe verhindern können. So wurden bei gefülltem Magen bisweilen sehr erhebliche Mengen von Salpeter ohne grösseren Nachtheil vertragen, während im nüchternen Zustande schon weit geringere Dosen intensive Entzündungserscheinungen hervorriefen. Ueberhaupt sieht man jene Magenentzündung vorzugsweise durch den Salpeter veranlasst werden, während sie durch Chlorkalium und Bromkalium nur unter besonders günstigen Umständen zu Stande kommt. Ist die Intensität des Diffusionsstromes nicht so gross, dass hierdurch der Blutlauf in den Capillaren der Magenschleimhaut gestört wird, so treten auch keine krankhaften Erscheinungen ein, vielmehr gehen jene Salze schon vom Magen aus zum grössten Theile in das Blut über, so dass nur eine geringe Menge derselben in den Dünndarm gelangt, wo sie ebenfalls bald resorbirt wird.

Die Kaliumsalze, welche ein geringeres Diffusionsvermögen besitzen, als die oben genannten, können weder die obige Veränderung der Magenschleimhaut hervorrufen, noch in so grosser Menge resorbirt werden. Es geht daher ein grösserer Theil von ihnen in den Dünndarm über und wirkt dort wie die Stoffe der Glaubersalzgruppe.

Obgleich unsere tägliche Nahrung, besonders der aus dem Pflanzenreiche entlehnte Theil derselben ziemlich viel Kaliumsalze enthält, so finden sich diese im **Blute** doch nur in geringer Menge vor, und zwar, wie C. Schmidt zuerst nachgewiesen hat, fast ausschliesslich in den Blutkörperchen. Wir müssen daher annehmen, dass die in das Blut gelangten Kaliumsalze von den Bestandtheilen der Blutkörperchen angezogen werden, und mit denselben eine ähnliche moleculäre Verbindung bilden, wie die Natriumsalze und besonders das Kochsalz mit den Bestandtheilen des Blutplasmas. Die Eigenschaft, Kaliumsalze zu binden, scheint aber nicht bloss den Blutkörperchen, sondern allen aus Eiweissstoffen aufgebauten Geweben zuzukommen. Soweit die bisher angestellten Aschenanalysen erkennen lassen, enthält die Asche aller jener Gewebe Kaliumsalze in überwiegender Menge, also in einem anderen Verhältnisse, als im Blute, von dem sie doch ernährt werden. Wir dürften kaum erheblich irren, wenn wir die geringen Mengen von Natriumsalzen, welche sich in der Asche verschiedener Organe finden, nicht als Bestandtheile der Gewebe ansehen, sondern von dem in ihnen zurückgebliebenen Blutplasma ableiten. In den Secreten finden wir theils Kalium-, theils Natriumsalze, jedoch nicht in constanten Verhältnissen, sondern, namentlich im Harn, in dem Maasse, wie die Kalium- oder Natriumsalze dem Blute zugeführt werden.

Unter den gewöhnlichen Verhältnissen kann selbst bei reichlicher Einfuhr von Kaliumsalzen eine Anhäufung derselben im Blute nicht eintreten. Der Uebergang der Kaliumsalze aus dem Darmcanale in das Blut wird durch die Beimengung der übrigen Nahrungsbestandtheile verzögert, so dass die in das Blut gelangten Kaliumsalze, soweit sie nicht durch die Gewebsbestandtheile gebunden werden, wegen ihres grossen

Diffusionsvermögens rasch in die verschiedenen Secrete, namentlich in den Harn übergehen können. Gelangt dagegen eine concentrirte Auflösung leicht diffusibler Kaliumsalze in den leeren Magen, so kann von hier aus der Uebergang in das Blut so rasch und in so grosser Menge erfolgen, dass die Wiederausscheidung derselben damit nicht gleichen Schritt zu halten vermag. Es muss demnach unter solchen Umständen eine Anhäufung von Kaliumsalzen im Blute entstehen. Dasselbe ist natürlich der Fall, wenn Kaliumsalze durch eine geöffnete Vene in das Blut injicirt werden. In diesem Falle kommt daher auch das Diffusionsvermögen des injicirten Kaliumsalzes wenig in Betracht, es verhalten sich daher bei der Injection in die Venen alle Kaliumsalze gleich.

Während man früher glaubte, dass die Kalium- und Natriumsalze in ihren Wirkungen nicht wesentlich verschieden seien, fanden BERNARD und GRANDEAU[1], dass Kaliumsalze, in das Blut injicirt, eine giftige Wirkung äussern können, welche gleichen Mengen der entsprechenden Natriumverbindungen nicht zukommt. Durch die weiteren Untersuchungen von TRAUBE[2], GUTTMANN[3] und ROSENTHAL, PODCOPAEW[4], KEMMERICH[5], BUNGE[6] u. A. wurde nachgewiesen, dass die giftige Wirkung der Kaliumsalze hauptsächlich bedingt werde durch Verlangsamung des Pulsschlags und endlichen Herzstillstand in der Diastole. Der letztere hat bei warmblütigen Thieren Dyspnoe und Convulsionen zur Folge. Bei Fröschen fehlen diese, doch zeigt sich bei ihnen Lähmung der willkürlichen Muskeln. Charakteristisch ist es, dass ein ausgeschnittener Froschmuskel, nur kurze Zeit in eine verdünnte Kaliumsalzlösung gelegt, seine Contractilität verliert, während er in einer Kochsalzlösung von gleicher Concentration dieselbe noch lange behält. RANKE u. A. nannten daher die Kaliumsalze Muskelgifte. PODCOPAEW gelangte durch seine Versuche zu der Ueberzeugung, dass die Kaliumsalze keine specifische Wirkung auf das Herz ausüben, sondern dass sie bei Veneninjectionen das Herz nur desshalb zuerst afficiren, weil es der erste und überdies ein thätiger Muskel ist, den das mit Kaliumsalzen, welche eine Muskelparalyse bewirken, geschwängerte Blut auf seiner Bahn antrifft. GUTTMANN wies jedoch nach, dass durch die Kaliumsalze nicht bloss die Muskeln, sondern auch gewisse Nervencentra, namentlich die motorischen Centra des Herzens und manche cerebrospinale Centralorgane gelähmt werden. H. AUBERT und A. DEHN[7] so wie L. MICKWITZ[8] fanden, dass die Kaliumsalze in die Venen injicirt, eine Steigerung des Blutdrucks mit oder ohne eine vorhergehende Senkung des Druckes hervorriefen, dass die Drucksenkung sowohl mit Verlangsamung der Herzpulse, als mit einer unveränderten oder vermehrten

---

[1] Journal de l'anatomie et de la physiologie. Vol. I. p. 378. Paris 1864.
[2] Gesammelte Beiträge zur Pathologie und Physiologie. Band I. S. 383.
[3] Berliner klinische Wochenschrift 1865. No. 34—36. — Archiv f. patholog. Anatomie. Band 35. S. 450.
[4] Archiv f. patholog. Anatomie. Band 33. S. 505.
[5] Archiv f. d. ges. Physiologie. Band I. S. 120. Band II. S. 49.
[6] Archiv f. d. ges. Physiologie. Band IV. S. 235. — Zeitschrift f. Biologie. Band IX. S. 104.
[7] Archiv f. d. ges. Physiologie. Band IX. S. 115. 1874.
[8] Vergleichende Untersuchungen über die physiologische Wirkung der Salze der Alkalien und alkalischen Erden. Inaug.-Dissert. Dorpat. 1874.

VII. GRUPPE DES SALPETERS.

Frequenz verbunden sein kann, stets aber nach erreichtem früheren Druckstande Verminderung der Frequenz eintritt. Diese Veränderungen in der Blutbewegung gehen jedoch nur von dem Herzen, nicht aber von den Blutgefässen und deren Nerven aus. Wenn nach grösseren Dosen der Puls verschwindet, so steht das Herz noch nicht ganz still, sondern zeigt ganz unregelmässige partielle Contractionen, welche zur Fortbewegung des Blutes nicht beitragen können. Dieselben gehen allmählig wieder in die normalen Bewegungen oder in vollkommenen Herzstillstand über. Aubert und Dehn leiten diese unregelmässigen Bewegungen von der Lähmung eines besonderen die Reihenfolge der Herzbewegungen dirigirenden nervösen Centrums ab.

Die Muskeln gehören zu den kaliumreichsten Körpertheilen. Die Asche der aus ihnen bereiteten Fleischbrühe enthält nach Keller 86 Proc. Kaliumsalze. Kemmerich fand, dass bei mangelhafter Zufuhr dieser Salze mit der Nahrung die Muskelbildung ins Stocken kam. Wenn wir nun einerseits sehen, dass die Kaliumsalze für die Ernährung der Muskeln von grosser Bedeutung sind, andererseits aber durch ihre Einwirkung die Leistungsfähigkeit der Muskeln aufgehoben werden kann, so drängt sich uns die Vermuthung auf, dass diese beiden Functionen in Zusammenhang mit einander stehen mögen. Es würde demnach dieselbe Eigenschaft, welche die Kaliumsalze für die Muskeln unentbehrlich macht, im Uebermaasse denselben verderblich werden. Da nun aber durch die Kaliumsalze die Contractilität der Muskeln aufgehoben wird, ohne dass sich im Uebrigen eine Veränderung erkennen lässt, so werden wir dadurch zu der Annahme geführt, dass der Kaliumgehalt der Muskeln für die Contractilität derselben grosse Bedeutung habe. Wir können uns denken, die contractile Substanz der Muskeln sei eine moleculäre Verbindung gewisser eiweissartiger Stoffe mit Kaliumsalzen. Durch den Zutritt grösserer Mengen von Kaliumsalz würde dieselbe in ihrer Zusammensetzung geändert werden und in Folge davon ihre frühere Eigenschaft verlieren.[1]

Obgleich die Zusammensetzung der unorganischen Bestandtheile der Nerven noch weniger bekannt ist, als die der Muskeln, so lassen doch die vorliegenden Analysen erkennen, dass der Gehalt der Nerven an Kaliumsalzen dem der Muskeln sehr nahe kommt. Wir werden daher annehmen dürfen, dass die Kaliumsalze auch für die Ernährung des Nervensystems von Bedeutung seien und dass eine vermehrte Einfuhr von Kaliumsalzen Störungen derselben zur Folge haben könne. Es ist leicht begreiflich, dass sich diese Störungen gerade zuerst am Herzen und zwar noch früher zeigen werden, ehe die Veränderung der Muskelthätigkeit bemerkbar wird.

Wir sind somit im Stande, durch eine Anhäufung von Kaliumsalzen im Blute eine veränderte Thätigkeit des Muskel- und Nervensystems hervorzurufen. Wenn man auch bei der therapeutischen Verwendung der genannten Stoffe meist nicht von jener Thatsache ausgegangen ist, so

---

[1] Buchheim, Ueber die Wirkung der Kaliumsalze. Archiv f. experim. Pathologie und Pharmakologie. Band III. S. 252.

lassen sich doch die am Krankenbette erlangten Resultate auf dieselbe zurückführen.[1] Am häufigsten wird in neuerer Zeit das Bromkalium angewendet. Man ging dabei von der Ansicht aus, dass das Bromkalium ganz besondere Wirkungen zeige, welche dem Chlorkalium oder Jodkalium nicht zukämen. Solche besondere Wirkungen könnten jedoch nur von besonderen wirksamen Eigenschaften des Salzes bedingt sein. Um das Vorhandensein solcher besonderen Eigenschaften nachzuweisen, giebt es nur den einen Weg, dass wir die Wirkungen des Bromkaliums mit denen des Chlorkaliums, Jodkaliums und Salpeters, so wie andererseits den entsprechenden Natriumverbindungen vergleichen, was bisher nur in unzureichendem Maasse geschehen ist. Die Ansicht, dass das Bromkalium ganz besondere Wirkungen besitze, entbehrt daher noch jedes haltbaren Grundes.

Am häufigsten wurde das Bromkalium bei epileptischen Krämpfen angewendet. Da es sehr schwierig ist, für jeden Kranken die Dosen zu bestimmen, welche die Erregbarkeit der Muskeln und Nerven entschieden, aber doch noch nicht so weit herabsetzen, dass daraus gefahrdrohende Circulationsstörungen entstehen, so erscheint es leicht verständlich, dass die Ansichten der Aerzte über die Brauchbarkeit dieses Mittels sehr getheilt sind. Voisin empfiehlt, die Dosis des Mittels so lange zu steigern, bis Kitzeln des Schlundes oder der Nasenschleimhaut kein Würgen oder Erbrechen mehr hervorruft. Doch bleiben in manchen Fällen die epileptischen Krämpfe aus, ehe noch jener Grad der Wirkung erreicht worden ist. Zweckmässiger würde es sein, sich des viel billigeren Chlorkaliums zu bedienen, welches nach Sander[2] ebenso günstig wirkt, wie das Bromkalium. Natürlich können diese Stoffe nur die Intensität der Anfälle vermindern oder den Eintritt derselben verhüten. Ob diese nach dem Aussetzen des Mittels wiederkehren oder nicht, hängt von ihrer Ursache ab.

Ebenso können die Kaliumverbindungen bei anderen Krampfformen Anwendung finden, um die Muskelerregbarkeit herabzusetzen. Besondere Aufmerksamkeit verdienen sie bei Tetanus, besonders in den frühesten Stadien desselben. Da sich beim Tetanus die motorischen Nerven im Zustande so heftiger Erregung befinden, dass die dagegen angewandten Arzneimittel fast gar keinen Eindruck auf dieselben machen, so wäre es vielleicht zweckmässiger, die Muskeln zum therapeutischen Angriffspunkte zu wählen. Bei Strychninvergiftung ist vom Gebrauche jener Mittel weniger zu erwarten, da ihre Wirkung nicht rasch genug eintritt. Auch bei Ecclampsia parturientium hat man bei dem Gebrauche des Bromkaliums Besserung beobachtet.

Wegen seines angenommenen Einflusses auf die sensiblen Nerven hat man das Bromkalium als schlafmachendes Mittel, am häufigsten bei Delirium tremens gegeben. Doch kommt hier vielleicht der Einfluss der Kaliumsalze auf die Muskelerregbarkeit ebenfalls in Betracht.

---

[1] Binz, Ueber die therapeutische Verwendung des Bromkaliums. Deutsche Klinik 1873. No. 48.
[2] Centralblatt f. d. med. Wissenschaften. 1868. No 52.

VII. GRUPPE DES SALPETERS.

Wegen der verminderten Empfindlichkeit der Schleimhäute der männlichen und weiblichen Geschlechtswerkzeuge, welche einige Aerzte nach dem Gebrauche des Bromkaliums beobachtet zu haben glaubten, wurde dasselbe bei **schmerzhaften Erectionen**, bei **Satyriasis**, **Nymphomanie** u. s. w. angewandt. Obgleich man nicht selten Besserung eintreten sah, genügen doch die vorliegenden Beobachtungen noch nicht, um den Werth des Mittels festzustellen.

Schon seit den Zeiten der arabischen Aerzte wurde der Salpeter als ein **kühlendes** und **entzündungswidriges** Mittel angewandt. Man gab ihn jedoch meist in viel zu kleinen Dosen, als dass er irgend eine erhebliche Wirkung hätte hervorrufen können. Desshalb wurde auch seine Brauchbarkeit am Krankenbett vielfach ganz in Zweifel gezogen. Neuere Untersuchungen von Traube u. A. haben indess gelehrt, dass der Salpeter in der That durch Herabsetzung der Frequenz des Herzschlags nützlich werden könne. Ob sich in dieser Hinsicht der Salpeter vom Chlorkalium und Bromkalium unterscheidet, ist noch nicht mit Sicherheit nachgewiesen worden. Am häufigsten wurde derselbe bei **Pneumonie**, **Pleuritis**, **Pericarditis**, bei **acutem Gelenkrheumatismus** und bei **acuten Exanthemen mit heftigem Fieber** angewendet.

Wie bereits oben besprochen wurde, gehen die zu dieser Gruppe gehörigen Kaliumsalze sehr rasch in die Secrete, namentlich in den Harn über. Werden dieselben in reichlicher Menge durch die Nieren ausgeschieden, so können sie durch einen noch nicht hinreichend aufgeklärten Vorgang Veranlassung zu einer vermehrten Harnsecretion geben. Am häufigsten hat man bis jetzt als **Diureticum** den Salpeter benutzt, obgleich noch nicht nachgewiesen ist, dass derselbe vor den übrigen Mitteln dieser Gruppe Vorzüge besitze. Man gab ihn auch nur selten allein, sondern gewöhnlich mit anderen diuretischen Arzneien, z. B. bei **pleuritischen Exsudaten**, bei **Wassersuchten** im Gefolge von **Scharlach** u. s. w. Auch bei **Incontinentia urinae** der Kinder wurde der Salpeter oft angewendet.

Kalium nitricum. Man gab den Salpeter gewöhnlich zu Grm. 0,20—0,60 p. d., meist in Lösung (lösl. in 3 Th. kalten und $1/2$ Th. heissen Wassers) in Form einer Limonade. Zweckmässiger würden jedoch grössere Dosen von 1,00—1,50 Grm. sein, tagüber etwa 8—12 Grm. Früher glaubte man in dem **salpetersauren Natrium** (Natrium nitricum, $NaNO_3$, Nitrum cubicum, Nitras natricus, Chilisalpeter, Würfelsalpeter) ein besonders „mildes" Ersatzmittel für den Salpeter zu besitzen, welches besonders zur Anwendung bei Frauen und Kindern geeignet sei. Doch hat man sich allmählig überzeugt, dass die Wirkung des Salpeters dem salpetersauren Natrium nur in sehr geringem Grade zukommt und nur bei Injectionen in die Venen deutlicher auftritt.

Kalium bromatum. Man giebt das Bromkalium zu Grm. 1—1,5 p.d., tagüber zu Grm. 5—8 in verdünnter wässriger Lösung (lösl. in 2 Th. Wasser), etwa zu 1:15 für sich oder mit einem Syrup, auch mit Succus liquiritiae. Das Bromnatrium und Bromammonium sind zwar bisweilen angewendet worden, aber niemals allgemein in Gebrauch gekommen.

Kalium chloratum. Das Chlorkalium kann ganz in derselben Weise wie das Bromkalium, nur in um $1/3$ kleineren Dosen verordnet werden.

VIII. Gruppe des Glaubersalzes.

1. Natrium sulfuricum ($Na_2SO_4 + 10H_2O$), Sulfas natricus, Sal mirabile Glauberi, schwefelsaures Natron, Glaubersalz.
2. Kalium sulfuricum (K_2SO_4), Sulfas kalicus, Tartarus vitriolatus, Arcanum duplicatum, schwefelsaures Kali.
3. Magnesium sulfuricum ($MgSO_4 + 7H_2O$), Sulfas magnesicus, Sal amarum, Sal Anglicum, schwefelsaure Magnesia, Bittersalz.
4. Magnesium bicarbonicum, doppelt kohlensaure Magnesia.
5. Natrium phosphoricum ($Na_2HPO_4 + 12H_2O$), Phosphas natricus, Soda phosphorata, phosphorsaures Natron.
6. Kalium tartaricum ($K_2C_4H_4O_6$), Tartras kalicus, Tartarus tartarisatus, Sal vegetabile, weinsaures Kali.
7. Tartarus natronatus ($KNaC_4H_4O_6 + 4H_2O$), Natro-kali tartaricum, Sal polychrestum Seignetti, weinsaures Natron-Kali, Seignettesalz.
8. Tartarus ammoniatus, Ammoniakweinstein.
9. Tartarus boraxatus, Cremor tartari solubilis, Boraxweinstein.
10. Natrium aethylosulfuricum ($NaC_2H_5SO_4 + 2H_2O$), weinschwefelsaures Natrium.
11. Mannitum ($C_6H_{14}O_6$), Mannit, Granatin.

Die zu dieser Gruppe gehörigen Stoffe sind sämmtlich in Wasser leicht löslich, neutral oder von schwach saurer oder alkalischer Reaction, haben nur sehr geringe Affinität zu den wichtigeren Körperbestandtheilen und besitzen ein schwaches Diffusionsvermögen.

Wegen ihrer leichten Löslichkeit bringen alle diese Stoffe im **Munde** einen Geschmack hervor, der bei den meisten widerlich salzig, zum Theil auch bitter, beim Mannit aber süss ist. Kommen sie in festem oder gelöstem Zustande in den **Magen**, so rufen sie hier wegen ihrer schwachen Affinität zu den Bestandtheilen desselben gewöhnlich keine auffallenden Veränderungen hervor; nur wenn sie vorher ihres Krystallwassers beraubt waren, können sie, indem sie dasselbe begierig wieder aufnehmen, die Magenwände etwas stärker afficiren, so dass Schmerz, Erbrechen u. s. w. entsteht. Auch durch ihren widerlichen Geschmack können sie, besonders bei schon vorhandener Brechneigung, Veranlassung zum Erbrechen geben. Bei ihrem geringen Diffusionsvermögen gehen diese Stoffe vom Magen aus nur sehr langsam und in geringer Menge in das Blut über. So gelangen sie in gelöstem Zustande in den **Dünndarm** und hindern dadurch, dass sie mit einer ziemlich grossen Menge Wasser verbunden sind, auch den Uebergang dieses Wassers in das Blut, so dass der Darminhalt dünnflüssiger wird, wie sonst. Ist die Menge derselben nicht gross, beträgt sie z. B. bei Glaubersalz nicht mehr als 6—8 Grm., so kann allmählig doch der grösste Theil des Salzes in das Blut übergeführt werden. Ist jedoch die Menge grösser, beträgt sie 15—30 Grm., so erleidet die Schleimhaut des Darmcanals durch die grosse Menge der concentrirten

VIII. GRUPPE DES GLAUBERSALZES.

Salzlösung eine Veränderung. Worin diese Veränderung besteht, lässt sich noch nicht mit Gewissheit sagen, am wahrscheinlichsten ist es aber, dass durch den Diffusionsprocess der Schwellungszustand und die chemischen Verhältnisse der Darmschleimhaut eine vorübergehende Veränderung erleiden, an welcher natürlich auch die in der Schleimhaut verbreiteten Nerven Theil nehmen müssen und so eine Beschleunigung der peristaltischen Bewegungen vermitteln können. Während viele andere, mit grossem Diffusionsvermögen begabte Stoffe schon im oberen Theile des Darmcanals fast vollständig in das Blut übergehen, ist das Diffusionsvermögen dieser Körper zu schwach, um sie leicht resorbirbar zu machen, aber auch zu stark, um bei ihrer Berührung mit der Darmschleimhaut ohne bemerkbaren Einfluss zu bleiben. Dieser Einfluss muss sich aber vorzugsweise im unteren Theile des Darmcanals zu erkennen geben, da die Schleimhaut des oberen Darmcanals in beständiger Berührung mit Kochsalz und anderen leicht diffundirenden Körpern ist, also auch durch jene Stoffe wenig oder gar nicht verändert werden kann. Der beschleunigte Durchgang des dünnflüssigen Darminhalts durch die zum Theil mit Gasen gefüllten Gedärme ruft ein polterndes Geräusch hervor und nach kürzerer oder längerer Zeit, nachdem die Flüssigkeit im Mastdarme angelangt ist, erfolgen eine oder auch mehrere wässrige Ausleerungen, mit welchen ein Theil des gegebenen Arzneimittels wieder entleert wird. Je schneller und je reichlicher die Stuhlausleerungen nach dem Gebrauche dieser Stoffe eintreten, desto mehr von dem Mittel wird auch mit ihnen ausgeleert; wird dagegen durch irgend ein Moment der baldige Eintritt der Stuhlausleerungen verhindert, so gehen auch etwas grössere Mengen davon in das Blut über.

Die Zahl der hierher gehörigen Stoffe lässt sich nicht scharf abgrenzen. Manche Stoffe, welche ebenso wirken wie das Glaubersalz, werden nicht zu dem gleichen Zwecke benutzt, z. B. das gelbe Blutlaugensalz, das Glycyrrhizin u. s. w. Auch solche Körper, welche ein grösseres Diffusionsvermögen besitzen, z. B. Kochsalz u. s. w., können, wenn durch irgend einen Umstand ihr Uebergang in das Blut verzögert wird, oder wenn sie auf einmal in grösserer Menge in den Darmcanal gebracht werden, vermehrte peristaltische Bewegungen erregen und dann auf dieselbe Weise wirken, wie die oben angegebenen Verbindungen. Das schwefelsaure Kalium steht hinsichtlich seines Verhaltens im Darmcanale in der Mitte zwischen der Gruppe des Salpeters und der des Glaubersalzes, doch haben wir dasselbe, da es vorzugsweise als Abführmittel angewendet wurde, zu dieser Gruppe gerechnet.

Schon vor längerer Zeit machte LIEBIG[1] auf die Eigenschaft mancher Stoffe aufmerksam, den Körpergeweben Wasser zu entziehen, und bezeichnete dieselbe als die Ursache der abführenden Wirkung einiger Salze. Er glaubte diese so erklären zu müssen, dass die Flüssigkeiten, welche einen grösseren Salzgehalt besitzen, als das Blut, diesem Wasser entziehen, welches nun, mit den Fäcalmassen vermischt, wieder ausgeleert werde. Daher müsse auch eine Salzlösung um so kräftiger abführen, je concentrirter sie sei. AUBERT, welcher über diesen Gegen-

---

[1] Untersuchungen der Mineralquellen zu Soden und Bemerkungen über die Wirkungen der Salze auf den Organismus. Wiesbaden 1839.

stand Untersuchungen anstellte, fand, dass die Concentration der Salzlösungen keinen Einfluss auf die abführende Wirkung habe.[1] Er glaubte aus diesen und einigen anderen Gründen die Liebig'sche Erklärung ganz verlassen zu müssen und leitete die Wirkung der abführenden Salze von einer Affection der Nerven der Darmschleimhaut durch dieselben ab. H. Wagner[2] fand bei seinen gemeinschaftlich mit mir angestellten Untersuchungen zwar ebenfalls, dass die Concentration der Glaubersalzlösungen ohne wesentlichen Einfluss auf die Wirkung derselben bleibe, dass jedoch die Aubert'sche Ansicht nicht haltbar sei. Dagegen ergab sich, dass in der That das Diffusionsvermögen der Salze, welchem man damals noch wenig Aufmerksamkeit zugewendet hatte, für die abführende Wirkung derselben maassgebend sei, nur in anderer Weise als LIEBIG annahm.[3] Wäre die Liebig'sche Erklärung richtig, so müsste das Kochsalz ein besseres Abführmittel sein, als Glaubersalz oder schwefelsaures Magnesium, während doch gerade das Gegentheil davon der Fall ist. LIEBIG hat dies auch später selbst zugegeben.[4]

Die oben angeführten Arzneimittel erleiden schon im Darmcanale einige Veränderungen. Das schwefelsaure Natrium wird nur zum kleinsten Theile zersetzt, indem ein Theil seiner Schwefelsäure an das im Darmcanale enthaltene Kalium tritt. Etwas grössere Veränderungen muss schon das schwefelsaure Magnesium erleiden, indem ihm sowohl durch die Kalium- als durch die Natriumsalze ein Theil der Schwefelsäure entzogen wird, während das Magnesium, zum Theil an die Zersetzungsproducte der Galle gebunden, fast seiner ganzen Menge nach im Darmcanale zurückbleibt.[5] Noch mehr werden andere Magnesiumverbindungen verändert. Die reine Magnesia wird, wenn dieselbe nicht durch starkes Glühen ihre Löslichkeit verloren hatte, durch die im Darmcanale vorhandene Kohlensäure in doppelt-kohlensaures Magnesium umgewandelt, welches in gleicher Weise, wie das Glaubersalz, auf die Darmschleimhaut einwirkt und daher auch zu denselben Zwecken, wie dieses, angewendet werden kann.[6] Ebenso verhält sich das basisch-kohlensaure Magnesium, nur dass dasselbe wegen seines Gehaltes an Kohlensäure und Wasser in ungleich grösserer Dosis, als die reine Magnesia verordnet werden muss. Das Chlormagnesium wird bei etwas längerem Verweilen im Darmcanale ebenfalls in doppelt-kohlensaures Magnesium umgewandelt und kann daher ebenfalls als Abführmittel benutzt werden. Rascher erleiden viele Verbindungen des Magnesiums mit organischen Säuren diese Umwandlung, z. B. das weinsaure, citronensaure, milchsaure, bernsteinsaure, benzoesaure Magnesium u. s. w., ja selbst das oxalsaure Magnesium wird allmählig

---

[1] Experimental-Untersuchungen über die Frage, ob die Mittelsalze auf endosmotischem Wege abführen? Von Dr. HERMANN AUBERT. Zeitschrift für rationelle Medicin. Jahrgang 1852. S. 225.
[2] HERMANN WAGNER, De effectu natri sulfurici. Dissertatio inauguralis. Dorpat, 1853. — BUCHHEIM, Ueber die Wirkung des Glaubersalzes. Archiv. f. physiolog. Heilkunde. 1854. S. 93. — DONDERS in Nederl. Lancet. April. 1854.
[3] BUCHHEIM, Beiträge zur Kenntniss der Endosmose. Archiv f. physiolog. Heilkunde. 1853. S. 217.
[4] LIEBIG, Untersuchungen über einige Ursachen der Säftebewegungen im thierischen Organismus. Braunschweig, 1848. S. 57.
[5] OTTO CARL DUHMBERG, De effectu magnesiae sulfuricae. Dissert. inaug. Dorpat, 1856.
[6] HERMANN GULEKE, De vi magnesiae ustae alvum purgante. Dissert. inaug. Dorpat. 1854. — EDUARD KERKOVIUS, De magnesiae ejusque salium quorundam in tractu intestinali mutationibus. Dissert. inaug. Dorpat. 1855.

in kohlensaures Magnesium zersetzt.[1] Dagegen bleiben das phosphorsaure Ammoniak-Magnesium, so wie die Verbindungen des Magnesiums mit einigen nicht flüchtigen Fettsäuren und sauren Harzen[2] im Darmcanale unzersetzt und daher unwirksam. Die weinsauren Salze der Alkalien werden im Darmcanale ebenfalls in kohlensaure Salze umgewandelt und verdanken ihre abführende Wirkung zum Theil ihren Umwandlungsproducten. Beim längeren Verweilen im Darmcanale wird ein Theil der schwefelsauren Salze zu Schwefelmetallen reducirt, welche wieder durch die Kohlensäure des Darmgases und andere unter Umständen vielleicht vorhandene freie Säuren des Darminhaltes zersetzt werden; wesshalb man einige Zeit nach dem Einnehmen jener Salze den reichlichen Abgang von Schwefelwasserstoffgas beobachtet. Das Mannit wird im Darmcanale wahrscheinlich zum Theil in Buttersäure und Metacetonsäure umgewandelt.[3]

Wir sind so im Stande, durch die Stoffe dieser Gruppe je nach den eingeführten Mengen derselben in kürzerer oder längerer Zeit eine oder mehrere wässrige Stuhlausleerungen hervorzurufen, ohne dass der Darmcanal dadurch so stark afficirt würde, wie nach dem Gebrauche anderer Stoffe, wo die Ausleerungen durch seine Thätigkeit allein bewerkstelligt werden müssen. Die ausgeleerten Fäces sind wässrig und auch leicht mit Wasser mischbar, nicht reich an Schleim und frei von Eiweiss. Das in ihnen enthaltene Wasser scheint nicht von den Darmwänden secernirt zu sein, sondern vorzugsweise der in den Darmcanal gebrachten oder darin gebildeten Salzlösung anzugehören, deren Resorption durch das geringe Diffusionsvermögen der Salze verhindert wurde. Unter solchen Umständen tritt auch bei der Wirkung jener Stoffe keine oder nur ganz unbedeutende Kolik auf und ebenso wenig Tenesmen bei den Ausleerungen; auch wird sonst mit den oben erwähnten Ausnahmen das Wohlbefinden gewöhnlich nicht gestört. So zweckmässig nun auch in vielen Fällen die Anwendung der obigen Mittel ist, so steht doch häufig der Umstand hindernd entgegen, dass die Empfindlichkeit der Darmschleimhaut bei einzelnen Individuen sehr ungleich ist und man daher seinen Zweck nicht so rasch und so sicher, als es zu wünschen wäre, erreicht.

Mit den Lösungen jener Stoffe, welche den Darmcanal durcheilen, werden auch solche Bestandtheile aus dem Körper ausgeführt, welche in demselben noch hätten verwendet werden können. Daher treten beim länger fortgesetzten Gebrauche dieser Stoffe die Folgen einer verminderten Nahrungszufuhr ein, namentlich vermindert sich das Fett und mit ihm verschwinden bisweilen auch pathologische Ablagerungen.

Man benutzt daher die Stoffe dieser Gruppe, wo es darauf ankommt, den Darminhalt ohne eine stärkere Affection des Darmcanals auszuleeren,

---

[1] Graf John Magawly, De ratione, qua nonnulli sales organici et anorganici in tractu intestinali mutantur. Dissert. inaug. Dorpat 1856. — Buchheim, Ueber die Bildung kohlensaurer Salze im Darmcanale. Archiv f. physiolog. Heilkunde 1857. Hft. 1 u. 2.

[2] Hugo Behr, Meletemata de effectu nonnullarum resinarum in tractum intestinalem. Dissert. inaug. Dorpat 1857.

[3] Wilhelm Julius Witte, Meletemata de sacchari, manniti, glycyrrhizini in organismo mutationibus. Dissert. inaug. Dorpat 1856.

was sehr häufig in acuten sowohl als in chronischen Krankheiten nützlich werden kann.

Da in vielen Krankheiten die Anhäufung der Fäces im Darmcanale zu Congestionen nach anderen Organen oder zur Verstärkung der Fiebersymptome Veranlassung giebt, so können, wenn die Fäces mit Hülfe jener Stoffe ausgeleert werden, auch die durch die Anhäufung der Fäces bedingten Erscheinungen verschwinden. Desshalb hat man jene Stoffe auch häufig **kühlende** Abführmittel genannt, doch braucht wohl nicht erst bemerkt zu werden, dass diese Bezeichnung unrichtig ist. Wo schädliche Materien in den Darmcanal gelangt sind, welche man auf anderem Wege nicht entfernen kann, wo man getödtete Eingeweidewürmer entfernen will u. s. w., kann man sich sehr oft ganz zweckmässig dieser Stoffe bedienen.

In chronischen Krankheiten wendet man häufig künstliche oder natürliche Mineralwässer an, welche reich an schwefelsauren Salzen sind, und unterstützt dabei die Cur noch durch diätetische Hülfsmittel, so dass hier in den meisten Fällen nicht genau bestimmt werden kann, wie viel die durch die Mineralwässer hervorgerufenen Ausleerungen und wie viel die übrigen Momente zur Heilung eines Kranken beigetragen haben. Indess bedient man sich bisweilen auch der reinen Salze.

Was die einzelnen hierher gehörigen Mittel betrifft, so haben das schwefelsaure Magnesium und das schwefelsaure Natrium den Vorzug, dass sie sehr billig sind, doch ist ihr Geschmack ziemlich unangenehm. Etwas weniger schlecht schmeckt das Seignettesalz, ebenso das phosphorsaure Natrium, welches jedoch ungleich theurer ist und in grösseren Mengen genommen werden muss. Auch das äthylschwefelsaure Natrium hat keinen sehr unangenehmen Geschmack, doch ist dasselbe ziemlich theuer. Ebenso lässt sich die reine Magnesia in Form einer Schüttelmixtur mit einem geeigneten Geschmackscorrigens recht gut nehmen; auch die Magnesiasalze einiger organischen Säuren, z. B. die citronensaure Magnesia, haben keinen sehr unangenehmen Geschmack, doch müssen sie in ungleich grösseren Dosen genommen werden, als die reine Magnesia. Im Allgemeinen besitzen die Magnesiumverbindungen vor den übrigen Gliedern dieser Gruppe den Vorzug, dass, da sie im Darmcanale fast sämmtlich in doppeltkohlensaures Magnesium umgewandelt und in dieser Form nur sehr schwer in das Blut übergeführt werden, ihre Wirkung etwas sicherer und weniger schnell vorübergehend ist, als bei jenen. Das Mannit wird wegen seines süssen Geschmacks bei wiederholtem Gebrauche den Kranken leicht zuwider, ist sehr theuer und wirkt, da es theils leichter als andere hierher gehörige Stoffe in das Blut übergeht, theils schon im Darmcanale zersetzt wird, ziemlich unsicher.

Nach ihrem Uebergange in das Blut veranlassen die Stoffe dieser Gruppe keine auffallenden Erscheinungen, zumal da gewöhnlich nur ein kleiner Theil der in den Darmcanal gelangten Mengen in das Blut übergehen kann. SEEGEN[1] glaubte gefunden zu haben, dass durch den

---

[1] Sitzungsberichte d. Wiener Akad. d. Wissenschaften v. 4. Febr. 1864. — Archiv f. patholog. Anatomie. Band. XXIX. S. 558.

VIII. GRUPPE DES GLAUBERSALZES.

Gebrauch des Glaubersalzes der Umsatz der stickstoffhaltigen Körperbestandtheile beschränkt und in Folge davon die Harnstoffausscheidung vermindert werde. Voit[1] hat jedoch nachgewiesen, dass das Glaubersalz in den von SEEGEN gegebenen Mengen ausser einer geringen Vermehrung der Harnausscheidung keine Veränderung des Stoffwechsels veranlasst. Injicirt man diese Mittel in derselben Quantität, in welcher sie, in den Darm gebracht, abführend wirken, in das Blut, so tritt jene Wirkung nicht ein. AUBERT glaubte zwar, aus einem, bei einem Hunde gemachten Versuche schliessen zu können, dass Glaubersalz, in die Jugularvene eines Hundes injicirt, abführend wirke, doch ergiebt sich aus den von WAGNER angestellten Versuchen, dass dies nicht der Fall ist. Ebenso hat H. WAGNER nachgewiesen, dass die ganze Menge des in das Blut gelangten Glaubersalzes, selbst nach grossen Dosen, in den Harn übergeht. Durch diese Thatsache wird die Annahme von HEADLAND widerlegt, dass jene abführenden Stoffe zwar in das Blut übergeführt, aber von den Drüsen im unteren Theile des Darmes wieder in den Darm ausgeschieden und dadurch die flüssigen Stuhlausleerungen bedingt würden. Auch im Blute mögen wohl einzelne jener Stoffe noch Veränderungen erleiden, über welche wir uns noch keine genaue Rechenschaft geben können. Die weinsauren und citronensauren Alkalien werden im Blute, so weit dies nicht schon im Darmcanale geschehen war, in kohlensaure Salze verwandelt, wenigstens finden wir sie in dieser Form im Harn wieder. Bei dieser Umwandlung tragen diese Stoffe etwas zur Erzeugung der Körperwärme bei; ob jedoch eins der Glieder dieser Gruppe noch besondere Verwendung im Körper finde, wissen wir nicht. Desshalb, weil das phosphorsaure Natrium ein normaler Körperbestandtheil ist, haben wir kaum einen grösseren Werth auf dasselbe zu legen, denn es würde nur dann eine besondere Bedeutung für den Organismus erlangen, wenn derselbe Mangel an diesem Salze litte. Ein solcher Zustand ist uns aber noch nicht bekannt.

Auch in den Ausscheidungsorganen bemerken wir nach dem Gebrauche jener Stoffe keine auffallenden Veränderungen. Bei Säugenden kann ein Theil derselben durch die Milch ausgeschieden werden und so noch auf den kindlichen Organismus einwirken. In die Hautsecretion scheinen diese Stoffe nur in sehr geringer Menge überzugehen. Da die Hauptmenge der in das Blut übergegangenen Salze oder der hier aus ihnen gebildeten Producte im Harne wiedergefunden wird, so hat man sie oft Diuretica genannt, doch bleiben die schwefelsauren und phosphorsauren Salze ohne eine erhebliche Einwirkung auf die Harnwerkzeuge. Dagegen wird nach dem Gebrauche der Stoffe, welche im Blute in kohlensaure Salze verwandelt werden, der Harn neutral oder selbst alkalisch und kann dadurch eine leichte Affection der Schleimhäute der Harnwerkzeuge veranlassen. MILLON und LAVERAN[2] glauben beim Gebrauche kleiner Dosen des weinsauren Natron-Kali's eine Verminderung der Harnsäure und Vermehrung des Harnstoffs bemerkt zu haben; doch bedürfen diese

---

[1] Zeitschrift f. Biologie. I. S. 195.
[2] Annales de chimie et de physique. III. Série. Tome XII. 139.

Angaben noch sehr einer weiteren Bestätigung. Nach BÖCKER veranlasst das Einnehmen von phosphorsaurem Natrium eine reichlichere Ausscheidung von Kaliumsalzen, während das Natrium etwas längere Zeit im Körper zurückbleibt. Doch verhalten sich andere Natriumsalze ebenso.[1] Während die meisten pflanzensauren Salze im Körper in kohlensaure Salze umgewandelt werden, geht das weinschwefelsaure Natrium unverändert in den Harn über. Das Mannit entgeht, in grösseren Mengen genommen, zum Theil der Zersetzung, die es im Darmcanale und im Blute erleidet, und wird unverändert wieder durch den Harn ausgeschieden.[2]

Natrium sulfuricum. Man giebt dasselbe in etwas warmem Wasser zu Grm. 20—30 auf einmal oder in kurzen Zwischenräumen nach einander. Der schlechte Geschmack wird durch Zusatz einiger Tropfen einer Säure etwas verdeckt. Da das krystallisirte Salz etwa die Hälfte seines Gewichtes Wasser enthält, so darf man von dem verwitterten Salze nur wenig mehr als die halbe Gewichtsmenge geben.

Magnesium sulfuricum. Die Dosis beträgt auch hier Grm. 20—30. Da der Geschmack des Bittersalzes noch unangenehmer ist, als der des Glaubersalzes, so setzt man ebenfalls etwas Säure (etwa Grm. 2 Acidum sulfuricum dilutum oder Acidum tartaricum auf Grm. 30 des Salzes) oder etwas Gerbsäure (Grm. 0,10 auf Grm. 30), starken Kaffee oder etwas Zimmtwasser zu. Statt einer Bittersalzlösung kann man auch eine für die Wirkung hinreichende Menge von Friedrichshaller, Kissinger, Saidschützer, Püllnaer, Hunyady-János u. s. w. Bitterwasser trinken lassen, was jedoch, ohne Vorzüge zu besitzen, theurer ist.

Kalium sulfuricum. Dosis Grm. 1—2 tagüber Grm. 8—10. Kaum noch als Abführmittel benutzt.

Natrium phosphoricum. Wegen seines Wassergehaltes von 62 Procent muss das phosphorsaure Natrium in noch etwas grösseren Mengen als das Glaubersalz, zu Grm. 30—40 gegeben werden; doch kommt es überhaupt nicht oft in Gebrauch, da es vor anderen Stoffen keine wesentlichen Vorzüge hat.

Kalium tartaricum. Man giebt dieses Salz zu Grm. 1—2 p. d., tagüber zu Grm. 10—12; doch kommt es nicht häufig in Anwendung, da es einen ziemlich unangenehmen Geschmack besitzt.

Tartarus natronatus. Die Dosis beträgt Grm. 15—30 oder bei getheilten Portionen Grm. 4—8. Zur Verbesserung des Geschmacks dürfen hier ebensowenig wie beim vorhergehenden Salze saure Zusätze gemacht werden, da sich sonst durch Zersetzung Weinstein ausscheidet. Noch besser lässt sich das Pulvis aërophorus laxans (Pulvis aërophorus Anglicus, Pulvis Seidlitzensis, abführendes Brausepulver) einnehmen. Zur Bereitung desselben werden Grm. 7,50 Tartarus natronatus und Grm.

---

[1] Vergl. E. REINSON, Untersuchungen über die Ausscheidung des Kali und Natrons durch den Harn, Inaug. Dissert. Dorpat. — 1864. — G. BUNGE, Ueber die Bedeutung des Kochsalzes, und das Verhalten der Kalisalze im menschlichen Organismus. Zeitschrift f. Biologie. Band. IX. S. 104. —

[2] W. J. WITTE, Meletemata de sacchari, manniti, glyzyrrhizini in organismo mutationibus. Dissert. inaug. Dorpat 1856.

VIII. GRUPPE DES GLAUBERSALZES. 137

2,50 Natrium bicarbonicum gut zusammengerieben, in einer blauen Papierkapsel und Grm. 2,0 Acidum tartaricum in einer weissen Papierkapsel dispensirt. Nachdem der Inhalt der blauen Kapsel in einem Glase Zuckerwasser gelöst worden ist, wird der der weissen hinzugeschüttet und die brausende Mischung getrunken. Doch ist die obige Dosis in den meisten Fällen zu klein, so dass man genöthigt ist, zwei Dosen nehmen zu lassen, um eine abführende Wirkung hervorzurufen. Der Tartarus ammoniatus wurde früher wie das Seignettesalz angewendet, kommt aber jetzt kaum mehr in Gebrauch.

Tartarus boraxatus. Dieser hat vor dem Seignettesalz keine weiteren Vorzüge, ausser dass er mit den meisten organischen Säuren keinen Weinstein abscheidet. Früher benutzte man ihn in der irrigen Ansicht, dass er auf den Uterus einwirke.

Natrium aethylosulfuricum. Das weinschwefelsaure Natrium wurde von RABUTEAU empfohlen, da dasselbe leicht löslich ist und weniger unangenehm schmeckt als viele andere Stoffe dieser Gruppe. Man giebt dasselbe bei Kindern zu Grm. 10—15, bei Erwachsenen zu Grm. 30 mit Zusatz von Syrupus Rubi Idaei oder Syrupus Cerasorum.

Magnesium bicarbonicum. Das doppelt-kohlensaure Magnesium lässt sich nicht in fester, sondern nur in flüssiger Form (Aqua magnesii bicarbonici) erhalten, indem man durch ein Gemeng von Magnesia alba mit vielem Wasser Kohlensäure leitet. Da jedoch die meisten Magnesiumverbindungen im Darmcanale in doppeltkohlensaures Magnesium verwandelt werden, so ist es oft bequemer und billiger, andere Formen anzuwenden, z. B. eine Schüttelmixtur aus Grm. 8 Magnesia usta, Grm. 15 Zucker und Grm. 100 Pfefferminzwasser oder MIALHE's Lac magnesiae, eine Mischung von Grm. 8 Magnesia usta mit der fünffachen Menge Wasser, Grm. 45 Zucker und Grm. 15 Aqua florum naphae. Diese Mischungen haben jedoch das Unbequeme, dass sie nach 2—3 Tagen durch Bildung von Magnesiahydrat gelatiniren. Man muss sie daher rasch verbrauchen. Weniger bequem als die Magnesia usta ist die Magnesia alba, da man von dieser 2—3mal so grosse Mengen anwenden muss, als von jener. Da das citronensaure Magnesium (Magnesium citricum) von allen Magnesiumsalzen am wenigsten schlecht schmeckt, so hat man es ebenfalls benutzt. Am einfachsten lässt man, um es zu bereiten, Grm. 12—15 Citronensäure in Wasser lösen und mit der hinreichenden Menge Magnesia alba versetzen, jedoch so, dass die Flüssigkeit etwas sauer bleibt, und fügt dann noch Zucker und etwas Citronenöl hinzu. Angenehmer noch ist die in den Mineralwasseranstalten bereitete Brauselimonade mit citronensaurer Magnesia. Die Magnesia citrica effervescens wird so bereitet, dass man 25 Th. Magnesia alba mit 75 Th. Citronensäure und der nöthigen Menge von Wasser zu einem dicken Brei verreibt und bei einer 70° nicht übersteigenden Temperatur trocknet. 14 Th. der getrockneten Masse werden mit 13 Th. doppeltkohlensauren Natriums, 6 Th. Citronensäure und 3 Th. gepulverten Zuckers verrieben, mit etwas Spiritus befeuchtet und durch ein verzinntes eisernes Sieb geschlagen, so dass man ein körniges Pulver erhält. Dieses Pulver wird thee- oder esslöffelweise genommen und hat keinen sehr unangenehmen

Geschmack, doch wird dieser Vortheil durch die grossen Mengen, die man davon verbraucht, um eine abführende Wirkung hervorzurufen (Grm. 25—60) wieder ausgeglichen. Andere organische Magnesiumsalze sind bis jetzt nur selten als Abführmittel angewendet worden. Das Chlormagnesium schmeckt ziemlich unangenehm und verdient daher nicht, gebraucht zu werden.

Mannitum. Man giebt das Mannit zu Grm. 30—45, in Wasser, Limonade oder Kaffee gelöst. Da es ausser seinem nicht unangenehmen Geschmacke keine Vorzüge vor den übrigen Stoffen dieser Gruppe besitzt, so kann es wegen seines hohen Preises nicht häufig in Anwendung kommen. Die Manna, deren wirksamen Bestandtheil das Mannit bildet[1], ist der ausgeschwitzte und theilweise an der Luft veränderte Saft von Fraxinus Ornus L. (Fam. Oleaceae LINDL.) und wird im südlichen Europa gewonnen. Ausser 32—80 Proc. Mannit enthält dieselbe noch Zucker (9—15 Proc.), Schleim (wahrscheinlich nicht gährungsfähigen Zucker) und eine geringe Menge eines in Aether löslichen Harzes, das jedoch nicht abführend wirkt, nebst 1—2 Proc. Asche. Wegen ihres widerlich-süsslichen Geschmacks und ihrer unzuverlässigen Wirkung kommt sie jetzt nur noch wenig in Gebrauch. Man gab dieselbe zu Grm. 15—60, meist in Lösung und oft mit Zusatz von Sennaaufguss. Der Syrupus mannae wird aus 3 Th. Manna, 16 Th. Zucker und 12 Th. Wasser bereitet und diente meist als Zusatz zu Sennaaufgüssen, deren Wirkung indess dadurch nicht wesentlich gefördert wird.

IX. Gruppe des Kali's.

1. Kali causticum (KHO), Kali hydricum siccum, Hydras kalicus, Kali, Aetzkali, Kaliumhydroxyd.
2. Natrum causticum (NaHO), Natrum hydricum siccum, Hydras natricus, Natron, Aetznatron, Natriumhydroxyd.
3. Kalium carbonicum (K_2CO_3), Kali subcarbonicum, Carbonas kalicus, kohlensaures Kalium, Kaliumcarbonat.
4. Natrium carbonicum ($Na_2CO_3+10H_2O$), Natrum subcarbonicum, Carbonas natricus, kohlensaures Natron, Soda, Natriumcarbonat.
5. Lithium carbonicum (Li_2CO_3), Carbonas lithicus, kohlensaures Lithion.
6. Kalium bicarbonicum ($KHCO_3$), Kali carbonicum acidulum, Bicarbonas kalicus, doppeltkohlensaures Kalium, Kaliumhydrocarbonat.
7. Natrium bicarbonicum ($NaHCO_3$), Natrum carbonicum acidulum, Bicarbonas natricus, doppeltkohlensaures Natrium, Natriumhydrocarbonat.
8. Calcaria (CaO), Calcaria usta, Calx viva, Oxydum calcicum, Kalk, gebrannter Kalk, Calciumoxyd.
9. Calcium carbonicum ($CaCO_3$), Carbonas calcicus, kohlensaurer Kalk.
10. Calcium phosphoricum ($Ca_3 2PO_4$), Phosphas calcicus, phosphorsaurer Kalk, Knochenerde, Calciumphosphat.
11. Magnesia (MgO), Magnesia usta, Oxydum magnesicum, gebrannte Magnesia, Bittererde.

---

[1] EDUARD GERLACH, De Manniti vi et indole quaedam disquisitiones, ratione habita aliarum mannae partium. Dissert. inaugur. Dorpat 1854.

IX. GRUPPE DES KALI'S. 139

12. Magnesia alba, Magnesia hydrico-carbonica, Magnesia carbonica, kohlensaure Bittererde, Magnesia.
13. Natrium boracicum ($Na_2B_4O_7 + 10H_2O$), Biboras natricus, Borax, doppelt borsaures Natrium, Natriumborat.
14. Sapo kalicus, Sapo mollis, Schmierseife, gewöhnlich Sapo viridis, Sapo niger, grüne Seife, schwarze Seife.
15. Sapo natricus, Sapo durus, harte Seife.
16. Fel tauri, Ochsengalle.
17. Kalium aceticum ($C_2H_3KO_2$), Terra foliata tartari, Acetas kalicus, essigsaures Kali.
18. Natrium aceticum ($C_2H_3NaO_2 + 3H_2O$), Terra foliata tartari crystallisabilis, essigsaures Natron.

Die zu der obigen Gruppe zu rechnenden Stoffe zeichnen sich dadurch aus, dass sie oder ihre nur an schwache Säuren gebundenen Basen zu den am meisten elektropositiven Körpern gehören. Diese so charakteristische Eigenschaft muss bei ihrer Einwirkung auf den menschlichen Organismus eine wesentliche Rolle spielen. Jene Stoffe finden im Körper theils freie Säuren, mit denen sie sich verbinden können, theils Salze, deren Basis sie häufig durch ihre stärkere Affinität ausscheiden. Aber auch manche gewöhnlich als indifferent bezeichnete Körper, z. B. die eiweissartigen Materien, können sich mit den Alkalien verbinden. Wir dürfen zu dieser Gruppe nicht blos die sogenannten freien Alkalien rechnen, sondern wir müssen auch noch viele Salze hinzufügen, deren Säuren nur schwach gebunden sind, so dass sie durch die Körperbestandtheile, welche mit ihnen in Berührung kommen, entweder ganz oder theilweise ausgetrieben werden, und im letzteren Falle die ausgetriebene Säure sich mit dem unzersetzt gebliebenen Antheile des Salzes zu einem sauren Salze verbindet, während der freigewordene Antheil der Basis auf die Körperbestandtheile einwirkt.

Bringen wir eine grössere Menge von trockenem Kali oder Natron auf die **Haut**, so entziehen jene Stoffe der letzteren begierig eine Quantität Wasser. Es bildet sich so eine concentrirte Lösung des Alkali's, während in der Haut, zu deren Constitution jenes Wasser wesentlich war, der Blutlauf durch den eingetretenen Wassermangel gehindert oder selbst aufgehoben wird. Aehnlich, jedoch schwächer, wirken auch das kohlensaure Kalium, das essigsaure Kalium und der Aetzkalk, doch bildet der letztere keine Lösung, sondern ein trockenes Hydrat. Die übrigen zu dieser Gruppe gehörigen Stoffe haben ungleich geringere Affinität zum Wasser, und ziehen daher auch wenig oder gar nichts davon an.

Die Stoffe, welche sich in dem der Haut entzogenen Wasser gelöst haben, dringen nun auch in Folge ihres Diffusionsvermögens in dieselbe ein, so dass sie weiter auf die Bestandtheile derselben einwirken können. Die Epidermis wird, obgleich sie ungleich differenter gegen chemische Agentien ist, als die darunter liegenden Theile, doch von der concentrirten Kali- oder Natronlösung so erweicht, dass sie sich losstösst und so die Einwirkung der Aetzlauge auf das Corium noch mehr erleichtert, und auch dieses wird, je nach der Menge der einwirkenden Lösung und der Dauer der Einwirkung, bis zu einer grösseren oder geringeren Tiefe verändert und selbst aufgelöst, so dass es zur weiteren Function unbrauchbar wird. In Folge davon bildet sich in der Umgebung der veränderten Hautstelle eine Entzündung aus und es stossen sich nach einiger Zeit die veränderten Theile der Haut als Brandschorfe los. Die zurückbleibende Geschwürsfläche heilt dann nach kürzerer oder längerer Zeit. Bei den Stoffen, welche ein geringeres Diffusionsvermögen und eine geringere Affinität zu den Bestandtheilen der Haut besitzen, treten natürlich auch weniger starke Folgen ein.

Man kann sich daher des Aetzkali's bedienen, um einen Theil der Haut zu zerstören, z. B. wo gewisse Stellen der Haut verändert sind, wie bei Warzen, Condylomen, Muttermälern, erectilen Geschwülsten u. s. w., oder bei Abscessen, Bubonen, bei Hydrocele, Hämorrhoidalknoten, um eine Oeffnung auf unblutigem Wege zu erzeugen, oder um Wunden und Geschwüre, z. B. Bisswunden giftiger Thiere, in eine heftige Entzündung und Eiterung zu versetzen, oder auch um durch die Zerstörung einer gesunden Hautstelle und die darauf folgende starke Entzündung und Eiterung ableitend von anderen Theilen zu wirken, z. B. bei Coxarthrocace, Gonarthrocace und anderen chronischen Gelenksentzündungen, bei heftigen Augenentzündungen u. s. w. Das Aetzkali hat bei der angeführten Anwendungsweise den Uebelstand, dass es wegen des vielen angezogenen Wassers, in dem es sich leicht auflöst, häufig von der Applicationsstelle herabfliesst und so seine zerstörende Wirkung weiter ausdehnt, als man es wünschte. Man sucht dies dadurch zu vermeiden, dass man das Aetzkali mit der gleichen Gewichtsmenge gepulverten gebrannten Kalks mengt (Pulvis causticus Viennensis, Potassa cum calce) und mit einigen Tropfen Wassers auf die Haut bringt. Es bildet sich so in einigen Minuten ein trockenes Kalkhydrat, welches eine ziemliche Menge Flüssigkeit aufnehmen kann, ohne von der Applicationsstelle herunterzufliessen. Je nach der Heftigkeit der Wirkung, welche man zu erreichen wünscht, lässt man das Kali 10—60 Minuten auf der Haut liegen, reinigt dieselbe dann und bedeckt sie, um die Abstossung des Brandschorfs zu beschleunigen, mit Kataplasmen.

Wo man nur oberflächlich zu ätzen wünscht, giebt man anderen Mitteln den Vorzug vor dem Aetzkali, z. B. dem salpetersauren Silber, der Salpetersäure, der Kalilauge u. s. w.

Die übrigen Stoffe dieser Gruppe lassen sich wegen ihrer geringeren Affinität nicht so gut als Aetzmittel benutzen, wie das Kali oder Natron, auch als Vesicantien wendet man sie gewöhnlich nicht an, dagegen bedient man sich ihrer öfter, um einen leichteren Grad von Entzündung hervorzurufen. So gebraucht man die Kalilauge oder eine Lösung von kohlensaurem Kalium zu Injectionen bei Hydrocele, um eine adhäsive Entzündung hervorzubringen, bei Fisteln und alten Geschwüren, um einen lebhafteren Granulationsprocess zu veranlassen, oder man sucht nur eine Hyperämie der Haut zu erzeugen, um durch das so hervorgebrachte Gefühl von Brennen das lästige Jucken, welches einige Hautkrankheiten, z. B. Prurigo, Scabies, Miliaria u. s. w. begleitet, zu verdecken.

Sehr häufig bedient man sich der stärker wirkenden Alkalien, um bei Scabies die Milben zu tödten oder zu entfernen. Am häufigsten hat

IX. GRUPPE DES KALI'S. 141

man zu diesem Zwecke die grüne Seife (Sapo viridis), welche meist noch viel unzersetztes kohlensaures Kalium enthält, angewendet. Nachdem man gewöhnliche warme Bäder vorausgeschickt hat, wird die ganze Körperoberfläche, mit Ausnahme des Gesichtes, des Kopfes und der Genitalien, mit der Seife eingerieben und der Kranke bleibt dann, meist ohne sich zu waschen und die Wäsche zu wechseln, im warmen Zimmer in warme Decken eingehüllt liegen. Diese Einreibungen werden täglich oder jeden dritten Tag wiederholt, wobei man jedoch darauf zu sehen hat, dass die Hautaffection keinen zu hohen Grad erreiche. Heilen dann nach einigen Einreibungen die Pusteln, ohne dass neue entstehen, so lässt man noch Bäder folgen und Leib- so wie Bettwäsche wechseln. Oft hat man der grünen Seife auch Schwefelblumen, Theer u. s. w. zugesetzt, wodurch der üble Geruch derselben noch vermehrt wird. Bis jetzt liegt kein wissenschaftlicher Grund für die Anwendung derartiger Gemische vor, da es noch an genügenden Beweisen für die Meinung fehlt, dass so die Krätze besser geheilt werden könne, als durch einfache Kaliseife. Um bei sehr empfindlicher Haut, z. B. bei Kindern, die Wirksamkeit der grünen Seife etwas zu schwächen, setzt man derselben am besten etwas Fett zu. Statt der gewöhnlichen grünen Seife bedient man sich auch der aus reinem Olivenöl mit Kalilauge bereiteten weissen Kaliseife (Kali-Crême), welche weniger übelriechend ist und oft noch mit ätherischen Oelen parfümirt wird. — Gegenwärtig wird die grüne Seife bei Krätze nicht mehr so häufig angewendet wie früher, da man sich oft anderer Mittel, z. B. des Perubalsams oder des Storax bedient, welche noch manche Vorzüge vor der grünen Seife darbieten.

Auch wo man eine Hyperämie der Haut erregen wollte, um von anderen Theilen abzuleiten, hat man sich der Alkalien bedient, jedoch nicht sowohl in Form der erwähnten Einreibungen, als in der örtlicher oder allgemeiner Bäder, z. B. bei Tetanus, bei Convulsionen, Lähmungen, bei asiatischer Cholera u. s. w. Es stehen uns jedoch für diesen Zweck noch zahlreiche andere Mittel zu Gebote, ohne dass bis jetzt Vorzüge des einen oder des anderen nachgewiesen worden wären. Warme Fussbäder mit Zusatz von Kalilauge oder, was billiger ist, von Seifensiederlauge, oder auch von Pottasche oder gewöhnlicher Holzasche werden öfters bei Amenorrhöe, bei Kopfcongestionen und in anderen Fällen, wo man das Blut nach der unteren Körperhälfte ableiten will, gemacht.

Noch häufiger bedient man sich der Alkalien in verdünnter Lösung zur Reinigung der Haut und hier am häufigsten der gewöhnlichen Hausseife. Das Natron der Seife ist nur schwach an die Fettsäure gebunden und kann sich daher leicht mit anderen Stoffen, welche sich auf der Haut befinden, vereinigen, wobei dieselben aufgelöst werden. Zugleich wird die Haut durch die Seife schlüpfriger, auch trocknet die Seifenlösung auf der Haut weniger leicht als gewöhnliches Wasser und durchweicht sowohl die Haut als auch die darauf befindlichen Stoffe besser als jenes. Die gewöhnliche Hausseife enthält jedoch oft ziemlich viel freies kohlensaures Natrium und andere Beimischungen, wodurch die Haut, besonders die zartere Gesichtshaut der Frauen, stärker afficirt wird, als durch reine

Seife, so dass in Folge davon das Gefühl von Brennen und selbst ein papulöser Ausschlag eintritt. Um dies zu vermeiden, ist es in solchen Fällen nöthig, eine feinere, besser bereitete Seife, wie die venetianische oder eine andere Toilettenseife zu benutzen. Die verschiedenen Zusätze, welche zu den Toilettenseifen gemacht werden, sollen theils dazu dienen, die Farbe oder den Geruch zu verschönern, theils auch die Haut glatt zu machen, ohne ihr Glanz zu ertheilen. Die weisse Farbe der Haut kann natürlich durch die Anwendung der Seifen nicht erhöht werden, obgleich man dieselben zu diesem Zwecke häufig angewendet hat. Ganz ähnlich wie die Seife verhält sich auch der Borax zu der äusseren Haut und bildet daher einen Hauptbestandtheil vieler Cosmetica, ohne dass bis jetzt ein Vorzug desselben vor der Seife nachgewiesen worden wäre.

Sehr häufig benutzt man die Seife bei krankhaften Veränderungen der Haut, wo sich theils fremde Stoffe, theils Abscheidungsproducte, z. B. Epidermisschuppen, Schorfe u. s. w., auf derselben befinden, wie bei Pityriasis, Ichthyosis, Psoriasis, Tinea, Crusta lactea u. s. w. Man trägt dann die Seife ziemlich reichlich und in concentrirter Lösung auf und entfernt sie erst nach längerer Zeit, damit die abzuwaschenden Stoffe gehörig erweicht und gelöst werden können. Häufig bedient man sich hier auch der Glycerinseife oder der Kaliseife. Bei dem grossen Nutzen, welchen Reinlichkeit bei sehr vielen Hautkrankheiten hat, ist auch hier die Seife eins der wichtigsten äusserlich anzuwendenden Mittel.

Das Kalkwasser unterscheidet sich von den übrigen zu dieser Gruppe gehörigen Stoffen dadurch, dass es mit manchen Körperbestandtheilen, namentlich aber den fetten Säuren, in Wasser unlösliche Verbindungen bildet. Diese schlagen sich auf den Stellen, mit welchen das Kalkwasser in Berührung kommt, nieder und bilden so eine Decke auf denselben, welche die Epidermis einigermassen ersetzen kann. Es lässt sich noch nicht bestimmen, ob die „adstringirende Wirkung" des Kalkwassers durch jene Eigenschaft allein bedingt werde, oder nicht. Wir beobachten, dass auf secernirenden Flächen, z. B. Geschwüren, die Secretion geringer wird und selbst ganz aufhört, wenn Fomentationen mit Kalkwasser gemacht werden. Daher benutzt man das Kalkwasser oft bei Verbrennungen (meist mit $1/4$ Theil Oel oder Eidotter vermischt, als Linimentum calcis), bei Excoriationen der Brustwarzen, bei nässenden Hautausschlägen, bei Blennorrhöen der Scheide, Harnröhre u. s. w.

Bei chronischen Augenentzündungen mit reichlicher Secretion, besonders bei Blennorrhöen des Thränensackes, hat man das Kalkwasser ebenfalls angewendet, um die Secretion zu vermindern. Borax, kohlensaures Kalium und Aetzkali wurden in stark verdünnten Lösungen bisweilen bei Hornhauttrübungen und anderen Exsudaten im Auge angewendet, in der Hoffnung, dass dadurch die Resorption der Exsudate befördert werden möge. Auch kohlensaurer Kalk wurde, jedoch nur seiner mechanischen Wirkung wegen, bei Hornhautflecken bisweilen auf die Conjunctiva gebracht.

Aehnlich wie auf der äusseren Haut und dem Auge verhalten sich die zu dieser Gruppe gehörigen Stoffe im Munde. Ebenso wie für die Haut ist die Seife ein vorzügliches Reinigungsmittel für die Zähne, wess-

IX. GRUPPE DES KALI'S. 143

halb man dieselbe, trotz ihres unangenehmen Geschmacks, zweckmässig zu Zahnpulvern zusetzt. Auch der kohlensaure Kalk dient besonders in Form der Conchae praeparatae und der Ossa sepiae als Zusatz zu Zahnpulvern; doch steht er der allerdings ebenfalls weichen, aber zugleich mehr scharfkantigen Holzkohle nach. Das Kalkwasser kann bei chronischen Blennorrhöen der Rachenhöhle, bei Geschwüren im Munde und Rachen benutzt werden, um die Secretion zu vermindern und so die Heilung zu befördern. Bei Aphthen der Kinder wurde sehr häufig eine Boraxlösung zum Auspinseln des Mundes angewendet, welche weniger unangenehm schmeckt, als viele andere alkalische Mittel. Nach A. Vogel[1] werden durch alkalisch reagirende Salze die Wucherungen der Soorpilze verhindert. Nach den Beobachtungen von Küchenmeister löst das Kalkwasser ausserhalb des Körpers Croupmembranen ziemlich leicht auf. R. Förster[2] wies dasselbe für das kohlensaure Lithium nach. Man hat daher empfohlen, bei Croup Inhalationen von zerstäubtem Kalkwasser anzustellen. Auf diese Weise gelangt jedoch viel zu wenig von dem Mittel auf die Croupmembranen, als dass es hier eine irgend erhebliche Wirkung ausüben könnte. Um diesen Uebelstand zu beseitigen, empfahl Gottstein[3], mittels einer Störck'schen Spritze mit gebogener Canüle etwa 2 Grm. Kalkwasser in den Larynx zu injiciren. Doch ist auch diese Quantität noch zu klein.

Gelangen die Alkalien in den Magen, so finden sie hier eine saure Flüssigkeit, welche sie, je nach der relativen Menge, ganz oder theilweise neutralisiren können. Die an schwache Säuren gebundenen Basen dieser Gruppe verbinden sich ganz oder theilweise mit der Säure, während die vorher mit ihnen verbundene Säure entweder frei wird, oder mit einem anderen Antheile der Basis ein saures Salz bildet. Die Quantität der im gesunden Magen vorhandenen freien Säure ist zwar durchschnittlich nur gering, so dass sie oft sogar durch den verschluckten Speichel neutralisirt wird, allein da fortwährend saurer Magensaft in grosser Menge secernirt wird, so ist doch die täglich abgeschiedene Menge von freier Säure nicht ganz unerheblich. Da wir jedoch nicht wissen können, wie viel freie Säure in jedem Augenblicke im Magen vorhanden ist, so lässt sich auch nicht bestimmen, wie viel Alkali zur Sättigung derselben erfordert wird.

Nicht selten geschieht es, dass grössere Mengen freier Säure durch den Mund in den Magen eingeführt werden und hier nachtheilige Wirkungen hervorbringen. Man sucht dieselben dann, soweit sie nicht durch Erbrechen wieder entleert werden, dadurch weniger schädlich zu machen, dass man sie neutralisirt. Bei der Auswahl der zu diesem Zwecke anzuwendenden Mittel hat man theils darauf zu sehen, wie schnell sich dieselben herbeischaffen lassen, theils darauf, inwiefern durch ihre Anwendung selbst wieder Nachtheile herbeigeführt werden können. Da die Neutralisation der Säure in der Regel um so mehr nützt, je schneller dieselbe erfolgt, so werden diejenigen Mittel den Vorzug verdienen, welche am

---
[1] Zeitschrift für rationelle Medicin. II. Folge. Band 8.
[2] Archiv d. Heilkunde. Band. V. S. 521. 1864.
[3] Berliner klinische Wochenschrift. 1867. No. 32.

leichtesten zu haben sind, z. B. Seifenlösung, gepulverte Kreide, stark verdünnte Kalkmilch, in Wasser vertheilte Magnesia usta oder Magnesia alba, auch wohl frische Milch, Eiweiss u. s. w. Man lässt diese Stoffe in reichlicher Menge und so lange trinken, bis die durch das Erbrechen entleerte Flüssigkeit weder durch den Geschmack noch durch Reagenzpapier u. s. w. die Gegenwart freier Säure erkennen lässt. Da man bei Vergiftungen durch Säuren nie bestimmen kann, wie viel Alkali nöthig ist, um die noch im Magen befindliche freie Säure zu sättigen, so wird man darauf zu sehen haben, dass ein in den Magen gelangter Ueberschuss an Alkali nicht selbst wieder nachtheilig wirke. Aus diesem Grunde würde daher Kalilösung oder Seifensiederlauge den obengenannten Mitteln nachzustellen sein, und ebenso kohlensaures Kalium. Eher als das letztere lässt sich noch kohlensaures Natrium in grösseren Mengen in den Magen bringen, ohne sehr nachtheilig zu wirken.

Ungleich häufiger sind die Fälle, wo sich durch anomale Gährungsprocesse im Magen selbst grössere Mengen von freien Säuren, besonders von Milchsäure, Buttersäure, Essigsäure u. s. w. bilden. Da diese Säurebildung gewöhnlich einige Zeit fortdauert, so werden wir hier vorzüglich solche Stoffe anzuwenden haben, von denen ein Ueberschuss nicht nachtheilig wird. Desshalb ist auch hier die Anwendung von Kalilauge oder kohlensaurem Kalium verwerflich. Anders verhält es sich mit dem kohlensauren Calcium, der Magnesia und dem basisch-kohlensauren Magnesium, welche letzteren beiden wir, obgleich sie zu den Erden gehören, doch wegen ihres Verhaltens im Darmcanale mit zu dieser Gruppe rechnen müssen. Diese werden im Magen nur in dem Maassstabe gelöst, als freie Säure in demselben vorhanden ist, der etwa übrige Antheil derselben bleibt ungelöst und daher auch ohne Wirkung. Die genannten Magnesiumpräparate haben den Uebelstand, dass sie sehr locker und voluminös sind, so dass sie sich nur schwer mit anderen Pulvern mischen und auch für sich nicht ganz bequem einnehmen lassen. Benutzt man die obigen Stoffe, um die überschüssige Magensäure zu neutralisiren, so giebt man sie gewöhnlich nicht kurz vor oder nach dem Essen, um nicht durch die Neutralisation der Säure die Verdauung zu stören. Es braucht kaum erwähnt zu werden, dass durch die Anwendung der Alkalien zwar die eben vorhandene überschüssige Säure im Magen neutralisirt, aber keineswegs die Ursache der anomalen Säurebildung aufgehoben wird. Vielmehr werden durch die Neutralisation der freien Säure die krankhaften Gährungsprocesse im Magen nur noch befördert. Es kann daher der Neutralisation der freien Säure im Magen nur eine sehr geringe therapeutische Bedeutung beigelegt werden. Wenn man aber dennoch, besonders nach dem Gebrauche des doppelt-kohlensauren Natriums, sowohl bei acuten als auch bei chronischen Magenkatarrhen, soweit dieselben nicht von Diarrhoe begleitet waren, sehr häufig Besserung eintreten sah, so muss der Grund davon wohl in einem anderen Umstande, als in der Neutralisation der freien Säure gesucht werden. Man glaubte ihn theils darin gefunden zu haben, dass nach Angabe einiger Physiologen durch die Einwirkung des kohlensauren Natriums auf die Magenschleimhaut die Secretion des Magensaftes angeregt wird, theils in der Einwirkung

IX. GRUPPE DES KALI'S. 145

der frei werdenden Kohlensäure auf die erkrankte Magenschleimhaut. Gewöhnlich bedient man sich in jenen Fällen des doppeltkohlensauren Natriums allein, häufig in Pastillen- oder Trochiskenform (Trochisci natri bicarbonici) oder der aus den Salzrückständen einiger Mineralwässer (Vichy, Bilin, Ems u. s. w.) bereiteten Pastillen oder der an kohlensaurem Natrium reichen Mineralwässer (S. 92) oder auch der Brausepulver.

In manchen Fällen, wo andere Stoffe als starke Säuren in den Magen gelangt sind, können die Glieder dieser Gruppe nützlich werden. Die Oxyde der meisten schweren Metalle, deren Salze oft schon in geringen Mengen sehr nachtheilige Wirkungen äussern, sind in wässrigen und schwach alkalischen Flüssigkeiten unlöslich. Ist ein solches Salz, z. B. Quecksilberchlorid, in den Magen gelangt, und in demselben noch keine weiteren Verbindungen eingegangen, so können wir dasselbe durch das schleunige Einnehmen alkalischer Stoffe so zersetzen, dass das Oxyd frei wird. Auch die Alkaloide sind meist schwerer löslich und daher weniger wirksam, als ihre Salze. Ist daher ein Alkaloidsalz, z. B. salpetersaures Strychnin, in den Magen gelangt, so halten wir dadurch, dass wir so schnell als möglich Alkalien in den Magen bringen, um dasselbe zu zersetzen, seine Wirkung auf und gewinnen so Zeit, die geeigneten Maassregeln zur vollständigen Entfernung des Giftes zu treffen. Am besten eignet sich für diese Zwecke die reine Magnesia. Die schwach geglühte Magnesia eignet sich auch besonders gut zur Anwendung bei Arsenvergiftungen. Kommt eine Lösung von arseniger Säure, oder von Arseniksäure mit überschüssiger Magnesia in Berührung, so bildet sich eine in neutralen oder schwach alkalischen Flüssigkeiten vollkommen unlösliche Verbindung der Magnesia mit der arsenigen Säure oder Arseniksäure. Obgleich die Magnesia dem bei Arsenvergiftungen gewöhnlich angewendeten frisch gefällten Eisenoxydhydrat an Brauchbarkeit nicht nachsteht[1], so hat man doch wegen der mit diesem Mittel bereits in grösserer Anzahl erlangten günstigen Resultate ihr nicht den Vorzug gegeben.

Häufiger als jetzt benutzte man früher die Rindsgalle sowohl im frischen, als auch im eingedickten Zustande. Obgleich von neutraler Reaction, giebt sie doch ebenso wie die Seife ihre Basen sehr leicht an stärkere Säuren ab, so dass sie ähnlich wie manche alkalische Mittel wirken kann. In der richtigen Voraussetzung, dass die Galle ein sehr wichtiger Verdauungssaft sei, verordnete man dieselbe als Arzneimittel in solchen Fällen, wo man glaubte, eine verminderte Gallensecretion annehmen zu müssen oder wo sonst die Verdauung gestört war, z. B. bei Icterus, Hypochondrie, Hysterie, Chlorose u. s. w., besonders wenn gleichzeitig Stuhlverstopfung bestand. Allmählig hat man sich jedoch überzeugt, dass die Galle nicht den Nutzen hat, den man von ihr erwartete, was sich zum Theil schon daraus erklärt, dass sie, in den Magen gebracht, andere Bedingungen vorfindet und daher auch nicht in

---

[1] SCHROFF, Ueber Magnesiumoxydhydrat als Gegengift gegen arsenige Säure und sein Verhältniss zum Eisenoxydhydrat (Zeitschrift der Gesellschaft der Aerzte zu Wien. 1851. S. 975).

derselben Weise wirken kann, wie bei ihrem normalen Ergusse in den Zwölffingerdarm. Dieselbe beeinträchtigt sogar den Chemismus der Magenverdauung[1] und ruft daher bei längerem Gebrauche Verdauungsstörungen hervor. In etwas grösseren Dosen wirkt die Galle schwach abführend. Ungleich stärker abführend wirken die freien Gallensäuren.[2] Gelangen grössere Mengen der zu dieser Gruppe gehörigen Stoffe in den Magen, so muss dies je nach der Menge und Affinität derselben sehr verschiedene Folgen haben. Die in Wasser unlöslichen Stoffe können in grossen Mengen in den Magen kommen, ohne auffallende Erscheinungen hervorzubringen; das krystallisirte einfach- und doppelt-kohlensaure Natrium, das doppelt-kohlensaure Kalium, der Borax, die Seife, das essigsaure Kalium und Natrium verursachen, in grösseren Mengen genommen, bisweilen Diarrhöe und unter manchen Umständen auch Erbrechen. Dagegen können der reine Kalk, das kohlensaure Kalium, sowie das reine Kali und Natron, am meisten die letzteren beiden, schon in viel kleineren Mengen die nachtheiligsten Folgen hervorrufen. Soweit dieselben nicht durch den Mageninhalt gesättigt werden, verbinden sie sich mit den Bestandtheilen der Magenwände selbst, welche dadurch in ihrer Form und Zusammensetzung verändert werden. In Folge davon tritt, je nach dem Grade der hervorgebrachten Veränderungen, eine mehr oder weniger heftige Gastroenteritis ein, bei welcher Perforation des Magens öfter vorzukommen scheint als in anderen Fällen, theils dadurch, dass eine beschränkte Stelle der Magenwand, welche gerade der Einwirkung einer grösseren Menge des Alkali's vorzugsweise ausgesetzt ist, förmlich aufgelöst wird, theils dadurch, dass sich ein brandiges perforirendes Geschwür bildet. Man findet dann auch bei der Section den Magen, so wie den Mund und die Speiseröhre stark entzündet, und selbst erweicht, oder, wenn schon einige Zeit verflossen war, mit Narben und Geschwüren bedeckt. Bei den allerdings sehr selten vorkommenden Vergiftungen durch Alkalien würde man dieselben durch verdünnte Säuren so schnell als möglich zu neutralisiren suchen, z. B. durch gewöhnlichen Essig, verdünnte Schwefelsäure, Fruchtsäfte u. s. w. Grössere Mengen von Oel würden, obgleich sie das Alkali nicht binden können, dadurch nützlich werden, dass sie das eintretende Erbrechen erleichtern.

Die Neutralisation des Magensaftes durch die Stoffe dieser Gruppe kann zu mancherlei weiteren Veränderungen im Körper Veranlassung geben. War die freie Säure des Magens krankhaft vermehrt, und dadurch die Verdauung beeinträchtigt, so kann der Gebrauch jener Stoffe zur Verbesserung der Verdauung beitragen. Wird jedoch durch die Alkalien die für die Verdauung nöthige Säure im Magen neutralisirt, so muss dies, namentlich wenn es längere Zeit hintereinander geschieht, wesentlichen Einfluss auf manche andere Processe im Körper haben. Bei dem fast gänzlichen Mangel an genaueren Untersuchungen über diesen Umstand lassen

---

[1] Vergl. R. BURKART im Archiv f. d. ges. Physiologie Band I. S. 208 und Band II. S. 182. und O. HAMMARSTEN ebendaselbst Band III. S. 53. —
[2] BERNATZIK, Pharmakologische Studien über die Jalape. — Wiener med. Jahrbücher. 1863. S. 82.

sich jetzt nur ganz im Allgemeinen die Veränderungen andeuten, welche am meisten in die Augen fallen. Zunächst wird durch die gestörte Verdauung die Blutbildung und Ernährung modificirt, das Blut wird relativ ärmer an festen Bestandtheilen, und es stellt sich endlich ein Zustand ein, welcher einige Aehnlichkeit mit dem Scorbut besitzt.[1] Mit dem Fette, welches unter solchen Umständen zu schwinden pflegt, können auch wohl bisweilen pathologische Ablagerungen resorbirt werden. Man hat die Stoffe dieser Gruppe bei Scrofeln und Syphilis, bei Kröpfen (namentlich das doppeltkohlensaure Natrium), bei Geschwülsten der Brustdrüsen, Anschwellungen der Leber, der Speicheldrüsen u. s. w. angewendet. Meist bediente man sich freilich auch hier der natronhaltigen Mineralwässer, bei denen noch mancherlei andere Factoren in Mitwirkung kommen.

Je nach ihrer Menge und ihrem Diffusionsvermögen können die im Magen unverändert gebliebenen Antheile der eingeführten Alkalien längere oder kürzere Zeit in demselben verweilen und mit dem übrigen Mageninhalte in den Dünndarm übergeführt werden. Während der normale saure Mageninhalt durch die Beimischung des pankreatischen Saftes und der Galle neutralisirt wird, können diese Processe natürlich nicht in der gewöhnlichen Weise vor sich gehen, wenn der Mageninhalt bereits alkalisch ist. Welchen Einfluss dieser Umstand auf jene Secretionen und den Chemismus im Dünndarme überhaupt habe, ist noch nicht bekannt. Am häufigsten hat man noch das Kalkwasser angewendet, um die Schleimsecretion bei katarrhalischen Diarrhöen zu vermindern und um die Heilung von Darmgeschwüren zu befördern. Es muss auch noch unentschieden bleiben, ob das Kalkwasser bei Katarrhen der Luftwege, bei Keuchhusten u. s. w. irgend einen Nutzen leisten könne. Eher dürften vielleicht bei chronischen Ruhren Klystiere von Kalkwasser nützlich werden. Seife wird nicht selten zu einfachen Klystieren gesetzt, um die harten Fäces schlüpfriger zu machen und die Stuhlausleerung zu befördern. Ebenso führt man bisweilen ein cylindrisch geschnittenes Stück Seife in den Anus ein, um Stuhlausleerung hervorzurufen.

Während ihres Verweilens in den Därmen erleiden die obigen Stoffe zum Theil Veränderungen ihrer Zusammensetzung. Die ätzenden Alkalien können nicht ohne Nachtheil in so grossen Mengen genommen werden, dass ein Theil derselben im unveränderten Zustande bis in den Dünndarm gelangte. Die kohlensauren Alkalien werden durch Aufnahme der in den Därmen befindlichen Kohlensäure in doppelt-kohlensaure Salze umgewandelt. Ebenso werden essigsaures Kalium und Natrium sowie überhaupt die meisten Alkalisalze der organischen Säuren im Darme in doppelt-kohlensaure Salze verwandelt. Der Grund dieser Umwandlung ist noch nicht genau bekannt. Derselbe ist zum Theil in Gährungsprocessen zu suchen, zum Theil aber auch in einer Massenwirkung der im Darmcanale befindlichen Kohlensäure, in Folge deren die frei gewor-

---

[1] G. LOMIKOWSKY, Ueber den Einfluss des doppeltkohlensauren Natrons auf den Organismus der Hunde. — Berliner klinische Wochenschrift. 1873. No. 40.

denen organischen Säuren in das Blut übergehen, während die Basen als doppelt-kohlensaure Salze grossentheils im Darme zurückbleiben. Auch die Magnesia und das kohlensaure Magnesium verbinden sich mit der Kohlensäure des Darmgases zu doppelt-kohlensaurem Magnesium, welches sich in dem Darminhalte auflöst. Aus diesem Grunde würde auch die Magnesia das beste Mittel sein, wenn es darauf ankäme, im Darmcanale befindliche Kohlensäure zu absorbiren, indem 1 Grm. Magnesia 2,161 Grm. oder 1091 Cubikcentimeter Kohlensäure braucht, um sich in doppelt-kohlensaures Magnesium zu verwandeln.[1] Bisher wurde das Kalkwasser in jener Absicht angewandt, doch konnte man dadurch seinen Zweck kaum erreichen, indem der Kalk zu seiner Lösung 700 Theile Wasser braucht und daher in dieser Form nur in sehr geringen Mengen dem Darmcanale zugeführt werden kann. Wenn nun auch die schwach gebrannte Magnesia viel Kohlensäure zu binden vermag, so bildet diese doch nur einen Theil der Intestinalgase. Dazu kommt, dass bei Gasansammlungen in den Därmen gewöhnlich die peristaltische Bewegung stockt und das angewandte Mittel daher nur unvollständig nach dem Sitze der Gasansammlung herabgeführt wird. Aus diesem Grunde sieht man nach der Anwendung der Magnesia nicht immer den gewünschten Erfolg eintreten. — Nach der Einführung der meisten organischen Calciumsalze findet sich der grösste Theil des Calciums als einfach-kohlensaures Calcium in den Fäces wieder. Dagegen bleiben die Verbindungen des Calciums und Magnesiums mit den nicht flüchtigen Fettsäuren, den meisten Harzsäuren u. s. w. unzersetzt im Darminhalte zurück.

Der Uebergang der im Darmcanale befindlichen kohlensauren Alkalien in das Blut ist hauptsächlich abhängig von dem Diffusionsvermögen derselben. Da die doppelt-kohlensauren Salze nur ein geringes Diffusionsvermögen besitzen, so gehen sie nur langsam und in beschränkter Menge in das Blut über. Nach der Einführung grösserer Mengen, z. B. von kohlensaurem Natrium, gelangt daher eine grössere Quantität des Salzes in den Dünndarm und wirkt hier in derselben Weise, wie das Glaubersalz. Daher zeigen grössere Dosen von kohlensaurem Natrium, sowie die Alkalisalze organischer Säuren, welche im Darmcanale in kohlensaure Salze umgewandelt werden, eine abführende Wirkung. Dass die abführende Wirkung der doppelt-kohlensauren Alkalien etwas schwächer ist, als die des Glaubersalzes, hat wohl seinen Grund in der geringeren Löslichkeit derselben. Je länger nun die doppelt-kohlensauren Salze im Darmcanale verweilen, ohne mit dem Darminhalte ausgeleert zu werden, desto grösseren Mengen davon können auch allmählig in das Blut übergehen. Wegen dieses langsamen Uebergangs der doppelt-kohlensauren Salze kann auch nach Einführung grösserer Mengen davon in den Darmcanal keine Anhäufung derselben im Blute entstehen, und es zeigen daher das doppelt-kohlensaure Kalium, sowie die organischen Kaliumsalze, mit Ausnahme des oxalsauren Kaliums, keine dem Salpeter (vergl. S. 129) entsprechende Einwirkung auf die Herzthätigkeit.

---

[1] BUCHHEIM, Ueber die Bildung kohlensaurer Salze im Darmcanale (Archiv für physiolog. Heilkunde. 1857. S. 234).

IX. GRUPPE DES KALI'S.

Anders als die Alkalien verhalten sich die Salze des Calciums und Magnesiums. Der Uebergang dieser Stoffe in das Blut ist nicht abhängig von dem Diffusionsvermögen derselben, sondern wird durch andere, noch unbekannte Ursachen geregelt. Es zeigt sich in dieser Hinsicht ein erheblicher Unterschied zwischen den verschiedenen Thierklassen. Bei fleischfressenden Thieren, z. B. Hunden, werden selbst bei Gegenwart grosser Mengen löslicher Calciumsalze im Darmcanale doch nur sehr geringe Mengen davon in das Blut übergeführt, so dass der grösste Theil im Darmcanale zurückbleibt. Der Harn der pflanzenfressenden Thiere enthält dagegen schon unter den gewöhnlichen Verhältnissen ziemlich beträchtliche Mengen von Calciumsalzen, welche durch calciumreiches Futter noch erheblich gesteigert werden können.[1] Ebenso wie die Calciumsalze verhalten sich auch die Magnesiumsalze. Der menschliche Darmcanal schliesst sich in Bezug auf dieselben dem der fleischfressenden Thiere an, wenn er auch etwas grössere Mengen davon zu resorbiren vermag. Durch das Einnehmen von Calcium- oder Magnesiumsalzen lässt sich der Calcium- oder Magnesiumgehalt des Harns nur sehr wenig erhöhen.[2] — Es liegt nahe daran zu denken, das ungleiche Verhalten der Calcium- und Magnesiumsalze bei Fleischfressern und Pflanzenfressern werde durch die verschiedene Länge des Darmcanals bedingt, doch vermag der kurze Darmcanal einer Henne in gleicher Zeit ungleich mehr Calcium in das Blut überzuführen, als der eines Menschen. Für die Annahme, es gehe zwar eine grössere Menge von Calcium- und Magnesiumsalzen in das Blut über, dieselbe werde aber nicht durch die Nieren, sondern durch den Darm wieder ausgeschieden, fehlen uns noch alle Beweise. Vielmehr sprechen die Untersuchungen von B. Körber[3] dafür, dass die Calcium- und Magnesiumsalze in derselben Quantität in den Harn übergehen, in welcher sie vom Darmcanale aus in das Blut aufgenommen werden. — Direct in das Blut injicirt, rufen sowohl Calcium- als auch Magnesiumverbindungen schon in kleiner Menge giftige Wirkungen hervor.[4]

Man hat am Krankenbette häufig auf die geringe Resorptionsfähigkeit der Calcium- und Magnesiumsalze im menschlichen Darmcanale keine Rücksicht genommen und geglaubt, durch das reichliche Einnehmen von Calciumsalzen den Uebergang derselben in das Blut nach Belieben steigern zu können. So wurden z. B. das unterphosphorigsaure Calcium (Churchill), das Kalkwasser u. s. w. empfohlen, um durch einen vermehrten Kalkgehalt des Blutes die Verkalkung der Lungentuberkeln zu befördern. Ebenso empfahl Beneke[5] das phosphorsaure Cal-

---

[1] Vergl. B. Körber, Beiträge zur Kenntniss des Uebergangs der Kalk- und Magnesiasalze in das Blut. Inaugural-Dissertation. Dorpat. 1861.
[2] Conrad Wagner, Experimenta de excretione calcariae et magnesiae. Dorpat. 1855. — Neubauer, Ueber die Erdphosphate des Harns (Journal f. prakt. Chemie. Band 67. S. 65).
[3] Beiträge zur Kenntniss des Uebergangs der Kalk- und Magnesiasalze ins Blut. Dorpat. 1861.
[4] L. Mickwitz, Vergleichende Untersuchungen über die physiologische Wirkung der Salze der Alkalien und alkalischen Erden. Dorpat. 1874.
[5] Zur Würdigung des phosphorsauren Kalks in physiolog. u. therapeut. Beziehung. Marburg. 1870.

cium bei Scropheln u. s. w., um dadurch die Zellenbildung zu unterstützen. Durch die Einführung alkalischer Stoffe in das **Blut** muss die alkalische Beschaffenheit des letzteren erhöht werden. ORFILA, welcher Hunden eine grössere Menge von Kalilauge in die Venen injicirte, fand, dass das Blut schon kurze Zeit nach dem in wenigen Minuten eintretenden Tode geronnen war. Diese Coagulation würde sich aus der Bildung einer grösseren Menge von Kalialbuminat erklären, welche unter solchen Umständen erfolgen musste. — Ob wir im Stande sind, durch den arzneilichen Gebrauch alkalischer Mittel einen bemerklichen Einfluss auf die Alkalescenz des Blutes auszuüben, erscheint noch sehr zweifelhaft. Wegen der geringen Mengen, in welchen die Calcium- und Magnesiumsalze in das Blut übergehen, würden in dieser Hinsicht nur die Kalium- und Natriumverbindungen in Betracht kommen können. Der langsame Uebergang der kohlensauren Alkalien in das Blut und ihre baldige Wiederausscheidung machen eine Anhäufung derselben im Blute nicht wahrscheinlich. Eine solche würde wohl auch sehr bald Störungen der verschiedensten Körperthätigkeiten hervorrufen, die wir beim arzneilichen Gebrauche jener Mittel nicht beobachten.

Dennoch hat man sehr häufig alkalische Mittel angewendet, um dadurch die Alkalescenz des Blutes zu erhöhen und in Folge davon die Oxydationsprocesse in demselben zu befördern. Man ging dabei von der Thatsache aus, dass ausserhalb des Körpers viele organische Stoffe bei Gegenwart von Alkalien leichter als sonst oxydirt werden können. Besonders häufig hat man in jener Voraussetzung bei übermässiger Fettablagerung theils kohlensaure Alkalien, theils alkalische Mineralwässer verordnet. Ebenso glaubte man die mangelhafte Verbrennung des Zuckers bei Diabetikern durch den Gebrauch alkalischer Mittel verbessern zu können. Wenn nun in der That, besonders beim Gebrauche des Karlsbader Wassers eine meist freilich nur vorübergehende Besserung der erwähnten Krankheitszustände eintritt, so muss der Grund davon in anderen Ursachen, als der erhöhten Alkalescenz des Blutes zu suchen sein. Dasselbe gilt daher auch von den anderen Krankheiten, bei denen man die Alkalien in ähnlicher Absicht anwandte, z. B. bei Gicht und chronischen Rheumatismen, wo durch jene Mittel die Umwandlung der Harnsäure in Harnstoff befördert werden sollte.

Wegen ihres grossen Lösungsvermögens für die Harnsäure wurden die Lithiumsalze, besonders das kohlensaure Lithium bei Gicht, sowie bei chronischen Rheumatismen empfohlen, um die Ablagerung der gebildeten Harnsäure zu verhüten und sie aus dem Körper fortzuschaffen. Die bisher damit angestellten Versuche gestatten indess noch kein sicheres Urtheil über die Brauchbarkeit jenes Mittels am Krankenbette.

Durch den Zusatz von Galle zu dem Blute ausserhalb des Körpers werden die Blutkörperchen aufgelöst. Nach der Injection von Galle in die Gefässe lebender Thiere tritt diese Erscheinung nicht deutlich ein, da man nicht im Stande ist, hinreichend grosse Mengen von Galle in das Blut einzuführen. Dagegen zeigt sich schon nach Injection geringerer Mengen Verlangsamung des Herzschlags und selbst Stillstand des Herzens.

IX. GRUPPE DES KALI'S. 151

A. Röhrig[1] leitet den letzteren von einer Lähmung der Herzganglien, O. Schack[2] von einer Veränderung der Herzmusculatur ab. Nach der Einführung der Galle in den Darmcanal zeigt sich die Verlangsamung des Herzschlags entweder vom Magen aus gar nicht, oder vom Mastdarm aus nur in geringem Grade. Bis jetzt hat man die Galle nicht benutzt, um zu therapeutischen Zwecken Veränderungen des Blutes oder der Herzthätigkeit hervorzurufen. Grösseren Einfluss muss die vermehrte Zufuhr von alkalischen Mitteln zu dem Blute auf die verschiedenen **Secretionen** ausüben, doch fehlt es in dieser Richtung noch sehr an genügenden Beobachtungen. Nasse[3] beobachtete bei zwei Hunden nach Anwendung von kohlensaurem Natrium eine ziemlich beträchtliche Herabsetzung der Gallensecretion. — Am meisten hat man seine Aufmerksamkeit bisher noch der Harnsecretion zugewendet. Nach der Zufuhr alkalischer Mittel zu dem Blute verschwindet die normale saure Reaction des Harns zeitweilig und wird selbst in eine alkalische umgewandelt. Diese Veränderung giebt sich schon unter den gewöhnlichen Verhältnissen zu erkennen, indem meist 2—3 Stunden nach dem Mittagsessen in Folge der mit demselben dem Blute zugeführten Alkalisalze die Reaction des Harns neutral oder schwach alkalisch erscheint. Deutlicher alkalisch wird die Reaction des Harns nach dem Gebrauche grösserer Mengen jener Mittel. Gleichzeitig bemerkt man auch unter solchen Umständen eine vermehrte Harnsecretion (Harnfluth), welcher eine entsprechend verminderte Harnsecretion (Harnebbe) folgt. Da sich die einfach-kohlensauren Alkalien nicht gut in grösserer Menge einnehmen lassen, so bedient man sich, um jene vermehrte Harnsecretion hervorzurufen, öfter der doppelt-kohlensauren, am häufigsten aber der essigsauren Salze. Diese können ohne Nachtheil in grösseren Mengen eingenommen werden und verwandeln sich schon im Darmcanale ganz oder zum grössten Theile in kohlensaure Salze. Ebenso würde man auch die weinsauren, citronensauren u. s. w. Alkalien benützen können, doch sind dieselben bisher wenig in Gebrauch gekommen. Da die Vermehrung der Harnsecretion nach dem Gebrauche der Kaliumsalze deutlicher aufzutreten pflegt, als nach dem der Natriumverbindungen, so giebt man gewöhnlich den ersteren den Vorzug. Auf welche Weise die Vermehrung der Harnsecretion durch jene Mittel zu Stande kommt, ist noch nicht genau zu bestimmen. Dieselbe erfolgt unabhängig von dem Gefässdruck.[4] Am wahrscheinlichsten ist es, dass das kohlensaure Kalium bei seiner Filtration durch die Nieren eine grössere Menge von Wasser mit sich fortnimmt, welches auch später nicht wieder zur Resorption gelangt.[5]

---

[1] Ueber den Einfluss der Galle auf die Herzthätigkeit. Inaugural-Dissertation. Leipzig. 1863.
[2] Die Galle in ihrer Einwirkung auf die Herzthätigkeit. Inaugural-Dissertation. Giessen. 1868.
[3] Archiv. d. Vereins f. gemeinschaftl. Arbeiten z. Förderung d. wissensch. Heilkunde. Band VI. S. 598. 1863.
[4] Vergl. P. Grützner, Beiträge zur Physiologie der Harnsecretion. (Archiv f. d. g. Physiologie. Band XI. S. 370. 1875.)
[5] Weikart im Archiv d. Heilkunde. Band II. S. 69. 1861.

Bei bestehenden krankhaften Zuständen der Nieren kann vielleicht auch die alkalische Beschaffenheit des Harns zur Lösung der in den Harnkanälchen befindlichen Exsudate beitragen. Vielleicht ist dies ein Grund, warum man am Krankenbette dem essigsauren Kalium meist den Vorzug vor anderen Kaliumsalzen, z. B. dem Salpeter, giebt.

Wegen jener Vermehrung der Harnsecretion hat man die genannten Mittel vielfach angewendet, besonders bei Hautwassersuchten, aber auch bei pleuritischen und peritonitischen Exsudaten. Man gab sie jedoch nur selten für sich allein, sondern gewöhnlich gleichzeitig mit anderen diuretischen Mitteln, besonders mit Digitalis. — Nicht in allen Fällen ist nach dem Gebrauche der alkalischen Mittel der Harn trübe und alkalisch, vielmehr erscheint er bisweilen klar und schwach sauer. Man findet dann im Harn viel freie Kohlensäure neben doppeltkohlensauren Salzen. Die Ursache dieses abweichenden Verhaltens ist noch nicht bekannt.

Seltener als bei Wassersuchten hat man die Stoffe dieser Gruppe bei Krankheiten der Schleimhaut der Blase, der Harnröhre u. s. w. angewendet; dagegen sucht man häufig bei Steinkranken den Harn alkalisch zu machen. Natürlich kann dies nur da zweckmässig sein, wo der gewöhnliche Harn sehr sauer ist und deshalb viel freie Harnsäure enthält, welche zur Bildung und zur Vergrösserung von Nieren- und Blasensteinen Veranlassung giebt. Dadurch, dass man den Harn alkalisch macht, lässt sich allerdings erreichen, dass derselbe keine freie Säure mehr enthält, so dass sich, da die harnsauren Alkalisalze etwas leichter in Wasser löslich sind, als die freie Harnsäure, die Steine nicht durch weiteren Absatz von Harnsäure vergrössern, obgleich sie sich allerdings sehr häufig auch nicht bedeutend verkleinern; andererseits werden aber auch aus dem alkalischen Harn die phosphorsauren Erdsalze gefällt, welche, da sie in etwas grösserer Menge im Harn enthalten sind, sich auf die bereits vorhandenen Harnsteine niederschlagen und so eine schnellere Vergrösserung als vorher veranlassen können. Dies geschieht allerdings nicht in allen Fällen, aber wir wissen noch nicht mit Sicherheit, wie wir zu verfahren haben, damit alle Harnsäure im Harn gebunden werde, und sich doch keine neuen Ablagerungen von phosphorsaurem Calcium u. s. w. bilden. Das Lösungsvermögen für die Harnsäure ist nicht bei allen Salzen gleich, nach BINSWANGER[1] lösen:
250 Th. kohlens. Lithium 900 Th. Harns. 250 Th. borsaures Kalium 146 Th. Harns.
— ,, Borax 220 ,, ,, — ,, doppeltkohlens. Natrium 126 ,, ,,
— ,, kohlens. Natrium 187 ,, ,, — ,, phosphors. Natrium 81 ,, ,,

Wegen jenes grossen Lösungsvermögens hat man auch das kohlensaure Lithium bei Harnsteinen aus Harnsäure empfohlen; doch liegt noch keine grössere Zahl bestätigender Beobachtungen vor. Ausserdem hat man sich, um Harnsteine aufzulösen, meist der kohlensauren Alkalien bedient, doch giebt man, da der Gebrauch jener Stoffe meist längere Zeit fortgesetzt werden muss, gewöhnlich Mineralwässern, welche reich an kohlensaurem Natrium sind, z. B. Vichy, Karlsbad, Selters, Bilin, Ems,

---

[1] BINSWANGER, Pharmakologische Würdigung der Borsäure. München 1847.

Geilnau, Wildungen u. s. w., so wie den Obstcuren, Traubencuren den Vorzug. Bisweilen hat man auch, um Blasensteine aus Harnsäure aufzulösen, durch die Urethra stark verdünnte Lösungen alkalischer Stoffe injicirt, doch hat man auf diesem Wege meist keine sehr günstigen Resultate erlangt. Während die essigsauren und viele andere pflanzensaure Alkalisalze im Körper in Carbonate umgewandelt werden, erleiden die Seifen eine etwas abweichende Zersetzung. Wenn auch vielleicht ein Theil der eingeführten fetten Säuren auf ihrem Wege durch den Organismus oxydirt wird, verwandelt sich ein anderer nach RADZIEJEWSKI[1] in Glyceride und wird als Fett im Körper abgelagert. Eine auffallende Veränderung des Harns wird nach dem Gebrauche der Seifen nicht beobachtet.

Ueber die Schicksale der Galle im Blute sind unsere Kenntnisse noch ziemlich mangelhaft. Nach SCHIFF[2] wird ein Theil der im Blute befindlichen Galle wieder durch die Leber ausgeschieden, ein anderer Theil wird vielleicht im Blute zersetzt und ein, wenn auch meist sehr geringer Theil wird mit dem Harn ausgeschieden. Bis jetzt ist indess nach dem arzneilichen Gebrauche der Galle diese noch nie im Harn nachgewiesen worden, sondern immer nur nach Injectionen in das Blut oder bei an Icterus leidenden Kranken. In mehreren Fällen liess sich selbst nach der Injection reiner Gallensäuren in das Blut eine geringe Menge von Gallenfarbstoff im Harn nachweisen. Diese Erscheinung wird gewöhnlich aus der zerstörenden Einwirkung der Gallensäuren auf die Blutkörperchen und die dadurch veranlasste Umwandlung des Blutfarbstoffs in Gallenfarbstoff erklärt.

Schon seit längerer Zeit wurde dem Borax so wie der Borsäure eine besondere Einwirkung auf den Uterus zugeschrieben und daher beide Stoffe angewandt, um die Menstruation zu befördern, um die bei der Geburt nachlassenden Wehen anzuregen u. s. w.; doch hat BINSWANGER[3] durch eine Reihe von Versuchen gezeigt, dass jene Stoffe durchaus keinen Einfluss auf den Uterus äussern.

Kali causticum. Das Aetzkali wurde früher zu Grm. 0,03—0,06 p. d. mit aromatischen Wässern gegeben. Für den äusserlichen Gebrauch benutzt man gewöhnlich das Kali c'austicum fusum (Kali hydricum fusum, Lapis causticus chirurgorum) in der angegebenen Weise oder auch mit Kalk gemengt als Wiener Aetzpulver. Die Kalilauge (Liquor kali caustici, Liquor kali hydrici, Lixivium causticum) wird in concentrirtem Zustande als Aetzmittel benutzt, z. B. bei vergifteten Wunden; häufiger mit 10—30 Th. Wasser verdünnt zu Einspritzungen, Waschungen, Bädern oder mit gleich viel Seife oder Baumöl vermischt zu Einreibungen bei Krätze u. s. w. Das Natrum causticum ist bis jetzt noch nicht arzneilich angewendet worden, auch die Natronlauge (Liquor natri hydrici) dient nur zu pharmaceutischen Zwecken.

Kalium carbonicum. Dieses wurde innerlich als Kalium carbonicum

---

[1] Archiv f. patholog. Anatomie. Band XLIII. S. 268.
[2] Archiv f. d. ges. Physiologie. Band III. S. 598. 1870.
[3] BINSWANGER l. c.

e tartaro paratum zu Grm. 0,20—0,40 p. d., gewöhnlich als Liquor kali carbonici (11 Th. kohlensaures Kalium in 20 Th. destillirten Wassers gelöst) zu gtt. x—xx p. d. mit schwarzem Kaffee, Zimmtwasser u. s. w. gegeben, äusserlich als Kalium carbonicum e potassa zu Waschungen Grm. 15—30 auf 𝟈.1 Wasser, zu allgemeinen Bädern 𝟈.1—3, gewöhnlich als Kalium carbonicum crudum, (Cineres clavellati, Pottasche). Zu Salben nimmt man etwa 1 Th. auf 8 Th. Fett.

Natrium carbonicum. Man gab dasselbe zu Grm. 0,30—1,00, p. d. in Lösung oder als Natrium carbonicum siccum zu Grm. 0,15—0,50 in Pulver- oder Pillenform. Aeusserlich benutzte man 1 Th. in 20—50 Th. Wasser gelöst zu Waschungen, um Schorfe u. s. w. zu erweichen.

Kalium bicarbonicum. Das doppeltkohlensaure Kalium wird zu Grm. 0,50—1,00 p. d. in Pulverform mit einem Oelzucker, in Pillenform oder in Lösung mit etwas schwarzem Kaffee gegeben.

Natrium bicarbonicum. Form und Dosis sind hier dieselben, wie beim vorhergehenden Salze. Die Trochisci natri bicarbonici werden aus 18 Th. Zucker und 1 Th. Natr. bicarbon. bereitet. Jedes Stück enthält Grm. 0,10 Natrium bicarbonicum.

Calcaria usta. Innerlich nur in Form des Kalkwassers (Aqua calcaria) zu Grm. 50—200 p. d. mit frischer Milch u. s. w. Aeusserlich bediente man sich zu Waschungen oder Fomentationen ebenfalls des Kalkwassers, als Aetzmittel des trockenen gelöschten oder ungelöschten Kalkes.

Calcaria carbonica praecipitata. Man giebt das reine kohlensaure Calcium als Pulver zu Grm. 0,50—2,00 mit einem Oelzucker. Früher bediente man sich zu dem gleichen Zwecke der gepulverten Austerschaalen (Conchae praeparatae), so wie der Krebssteine (Lapides s. Oculi cancrorum) und der rothen so wie der weissen Korallen (Corallium rubrum et album).

Calcaria phosphorica. Der phosphorsaure Kalk wurde zu Grm. 0,20—0,50 und mehr p. d. gewöhnlich in Pulverform mit einem Oelzucker gegeben.

Magnesia usta. Man giebt dieselbe zu Grm. 0,50—1,00 p. d. in Pulverform mit einem Oelzucker. Die Trochisci magnesiae ustae bestehen aus Magnesia usta und Cacaomasse. Jedes Stück enthält Grm. 0,10 Magn. usta.

Magnesia alba. Form und Dosis wie bei der Magnesia usta.

Borax. Innerlich zu Grm. 0,50—1,00 p. d. gegeben in Pulverform oder in Lösung mit etwas schwarzem Kaffee. Aeusserlich zu Schönheitswässern nahm man gewöhnlich 1 Th. auf 20—30 Th. Rosenwasser. Am häufigsten bedient man sich jetzt des Borax, um dadurch die Löslichkeit der Salicylsäure in Wasser zu erhöhen.

Sapo kalicus. Nur zu Einreibungen (etwa Grm. 50 auf einmal) angewendet, auch wohl mit Zusatz von $^1/_2$—$^1/_4$ Th. Schwefelblumen.

Sapo natricus. Zum innerlichen Gebrauche bedient man sich fast nur des aus Provenceröl mit Natronlauge in den Apotheken selbst bereiteten Sapo medicatus, statt desselben jedoch auch einer guten spanischen Seife (Sapo Hispanicus albus, Sapo Alicantinus) zu Grm.

IX. GRUPPE DES KALI'S. 155

0,50—1,00 in Pulver- oder noch besser in Pillenform, mit Zusatz von etwas Weingeist. Häufig dient die Seife auch nur als Constituens für Pillenmassen, wozu sie sich sehr gut eignet. Zum äusserlichen Gebrauche benutzt man die marmorirte venetianische Seife (Sapo Venetus), die Palmölseife, die Windsorseife (Sapo sebacicus Anglicus), die Mandelseife (Sapo amygdalinus), die Transparentseife (Sapo pellucidus), die Schönheitsseife (Sapo cosmeticus) u. s. w. als Toilettenseifen und die gemeine Hausseife (Sapo domesticus) zu Bädern, Einreibungen u. s. w. Der Seifenspiritus (Spiritus saponatus), eine Auflösung von 1 Th. spanischer Seife in 3 Th. rectific. Weingeist und 2 Th. Rosenwasser, dient zur Reinigung der Haut von anklebenden Harzen, Pflastern u. s. w. oder zu Einreibungen statt des einfachen Weingeistes. Das überflüssige Seifenpflaster (Emplastrum saponatum) kann als einfaches Deckpflaster dienen, z. B. um einzelne Körperstellen warm zu halten.

Kalium aceticum. Das essigsaure Kalium wird zu Grm. 1—4 p. d., tagüber zu Grm. 20 nur als Lösung gegeben. Statt seiner kann man sich auch des Liquor kali acetici bedienen, welcher durch Neutralisation von Acidum aceticum dilutum mit doppelt-kohlensaurem Kalium erhalten wird. Man giebt diese Flüssigkeit von 1,176—1,180 sp. Gew. in dreimal so grosser Menge als das trockene Salz. Als Geschmackscorrigens setzt man gewöhnlich Oxymel simplex oder ein aromatisches Wasser zu. Statt des essigsauren Kaliums würde man sich, um den Harn alkalisch zu machen, ebensogut des neutralen weinsauren Kaliums oder des citronensauren Kaliums (Kalium citricum) bedienen können. Als Volksmittel kommen zur Vermehrung der Diurese verschiedene Pflanzensäfte in Anwendung, die reich an Kaliumsalzen sind, z. B. der ausgepresste Saft von Sedum acre u. s. w.

Natrium aceticum. Das essigsaure Natrium muss in etwa doppelt so grossen Dosen gegeben werden, als das entsprechende Kaliumsalz, doch wird dasselbe gewöhnlich nicht zu therapeutischen Zwecken verwendet.

Lithium carbonicum. Das in etwa 100 Th. Wasser lösliche kohlensaure Lithium wurde gewöhnlich zu Grm. 0,10—0,30 mit Zucker, am besten in Selterswasser gegeben. Für flüssige Formen würde sich das essigsaure Lithium besser eignen.

Fel tauri. Die frische Ochsengalle (Bilis bovina recens) wurde früher bisweilen zu 7—15 Grm. in einem aromatischen Aufgusse verordnet. Häufiger bediente man sich des **Fel tauri inspissatum**, welches durch Eindicken der colirten Galle im Dampfbade erhalten wird, zu Grm. 0,50—1,00 am besten in Pillenform. Wegen seines widrigen Geruchs gab man in neuerer Zeit bisweilen dem besser haltbaren **Fel tauri depuratum siccum** den Vorzug. Dieses wird durch Eindampfen der durch Weingeist von Schleim befreiten und durch Thierkohle entfärbten Galle erhalten. Wegen seiner Zerfliesslichkeit eignet sich dieses Präparat nicht zur Pulverform. Man gab dasselbe meist in Pillen zu Grm. 0,36—0,60 p. d.

X. Gruppe des Ammoniaks.

1. **Liquor ammonii caustici**, Liquor ammoniaci caustici, Spiritus Salis ammoniaci causticus, Aetzammoniakflüssigkeit.
2. **Ammonium carbonicum**, Ammoniacum carbonicum, Alkali volatile, Carbonas ammonicus, kohlensaures Ammonium, flüchtiges Laugensalz.
3. **Liquor ammonii acetici**, Liquor ammoniaci acetici, Liquor acetatis ammonici, essigsaure Ammoniumflüssigkeit.
4. **Liquor ammonii succinici**, Liquor ammoniaci succinici, Liquor cornu cervi succinatus, Liquor succinatis ammonici, bernsteinsaure Ammoniumlösung.

Ausser dem Ammoniak (H_3N) gehören wohl noch einige andere, ähnliche Stoffe, wie z. B. das Methylamin (CH_5N), das Aethylamin (C_2H_7N), das Trimethylamin (C_3H_9N) u. s. w., deren Verhalten gegen den Organismus bis jetzt noch wenig untersucht worden ist, die jedoch keine giftige Wirkung besitzen, in diese Gruppe.[1]

Die Gruppe des Ammoniaks theilt mit der des Kali's die grosse Neigung, sich mit Säuren zu verbinden; doch unterscheiden sich die hierher gehörigen Stoffe von denen der vorigen Gruppe durch ihre Flüchtigkeit. Dabei sind auch die basischen Eigenschaften des Ammoniaks etwas geringer, als die des Kali's und Natrons, wenigstens geben die neutralen Ammoniaksalze mit den schwächeren Säuren sehr leicht einen Theil der Basis ab, so dass sie sich in saure, etwas stabilere Salze verwandeln. Dies gilt besonders von den oben angeführten Ammoniumsalzen, dem kohlensauren, essigsauren und bernsteinsauren, vielleicht gehört auch das bisweilen angewendete neutrale phosphorsaure Ammonium hierher. Wenn wir sehen, dass das kohlensaure, essigsaure, bernsteinsaure u. s. w. Ammonium ganz ähnliche Erscheinungen im Organismus hervorrufen, wie das freie Ammoniak, so haben wir ein Recht zu der Annahme, dass jene Erscheinungen nicht von dem kohlensauren, essigsauren u. s. w. Ammonium, sondern von dem Ammoniak bedingt werden, welches im Organismus aus ihnen frei wird. Wir finden daher auch, dass das kohlensaure Ammonium, welches beständig schon an der Luft Ammoniak abgiebt und sich allmählig aus dem einfach- und anderthalb-kohlensauren Salze in das doppelt-kohlensaure verwandelt, dem freien Ammoniak näher steht, als das essigsaure und bernsteinsaure, in welchen das Ammoniak etwas weniger locker gebunden ist.

Kommt das freie Ammoniak in Berührung mit der äusseren Haut, so verhält es sich ganz ähnlich wie das Kali und Natron, nur dass es das Wasser nicht so heftig anzieht, wie jene Stoffe und wegen seiner etwas geringeren Affinität auch nicht die Epidermis und die darunter gelegenen Theile auflöst. Wegen seiner Flüchtigkeit dauert jedoch die Wirkung des Ammoniaks nur kurze Zeit, und nur, wenn man die Verdunstung verhindert oder das Ammoniak immer von Neuem einwirken lässt, ist

---

[1] Erwin Buchheim, De trimethylamino aliisque ejusdem generis corporibus. Dissert. inaug. Dorpat. 1854.

man im Stande, eine exsudative Entzündung in kurzer Zeit hervorzurufen. Man bedient sich daher auch bisweilen des Ammoniaks, wo man gehindert ist, andere, gewöhnlicher zur Blasenbildung benutzte Mittel anzuwenden oder wo es darauf ankommt, in kurzer Zeit eine Blasenbildung zu veranlassen. Am häufigsten hat man sich so des Ammoniaks bedient, um für den Zweck der endermatischen Anwendung von Arzneimitteln eine Blase zu ziehen. Man taucht dann eine 8—10fach zusammengelegte Compresse oder ein Stück Zündschwamm in Aetzammoniakflüssigkeit, legt sie auf die Stelle, wo man die Blase hervorrufen will, und tröpfelt von Zeit zu Zeit noch etwas Aetzammoniak auf, oder man giesst 10—15 Tropfen Ammoniakflüssigkeit in ein Uhrglas, deckt ein Leinwandläppchen, welches etwas kleiner ist, als das Uhrglas, darüber und stürzt das letztere mit der Flüssigkeit auf die Haut, bis sich dieselbe im Umkreise zu röthen beginnt. In Frankreich bedient man sich öfters der Gondret'schen Ammoniaksalbe, einer Mischung von 4 Th. Schweinefett, 1 Th. Schöpstalg und 4 Th. Aetzammoniakflüssigkeit, welche ziemlich dick auf die Haut aufgetragen wird. Immer muss man die Einwirkung des Ammoniaks sistiren, wenn sich die nächste Umgebung der Applicationsstelle zu röthen anfängt.

Ungleich häufiger sucht man durch die Einwirkung des Ammoniaks nur eine schnell vorübergehende Hautröthung hervorzurufen, um durch den so verursachten Schmerz Ohnmächtige, Soporöse u. s. w. zu erwecken, besonders um von anderen Theilen abzuleiten, z. B. bei leichteren rheumatischen Affectionen, Neuralgien, bei entzündlichen und congestiven Zuständen innerer Organe, oder auch um dadurch die Resorption zu befördern, z. B. bei Suggillationen, Oedem der Haut, bei Gelenkwassersuchten, Tumor albus u. s. w. Bisweilen benutzt man das Ammoniak bei chronischen Hautkrankheiten, um das lästige Gefühl von Jucken zu verdecken, oder bei acuten Exanthemen, um den Ausbruch derselben zu befördern, oder man sucht durch die Wirkung des Ammoniaks die weitere Ausbildung beginnender Entzündungen zu hindern, z. B. bei Brandverletzungen u. s. w. Wo einzelne, lange Zeit bestandene Secretionen, z. B. Fussschweisse, Blennorrhöen der Harnröhre, Scheide u. s. w. plötzlich unterdrückt worden waren, wandte man ebenfalls Ammoniak an, um dieselben wieder hervorzurufen. Da das Gift mancher Insecten, z. B. der Bienen, Mücken, Ameisen u. s. w., aus freier Ameisensäure besteht, so reibt man in die von diesen Thieren herrührenden Stichwunden Ammoniak ein, um durch die Neutralisation der Säure einen Factor der Entzündung zu heben. Bei Bisswunden giftiger Wirbelthiere kann die örtliche, anhaltende Anwendung des Ammoniaks nur in so fern nützen, als dadurch die Entzündung vermehrt und so die Resorption des Giftes einigermaassen gehindert wird. In den meisten dieser Fälle kann man sich ebenso wie der Aetzammoniakflüssigkeit auch des kohlensauren Ammoniaks bedienen, welches nur durch das beständig daraus frei werdende Ammoniak wirksam wird; gewöhnlich giebt man jedoch den officinellen Mischungen des Ammoniaks mit Oelen oder Seifen oder dem Liquor ammonii caustici spirituosus den Vorzug.

Aehnlich wie auf der äusseren Haut verhält sich das Ammoniak auf der Schleimhaut der Luftwege, wohin es wegen seiner gasförmigen Beschaffenheit leicht gelangen kann. In der Nase entsteht in Folge der Veränderungen, welche das Ammoniak in den Bestandtheilen der Schleimhaut hervorruft und wodurch die gleichzeitige Erregung des N. olfactorius und N. trigeminus veranlasst wird, ein lebhaftes stechendes Gefühl, oft auch Niessen und vermehrte Schleimsecretion. Man benutzt daher das Ammoniak oft als Riechmittel bei Ohnmächtigen, Scheintodten, Berauschten, Narkotisirten, so wie bei Nasenkatarrhen, oder man sucht durch die Veränderung der Nasenschleimhaut und den darauf folgenden leichten Katarrh derselben von anderen, benachbarten Theilen abzuleiten, z. B. bei Kopfschmerzen, Zahnschmerzen u. s. w. Gelangt das Ammoniak in kleineren Mengen in die Bronchien, so tritt in Folge seiner Einwirkung Husten ein, und wenn dieselbe etwas länger dauerte oder stärker war, folgt auch ein schwächerer oder stärkerer Katarrh mit vermehrter Schleimsecretion. Man hat desshalb auch das Ammoniak ebenso wie das Chlor (S. 103), durch dessen Wirkung eine ganz ähnliche Affection der Schleimhaut der Luftwege erfolgt, bei chronischen Bronchialkatarrhen und in anderen Fällen benutzt, wo sich eine grössere Menge zähen Schleims in den Luftwegen angesammelt hatte, um den Auswurf desselben zu befördern. Wenn Chlor, Brom, Säuredämpfe u. s. w. in nachtheiligen Mengen in die Luftwege gelangt waren, versuchte man dieselben durch Einathmen von Ammoniak unschädlich zu machen. Dies Verfahren ist jedoch nicht zu billigen, da jene Stoffe beim Einathmen reiner Luft nach den Gesetzen der Diffusion sehr schnell entfernt werden, das Einathmen von Ammoniak selbst aber leicht nachtheilig werden kann. Dauert das letztere längere Zeit und in etwas höherem Grade an, so kann Beschleunigung und Verflachung der Respirationsbewegungen bei Tiefstand des Zwerchfells nebst Inspirationstetanus durch Vermittelung der Nn. vagi eintreten. Beim Einathmen von sehr concentrirtem Ammoniak entsteht dagegen ebenfalls durch Vermittelung der Nn. vagi Verlangsamung und Vertiefung der Athembewegungen nebst Exspirationstetanus.[1] Das längere Einathmen jenes Gases ist daher nicht gefahrlos und es sind schon Fälle vorgekommen, wo man bei Bewusstlosen so lange Ammoniak einathmen liess, bis sie erstickt waren oder in Folge davon eine heftige Bronchitis eintrat. Sollte aus irgend einer Ursache eine zu grosse Menge Ammoniakgas in die Luftwege gelangt sein, so würde man den Kranken so schnell als möglich in reine Luft bringen, und, da uns noch kein sicheres Abortivverfahren zu Gebote steht, mit Wasserdampf gesättigte Luft einathmen lassen, um die entstehende Bronchitis so viel als möglich zu mildern. Das essigsaure und bernsteinsaure Ammoniak geben bei gewöhnlicher Temperatur wenig oder gar kein freies Ammoniak aus und rufen daher auch nicht die angegebenen Erscheinungen hervor.

---

[1] Ph. Knoll, Ueber Reflexe auf die Athmung bei Zufuhr einiger flüchtiger Substanzen zu den unterhalb des Kehlkopfs gelegenen Luftwegen. — Wiener akadem. Sitzungsberichte LXVIII. 3. Dec. 1874.

In den Mund gebracht, erzeugt das Ammoniak einen stechenden alkalischen Geschmack, den wir gewöhnlich als urinös bezeichnen, weil sich aus faulendem Harn viel Ammoniak entwickelt. Auch hier kann in Folge einer stärkeren Einwirkung des Ammoniaks eine Entzündung der Schleimhaut entstehen. Im Magen können kleine Quantitäten von Ammoniak durch den sauren Mageninhalt vollständig, grössere nur theilweise neutralisirt werden, so dass das überschüssige Ammoniak auf die Magenschleimhaut einwirkt. Man hat daher auch die Aetzammoniakflüssigkeit, so wie das kohlensaure Ammoniak angewendet, um überschüssige Säure im Magen zu binden; doch ist dies Verfahren nicht zu billigen, da dieser Zweck viel besser durch andere Mittel, z. B. kohlensaures Calcium oder Magnesium, erreicht werden kann. Das im Magen nicht durch die freie Säure gebundene Ammoniak verhält sich gegen die Magenschleimhaut ebenso, wie gegen andere Schleimhäute, und es entsteht in Folge davon eine vermehrte Schleimsecretion, die uns in manchen Fällen von Nutzen sein kann. Auch auf der Schleimhaut der Luftwege zeigt sich gewöhnlich, vielleicht zum grossen Theile durch das beim Einnehmen in dieselbe gelangte Ammoniak hervorgerufen, eine reichlichere Secretion; wesshalb man die Ammoniakpräparate, besonders den Liquor ammonii anisatus, nicht selten als Expectorans anwendet. Kehrt die Einwirkung des Ammoniaks auf die Magenschleimhaut häufig wieder, so bildet sich allmählig ein chronischer Katarrh der letzteren aus, welcher für die Verdauung, Ernährung u. s. w. nachtheilige Folgen hat. Auch im Dünndarme müssen, so weit das Ammoniak gelangen kann, ähnliche Veränderungen wie im Magen vor sich gehen. Man hat, auf Beobachtungen an Thieren gestützt, bisweilen Ammoniak nehmen lassen, um die in den Därmen entwickelte Kohlensäure zu absorbiren, indess fehlt es noch an genaueren Beobachtungen, um zu entscheiden, ob dieser Zweck auf die angegebene Weise erreicht werden könne, oder nicht.

Je grösser die Menge des auf die Magenschleimhaut einwirkenden Ammoniaks ist, desto stärker wird dieselbe natürlich dadurch verändert werden, und es müssen daher auch um so heftigere Folgen auftreten. Nach dem Einnehmen mehrerer Gramme von Aetzammoniakflüssigkeit entsteht eine Entzündung des Magens, der Speiseröhre, des Schlundes und Mundes, die selbst in Brand übergehen kann. Da aber bei der Einführung grösserer Mengen von Ammoniak immer ein Theil davon auch in die Luftwege gelangt, so tritt bei Ammoniakvergiftungen immer eine entzündliche Affection der Luftwege ein. In dem sehr seltenen Falle einer Ammoniakvergiftung würde man am besten durch Einführung von verdünnten Säuren, wie Essig, Citronensaft und anderen Fruchtsäften, Schwefelsäurelimonaden u. s. w., das Ammoniak zu neutralisiren und die Entzündung der afficirten Schleimhäute, so viel es geschehen kann, durch die geeigneten Mittel zu vermindern suchen.

Die obigen Erscheinungen werden am leichtesten durch die Aetzammoniakflüssigkeit, weniger durch das kohlensaure Ammoniak veranlasst. Das essigsaure und bernsteinsaure Salz giebt unter den gewöhnlichen Umständen kein Ammoniak an die Magenschleimhaut ab. Wahrscheinlich werden jene Salze im Magen so zersetzt, dass sich saure Verbindungen bilden, während der entsprechende Antheil Ammoniak an die freie Säure des Mageninhaltes tritt. Bis jetzt lässt sich indess über die Constitution der Verbindungen, welche im Magen bei der Zufuhr von freiem Ammoniak oder von den angeführten Ammoniaksalzen gebildet werden, noch nichts Bestimmtes aussprechen, denn bei der complicirten Mischung des Mageninhaltes geben uns selbst die allgemeinen Affinitätsgesetze keinen hinreichenden Anhaltepunkt. Auch in welcher Form die in den Darmcanal gebrachten Ammoniumverbindungen im **Blute** bestehen, lässt sich noch nicht feststellen. Der Umstand, dass BÖHM und LANGE[1], SCHIFFER[2] u. A. nach der Injection von Ammoniumsalzen in das Blut kein Ammoniak in der Exspirationsluft nachzuweisen vermochten, spricht für die Annahme, dass das Ammoniak im Blute in keiner lockeren Verbindung enthalten sei. Auch beim Erwärmen des Blutes solcher Thiere, denen Ammoniumsalze direct in das Blut eingeführt worden waren, konnten BÖHM und LANGE die Ammoniakentwickelung nicht früher wahrnehmen, als bei normalem Blute.

Bei der Injection in das Blut zeigen sowohl das Ammoniak als auch die Ammoniumsalze, und zwar am stärksten der Salmiak, am schwächsten das schwefelsaure Ammonium, giftige Wirkungen. Fast regelmässig tritt nach etwas grösseren Dosen (bei Katzen 0,20—0,50 Grm.), sowohl bei Fröschen, als auch bei warmblütigen Thieren ein heftiger und anhaltender **Reflextetanus** ein, der entweder zum Tode führt, oder allmählig wieder nachlässt. Im letzteren Falle bleibt eine grosse Steigerung der **Reflexerregbarkeit** zurück. FUNKE und DEAHNA[3] leiten diese Erscheinungen, welche die grösste Aehnlichkeit mit den bei Strychninvergiftungen auftretenden Symptomen darbieten, von einer Einwirkung des Ammoniaks auf die motorischen Centren im Hirn und Rückenmark ab. — Neben den erwähnten krampfhaften Erscheinungen tritt eine vorübergehende Contraction der arteriellen Gefässe ein, welche nach F. und D. von der Einwirkung des Ammoniaks auf das vasomotorische Hauptcentrum im verlängerten Marke abzuleiten ist. In Bezug auf den **Blutdruck** bemerkt man anfänglich ein geringes Sinken, dann aber ein erhebliches Steigen desselben. Dieses ist nach B. und L. von einer Beschleunigung, nach F. und D. von Verlangsamung des Pulses begleitet. Nachdem der Blutdruck seinen höchsten Punkt erreicht hat, sinkt er in der 6—8fachen Zeit wieder auf das frühere Niveau zurück. Jenes Steigen des Blutdrucks wird nach F. und D. in erster Linie durch die Contraction der arteriellen Gefässe, dann aber auch, besonders die anfängliche Druckerniedrigung, durch eine centrale Vagusreizung bedingt. — In Bezug auf die Respiration beobachteten F. und D. kurz nach der Injection des Ammoniaks einen kurzen exspiratorischen Respirationsstillstand, der sowohl bei un-

---

[1] Ueber das Verhalten und die Wirkungen der Ammoniaksalze im thierischen Organismus. — Archiv f. experim. Pathologie u. Pharmakologie. Band. II. S. 364. 1874.
[2] Berliner klin. Wochenschrift. 1872. No. 42.
[3] Ueber die Wirkung des Ammoniaks auf den thier. Organismus. — Archiv f. d. g. Physiologie. Band. IX. S. 416. 1874.

X. GRUPPE DES AMMONIAKS.

versehrten, als bei durchschnittenen Nn. vagi eintrat. Demselben folgte eine länger dauernde Periode sehr verstärkter Athmung. F. und D. leiten die erstere von einer Einwirkung des Mittels sowohl auf die peripherischen, als auch auf die centralen Theile der Nn. vagi ab, die verstärkte Athmung dagegen von einer erregenden Einwirkung auf das Athmungscentrum. B. und L. konnten bei der Injection von Ammoniaksalzen in das Blut zwar auch einen Athmungsstillstand wahrnehmen, der aber einen inspiratorischen Charakter zeigte und in der Regel den tetanischen Convulsionen voranging. Dann folgte starke Beschleunigung der Athmungsfrequenz, welche auch durch Durchschneidung der Nn. vagi nicht herabgedrückt wurde.

Wir sehen somit, dass die Ammoniumsalze, ebenso wie die Kaliumsalze, direct in das Blut eingeführt, schon in geringer Menge sehr heftige Erscheinungen veranlassen, die natürlich in beiden Fällen verschieden sind. Der Grund davon ist wohl in der plötzlichen Anhäufung der betreffenden Salze im Blute zu suchen. In den Darmcanal können die Ammoniumsalze in ungleich grösseren Mengen gelangen, ohne jene Störungen hervorzurufen und namentlich verhält sich der Salmiak auf diesem Wege ganz wie die alkalischen Chlormetalle.[1] Es fehlt bis jetzt noch an Untersuchungen darüber, wie weit die obigen Erscheinungen vom Darmcanale aus durch grosse Dosen der Ammoniumsalze hervorgerufen werden können.

Zur Zeit der Einführung der Ammoniumsalze in den Arzneischatz glaubten die Aerzte den Anschauungen der damals herrschenden iatrochemischen Schule gemäss, ihnen eine stark erregende Wirkung zuschreiben zu müssen. Das Verhalten des Ammoniaks auf den Applicationsorganen trug dazu bei, jene Vorstellung lange Zeit aufrecht zu erhalten. Man hat daher dasselbe, so wie das kohlensaure Ammonium als Belebungsmittel bei Ohnmachten und Asphyxien, bei drohender Lungenlähmung, bei Typhus, bei Vergiftungen durch Blausäure, durch Tabak, rothen Fingerhut, Pilze, bei hohen Graden von Trunkenheit u. s. w. angewendet.

Ebenso schrieb man den Ammoniumsalzen, besonders dem essigsauren und bernsteinsauren Ammonium eine kräftige diaphoretische Wirkung zu. Man verordnete sie daher bei katarrhalischen und rheumatischen Beschwerden, bei Gicht, leichten Wassersuchten u. s. w. Welchen Einfluss jene Mittel in den gewöhnlichen Arzneidosen auf den Ausbruch von Schweiss haben können, ist noch nicht bekannt. Vielleicht vermag ihr unangenehmer Geschmack, welcher in früherer Zeit durch die ihnen anhängenden Verunreinigungen noch erhöht wurde, dazu beizutragen. Da häufig mit dem Ausbruche von Schweiss ein Nachlass von Krämpfen eintritt, so hat man jene Mittel auch bei epileptischen Krämpfen, Veitstanz, Krampfkoliken u. s. w. angewendet.

Grosse Schwierigkeit bieten die Untersuchungen über die **Wiederausscheidung** der Ammoniumsalze aus dem Körper, da sich in den

---

[1] Vergl. Gruppe des Kochsalzes.

Buchheim, Arzneimittellehre. 3. Aufl.

thierischen Excreten leicht durch Zersetzung anderer Stoffe Ammoniak bilden kann. Dass das Ammoniak durch die Lungen nicht ausgeschieden wird, ist bereits erwähnt worden. Ein sehr geringer Theil der eingeführten Ammoniumsalze kann wahrscheinlich in den Schweiss übergehen. Im Harn konnte NEUBAUER[1] nach dem Einnehmen von Ammoniumsalzen den grössten Theil des Ammoniaks wieder finden. LOHRER[2] fand zwar ebenfalls einen Theil des eingenommenen Ammoniaks wieder, aber niemals die ganze Menge. Dieser Umstand hat durch die Untersuchungen v. KNIERIEM'S[3] weitere Aufklärung erhalten. Derselbe zeigte, dass wohl ein Theil des eingenommenen Ammoniaks als solches im Harn wieder erscheint, ein anderer Theil aber in Form von Harnstoff den Körper verlässt. Auf diese Weise erklärt sich auch die auffallende Thatsache, dass der Harn selbst nach der Einführung grosser Mengen pflanzensaurer Ammoniumsalze in den Darmcanal stets sauer bleibt und nicht, wie nach dem Einnehmen der entsprechenden Kalium- oder Natriumsalze alkalisch wird. BENCE JONES[4] glaubte annehmen zu dürfen, dass das Ammoniak im Körper wenigstens theilweise in Salpetersäure umgewandelt werde, doch hat WULFFIUS[5] die Unhaltbarkeit dieser Annahme nachgewiesen.

Eine Veränderung des Harns oder der Harnwerkzeuge lässt sich beim Gebrauche der Ammoniumsalze nicht nachweisen.

Ammonium causticum. Dieses wird gewöhnlich in Form des Liquor ammonii caustici angewendet, welcher bei dem spec. Gewichte von 0,960 etwa 10 Procent wasserfreies Ammoniak enthält. Man gab die Aetzammoniakflüssigkeit zu gtt. v—x p. d. mit vielem Wasser verdünnt. Auch als Riechmittel bedient man sich derselben oder eines Pulvers aus 1 Th. Salmiak und 2 Th. frischem, gebranntem Kalke, welches Kranke bequemer bei sich führen können, als jene Flüssigkeit. Bisweilen streut man jenes Pulver auch in die Strümpfe, um unterdrückte Fussschweisse wieder hervorzurufen. Zu Einreibungen bedient man sich statt des gewöhnlichen Salmiakgeistes auch der weingeistigen Ammoniaklösung Liquor ammonii caustici spirituosus, Spiritus ammoniaci caustici Dzondii), welche bei einem spec. Gew. von 0,808—0,810 ebenfalls 10 Proc. Ammoniak enthält. Noch häufiger benützt man, besonders als Volksmittel, das flüchtige Liniment (Linimentum ammoniatum, Linim. volatile), eine Mischung von 4 Th. Provenceröl und 1 Th. Aetzammoniakflüssigkeit. Von geringerer Bedeutung sind das flüchtige Kampherliniment (Linimentum ammoniato-camphoratum) eine Mischung von 4 Th. Oleum camphoratum und 1 Th. Aetzammoniakflüssigkeit, das flüssige Seifenliniment (Linimentum saponato-ammoniatum), welches aus 1 Th. Hausseife, 30 Th. Wasser, 10 Th. Weingeist und 15 Th.

---

[1] Journal f. pract. Chemie. Band. LXIV. S. 117. 1855.
[2] Ueber den Uebergang der Ammoniaksalze in den Harn. Inaugural-Dissertation. Dorpat. 1862.
[3] Beiträge zur Kenntniss der Bildung des Harnstoffs im thierischen Organismus. — Zeitschrift f. Biologie. Band. X. S. 263. 1874.
[4] Annalen der Chemie u. Pharmacie. Band. 78. S. 251.
[5] Ueber den Nachweis der Salpetersäure im Harn. Inaugural-Dissertation. Dorpat. 1861.

Aetzammoniakflüssigkeit besteht, so wie der Opodeldok (Linimentum saponato-camphoratum). Letzteres wird erhalten durch Auflösen von 16 Th. Hausseife, 8 Th. Oelseife und ebensoviel Kampher in 320 Th. erwärmten Weingeists, Filtriren und Zumischen von 1 Th. Thymianöl, 2 Th. Rosmarinöl und 16 Th. Aetzammoniakflüssigkeit. Der flüssige Opodeldok (Linimentum saponato-camphoratum liquidum) besteht aus 30 Th. Oelseife, 230 Th. verdünnten Weingeists, 5 Th. Kampher, 1 Th. Thymianöl, 2 Th. Rosmarinöl und 8 Th. Aetzammoniakflüssigkeit. Diese Präparate unterscheiden sich von dem flüchtigen Liniment hauptsächlich durch Geruch, Consistenz und geringeren Ammoniakgehalt, und werden, wie dieses, hauptsächlich als Haus- und Volksmittel benützt. — Bisweilen verordnet man noch die anishaltige Ammoniakflüssigkeit (Liquor ammonii anisatus) eine Mischung von 1 Th. Anisöl, 24 Th. Weingeist und 5 Th. Aetzammoniakflüssigkeit zu gtt. v—xv auf Zucker oder in einem Löffel Wasser. Früher bediente man sich noch complicirterer Gemische, wie des Elixir e succo glycirrhizae, des Elixir pectorale regis Daniae, und auch jetzt noch benutzt man in Frankreich nicht selten die Aqua Luciae *(Eau de Luce)*, eine alkoholische Lösung von Bernsteinöl, spanischer Seife und Meccabalsam mit der 16fachen Menge Aetzammoniakflüssigkeit.

  Ammonium carbonicum. Dieses wird zu grm. 0,20—0,50 p. d. täglich 2—3mal in Pulvern, besser aber der Liquor ammonii carbonici, eine Lösung von 1 Th. kohlensauren Ammoniums in 5 Th. Wasser zu gtt. xv—xxx p. d. in flüssiger Form gegeben. Früher benutzte man ein unreines, durch trockne Destillation von Knochen u. s. w. gewonnenes kohlensaures Ammoniak, und da man auch neuerlich bisweilen glaubte, dass dieses unreine Präparat das Nervensystem stärker errege, den Blutlauf mehr beschleunige und besser krampfstillend wirke, so wird auch jetzt noch manchmal ein solches Gemenge durch Zusammenreiben von 32 Th. kohlensauren Ammoniums mit 1 Th. gereinigten Thieröls bereitet, als Ammonium carbonicum pyro-oleosum zu grm. 0,20—0,50 p. d. und die Lösung desselben in 5 Th. Wasser als Liquor ammonii carbonici pyro-oleosi zu gtt. xv—xxx in denselben Formen, wie das reine kohlensaure Ammonium, angewendet.

  Liquor ammonii acetici. Die essigsaure Ammoniumflüssigkeit wird durch Neutralisation von verdünnter Essigsäure mit Aetzammoniakflüssigkeit und Zusatz von so viel Wasser, dass das specifische Gewicht 1,028—1,032 beträgt, dargestellt und enthält etwa 15 Procent essigsaures Ammonium. Man giebt dieses Präparat zu grm. 2—20 p. d. in Thee oder Wasser. Die früher unter dem Namen Spiritus Mindereri angewandte Flüssigkeit enthielt noch weniger essigsaures Ammoniak, als die jetzt officinelle.

  Liquor ammonii succinici. Die bernsteinsaure Ammoniumflüssigkeit wird durch Neutralisiren einer Lösung von 1 Th. Bernsteinsäure in 8 Th. Wasser mit brenzlich-kohlensaurem Ammonium erhalten und zu gtt. x—xxx p. d. in Thee oder Mixturen gegeben. Sie ist ebenso entbehrlich wie das vorige Präparat.

XI. Gruppe der Schwefelsäure.

1. Acidum sulfuricum (H_2SO_4), Schwefelsäure, Vitriolöl.
2. Acidum muriaticum (H Cl), Acidum hydrochloricum, Spiritus salis acidus, Salzsäure, Chlorwasserstoffsäure.
3. Acidum nitricum (HNO_3), Spiritus nitri acidus, Aqua fortis, Salpetersäure, Azotsäure, Scheidewasser.
4. Acidum phosphoricum (H_3PO_4), Phosphorsäure.
5. Acidum tartaricum ($C_4H_6O_6$), Sal essentiale tartari, Weinsäure, Weinsteinsäure, Tartrylsäure.
6. Acidum citricum ($C_6H_8O_7$), Citronensäure.
7. Acidum oxalicum ($C_2H_2O_4$), Oxalsäure, Kleesäure.
8. Acidum lacticum ($C_3H_6O_3$), Milchsäure.
9. Acidum aceticum ($C_2H_4O_2$), Alkohol aceti, Essigsäure.
10. Acidum formicicum (CH_2O_2), Ameisensäure.
11. Acidum succinicum ($C_4H_6O_4$), Sal succini volatile, Bernsteinsäure.

Die zu dieser Gruppe gehörigen Substanzen erhalten ihre arzneiliche Bedeutung hauptsächlich durch ihre grosse Affinität zu den elektropositiven Körperbestandtheilen. Sie finden im Organismus zahlreiche Stoffe, mit denen sie sich verbinden können, wobei häufig andere Substanzen aus ihren früheren Verbindungen ausgeschieden werden. Jene Affinität ist jedoch bei den verschiedenen Säuren nicht ganz gleich, und es kann daher ihre Einwirkung auf die einzelnen Körpertheile unter gewissen Umständen auch zu sehr verschiedenen weiteren Folgen Veranlassung geben.

Von den genannten Säuren besitzen die Schwefelsäure und die Phosphorsäure eine grosse Affinität zu dem Wasser. Kommen dieselben im wasserarmen Zustande auf die äussere Haut oder einen anderen Körpertheil, so entziehen sie demselben einen Theil seines normalen Wassergehaltes. Gleichzeitig aber dringen dieselben, vermöge ihres starken Diffusionsvermögens durch die Epidermis hindurch, so dass sie auch auf die unter der letzteren liegenden Stoffe einwirken können. Durch die concentrirte Schwefelsäure wird selbst die Epidermis nebst den zunächst darunter gelegenen Theilen aufgelöst und dadurch das organische Gewebe in dem Umfange vollkommen zerstört, bis die Säure durch das angezogene Wasser und die aufgenommenen basischen Stoffe einen Theil ihrer Affinität ausgeglichen hat. Die übrigen Säuren wirken, theils weil sie das Wasser weniger begierig anziehen, theils aber auch, weil sie geringere Affinität zu den Körperbestandtheilen besitzen, nicht so heftig ein, doch vermögen die meisten von ihnen in concentrirtem Zustande und bei länger dauernder Einwirkung die Bestandtheile der Haut so weit zu verändern, dass in der Umgebung der Applicationsstelle sich eine heftige Entzündung ausbildet und nach einiger Zeit die veränderten Gewebsbestandtheile in Form eines Brandschorfs abgestossen werden.

Die Producte, welche durch die Einwirkung der Säuren auf die Körperbestandtheile, besonders aber die eiweissartigen Materien gebildet werden, sind noch nicht genügend bekannt. Die Lösung des Eiweisses und der verwandten Stoffe in der concentrirten Schwefelsäure durchläuft

XI. GRUPPE DER SCHWEFELSÄURE.

eine Reihe noch nicht untersuchter Metamorphosen, bis sie sich endlich braun färbt und nach MULDER nur noch schwefelsaures Ammoniak neben freier Schwefelsäure und Humussäure enthält. Aehnliche Zersetzungsproducte bildet auch die concentrirte Salzsäure. Durch Salpetersäure werden dagegen die eiweissartigen Stoffe in eine orangegelb gefärbte Substanz verwandelt, welche MULDER Xanthoproteïnsäure nannte. Bei grösserer Verdünnung wird das Eiweiss durch die genannten Säuren nicht in hohem Grade verändert, sondern seiner basischen Bestandtheile beraubt und coagulirt. Die übrigen Säuren dieser Gruppe fällen das gewöhnliche Hühnereiweiss aus verdünnten Lösungen gar nicht, verhindern selbst seine Coagulation beim Kochen; in concentrirtem Zustande dagegen verwandeln sie es in eine gallertartige Masse. Wir haben es jedoch im Körper mit keiner Flüssigkeit zu thun, welche sich in dieser Hinsicht dem Eiweiss ganz analog verhielte. Das Blutserum giebt wegen seines bedeutenden Gehaltes an Natronalbuminat mit jenen Säuren einen Niederschlag, noch weniger aber lässt sich das Verhalten des Schleims mit dem des Eiweisses vergleichen.

Wir sind im Stande, durch die Einwirkung der stärkeren Säuren auf die organischen Körperbestandtheile denselben endlichen Effect hervorzurufen, wie durch die Alkalien: nämlich die Zerstörung eines Theils der Körperoberfläche, und können daher auch jene Stoffe, am besten concentrirte Schwefelsäure, in denselben Fällen anwenden, welche bereits beim Aetzkali (S. 140) angeführt wurden. Wir stossen jedoch bei der Schwefelsäure auf den weniger leicht als beim Kali zu beseitigenden Uebelstand, dass dieselbe leicht von der zu zerstörenden Körperstelle herabfliesst und so auch andere Theile, als man gerade wünschte, verändert. Aus diesem Grunde giebt man gewöhnlich dem Kali-Kalk den Vorzug vor der Schwefelsäure und der Salzsäure, von welcher letzteren ganz dasselbe gilt. Die gewöhnliche, ziemlich wasserhaltige Salpetersäure wurde meist nur da angewendet, wo man oberflächlich ätzen wollte, z. B. bei Hämorrhoidalknoten, verwachsenen Nägeln der Zehen, bei Entropium, bei einigen chronischen Hautausschlägen u. s. w. Häufig jedoch verdienen, wo man oberflächlich ätzen will, andere Mittel und namentlich das salpetersaure Silber der Salpetersäure vorgezogen zu werden. RIVALLIÉ empfahl mit rauchender Salpetersäure getränkte Charpie, Baumwolle u. s. w. zum Aetzen von Krebsgeschwüren zu benutzen, doch kennen wir bis jetzt noch keine wesentlichen Vorzüge dieser Methode. Da die Essigsäure den Hornstoff mehr als die übrigen Säuren erweicht und selbst löst, so wurde dieselbe von CARMICHAEL und SZOKALSKI empfohlen, um Hühneraugen, Warzen u. s. w. einige Zeit vor ihrer Abtragung zu erweichen. Die Versuche, welche man gemacht hat, um durch Injection kleiner Mengen von etwas verdünnter Essigsäure in Krebsgeschwülste dieselben zu atrophiren, haben bisher nicht den gewünschten Erfolg gehabt, indem meist Verschwärung eintrat.

Wirken die obigen Säuren mit etwas geringerer Intensität auf die Haut ein, so entsteht in Folge davon eine Entzündung derselben, die sich selbst bis zur Exsudation steigert. Am besten lässt sich die Essigsäure, vielleicht auch die Ameisensäure benutzen, um eine solche Entzündung hervorzurufen, doch hat man bis jetzt gewöhnlich dem Ammoniak und anderen Mitteln den Vorzug gegeben. Dagegen werden die Säuren in etwas grösserer Verdünnung häufig benutzt, um einen leichteren Grad von Entzündung der Haut hervorzurufen. Durch den bald vorübergehenden, lebhaften Schmerz, welchen man durch Einreiben von concentrirter Essigsäure hervorruft, suchte man Ohnmächtige, Erstickte u. s. w. zu erwecken, oder man beabsichtigte, durch die Affection der Haut die Nerventhätigkeit in gelähmten Theilen wieder herzusellen. Zu dem letzteren Zwecke bediente man sich früher häufig der sogenannten Urtication, indem man die gelähmte Extremität u. s. w. mit frischen Nesseln (Urtica dioica und Urtica urens) peitschte, wobei sich die Spitzen der mit Ameisensäure gefüllten Brennhaare in die Haut einbohren und einen leichteren oder stärkeren Grad von Entzündung hervorrufen.

Ebenso benutzt man die Säuren, besonders die Essigsäure, seltner die verdünnte Schwefelsäure, um durch die hervorgerufene Hautentzündung von anderen kranken Theilen abzuleiten, z. B. bei Zahnschmerzen, Neuralgien, Rheumatismen, Kopfschmerzen u. s. w.; doch lässt sich derselbe Zweck auch durch viele andere Mittel, z. B. Senfteige u. s. f. erreichen, vor denen jene Stoffe keine erheblichen Vorzüge besitzen. Durch die mit Hülfe der verdünnten Säuren hervorgerufene Hautaffection kann auf reflectorischem Wege (S. 24) eine Verlangsamung des Herzschlags hervorgerufen werden. Bisweilen bringt man auch verdünnte Säuren auf Geschwürsflächen, um in ihnen einen lebhafteren Entzündungsprocess hervorzurufen und so ihre Heilung zu befördern. Oefter noch sucht man durch die Application derselben bei brandigen, scorbutischen, krebsigen und anderen übelriechenden Geschwüren den Gestank und die faulige Zersetzung der Secrete und abgestossenen Theile zu vermindern. Ungleich häufiger bedient man sich jedoch zu diesem Zwecke jetzt der Phenylsäure, Salicylsäure u. s. w.

Bei manchen chronischen Hautausschlägen, wie bei Psoriasis, Lichen u. s. w., welche die Kranken durch das lästige Gefühl von Jucken quälen, verordnet man oft, um dasselbe zu unterdrücken, Waschungen der kranken Theile mit verdünnten Säuren, am besten mit Essigsäure, da die Mineralsäuren leicht nachtheilig auf die Leibwäsche einwirken. Auch glaubte man häufig durch die Einwirkung von Säuren die Resorption von Extravasaten, Exsudaten u. s. w. befördern zu können, doch fehlen uns noch die genügenden Beweise für die Richtigkeit dieser Annahme. Häufig bedient man sich auch der stark verdünnten Säuren, gewöhnlich des Essigs, um eine leichte Hautröthung hervorzurufen und dadurch den Ausbruch von Schweissen oder von Exanthemen zu befördern, in solchen Fällen, wo die Haut brennend heiss und dabei trocken ist, namentlich in typhösen und exanthematischen Fiebern.

Durch die Einwirkung stark verdünnter Säuren wird eine vorübergehende Contraction der berührten Theile hervorgerufen, von welcher sich wegen Mangels an genaueren Untersuchungen noch nicht mit Sicherheit bestimmen lässt, ob sie durch eine einfache physikalische Verdichtung der Gewebstheile oder durch eine Contraction der Muskelfasern bedingt

XI. GRUPPE DER SCHWEFELSÄURE. 167

werde. Man benutzt aus diesem Grunde die Säuren, um oberflächlich gelegene Körpertheile für einige Zeit dichter und straffer zu machen, besonders wenn sie krankhafter Weise erschlafft sind und wenn in dieser Erschlaffung der Grund einer übermässigen Secretion zu suchen ist. Auch bei Blutungen aus leicht zugänglichen Stellen, z. B. aus Wunden, bedient man sich der Säuren, um eine Contraction der Gefässöffnungen und so das Aufhören der Blutung herbeizuführen, welches letztere noch durch den Umstand befördert wird, dass das Blut selbst durch sehr verdünnte Säuren wegen seines Gehaltes an Natronalbuminat eine theilweise Coagulation erleidet, wesshalb sich leichter als sonst ein Blutpfropf bilden kann.

Auf der Schleimhaut des Auges, so wie im Ohr verhalten sich die Säuren ganz ähnlich, wie auf der äussern Haut, nur dass hier wegen des grösseren Reichthums an Nerven und Gefässen schon geringere chemische Veränderungen bedeutendere Folgen nach sich ziehen. Man bedient sich jedoch nur selten der Säuren, um zu therapeutischen Zwecken Veränderungen jener Theile hervorzurufen.

Von den zur obigen Gruppe gehörigen Stoffen verflüchtigen sich die Salzsäure, Salpetersäure, Essigsäure und Ameisensäure schon bei gewöhnlicher Temperatur in höherem oder geringerem Grade, die Schwefelsäure erst bei 325°C, die meisten übrigen Säuren sind dagegen in unverändertem Zustande gar nicht flüchtig. Daher besitzen die ersteren einen Geruch, den wir als sauer und stechend bezeichnen. Wegen jenes Geruchs benutzt man am häufigsten die Essigsäure in ganz ähnlichen Fällen, wie das Ammoniak als Riechmittel, z. B. bei Ohnmächtigen, Erstickten u. s. w. Bei übermässigen Nasenblutungen lässt man auch stark verdünnte Säuren im flüssigen Zustande, gewöhnlich Essig, in die Nase ziehen, um die Blutung zu stillen. In neuerer Zeit wurde auch starkes und anhaltendes Riechen an concentrirte Essigsäure als Abortivmittel bei beginnenden Nasenkatarrhen empfohlen.

Je flüchtiger die obigen Säuren sind, desto leichter können dieselben auch in die Luftröhre und die Bronchien gelangen. Die Wirkung, welche sie hier äussern, ist dieselbe, wie auf der äussern Haut. Sie verbinden sich mit den basischen Bestandtheilen, welche sie hier finden. In Folge davon tritt wegen der grossen Empfindlichkeit der Schleimhaut schon nach der Einwirkung sehr geringer Mengen jener Säuren ein lebhafter Husten ein, welchem ein leichter katarrhalischer Zustand der Schleimhaut folgt. Man hat bisweilen salzsaure Dämpfe, öfter noch Essigsäure-Dämpfe einathmen lassen, um durch den Husten den Auswurf von Schleim, Eiter u. s. w., welche sich in den Bronchien angesammelt hatten, zu befördern, wie bei chronischen Lungenkatarrhen, Croup u. s. w.; doch lässt sich dieser Zweck meist noch besser auf anderem Wege erreichen. Dasselbe gilt von den Fällen, wo einzelne Theile der Luftwege in Brand übergehen, z. B. bei brandiger Bräune, Lungenbrand u. s. w. Ist die Einwirkung der Säuren auf die Schleimhaut der Luftwege stärker, so kann sich die darauf folgende Affection derselben bis zur Bronchitis steigern. In diesem Falle würde man den Kranken zuerst in reine Luft zu bringen und dann die gewöhnlichen Mittel anzuwenden haben, um die Heftigkeit der Bronchitis so viel als möglich zu mildern. Gelangen noch grössere Mengen von Säuredämpfen in die Luftwege, so tritt sogleich ein Stillstand der Respiration ein, so dass, wenn die Säure nicht sehr schnell durch reine Luft verdrängt wird, Erstickung erfolgen muss.

In den **Mund** gelangt, wirken die Säuren, so weit sie nicht durch den alkalischen Speichel neutralisirt werden, auf die Bestandtheile der Zunge und der Mundschleimhaut ein. Wir bemerken in Folge davon einen eigenthümlichen Geschmack, den wir als sauer und zusammenziehend zu bezeichnen pflegen. Die letztere Geschmacksempfindung steht wohl mit der bereits oben erwähnten Verdichtung der Gewebstheile, welche durch die Säuren veranlasst wird, in ursächlichem Zusammenhange. Wir benutzen daher auch die Säuren als adstringirende Mittel ziemlich oft, z. B. bei **Blutungen** aus **Zahnzellen** und anderen Theilen des Mundes, bei **scorbutischen** und anderen **Geschwüren** im Munde und Rachen, bei **Salivation** u. s. w. Durch die Einwirkung der Säuren auf die Zähne entsteht ein unangenehmes Gefühl von Stumpfsein und Rauhigkeit derselben und beim anhaltenden Gebrauche stark saurer Flüssigkeiten kann selbst Veranlassung zu Caries der Zähne gegeben werden. Um diesen Uebelstand zu umgehen, hat man vorgeschlagen, saure Flüssigkeiten beim arzneilichen Gebrauche durch ein Röhrchen in den Mund einzuziehen, um sie so wenig als möglich mit den Zähnen in Berührung zu bringen. Jedenfalls ist es gut, die Säuren, wenn nicht besondere Gründe für das Gegentheil vorliegen, in grosser Verdünnung zu verordnen.

Kalte säuerliche Getränke erscheinen uns bei grosser Hitze erfrischender und stärker durstlöschend als reines Wasser von gleicher Temperatur, und namentlich tragen Kranke, welche starke Fieberhitze haben, gewöhnlich ein grosses Verlangen nach derartigen Getränken. Wir bedienen uns zur Bereitung derselben der Schwefelsäure, Weinsäure, Citronensäure, Essigsäure u. s. w., besonders aber der sauren Fruchtsäfte. Mit dem Durste vermindert sich bei den Kranken gewöhnlich auch die grosse Unruhe; das Hitzegefühl, die Pulsfrequenz wird geringer und es tritt selbst Schlaf oder Schweiss ein, wodurch der Zustand der Kranken häufig bedeutend erleichtert wird. Man hat aus diesem Grunde jenen säuerlichen Getränken eine kühlende Wirkung zugeschrieben.

Gelangen die freien Säuren bis in den **Magen**, so finden sie hier sehr zahlreiche Stoffe, mit denen sie sich verbinden können. Der Magensaft enthält mehrere Salze, welche durch stärkere Säuren eine Zersetzung erleiden. So muss nach den Gesetzen der Affinität die Schwefelsäure sich zum Theil mit den Basen der salzsauren und phosphorsauren Salze verbinden, während die Säuren derselben theilweise in Freiheit gesetzt werden. Manche organische Säuren können schon im Magen gewisse Veränderungen ihrer Zusammensetzung erleiden. So wird nach R. Koch[1] die Weinsäure und die Aepfelsäure zum Theil durch das Pepsin in Bernsteinsäure umgewandelt, während ein anderer Theil jener Säuren, welcher nicht lange genug der Einwirkung des Fermentes ausgesetzt war, unverändert in das Blut übergeht. Welchen Einfluss die Umwandlung der

---

[1] Zeitschrift f. rationelle Medicin. III. Reihe. Band 24. S. 264.

XI. GRUPPE DER SCHWEFELSÄURE.

verschiedenen Salze des Mageninhalts für die Verdauung u. s. w. habe, lässt sich noch nicht bestimmen, jedenfalls muss der Mageninhalt stärker sauer werden als vorher, theils durch die eingeführten, theils durch die erst im Magen aus ihren Verbindungen abgeschiedenen Säuren. Schon seit längerer Zeit hat man sich überzeugt, dass die saure Beschaffenheit des Mageninhaltes von grosser Wichtigkeit für die Verdauung ist, und hat daher auch oft bei Verdauungsstörungen versucht, durch eine reichlichere Zufuhr von Säuren den Verdauungsprocess zu verbessern. Obgleich eine alkalische Beschaffenheit des Magensaftes sehr leicht schon nach dem reichlichen Verschlucken von Speichel eintreten kann, so bleibt dieselbe doch ohne nachtheiligen Einfluss auf die Verdauung. Eine dauernde alkalische Beschaffenheit des Magensaftes, durch welche der Verdauungsprocess wesentlich beeinträchtigt würde, ist zwar in manchen Krankheiten, z. B. bei manchen chronischen Magenkatarrhen, angenommen, aber bis jetzt noch nicht mit Sicherheit nachgewiesen worden. Dessenungeachtet lag es nahe, zu versuchen, ob nicht bei gewissen Verdauungsstörungen durch eine verstärkte Acidität des Magensaftes die Verdauung befördert werden könne. Die in dieser Hinsicht am Krankenbette gemachten Beobachtungen gestatten uns noch kein entscheidendes Urtheil. Wir sehen beim Gebrauch der Säuren bestehende Verdauungsstörungen keineswegs so schnell und so regelmässig verschwinden, dass wir genöthigt wären, dies ausschliesslich von der Einwirkung der Säuren herzuleiten. Die Versuche, welche bis jetzt ausserhalb des Organismus, so wie bei Thieren[1] angestellt wurden, zeigen, dass, obgleich bei etwas grösserem Säuregehalte des Magensaftes gewöhnlich auch die Verdauung befördert wird, dies doch nur unter ganz bestimmten Verhältnissen geschieht, so dass bei vermehrter Säurezufuhr zu dem Magen die Verdauung oft mehr gehindert als befördert wird. Auch am Krankenbett finden wir, dass, wenn durch anomale Gährungsprocesse die Säuremenge im Magen vermehrt wird, Verdauungsstörungen eintreten. Wenn wir nach unsern jetzigen Kenntnissen wenig Hoffnung haben, den Verdauungsprocess auf directe Weise durch vermehrte Zufuhr von Säuren zu befördern, so können dieselben doch vielleicht auf indirectem Wege dazu beitragen. Die stärker saure Beschaffenheit des Mageninhalts kann nicht ohne Einfluss auf die Magenschleimhaut bleiben, und ebenso wie wahrscheinlich sehr zahlreiche andere Mittel, durch deren Gegenwart im Magen eine leichte Affection der Schleimhaut bedingt wird, zur Beseitigung mancher krankhaften Zustände derselben beitragen können, so gilt dies vielleicht auch von den Säuren. Besonders können wohl die freien Säuren dazu beitragen, die Wirksamkeit mancher krankhaften Fermente im Magen zu schwächen. SCHOTTIN[2] empfahl daher bei krankhafter Säurebildung statt der gewöhnlich gebrauchten alkalischen Mittel freie Mineralsäuren anzuwenden. Wir müssen uns hier jedoch daran erinnern, dass die in den Magen gelangten Säuren dort nicht lange verweilen, sondern theils resorbirt,

---

[1] A. SCHRENK, De vi et effectu quorundam medicaminum in digestionem. Dorpat. 1849.
[2] Archiv d. Heilkunde. Band III, S. 194.

theils im Darmcanale weiter befördert werden. Es ist daher nöthig, dies Hinderniss durch häufige Wiederholung der Arzneigaben so viel als möglich auszugleichen. Am häufigsten hat man sich zu den obigen Zwecken der Salzsäure bedient, früher auch bisweilen der Milchsäure, da man diese für die wirksame Säure des Magensaftes ansah. Als gährungshemmende Mittel verdienen jedoch vielleicht die Salicylsäure, Phenylsäure u. s. w. den Vorzug.

Wie bereits früher (S. 159) erwähnt wurde, bedient man sich bei Vergiftungen durch alkalische Stoffe der Säuren, besonders des Essigs und der stark verdünnten Schwefelsäure, um dieselben in unschädliche Verbindungen umzuwandeln.

Da die Schwefelsäure mit dem Blei ein unlösliches Salz bildet, so empfahl man dieselbe als Antidotum bei Bleivergiftungen. Bei acuten Bleivergiftungen würden jedoch das schwefelsaure Natrium und das schwefelsaure Magnesium, welche zu demselben Zwecke benutzt werden können, vorzuziehen sein, da man sie ohne Nachtheil in beliebigen Quantitäten geben darf; bei chronischen Vergiftungen aber können chemische Antidota überhaupt weniger nützen, als bei acuten, da hier das Gift sehr oft, aber immer nur in sehr kleinen Mengen in den Körper gelangt. Dessenungeachtet ist vielleicht der diätetische Gebrauch schwefelsäurehaltiger Limonaden bei solchen Personen, welche der Gefahr einer chronischen Bleivergiftung ausgesetzt sind, geeignet, wenigstens einen Theil des aufgenommenen Blei's unwirksam zu machen.

Bei Trinkern wurde die Schwefelsäure mehrfach empfohlen, um ihnen den Genuss des Branntweins widerlich zu machen, doch hat man dadurch seinen Zweck nicht immer erreicht, indem theils durch den Gebrauch der Schwefelsäure die ohnehin schon gewöhnlich gestörte Verdauung noch mehr verschlechtert wurde, theils aber auch der Widerwillen gegen den Branntwein nur kurze Zeit dauerte, so dass sehr bald Recidive eintraten.

Bei Blutungen aus dem Magen oder den obersten Theilen des Dünndarms hat man bisweilen Säuren, besonders die Essigsäure, Schwefelsäure und Salpetersäure, angewendet, um ebenso wie auf der Haut eine Contraction der Gefässöffnungen und dadurch die Stillung des Blutflusses zu erreichen; aber auch hier kommt man in Gefahr, durch die zu reichliche Anwendung jener Säuren die Kranken zu benachtheiligen.

Die freien Säuren können in den Därmen nicht weit vordringen, indem sie theils schon im Duodenum durch Galle und Pankreassaft so wie weiterhin durch den Darmsaft neutralisirt werden, theils aber auch, weil sie wegen ihres starken Diffusionsvermögens ziemlich schnell in das Blut übergehen. Wir sind daher auch nicht im Stande, durch den arzneilichen Gebrauch der Säuren direct Veränderungen im mittleren Theile des Darmcanals hervorzurufen.

Für sich genommen rufen die freien Säuren in den gewöhnlichen Dosen keine Diarrhöe hervor, in grösseren Mengen können die Schwefelsäure und die Weinsäure abführend wirken, was bei der Citronensäure selbst nach sehr grossen Gaben nicht der Fall ist. Dagegen scheinen manche Säuren schon in kleinen Mengen die Wirksamkeit einiger Abführmittel, z. B. des schwefelsauren Magnesiums, verstärken zu können.¹ Dasselbe gilt wohl auch von den sauren Früchten und Fruchtsäften, welche neben den freien Säuren noch eine grössere Menge solcher Salze enthalten, die in pharmakologischer Hinsicht zu der Gruppe des Glaubersalzes gehören. Man bedient sich als solcher gelind abführender Mittel am häufigsten des sauren weinsauren Kaliums, der Tamarinden und der Pflaumen, welche wir den Kranken in Form erfrischender säuerlicher Getränke reichen, während wir dadurch gleichzeitig die Anhäufung von Fäcalmassen im Darmcanale verhüten, welche, wie wir wissen, häufig zu Congestionen nach dem Kopfe und anderen Theilen, sowie zur Vermehrung der Fiebererscheinungen beitragen. Besonders werden bei Krankheiten der Leber saure und zugleich gelind abführende Mittel häufig angewendet, da gerade hier Stuhlverstopfung sehr nachtheilige Folgen zu haben pflegt.

In Klystierform wendet man fast nur den Essig mit etwa gleichviel Wasser vermischt an, um eine leichte Affection des Mastdarms hervorzurufen, entweder um dadurch die Stuhlausleerung zu befördern oder um von anderen Theilen abzuleiten, z. B. bei heftigen Kopfcongestionen, in fieberhaften Krankheiten, bei hysteri'schen Krämpfen u.s.w. Auch gegen Askariden wurden Essigklystiere empfohlen.

Durch die häufig wiederkehrende Einwirkung eines stark sauren Mageninhaltes auf die Magenschleimhaut wird endlich auch die Beschaffenheit der letzteren für längere Zeit verändert und in Folge davon die Verdauung gestört. Doch erfolgt diese Verdauungsstörung bei dem Gebrauche gleicher Mengen der verschiedenen Säuren nicht in gleichem Grade. Am frühesten tritt sie nach der Anwendung der Salpetersäure ein, was vielleicht dadurch zu erklären ist, dass die letztere sogar noch bei grosser Verdünnung das Eiweiss aus seinen Lösungen fällt. In welcher Ordnung nun die übrigen Säuren der Salpetersäure folgen, lässt sich nicht genau bestimmen, da die Angaben der einzelnen Beobachter nicht mit einander übereinstimmen. Diese Differenz der Meinungen hat theils darin ihren Grund, dass die bisherigen vergleichenden Beobachtungen nicht mit der gehörigen Sorgfalt und nur bei Kranken angestellt wurden, wo also Täuschungen sehr leicht vorkommen können, theils darin, dass man die Concentration und die Menge der eingeführten Säure nicht genügend berücksichtigte, theils endlich auch darin, dass man häufig mit gewissen Vorurtheilen an die Beobachtung ging. Besonders häufig hegte man die Meinung, dass gewisse Säuren desshalb eine dem Organismus feindliche Wirkung hätten, weil sie sich nicht in freiem Zustande in demselben vorfinden, während man glaubte, dass andere, besonders die organischen Säuren, dem Körper mehr homogen seien und desshalb auch eine „mildere Wirkung" besässen.

Je grösser die Sättigungscapacität einer Säure ist und in je grösserer Quantität die letztere in den Magen gebracht wird, desto schneller zeigen sich die nachtheiligen Folgen davon. Nicht blos der Schleimüberzug der inneren Magenwand wird durch grössere Säuremengen zersetzt, es kann

---

[1] O. C. Duhmberg, De effectu magnesiae sulphuricae. Dissert. inaug. 1856.

sich ein Theil der Säure mit den Bestandtheilen der Schleimhaut selbst verbinden und dieselben so weit verändern, dass sie für einige Zeit oder für immer zu ihrer Function unbrauchbar werden. Am heftigsten zeigen sich die nachtheiligen Folgen nach der Einführung der concentrirten Mineralsäuren. Diese veranlassen einen ätzenden Geschmack und heftigen brennenden Schmerz im Munde, der sich über den Schlund und alle Theile, mit denen die Säuren in Berührung kommen, verbreitet. Die Speiseröhre contrahirt sich reflectorisch so stark, dass die giftige Flüssigkeit oft gar nicht bis in den Magen gelangen kann. Gleichzeitig treten gewöhnlich auch krampfhafte Hustenanfälle, etwas später Stimmlosigkeit und Athemnoth ein, indem entweder ein Theil der Säure in die Luftwege eindringt oder indem sich die entstehende heftige Entzündung des Schlundes auch über den Kehlkopf verbreitet. Kommt die Säure bis in den Magen, so ruft sie hier die heftigsten Schmerzen hervor, die sich über den ganzen Unterleib verbreiten, es tritt Erbrechen sauerschmeckender, weisser, flockiger oder durch zersetztes Blut braun gefärbter Massen, starkes Würgen und Schluchzen ein. Nach einiger Zeit werden durch das Erbrechen manchmal grosse Stücke croupöser Membranen ausgeleert; auch treten oft flüssige, bluthaltige Stuhlausleerungen ein. Zu diesen Erscheinungen gesellen sich noch die übrigen Symptome einer heftigen Gastroenteritis. Puls und Herzschlag sind frequent, schwach und unregelmässig, die Haut ist bleich, kalt und oft mit Schweiss bedeckt, der Kranke ist matt und fühlt oft unaussprechliche Angst, doch ist das Bewusstsein gewöhnlich nicht getrübt. Zuletzt erscheinen gewöhnlich auch krampfhafte Athembeschwerden und Schluchzen. So tritt endlich der Tod in Folge der heftigen Gastroenteritis, jedoch meist nicht am ersten Tage ein. Man findet dann bei der Section alle die Theile, mit denen die Säure in Berührung gekommen war, verändert und zwar um so mehr, je länger dieselbe gedauert hatte, daher gewöhnlich am meisten im Magen. Wurde Salpetersäure eingenommen, so bemerkt man meist auf den Lippen oder in der Umgebung des Mundes gelbliche Flecken, nach der Einwirkung der Schwefelsäure auch schwärzliche Stellen. Die Schleimhaut des Mundes und Rachens ist blass und ganz blutleer, das Blut der darunter gelegenen Schichten schwärzlichbraun, meist sind die Schleimhäute mit geronnenem Schleim oder croupösen Membranen oder, wenn der Tod erst später eintrat, mit Geschwüren bedeckt. Im Magen findet man lebhafte, selbst brandige Entzündung, durch welche einige Partien desselben gallertartig erweicht erscheinen; an anderen Stellen der Magenschleimhaut befinden sich zahlreiche Ekchymosen und die Venen des Magens sind mit dunklem geronnenen Blute erfüllt. Weiter als bis zum Duodenum dringt die concentrirte Säure gewöhnlich nicht vor, doch findet man bisweilen auch den Dickdarm ruhrartig entzündet, während der Dünndarm keine auffallenden Veränderungen zeigt. Tritt der Tod nicht durch die Gastroenteritis ein, so wird er oft durch die entstandene Bronchitis oder Pneumonie veranlasst. Die Zerstörung grösserer Stellen der Magenschleimhaut und die darauf folgende Geschwürsbildung beeinträchtigen die Verdauung in hohem Grade. Die Geschwüre im Oesophagus ziehen oft die Bildung von Stricturen nach sich, welche den Durchgang der

XI. GRUPPE DER SCHWEFELSÄURE.

Speisen hindern oder selbst unmöglich machen, so dass oft nach längeren Leiden der Tod durch Abzehrung herbeigeführt wird.

Die obigen Veränderungen treten am leichtesten ein nach Vergiftungen mit concentrirter Schwefelsäure, welche, da sie in den Gewerben vielfach in Anwendung kommt, häufiger als alle übrigen Gifte theils aus Irrthum, theils in der Absicht des Selbstmords verschluckt wird. Ausser der Salpetersäure, welche bisweilen ebenfalls zum Zwecke des Selbstmords gebraucht wird, kommen die übrigen Säuren meist nur aus Versehen in zu grossen Mengen in den Körper. Namentlich die Weinsäure und Citronensäure müssen schon in grossen Quantitäten (zu Grm. 20 bis 30) genommen werden, ehe sie einen höheren Grad von Gastroenteritis und bedeutendere Zerstörungen hervorrufen können; doch sind bereits durch Weinsäure einige tödtlich ablaufende Vergiftungsfälle beobachtet worden.

Leichter als die meisten anderen organischen Säuren kann die Oxalsäure giftige Wirkungen hervorrufen. Wegen der Aehnlichkeit in der äusseren Form, welche dieselbe mit dem schwefelsauren Magnesium hat, wurde die Oxalsäure, besonders in England, wo der Verkauf derselben durch die Medicinalgesetzgebung weniger eingeschränkt ist als in anderen Staaten, nicht selten mit dem genannten Salze verwechselt und statt desselben in grossen Dosen verschluckt. Zu den Erscheinungen der Gastroenteritis, welche bei derartigen Vergiftungen meist in ziemlich hohem Grade eintraten, gesellten sich dann, namentlich wenn die Säure im gelösten Zustande genommen worden war, grosse Schwäche des Herzschlags, Blässe und Kälte der Haut, Ameisenkriechen, Gefühl von Taubsein der Glieder und endlich Stillstand des Herzens, welcher wie gewöhnlich von Dyspnöe und Convulsionen begleitet war. Versuche an Fröschen sprechen dafür, dass bei der Oxalsäure-Vergiftung ausser den intracardialen Herzganglien auch noch die cerebrospinalen Nervencentra gelähmt werden.[1] Die angegebenen Vergiftungserscheinungen werden nicht bloss durch die freie Oxalsäure, sondern, mit Ausnahme der Gastroenteritis, auch durch grössere Mengen der löslichen oxalsauren Salze hervorgerufen.

Welcher Eigenschaft die Oxalsäure und ihre Salze jene giftigen Wirkungen verdanken, ist noch nicht mit Sicherheit bekannt. ONSUM[2] glaubte jenen Umstand daraus erklären zu dürfen, dass die Oxalsäure mit den Kalksalzen des Blutes unlöslichen oxalsauren Kalk bilde, welcher zu Lungenembolien Veranlassung gebe. Dieser Annahme widerspricht indess die Thatsache, dass nach dem Einnehmen von Oxalsäure diese im Harn auch an andere Basen als Kalk gebunden sich vorfindet.[3] Ferner hat CYON[4] nachgewiesen, dass die durch Oxalsäure veranlassten Vergiftungserscheinungen von den durch Lungenembolie hervorgerufenen

---

[1] L. HERMANN, Lehrbuch der experim. Toxicologie. Berlin 1874. S. 160.
[2] Archiv f. patholog. Anatomie. Band. XXVIII. S. 233.
[3] BUCHHEIM, Ueber den Uebergang einiger organischen Säuren in den Harn. -- Archiv f. physiolog. Heilkunde. 1857. S. 127.
[4] Archiv f. Anatomie u. Physiologie. 1866. S. 196.

gänzlich verschieden sind. — Um zu einer Erklärung der giftigen Eigenschaften der Oxalsäure zu gelangen, werden wir im Auge behalten müssen, dass die Oxalsäure nur dann giftig wirkt, wenn sie rasch in grösserer Menge in das Blut eingeführt wird, während sie in kleineren, bald auf einander folgenden Dosen ganz unschädlich bleibt. Ferner besitzen die löslichen oxalsauren Salze ein sehr grosses Diffusionsvermögen, so dass sie sehr rasch in das Blut übergehen können. Ausserdem werden die oxalsauren Salze weniger leicht im Körper zersetzt, so dass sie sich in grösserer Menge als die Salze anderer organischer Säuren im Blute anhäufen können.

Bei Vergiftungen durch Säuren sucht man das gewöhnlich bestehende Erbrechen durch reichliches Trinken schleimiger oder öliger Flüssigkeiten zu befördern und die im Darmcanale zurückbleibende Säure durch alkalische Mittel (S. 143) zu neutralisiren. Bei Vergiftungen durch Oxalsäure würde man sich am besten des kohlensauren Calciums oder der stark verdünnten Kalkmilch bedienen, da das so gebildete oxalsaure Calcium im Darmcanale weniger leicht, als andere oxalsaure Salze gelöst werden kann. Die in Folge der Einwirkung der Säuren entstehende Gastroenteritis wird dann auf die gewöhnliche Weise behandelt.

Kommen kleinere Mengen der Säuren längere Zeit hindurch in Anwendung, so bildet sich, wie bereits angedeutet wurde, allmählig ein chronischer Katarrh der Magenschleimhaut aus. Die Störungen, welche die normale Verdauung dadurch erleidet, so wie die Modificationen, welche die chemischen Processe im Magen durch die Gegenwart der Säure erfahren, haben zur Folge, dass dem Blute quantitativ und qualitativ nicht mehr dieselben Stoffe wie früher zugeführt werden. So muss auch die Zusammensetzung des Blutes eine Veränderung erleiden, welche, da ihre Ursachen gewöhnlich längere Zeit fortdauern, nicht leicht wieder ausgeglichen wird und auch für die Ernährung die nachtheiligsten Folgen haben muss. Zu den gewöhnlichen Erscheinungen der gestörten Verdauung kommen allmählig noch Cardialgie und häufig wässrige Durchfälle. Dabei magern die Kranken ab, ihre Haut wird welk und bleich und zeigt selbst Ekchymosen, auf den verschiedenen Schleimhäuten, welche allmählig in den Krankheitsprocess der Darmschleimhaut mit hineingezogen werden, bilden sich Geschwüre und die serösen Häute zeigen grosse Neigung zu wässrigen Ergüssen, so dass endlich ebenfalls der Tod durch jene vielfachen Veränderungen herbeigeführt werden kann. Solche chronische Vergiftungen durch Säuren kommen ziemlich selten vor, am häufigsten sind sie noch nach dem Missbrauche des Essigs beobachtet worden, den bisweilen eitle Frauen in grossen Mengen tranken, um sich von ihrer Fettleibigkeit zu befreien.

Beim Gebrauche arzneilicher Dosen finden die Säuren auf den Applicationsorganen oder sogleich bei ihrem Eintritte in die Capillargefässe hinreichend viel basische Stoffe, um ihre Affinität auszugleichen. Selbst nach der Einführung grosser Säuremengen in den Darmcanal lässt sich nicht wohl annehmen, dass ein Theil der Säure während des Lebens im Blute in freiem Zustande bestehen könnte. Eine saure Reaction des Blutes müsste nach den bisherigen physiologischen Anschauungen eine vollständige Umkehrung des Stoffwechsels nach sich ziehen. Bei Säurevergiftungen von Menschen hat man stets die Reaction des Blutes alkalisch gefunden. Nur bei einem Kaninchen beobachtete SALKOWSKI[1] einmal eine saure Reaction. So lange indess dieser Fall vereinzelt dasteht, werden wir demselben noch kein grösseres Gewicht beizulegen haben. Wenn man bei Sectionen das Blut in der Nähe des Magens sauer fand, so ist dies als eine durch die Diffusion bedingte Leichenerscheinung anzusehen.

Da die zu dieser Gruppe gehörigen Säuren im kreisenden Blute nicht im freien Zustande bestehen können, so rufen sie auch hier nicht die gleichen Veränderungen hervor, wie ausserhalb des Körpers, z. B. Zerstörung der Blutkörperchen, Zersetzung des Hämoglobins u. s. w. Dagegen muss dem Blute durch die zugeführte Säure ein Theil seiner basischen Bestandtheile entzogen werden. Welchen Einfluss dies auf die Eigenschaften des Blutes haben könne, ist noch nicht bekannt.

Man hat vielfach angenommen, dass das Blut in gewissen Krankheiten, z. B. bei Typhus, Scorbut, u. s. w. eine grosse Neigung habe, sich zu zersetzen und suchte diese durch den arzneilichen Gebrauch der Säuren zu bekämpfen. Ebenso nahm man nach FRERICHS Vorgang an, das Blut enthalte unter manchen Umständen grössere Mengen von kohlensaurem Ammonium, welches sich entweder im Blute selbst durch Zersetzung von Harnstoff gebildet habe (Urämie) oder vom Darmcanale aus in das Blut übergegangen sei (Ammoniämie). Abgesehen davon, dass die obigen Annahmen noch manchen Zweifeln unterliegen, erscheinen auch die Säuremengen, welche wir ohne Nachtheil vom Darmcanale aus dem Blute zuführen können, im Durchschnitt zu klein, um für jene Zwecke zu genügen. Wir müssten vielmehr in diesem Falle solche Stoffe in das Blut einzuführen suchen, welche erst hier durch Spaltung oder Oxydation zur Bildung einer grösseren Säuremenge Veranlassung gäben.[2]

Häufig wurde den Säuren ein Einfluss auf die Thätigkeit des Herzens zugeschrieben. Schon oben wurde erwähnt, dass die Erquickung der Kranken durch saure Getränke auch zur Verminderung der Pulsfrequenz beitragen könne. Ebenso kann die Application von Säuren auf die Haut auf reflectorischem Wege[3] eine Verlangsamung des Herzschlags hervorrufen. Vielleicht kann durch die Veränderung, welche das Blut in Folge der Zufuhr grösserer Säuremengen erleidet, auch ein directer Einfluss auf die Herzthätigkeit Statt finden, doch würde dies wohl nur bei Säurevergiftungen der Fall sein. Um zu therapeutischen Zwecken eine Verlangsamung des Pulses hervorzurufen, erscheint der Gebrauch der Säuren nicht geeignet.

Schon seit den ältesten Zeiten hat man die Säuren, besonders die organischen, sowie die sauren Fruchtsäfte vielfach bei Krankheiten der **Leber** angewendet. Bis jetzt haben wir noch keine Beweise dafür, dass der arzneiliche Gebrauch der Säuren einen Einfluss auf die Thätigkeit

---

[1] Archiv f. patholog. Anatomie. Band LVIII. 1.
[2] Vergl. A. TRACHTENBERG, Zur Frage über die Neutralisation überschüssiger Alkalien im Blute. Inaug.-Dissert. Dorpat. 1861. — J. HÖPPENER, Ueber die Zersetzung einiger Schwefel- und Chlorverbindungen im Organismus. Inaug.-Dissert. Dorpat. 1863.
[3] Vergl. S. 24.

der Leber äussern könne. Dagegen ist der Gebrauch der sauren Früchte u. s. w. zur Erquickung und als schwaches Abführmittel häufig auch bei Leberkrankheiten von Nutzen. Vielfach schrieb man den Säuren einen Einfluss auf die Thätigkeit der **Haut** zu. Die Schwefelsäure sollte die colliquativen Schweisse der Phthisiker vermindern, während andererseits die Essigsäure, Citronensäure und Bernsteinsäure in dem Rufe schweisstreibender Mittel standen.

Grössere Bedeutung können die Säuren für die Zusammensetzung der **Milch** haben. Besonders nach dem reichlichen Genusse der sauren Früchte, welche neben den freien Säuren meist viel pflanzensaure Salze enthalten, zeigt die Milch meist einen grösseren Salzgehalt wie gewöhnlich und veranlasst bei den Säuglingen oft Kolikschmerzen und Diarrhöe. Aus diesem Grunde wird auch meist der diätetische und arzneiliche Gebrauch der Säuren von Säugenden vermieden.

Am deutlichsten zeigt sich der Einfluss der Säuren auf den **Harn**. Die Säuren, welche dem Körper in freiem Zustande zugeführt werden, verbinden sich, wie wir oben sahen, in demselben mit Basen. Die letzteren gehörten jedoch bereits dem Organismus als integrirende Bestandtheile an. Es wird daher durch das Einnehmen von Säuren das bisherige Verhältniss der Säuren zu den Basen im Organismus verändert. Unter solchen Umständen treten die Nieren als Ausgleichungsorgan ein. Wir beobachten in ihnen die auffallende Erscheinung, dass aus einer alkalischen Flüssigkeit (dem Blute) eine saure Flüssigkeit (der Harn) abgeschieden wird. Die Menge der auf diesem Wege ausgeschiedenen Säure ist nun abhängig von dem eben bestehenden Verhältnisse der Säuren zu den Basen im Blute. Werden dem Blute mehr Basen zugeführt, als dasselbe zu seiner Zusammensetzung bedarf, so treten diese, wie wir oben sahen, rasch wieder durch die Nieren aus, ohne dass die alkalische Reaction des Blutes dadurch merklich erhöht würde; gelangen zu viel Säuren in das Blut, so werden dieselben gleichfalls, ohne dass die Reaction des Blutes sich änderte, wieder ausgeschieden. Ebenso, wie in den Labdrüsen des Magens das Kochsalz eine Dissociation erleidet, in Folge deren Salzsäure abgeschieden wird, während Natron im Blute zurückbleibt, trennt sich in den Nieren die überschüssige Säure aus dem Blute ab. Die genaueren Verhältnisse dieses Vorgangs sind uns noch ebensowenig bekannt, wie bei der Abscheidung der freien Säure des Magensaftes. Wir sehen demnach, dass bei einer reichlicheren Säurezufuhr die saure Reaction des Harns zunimmt. Zwar wird mit der vermehrten Säure auch eine etwas grössere Menge von Basen ausgeschieden, doch nur so viel, als das Blut augenblicklich abgeben kann, ohne in seinen Eigenschaften erheblich verändert zu werden. Je grösser die Menge der dem Blute zugeführten Säure ist, desto weniger beträgt im Verhältniss zu derselben die Menge der gleichzeitig austretenden Basen.[1] Wir sind daher nicht im Stande, dem Körper durch erhöhte Säurezufuhr eine beliebige Menge von Basen zu entziehen.[2]

[1] Vergl. Jon. Kuertz, Ueber Entziehung von Alkalien aus dem Thierkörper. Inaug.-Dissert. Dorpat. 1874.
[2] Fr. Hofmann, Ueber den Uebergang von freien Säuren durch das alkalische Blut in den Harn. Zeitschrift f. Biologie Band VII. S. 338. 1871.

XI. GRUPPE DER SCHWEFELSÄURE.

In therapeutischer Hinsicht würde diese Entziehung von Basen schon deshalb ohne Bedeutung sein, weil wir ohne Nachtheil für die Applicationsorgane immer nur sehr geringe Säuremengen in den Körper einführen können, und weil die dem Körper entzogenen Basen demselben meist durch die nächste Mahlzeit wieder ersetzt werden würden. Da unter den physiologischen Verhältnissen die Menge der dem Körper zugeführten Säuren und Basen nicht constant bleibt und da sich bei der Zersetzung der eiweissartigen Stoffe beständig eine nicht unbeträchtliche Menge von Schwefelsäure bildet, so würde das Blut ohne die erwähnte Einrichtung seine gleichmässige Zusammensetzung nicht behalten können. Das Bestehen dieser Compensationsvorrichtung erklärt uns aber zugleich, warum wir durch die arzneiliche Zufuhr von Säuren und Alkalien so wenig verändernd auf die Zusammensetzung des Blutes einwirken können.[1]

Wenn in den Nieren ein sehr saurer Harn abgeschieden wird, so kann derselbe auf die Gewebe der Nieren selbst wieder nachtheilig einwirken. So trifft man bei Säurevergiftungen die Nieren häufig in entzündetem Zustande. Auch Eiweiss und Hämatin, welches letztere durch die grosse Menge der freien Säure in dem bluthaltigen Harn gebildet wird, konnte von LEYDEN und MUNK[2] unter solchen Umständen aufgefunden werden. Ob die Säuren verwendet werden können, um zu therapeutischen Zwecken Veränderungen der Nieren hervorzurufen, lässt sich noch nicht bestimmen. Am häufigsten hat man noch die Salpetersäure bei Morbus Brightii verordnet.[3]

Wir sind natürlich nur so weit im Stande, den Harn durch Zufuhr von Säuren zu dem Körper saurer zu machen, als die eingeführten Säuren wirklich in den Harn übergehen. Dies ist bei den meisten unorganischen Säuren, namentlich der Schwefelsäure, Salzsäure, Salpetersäure und Phosphorsäure der Fall. Dagegen werden viele organische Säuren, wie die Essigsäure, Weinsäure, Citronensäure, Aepfelsäure, Milchsäure u. s. w., zum Theil schon im Darmcanale, zum Theil im Blute so weit verändert, dass nur geringe Antheile derselben, bisweilen sogar kaum Spuren davon in den Harn übergehen.[4] Die Oxalsäure findet sich in etwas grösserer Menge (10—14 Procent) in dem Harn wieder, vielleicht weil sie den Fermenten des Darmcanals grösseren Widerstand leistet, als die eben genannten Säuren. Selbst die Bernsteinsäure, welche sich im Körper wahrscheinlich in nicht unerheblicher Menge theils als Gährungsproduct theils als Oxydationsproduct der Fette bildet, wird, obgleich sie sich ausserhalb des Organismus sehr stabil verhält, im Körper zum grössten Theile zersetzt.[5] Es kann daher die Zufuhr der genannten organischen

---

[1] R. BUCHHEIM, Ueber die Ausscheidung der Säuren durch die Nieren. — Archiv f. d. ges. Physiologie Band XII. S. 326. 1876.
[2] Archiv f. patholog. Anatomie Band XXII. S. 237.
[3] FRERICHS, die Bright'sche Nierenkrankheit und ihre Behandlung. Braunschweig 1851. S. 237.
[4] J. PIOTROWSKI, De quorundam acidorum organicorum in organismo humano mutationibus. Dissert. inaug. Dorpat. 1856. — BUCHHEIM, Ueber den Uebergang einiger organischer Säuren in den Harn. — Archiv f. physiol. Heilkunde 1857. S. 122. — E. HEISS in Zeitschrift f. Biologie. Band XII. S. 151. 1876.
[5] G. MEISSNER, Zeitschr. f. rat. Med. 3. R. Band XXIV. S. 97.—KOCH, Ebendaselbst S. 264.

Säuren zu dem Körper keinen merklichen Einfluss auf die Beschaffenheit des Harns ausüben. Man suchte nicht selten bei Kranken durch den arzneilichen Gebrauch der Säuren einen stärker sauren Harn zu erzielen, besonders da, wo derselbe alkalisch war und sich Steine aus phosphorsaurem Calcium, phosphorsaurem Ammoniakmagnesium u. s. w. abgesetzt hatten. Diese Versuche haben jedoch meist nicht zu dem erwünschten Resultate geführt, theils weil in jenen Steinen die phosphorsauren u. s. w. Salze gewöhnlich mit vielem Schleime gemischt sind, welcher die Lösung derselben beträchtlich erschwert, theils weil man, ohne die Gesundheit zu beeinträchtigen, die Säuren weder lange genug, noch in hinreichend grossen Dosen geben kann. Auch direct, durch Injection, brachte man verdünnte Säuren, besonders Salzsäure, in die Harnblase, um in derselben befindliche Steine aufzulösen. Allein auch auf diese Weise gelangte man nicht zu dem gewünschten Ziele, theils weil die Verdünnung nicht stark genug war und die Einwirkung der Säure nachtheilige Folgen für die kranke Schleimhaut hatte, theils weil die Säure nicht genug auf die Blasensteine einwirken konnte.

Bei Blutungen des Uterus hat man bisweilen Säuren, besonders Schwefelsäure, gegeben, um die Blutung zu stillen; doch ergiebt sich aus dem oben Gesagten, dass wir keine Hoffnung haben, diesen Zweck auf jene Weise zu erreichen, eher kann wohl die örtliche Anwendung der verdünnten Säuren in derartigen Fällen nützlich werden. Auch in die Nabelvene hat man verdünnten Essig injicirt, um die Abstossung der Placenta zu befördern.

Zu denselben Zwecken, zu denen man Chlorräucherungen anwendet, hat man bisweilen auch Räucherungen mit Salzsäure, Salpetersäure und Essigsäure gemacht. Allein mit Ausnahme der bei den Fumigationes Smythianae durch Uebergiessen von Salpeter mit Schwefelsäure neben der Salpetersäure entwickelten salpetrigen Säure können diese Säuren das Schwefelwasserstoffgas, die Hauptursache übler Gerüche in Krankenzimmern, nicht zersetzen, zur Zerstörung von Contagien aber eignen sie sich noch weit weniger als das Chlor. Aus diesen Gründen ist das Chlor ihnen stets vorzuziehen und selbst da, wo es nur darauf ankommt, einen üblen Geruch zu verdecken, kann dies durch andere Stoffe meist noch besser als durch die von jenen am wenigsten unangenehme Essigsäure geschehen.

Acidum sulfuricum. Zum innerlichen Gebrauche verordnet man gewöhnlich das **Acidum sulfuricum dilutum**, eine Mischung von 1 Th. reiner concentrirter Schwefelsäure mit 5 Th. Wasser, oder die **Mixtura sulfurica acida**, eine Mischung von 1 Th. reiner concentrirter Schwefelsäure mit 3 Th. Weingeist (statt des früher gebräuchlichen Elixir acidum Halleri aus gleichen Gewichtstheilen concentrirter Schwefelsäure und Weingeist), zu gtt. v—x, etwa Grm. 4,00 tagüber, mit vielem Wasser verdünnt und gewöhnlich mit weingeistigen, ätherischen oder aromatischen Zusätzen, besonders Syrupus rubi Idaei. Die **Tinctura aromatica acida**, welche statt des früheren Elixir vitrioli Mynsichtii officinell ist, besteht aus Tinctura aromatica, welcher bei der Bereitung $1/25$ des

XI. GRUPPE DER SCHWEFELSÄURE. 179

angewandten Weingeistes an concentrirter Schwefelsäure zugesetzt wird. Man giebt dieselbe für sich zu gtt. xx—xxx p. d. mit etwas Zucker oder als Zusatz zu Mixturen u. s. w. zu Grm. 7,00—10,00 tagüber. Früher waren auch noch andere derartige Gemische in Gebrauch, wie das Elixir acidum Dippelii u. s. w. Aeusserlich benutzt man die rohe concentrirte Schwefelsäure als Aetzmittel oder, um nur eine leichtere Hautaffection hervorzurufen, mit 3—6 Th. Fett oder Oel verdünnt als Salbe oder Liniment, oder als Waschwasser (1 Th. auf 12—24 Th. Wasser). Zu Gurgelwässern nimmt man 1 Th. Acid. sulfur. dilut. auf 40—50 Th. Wasser. Das früher sehr häufig angewandte Theden'sche Wundwasser (**Mixtura vulneraria acida**, Aqua vulneraria Thedeni) besteht aus einer filtrirten Mischung von 3 Th. Essigs, 1½ Th. Weingeists, ½ Th. verdünnter Schwefelsäure und 1 Th. gereinigten Honigs.

Acidum hydrochloricum. Man giebt die officinelle Salzsäure, welche bei dem spec. Gew. von 1,124 etwa 25 Procent wasserfreier Salzsäure enthält, zu gtt. 5—10 p. d., tagüber zu grm. 3,00, mit vielem Wasser verdünnt und mit ähnlichen Zusätzen wie die Schwefelsäure. Die verdünnte Salzsäure (**Acidum hydrochloricum dilutum**), aus gleichen Theilen Salzsäure und Wasser bestehend, wird in der doppelten Dosis gegeben. Aeusserlich benutzt man als Aetzmittel die rohe concentrirte Salzsäure, (**Acidum hydrochloricum crudum**, Acidum muriaticum crudum), oder, um eine leichtere Affection der Haut hervorzurufen, mit 10—20 Th. Wassers verdünnt, zu Mundwässern etwa 1 Th. reine Salzsäure auf 20—40 Th. Wasser. Eben so wie der concentrirten Salzsäure bedient man sich auch bisweilen als eines Aetzmittels des **Liquor stibii chlorati** (Liquor stibii muriatici, Butyrum antimonii). Dies Präparat wird so bereitet, dass man 1 Th. geglätteten schwarzen Schwefelantimons mit 5 Th. Salzsäure digerirt, so lange sich noch Gas entwickelt. Die filtrirte Flüssigkeit wird dann in einer Retorte destillirt, bis das Destillat sich mit Wasser trübt. Endlich wird der Retorteninhalt bis zu dem spec. Gew. von 1,34—1,36 mit verdünnter Salzsäure versetzt. Es kommt bei diesem Präparate zu der Wirkung der Salzsäure noch die sehr ähnliche des Antimonchlorürs, doch besitzt dasselbe kaum einen erheblichen Vorzug vor der concentrirten Salzsäure.

Acidum nitricum. Man verordnet die Salpetersäure, welche bei dem spec. Gew. von 1,185 etwa 30 Procent NHO_3 enthält, zu gtt. 5—10 und tagüber etwa grm. 2,00 mit vielem Wasser. Zu Waschungen nahm man 1 Th. auf 5—10 Th. Wasser.

Acidum phosphoricum. Die Phosphorsäure, welche bei dem spec. Gew. von 1,120 etwa 20 Procent PH_3O_4 enthält, wird zu gtt. x—xx p. d., tagüber etwa zu grm. 3,00—6,00 mit vielem Wasser verdünnt in derselben Weise wie die Schwefelsäure verordnet. Zu äusserlichen Zwecken wird sie gewöhnlich nicht verwendet, doch kann man die trockene Phosphorsäure (Acidum phosphoricum glaciale) in ähnlicher Weise wie die Schwefelsäure als Aetzmittel benutzen.

Acidum tartaricum. Man giebt die Weinsäure selten für sich zu grm. 0,50—1,00 p. d. mit einem Oelzucker oder in Wasser aufgelöst als Limonade. Der gereinigte Weinstein, **Tartarus depuratus** (Kalium tartaricum acidum, Kalium bitartaricum, Cremor tartari), welcher in seinem Verhalten gegen den Organismus der Weinsäure nahe steht, in grösseren Dosen aber sich zugleich an die Gruppe des schwefelsauren Natriums anschliesst, wird zu grm. 0,50—3,00 in Pulvern oder als Zusatz zu erfrischenden Getränken, als schwaches Abführmittel · dagegen zu grm. 7,00—10,00 verordnet.

Acidum citricum. Die Citronensäure wird in denselben Dosen wie die Weinsäure, gewöhnlich als Zusatz zu Limonaden benutzt, meist mit Citronenölzucker vermischt. Dasselbe gilt auch von dem frischen Citronensafte, welcher äusserlich bisweilen zu denselben Zwecken wie der Essig benutzt worden ist.

Acidum oxalicum. Die Oxalsäure wurde früher zu grm. 0,10—0,30 p. d. in denselben Formen wie die Weinsäure und Citronensäure angewendet, jetzt kommt sie jedoch fast gar nicht mehr in Gebrauch. Dasselbe gilt von dem zweifach oxalsauren Kalium (Kalium oxalicum acidum, Bioxalas kalicus, Sal acetosellae, Oxalium).

Acidum lacticum. Die reine Milchsäure ist bisher nur selten zu Grm. 0,5—1,0 p. d. mit vielem Wasser verdünnt gegeben worden, da sie vor der Weinsäure u. s. w. keine Vorzüge besitzt. In grossen Gaben, zu Grm. 5,00 und darüber hat man sie nach PREYER's[1] Empfehlung angewendet, um Ermüdung und in Folge davon Schlaf zu erzielen. Es ist jedoch noch zweifelhaft, ob auf diese Weise mehr erreicht werden kann als durch die bisher gewöhnlich gebrauchten Mittel.

Acidum aceticum. Zum innerlichen Gebrauche bedient man sich gewöhnlich nur des Weinessigs oder eines anderen guten Essigs zu Grm. 6,00—10,00, am häufigsten als Zusatz zu Limonaden. Die concentrirte Essigsäure, **Acidum aceticum**, wird selten und nur äusserlich angewendet. Als Riechmittel benutzt man auch statt der flüssigen Essigsäure ein trocknes Gemenge von 1 Th. essigsauren und 2 Th. sauren schwefelsauren Kaliums, aus dem sich durch Zersetzung des essigsauren Kaliums beständig Essigsäure entwickelt. Die verdünnte Essigsäure (**Acidum aceticum dilutum**, Acetum concentratum), welche nur zu pharmaceutischen Zwecken dient, enthält bei einem spec. Gew. von 1,040 etwa 30 Procent wasserfreier Säure. Der durch Vermischen der verdünnten Essigsäure mit 4 Th. destillirten Wassers bereitete reine Essig (**Acetum purum**) ist von gleicher Stärke mit dem gewöhnlichen Essig. Der einfache Sauerhonig (**Oxymel simplex**) wird durch Mischen von 1 Th. verdünnter Essigsäure mit 4 Th. Honig erhalten und nur als Geschmackscorrigens benutzt. Der aromatische Essig (**Acetum aromaticum**) wird durch Mischen von je 1 Th. Oleum rorismarini, Ol. juniperi und Ol. citri, 2 Th. Ol. thymi, 5 Th. Ol. caryophyllorum, 100 Th. Tinctura cinnamomi, 50 Th. Tinct. aromatica, 200 Th. Acidum aceticum dilutum und 100 Th. destill. Wassers, und nachheriger Filtration gewonnen, jedoch nur als Riechmittel und zu Einreibungen verwendet. Dasselbe gilt von dem **Acidum aceticum aromaticum**, einer Mischung von 8 Th. Gewürznelkenöl, je 6 Th. Lavendelöl und Citronenöl, je 3 Th. Bergamottöl und Thymianöl

---

[1] Centralblatt. f. d. med. Wissenschaften 1875. No. 35.

XI. GRUPPE DER SCHWEFELSÄURE.

und 1 Th. Zimmtöl mit 25 Th. Essigsäure. Der Holzessig (**Acetum pyrolignosum**, welcher auch in den Apotheken rectificirt wird (**Acetum pyrolignosum rectificatum**), enthält ausser dem Essig noch etwas Phenol und einige andere Stoffe, welche sich in ihrer Wirkung diesem anschliessen. Man benutzt denselben fast nur äusserlich für sich oder mit etwas Wasser verdünnt.

Acidum formicicum. Die Ameisensäure wird in reinem Zustande gewöhnlich nicht zu therapeutischen Zwecken benutzt. Der früher, meist jedoch nur äusserlich, angewendete **Spiritus formicarum** wurde durch Maceriren von 10 Th. Ameisen (Formica rufa) mit 15 Th. Weingeist und gleich viel Wasser und nachheriges Abdestilliren von 20 Th. bereitet, hat aber keine Vorzüge vor anderen hautröthenden Mitteln.

Sehr häufig ist es vortheilhaft, statt der reinen Säuren solche Naturproducte zu benutzen, welche reich an freien Säuren sind. Dies gilt besonders von manchen Früchten und Fruchtsäften, welche einen ungleich angenehmeren Geschmack besitzen, als die darin enthaltenen Säuren. Man benutzt auf diese Weise häufig die Tamarinden, Fructus tamarindorum (**Pulpa tamarindorum cruda**), die Früchte von Tamarindus Indica L., einem aus Ostindien stammenden, aber überall in den Tropenländern cultivirten Baume aus der Familie der Caesalpineen. Dieselben sind reich an freier Citronensäure und citronensauren Salzen und können desshalb ebenso wie diese angewendet werden; doch sind sie ziemlich theuer und besitzen keine Vorzüge vor anderen Mitteln. Man benutzt die Tamarinden zur Bereitung kühlender Getränke. Will man dadurch die Stuhlausleerungen vermehren, so setzt man gewöhnlich, um die Tamarinden nicht in zu grosser Menge geben zu dürfen, noch Senna, Glaubersalz oder Bittersalz zu; weniger passend ist der Tartarus natronatus, da dieser durch die freie Säure der Tamarinden so zersetzt wird, dass sich Weinstein ausscheidet. Tagüber lässt man gewöhnlich das Decoct von Grm. 15,00—30,00 Tamarinden, dem man Grm. 15,00 Glaubersalz zusetzt, verbrauchen. Die **Pulpa tamarindorum depurata**, welche so bereitet wird, dass man Tamarindenfrüchte mit gleich viel heissem Wasser erweicht, dann durch ein Haarsieb drückt, das erhaltene Mus zur dicken Extractconsistenz eindampft und noch warm mit Zucker vermischt, dient fast nur als Constituens für abführende Latwergen. Ebenso wie der Tamarinden kann man sich auch der Pflaumen (Pruna) von Prunus domestica L. (Fam. Amygdaleae ENDL.) bedienen, welche jedoch weniger sauer sind als jene, wesshalb man ihnen bisweilen noch etwas Weinstein zusetzt. Pflaumendecoct ist eins der besten und angenehmsten Getränke in Krankheiten mit starkem Fieber, doch reicht es allein oft nicht hin, um vermehrte Stuhlausleerungen hervorzurufen. Dasselbe gilt von den sauren Kirschen, Cerasa acida, von Prunus Cerasus L. (Fam. Amygdaleae ENDL.). Der officinelle **Syrupus cerasorum** wird so bereitet, dass man frische saure Kirschen mit den Kernen zerstösst und nach dreitägigem Stehen den ausgepressten Saft klar werden lässt. Dann werden in 5 Th. des filtrirten Saftes 9 Th. Zucker gelöst und die Flüssigkeit einmal aufgekocht. Man benutzt diesen Syrup vorzüglich als Geschmackscorrigens. Häufiger noch braucht man zu demselben Zwecke den auf gleiche Weise bereiteten **Syrupus rubi Idaei**. Aus den Himbeeren (Baccae rubi Idaei), von Rubus Idaeus L. (Fam. Rosaceae Juss.) bereitet man auch durch Mischen von 1 Th. Himbeersyrup mit 2 Th. reinen Essigs den Himbeeressig (**Acetum rubi Idaei**), welcher zu Limonaden verwendet wird. Der Syrupus succi citri (Syrupus acetositatis citri), welcher aus frischem Citronensafte wie der Kirschsyrup bereitet wird, dient vorzugsweise als Geschmackscorrigens. Wie die genannten Präparate kann man auch den frischen Saft der Brombeeren, Baccae rubi fruticosi, von Rubus fruticosus L. (Fam. Rosaceae Juss.), der Maulbeeren, Mori, von Morus nigra (Fam. Urticaceae), der Johannisbeeren, Baccae ribis rubri (Fam. Grossularieae Dec.), der Berberisbeeren, Baccae Berberum, von Berberis vulgaris (Fam. Berberideae Vent.), der Kransbeeren, Baccae oxycocci, von Oxycoccus palustris Pers. (Fam. Vaccinieae Dec.) u. s. w., welche meist reich an Citronensäure sind, zur Bereitung säuerlicher Getränke verwenden, doch werden dieselben in den Apotheken gewöhnlich nicht vorräthig gehalten. Da in den genannten Früchten und Fruchtsäften ausser den freien Säuren auch noch Salze organischer Säuren enthalten sind, so wird nach ihrem Gebrauche der Harn nicht stärker sauer sondern häufig sogar alkalisch.

XII. Gruppe der Salicylsäure.[1]

Unter dieser Bezeichnung können wir eine Anzahl von Stoffen zusammenfassen, welche die Chemie zu den aromatischen Verbindungen zählt. Dieselben besitzen zum Theil saure Eigenschaften, jedoch in ge-

---

[1] An die obige Gruppe schliesst sich das Benzol (C_6H_6) in sofern an, als dasselbe der gewöhnlichen Annahme nach den Kern sämmtlicher aromatischen Verbindungen bildet. Die antiseptischen Wirkungen der oben genannten Stoffe theilt dasselbe jedoch nur in sehr geringem Grade, vielleicht wegen seiner Unlöslichkeit in Wasser. Als Arzneimittel wurde dasselbe bisweilen zu Einreibungen bei Krätze verwendet, doch giebt man jetzt, da es wohl die Milben, nicht aber die Eier derselben tödtet, fast stets anderen Mitteln den Vorzug. Auch bei Darmtrichinen wurde das Benzol zu 10—30 Tropfen p. d., meist in schleimigen Vehikeln gegeben, doch scheint dasselbe hier von keinem erheblichen Nutzen zu sein. Das Nitrobenzol ($C_6H_5NO_2$) wird zwar gewöhnlich nicht zu therapeutischen Zwecken benutzt, findet jedoch unter dem Namen Mirbanöl (Mirbanessenz, künstliches Bittermandelöl) in der Parfümerie vielfache Verwendung. Dasselbe veranlasst bisweilen schon in ziemlich kleinen Gaben Vergiftungen, die sich besonders durch Pupillenerweiterung, Cyanose, tetanische Krämpfe und Lähmungen äussern und nicht selten zum Tode führen. — Auch das aus dem Nitrobenzol dargestellte Anilin ($C_6H_5NH_2$), welches in grossem Massstabe zur Darstellung der durch ihre Schönheit ausgezeichneten Anilinfarbstoffe verwendet wird, ist, so wie die letzteren, giftig. Bis jetzt sind jedoch noch keine tödtlich abgelaufenen Vergiftungsfälle bekannt geworden. Nicht selten sind auch die Anilinfarben in Folge der angewandten Darstellungsmethoden arsen- oder quecksilberhaltig. — Früher bediente man sich auch des rohen Steinöls (**Oleum petrae Italicum**, Petroleum crudum) als Arzneimittel. Bei Krätze steht dasselbe den gewöhnlich gebrauchten Mitteln, z. B. dem Perubalsam, an

XII. GRUPPE DER SALICYLSÄURE.

ringerem Grade, als die meisten Glieder der vorhergehenden Gruppe, so dass sie nicht ebenso wie diese verwendet werden. Dagegen benutzen wir sie häufiger zu manchen anderen Zwecken, z. B. um Zersetzungen, welche durch Fermente hervorgerufen werden, Gährungs- und Fäulnissprocesse zu verhindern. Zwar werden nicht selten auch Glieder der vorhergehenden Gruppe zu diesem Zwecke verwendet, z. B. die Essigsäure, Schwefelsäure, schweflige Säure u. s. w. und ebenso zahlreiche andere Stoffe, z. B. die löslichen Thonerdeverbindungen, viele Salze der schweren Metalle, der Weingeist, Holzgeist, zahlreiche Kohlenwasserstoffe, ätherische Oele u. s. w. Allein in vielen Fällen eignen sich die zu dieser Gruppe gehörigen Stoffe für unsere Zwecke besser, als die angegebenen Verbindungen.

Wir rechnen zu dieser Gruppe zunächst das Phenol (Monoxybenzol, C_6H_6O), welches wegen mancher Analogien mit den Alkoholen auch Phenylalkohol oder, da es mit den starken Basen Verbindungen eingeht, Phenylsäure oder Carbolsäure genannt wird. Ferner gehört hierher das Kreosol ($C_8H_{10}O_2$), welches jedoch bis jetzt nur im unreinen Zustande als das aus Buchenholztheer gewonnene Kreosot in Gebrauch gekommen ist. Lange Zeit hielt man das letztere für identisch mit dem meist aus Steinkohlentheer gewonnenen Phenol und bezeichnet daher auch dieses noch häufig mit dem Namen Kreosot. Auch das Thymol ($C_{10}H_{14}O$) ist nach Peschechonow[1] und Lewin[2] hierher zu rechnen. Von den aromatischen Säuren kommt gegenwärtig die Salicylsäure ($C_7H_6O_3$) am häufigsten in Gebrauch und zwar wird dieselbe fast ausschliesslich durch Einleiten von Kohlensäure in Natriumphenol dargestellt. Nach Kolbe[3] steht die Kresotinsäure ($C_8H_8O_3$) der Salicylsäure an Wirksamkeit nahe, ferner die Chlorsalicylsäure ($C_7H_5ClO_2$) und Chlordracylsäure ($C_7H_5ClO_3$), nach Salkowski[4] die Benzoesäure ($C_7H_6O_2$), nach Fleck[5] die Zimmtsäure ($C_9H_8O_2$). Dagegen fehlt die obige Wirkung der der Salicylsäure isomeren Oxybenzoesäure und Paroxybenzoesäure, sowie der der Kresotinsäure isomeren Mandelsäure, ferner der Phthalsäure ($C_8H_6O_4$) und Isophthalsäure, der Gallussäure ($C_7H_6O_5$) und der Pyrogallussäure ($C_6H_6O_3$). Voraussichtlich wird sich die Zahl der zu

---

Wirksamkeit nach, auch ruft dasselbe, in die Haut eingerieben, leicht Ekzem hervor. Bei Frostbeulen und Rheumatismen wird das Steinöl als Volksmittel angewendet, ebenso innerlich bei Rheumatismen. Grössere Dosen desselben rufen Erbrechen, Kolikschmerzen, Diarrhoe, bisweilen auch Herzklopfen und Pupillenverengerung hervor. Das officinelle Benzin (Benzinum) und der Petroleumäther (Aether petrolei), die bei der Rectification des amerikanischen Steinöls gewonnenen, leicht flüchtigen Antheile desselben, von denen das erstere bei 60—80⁰, das letztere bei 50—60⁰ siedet, sind von dem gewöhnlich aus Steinkohlentheer erhaltenen Benzol in ihrer Zusammensetzung wesentlich verschieden, können jedoch so wie dieses als Lösungsmittel für Fette, z. B. für auf der Haut befindliche Salbenreste, benutzt werden. Als Arzneimittel finden dieselben kaum Verwendung.

[1] Pharmaceutische Zeitung f. Russland. J. XII. S. 609. 1873.
[2] Centralblatt f. d. med. Wissenschaften 1875. S. 324.
[3] Journal f. prakt. Chemie. N. F. Band XII. S. 133. 1875.
[4] Berliner klinische Wochenschrift 1875. No. 22.
[5] Benzoesäure, Carbolsäure, Salicylsäure, Zimmtsäure. Vergleichende Versuche zur Feststellung des Werthes der Salicylsäure als Desinfectionsmittel. München 1875.

dieser Gruppe gehörigen Stoffe durch weitere Untersuchungen noch erheblich vergrössern lassen. Obgleich die obigen Mittel sämmtlich einer Klasse von Verbindungen angehören, deren chemische Constitution in neuerer Zeit mit besonderer Vorliebe zum Gegenstande chemischer Studien gemacht worden ist, so sind wir doch noch nicht im Stande, die Wirksamkeit derselben aus ihrer chemischen Struktur abzuleiten. Selbst über ihre wirksamen Eigenschaften haben wir nur noch sehr geringe Kenntnisse. Von Wichtigkeit ist jedenfalls der Umstand, dass alle diese Stoffe, wenn auch zum Theil nur schwer, in Wasser löslich sind. Zwar vermag das Phenol eiweissartige Substanzen zu coaguliren, doch nur in ziemlich concentrirter (5 Proc.) Lösung. Auch der Salicylsäure kommt diese Eigenschaft zu. Dennoch verhindern diese Mittel Gährungen u. s. w. viel energischer als andere, viel stärker coagulirende Stoffe. Dessen ungeachtet vermögen wir uns jene Wirkung kaum anders zu erklären, als durch die Annahme, dass die stickstoffhaltigen Bestandtheile der Fermente durch jene Stoffe eine Veränderung erleiden. Indess verhalten sich die obigen Verbindungen gegen verschiedene Fermente nicht ganz gleich. So verhindert z. B. nach KOLBE und NEUBAUER[1] Salicylsäure die Schimmelbildung und weinige Gährung nur im freien Zustande, während nach L. BUCHOLTZ[2] salicylsaures Natrium die Bakterienbildung verhütet. Im Allgemeinen sehen wir, dass die geformten Fermente durch jene Mittel stärker beeinflusst werden, als die ungeformten, doch lassen sich in dieser Hinsicht noch keine bestimmten Regeln aufstellen, da die Resultate der einzelnen Beobachter nicht immer vergleichbar sind[3].

In vielen Fällen sind uns die erwähnten Eigenschaften der obigen Stoffe schon ausserhalb des Körpers von Wichtigkeit. Schon früher bediente man sich des phenolhaltigen Holzessigs zur Conservirung des Fleisches. Auch das Räuchern beruht zum Theil auf der Wirkung des im Rauche enthaltenen Phenols und Kreosots. Das Phenol lässt wegen seines starken Geruchs und Geschmacks keine ausgedehnte Verwendung zum Conserviren von Speisen zu, desto besser eignet sich zu diesem Zwecke die geruchlose und bei starker Verdünnung fast geschmacklose Salicylsäure. Nicht nur frisches Fleisch, sondern auch Milch, namentlich aber eingekochte Früchte u. s. w. lassen sich durch einen Zusatz von Salicylsäure (etwa 1 auf 1000 Th.) längere Zeit vor Verderbniss schützen. — Nicht selten hat man das Phenol zur Conservirung von Leichen benutzt, indem man diese in mit Phenol getränkte Sägespähne einhüllte oder Phenollösung in die Gefässe injicirte.

Als desinficirendes Mittel ist von den Gliedern dieser Gruppe seines

---

[1] Journal. f. prakt. Chemie. N. F. Band XI. S. 1.
[2] Archiv f. experimentelle Pathologie u. Pharmakologie Band IV. S. 1. 1875.
[3] Lemaire, De l'acide phénique, de son action sur les végétaux, les animaux, les ferments, les venins, les virus, les miasmes etc. Paris 1864. — W. Bucholtz, Ueber die Einwirkung der Phenylsäure auf einige Gährungsprocesse. Inaug.-Dissert. Dorpat 1866. — Plugge, Archiv f. d. ges. Physiologie. Band V. S. 538. 1872. — Van Geuns, Virchow-Hirsch's Jahresbericht f. 1872. Band I. S. 368. — Bill, American Journal of med. Science. 1872. Juli 11.

XII. GRUPPE DER SALICYLSÄURE. 185

billigen Preises wegen vorzugsweise das Phenol geeignet. Zur Desinfection von Krankenzimmern hat man bisher meist dem Chlor den Vorzug gegeben, häufiger benutzt man das Phenol zur Desinfection von Krankenwäsche, von Abtritten, Abzugscanälen u. s. w. Man bediente sich zu diesem Zwecke gewöhnlich des rohen Phenols (Acidum carbolicum crudum), zur Desinfection von thierischen Auswurfstoffen meist mit 2 Th. Eisenvitriol oder 100 Th. Gyps gemengt. Auch Steinkohlentheer wird häufig statt des Phenols angewendet, z. B. in der SUEVERN'schen Desinfectionsmasse, einer Mischung von 100 Th. Kalkhydrat mit je 15 Th. Steinkohlentheer und Chlormagnesium. Obgleich die obigen Massen im Stande sind, die Fäulniss thierischer Auswurfstoffe aufzuhalten oder zu verhindern, so kann dies doch nur dann geschehen, wenn sie in der gehörigen Menge darauf einwirken. Zur Zeit herrschender Epidemien wurden dieselben vielfach zur Desinfection von Abtritten ganz ohne Rücksicht auf die Menge des zu desinficirenden Materials verwendet. Es ist daher bis jetzt nicht möglich zu beurtheilen, in wie weit derartige polizeilich angeordnete Desinfectionen die Verbreitung von Krankheiten zu verhüten im Stande sind.

Besonders häufig hat man sich in neuerer Zeit des Phenols bedient, um die Zersetzung von krankhaften Ausscheidungen, namentlich von Eiter und Geschwürssecreten zu verhindern. Gewöhnlich schlägt man in dieser Absicht das von LISTER angegebene Verfahren ein, am meisten in solchen Fällen, welche mit einer profusen Eiterung verbunden zu sein pflegen, z. B. bei Amputationen, complicirten Fracturen u. s. w. Dasselbe besteht im Wesentlichen darin, dass man die möglichst frische Wunde mit verdünnter Phenollösung auswäscht, dass alle Verbandstücke, alle Instrumente, sowie die Hände des Operateurs mit derselben benetzt werden und dass die Wunde, so lange sie dem Eintritte der Luft ausgesetzt ist, unter einem Sprühregen von Phenollösung gehalten wird. Der Zweck dieser Manipulationen ist, die Keimfähigkeit der in der Luft enthaltenen, etwa auf die Wunde gelangenden Fermente zu vernichten. Nach den bisherigen, sehr zahlreichen Beobachtungen am Krankenbett wird durch die Einwirkung des Phenols auf die Wundfläche, welche bei unpassender Behandlung leicht zu stark werden kann, das Secret erst etwas vermehrt, dann aber erheblich vermindert, so dass der im Anfang täglich zu erneuernde Verband später selbst 8 Tage liegen bleiben kann. Zugleich zeigt der an den Verbandstücken haftende Eiter keine Erscheinungen der Zersetzung und ist, wenn auch nicht immer, frei von Bakterien. So weit die bisherigen Beobachtungen einen Schluss gestatten, tritt bei Anwendung des obigen Verfahrens Gangrän, Erysipelas und Pyämie weit seltener ein, als bei den früher gebräuchlichen Verbandmethoden. Doch ist zu erwarten, dass es gelingen werde, gleich günstige Resultate durch ein einfacheres Verfahren zu erreichen. — In einzelnen, wenn auch seltenen Fällen werden die Kranken bei der reichlichen Anwendung des Phenols von hartnäckigem Erbrechen befallen, so dass man dadurch zu einem anderen Verfahren genöthigt wird.

Bei Geschwürssecreten, welche grosse Neigung zur Zersetzung haben, z. B. bei Krebsgeschwüren, Knochengeschwüren u. s. w. pflegt man die Verbandstücke mit einer Lösung von Phenol in Wasser oder Oel zu benetzen. In allen diesen Fällen können statt des Phenols auch das Thymol, die Salicylsäure[1] oder Benzoesäure angewendet werden, welche keinen unangenehmen Geruch besitzen und die Wunden weniger reizen, aber auch weit theurer sind, als jenes.

Auf der unversehrten **äusseren Haut** rufen verdünnte Phenollösungen (3—5 Procent) ein leichtes Gefühl von Brennen hervor, welchem nach einigen Angaben bald eine verminderte Empfindlichkeit der Haut folgt. Man hat daher Waschungen mit wässeriger Phenollösung oder Einreibungen mit Phenolsalben (1 : 100) bei solchen Hautleiden angewendet, welche von heftigem Jucken begleitet sind, z. B. bei Prurigo, Pruritus pudendi, Eczem u. s. w. Auf dieselbe Weise können auch vegetabilische oder animalische Hautparasiten beseitigt werden, z. B. bei Favus, Herpes circinatus, Scabies u. s. w. Aber auch bei anderen Hautkrankheiten, z. B. bei Psoriasis, Sycosis u. s. w. hat man nach Einreibungen von Phenollösung nicht selten Besserung eintreten sehen. Indess ist die Benutzung des Phenols zu den angegebenen Zwecken nicht ohne Bedenken, da bei etwas zu reichlicher Anwendung desselben wiederholt tödtlich ablaufende Vergiftungen eingetreten sind.

Ungleich häufiger noch als das Phenol wurde der Holztheer in Gebrauch gezogen, besonders bei Psoriasis, Pityriasis, Ichthyosis, sowie bei Eczema squamosum und anderen chronischen Hautleiden. Man bestreicht zu diesem Zwecke die kranken Hautstellen entweder mit unvermischtem Theer oder Salben aus Theer und Fett oder Glycerin. Bei Scabies hat man sehr häufig theils Theer, welcher nach HERTWIG die Krätzmilben sehr rasch tödtet, theils Mischungen aus Theer und grüner Seife angewendet. Auch nach ausgedehnter Theereinreibung hat man bisweilen Kopfschmerzen, Benommenheit und Erbrechen dunkel gefärbter Massen, doch noch keine tödtlichen Vergiftungen eintreten sehen. Bei empfindlicher Haut rufen Theereinreibungen bisweilen lebhafte Röthung und Bläschenbildung hervor. Nach lange fortgesetzten Theereinreibungen tritt auch Entzündung und Schwellung der Haarbälge ein. So häufig man auch in den genannten Krankheiten nach dem Gebrauche des Theers Besserung eintreten sah, so hat man sich doch wegen seines unangenehmen Geruchs, besonders aber, weil er schwer zu entfernende Flecken in die Wäsche macht, oft bemüht, ihn durch andere, weniger unbequeme Mittel zu ersetzen.

SENATOR[2] wandte nach KUNZE's[3] Empfehlung subcutane Injectionen einer dreiprocentigen Phenollösung bei Polyarthritis rheumatica über den am meisten schmerzhaften Gelenken an und sah oft, jedoch nicht constant, eine erhebliche Verminderung des Schmerzes und der Geschwulst eintreten, am häufigsten bei Affectionen des Schulter-, Fuss-,

---

[1] Vergl. THIERSCH, Klinische Ergebnisse der LISTER'schen Wundbehandlung und über den Ersatz der Carbolsäure durch Salicylsäure. — Samml. klinischer Vorträge No. 84 u. 85. 1875.
[2] Berliner klinische Wochenschrift 1876. No. 6.
[3] Deutsche Zeitschrift f. prakt. Medicin 1874. No. 11.

XII. GRUPPE DER SALICYLSÄURE.

Knie- und Ellenbogengelenks, am wenigsten bei den kleinen Hand- und Fussgelenken.

Hueter[1] machte parenchymatöse Injectionen von 1—6 Grm. einer zweiprocentigen Phenollösung bei Tumor albus, Caries, bei subacuten Drüsenanschwellungen, besonders bei Bubonen, sowie bei acuten Phlegmonen des subcutanen und subfascialen Bindegewebes. Er beobachtete darnach meist einen Nachlass der Schmerzen und Sinken der Fiebertemperatur, besonders aber nahm die Anschwellung ab und die Heilung erfolgte oft ohne Eiterung. Bei Erysipelas wandte er, sowie Aufrecht[2] subcutane Injectionen an einzelnen Stellen des Randes an, um z. B. das Erysipelas nicht von der Stirn auf die behaarte Kopfhaut übertreten zu lassen. Andere Beobachtungen[3] ergaben jedoch nicht so günstige Resultate.

Unverdünntes Phenol oder concentrirte Phenollösungen rufen auf der äusseren Haut eine geringe Anschwellung und weissliche Färbung nebst einem Gefühl von Brennen hervor, welchem eine verminderte Empfindlichkeit der betreffenden Hautstelle folgt. Später färbt sich die Stelle röthlich, dann braun und stösst sich, wenn die Einwirkung stark genug gewesen war, nach einiger Zeit ab. Man hat daher das Phenol so wie früher das Kreosot als oberflächlich wirkendes Aetzmittel angewendet, besonders bei breiten Condylomen, blumenkohlartigen syphilitischen Excrescenzen, sowie bei Teleagiektasien und bei Lupus. Als besonderer Vorzug wurde dem Phenol nachgerühmt, dass seine Anwendung weniger schmerzhaft sei, als die anderer Aetzmittel.

Wegen der verminderten Empfindlichkeit der Haut, welche 1—2 Minuten nach dem Auftragen unverdünnten Phenols eintritt, wurde dasselbe auch als locales Anästheticum empfohlen, z. B. zur schmerzlosen Eröffnung oberflächlicher Panaritien.

In den Mund gebracht zeigt das Phenol schon in sehr geringen Mengen einen unangenehmen brennenden Geschmack, concentrirt schmeckt es ätzend und färbt die Mundschleimhaut weiss. Ebenso verhält sich das Kreosot. Weniger unangenehm schmecken das in der Mundflüssigkeit nur schwer lösliche Thymol und die Benzoesäure. Die Salicylsäure dagegen ruft nur eine schwache, süssliche Geschmacksempfindung hervor, welche mit der Eigenschaft derselben, das Eiweiss zu coaguliren, in einem gewissen Widerspruche steht. Eine Veränderung ihrer Zusammensetzung erleiden die Stoffe dieser Gruppe im Munde nicht. Die Umwandlung des Stärkemehls in Zucker durch den Mundspeichel wird nur durch sehr grosse Mengen von Phenol beeinträchtigt. Man hat die obigen Stoffe benutzt, um Pilzbildungen oder faulige Zersetzungen im Munde aufzuhalten, und der Salicylsäure wegen ihres schwachen Geschmackes den Vorzug vor den übrigen Mitteln dieser Gruppe gegeben. Kolbe empfahl salicylsäurehaltige Zahnpulver und Mundwasser, um den übeln Geruch

---

[1] Centralblatt f. d. med. Wissenschaften 1874. S. 65 und Deutsche Zeitschrift f. Chirurgie. Band IV. S. 508. 1874.
[2] Centralblatt f. d. med. Wissenschaften 1874. S. 129.
[3] Ebendaselbst 1875. S. 79.

des Athems zu beseitigen, doch ist kaum anzunehmen, dass auf diese Weise mehr erreicht werden könne, als durch Anwendung von reinem Wasser.

Vielfach hat man versucht, bei Diphtheritis durch Anwendung phenol- oder salicylsäurehaltiger Mund- und Gurgelwässer im Munde oder Rachen befindliche Pilze zu tödten oder in ihrer Entwickelung aufzuhalten. Es ist jedoch sehr unwahrscheinlich, dass die rasch vorübergehende Einwirkung dieser Stoffe, wie dieselbe bei jenen Anwendungsweisen Statt findet, für den angegebenen Zweck genügen könne und wir haben es vielleicht daraus zu erklären, dass die Hoffnungen, welche man bei Diphtheritis auf die Anwendung jener Mittel gesetzt hatte, so häufig getäuscht worden sind. Aus demselben Grunde ist wohl auch auf die Empfehlung Rothe's, phenolhaltige Gurgelwässer als Schutzmittel gegen Diphtheritis bei Gefahr der Ansteckung anzuwenden, wenig Gewicht zu legen. Eher dürfte, wenigstens in frischen Fällen von Diphtheritis, jener Zweck erreicht werden durch die anhaltende Einwirkung geringer Phenolmengen auf die gesammte Schleimhaut der Luftwege, z. B. durch das Tragen eines an seiner vorderen Seite mit Phenol benetzten Respirators.

Unverdünntes Phenol wird sehr häufig zur Stillung von Zahnschmerzen bei cariösen Zähnen benutzt, indem man mit Phenol getränkte Baumwolle in den hohlen Zahn legt, wobei man sich jedoch hüten muss, das Zahnfleisch zu berühren.

Wegen ihrer, wenn auch geringen Flüchtigkeit können Phenol, Thymol u. s. w. leicht in die Nase gelangen und dort ähnlich wie im Munde wirken. Ammoniakalische Phenollösung wurde bisweilen als Riechmittel bei Schnupfen angewendet. Ob dieselbe Vorzüge vor der einfachen Ammoniaklösung besitzt, ist noch nicht nachgewiesen worden.

Da die Benzoesäure ein sehr lockeres Pulver bildet, so kann dieselbe, wenn sie in die Nähe des Mundes oder in den Mund selbst gebracht wird, leicht durch den Athem in die Nase, die Luftröhre und die Bronchien gelangen. Dies wird wesentlich durch den Umstand unterstützt, dass dieselbe von Wasser schwer benetzt wird und sich nur wenig in kaltem Wasser löst. Andere fremde Körper, welche in die Luftwege gelangen, z. B. Staub, dringen in denselben nicht so weit vor, sondern bleiben zum grössten Theile auf der Schleimhaut des Mundes und der Nase hängen, auch verhalten sie sich meist indifferent gegen die Bestandtheile der Schleimhaut, so dass, selbst wenn eine geringe Menge davon bis in die Luftröhre gelangt, dies gewöhnlich ohne auffallende Folgen bleibt. Die Benzoesäure dagegen ruft schon in den geringsten Mengen in der Nase das Gefühl von Stechen, häufig auch Niesen und in der Luftröhre heftigen Husten hervor. Andere Säuren dieser Gruppe, z. B. die Salicylsäure, Zimmtsäure u. s. w., welche kein so lockeres Pulver bilden, wie die Benzoesäure, zeigen jene Wirkung nur dann deutlich, wenn sie in Dampfform in die Luftwege kommen. Wegen der angegebenen Eigenschaften hat man die Benzoesäure in Pulverform in solchen Fällen angewendet, wo es darauf ankam, schnell und mit Sicherheit Husten hervorzurufen, z. B. bei drohender Erstickungsgefahr durch Anhäufung von

XII. GRUPPE DER SALICYLSÄURE.

Schleim, Speichel oder Eiter in den Bronchien von bewusstlosen Kranken bei beginnender Lähmung der Respirationsorgane u. s. w. Wo es weniger darauf ankam, starken Husten, als vielmehr nur Hustenreiz zu erregen, um dadurch den Auswurf von angesammeltem Schleim zu befördern, z. B. bei chronischen Katarrhen, hat man bisweilen Holztheer im Krankenzimmer über einer Spirituslampe in einer flachen Schale verdampfen lassen. Da der Holztheer noch Essigsäure enthält, so wurde er, um einen zu starken Hustenreiz zu vermeiden, meist vorher mit etwas kohlensaurem Natrium neutralisirt.

Um die Zersetzung von Geschwürsecreten in den Luftwegen zu verhindern, hat man bisweilen Phenoldampf einathmen lassen. Auch für diesen Zweck würde sich am besten ein in der angegebenen Weise eingerichteter Respirator eignen. LEYDEN empfahl das Einathmen einer verstäubten Phenollösung bei Lungengangrän. Bei diesem Verfahren gelangen aber nur so geringe Phenolmengen zu den kranken Theilen, dass sie kaum einen Einfluss auf dieselben äussern können.

Im **Magen** verhalten sich die Stoffe dieser Gruppe nicht ganz gleich. Salicylsäure, Benzoesäure, Kresotinsäure und wahrscheinlich auch die übrigen Säuren dieser Gruppe können zu 1,00—2,00 Grm. auf einmal ohne Nachtheil in den Magen eingeführt werden. Nach grösseren Dosen der Salicylsäure tritt bisweilen Erbrechen ein. WOLFFBERG[1] sowie GOLDTAMMER[2] fanden bei Personen, welche grössere Mengen von Salicylsäure genommen hatten, hämorrhagische Erosionen der Magenschleimhaut. Auch bei Thieren, denen Salicylsäure in den Mastdarm injicirt worden war, sahen WOLFFBERG und FÜRBRINGER[3] entsprechende Veränderungen der Darmschleimhaut eintreten. Ob diese keineswegs constant beobachteten Erscheinungen von der Anwendung einer unreinen, phenolhaltigen Salicylsäure abzuleiten seien, lässt sich bis jetzt nicht entscheiden. Salicylsaures Natrium kann noch in ungleich grösseren Dosen genommen werden, als die freie Säure, doch tritt auch hier bisweilen Erbrechen ein.

Ungleich heftiger als die obigen Säuren wirkt das Phenol auf die Magenschleimhaut und darf daher nur in kleinen Mengen (0,01—0,05 Grm.) gegeben werden. Ob diese hinreichend sind, um krankhafte Zersetzungsprocesse im Magen aufzuheben, lässt sich noch nicht entscheiden; die verdauende Wirkung des Pepsins wird dadurch wahrscheinlich nicht beeinträchtigt. Nach grossen Dosen concentrirter Phenollösungen zeigt sich heftiges Brennen im Munde und Schlunde, Uebelkeit, Schmerz im Unterleibe und, obgleich nicht constant, Erbrechen und Diarrhoe. Dazu gesellen sich grosse Schwäche, Unregelmässigkeit des Pulses und Athmens und andere Erscheinungen des Collapsus, welche häufig rasch zum Tode führen. — Aehnlich wie das Phenol verhält sich im Magen das Kreosot, nur dass es etwas schwächer wirkt, wie jenes.[4] Bei Vergiftungen durch

---

[1] Deutsches Archiv f. klinische Medicin. Band XVI. S. 162. 1875.
[2] Berliner klinische Wochenschrift 1876. No. 4.
[3] Centralblatt f. d. med. Wissenschaften 1875. No. 18.
[4] UMMETHUN, Experimentelle Beiträge zur Toxicologie des Kreosot und der Carbolsäure. Inaug.-Dissert. Göttingen 1870.

Phenol würde sich nach Husemann[1] der bisweilen als Arzneimittel gebrauchte Zuckerkalk noch am besten eignen. Dagegen ist die von Calvert empfohlene Anwendung fetter Oele nutzlos. In das **Blut** scheinen die zu dieser Gruppe gehörigen Stoffe leicht und vollständig überzugehen. Selbst bei Vergiftungen durch dieselben treten in der Regel keine auffallenden Funktionsstörungen des unteren Darmcanals ein, auch lassen sie sich in den Darmentleerungen nicht wiederfinden. Fast eben so leicht, wie die freien Säuren, werden die Alkalisalze derselben resorbirt, dagegen erleiden die Calcium- und Magnesiumsalze im Darmcanal eine Spaltung, in Folge deren die Säure in das Blut übergeht, während die damit verbunden gewesene Base fast ihrer ganzen Menge nach als kohlensaures Salz im Darmcanal zurückbleibt. Ueber das Verhalten jener Stoffe im Blute, namentlich in chemischer Hinsicht, besitzen wir nur noch sehr ungenügende Kenntnisse. Wie in den Darmcanal können die Säuren dieser Gruppe auch in das Blut in nicht unbeträchtlicher Menge gelangen, ohne auffallende Erscheinungen hervorzurufen. Nach grösseren Dosen der Salicylsäure (4,00 bis 6,00 Grm.) treten zuweilen Kopfschmerz, Ohrensausen und Flimmern vor den Augen ein. Meissner und Shephard[2] beobachteten bei Hunden, welche mehrere Tage hinter einander grosse Dosen von Benzoesäure erhalten hatten, epilepsieartige Krampfanfälle und Beisswuth. — Dagegen treten schon nach ungleich geringeren Dosen des Phenols heftige Vergiftungserscheinungen ein. In leichteren Fällen geben sich dieselben durch einen rauschähnlichen Zustand, Ohrensausen, heftige Kopfschmerzen und Muskelschwäche zu erkennen. In schwereren geht das Bewusstsein und die willkürliche Bewegung vollständig verloren, das Athmen wird röchelnd, die Haut kalt und feucht, der Puls frequent und schwach. Die Zeit, welche bis zum Eintritte des Todes zu vergehen pflegt, schwankt nach der Zusammenstellung von Husemann meist zwischen 15 Minuten und 50 Stunden. Wie grosse Mengen von Phenol erforderlich seien, um bei Menschen tödtlich ablaufende Vergiftungen hervorzurufen, lässt sich noch nicht mit Sicherheit entscheiden. — Bei Thieren gestalten sich die Vergiftungserscheinungen etwas anders wie beim Menschen. Bei Säugethieren und Vögeln zeigt sich zwar auch ein rauschähnlicher Zustand, doch treten hier äusserst heftige klonische Krämpfe sämmtlicher willkürlicher Muskeln in den Vordergrund, denen bei tödtlichem Ausgange Lähmung folgt. Zugleich ist die Thränen- und Speichelsecretion wesentlich vermehrt. Bei Hunden wirken etwa 2,00 Grm. Phenol tödtlich, doch tritt der Tod oft erst nach einigen Tagen ein. Bei Kaninchen beginnt die tödtliche Dosis mit 0,30 Grm., doch kommt es bei ihnen gewöhnlich nicht zu Lähmungserscheinungen. Bei Fröschen tritt nach 0,01—0,02 Grm. anfänglich ein soporöser Zustand ein, dann Erhöhung der Reflexerregbarkeit, die aber nicht immer zu Krämpfen führt, endlich völliges Sinken der Erregbarkeit und der Tod.

---

[1] Neues Jahrb. d. Pharmacie. Band 76. S. 129 und Deutsche Klinik 1870. No. 38.
[2] Untersuchungen über das Entstehen der Hippursäure im thierischen Organismus. Hannover 1866. S. 73.

XII. GRUPPE DER SALICYLSÄURE.

Auf welche Weise die obigen Erscheinungen zu Stande kommen, darüber fehlen uns noch genauere Kenntnisse. Die meisten derselben sind wohl von einer Affection des Gehirns und Rückenmarks abzuleiten. SALKOWSKI[1] fand, dass die Krämpfe bei Fröschen nach der Decapitation nicht aufgehoben werden, wohl aber nach Durchschneidung der Nerven, dass sie also vom Rückenmarke ausgehen. Die starke Beschleunigung der Respiration wird wenigstens theilweise durch eine Erregung des Vagus bedingt, da sie sich nach Durchschneidung desselben sehr vermindert. Das Herz wird nur wenig afficirt. Der arterielle Blutdruck steigt nach HOPPE-SEYLER[2] anfänglich etwas, um dann unter den früheren Stand zu sinken, während der venöse Blutdruck vergrössert wird. Eine Verfettung der Leber, Labdrüsen und Nierenepithelien, welche J. NEUMANN[3] gefunden hatte, konnte SALKOWSKI nicht constatiren.

Aehnliche Erscheinungen, wie durch das Phenol, werden bei Thieren durch das käufliche Buchentheerkreosot hervorgerufen. Doch sind nach UMMETHUN vom Kreosot grössere Dosen nöthig, als vom Phenol, auch zeigt sich bei Vergiftungen durch dasselbe die Gerinnbarkeit des Blutes stark erhöht, wodurch wahrscheinlich Veranlassung zu Lungenembolien und circumscripten Pneumonien gegeben wird, welche bei Vergiftungen durch Phenol fehlen. — Das Thymol wirkt nach HUSEMANN[4] weit weniger giftig, als das Phenol. Kaninchen werden bei subcutaner Injection erst durch 3,00—4,00 Grm. davon getödtet. Bei Thymolvergiftungen zeigt sich Verlangsamung der Respiration und Sinken der Körpertemperatur, während die Frequenz der Herzschläge erheblich steigt, zugleich mit grosser Körperschwäche, welche bis zu dem zwischen 1—15 Stunden erfolgenden Tode zunimmt. Krämpfe treten nicht ein. Bei der Section findet sich ausser einer entzündlichen Affection der Applicationsstelle, der Lungen und Nieren starke fettige Degeneration der Leberzellen.

Bei der therapeutischen Verwendung der zu dieser Gruppe gehörigen Stoffe ist man vielfach von dem Gedanken ausgegangen, dass dieselben, ebenso wie sie ausserhalb des Körpers Gährungs- und Fäulnissprocesse aufzuhalten vermögen, auch im Stande sein könnten, gewisse krankhafte Zersetzungen im Körper zu hindern. Wie weit diese Annahme richtig sei, lässt sich noch nicht genügend beurtheilen. Zunächst fragt es sich, ob wir im Stande sind, so grosse Mengen dieser Stoffe in das Blut überzuführen, als zur Verhinderung jener Zersetzungsprocesse nöthig sein würden, und wenn dies möglich wäre, ob dann nicht auch gleichzeitig die für das Leben unentbehrlichen Umsetzungen aufgehoben werden würden. Da das Phenol in grossen Dosen leicht giftig wirkt und daher nur eine beschränkte Anwendung gestattet, schien die Salicylsäure für jenen Zweck besonders geeignet zu sein. Gegenüber dem von KOLBE, SALKOWSKI u. A. ausgesprochenen Bedenken, dass die Salicylsäure durch die Neutra-

---

[1] Archiv f. d. ges. Physiologie. Band V. S. 335. 1872.
[2] Ebendaselbst S. 470.
[3] Archiv f. Dermatologie u. Syphilis. Band I. S. 424. 1869.
[4] Archiv f. experimentelle Pathologie u. Pharmakologie. Band IV. S. 288. 1875.

lisation im Blute ihre Wirksamkeit verlieren dürfte, suchte BINZ[1] nachzuweisen, dass dieselbe im Blute in freiem Zustande bestehen könne, was jedoch von H. KÖHLER[2] und von FLEISCHER[3] bestritten wurde. FÜRBRINGER wies nach, dass bei künstlich erzeugtem septischen und pyämischen Fieber bei Kaninchen durch den Gebrauch der Salicylsäure ein rascher Temperaturabfall hervorgerufen werde. Zu demselben Resultate gelangte BUSS[4] bei Kranken, die an Typhus u. s. w. litten. RIESS[5], sowie GEDL[6] konnten auch bei gesunden Personen nach grösseren Dosen ein geringes Sinken der Körpertemperatur wahrnehmen. MOELI[7] zeigte, dass das salicylsaure Natrium die gleiche Herabsetzung der Fiebertemperatur veranlasse, wie die freie Säure, und da dasselbe beim Einnehmen wegen seiner grösseren Löslichkeit, seines Geschmacks u. s. w. manche Vortheile vor der freien Säure darbietet, so ist es fast allgemein statt der letzteren in Gebrauch gekommen.

Am häufigsten wurde die Salicylsäure von BUSS, RIESS, RIEGEL[8] u. A. bei Typhus angewendet. In den meisten Fällen gelang es, durch eine grosse Dosis von 4,00—8,00 Grm. der Säure, welche am zweckmässigsten zur Zeit des spontanen Temperaturabfalls gegeben wird, die Fiebertemperatur erheblich herabzusetzen. In leichteren Fällen dauert der Temperaturabfall 24 Stunden, in schwereren ist man nach 4—6 Stunden genöthigt, eine neue Dosis zu geben oder ein kaltes Bad zu machen. Kleine, öfter wiederholte Gaben scheinen nach den bisherigen Erfahrungen nicht so wirksam zu sein, als grosse einmalige Dosen. RIESS glaubte, aus seinen Beobachtungen schliessen zu dürfen, dass durch die Anwendung der Salicylsäure eine Abkürzung des Krankheitsverlaufes erzielt werde, doch konnten GOLTDAMMER sowie RIEGEL nicht zu dem gleichen Resultate gelangen. — Auch bei Pneumonia cruposa gelang es meist, einen erheblichen Temperaturabfall herbeizuführen. Ebenso wurde die Salicylsäure bei Erysipelas sowie bei hektischem Fieber zum Theil mit günstigem Erfolge angewendet. Bei Polyarthritis rheumatica sahen BUSS, STRICKER, RIESS u. A. nicht nur das Fieber, sondern häufig auch die Schmerzen, die Geschwulst u. s. w. rasch verschwinden. Um das Eintreten von Recidiven zu verhüten, empfiehlt RIESS den Gebrauch der Salicylsäure in kleinen täglichen Gaben von 1,00 bis 2,00 Grm. etwa noch 8 Tage lang fortzusetzen.

Nach BUSS[10] setzt das kresotinsaure Natrium die Fiebertemperatur in gleicher Weise herab, wie das salicylsaure Salz. Wie sich die Benzoe-

---

[1] Sitzungsbericht der niederrheinischen Gesellschaft f. Natur- und Heilkunde vom 20. März 1876. — Berliner klinische Wochenschrift 1876. No. 27.
[2] Centralblatt f. d. med. Wissenschaften 1876, No. 32.
[3] Ebendaselbst No. 36.
[4] Ebendaselbst 1875. No. 18 und: Zur antipyretischen Bedeutung der Salicylsäure und des neutralen salicylsauren Natrons. Stuttgart 1876.
[5] Berliner klinische Wochenschrift 1875. No. 50—51.
[6] Centralblatt f. d. med. Wissenschaften 1876. No. 23.
[7] Berliner klinische Wochenschrift 1875. No. 38.
[8] Ebendaselbst 1876. No. 14—15.
[9] Berliner klinische Wochenschrift 1876. No. 11.
[10] Ebendaselbst 1876. No. 31.

XII. GRUPPE DER SALICYLSÄURE. 193

säure und die übrigen Säuren dieser Gruppe in obiger Hinsicht verhalten, ist noch nicht bekannt. SENATOR[1] wandte das Salicin, welches schon früher als ein Ersatzmittel des Chinins bezeichnet worden war, und das im Organismus theilweise in Salicylsäure umgewandelt wird, statt dieser an, doch scheint dasselbe nach den bisherigen Beobachtungen keine erheblichen Vorzüge zu besitzen.

Wie die obige, die Fiebertemperatur herabsetzende Wirkung der genannten Säuren zu Stande komme, darüber vermögen wir uns noch keine genaue Rechenschaft zu geben. Nach H. KÖHLER[2] wird durch die freie Salicylsäure, sowie durch das salicylsaure Natrium ausser der Erniedrigung der Körpertemperatur eine Herabsetzung des Blutdrucks, sowie eine Verlangsamung des Pulses und Athmens hervorgerufen. RIESS konnte jedoch nach dem Gebrauche der Salicylsäure bei Typhuskranken keine Verlangsamung der Pulsfrequenz wahrnehmen. Ob die Herabsetzung der Fiebertemperatur durch dieselbe Eigenschaft jener Stoffe bedingt werde, wie die fäulnisswidrige Wirkung derselben, ist noch zweifelhaft. Der Umstand, dass bei Typhus nur die Fiebertemperatur vermindert, nicht aber die übrigen Krankheitserscheinungen durch den Gebrauch jener Säuren beeinflusst werden, scheint nicht zu Gunsten jener Ansicht zu sprechen. Ist dieselbe begründet, so muss den aromatischen Säuren, welche keine gährungshemmende Wirkung haben, z. B. der Oxybenzoesäure und Paraoxybenzoesäure auch die Eigenschaft fehlen, die Fiebertemperatur herabzusetzen. Ueber diesen Umstand liegen jedoch bis jetzt noch keine Untersuchungen vor. Ohne Zweifel kann die Herabsetzung der Fiebertemperatur auf verschiedenem Wege zu Stande kommen. Dass dies durch die Säuren dieser Gruppe auf gleiche Weise geschehe, wie durch das Chinin, lässt sich noch nicht nachweisen. Bei RIEGEL's vergleichenden Beobachtungen an Typhuskranken trat nach dem Gebrauche der Salicylsäure der Temperaturabfall rascher ein und war weniger andauernd, als nach halb so grossen Dosen von Chinin. — CURSCHMANN[3] sah bei Wechselfieber nach dem Gebrauche des Phenols gar keinen Erfolg, HILLER[4], SENATOR u. A. sahen nach dem der Salicylsäure zwar in einzelnen Fällen Besserung eintreten, doch ungleich seltener als nach dem des Chinins. — EBSTEIN[5] beobachtete, dass beim Gebrauche des Phenols, sowie dem der Salicylsäure in manchen leichten Fällen von Diabetes die krankhaften Erscheinungen vollkommen verschwanden, während in anderen Fällen sich kein deutlicher Einfluss auf dieselben zu erkennen gab.

Bisweilen hat man der Benzoesäure eine Einwirkung auf die Haut zugeschrieben und dieselbe, besonders in Form des benzoesauren Ammoniums, als schweisstreibendes Mittel angewendet. In dem nach dem Einnehmen von Benzoesäure ausgeschiedenen Schweisse konnten SCHOTTIN[6]

---

[1] Centralblatt f. d. med. Wissenschaften 1876. No. 14.
[2] Ebendaselbst 1876. No. 10 u. 11.
[3] Ebendaselbst 1873. No. 40.
[4] Deutsches Archiv f. klinische Medicin. Band XVI. S. 614.
[5] Berliner klinische Wochenschrift 1873. No. 49. 1875. No. 5. 1876. No. 24.
[6] Archiv f. physiolog. Heilkunde 1852. Band XI. S. 1.

XII. GRUPPE DER SALICYLSÄURE.

und MEISSNER Spuren dieser Säure auffinden. Auch bei der therapeutischen Verwendung der Salicylsäure sieht man häufig starken Schweiss eintreten.

Besonderes Interesse gewährt der **Harn** nach dem Einnehmen der zu dieser Gruppe gehörigen Stoffe. Während die organischen Säuren der vorhergehenden Gruppe im Körper ganz oder zum grössten Theile zersetzt werden, ist dies bei den meisten aromatischen Säuren nicht der Fall. Vielmehr werden die Benzoesäure, Zimmtsäure, Mandelsäure und Chinasäure durch Aufnahme der Elemente des Glycins in Hippursäure umgewandelt, die Nitrobenzoesäure in Nitrohippursäure, die Amidobenzoesäure in Amidohippursäure, die Salicylsäure in Salicylursäure, die Toluylsäure in Tolursäure, die Anissäure in Anisursäure. Andere aromatische Säuren dagegen, z. B. die Cuminsäure, Cumarinsäure, Kamphersäure u. s. w. gehen unverändert in den Harn über. An welcher Stelle des Körpers jene Umwandlung der genannten Säuren erfolgt, ist noch nicht mit Sicherheit zu bestimmen. KÜHNE und HALLWACHS[1] glaubten aus ihren Versuchen schliessen zu dürfen, dass dieselbe in der Leber, wahrscheinlich auf Kosten der Glycocholsäure vor sich gehe. Doch konnten andere Beobachter nicht zu dem gleichen Resultate gelangen. G. MEISSNER und SHEPHARD, welche nach dem Einnehmen von Benzoesäure im Blute, Speichel und Schweiss niemals Hippursäure, sondern nur Benzoesäure auffinden konnten, schlossen daraus, dass die Bildung der Hippursäure erst in den Nieren eintreten könne. Uebrigens erleidet nicht immer die ganze Menge der in den Körper eingeführten Säure die erwähnte Umwandlung. Unter manchen Umständen konnten einzelne Beobachter neben der Hippursäure noch unveränderte Benzoesäure wiederfinden. Namentlich von der Salicylsäure scheint ein Theil regelmässig im unveränderten Zustande in den Harn überzugehen. Häufig nimmt dieser bei dem Gebrauche der Salicylsäure eine grünlich braune Farbe an. WOLFFBERG[2] leitete diese von einem vermehrten Gehalte des Harns an Indican ab, doch ist diese Annahme nach JAFFE[3] nicht begründet. Nach FLEISCHER[4] rührt jene Färbung des Harns von der Gegenwart eines Stoffes her, welcher in seinen Reactionen manche Aehnlichkeit mit dem Brenzkatechin zeigt, jedoch nicht damit identisch ist.

In dem normalen Menschenharn, besonders aber in dem Harn der Kinder und Pferde lässt sich, wie STÄDELER[5] gefunden hat, Phenol nachweisen. Dasselbe ist jedoch nach BULIGINSKI[6] nicht im freien Zustande im Harn enthalten, sondern in einer Verbindung, welche durch Einwirkung stärkerer Mineralsäuren unter Freiwerden von Phenol zersetzt wird. Beim arzneilichen Gebrauche des Phenols und bei Vergiftungen durch dasselbe lassen sich etwas grössere Mengen davon aus dem Harn erhalten. Doch geht nicht die ganze Menge des eingeführten Phenols in den

---

[1] Archiv f. patholog. Anatomie. Band XII. S. 386. 1857.
[2] Deutsches Archiv f. klinische Medicin. Band XV. S. 403. 1875.
[3] Centralblatt f. d. med. Wissenschaften 1875. No. 39.
[4] Berliner klinische Wochenschrift 1875. No. 39.
[5] Annalen d. Chemie u. Pharmacie. Band 77. S. 17. 1851.
[6] Tübinger medicinisch-chemische Untersuchungen. Heft II. S. 234. Berlin 1867.

XII. GRUPPE DER SALICYLSÄURE.

Harn über, vielmehr wird nach SALKOWSKI ein Theil davon wahrscheinlich unter Bildung von Oxalsäure zersetzt. NAUNYN und RIESS, sowie J. MUNK[1] fanden darnach eine Vermehrung der Hippursäure im Harn. Bisweilen zeigt der Harn nach dem Einnehmen von Phenol eine grünliche Färbung. Ob diese, wie BILL[2] vermuthet, durch die Gegenwart von Chinon bedingt ist, bedarf noch weiterer Beweise. Bei der Anwendung des LISTER'schen Verbandes wird die Farbe des Harns bisweilen dunkelgrau, selbst fast schwarz, in seltenen Fällen auch roth. Nach HILLER[3] kommt diese Färbung nur dann vor, wenn es sich um nekrotische Processe handelt, und dieselbe verschwindet wieder, sobald die Nekrose der Weichtheile aufhört und sich gute Granulationen bilden.

Nach Vergiftungen durch Phenol hat man den Harn bisweilen eiweisshaltig gefunden, bei dem arzneilichen Gebrauche desselben ist dies jedoch in der Regel nicht der Fall. — Wegen der stark sauren Beschaffenheit, welche der Harn nach grossen Dosen von Benzoesäure annimmt, empfahl FRERICHS dieselbe bei Urämie. — Ebenso wie ausserhalb des Körpers die Zersetzung des Harns durch die zu dieser Gruppe gehörigen Stoffe verhindert wird, kann dies auch in den Harnwerkzeugen selbst geschehen. FÜRBRINGER[4] beobachtete bei Blasenkatarrhen, dass der Harn nach dem täglichen Gebrauche von 1,00—2,00 Grm. Salicylsäure sauer wurde und seinen üblen Geruch verlor. Auch in den weiblichen Geschlechtswerkzeugen lässt sich durch die obigen Stoffe die Zersetzung krankhafter Ausscheidungen verhüten. FEHLING[5] empfiehlt bei Dammrissen und Verletzungen der Scheide nach Entbindungen die kranken Stellen mit trockener Salicylsäure zu bepudern, um dadurch sowohl die locale Infection, die Wunddiphtherie und die Verwandlung der Verletzungen in Puerperalgeschwüre, als auch die Allgemeininfection, die Septikämie, zu verhüten. Ebenso wird die Heilung von Verletzungen des Cervix uteri durch Vaginalduschen mit Salicylsäurelösung (1:600—1000) befördert und der üble Geruch der Lochien beseitigt.

Acidum salicylicum. Die Salicylsäure wurde meist in Pulverform, ohne Zusatz, in Oblaten oder Gallertkapseln in einmaligen grossen Gaben zu 3,00—8,00 Grm. genommen. Bisweilen verordnete man sie auch in Lösung, wobei man jedoch, ihrer geringen Löslichkeit in kaltem Wasser wegen, einen Zusatz von Weingeist oder Glycerin zu machen genöthigt war. Aeusserlich benutzt man meist wässerige Lösungen. Das salicylsaure Natrium (**Natrium salicylicum**) ist in Wasser leicht löslich und von weniger unangenehmem Geschmack als die freie Säure. Dasselbe wird jetzt allgemein der letzteren vorgezogen. Man verordnet es gewöhnlich in Lösung (1 Th. auf 10—15 Th. Wasser) mit Zusatz eines Geschmackscorrigens in gleicher Dosis wie die freie Säure. — Das salicylsaure Ammonium (**Ammonium salicylicum**), welches von

---

[1] Archiv f. d. ges. Physiologie. Band XII. S. 142. 1876.
[2] American Journal of med. Science 1872. Juli 11.
[3] Deutsche Klinik 1874. No. 4 u. 5.
[4] Berliner klinische Wochenschrift 1875. No. 19.
[5] Archiv f. Gynäkologie. Band VIII. S. 298. 1875.

XII. GRUPPE DER SALICYLSÄURE.

Martenson empfohlen wurde, ist bis jetzt nur wenig in Gebrauch gekommen. — Das Salicin (**Salicinum**), welches früher bei Wechselfiebern Anwendung fand, wurde als Ersatzmittel für die Salicylsäure zu 2,50—6,00 Grm. verordnet, meist als Pulver (in Oblaten) oder in Pillenform.

Acidum benzoicum. Die sublimirte Benzoesäure wurde als Husten machendes Mittel in Pulverform zu 0,10—0,20 Grm. p. d. verordnet. Für grössere Dosen würde sich die Pillenform besser eignen. Aeusserlich kommt die Benzoesäure kaum in Gebrauch, da sie keine Vortheile vor der Salicylsäure hat.

Acidum carbolicum crystallisatum. Das reine Phenol wurde innerlich zu 0,02—0,05 Grm. p. d. am häufigsten in Pillen, die zweckmässig mit Gelatine überzogen werden, seltener in stark verdünnten Lösungen gegeben. Zu äusserlichen Zwecken benutzt man meist wässerige Lösungen. Als schwaches Aetzmittel nimmt man 1:20, zu Injectionen 1:100, zu Gurgelwässern 1:200, zu Waschungen 1:1000. Bei Hautkrankheiten hat man auch bisweilen Lösungen von Phenol in 4—8 Th. Oel eingerieben, doch können auf diese Weise leicht Vergiftungen veranlasst werden. — Die rohe Carbolsäure (**Acidum carbolicum crudum**), welche wenigstens 50 Proc. Phenol enthalten soll, wurde fast ausschliesslich als Desinfectionsmittel angewendet.

Der **Liquor natri carbolici**, eine Mischung von 5 Th. Phenol mit 1 Th. Aetznatronlauge und 4 Th. destill. Wasser, kann besonders äusserlich zu ähnlichen Zwecken wie das reine Phenol benutzt werden. — Das carbolschwefelsaure Zink (**Zincum sulfocarbolicum**) wurde ähnlich wie das Phenol zur Behandlung von Wunden und Geschwüren verwendet, meist in wässeriger Lösung (1:100).

Kreosotum. Das Buchenholztheerkreosot wurde innerlich zu 0,01 bis 0,05 Grm. meist in Pillenform verordnet, kommt aber, da es keine Vorzüge vor dem Phenol besitzt, kaum mehr in Gebrauch. — Das Kreosotwasser (**Aqua kreosoti**), eine Mischung von 1 Th. Kreosot mit 100 Th. destillirten Wassers, wurde früher als blutstillendes Mittel angewendet.

— Der Holztheer (**Pix liquida**) kommt jetzt nur noch äusserlich bei Hautkrankheiten in Gebrauch, bald unverdünnt, bald mit grüner Seife, Schwefel u. s. w. vermischt. — Das Theerwasser (**Aqua picis**), welches durch zweitägiges Maceriren von 1 Th. Theer mit 10 Th. destill. Wassers erhalten wird, wurde früher bisweilen tassenweise eingenommen. — Das Schiffspech (**Pix navalis**, P. niger, P. solida) dient nur noch zur Bereitung von Pechpflastern u. s. w. — Das Gichtpapier (**Charta resinosa**, Ch. antirheumatica, Ch. antarthritica) ist ein derartiges Präparat aus je 6 Th. Pech und Terpenthin, 4 Th gelbem Wachs und 10 Th. Colophonium, welche zusammengeschmolzen und aufs Papier gestrichen werden. Dasselbe wird als Hausmittel bei chronischen Rheumatismen angewendet.

— Statt des gewöhnlichen Fichtenholztheeres hat man bisweilen auch das im südlichen Frankreich aus dem Holze von Juniperus Oxycedrus L. gewonnene Kadeöl (**Oleum juniperi empyreumaticum**, O. cadinum) benutzt, welches weniger unangenehm riecht, ebenso den Birkentheer (Oleum betulinum, O. rusci) und andere derartige Produkte der trockenen Destillation.

XIII. Gruppe der Blausäure.

Ausser der Blausäure (Cyanwasserstoffsäure, CNH) haben wir zu dieser Gruppe zunächst die Cyanverbindungen zu rechnen, welche im Körper Cyanwasserstoff abgeben können, z. B. das in der Photographie benutzte, nicht selten zu Vergiftungen Veranlassung gebende Cyankalium, das früher bisweilen arzneilich benutzte Cyanzink, Cyanquecksilber u. s. w. Aber auch das Cyanäthyl, Cyanamyl u. s. w., welche nach PELIKAN sehr giftig sind, gehören vielleicht hierher. Nach HÜNEFELD, LASCHKEWITSCH [1] u. A. besitzt das Cyangas eine der Blausäure ähnliche Wirkung. Ebenso besteht vielfache Uebereinstimmung zwischen der Wirkung der Blausäure und der des Schwefelwasserstoffes (Hydrothionsäure, H_2S), nur dass diese schwächer ist als jene. Die vergleichende Untersuchung der obigen Stoffe wird voraussichtlich dazu beitragen, uns dem Verständnisse ihrer Wirkungen näher zu bringen.

Welchen Eigenschaften die zu dieser Gruppe gehörigen Stoffe ihre Wirkung verdanken, ist noch ganz unbekannt. Dieselben sind neutral oder haben nur schwach saure Eigenschaften und verhalten sich den meisten Körperbestandtheilen gegenüber scheinbar indifferent. Nach EMMERT ist die Blausäure im Stande, Fäulnissprocesse zu verhindern, doch hat sie zu diesem Zwecke noch keine Anwendung gefunden.

Auf der unversehrten äusseren Haut veranlassen geringere Mengen der stark verdünnten Blausäure keine merkliche Veränderung; auch geht dieselbe von da aus nur schwer in das Blut über. Von Wunden aus kann sie jedoch leicht und schnell resorbirt werden. In concentrirtem Zustande ruft die Blausäure Unempfindlichkeit der betreffenden Hautstelle hervor. Aus diesem Grunde hat man bisweilen die freie Säure, besser jedoch das Cyankalium in Salbenform, auf die Haut eingerieben, z. B. bei oberflächlichen Neuralgien, Hautjucken, doch verdient dies Verfahren keine Empfehlung, da es gefährlich ist, ohne Vorzüge darzubieten.

Im Auge ruft schon ziemlich verdünnte Blausäure ein Gefühl von Brennen hervor, ohne dass eine sichtbare Veränderung der Cornea eintritt. Nach etwas längerer Einwirkung derselben zeigt sich eine Erweiterung der Pupille. Wasserfreie Blausäure veranlasst schon in sehr geringer Menge einen bleibenden weissen Schorf auf der Conjunctiva. Früher benutzte man die Blausäure bisweilen, um die Pupille zu erweitern oder um die Empfindlichkeit des Auges zu vermindern, z. B. bei Lichtscheu, bei Augenentzündungen u. s. w., doch giebt man jetzt allgemein anderen Mitteln den Vorzug. Beim längeren Verweilen im Auge kann die Blausäure leicht in das Blut übergehen und so die gewöhnlichen Vergiftungserscheinungen veranlassen.

Im Munde zeigt die Blausäure einen eigenthümlichen Geschmack, der bei grosser Verdünnung derselben nicht unangenehm ist. Wir benutzen daher blausäurehaltige Substanzen als schmackhafte Zusätze bei

---

[1] Archiv f. Anatomie u. Physiologie 1868 S. 649.

manchen Arzneien, Speisen und Getränken. Ebenso trägt ein geringer Gehalt an Schwefelwasserstoff zu dem eigenthümlichen Geschmacke mancher Speisen bei. In etwas grösserer Menge schmeckt die Blausäure unangenehm bitter und herb, ebenso ist der Geschmack des Schwefelwasserstoffes sehr widerlich. In Folge der lebhaften Geschmacksempfindung tritt eine vermehrte Speichelsecretion ein. Nach dem Verschlucken der Blausäure giebt sich ein Gefühl von Brennen und Kratzen im Schlunde zu erkennen. Wegen ihrer grossen Flüchtigkeit können sowohl Blausäure als auch Schwefelwasserstoff leicht in die **Luftwege** gelangen. In der Nase giebt sich der Schwefelwasserstoff schon in sehr geringer Menge durch einen unangenehmen Geruchseindruck zu erkennen, während für Blausäure die Riechnerven weniger empfindlich sind, als die Geschmacksnerven. Wegen jenes starken Geruches treten beim Verweilen in einer schwefelwasserstoffhaltigen Atmosphäre leicht heftige Kopfschmerzen ein, welche selbst zu Ohnmachten Veranlassung geben können. — Eingeathmet rufen beide Stoffe ein Gefühl von Beklemmung auf der Brust hervor. Nach dem Einathmen von Schwefelwasserstoff tritt öfters auch Husten ein. Da jene Stoffe von den Luftwegen aus sehr leicht in das Blut übergehen und von da aus Vergiftungserscheinungen zu Stande bringen, so kommt es in der Regel nicht zu einer erheblichen Veränderung der Schleimhaut der Luftwege durch dieselben. Früher wandte man öfters blausäurehaltige Mittel an, um den Hustenreiz zu vermindern, z. B. bei Katarrhen, bei Tuberkeln, Keuchhusten u. s. w. Doch giebt man jetzt, da sich jener Zweck nicht sicher genug erreichen lässt, meist anderen Mitteln den Vorzug.

Arzneiliche Dosen der Blausäure rufen im **Magen** keine bemerkbaren Veränderungen hervor. Man verordnet dieselben auch jetzt noch nicht selten bei Gastralgien, um die Empfindlichkeit der Magenschleimhaut herabzusetzen. In grösseren, oder zu häufig wiederholten kleinen Dosen veranlasst die Blausäure Uebelkeit, häufig auch Erbrechen. Bei der Section von Personen, welche durch Blausäurevergiftung zu Grunde gegangen waren, fand man die Magenschleimhaut geröthet oder braun und derb, bisweilen selbst brüchig. — Um die in den Magen gelangte Blausäure in eine unschädliche Verbindung zu verwandeln, dürfte sich noch am besten eine Mischung von schwach gebrannter Magnesia und Eisenoxydulhydrat eignen, welche damit Eisencyanmagnesium bilden würde. Bei der Schnelligkeit, mit welcher die Blausäure in das Blut übergeht, kommt jedoch die Anwendung derartiger Mittel in der Regel zu spät. — Im unteren Theile des Darmcanals lassen sich selbst nach Blausäurevergiftungen keine Veränderungen nachweisen, da das Gift wohl nicht bis dahin gelangt.

Ueber das Verhalten der Blausäure im **Blute** haben wir nur noch sehr ungenügende Kenntnisse. Der Blausäuregeruch, welchen das Blut nach Vergiftungen durch diese Säure zeigt, spricht dafür, dass dieselbe sich im freien Zustande im Blute befinden möge. Hoppe-Seyler[1] fand,

---

[1] Tübinger medicinisch-chemische Untersuchungen. Heft II. S. 206.

XIII. GRUPPE DER BLAUSÄURE.

dass die Blausäure mit dem Oxyhämoglobin eine Verbindung eingeht, welche auch in Krystallen erhalten werden kann. Das Spectrum derselben zeigt nach PREYER[1] Aehnlichkeit mit dem des sauerstofffreien Hämoglobins. Im Blute mit Blausäure vergifteter Thiere konnte jedoch diese Verbindung bis jetzt nicht nachgewiesen werden. Die rothen Blutkörperchen selbst werden nach GEINITZ[2] durch die Einwirkung der Blausäure granulirt, entfärbt und zerfallen endlich. Nach GÄTHGENS[3] zeigt das venöse Blut im Anfange der Blausäurevergiftung eine auffallend hellrothe Farbe, auch wird während dieser Zeit weniger Kohlensäure ausgeathmet, als sonst.

Kommt Schwefelwasserstoff ausserhalb des Körpers mit sauerstoffhaltigem Blute zusammen, so wird dieses durch die Zersetzung jenes Gases reducirt. Bei längerer Einwirkung desselben wird das Hämoglobin verändert und ein dem Hämatin ähnlicher Körper gebildet, dessen Spectrum nach HOPPE-SEYLER[4] jedoch von dem des letzteren verschieden ist. Im lebenden Körper erleidet der in das Blut gelangte Schwefelwasserstoff wohl auch eine Zersetzung, doch nur langsam, und zwar so, dass zunächst nur der Wasserstoff desselben sich mit dem Sauerstoffe des Blutes verbindet, während der Schwefel eine ganz allmählige Oxydation erfährt. (Vergl. S. 97.) Die Menge des so verbrauchten Sauerstoffs ist indess dem Sauerstoffvorrathe des Blutes gegenüber so gering, dass sie kaum in Betracht kommt, zumal da der erlittene Verlust durch jeden Athemzug wieder ausgeglichen werden kann. Die von ROSENTHAL und KAUFMANN[5] aufgestellte Hypothese, dass die durch Schwefelwasserstoffgas hervorgerufene Erstickung die Folge sei der raschen Oxydation jenes Gases im Blute und des dadurch veranlassten Sauerstoffmangels, ist daher nicht richtig.

So grosses Interesse auch die obigen Veränderungen des Blutes durch jene Stoffe gewähren, so sind sie doch nicht im Stande, uns Aufschluss über die durch dieselben hervorgerufenen giftigen Wirkungen zu geben.
— SCHÖNBEIN fand, dass schon durch einen höchst geringen Zusatz von Blausäure zu dem Blute $\left(\frac{1}{800,000}\right)$ die zersetzende Wirkung desselben auf das Wasserstoffhyperoxyd aufgehoben und das Blut durch das letztere braun gefärbt wird. Auch der Schwefelwasserstoff verhindert nach ihm die katalytische Wirkung vieler Substanzen auf das Wasserstoffhyperoxyd. Ob diese Reactionen in einem Zusammenhange mit den Wirkungen der Blausäure und des Schwefelwasserstoffs stehen, lässt sich noch nicht bestimmen.

Unter den Symptomen, welche durch die Einführung der Blausäure in das Blut hervorgerufen werden, tritt gewöhnlich das Gefühl von Druck auf der Brust am frühesten auf, welches von einer Erschwe-

---

[1] Centralblatt f. d. med. Wissenschaften 1867. S. 259. — Archiv f. patholog. Anatomie. Band XL. S. 125. — Die Blausäure. Bonn. 1. Thl. 1868. 2. Thl. 1870.
[2] Archiv f. d. ges. Physiologie. Band III. S. 46. 1870.
[3] Tübinger medicinisch-chemische Untersuchungen. Heft III. S. 325. 1868.
[4] Ebendaselbst Heft I. S. 151. 1866.
[5] Archiv f. Anatomie u. Physiologie 1865. S. 659.

rung und Verlangsamung des Athmens begleitet ist. Dazu gesellt sich sehr bald Herzklopfen, Angstgefühl, grosse Muskelschwäche, Kopfschmerz und Schwindel. War die eingeführte Menge des Giftes etwas grösser, so geht das Bewusstsein oft ganz plötzlich verloren, so dass die Vergifteten mit einem Schrei zusammenstürzen. Unmittelbar darauf brechen Trismus und Convulsionen aus, während deren die Respiration sehr unregelmässig ist und öfters längere Pausen macht. Der Puls, welcher anfänglich etwas verlangsamt war, wird während dieser Zeit frequenter und sehr klein. Endlich tritt ein comatöser Zustand ein, wobei Respiration und Herzschlag immer schwächer werden und endlich ganz aufhören. Nach sehr grossen Dosen erfolgt der Tod bisweilen schon in weniger als einer Minute unter Zuckungen, in einzelnen Fällen tritt er jedoch erst nach mehreren Stunden ein. Durchschnittlich genügen 0,05 Grm. wasserfreier Blausäure, um das Leben aufzuheben, doch sah man in einzelnen Fällen selbst nach ungleich grösseren Dosen noch Genesung eintreten.

Bei warmblütigen Thieren verlaufen Blausäurevergiftungen ganz ähnlich wie beim Menschen. Auch hier tritt die Dyspnoe in den Vordergrund, in Folge deren Erweiterung der Pupille und Exophthalmus auftreten. In den meisten Fällen erfolgen auch Streckkrämpfe, welche oft von Koth- und Harnentleerungen begleitet sind. Das unmittelbar nach dem Tode entleerte Blut gleicht meist dem Erstickungsblute. Nur wenn der Tod sehr rasch erfolgte, zeigt dasselbe bisweilen noch eine rothe Farbe. Die Körpertemperatur bleibt nach FLEISCHER[1] bei kleinen Dosen des Giftes constant oder steigt sogar etwas, nur bei lebensgefährlichen Dosen sinkt sie deutlich, wird aber durch die Krämpfe wieder erhöht. Der Blutdruck wird anfänglich rasch gesteigert, fällt dann etwa auf die Hälfte des normalen Niveau's und kehrt nach wenigen Minuten zur Norm zurück. Auch bei warmblütigen Thieren tritt der Tod nach grossen Dosen ausserordentlich schnell ein. PREYER fand, dass nach dem Einathmen einer tödtlichen Dosis wasserfreier Blausäure bis zum letzten Athemzuge bei Meerschweinchen 5—16 Secunden und bei Kaninchen 15—29 Secunden vergingen.

Bei Fröschen und bei kaltblütigen Thieren überhaupt verläuft dagegen die Blausäurevergiftung ungleich langsamer. Dieselben zeigen sich matt und träge und werden nach einiger Zeit vollkommen reflexlos. Respiration und Herzschlag verlangsamen sich immer mehr und hören endlich ganz auf, ohne dass vorher Krämpfe eingetreten wären. Das Herz bleibt in der Diastole stehen und ist mit hellrothem Blute erfüllt.

So weit unsere jetzigen Kenntnisse ein Urtheil über die Blausäurevergiftung gestatten, ist dieselbe auf eine Affection der Centralapparate des Nervensystems, vorzugsweise des Hirns und Rückenmarks zurückzuführen, bei welcher das Respirations- und Gefässnervencentrum besonders betheiligt sind. Obgleich jedoch der Tod bei warmblütigen Thieren durch Erstickung erfolgt, so sind wir doch nicht im Stande, sämmtliche Vergiftungserscheinungen, z. B. die Bewusstlosigkeit, die Krämpfe u. s. w. von der Erstickung abzuleiten. PREYER schloss aus seinen Versuchen,

---

[1] Archiv f. d. ges. Physiologie. Band II. S. 432. 1869.

XIII. GRUPPE DER BLAUSÄURE. 201

dass die meisten Symptome der Blausäurevergiftung durch eine Affection des N. vagus bedingt seien. Nach ihm wirkt die Blausäure zunächst auf die Endigungen desselben in der Lunge und ruft einen Inspirationstetanus hervor, während durch centrale Reizung des Vagus Verlangsamung des Herzschlags, selbst Herzstillstand veranlasst wird. Nach grösseren Dosen geht die Reizung des Vagus in Lähmung über, in Folge deren das Herz wieder zu schlagen beginnt, bis endlich die Herzthätigkeit durch Lähmung der motorischen Herzganglien erlischt. Nach den Versuchen von BOEHM[1] und KNIE kann jedoch dem N. vagus bei der Blausäurevergiftung weder in Bezug auf die Respiration noch auf die Herzthätigkeit eine Rolle zugeschrieben werden.

Vergiftungen durch reines Schwefelwasserstoffgas kommen bei Menschen sehr selten vor. Dagegen werden beim Ausräumen lange verschlossen gewesener Abtrittgruben, Lohgruben, Kloaken, neben anderen schädlichen Gasen bisweilen sehr beträchtliche Mengen von Schwefelwasserstoff eingeathmet. Hier tritt meist zuerst Ekel, Beklemmung, Schwächegefühl und Kopfschmerz, auch Ohnmacht ein. In schwereren Fällen geht das Bewusstsein plötzlich verloren, die Pupille erweitert sich, die Respiration und der Herzschlag werden verlangsamt, während gleichzeitig Krämpfe auftreten.

Besser als bei Menschen sind die Wirkungen des reinen Schwefelwasserstoffgases bei warmblütigen Thieren beobachtet worden. Auch hier zeigt sich Dyspnoe, anfänglich Verengerung, später Erweiterung der Pupille, Convulsionen, Verlangsamung und Schwächung des Herzschlags, welcher endlich in Herzstillstand übergeht. — Bei Fröschen dagegen beobachtete man Verlangsamung und Schwächung des Herzschlags, anfängliche Beschleunigung mit nachfolgender Verlangsamung der Respiration und endlich vollkommene Reactionslosigkeit.

Die Vergiftung durch Schwefelwasserstoff bietet demnach ein ganz ähnliches Bild, wie die durch Blausäure. Auch hier haben wir es bei Warmblütern mit einem Erstickungstode zu thun, der wahrscheinlich auf ähnliche Weise zu Stande kommt, wie der durch Blausäure veranlasste.

Bei Vergiftungen durch die obigen Stoffe ist es, besonders wenn dieselben durch Einathmen in den Körper gelangt waren, die erste Aufgabe des Arztes, den Kranken in reine Luft zu bringen. Ausserdem sucht man gewöhnlich das Bewusstsein zu wecken durch kalte Begiessungen oder durch Riechen an Ammoniak, welches früher irriger Weise als ein Antidotum für Blausäure bezeichnet wurde. Um der am meisten drohenden Erstickungsgefahr entgegenzuwirken, ist die Ausführung künstlicher Respirationsbewegungen am zweckmässigsten. PREYER[2] empfahl auf Grundlage seiner Thierversuche die subcutane Injection kleiner Atropinmengen, um so den durch Vagusreizung bedingten Herz- und Respirationsstillstand zu beseitigen und die Lähmung des respiratorischen Centralorgans zu verhindern. Natürlich können die angegebenen Massregeln nur dann von Nutzen sein, wenn die Menge des aufgenommenen Giftes

---

[1] Archiv f. experim. Pathologie u. Pharmakologie. Band II. S. 129. 1874.
[2] Ebendaselbst Band III. S. 381. 1875.

nicht zu gross war und nicht bereits andere, das Leben vernichtende Wirkungen ausgeübt hatte.

Die grosse Schnelligkeit, mit welcher die zu dieser Gruppe gehörigen Stoffe in das Blut übergehen, macht allerdings die dadurch veranlassten Vergiftungen sehr gefährlich, sie ist aber auch ein Grund dafür, dass die aufgenommenen Gifte rasch wieder aus dem Körper entfernt werden. Tritt bei Blausäurevergiftungen der Tod nicht innerhalb weniger Stunden ein, so erfolgt in der Regel rasche und vollständige Genesung. Bei solchen Personen, welche durch Kloakengas vergiftet waren, hat man indess bisweilen Lähmungen einzelner Körpertheile zurückbleiben sehen.

Wegen ihrer Eigenschaft, die Respiration und den Herzschlag zu verlangsamen, hat man blausäurehaltige Mittel bisweilen angewendet bei Phthisikern, sowie bei Pneumonie, doch sind, um jene Zwecke mit einiger Sicherheit zu erreichen, schon verhältnissmässig grosse Dosen davon nöthig, welche leicht gefährlich werden können. Am meisten Erleichterung kann die Blausäure vielleicht noch in manchen Fällen von Asthma gewähren.

Ueber die Ausscheidung der obigen Stoffe aus dem Körper haben wir nur sehr ungenügende Kenntnisse. Wahrscheinlich werden dieselben, so weit sie nicht zersetzt wurden, zum grossen Theile durch die Lungen, wohl auch durch die Haut wieder ausgeschieden. Blausäure konnte bis jetzt in keiner Ausscheidung nachgewiesen werden, dagegen hat man den Harn in einzelnen Fällen schwefelwasserstoffhaltig gefunden.

Acidum hydrocyanicum. Die früher gebräuchliche, durch Destillation von gelbem Blutlaugensalz, Schwefelsäure und Wasser dargestellte Blausäure, welche etwa 2 Procent der wasserfreien Säure enthielt, und zu 1—2 Tropfen p. d. gegeben wurde, ist jetzt nicht mehr officinell, da sie häufig zu Vergiftungen Veranlassung gab.

Aqua amygdalarum amararum. Das Bittermandelwasser wird dadurch erhalten, dass man 12 Thle. bittere Mandeln durch Auspressen von fettem Oele befreit und mit 80 Thln. Wasser und 2 Thln. Weingeist destillirt, bis 10 Thle. übergegangen sind. Die so gewonnene, etwas trübe Flüssigkeit enthält in 1000 Thln. 1 Thl. wasserfreier Blausäure. Man giebt dieselbe zu 6—20 Tropfen p. d. für sich auf Zucker oder als Zusatz zu anderen Arzneien. — Das Kirschwasser (**Aqua amygdalarum amararum diluta,** Aqua cerasorum) ist eine Mischung von 1 Thl. Bittermandelwasser und 19 Thle. destill. Wasser und wird meist nur als Geschmackscorrigens benutzt.

Aqua laurocerasi. Das Kirschlorbeerwasser wird dadurch erhalten, dass man 12 Thle. frischer Kirschlorbeerblätter zerstösst und mit 36 Thln. Wasser und 1 Thl. Weingeist destillirt, bis 10 Thle. übergegangen sind. Dasselbe hat genau denselben Blausäuregehalt wie das Bittermandelwasser, besitzt auch sonst keine Vorzüge vor diesem, so dass es entbehrlich erscheint.

XIV. Kohlensäure.*

Acidum carbonicum, CO_2.

Die Kohlensäure besitzt nur schwach saure Eigenschaften. Ihre hauptsächlichste Bedeutung erlangt sie durch die Rolle, welche sie als Bestandtheil des thierischen Organismus spielt. Nach einer nicht allzu schnell vorübergehenden Einwirkung der gasförmigen Kohlensäure auf die äussere **Haut** zeigt sich ein leichtes Gefühl von Wärme und eine sehr geringe Hautröthung. Diese Erscheinungen treten jedoch erst dann etwas deutlicher hervor, wenn ein grösserer Theil der Körperoberfläche der Einwirkung der Kohlensäure ausgesetzt ist, wie bei den partiellen oder allgemeinen Gasbädern. Das angenehme Gefühl von Wärme, welches nach Verlauf einiger Minuten entsteht, geht allmählich in Brennen und Prickeln über, am frühesten an den nervenreicheren Theilen, z. B. den Genitalien, worauf sich nicht selten Schweiss einstellt. Nach v. Basch und Dietl [1] ist dabei die Tastempfindlichkeit

---

* Mit der Wirkung der Kohlensäure steht vielleicht die des Stickstoffoxydulgases oder Lustgases (N_2O) in Zusammenhange. Wird dasselbe in einer Mischung von 4 Vol. auf 1 Vol. Sauerstoff eingeathmet, so ruft es nach L. Hermann † einen deutlich süssen Geschmack, Ohrensausen, Undeutlichwerden der Gesichtswahrnehmungen, erhöhtes Wärmegefühl, das Gefühl grosser Leichtigkeit der Glieder, verbunden mit Unbeholfenheit der Bewegungen, verminderte Schmerzempfindung und einen heiteren, rauschähnlichen Zustand hervor, ohne dass das Bewusstsein vollständig verschwindet. Reines Stickstoffoxydulgas dagegen erzeugt schon nach wenigen Athemzügen vollkommene Bewusstlosigkeit und dyspnoische Athmungen, ohne dass sich jedoch ein Gefühl von Erstickung bemerkbar macht; der Puls wird unfühlbar, das Gesicht leichenblass und die Schleimhäute livid. Bei länger fortgesetzten Einathmungen tritt der Tod unter den Erscheinungen der Erstickung ein, nach Unterbrechung derselben erfolgt dagegen nach kurzer Zeit vollkommene Erholung. Auf welche Weise die obigen Erscheinungen zu Stande kommen, ist noch nicht genau bekannt. Da das Stickstoffoxydul das gleiche spec. Gew. besitzt, wie die Kohlensäure, so fragt es sich, ob dasselbe nicht Einfluss auf die Ausscheidung der Kohlensäure aus dem Blute haben könne. Nach Jolyet und Blanche †† steigt in der That der Kohlensäuregehalt des Blutes beim Einathmen von reinem Stickstoffoxydulgas. Wir haben daher die dadurch erzeugte Anästhesie vielleicht auf die Wirkung der im Blute angehäuften Kohlensäure zurückzuführen. — Die Ansicht Humphry Davy's, dass das Stickstoffoxydul den Sauerstoff bei der Respiration ersetzen könne, hat sich durch zahlreiche Untersuchungen als unbegründet erwiesen.

Inhalationen von Stickstoffoxydulgas sind in neuerer Zeit sehr häufig angestellt worden, um rasch eine kurzdauernde Anästhesie hervorzurufen, besonders bei Zahnoperationen. Man lässt dabei das Gas aus einem Kautschukbeutel oder einem Gasometer und einem mit Wechsel versehenen Mundstück einathmen, bis sich die Lippen leicht cyanotisch färben und das Gesicht erdfahl wird. Die so hervorgerufene Betäubung dauert meist nur 40 bis 120 Secunden und ist daher für anderweitige chirurgische Eingriffe zu kurz. Obgleich das Stickstoffoxydul bisher sehr häufig ohne Nachtheil in Gebrauch gezogen worden ist, erfordert seine Anwendung doch grosse Vorsicht, da die Gefahr der Erstickung sehr nahe liegt. Es sind auch bereits einige dadurch veranlasste Todesfälle vorgekommen.

[1] Wiener medicin. Jahrbücher. Band XX. S. 3. 1870.

---

† Archiv f. Anatomie u. Physiologie 1864. S. 520.
†† Archives de physiologie normale et pathologique 1873. S. 364.

etwas erhöht, die Temperatur der Haut jedoch nicht gesteigert. Man hat solche Bäder benutzt, um eine leicht vorübergehende Hautröthung mit darauf folgendem Schweiss hervorzurufen, z. B. bei Katarrhen, Rheumatismen, chronischen Hautausschlägen u. s. w. Indess stehen uns zu diesem Zwecke noch viele andere Mittel zu Gebote, z. B. Waschungen mit Essig oder anderen sehr stark verdünnten Säuren, vor denen die Kohlensäure kaum irgend einen Vorzug besitzt. Deshalb sind auch jene Gasbäder nur dann zweckmässig, wenn man sie als Unterstützungsmittel für andere Curen, z. B. Mineralwassercuren, leicht haben kann, indem in der Nähe kohlensäurereicher Mineralquellen meist Vorrichtungen für den Gebrauch solcher Bäder angebracht sind. — Ebenso wie auf die unversehrte äussere Haut hat man einen Strom von Kohlensäuregas auf Geschwüre einwirken lassen, wodurch ein leichter Schmerz und ein etwas lebhafterer Entzündungsprocess hervorgerufen wird. Bei etwas längerer Dauer der Einwirkung geht die Erregung der sensiblen Nerven in Lähmung über. DEMARQUAY hat daher auch die Anwendung eines Kohlensäurestromes empfohlen, um die Schmerzen in sehr empfindlichen Geschwüren zu vermindern. Die Anwendung der Kohlensäure als schmerzstillendes Mittel wird jedoch durch den Umstand sehr beschränkt, dass ihre Wirkung sehr oberflächlich und rasch vorübergehend ist.

Im **Munde** veranlasst die Kohlensäure einen säuerlichen Geschmack und ein angenehmes Gefühl von Prickeln. Wir bedienen uns daher kohlensäurereicher Flüssigkeiten (Sodawasser, Selterser Wasser, Brausemischungen u. s. w.) sehr häufig als erquickender und durstlöschender Getränke bei **fieberhaften Krankheiten**. In den **Magen** gelangt, ruft die Kohlensäure ein angenehmes Gefühl von Wärme hervor. Die Einwirkung derselben auf die Magenschleimhaut kann zur Beseitigung mancher krankhafter Affectionen der letzteren beitragen. Man bedient sich daher der kohlensäurereichen Getränke sehr häufig bei leichten **Verdauungstörungen**, **Ekel** und **Erbrechen**, aber auch bei **chronischen Magenkatarrhen** (vergl. S. 144). Die im Magen befindliche Kohlensäure entweicht zum Theil durch Aufstossen, zum Theil kann sie in den Dünndarm übergehen. Wegen ihres geringen Diffusionsvermögens wird die Kohlensäure vom Darmcanale aus nur langsam und in geringer Menge in das **Blut** aufgenommen. Die so bewirkte Vermehrung der Kohlensäure des Blutes wird jedoch durch die Respiration sehr schnell wieder ausgeglichen. Es ist daher nicht möglich, durch Einführung von Kohlensäure in den Magen, z. B. durch den reichlichen Genuss kohlensäurehaltiger Getränke bei ungehinderter Respiration eine irgend erhebliche Vermehrung der Blutkohlensäure hervorzurufen. Dagegen kann die Ausdehnung des Magens und der Därme durch die angesammelte Kohlensäure zu manchen nachtheiligen Wirkungen Veranlassung geben.

Von besonderer Bedeutung ist das Verhalten der Kohlensäure in den **Luftwegen**. Reine Kohlensäure ruft beim Einathmen reflectorischen Verschluss der Stimmritze hervor, so dass sofort Erstickung unter Krämpfen eintritt. Ist die Kohlensäure mit Luft vermischt, so kann sie um so leichter eingeathmet werden, je grösser die Verdünnung ist. Während die Luft im Freien nur etwa 0,03—0,05 Vol. Procent Kohlensäure

XIV. KOHLENSÄURE. 205

enthält, kann diese z. B. in Zimmern bis auf 1,00 Vol.-Procent steigen, ohne dass dadurch die Gesundheit benachtheiligt würde. Dagegen wird ein Kohlensäuregehalt von 5,00 Vol.-Procent schon schädlich. Je grösser der Procentgehalt der eingeathmeten Luft an Kohlensäure ist, desto mehr wächst auch der Partiardruck der Kohlensäure in den Luftwegen und es kann daher um so viel weniger Kohlensäure aus dem venösen Blut in die Lungenalveolen übertreten. Beim Einathmen einer kohlensäurereichen Luft wird daher Kohlensäure im Blute zurückgehalten, ja, wenn der Kohlensäuregehalt der Luft grösser ist als der des Blutes, kann sogar Kohlensäure von den Lungen aus in das Blut übergehen. Bis zu welcher Höhe der Kohlensäuregehalt, welcher im arteriellen Hundeblute 29—30 Vol.-Procent beträgt, steigen kann, ohne nachtheilige Wirkungen zu äussern, ist noch nicht bekannt.

PFLUEGER[1], welcher einen Hund ein Gemenge von 70 Vol. Sauerstoff und 30 Vol. Kohlensäure einathmen liess, sah dabei den Kohlensäuregehalt des Arterienblutes von 28,9 auf 56,8 Vol.-Procent steigen. Ich selbst[2] fand im arteriellen Blute eines an starkem Katarrh leidenden, aber nicht bewusstlosen Hundes 65,46 Vol.-Procent Kohlensäure. In den meisten Fällen, wo grössere Mengen von Kohlensäure eingeathmet werden, kommt indess zu der Anhäufung von Kohlensäure im Blute noch eine verminderte Aufnahme von Sauerstoff in dasselbe. Es ist daher nicht immer möglich, zu bestimmen, welchen Antheil jede dieser beiden Schädlichkeiten an den hervorgerufenen Erscheinungen hat. Beim Aufenthalte in einer kohlensäurereichen Luft stellen sich allmählich Brustbeklemmung, Uebelkeit, Herzklopfen, Kopfschmerz und Schwindel ein. Ist der Kohlensäuregehalt beträchtlich, z. B. in Kellern mit gährenden Flüssigkeiten, Grüften, Brunnen, Bergwerken, kohlensäurereichen Quellen u. s. w., so tritt oft plötzlich ein rauschartiger Zustand ein, der bald in völlige Bewusstlosigkeit und Reflexlosigkeit übergeht. Dabei ist die Respiration verlangsamt und tief, der Herzschlag anfänglich verlangsamt, später beschleunigt und geschwächt, die Haut kühl, bis endlich der Tod häufig unter Krämpfen eintritt. W. MUELLER[3] konnte bei Gegenwart genügender Sauerstoffmengen keine Dyspnoe beobachten, wohl aber PFLUEGER[4], welcher daher auch annimmt, dass sowohl durch Mangel an Sauerstoff als durch vergrösserten Kohlensäuregehalt des Blutes Respirationsbewegungen ausgelöst werden. Gleichzeitig mit dem Respirationscentrum wird auch das Gefässnervencentrum erregt. In Folge davon tritt eine Contraction der Gefässe und Erhöhung des Blutdrucks ein. Nach TRAUBE besteht auch im Beginn der Vergiftung eine Erregung des N. vagus, in Folge deren die erwähnte Verlangsamung des Herzschlags eintritt. Ueber das Zustandekommen des Rausches und der darauf folgenden Betäubung vermögen wir uns noch gar keine Rechenschaft zu geben. Die Ursache des Todes ist vielleicht in einer Lähmung des Herzens und Respirationscentrums zu suchen. So

---

[1] Archiv f. d. ges. Physiologie. Band I. S. 103. 1868.
[2] Archiv f. experimentelle Pathologie u. Pharmakologie. Band IV. S. 144. 1875.
[3] Annalen d. Chemie u. Pharmacie. Band 108. S. 257. 1858.
[4] Archiv f. d. ges. Physiologie. Band I. S. 61. 1868.

lange das Herz noch schlägt. gelingt es häufig durch künstliche Respirationsbewegungen in reiner Luft das Leben wieder zurückzurufen.

Da durch das Einathmen von Kohlensäure rasch das Gefühlsvermögen aufgehoben wird, so hat man vorgeschlagen, sie als Anästheticum anzuwenden. Bis jetzt ist dieselbe jedoch zu diesem Zwecke nicht allgemeiner in Gebrauch gekommen, auch würde sie kaum Vorzüge vor dem Stickstoffoxydulgas darbieten. Häufig glaubte man auch, durch das Einathmen einer kohlensäurereichen Luft einen günstigen Einfluss auf den Verlauf mancher Krankheiten, z. B. chronischer Bronchialkatarrhe, Lungentuberkulose u. s. w. ausüben zu können, doch fehlen dafür noch alle Beweise.

Ein Einfluss des wechselnden Kohlensäuregehaltes des Blutes auf die Zusammensetzung des Harns ist bis jetzt nicht nachgewiesen worden. Häufig hat man bei Harnsteinen kohlensäurehaltige Mineralwässer angewendet, doch ist hier auf den Gehalt der letzteren an Alkalisalzen (vergl. S. 152) wohl mehr Gewicht zu legen, als auf ihren Kohlensäuregehalt. — Ebenso wie auf der äusseren Haut wurde die Kohlensäure als leicht reizendes und schmerzstillendes Mittel bei krankhaften Zuständen der weiblichen Geschlechtswerkzeuge angewendet, z. B. bei Uteruskrebs, bei Geschwüren am Uterushalse u. s. w. SCANZONI empfahl das Einleiten eines Kohlensäurestromes in den Muttermund zur Einleitung der künstlichen Frühgeburt, aber auch um die Geburtswehen zu verstärken.

Aqua carbonica. Als erquickendes Getränk benutzt man meist das Sodawasser, Selterser, Schwalheimer, Fachinger Wasser, oder andere künstliche oder natürliche Mineralwässer von ähnlicher Zusammensetzung (vergl. S. 92). Zum Zwecke von Kohlensäure-Duschen entwickelt man das Gas in einer Flasche, aus Kreide und Salzsäure oder doppelt kohlensaurem Natrium und verdünnter Schwefelsäure, lässt dasselbe zuerst durch etwas reines Wasser streichen und leitet es dann mittels einer Kautschukröhre und einer geeigneten Cannüle nach dem kranken Theile hin.

Pulvis aërophorus. Das Brausepulver besteht aus 18 Thln. doppeltkohlensaurem Natrium, 9 Thln. Weinsäure und 19 Thln. Zucker, welche für sich fein gepulvert und nach dem Trocknen gemischt werden. Dieses Pulver, welches in gut verschlossenen Gefässen möglichst trocken aufbewahrt werden muss, wird theelöffelweise einem Glase Wasser zugesetzt und rasch getrunken. — Das englische Brausepulver (Pulvis aërophorus Anglicus) besteht aus je 2,00 Grm. doppelt-kohlensauren Natriums in einer blauen oder rothen und 1,50 Grm. Weinsäure in einer weissen Papierkapsel. Beim jedesmaligen Gebrauche wird der Inhalt einer weissen und der einer gefärbten Kapsel in ein Glas Wasser geschüttet. Das englische Brausepulver ist etwas haltbarer als das vorige, aber auch theurer. — Die Brausepulver können zu denselben Zwecken benutzt werden, wie die kohlensäurereichen Wässer, und sind in manchen Fällen bequemer als diese. Ebenso sind sie ganz geeignet, um das Einnehmen mancher Arzneien, z. B. der löslichen Eisenpräparate oder der abführenden Salze weniger unangenehm zu machen.

Anhang.

Kohlenoxydgas.

CO.

Das Kohlenoxydgas besitzt weder saure, noch basische Eigenschaften und verhält sich gegen die meisten Körperbestandtheile indifferent. Auch Muskeln, Nerven, sowie das ausgeschnittene Froschherz zeigen in Kohlenoxydgas kein merklich anderes Verhalten als in atmosphärischer Luft. Bis jetzt ist nur ein Körperbestandtheil bekannt, auf den dasselbe verändernd einwirkt, das Hämoglobin, mit welchem das Kohlenoxydgas eine dem Oxyhämoglobin ähnliche, aber festere Verbindung eingeht. Jenes Gas kann daher auch nur dann Functionsveränderungen hervorrufen, wenn es durch die Respiration oder auf andere Weise in das **Blut** gelangt.

Beim Einathmen von reinem Kohlenoxydgas tritt sehr rasch Dyspnoe und Erstickung unter Krämpfen ein, indem das in das Blut gelangte Gas den Sauerstoff aus den Blutkörperchen verdrängt und an die Stelle desselben tritt, so dass diese zur weiteren Aufnahme von Sauerstoff unfähig gemacht werden. Der Tod tritt daher in Folge des so entstandenen Sauerstoffmangels ein, während die Ausscheidung der Kohlensäure nicht behindert ist.

Gewöhnlich wird jedoch kein reines Kohlenoxydgas eingeathmet, sondern der sogenannte Kohlendunst, ein Gemenge von atmosphärischer Luft mit Kohlensäure, Kohlenwasserstoffen u. s. w., in welchem oft nur sehr geringe Mengen von Kohlenoxydgas enthalten sind. Derartige Gasgemenge kommen am häufigsten vor in Zimmern, deren Oefen nicht den gehörigen Luftzutritt haben, und wo die bei der Heizung gebildeten Gase nicht vollständig durch den Schornstein abgeführt werden, in Räumen, in welchen Holz langsam verkohlt, in Hüttenwerken, Hohöfen, in Minen, bald nach dem Sprengen u. s. w. Enthält die in solchen Räumen eingeathmete Luft auch noch so geringe Mengen von Kohlenoxydgas, so wird doch das mit jedem Athemzuge in das Blut gelangte Gas dort zurückgehalten, während die übrigen fremden Gase wieder ausgeathmet werden. Auf diese Weise sammelt sich das Kohlenoxydgas im Blute an und macht immer mehr Blutkörperchen unfähig zur Aufnahme von Sauerstoff. Noch ehe indessen sämmtliches Hämoglobin des Blutes sich mit dem Kohlenoxydgas verbunden hat, tritt der Tod durch Sauerstoffmangel ein. Das so im Blute gebildete Kohlenoxydhämoglobin besitzt etwas andere Eigenschaften als das Oxyhämoglobin (vergl. S. 71.). Dasselbe ist lebhaft roth, sein Spectrum hat Aehnlichkeit mit dem des Oxyhämoglobins, doch liegen die beiden Absorptionsstreifen etwas näher beisammen als bei diesem. Sie werden durch reducirende Stoffe, z. B. Schwefelammonium, nicht verändert. Daher besteht auch jene lebhaft rothe Farbe des Blutes in der Leiche fort und bildet ein charakteristisches Kennzeichen der

Kohlenoxydvergiftung. Selbst bei der allmählich eintretenden Fäulniss des Blutes und der Gerinnung desselben geht sie nicht ganz verloren.* Wenn sich das Hämoglobin des kreisenden Blutes allmählich mit dem Kohlenoxydgas verbindet und dadurch zur Aufnahme von Sauerstoff unfähig gemacht wird, so tritt zwar derselbe endliche Effect ein, wie bei der plötzlichen Entziehung des Sauerstoffs, allein die Erscheinungen gestalten sich bei dieser langsamen Erstickung etwas anders.

Beim Einathmen von sehr verdünntem Kohlenoxydgas oder von Kohlendunst zeigt sich gewöhnlich zuerst ein heftiger, mit dem Gefühl von Hitze im Kopfe und Klopfen der Schläfearterien verbundener Kopfschmerz. Indem sich derselbe allmählich steigert, tritt ein halb bewusstloser Zustand ein, während dessen gewöhnlich Erbrechen erfolgt. Endlich erlischt das Bewusstsein vollständig, die Respiration und der Herzschlag werden schwächer und hören endlich ganz auf, in den meisten Fällen ohne vorherigen Eintritt von Krämpfen. Das Gefühl von Dyspnoe ist bei Kohlendunstvergiftungen, die sich oft stundenlang hinziehen, meist nicht bemerkbar und ebensowenig die mit der Dyspnoe im Zusammenhange stehenden Erscheinungen. Dagegen zeigen sich dieselben, wenn die Vergiftung einen rascheren Verlauf nimmt.

Frösche werden in reinem Kohlenoxydgas allmählich matt und sterben erst nach mehreren Stunden ohne Krämpfe durch Lähmung. Wirbellose Thiere werden durch kohlenoxydhaltige Luft gar nicht afficirt, da sie kein Hämoglobin enthalten.

Da bei der Kohlenoxydgasvergiftung der Tod eintritt, noch ehe das Blut vollständig mit dem Gase gesättigt ist, so kann dasselbe auch nicht auf andere, ausserhalb der Gefässe liegende Theile einwirken. Wir sind deshalb genöthigt, die sämmtlichen durch das Kohlenoxydgas hervorgerufenen Erscheinungen als Folgen des ganz allmählich eintretenden Sauerstoffmangels anzusehen.

Nach TRAUBE[1] steigt im Beginn der Kohlenoxydgasvergiftung die Pulsfrequenz, fällt dann etwas unter die Norm, steigt hierauf wieder etwas und sinkt dann bis zum Eintritte des Todes. Der arterielle Blutdruck sinkt anfänglich, steigt dann auf die Norm, sinkt wieder und steigt nochmals, um zuletzt bis zum Tode zu sinken. Die Temperatur sinkt schon bald nach dem Beginn der Vergiftung, ohne wieder zu steigen. Wir haben daher wohl anzunehmen, dass der eintretende Sauerstoffmangel anfänglich eine Reizung, später eine Lähmung der verschiedenen

---

* Eine ganz ähnliche, ebenfalls hellroth gefärbte Verbindung bildet das Stickstoffoxydgas (NO) mit dem Hämoglobin. Es wird sogar das Kohlenoxydgas aus seiner Hämoglobinverbindung durch das Stickstoffoxydgas verdrängt, während dieses wieder durch sehr anhaltendes Durchleiten von Wasserstoffgas ausgetrieben werden kann.† Da das Stickstoffoxydgas indess bei Luftzutritt sich sofort in salpetrige Säure umwandelt und diese, da sie schon in geringer Menge reflectorischen Stimmritzenverschluss herbeiführt, nicht eingeathmet werden kann, so ist die Bildung von Stickstoffoxyd-Hämoglobin im lebenden Körper nur schwer möglich.

[1] Gesammelte Beiträge z. Pathologie u. Physiologie. I. Band. Berlin 1871. S. 329. Vgl. auch POKROWSKY im Archiv f. Anatomie u. Physiologie 1866. S. 59.

† PODOLINSKI im Archiv f. d. ges. Physiologie. Band VI. S. 553. 1872.

circulatorischen Centralapparate veranlasse. Ebenso werden wir die übrigen auftretenden Erscheinungen, z. B. die Kopfschmerzen, das Erbrechen, die Bewusstlosigkeit u. s. w., theils von dem veränderten Blutdrucke, theils von der gestörten Ernährung nervöser Centralapparate abzuleiten haben. So lange noch die Menge der durch Kohlenoxydgas nicht veränderten Blutkörperchen die Aufnahme einer für das Leben genügenden Sauerstoffmenge gestattet, kann, wenn die weitere Einathmung des schädlichen Gases unterbrochen wird, Erholung eintreten. Doch erfolgt diese nicht so rasch, wie bei Vergiftungen durch andere schädliche Gase, ja es nehmen sogar die Vergiftungserscheinungen bisweilen noch zu, wenn man den Kranken an reine Luft bringt. Das Kohlenoxydhämoglobin ist weit weniger leicht zersetzbar als das Oxyhämoglobin und erst durch lange anhaltendes Durchleiten von Wasserstoff, Kohlensäure, besonders aber von Sauerstoffgas, lässt sich ausserhalb des Körpers das Kohlenoxydgas wieder aus dem Blute verdrängen. Auch im Körper geht die Zerlegung des gebildeten Kohlenoxydhämoglobins nur langsam von Statten. Das freigewordene Kohlenoxydgas scheint zum grössten Theile zu Kohlensäure oxydirt zu werden, während ein geringer Theil davon vielleicht unverändert ausgeschieden wird. Um die Aufnahmefähigkeit des Blutes für den Sauerstoff zu befördern, hat KUEHNE[1] vorgeschlagen, einen Theil des veränderten Blutes zu entleeren und mittels der Transfusion durch gesundes Blut zu ersetzen. KLEBS[2] empfahl bei Kohlenoxydvergiftungen die Anwendung des Mutterkornextractes, um die Gefässerweiterung zu beseitigen, die er als Hauptursache der krankhaften Erscheinungen betrachtet. Obgleich häufig das körperliche Wohlbefinden schon nach einigen Stunden wiederkehrt, sieht man doch in anderen Fällen noch nach längerem, meist mit Hirnsymptomen verbundenem Kranksein den Tod eintreten.

Ebenso wie die Ernährung der nervösen Centralapparate durch den Sauerstoffmangel des Blutes beeinträchtigt wird, bleibt dieser wohl auch nicht ohne Einfluss auf den Stoffwechsel. Bis jetzt wissen wir jedoch in dieser Hinsicht fast nur, dass bei Kohlenoxydvergiftungen der **Harn** vorübergehend zuckerhaltig wird. Dieser Umstand ist nach SENFF[3] nicht von einer verhinderten Oxydation des Zuckers im Blute, sondern von einer vermehrten Bildung desselben in der Leber abzuleiten.

Früher wurde bisweilen die Anwendung des Kohlenoxyds als Arzneimittel vorgeschlagen, um dadurch die Oxydationsvorgänge im Körper zu beschränken, doch hat man bis jetzt und gewiss mit Recht keinen Gebrauch davon gemacht.

---

[1] Centralblatt f. d. med. Wissenschaften 1864. S. 134.
[2] Archiv f. patholog. Anatomie. Band XXXII. S. 497. 1865.
[3] Ueber den Diabetes nach Kohlenoxydathmung. Inaug.-Dissert. Dorpat 1869.

XV. Gruppe der Thonerde.

1. Argilla, Bolus alba, Thon, weisser Bolus.
2. Alumen ($K_2Al_2[SO_4]_4 + 24H_2O$), Alaun, Kalialaun.
3. Argilla sulfurica ($Al_2[SO_4]_3$), schwefelsaure Thonerde.
4. Argilla acetica, essigsaure Thonerde.
5. Aluminium chloratum (Al_2Cl_6), Chloraluminium.

Diese Gruppe, zu welcher ausser der Thonerde wahrscheinlich auch einige andere, bis jetzt noch nicht arzneilich benutzte Erden gehören, zeichnet sich durch die schwach basischen Eigenschaften ihrer Oxyde aus, die sich nicht selten gegen stärkere Basen wie schwache Säuren verhalten können. Dieser Umstand erklärt vielleicht theilweise auch das Verhalten derselben gegen den Organismus, indem sich die Wirkungen der Thonerdeverbindungen in mancher Hinsicht denen der Säuren nähern; doch lässt sich jetzt nicht entscheiden, ob und welche andere Eigenschaften zu den Veränderungen, welche die Wirkung der Thonerdesalze hervorruft, beitragen können.

Die in Wasser löslichen Thonerdeverbindungen rufen auf der unverletzten äusseren Haut keine auffallenden Veränderungen hervor. Deutlicher zeigt sich ihr Einfluss auf solchen Flächen, welche mit einer Schicht von Eiter, Serum u. s. w. bedeckt sind, indem das Eiweiss dieser Secrete mit den Thonerdesalzen eine in Wasser unlösliche Verbindung eingeht und so einen Ueberzug über jene Theile bildet, welcher die Epidermis einigermassen ersetzen kann. Gleichzeitig tritt, wahrscheinlich auf gleiche Weise wie bei der Einwirkung von Mineralsäuren, eine Contraction der zunächst liegenden Gewebe ein, wenigstens sehen wir, dass die von jenen Stoffen berührten Stellen blässer werden und weniger secerniren, als vorher. Man kann sich daher der löslichen Thonerdeverbindungen bedienen, um auf solchen Stellen, welche ihrer Epidermis beraubt worden sind, durch die Coagulation des eiweisshaltigen Exsudates eine Art von Epidermis zu bilden, z. B. bei Verbrennungen, Excoriationen u. s. w., theils aber auch, um die Secretion von Geschwüren zu vermindern oder Blutungen zu stillen. Nach Burow hindert die essigsaure Thonerde in hohem Grade die Fäulniss, weshalb er dieselbe bei übelriechenden Geschwüren empfiehlt. Kommt der, seines Krystallwassers durch Erhitzen beraubte Alaun (Alumen ustum) auf secernirende Flächen, so nimmt er allmählich aus denselben sein Krystallwasser wieder auf und kann deshalb selbst als ein schwaches Aetzmittel gebraucht werden. Man benutzt ihn am häufigsten bei Caro luxurians, bei Blutungen, atonischen Geschwüren u. s. w.

Wegen der angeführten Eigenschaften benutzt man den krystallisirten, sowie den gebrannten Alaun, obgleich nur noch selten, bei krankhaften Zuständen der Augen, z. B. bei der abortiven Behandlung von Augenentzündungen, bei Blennorrhöen der Conjunctiva und der Schleimhaut des Thränensackes, bei Hornhauttrübungen, Hornhautstaphylomen u. s. w.

XV. GRUPPE DER THONERDE. 211

Im **Munde** erleiden die Thonerdesalze entsprechende Zersetzungen, wie auch ausserhalb des Organismus in Berührung mit eiweisshaltigen Flüssigkeiten; die Thonerde, sowie die Säuren verbinden sich mit den eiweissartigen Stoffen. MITSCHERLICH fand in dem mit neutraler schwefelsaurer Thonerde und Eiweisslösung gebildeten Niederschlage, welcher sich sowohl im Ueberschusse des Thonerdesalzes, als auch des Eiweisses, und ebenso in verdünnten Säuren löst, 4,3 Procent schwefelsaurer Thonerde.

Die löslichen Thonerdesalze besitzen einen süsslichen, stark adstringirenden Geschmack, welcher theilweise wohl durch die Bildung der angeführten Verbindungen, zum Theil aber durch die erwähnte Contraction der Gewebe bedingt wird. Wegen der letzteren benutzt man die obigen Stoffe auch bei **katarrhalischer Angina**, bei **Geschwüren im Munde und Rachen** und bei **profuser Schleimsecretion**, um die krankhaften Absonderungen zu vermindern, wie bei Mercurialgeschwüren, bei Stomacace, chronischen Rachenkatarrhen u. s. w. BRETONNEAU empfahl bei **Angina diphtheritica** Alaunpulver in den Rachen zu blasen, doch zieht man jetzt gewöhnlich die Anwendung des Höllensteins zu demselben Zwecke vor.

Auf der Schleimhaut der Nase, des Kehlkopfes u. s. w. entstehen durch die Einwirkung der Thonerdesalze ähnliche Veränderungen wie im Munde, so dass man sie zweckmässig bei **Nasenbluten, Nasengeschwüren, Nasenpolypen** u. s. w. benutzen kann. Während man in diesen Fällen den Alaun gewöhnlich in Form einer Lösung (1:20) oder eines Schnupfpulvers (0,2—0,3 Grm.) in die Nase brachte, wurden bei **chronischen Kehlkopfkatarrhen** bisweilen längere Zeit fortgesetzte Inhalationen zerstäubter Alaunlösung angewandt. Da jedoch auf diese Weise nur sehr kleine Mengen des Mittels zu den kranken Theilen gelangen, so ist der Nutzen solcher Inhalationen auch nur gering.

Entsprechende Verbindungen wie im Munde werden auch im **Magen** gebildet, wenn lösliche Thonerdesalze in denselben gelangen. Daher kann man sich der Thonerdesalze wegen ihrer kräftigen adstringirenden Wirkung bei **Blutungen aus dem Magen** bedienen. Wie weit die obigen Stoffe im Darmcanale vordringen können, ohne gänzlich zersetzt zu werden, lässt sich noch nicht bestimmen, doch finden wir häufig, dass bei ihrem Gebrauche die Stuhlausleerungen seltener werden. Man hat sie daher bei **chronischen Diarrhöen und Ruhren, bei Typhus abdominalis, Darmblutungen** u. s. w. angewendet; doch sind noch keine wesentlichen Vorzüge vor anderen, zu gleichen Zwecken angewandten Mitteln, z. B. der Gerbsäure, bekannt. Bei hartnäckigen **Hämorrhoidalblutungen** hat man bisweilen von Alaunklystieren Nutzen gesehen.

Wird der Gebrauch des Alauns längere Zeit fortgesetzt, so tritt allmählich verminderte Esslust und Stuhlverstopfung ein und zuletzt entsteht ein chronischer Katarrh des Darmcanals.

Kommen grössere Mengen von Alaun (grm. 10 und mehr) auf einmal in den Magen, so erfolgen Uebelkeit, Erbrechen, Schmerz in der epigastrischen Gegend, Kolikschmerzen und Diarrhöe, ja es kann selbst Gastroenteritis entstehen. Man hat jedoch bis jetzt bei Menschen noch keinen tödtlich ablaufenden Vergiftungsfall durch Alaun oder andere Thonerdesalze beobachtet. Dagegen wurden bei den Versuchen von MITSCHERLICH Kaninchen durch 7 Grm. Alaun in 2 Stunden, und bei denen von ORFILA und DEVERGIE Hunde durch 60 Grm. davon in 5—14 Stunden getödtet, wenn ihnen die Speiseröhre unterbunden wurde. Man fand in diesen Fällen die innere Oberfläche des Magens mehr oder weniger entzündet und mit einer Verbindung des Schleims mit der Thonerde bedeckt. Wie schnell und in welcher Menge die Thonerde in das **Blut** übergeführt werde, ist noch nicht bekannt. ORFILA fand in der Milz und der Leber eines mit Alaun vergifteten Hundes Spuren von Thonerde, auch im Harn liess sich diese nachweisen. Nach unseren bisherigen Kenntnissen ist es jedoch sehr wahrscheinlich, dass die adstringirende Wirkung der Thonerdesalze durch die Veränderungen, welche dieselben im Darmcanale und auf anderen Applicationsorganen erleiden, aufgehoben werde, und so hatte man wohl kaum ein Recht, zu erwarten, dass sie, und besonders der Alaun, bei Erweiterung des Herzens und der Aorta, bei profusen Schweissen, bei Scorbut, bei Leukorrhöen, Blasenkatarrhen, Nachtrippern, Uterusblutungen, bei zu häufigen Pollutionen, bei Diabetes u. s. w. nützen könnten. Wenn aber doch in manchen dieser Fälle Besserung eintrat, so fehlen uns zur Zeit noch alle Beweise dafür, dass das angewandte Arzneimittel dazu beigetragen hätte. Dagegen können wohl durch Injection von Alaunlösungen in die Harn- und Geschlechtswerkzeuge Schleimflüsse und Blutungen derselben beseitigt werden.

Der Alaun, sowie das unreine schwefelsaure Aluminium oder Chloraluminium (Chloralum) können zur Desinfection von Abtritten, Rinncanälen u. s. w. benutzt werden, indem sie, in genügender Menge zugesetzt, Fäulnissprocesse aufheben, doch haben sie vor dem gewöhnlich benutzten Eisenvitriol keine erheblichen Vorzüge. Das durch Zersetzung von schwefelsaurem Aluminium mit Bleizuckerlösung erhaltene essigsaure Aluminium wurde von BUROW[1] zum Conserviren von Leichen und Leichentheilen empfohlen. Obgleich sich jener Zweck so sehr gut erreichen lässt, so hat doch das BUROW'sche Verfahren, so wie überhaupt die Injection grösserer Flüssigkeitsmengen den Uebelstand, dass die Leichen ödematös gemacht und dadurch entstellt werden.

Alumen. Man giebt den Alaun zu Grm. 0,1—0,5 p. d., tagüber zu Grm. 0,5 —1,0 als Pulver oder in Lösung. Die Alaunmolken, **Serum lactis albuminatum,** ein sehr unzweckmässiges Präparat, werden bereitet, indem man 100 Th. Kuhmilch erwärmt, zu Anfang des Kochens 1 Th. gepulverten Alauns zusetzt und, nachdem die Coagulation erfolgt ist, die Flüssigkeit filtrirt. Dieselben können eben so wie verdünnte Alaunlösungen angewendet werden. Aeusserlich benutzt man den Alaun entweder in Substanz oder in wässeriger Lösung (1 Th. auf 20—100 Th. Wasser) zu Fomenten, Injectionen u. s. w.

Argilla acetica. Man hat dieses Präparat innerlich selten und nur in Lösung angewendet. Dasselbe gilt von dem schwefelsauren Alu-

---

[1] Deutsche Klinik 1860. No. 8.

minium, **Argilla sulfurica**. Beide Präparate haben keine Vorzüge vor dem Alaun.

Argilla. Der weisse Bolus wurde früher als Streupulver benutzt, jetzt dient er nur noch als Constituens für Pillen, besonders mit Argentum nitricum.

XVI. Gruppe des Eisens.

A. Eisen.
1. *a*) **Ferrum pulveratum** (Fe), Limatura martis praeparata, Ferrum alcoholisatum, Alcohol martis, Eisenfeile. *b*) **Ferrum reductum**, Ferrum hydrogenio reductum, reducirtes Eisen.
2. **Ferrum oxydatum fuscum** (Fe_2O_3 + $3H_2O$), Ferridhydroxyd, Eisenoxydhydrat.
3. **Ferrum sulfuratum** (FeS), Schwefeleisen.
4. **Ferrum chloratum** ($FeCl_2$ + $4H_2O$), Ferrum muriaticum oxydulatum, Eisenchlorür, salzsaures Eisenoxydul, Ferrochlorid.
5. **Ferrum sesquichloratum** (Fe_2Cl_6 + $6H_2O$). Ferrum muriaticum oxydatum, Eisenchlorid, Ferridchlorid.
6. **Ferrum iodatum** (FeI_2 + $5H_2O$), Ferrum hydriodicum oxydulatum, Eisenjodür, Ferroiodid.
7. **Ferrum carbonicum** ($FeCO_3$), kohlensaures Eisen.
8. **Ferrum sulfuricum** ($FeSO_4$ + $7H_2O$), Vitriolum martis purum, Vitriolum viride, Sulfas ferrosus cum aqua, schwefelsaures Eisenoxydul, Eisenvitriol, grüner Vitriol, Ferrosulphat.
9. **Ferrum sulfuricum oxydatum**, schwefelsaures Eisenoxyd, Ferridsulphat.
10. **Ferrum sulfuricum oxydatum ammoniatum**, schwefelsaures Eisenoxyd-Ammonium, ammoniakalischer Eisenalaun.
11. **Ferrum phosphoricum**, Phosphas ferrosus, phosphorsaures Eisenoxydul.
12. **Natrium pyrophosphoricum ferratum**, Pyrophosphas ferri et natri, pyrophosphorsaures Eisenoxydnatron.
13. **Ferrum pyrophosphoricum cum ammonio citrico**, pyrophosphorsaures Eisenoxyd mit citronensaurem Ammonium.
14. **Ferrum aceticum**, essigsaures Eisenoxyd.
15. **Ferrum lacticum** ($Fe[C_3H_5O_3]_2$ + $3H_2O$), milchsaures Eisenoxydul.
16. **Tartarus ferratus**, Tartarus chalybeatus, Ferro-kali tartaricum, Eisenweinstein.
17. **Ferrum citricum oxydatum**, citronensaures Eisenoxyd, Ferridcitrat.
18. **Ferrum citricum ammoniatum**, citronensaures Eisenoxydammoniak.
19. **Ferrum malicum**, äpfelsaures Eisen.

B. Mangan.
1. **Manganesium hyperoxydatum** (MnO_2), Manganesium oxydatum nigrum, Manganhyperoxyd, Braunstein.
2. **Manganesium chloratum** ($MnCl_2$), Manganesium muriaticum oxydulatum, Manganchlorür.
3. **Manganesium sulfuricum** ($MnSO_4$ + $5H_2O$), Sulfas manganesii, schwefelsaures Manganoxydul.
4. **Kalium hypermanganicum crystallisatum** ($KMnO_4$), Chamäleon minerale, übermangansaures Kalium.

C. Nickel.
D. Kobalt.

Das Eisen ist ein Bestandtheil des Hämoglobins, doch ist uns seine Bedeutung für dieses, sowie die Eigenschaft, welche es befähigt, in dasselbe einzutreten, noch unbekannt. In Bezug auf seine übrigen Eigenschaften schliessen sich einige andere Metalle, wie das Mangan und wahrscheinlich auch Kobalt und Nickel, an das Eisen an, doch sind dieselben bisher wenig oder gar nicht zu therapeutischen Zwecken benutzt worden. Die Zahl der bis jetzt arzneilich angewandten Eisenverbindungen ist ziemlich gross, und dabei sind die Eigenschaften der einzelnen Präparate sehr verschieden. Dessenungeachtet hat man sich schon seit längerer Zeit überzeugt, dass der arzneiliche Gebrauch jener verschiedenen Stoffe in vieler Beziehung ähnliche Folgen hervorzurufen vermag. Wenn man daher nicht von der Wirkung der einzelnen Eisenpräparate, sondern vielmehr von einer Wirkung des „Eisens" in jenen Präparaten zu sprechen pflegt, während man doch andererseits nicht von der Wirkung des Sauerstoffs oder des Schwefels in der Schwefelsäure, sondern nur von der Wirkung der Schwefelsäure selbst spricht, so deutet man dadurch die Ansicht an, dass die Eisenpräparate im Organismus solche Veränderungen erleiden, durch welche die Differenz ihrer Eigenschaften ausgeglichen wird, während die Schwefelsäure, welche unzersetzt durch den Körper hindurch geht, nicht durch ihre Zersetzungsproducte wirken kann. Diese Ansicht wird durch die Beobachtung bestätigt, dass jene gemeinschaftlichen Wirkungen des „Eisens" nur den Eisenverbindungen zukommen, welche gewisse Veränderungen im Organismus erleiden, während die Eisenpräparate, welche jenen Umwandlungen entgehen, wie z. B. das Blutlaugensalz, das sich wie ein Stoff aus der Gruppe des Glaubersalzes verhält, das Berlinerblau, die Ferrocyanwasserstoffsäure, Ferridcyanwasserstoffsäure u. s. w., auch jene „Eisenwirkungen" nicht zeigen.

Die äussere Haut bleibt bei der Berührung mit metallischem Eisen oder mit den in Wasser unlöslichen Eisenverbindungen ohne alle bemerkbare Veränderungen. Auch die in Wasser löslichen Eisensalze scheinen die Epidermis nicht zu verändern, die zerfliesslichen können der Haut etwas Wasser entziehen und ihr vielleicht einen Antheil von Säure abgeben. Dass Eisensalze, selbst bei länger dauernder Berührung, von der Haut aus in das Blut übergehen könnten, ist sehr unwahrscheinlich. Wenn auch bisweilen in krankhaften Zuständen bei dem Gebrauche eisenhaltiger Bäder Besserung erfolgte, so darf daraus doch noch nicht geschlossen werden, dass dieselbe die Folge des in das Blut übergegangenen Eisens war. Deutlichere Veränderungen zeigen sich bei der Einwirkung der Eisenpräparate auf solche Stellen, welche von der Epidermis entblösst sind. Wie auf anderen Applicationsstellen bemerken wir auch hier eine „adstringirende Wirkung", wenigstens sehen wir, dass die Secretion von Geschwürsflächen u. s. w. sich nach der Application löslicher Eisensalze vermindert. Diese Erscheinung zeigt sich jedoch bei den verschiedenen Eisenverbindungen in ungleichem Grade. Sie tritt am deutlichsten hervor bei den Ferridverbindungen, besonders bei dem Eisenchlorid. Man benutzt dieses daher auch häufig als adstringirendes, und mit besonderer Vorliebe als blutstillendes Mittel, z. B. bei Nasenbluten, Blutungen aus Zahnzellen, aus dem Uterus, dem Mastdarm, aus Blutegelwunden, Geschwüren, Wunden u. s. w. Concentrirte

XVI. GRUPPE DES EISENS.

Lösungen von Eisenchlorid können selbst als oberflächliches Aetzmittel dienen, z. B. bei Chankergeschwüren, Excrescenzen, Polypen u. s. w. Dagegen ist die Injection von Eisenchlorid in Aneurysmen, Varices wegen der durch die gebildeten Blutgerinnsel leicht entstehenden Embolien nicht rathsam. SMITH und ORFILA sahen sogar bei Hunden, denen grössere Mengen von Eisenvitriol in Schenkelwunden gebracht worden waren, den Tod eintreten.

Die in Wasser unlöslichen Eisenverbindungen sind geschmacklos, die löslichen besitzen einen adstringirenden, tintenartigen Geschmack. Derselbe ist am stärksten bei dem Eisenchlorid, dem schwefelsauren Eisen u. s. w. Dagegen tritt er bei dem pyrophosphorsauren Eisen, sowie bei den weinsauren, citronensauren u. s. w. Salzen weniger unangenehm hervor, weshalb man für den innerlichen Gebrauch den letzteren häufig den Vorzug gegeben hat. Wodurch jener Geschmack hervorgerufen wird, lässt sich noch nicht mit Sicherheit bestimmen; dass jedoch die Verbindung des Eisensalzes mit den eiweissartigen Bestandtheilen der Zungenschleimhaut einen wesentlichen Antheil daran habe, wird aus dem Umstande wahrscheinlich, dass wir durch Zusatz einer gewissen Menge von Eiweiss zu den Eisensalzen den adstringirenden Geschmack derselben aufheben können, und dass alle Stoffe, welche im Munde ähnliche Zersetzungen wie die Eisensalze erleiden, einen adstringirenden Geschmack besitzen. Eben so wie auf der äusseren Haut können wir uns auch im Munde der löslichen Eisensalze als adstringender Mittel bedienen, z. B. bei Geschwüren im Munde; doch zieht man für diesen Zweck gewöhnlich andere Stoffe, z. B. den Alaun, vor, da die Eisensalze leicht den Zähnen eine unangenehme Färbung ertheilen. Da der Athem bei Gegenwart cariöser Zähne häufig geringe Mengen von Schwefelwasserstoff enthält, so kann ein Theil des mit dem alkalischen Mundspeichel vermischten Eisens in Schwefeleisen umgewandelt werden, welches mit dem Schleim einen schmutzigen, nicht ganz leicht zu entfernenden Ueberzug über die Zähne bildet. Um diesen Uebelstand zu vermeiden, lässt man bisweilen eisenhaltige flüssige Arzneien oder eisenhaltige Mineralwässer durch ein Röhrchen in den Mund einziehen, damit sie so weniger mit den Zähnen in Berührung kommen, als dies gewöhnlich beim Einnehmen derselben geschieht. Am zweckmässigsten ist es jedoch, die Eisenpräparate in Pillen, Pulvern oder überhaupt in solchen Formen zu geben, in welchen sie mit den Zähnen wenig in Berührung kommen.

Da die Eisenpräparate gewöhnlich nur kurze Zeit im Munde verweilen, so kann auch ein grösserer oder geringerer Theil derselben in unzersetztem Zustande bis in den Magen gelangen. Das metallische Eisen, die Oxyde desselben und die meisten in Wasser unlöslichen Eisensalze werden hier, je nach der Menge der vorhandenen freien Säure, in grösserer oder geringerer Menge gelöst. Diejenigen, welche ungelöst bleiben, z. B. sehr stark geglühtes Eisenoxyd, gelangen überhaupt nicht zur Wirkung. Bei der Auflösung des metallischen Eisens im Magensafte entwickelt sich durch Wasserzersetzung etwas Wasserstoffgas, dem jedoch, da das Eisen nie ganz rein ist, Spuren von Kohlenwasserstoffgas und selbst Schwefelwasserstoffgas beigemengt sind, weshalb auch das in Form von Ructus entweichende Gas durch seinen unangenehmen Geruch und Geschmack lästig wird. Bei dem Gebrauche der Eisenoxyde und unlöslichen Salze findet eine solche Gasentwickelung nicht Statt.

Die in den Magen eingeführten oder in demselben gebildeten Eisensalze müssen sofort durch die Einwirkung der übrigen im Magen befindlichen Stoffe, z. B. der phosphorsauren Salze, mancherlei Zersetzungen erleiden, über welche wir uns noch nicht genügende Rechenschaft geben können. Noch mehr aber muss die Zusammensetzung derselben hier wie auf den übrigen Applicationsorganen durch die Gegenwart eiweissartiger Stoffe modificirt werden. Bringt man ausserhalb des Körpers eine Eiweisslösung mit einem Ferrosalze zusammen, so bleibt die Mischung klar und nimmt sofort eine etwas gelbliche Färbung an. Ferridsalze geben bei grösserer Concentration sogleich, bei geringerer erst allmählich einen gelblichröthlichen Niederschlag, der sich jedoch in verdünnten Säuren, sowie im Magensafte löst.[1] MITSCHERLICH fand in einem Niederschlage, den er durch Zusatz von Eiweisslösung zu neutralem Ferridsulphat erhalten hatte, die Schwefelsäure in demselben Verhältnisse zu dem Eisen, wie in dem neutralen Salze, in einem anderen, durch Hinzufügen von neutralem Ferridsulfat zu Eiweisslösung gewonnenen Niederschlage dagegen in dem Verhältnisse eines basischen Salzes. Nach Analogie der übrigen mit Eiweisslösung und Metallsalzen erhaltenen Niederschläge ist es jedoch wahrscheinlich, dass das Eisen in denselben nicht mit der Schwefelsäure, sondern mit dem Eiweiss verbunden sei und dass die Schwefelsäure durch anhaltendes Auswaschen vollständig entfernt werden könne. Dasselbe, was von den schwefelsauren Salzen des Eisens gesagt wurde, gilt auch von den übrigen Salzen desselben Metalles. Wir haben im Körper allerdings keine Flüssigkeit, welche sich genau wie Eiweisslösung verhält, allein die Eisensalze bilden auch mit den übrigen eiweissartigen Stoffen ganz analoge Verbindungen, wie mit dem Eiweiss. Dass auch im Magen derartige Verbindungen gebildet werden, ist von MITSCHERLICH, MAYER u. A. nachgewiesen worden, nur lässt sich noch nicht genau angeben, in wieweit die Eigenschaften der auf den verschiedenen Applicationsorganen gebildeten Verbindungen mit denen der obigen Eisenalbuminate übereinstimmen. Lassen auch unsere Kenntnisse in Bezug auf diesen Punkt noch so Manches zu wünschen übrig, so ist es doch unzweifelhaft, dass die verschiedenen in den Magen gebrachten löslichen Eisenpräparate daselbst stets in ein und dieselbe Form übergeführt werden, denn abgesehen von den eiweissartigen Stoffen würde dies auch schon durch die im Magen constant vorkommenden Salze allein nach den Gesetzen der Affinität geschehen müssen.

Aus dem angegebenen Grunde können nur diejenigen Wirkungen, welche von den unzersetzten Salzen hervorgerufen werden, verschieden sein; die übrigen müssen sich qualitativ gleich bleiben.

Nach WASMANN wird die verdauende Wirkung des Magensaftes durch Zusatz von schwefelsaurem Eisen nicht aufgehoben; indess haben wir keinen Grund für die Annahme, dass der Verdauungsprocess durch

---

[1] Vgl. A. MAYER, De ratione, qua ferrum mutetur in corpore. Dorpat 1850. S. 19.

XVI. GRUPPE DES EISENS. 217

die Gegenwart von Eisenverbindungen befördert werden könne. So lange dieselben unzersetzt sind, können sie noch durch ihre ursprünglichen Eigenschaften wirken. Man hat deshalb auch das Eisenchlorid bei Blutungen aus dem Magen angewendet.
Bei dem länger fortgesetzten Gebrauche der Eisenpräparate treten häufig Verdauungsstörungen ein. Da das Eisen meist nur in solchen Fällen angewendet wird, welche einen länger fortgesetzten Gebrauch desselben nöthig machen, so werden dadurch oft sehr unangenehme Unterbrechungen der Cur veranlasst. Dazu kommt, dass die Personen, denen man Eisen zu verordnen pflegt, in der Regel schlecht genährt sind. Wodurch jene Verdauungsstörungen bedingt werden, ist noch nicht bekannt, und aus diesem Grunde ist es auch nicht möglich, zu bestimmen, wie man dieselben vermeiden könne. Man hat sehr vielfach nach Präparaten gesucht, welche von dieser unangenehmen Eigenschaft frei wären und diesem Grunde verdanken wir auch die grosse Zahl der officinellen Eisenmittel. Bis jetzt ist es indess nicht gelungen, das gewünschte Präparat aufzufinden. Durchschnittlich rufen die in Wasser unlöslichen Eisenpräparate, da sie durch die Säure des Magensaftes nur in beschränkter Menge gelöst werden, jene Verdauungsstörungen weniger leicht hervor, als die in Wasser löslichen und die letzteren um so weniger, je geringer die Eisenmenge ist, welche mit der jedesmaligen Dosis des Mittels gegeben wird. Es ist eine sehr verbreitete, wenn auch unerwiesene Annahme, dass jene Verdauungsstörungen durch einen öfteren Wechsel des Präparates am besten vermieden werden könnten. Auch scheint es zweckmässig, die Eisenpräparate nicht bei leerem Magen einnehmen zu lassen.
Nach grösseren Dosen der Eisenpräparate tritt die Affection des Darmcanals rascher ein. Man beobachtet dann Druck in der Magengegend, Kolikschmerzen und vermehrte Stuhlausleerungen. Hunde wurden bei den Versuchen von Smith und Orfila durch 7 Grm. schwefelsauren Eisens getödtet. Bei Menschen sind bis jetzt nur selten tödtlich ablaufende Vergiftungen durch Eisenpräparate beobachtet worden. Noch stärker als die Ferrosalze scheinen die Ferridsalze zu wirken. Bei Vergiftungen durch Eisenpräparate würde man am zweckmässigsten Milch und alkalische Stoffe trinken lassen, um das Eisensalz in eine unschädliche Verbindung zu verwandeln.
Das bisher über das Verhalten des Eisens auf der Haut und im Darmcanale Angeführte gilt, soweit sich aus den bisherigen, meist nur toxikologischen Beobachtungen schliessen lässt, auch von den Verbindungen des Mangans, des Nickels und des Kobalts, doch scheint durch die letzteren die Magenschleimhaut stärker afficirt zu werden, als durch Mangan- und Eisensalze. Auch Kobalt und Nickel würden bei fortgesetztem Gebrauche wahrscheinlich eine schmutzige Färbung der Zähne bewirken, Mangan dagegen nicht.
Da das Eisen als stark elektropositiver Körper viele andere Metalle aus ihren Lösungen fällt, so wurde von Dumas und Edwards das durch Reduction des Eisenoxyds mittels Wasserstoff erhaltene, sehr fein zertheilte Eisen als Antidotum bei Vergiftungen durch Kupfer-, Queck-

silber- und Bleisalze empfohlen. Von grösserer Bedeutung ist das Eisenoxydhydrat als Antidotum bei Arsenvergiftungen. Dasselbe wurde von BERTHOLD und BUNSEN empfohlen, da eine Lösung von arseniger Säure durch frisch bereitetes und noch feuchtes Eisenoxydhydrat vollständig gefällt wird, indem sich die arsenige Säure mit dem Eisenoxyd, namentlich bei Gegenwart von etwas Ammoniak, zu einem in den Flüssigkeiten des Darmcanals unlöslichen Salze verbindet. Seit jener Zeit ist das Eisenoxydhydrat vielfach bei Arsenvergiftungen mit dem besten Erfolge angewendet worden. Das durch Zersetzung des kohlensauren Eisens an der Luft erhaltene Eisenoxydhydrat besitzt jene Eigenschaft in geringerem Grade, weshalb es sich auch zu jenem Zwecke viel weniger eignet. Dasselbe gilt von dem mehrere Monate lang aufbewahrten feuchten Eisenoxydhydrat. Es wird daher auf den Vorschlag von FUCHS nach der Pharm. Germ. das Eisenoxydhydrat beim jedesmaligen Gebrauche frisch bereitet, indem man 60 Th. Liquor ferri sulfurici oxydatmit der doppelten Menge Wassers verdünnt und mit einer sorgfältig bereiteten Verreibung von 7 Th. Magnesia usta mit 120 Th. Wasser schüttelt. Die so erhaltene unter dem Namen **Antidotum arsenici** officinelle Mischung enthält zwar ausser dem Eisenoxydhydrat noch Magnesia und schwefelsaures Magnesium, welche jedoch eher förderlich als störend wirken. Man giebt jenes Mittel alle 10 Minuten zu 1—2 Esslöffel voll, später halbstündlich. Ebenso wie das Antidotum arsenici kann auch das Ferrum oxydatum saccharatum solubile angewendet werden.

Nicht immer lässt sich schnell entscheiden, ob das genommene Gift arsenige Säure oder etwas Anderes war, und daher liegt der Wunsch nahe, ein Mittel zu besitzen, welches zugleich als Antidotum für andere Stoffe dienen könnte. Zu diesem Zwecke würde sich das von MEURER vorgeschlagene präcipitirte Schwefeleisen eignen. Dasselbe würde auch bei Vergiftungen durch Quecksilber-, Kupferund Bleisalze nützlich sein, welche es sehr schnell in unwirksame Schwefelmetalle verwandelt, während das gebildete Eisenoxydulsalz nicht leicht grösseren Nachtheil bringen kann. Noch grössere Anwendbarkeit würde aber die von DUFLOS als Antidotum universale empfohlene Mischung von Schwefeleisen, Eisenoxydulhydrat und Magnesia besitzen, welche nicht bloss bei Vergiftungen durch arsenige Säure oder eins der schweren Metalle, sondern auch bei solchen durch Blausäurepräparate und selbst durch die meisten nicht flüchtigen Alkaloide nützlich sein würde. Die Blausäure würde durch jene Mischung in unschädliches Eisencyanmagnesium verwandelt, die Alkaloide dagegen aus ihren Salzlösungen ausgeschieden werden, welche letztere stärker zu wirken pflegen, als die schwer löslichen reinen Alkaloide. Bis jetzt liegen indess noch keine an Menschen gemachten Beobachtungen über die Brauchbarkeit des obigen Mittels vor.

Die Eisenoxydulsalze, welche als solche in den Magen eingeführt oder in demselben gebildet wurden, erleiden bei ihrem Austritte eine weitere Oxydation. MITSCHERLICH, welcher diesen Umstand zuerst beobachtete, glaubte denselben dadurch erklären zu müssen, dass die Eisenoxydulsalze der Schleimhaut des Magens Sauerstoff entzögen. BERNARD dagegen, welcher MITSCHERLICH's Beobachtung bestätigte, ist der Ansicht, dass das arterielle Blut der Magenschleimhaut Sauerstoff an die Eisenoxydulverbindungen abgebe. Nach den Untersuchungen von MAYER[1] und mir ist jedoch der Grund jener Oxydation ein anderer.

---

[1] MAYER, De ratione, qua ferrum mutetur in corpore. Dorpat 1850.

XVI. GRUPPE DES EISENS. 219

Untersuchen wir den Magen von Thieren, denen wir ein Eisenoxydulsalz eingegeben hatten, nach einigen Stunden, so finden wir, dass besonders die Schleimhaut in der Nähe des Pylorus und der Inhalt des Duodenums eine gelbbraune, durch Eisenoxyd bedingte Färbung zeigt. Die Verbindungen des Eiweisses mit den Eisenoxydulsalzen oxydiren sich an der Luft ziemlich leicht; versetzt man dieselben aber mit einem Alkali bis zur alkalischen Reaction, wobei sie eine klare Flüssigkeit bilden, so ziehen sie mit einer Energie, welche wir sonst nur beim Eisenoxydulhydrate finden, Sauerstoff aus der Luft an und färben sich in kurzer Zeit durch Oxydbildung braun. In der Nähe des Pylorus wird die saure Reaction des Mageninhaltes schwächer als sonst, im Dünndarme wird dieselbe durch den Zutritt der Galle und des pankreatischen Saftes in eine alkalische verwandelt, und es sind daher die Bedingungen gegeben, unter welchen das im Magen gebildete Albuminat höher oxydirt werden kann, da beständig mit dem Speichel und den Speisen eine ziemliche Menge atmosphärischer Luft in den Magen gebracht wird.

Verfolgen wir die gebildete Eisenverbindung im weiteren Verlaufe des Darms, so finden wir, dass sie sich allmählig dunkler färbt und endlich im unteren Theile des Dickdarmes eine schwarze Farbe annimmt, indem das Oxyd im Verlaufe des Dünndarms allmählig wieder reducirt und zuletzt in Einfach-Schwefeleisen verwandelt wird. Da die Eisenalbuminate im oberen Darmcanale wenigstens theilweise in löslicher Form bestanden, und sich daher mit dem Darminhalte innig mischen konnten, so erscheinen im Dickdarme die Fäcalmassen durch das gebildete Schwefeleisen gleichmässig schwarzgrün gefärbt. Diese Färbung entsteht jedoch nicht nach dem Gebrauche solcher Eisenpräparate, welche im Darmcanale gänzlich oder zum grössten Theile ungelöst bleiben, z. B. beim rothen Eisenoxyd, dem phosphorsauren Eisenoxyd u. s. w. Die mehrfach ausgesprochene Vermuthung, dass jene schwarzgrüne Färbung, welche das Schwefeleisen in sehr feiner Vertheilung stets zeigt, wie in anderen Fällen durch Galle bedingt werde, ist nicht richtig; jene Fäces enthalten nach den Untersuchungen von LEHMANN, mir und Anderen nicht mehr Galle als gewöhnlich, auch lässt sich die grüne Färbung der Fäces durch Ausziehen mit Weingeist nicht entfernen, was stets der Fall ist, wenn dieselbe von Galle herrührt. Aeschert man die Fäces ein, so wird das Schwefeleisen zersetzt, und man findet dann in der Asche das Eisen als phosphorsaures Eisenoxyd wieder. Kobalt- und Nickelsalze rufen in grösseren Dosen eine dunkelbraune Färbung der Fäces hervor, welche ebenfalls durch die Schwefelverbindungen jener Metalle bedingt ist.

Nach dem Gebrauche arzneilicher Dosen der Eisenpräparate beobachten wir keine auffallenden Veränderungen in der Function des Darmes, ausser dass die Stuhlausleerungen etwas seltener, nach grösseren Dosen dagegen etwas häufiger und weicher zu werden pflegen. Man hat die Eisenpräparate, besonders das Eisenchlorid, bisweilen als adstringirendes Mittel bei Darmblutungen, bei chronischen Diarrhöen, bei Abdominaltyphus u. s. w. benutzt. Auf die Secretion der Galle und des pankreatischen Saftes scheint der Gebrauch der Eisenpräparate keinen wesentlichen Einfluss zu haben. Den Mangansalzen hat man bisweilen die Eigenschaft zugeschrieben, die Gallensecretion zu vermehren, weil GMELIN bei seinen toxikologischen Versuchen mehr Galle im Darmcanale fand als sonst; doch fehlen uns noch alle weiteren Beweise für jene Meinung, wenigstens enthalten die Fäces beim Gebrauche von Manganpräparaten nicht mehr Galle als gewöhnlich.

Wegen der Affinität des Eisenoxyds zu den eiweissartigen Substanzen ist es wahrscheinlich, dass das Eisen in Form des im Darmcanale gebildeten Albuminates in das **Blut** übergeführt werde. Auf welche Weise und in welchem Massstabe dies geschehe, lässt sich nach dem jetzigen Stande unserer Kenntnisse noch nicht beurtheilen. Da man gewöhnlich in den Fäces fast eben so viel Eisen wiederfindet, als man arzneilich in den Darm eingeführt hatte, glaubte man schliessen zu dürfen, dass überhaupt nur sehr wenig Eisen in das Blut übergeführt werde, doch ist dieser Schluss vielleicht nicht richtig. Auch wenn man auf anderem Wege, z. B. durch Injection in die Venen, Eisen in den Körper bringt, findet man nach kurzer Zeit fast die ganze Quantität davon in den Fäces wieder.[1] Es ist also möglich, dass eine grössere Menge von Eisen von dem Darmcanale aus in das Blut übergeführt, aber schon in kurzer Zeit durch den Darmcanal wieder ausgeschieden wird. Bis jetzt fehlen uns jedoch noch sichere Beweise sowohl für die eine, als auch für die andere Annahme.

Nach seinem Uebertritte in das Blut würden wir das Eisen zunächst wohl im Blutplasma zu suchen haben, und zwar ebenfalls in Form eines Albuminates. Die Verbindung des Eisens im Blutplasma scheint nicht lange unverändert zu bleiben, sondern vielmehr zum Theil wieder ausgeschieden zu werden, zum Theil aber in die Blutkörperchen überzugehen, wenigstens finden wir für gewöhnlich kein Eisen im Plasma. Bei unseren mangelhaften Kenntnissen über die Bildung der rothen Blutkörperchen sind wir nicht im Stande, die Schicksale des Eisens in denselben genauer zu verfolgen. Nach QUINCKE[2] tritt das Eisen bereits in die weissen Blutkörperchen ein, in denen wir also vielleicht die Bildungsstätte des Hämoglobins zu suchen haben. Aber wir wissen noch nicht, aus welchen chemischen Gründen jener Eintritt erfolgt, und welche Umwandlungen das ursprüngliche Eisenalbuminat zu erleiden hat, um endlich ein Bestandtheil des in den rothen Blutkörperchen enthaltenen Hämoglobins zu werden. Obgleich die Bildung des Hämoglobins ohne die Gegenwart von Eisen nicht erfolgen kann, so ist doch die absolute Menge des im Blute enthaltenen Eisens nur gering. Sie beträgt für einen erwachsenen Mann etwa 3,0 Grm. Dabei ist der Verlust an Eisen, welchen der Körper durch seine Ausscheidungen erleidet, nur gering. Da nun dem Körper mit den Nahrungsmitteln beständig ungleich grössere Eisenmengen zugeführt werden, so ist eine durch Eisenmangel verhinderte Bildung von Hämoglobin nicht wohl anzunehmen. Wenn nun trotz einer genügenden Zufuhr von Eisen in manchen Fällen die Bildung von Hämoglobin zu gering ist, so spricht dieser Umstand dafür, dass dieselbe ausser von der Zufuhr

---

[1] MAYER, l. c.
[2] Archiv f. Anatomie u. Physiologie 1868. S. 757.

des Eisens auch noch von anderen, uns unbekannten Bedingungen abhängen müsse.

Sind wir nun auch nicht im Stande, durch reichlichere Zufuhr von Eisen zu dem Blute die Menge des Hämoglobins nach Belieben zu steigern, so lässt sich doch annehmen, dass dadurch die Bildung des Hämoglobins auch unter ungünstigen Umständen befördert werde. Allerdings fehlt noch die experimentelle Begründung dieser sehr verbreiteten Hypothese, doch erklärt uns dieselbe die bisher am Krankenbette beobachteten Thatsachen.

Soweit wir die Bedeutung des Hämoglobins kennen, besteht diese hauptsächlich darin, der Träger des Sauerstoffs im Blute zu sein. Da sich das Hämoglobin mit dem Sauerstoff in einem bestimmten Verhältnisse verbindet, so vermag das Blut einen um so grösseren Vorrath von locker gebundenem Sauerstoff aufzunehmen, je mehr Hämoglobin dasselbe enthält. Obgleich nun, wie wir früher[1] gesehen haben, das Leben selbst bei einem ziemlich geringen Sauerstoffvorrathe fortbestehen kann, so ist doch die Grösse desselben für die körperliche Thätigkeit keineswegs gleichgültig. Die Grösse des Sauerstoffvorraths im Blute kann herabgesetzt werden durch verminderte Hämoglobinbildung oder durch geringen Luftdruck. Wir beobachten nun, dass bei Personen, welche in sehr hoch gelegenen Gegenden leben, dieselben Erscheinungen auftreten, durch welche sich mangelhafte Bildung von Hämoglobin charakterisirt, namentlich das Gefühl von Mattigkeit und eine Herabsetzung der körperlichen und geistigen Energie. Während jene Krankheitserscheinungen dort nach Erhöhung des Luftdrucks wieder verschwinden, pflegen sie hier dem Gebrauche des Eisens zu weichen. Wir können daraus schliessen, dass sie die Folgen eines zu geringen Sauerstoffvorrathes im Blute sein müssen. In der That ist es leicht verständlich, dass die körperlichen Vorgänge, welche an einen Verbrauch von Sauerstoff geknüpft sind, mit grösserer Leichtigkeit und in reichlicherem Masse Statt finden werden, wenn das Blut mit einem grösseren Sauerstoffvorrathe versehen ist, als wenn dieser eben nur hinreicht, um das Leben nicht erlöschen zu lassen.[2] Aus diesem Umstande ist wohl auch die von POKROWSKI[3] nach dem Gebrauche des Eisens beobachtete Steigerung der Körpertemperatur, Vermehrung der Pulsfrequenz und Erhöhung des Blutdrucks abzuleiten. Für diese Annahme spricht auch die Beobachtung von RABUTEAU[4], welcher nach dem Gebrauch des Eisens bei möglichst gleicher Diät eine Vermehrung der Harnstoffausscheidung eintreten sah.

Wir verordnen daher die Eisenpräparate vorzugsweise da, wo wir einen Mangel an Hämoglobin als die Hauptursache der vorliegenden Krankheitserscheinungen anzusehen haben. Selbstverständlich kann der arzneiliche Gebrauch jenes Mittels nur dann von Nutzen sein, wenn gute

---

[1] Vgl. S. 72.
[2] Vgl. A. FRAENKEL, Ueber den Einfluss der veränderten Sauerstoffzufuhr zu den Geweben auf den Eiweisszerfall im Thierkörper. Archiv f. patholog. Anatomie. Band LXVII. S. 273. 1876.
[3] Archiv f. patholog. Anatomie. Band XXII. S. 476.
[4] Comptes rendus. LXXX. p. 1169.

XVI. GRUPPE DES EISENS.

Ernährung, Bewegung im Freien und andere die Blutbildung unterstützende Momente mitwirken.

Am häufigsten und mit dem besten Erfolge ist das Eisen bisher in der **Chlorose** angewendet worden. Dasselbe darf jedoch nicht unter allen Verhältnissen gegeben werden, indem die hier gewöhnlich vorhandenen Verdauungsstörungen leicht dadurch vermehrt werden können, während allerdings leichtere Verdauungsstörungen bei dem Gebrauche der Eisenpräparate nicht selten verschwinden. Da jedoch bei chlorotischen, sowie überhaupt bei anämischen Personen sehr leicht Congestionen entstehen, so muss man sich hüten, solche Eisenpräparate, welche reich an Weingeist oder Aether sind, zu frühzeitig anzuwenden. Man giebt daher gewöhnlich anfangs metallisches Eisen, Eisenzucker oder ein ähnliches Präparat und geht überhaupt auch nur ganz allmählig zu reichlicherer Kost und Körperbewegung, kalten Bädern u. s. w. über. Wegen jener Congestionen muss man auch das Eisen da vermeiden, wo dieselben, wenn sie wider Erwarten eintreten, leicht bedeutend schaden können, z. B. bei vorhandenen Tuberkeln, bei Herz- und Gefässkrankheiten, bei Entzündungen u. s. w. Bei einer solchen zweckmässigen Behandlung pflegen dann nach kürzerer oder längerer Zeit die krankhaften Erscheinungen der Chlorose zu verschwinden. Auch **Menstruationsstörungen**, sowohl Amenorrhoe, als auch zu reichliche Menstruation, kehren allmählig zur Norm zurück, wenn sie durch die bestehende Anämie und nicht durch organische Fehler u. s. w. bedingt wurden. Wenn die Anämie die Folge von starken Blutverlusten, z. B. von wiederholten **Uterusblutungen** oder **Hämorrhoidalblutungen** ist, ebenso, wenn sie als Folge chronischer **Kohlenoxydvergiftung** auftritt, wird dieselbe häufig beim Gebrauche von Eisenpräparaten geheilt, seltner sieht man bei **scorbutischen** Blutungen wesentlichen Nutzen. **Wassersuchten**, welche bei chlorotischen Individuen oder nach starken Blutverlusten nicht selten eintreten, verschwinden in den meisten Fällen, wenn beim Gebrauche des Eisens eine reichlichere Blutbildung erfolgt. **Sterilität** und **Impotenz** werden ebenfalls oft durch Eisenpräparate gehoben, wenn ihre Ursache in einem anämischen Zustande zu suchen war. Bei vielen Nervenkrankheiten sieht man nach dem Gebrauche des Eisens Besserung eintreten, wenn dieselben mit Anämie in Zusammenhange stehen, besonders bei verschiedenen **hysterischen Beschwerden**, bei **Veitstanz**, **Epilepsie** u. s. w. In manchen **Neuralgien**, besonders bei dem Gesichtsschmerz anämischer Personen, hat man nach dem Gebrauche von Eisenpräparaten öfters Besserung eintreten sehen. Bei anämischen Individuen sind auch **Schleimflüsse**, besonders **Leukorrhöen**, sehr häufig und pflegen sich zugleich mit der Anämie zu vermindern. Auch chronische Katarrhe des Darmcanals heilen öfters beim Gebrauche von Eisenpräparaten. Aus demselben Grunde kann auch das Eisen bei Gegenwart von **Eingeweidewürmern** nützlich werden, wenn auch nicht so häufig durch Eisenpräparate der Abgang der Würmer herbeigeführt wird. Bei **Lungenblennorrhöen** muss man das Eisen mit grosser Vorsicht benutzen, da dieselben häufig im Zusammenhange mit Tuberkeln stehen und hier die beim Gebrauche des Eisens bisweilen eintretenden Congestionen leicht sehr nachtheilig werden können. Auch Spermatorrhöen bessern sich bisweilen beim Eisengebrauche. In vielen anderen als den angeführten Krankheitszuständen, die mit Anämie verbunden sind, kann der Gebrauch von Eisenpräparaten ebenfalls nützlich werden, doch tritt im Allgemeinen der Nutzen um so weniger deutlich hervor, je weniger die Anämie als die Hauptursache der Krankheitserscheinungen anzusehen ist, so z. B. bei Scrofeln und Rhachitis, wo das Eisen mehr als Unterstützungsmittel, wie als Hauptmittel der Cur erscheint; ebenso bei Personen, welche durch häufig überstandene Syphilis und durch Mercurialcuren sehr geschwächt sind, bei der Anämie, welche bei hartnäckigen Wechselfiebern zu entstehen pflegt, bei Gichtkranken, Steinkranken u. s. w. Eine lange Zeit glaubte man, in den Eisenpräparaten, namentlich dem Ferrum oxydatum fuscum, ein sicheres Heilmittel gegen den Krebs, besonders Brust- und Uteruskrebs gefunden zu haben, doch hat man sich seitdem überzeugt, dass das Eisen nur in Bezug auf die bei Krebskranken sehr häufig bestehende Anämie nützlich werden könne.

Statt der officinellen Eisenpräparate bedient man sich in den angeführten Krankheitszuständen öfters auch der natürlichen oder künstlichen eisenhaltigen Mineralwässer, in denen das Eisen meist als kohlensaures, selten als schwefelsaures Salz enthalten ist, im ersteren Falle immer zugleich mit einer grösseren Menge kohlensaurer, oft auch schwefelsaurer oder salzsaurer Alkalien. Diese Salze, besonders aber die übrigen bei Mineralwassercuren mitwirkenden Agentien tragen dazu bei, dass die Heilung der Kranken oft sicherer und rascher erfolgt, als unter anderen Umständen.

Während beim Gebrauch der meisten Eisenpräparate nur auf das in ihnen enthaltene Eisen grösserer Werth gelegt wurde, verband man das Eisen mit dem Jod, um die Wirkung beider Mittel gleichzeitig hervorzurufen. Das Eisenjodür ist jedoch nicht gut haltbar und ruft leichter Verdauungsstörungen hervor als andere Eisenpräparate. Dazu kommt, dass es im Magen doch wieder zersetzt wird. Es ist daher viel zweckmässiger, statt des Eisenjodürs das Jodkalium gleichzeitig mit irgend einem anderen Eisenpräparate zu verordnen. Man hat das Eisenjodür theils in solchen Fällen angewendet, wo man auch Jodkalium zu geben pflegt, wie bei Kropf, bei Scrofeln und anderweitigen Infiltrationen und Hypertrophien, bei Syphilis, Lupus u. s. w., namentlich wenn man es mit sehr heruntergekommenen Individuen zu thun hatte, theils aber auch in solchen Krankheiten, wo man das Eisen anzuwenden pflegt, besonders wenn die davon befallenen Personen scrofulös u. s. w. waren.

Dass das durch den Darmcanal dem Blute zugeführte Eisen, abgesehen von seinem Einflusse auf die Hämoglobinbildung, noch anderweitige Wirkungen hervorzurufen vermöge, ist nicht wahrscheinlich. Die schon von Celsus erwähnte Annahme, dass das Eisen eine Verkleinerung der Milz veranlasse, hat bis jetzt keine Bestätigung gefunden. Man kann grösseren Hunden selbst mehrere Gramme von milchsaurem oder schwefelsaurem Eisen in die Venen injiciren, ohne dass besondere

Erscheinungen eintreten. Bei der Injection grösserer Mengen erfolgt der Tod durch Herzlähmung. Ungleich gefährlicher ist die Injection von Ferridsalzen, indem durch die gebildeten Blutgerinnsel leicht embolische Circulationsstörungen hervorgerufen werden.

Ueber das Verhalten des Mangans im Blute besitzen wir noch spärliche Kenntnisse. Wenn sich auch in der Blutasche geringe Spuren von Mangan finden, so dürfen wir daraus noch nicht schliessen, dass dasselbe ein nothwendiger Blutbestandtheil sei. Bei der Einführung durch den Darmcanal verhalten sich die Mangansalze ähnlich wie die Eisensalze, bei der Injection in das Blut rufen sie nach LASCHKEWITSCH[1] schon in ungleich geringeren Mengen als Eisensalze den Tod durch Herzlähmung hervor. Die Versuche bei Hunden, durch längeren Gebrauch von Mangansalzen den Eisengehalt des Blutes theilweise durch Mangan zu ersetzen, haben bis jetzt zu keinem positiven Resultate geführt.

Auch die Nickel- und Kobaltsalze rufen, in kleinen Mengen in den Darmcanal eingeführt, keine Vergiftungserscheinungen hervor. Ueber ihr Verhalten im Blute besitzen wir noch keine genaueren Kenntnisse.

Ebenso wenig als die Bildung der Blutkörperchen kennen wir die allmählichen Umwandlungen, welche ihre Bestandtheile erleiden, mit hinreichender Genauigkeit, und namentlich lässt sich die Frage, ob die Blutkörperchen in einem bestimmten Organe ihren Untergang finden, noch nicht mit Sicherheit entscheiden. Da das Hämatoidin, ein im Körper unter manchen Umständen sich bildendes Zersetzungsproduct des Hämoglobins in seinem Verhalten grosse Aehnlichkeit mit dem Bilirubin zeigt, ja nach der Ansicht mancher Physiologen mit demselben identisch ist, so sieht man die Gallenfarbstoffe fast allgemein als Umwandlungsprodukte des Hämoglobins an. Das Bilirubin, sowie die übrigen daraus hervorgehenden Gallenfarbstoffe, sind jedoch eisenfrei. Es lässt sich daher noch nicht bestimmen, in welcher Verbindung das in der Galle enthaltene Eisen besteht. Der Eisengehalt der Gallenasche ist allerdings ziemlich gering (ROSE fand in der Asche der Ochsengalle 0,16 Procent Eisen, MAYER fand im trockenen Rückstande der Katzengalle 0,0855 Procent Eisen, nach dem Einnehmen von Eisenvitriol und milchsaurem Eisen dagegen 0,1961 Procent und 0,1709 Procent). Doch ist die Menge der täglich ausgeschiedenen Galle ziemlich bedeutend, während andererseits die Menge des täglich aus den Blutkörperchen ausgeschiedenen Eisens wohl nicht sehr gross sein dürfte. Daher ist auch die Hauptmenge des aus dem Blute ausgeschiedenen Eisens in den Fäces zu suchen, wenigstens verhält sich nach SCHMIDT[2] die Menge des in den Fäces hungernder Thiere enthaltenen Eisens zu der gleichzeitig durch den Harn ausgeschiedenen, wie 6 bis 10 zu 1. Wenn man Thieren ein Eisensalz in das Blut injicirt, so erscheint in kurzer Zeit das Eisen in reichlicher Menge auf fast allen den Körperflächen, welche ein eiweisshaltiges Secret abscheiden, also namentlich auf der Schleimhaut des Darmcanals (jedoch mit

---

[1] Centralblatt f. d. med. Wissenschaften 1866. S. 369.
[2] BIDDER u. SCHMIDT, Die Verdauungssäfte u. der Stoffwechsel. Mitau u. Leipzig 1852, S. 111.

Ausnahme der Mundschleimhaut), der Luftwege, der Gallenblase, der Harnblase, aber auch im Liquor pericardii und dem Secret des Peritoneums findet man dasselbe.

Auch die Milch enthält etwas Eisen in einer noch unbekannten Form. BISTROW[1] fand, als er einer Ziege, deren Milch übereinstimmend mit der Frauenmilch etwa 0,01 Procent Eisen enthielt, täglich Grm. 1—3 milchsaures Eisen gab, dass der Eisengehalt der Milch nach einigen Tagen auf das Doppelte stieg. Dabei war die täglich erhaltene Milchmenge etwas vermindert, dagegen das spec. Gew. der Milch etwas erhöht.

Der Grund, warum wir das Eisen nur in sehr geringer Menge im Harn wiederfinden, liegt wohl darin, dass dasselbe im Blute an eiweissartige Stoffe gebunden ist, und diese im gesunden Zustande nicht durch die Nieren ausgeschieden werden können. Die geringe Eisenmenge, welche wir im Harn finden, gehört nach HARLEY[2] dem Urohämatin an. Nach BERNARD ist das Eisen im Harn an eine organische Materie (vielleicht Schleim?) gebunden und zwar als Oxydul. Geringe Mengen von Eisenoxydsalzen werden durch längeres Stehen oder durch Kochen mit Harn in Oxydulsalze verwandelt, indem ihnen die Harnsäure einen Theil ihres Sauerstoffs entzieht und dadurch höher oxydirt wird. QUINCKE fand jedoch das Eisen zum Theil auch als Oxyd im Harn. KOELLIKER und MUELLER[3] fanden, dass bei Kaninchen nach der Injection von citronensaurem Eisenoxyd, sowohl in die Venen, als auch in den Magen, das Eisen leicht durch den Harn wieder ausgeschieden wird und zwar als Eisenoxyd. Beim Menschen ist dies nicht der Fall. Hier verhält sich das citronensaure Eisenoxyd nicht anders als andere Eisenpräparate. HAMBURGER[4] fand, dass beim täglichen Gebrauche von Grm. 0,20 Eisen die tägliche Ausscheidung des Eisens durch den Harn, welche etwa 0,01 Grm. betrug, nicht bemerkbar vermehrt wurde.

Wiewohl den Eisenpräparaten öfter eine Einwirkung auf die Harnund Geschlechtswerkzeuge zugeschrieben worden ist, so haben wir doch aus den oben angeführten Gründen noch kein Recht zu dieser Annahme. Dagegen sind wir im Stande, durch die örtliche Anwendung der Eisenpräparate auf den Schleimhäuten der Harn- und Geschlechtswerkzeuge ganz entsprechende Veränderungen hervorzurufen, wie auf anderen Schleimhäuten, und namentlich hat man die stärker adstringirenden Eisenpräparate, am meisten den Eisenvitriol und das Eisenchlorid, zu Injectionen bei chronischen Trippern und Leukorrhöen verwendet, obgleich Vorzüge derselben vor anderen adstringirenden Mitteln noch nicht bekannt sind.

Zwar besitzen wir fast noch gar keine genaueren Untersuchungen über die Ausscheidung des Mangans, Kobalts und Nickels aus dem Körper, doch ist es wahrscheinlich, dass dieselbe auf ganz analoge Weise erfolge, wie beim Eisen. Auch sie sind jedenfalls im Blute in einer Verbindung

---

[1] Archiv f. patholog. Anatomie. Band XLV. S. 98. 1868.
[2] Verhandlungen d. physicalisch-medicin. Gesellschaft in Würzburg. V. Band. S. 1. 1855.
[3] Ebendaselbst. VI. Band. 1856.
[4] Prager medicinische Vierteljahrsschrift. Band 130. S. 1. 1876.

enthalten, welche durch die Nieren nicht ausgeschieden wird; wir finden beim Gebrauche dieser Metalle nur höchst geringe Mengen davon im Harn wieder. WEIDENBUSCH fand in der Asche von Galle neben 0,23 Procent Eisenoxyd 0,12 Procent Manganoxydul, also eine relativ ziemlich bedeutende Menge.

A. Eisenpräparate.

Ferrum pulveratum. Das durch lange anhaltendes Verreiben von Gusseisen fabrikmässig dargestellte Eisenpulver wird gewöhnlich in Pulverform, häufig mit Zusatz von Pulvis aromaticus, Pulv. cinnamomi u. s. w. zu Grm. 0,01—0,05 p. d. gegeben.

Das **Ferrum reductum**, welches bei ungleich höherem Preise kaum einen Vorzug vor dem vorigen Präparate hat, wird in derselben Dosis und Form, oft auch in Pastillen verwendet. — Das Ferrum oxydooxydulatum (Aethiops martialis), welches früher sehr geschätzt wurde, ist in neuerer Zeit mit Unrecht ganz ausser Gebrauch gekommen.

Ferrum oxydatum fuscum. Das Eisenoxydhydrat wird durch Fällen einer Mischung von 40 Th. Liquor ferri sulfurici oxydati mit 160 Th. Wasser durch 32 Th. mit der doppelten Menge Wassers verdünntes Ammoniak erhalten. Der sorgfältig ausgewaschene und bei gelinder Wärme getrocknete Niederschlag bildet ein rothbraunes, geschmackloses Pulver, welches in derselben Form und Dosis wie die vorigen Präparate angewendet werden kann. Das früher gebräuchliche Ferrum oxydatum rubrum ist in den Darmsäften unlöslich und daher unwirksam. Zur Bereitung des Eisenzuckers (**Ferrum oxydatum saccharatum solubile**) werden je 20 Th. Liquor ferri sesquichlorati und Syrupus simplex gemischt und mit 40 Th. Liquor natri caustici versetzt. Nach 24stündigem Stehen wird die klare Flüssigkeit in 300 Theile kochenden Wassers geschüttet, der Niederschlag mit Wasser ausgewaschen, mit 90 Th. Zucker verrieben, im Wasserbade getrocknet und dann noch mit so viel Zucker vermischt, dass die Gesammtmenge 100 Th. beträgt. Das erhaltene braune, süsslich schmeckende Pulver, welches 3 Procent Eisen enthält, wird in Pulverform oder in Zuckerkapseln, besonders aber als Zusatz zu Chocolade, Suppen u. s. w., am liebsten bei Kindern, zu Grm. $1/2$—2 p. d. gegeben. Der **Syrupus ferri oxydati solubilis**, welcher ähnlich wie das vorige Präparat bereitet wird und 1 Procent Eisen enthält, kann theelöffelweise oder auch als Zusatz zu Mixturen verordnet werden. Da in dem Eisensyrup das Eisenoxyd nicht in wirklich gelöstem, sondern nur in suspendirtem Zustande enthalten ist, so darf man ihn, so wie das Ferrum oxydatum saccharatum solubile, nicht mit sehr vielem Wasser oder mit Salzlösungen vermischen, weil sich sonst das Eisenoxyd abscheidet.

Ferrum chloratum. Das Eisenchlorür wird erhalten, indem man 110 Th. feinen Eisendraht mit 520 Th. reiner Salzsäure in einem Kolben digerirt, bis die Gasentwickelung aufgehört hat, dann rasch filtrirt und bei starkem Feuer in einer Porcellanschale, zuletzt unter Zusatz von 1 Th. Salzsäure eindampft, bis der Rückstand beim Erkalten zu einer Salzmasse erstarrt. Es ist ein hellgrünes zerfliessliches Pulver, welches an der Luft durch Sauerstoffaufnahme gelbbraun wird und sich daher zur arzneilichen Verwendung nicht gut eignet. Ebenso wenig empfiehlt sich das flüssige Eisenchlorür (**Liquor ferri chlorati**), welches 10 Procent Eisen enthält und zu Grm. 0,10—0,05 p. d., mit Wasser verdünnt, gegeben werden kann; sowie die Chloreisentinctur (**Tinctura ferri chlorati**), eine Auflösung von 25 Th. Eisenchlorür in 225 Th. Spiritus dilutus und 1 Th. Salzsäure.

Ferrum sesquichloratum. Das wasserhaltige Eisenchlorid ist eine gelbbraune Krystallmasse, welche sich in Wasser und Weingeist leicht löst. Wegen ihrer Zerfliesslichkeit ist sie zur arzneilichen Anwendung kaum geeignet. Das flüssige Eisenchlorid (**Liquor ferri sesquichlorati**) ist eine Lösung des vorigen Präparates, welche 15 Procent Eisen enthält. Dasselbe wird vorzugsweise äusserlich angewendet, concentrirt als Aetzmittel, oder mit 20—100 Th. Wasser verdünnt als blutstillendes Mittel. Innerlich hat man es zu gtt. 5—10 p. d. in starker Verdünnung bei Magen- und Darmblutungen gegeben. Im Uebrigen eignet es sich wegen seines stark adstringirenden Geschmackes und da es leicht Verdauungsstörungen hervorruft, wenig zum innerlichen Gebrauche. Unter dem Namen Ferrum oxydatum dialysatum wurde bisweilen ein Eisenchlorid angewendet, welches durch Dialyse einen Theil seiner Salzsäure verloren hat, so dass es aus einer Auflösung von Eisenoxyd in Eisenchlorid besteht. Es wirkt schwächer adstringirend als das reine Eisenchlorid und besitzt vor diesem keine Vorzüge. — Die **Tinctura ferri chlorati aetherea** (Liquor anodynus martiatus, Spiritus ferri chlorati aethereus statt der früheren Tinctura tonico-nervina Bestuscheffii, oder Tinctura aurea tonico-nervina Lamottii) wird durch Mischen von 1 Th. Liquor ferri sesquichlorati und 14 Th. Spiritus aethereus bereitet. Sie enthält 1 Procent Eisen, wird am Sonnenlichte durch Bildung von Eisenchlorür farblos und im Dunkeln wieder gelb. Man wendet dieselbe jetzt viel seltener als früher zu gtt. 10—20 p. d. für sich auf Zucker oder in Mixturen an. — Der Eisensalmiak (**Ammonium chloratum ferratum**, Ammoniacum hydrochloratum ferratum, Ammonium muriaticum martiatum) ist eine im Wasserbade zur Trockne eingedampfte Lösung von 16 Th. in der doppelten Menge Wassers gelöstem Salmiak mit 3 Th. Liquor ferri sesquichlorati. Er bildet ein orangegelbes, an der Luft feucht werdendes Pulver, welches 2,5 Procent Eisen enthält. Früher galt der Eisensalmiak, den man zu Grm. 0,30—1,00 in Lösung oder Pillenform verordnete, als ein besonders leicht verdauliches Eisenpräparat. Jetzt zieht man seines unangenehmen Geschmackes wegen meist andere Präparate vor.

Ferrum iodatum. Das Jodeisen wird beim jedesmaligen Gebrauche durch Erwärmen einer Mischung von 3 Th. Eisenpulver, 8 Th. Jod und 18 Th. Wasser und Filtriren der gebildeten grünlichen Flüssigkeit dargestellt. Häufiger als dieses Präparat wird das etwas besser haltbare zuckerhaltige Jodeisen (**Ferrum iodatum saccharatum**) benutzt. Zur Darstellung desselben werden 3 Th. Eisenpulver, 8 Th. Jod und 10 Th. Wasser in einen Kolben digerirt, bis die Flüssigkeit grünlich geworden ist und in eine 40 Th. gepulverten Milchzucker enthaltende Porzellanschale filtrirt. Das Filtrat wird unter beständigem Umrühren im Dampfbade bis zur Trockne eingedampft. Man erhält so ein gelblich weisses, in 3 Th. Wasser lösliches, leicht feucht werdendes Pulver von herbem, etwas salzigem Geschmack, welches 20 Procent Jodeisen enthält. Dasselbe wird zu Grm. 0,1—0,3 in Pulvern, Pillen oder Lösungen verordnet. — Der Jodeisensyrup (**Syrupus ferri iodati**) wird so erhalten, dass man 2 Th. Eisenpulver und 30 Th. Wasser allmählich mit 4 Th. Jod versetzt, die gebildete Lösung in eine 60 Th. Zuckerpulver enthaltende Porcellanschale filtrirt, das Filter mit etwas Wasser auswäscht und die Flüssigkeit im Dampfbade bis auf 100 Th. concentrirt. Der Jodeisensyrup ist frisch fast farblos, später gelblich und enthält 5 Procent Jodeisen. Man giebt ihn zu Grm. 0,40—1,00 mit Syrup oder einem aromatischen Wasser verdünnt. — Soll Jodeisen in Pillenform verordnet werden, so ist es am einfachsten 10 Th. Jodkalium und 2 Th. krystallisirtes schwefelsaures Eisen mit der genügenden Menge Succus Liquiritiae zu Pillen verarbeiten zu lassen. Man erhält so 9 Th. Jodeisen und 3 Th. schwefelsaures Kalium, welches letztere seiner geringen Menge wegen ohne Wirkung bleibt. Indess ist es, wie wir schon oben gesehen, überhaupt nicht empfehlenswerth, das Jodeisen anzuwenden.

Ferrum carbonicum. Da das künstlich dargestellte kohlensaure Eisen sich an der Luft rasch zersetzt, so ist es zur arzneilichen Verwendung nicht geeignet. Etwas besser haltbar ist das officinelle, zuckerhaltige, kohlensaure Eisen (**Ferrum carbonicum saccharatum**). Zur Bereitung desselben werden 5 Th. reines schwefelsaures Eisen in der vierfachen Menge heissen destillirten Wassers gelöst und in eine enghalsige Glasflasche geschüttet, welche eine Lösung von 4 Th. Natrium bicarbonicum in 3 Th. lauen Wassers enthält, worauf die Flasche noch mit kochendem Wasser vollgefüllt wird. Nach zweistündigem Stehen wird die klare Flüssigkeit mittels eines Hebers abgezogen, die Flasche wieder mit destillirtem Wasser gefüllt und geschüttelt. Nach dem Absetzen wird das Wasser wieder abgehoben und dies so oft wiederholt, bis das weggenommene Wasser durch Chlorbaryum kaum noch getrübt wird. Der vom Wasser getrennte Brei wird in eine Porcellanschale mit 8 Th. gepulverten Zuckers geschüttet und im Wasserbade zur Trockne eingedampft. Das so erhaltene graugrüne Pulver von süsslichem, später etwas zusammenziehendem Geschmacke muss sich unter reichlicher Gasentwickelung in Salzsäure lösen. Es soll 20 Procent kohlensaures Eisen enthalten, von dem sich jedoch stets ein grösserer oder geringerer Theil bereits in Eisenoxydhydrat umgewandelt hat. Man giebt dieses Präparat zu Grm. 0,20—0,50 p. d. in Pulvern oder Pillen, auch wohl in Pastillenform. — Zur Bereitung der VALLET'schen Pillen (**Pilulae ferri carbonici**, Pilulae ferratae Valleti) werden 24 Th. reinen schwefelsauren Eisens in 25 Th. ausgekochten Wassers, welchem $1/20$ seines Gewichtes an Syrupus simplex zugesetzt worden ist, mit einer filtrirten Lösung von 25 Th. Natrium carbonicum in 70 Th. zuckerhaltigen Wassers in einem verschliessbaren Gefässe, welches ganz davon erfüllt werden muss, versetzt. Die Flüssigkeit wird von dem entstandenen Niederschlage abgegossen, das Gefäss mit neuem Zuckerwasser gefüllt, geschüttelt und nach 12stündigem Stehen dasselbe Verfahren so oft wiederholt, bis in der abgegossenen Flüssigkeit weder

XVI. GRUPPE DES EISENS. 229

schwefelsaures noch kohlensaures Natrium mehr enthalten ist. Der in mit Syrupus simplex benetzter Leinwand stark ausgepresste Niederschlag wird sogleich mit 14 Th. erwärmten Honigs vermischt, und im Dampfbade auf 21 Th. eingeengt. Aus je 2,50 Grm. dieser Masse werden mit der hinreichenden Menge Pulvis rad. althaeae 25 Pillen bereitet und mit Zimmtpulver conspergirt. Jede Pille soll 0,05 Grm. kohlensaures Eisen enthalten. Man giebt dieselben zu 1—2 Stück p. d. 2—3 mal täglich. — Die nicht officinellen, aber sehr beliebten Blaud'schen Pillen (Pilulae ferri carbonici Blaudii) werden dadurch erhalten, dass man eine Lösung von 5 Grm. Gummi Arabicum in 30 Grm. Wasser mit 15 Grm. Syrupus simplex und 30 Grm. Ferrum sulfuricum siccum vermischt, dann unter fortdauerndem Erwärmen und Umrühren mit einem eisernen Spatel 30 Grm. reines kohlensaures Kalium zugefügt und bis zur Erreichung einer mehr harten als weichen Pillenconsistenz weiter erwärmt. Aus der Masse werden dann 120 Pillen gemacht, welche zu 1—2 Stück p. d. täglich 2—3 mal gegeben werden. — In den eisenhaltigen Mineralwässern (S. 92) ist das Eisen meist ebenfalls in Form von kohlensaurem Eisen enthalten. Statt dieser Wässer, die beim Versenden und Aufbewahren häufig trüb werden, kann man ein Glas kaltes Wasser oder Sodawasser mit gtt. 5—10 Liquor ferri chlorati versetzen oder letztere in ein Glas Wasser schütten, dem man dann ein Brausepulver zufügt. Da indess das kohlensaure Eisen, um überhaupt wirksam zu werden, erst durch die Salzsäure des Magensaftes zersetzt werden muss, so erscheint die Anwendung desselben, so weit es sich dabei nicht um die Annehmlichkeit des Einnehmens handelt, überhaupt als unnütz.

Ferrum sulfuricum. Der rohe Eisenvitriol wird meist nur zur Desinfection von Abtrittsgruben benutzt. Da der Inhalt der letzteren gewöhnlich alkalisch reagirt und Schwefelammonium enthält, so wird er durch Zusatz einer genügenden Menge von Eisenvitriol neutralisirt, wobei sich Schwefeleisen und schwefelsaures Ammonium bilden. In Folge davon wird nicht nur der üble Geruch der Abtrittsgruben beseitigt, sondern auch die weitere Zersetzung ihres Inhaltes verzögert. Auf je 100 Cubikfuss Inhalt der Abtrittsgrube rechnet man die Lösung von 5 Kilogrm. Eisenvitriol. Bisher sind jedoch diese Desinfectionsversuche meist mit viel zu geringen Mengen von Eisenvitriol und überhaupt in einer Weise ausgeführt worden, dass sie keinen Nutzen gewähren konnten. — Das reine schwefelsaure Eisen (**Ferrum sulfuricum purum**) wird nur selten innerlich angewendet, da es leicht Verdauungsstörungen und Verstopfung hervorruft. Man gab dasselbe zu 0,20—0,50 Grm. in Pillen oder Brausemischungen. Für den äusserlichen Gebrauch giebt man gewöhnlich dem Liquor ferri sesquichlorati den Vorzug. Das durch Erwärmen seines Krystallwassers beraubte **Ferrum sulfuricum siccum** dient fast nur zur Bereitung von Pillen. Die italienischen Pillen (**Pilulae aloeticae ferratae,** Pilulae Italicae nigrae) werden aus gleichen Theilen Ferrum sulfuricum siccum und Aloe mit Zusatz von etwas Weingeist bereitet, so dass jede Pille 0,10 Grm. wiegt. Man gab dieses ziemlich überflüssige Präparat zu 1—2 Pillen p. d. täglich 2—3 mal.

Liquor ferri sulfurici oxydati. Das flüssige schwefelsaure Eisenoxyd wird dadurch erhalten, dass man 40 Th. reines schwefelsaures Eisen, in gleich viel Wasser gelöst, mit noch 7 Th. Schwefelsäure versetzt und unter Erwärmen in einer Porcellanschale allmählich 12 Th. oder so viel Salpetersäure zusetzt, bis eine Lösung von übermangansaurem Kalium dadurch nicht mehr entfärbt wird. Die Flüssigkeit wird hierauf eingedampft, bis sie eine harzähnliche Masse bildet, in 40 Th. Wasser gelöst, filtrirt und noch mit so viel Wasser verdünnt, dass ihr spec. Gewicht 1,317—1,319 beträgt. Dies Präparat wird arzneilich nicht angewendet, sondern dient nur zur Bereitung des Antidotum arsenici (S. 218), des Eisenalauns und des Liquor ferri acetici.

Ferrum sulfuricum oxydatum ammoniatum. Der ammoniakalische Eisenalaun wird dadurch erhalten, dass man 300 Th. Liquor ferri sulfurici oxydati, 28 Th. schwefelsauren Ammoniums und 100 Th. Wassers in einer Porcellanschale mischt und bei gelinder Wärme zur Krystallisation eindampft. Man hat dies überflüssige Präparat meist nur äusserlich als adstringirendes Mittel ähnlich wie Alaunlösung angewendet.

Ferrum phosphoricum. Das phosphorsaure Eisenoxydul wird dadurch erhalten, dass man eine Lösung von 3 Th. reinen schwefelsauren Eisens in 18 Th. Wasser mit einer Lösung von 4 Th. phosphorsauren Natriums in 16 Th. Wasser versetzt. Der entstandene Niederschlag wird sogleich auf einem Filter gesammelt, gewaschen und bei einer Temperatur von nicht mehr als 25^0 getrocknet. Das erhaltene blaugrüne Pulver kann zu 0,10—0,40 Grm. gegeben werden, besitzt jedoch vor dem Eisenpulver u. s. w. keine Vorzüge.

Natrium pyrophosphoricum ferratum. Zur Bereitung des pyrophosphorsauren Eisenoxyd-Natrons wird eine kalt bereitete Lösung von 200 Th. pyrophosphorsauren Natriums in 400 Th. Wasser allmählich unter Umrühren in eine Mischung von 81 Th. Liquor ferri sesquichlorati und 220 Th. Wasser eingetragen, jedoch so, dass man keinen neuen Zusatz macht, ehe nicht der vorher entstandene Niederschlag sich wieder aufgelöst hat. Die so erhaltene grünliche Flüssigkeit wird mit 1000 Th. Weingeist übergossen, der entstandene Niederschlag mit wenig Weingeist abgewaschen, zwischen Fliesspapier ausgepresst und bei gelinder Wärme getrocknet. Das so erhaltene weissliche Pulver, von dem man irriger Weise annahm, dass es leichter als andere Eisenpräparate in das Blut übergehen könne, wurde zu 0,20—0,30 Grm. p. d. in Pulvern oder Lösungen (STRUVE's pyrophosphorsaures Eisenwasser) gegeben.

Ferrum pyrophosphoricum cum ammonio citrico. Zur Bereitung dieses Präparates wird eine Lösung von 84 Th. Natrium pyrophosphoricum in 500 Th. Wasser allmählich einer Mischung von 84 Th. Liquor ferri sesquichlorati und 800 Th. Wasser zugesetzt. Der entstandene Niederschlag wird mit Wasser gut ausgewaschen und noch feucht in eine Mischung von 26 Th. Citronensäure, 50 Th. Wasser und etwas überschüssiger Ammoniakflüssigkeit eingetragen. Sobald sich derselbe vollständig gelöst hat, wird die gelbliche Flüssigkeit bei gelinder Wärme zur Syrupsconsistenz eingedampft und dann auf flachen Schalen vollständig getrocknet. Man erhält so gelbgrüne Lamellen von schwachem Eisengeschmack, die sich in Wasser leicht lösen und 18 Procent Eisen

XVI. GRUPPE DES EISENS. 231

enthalten. Das Präparat, welches nur die Bedeutung eines Modemittels hat, wird zu 0,20—0,40 Grm. p. d. in Pulvern, Pillen oder Lösung gegeben. — Das eisenhaltige Malzextract (**Extractum malti ferratum**) wird durch Zusatz einer Lösung von 2 Th. des vorigen Präparates in 3 Th. Wasser zu 95 Th. Malzextract erhalten und theelöffelweise gegeben.

Liquor ferri acetici. Zur Darstellung der essigsauren Eisenflüssigkeit werden 10 Th. Liquor ferri sulfurici oxydati und 30 Th. Wasser unter beständigem Umrühren mit einer Mischung von 8 Th. Liquor ammonii caustici und 160 Th. Wasser versetzt, so dass die Flüssigkeit alkalisch reagirt. Der erhaltene Niederschlag wird auf Leinwand gut ausgewaschen und ausgepresst, bis er nur noch 5 Th. beträgt und in einer Flasche mit 8 Th. verdünnter Essigsäure übergossen. Nach mehrtägigem Stehen an einem kalten Orte und öfterem Umschütteln wird die Flüssigkeit filtrirt und mit so viel Wasser versetzt, dass das spec. Gew. 1,134 bis 1,138 beträgt. Die dunkelbraunrothe, nach Essigsäure riechende Lösung enthält 8 Procent Eisen und trübt sich beim Kochen. Innerlich wird dieselbe kaum noch angewendet, da sie die Eigenschaft, die Zähne schmutzig zu färben, in besonders hohem Grade besitzt. — Die ätherische essigsaure Eisentinctur (**Tinctura ferri acetici aetherea**, Spiritus aceticoaethereus martiatus, Tinctura martialis Klaprothi) ist eine Mischung von 9 Th. Liquor ferri acetici, 2 Th. Spiritus und 1 Th. Essigäther. Dieses früher sehr beliebte Mittel, welches 6 Procent Eisen enthält, wurde meist zu gtt. 20—60 auf Zucker gegeben, doch färbt es ebenfalls leicht die Zähne schmutzig, ohne thatsächliche Vorzüge zu besitzen.

Ferrum lacticum. Das milchsaure Eisenoxydul ist ein hell gelbgrünliches, fast geruchloses, in 48 Th. Wasser lösliches Pulver, welches, ohne Vorzüge vor anderen Eisenpräparaten zu haben, doch mit grosser Vorliebe zu 0,05—0,30 Grm. p. d. in Pulvern oder Pillen, weniger gut in Lösung angewendet wird.

Tartarus ferratus. Zur Bereitung des Eisenweinsteins werden 1 Th. Eisenfeile und 5 Th. gereinigten Weinsteins in einem irdenen Geschirre zu einem Brei angemacht, welcher unter öfterem Umrühren und Ersatz des verdunsteten Wassers so lange stehen bleibt, bis er eine homogene, in Wasser zum grössten Theile und mit schwarzgrüner Farbe lösliche Masse bildet. Diese wird dann getrocknet und in Pulverform aufbewahrt. Der Eisenweinstein diente ausschliesslich zur Bereitung künstlicher Stahlbäder, welche, da man sich mehr und mehr von ihrer Nutzlosigkeit überzeugt hat, jetzt nur noch selten in Anwendung kommen. — Als Volksmittel benutzt man bisweilen noch den Stahlwein (Vinum ferratum), der durch Digestion von 2 Th. Eisenpulver mit 24 Th. Rheinwein und 1 Th. Zimmtwasser bereitet und esslöffelweise täglich 2—3 mal genommen wird.

Ferrum citricum oxydatum. Zur Bereitung des citronensauren Eisenoxyds wird 1 Th. Citronensäure in 4 Th. Wasser gelöst und allmählich mit so viel frisch gefälltem, noch feuchtem Eisenoxydhydrat versetzt, dass ein kleiner Theil davon nach längerer Digestion und öfterem Umschütteln ungelöst bleibt. Die filtrirte Flüssigkeit wird in einer Porcellanschale bei gelinder Wärme zur Syrupsconsistenz eingedampft und auf flachen Schalen getrocknet. Man erhält das Präparat gewöhnlich in durchscheinenden röthlichen Lamellen von schwachem Eisengeschmack. In Wasser ist dasselbe mit gelblicher Farbe leicht löslich. Es wird, ohne Vorzüge zu besitzen, zu 0,10—0,60 Grm. in Pulvern und Pillen wie das milchsaure Eisen angewendet.

Ferrum citricum ammoniatum. Das citronensaure Eisenoxyd-Ammoniak ist ein Gemenge des vorhergehenden Präparates mit citronensaurem Ammoniak und bildet durchscheinende, braunrothe, in Wasser sehr leicht lösliche Lamellen, welche etwa 14 Procent Eisen enthalten. Ohne wirkliche Vorzüge zu haben, ist es doch ein sehr beliebtes Mittel, welches zu 0,10—0,60 p. d. in Pulvern oder Pillen, auch in Lösungen, z. B. mit Aqua cinnamomi, gegeben wird.

Extractum ferri pomatum. Das eisenhaltige Aepfelextract wird so erhalten, dass man den ausgepressten Saft von 50 Th. saurer Aepfel mit 1 Th. Eisenpulver im Dampfbade erwärmt, so lange sich noch etwas davon löst, die Flüssigkeit auf 48 Th. verdünnt, filtrirt und zur Consistenz eines dicken Extractes eindampft. Dasselbe ist von schwarzgrüner Farbe, in Wasser fast klar löslich und je nach der Säure der angewandten Aepfel von ziemlich schwankendem Eisengehalte. Es wird nur selten zu 0,20—0,60 Grm. p. d. in Pillenform gegeben. — Die eisenhaltige Aepfeltinctur (**Tinctura ferri pomata**) ist eine Auflösung des vorigen Präparates in 9 Th. weinigen Zimmtwassers. Da dieselbe nicht unangenehm schmeckt und wegen ihres geringen Eisengehaltes nicht leicht Verdauungstörungen hervorruft, so wurde sie, besonders früher, sehr häufig zu gtt. 20—60 angewandt.

B. Manganpräparate.

Von den Manganverbindungen sind das Manganhyperoxyd, das Manganchlorür und das schwefelsaure Mangan, jedoch niemals allgemein, in Anwendung gekommen. Gegenwärtig ist nur noch das übermangansaure Kalium (**Kalium hypermanganicum crystallisatum**) in Gebrauch, welches einen Theil seines Sauerstoffs sehr leicht auf andere Körper überträgt und dadurch zersetzend auf sie einwirkt. Zur innerlichen Anwendung ist dasselbe nicht geeignet, da es schon auf den Applicationsorganen zersetzt wird. Aeusserlich kann es in concentrirter Lösung (1:20) als schwaches Aetzmittel benutzt werden. In verdünnter Lösung (1:100—300 destillirten Wassers) dient es meist dazu, den üblen Geruch von Geschwürssecreten, besonders in Mund, Nase, Uterus u. s. w. zu beseitigen. Man verwendet es so in Form von Mundwässern, Injectionen u. s. w. Dabei muss man die Lösung so wenig als möglich mit organischen Stoffen, z. B. Korken, in Berührung bringen, da diese meist zersetzend darauf einwirken. Zum Benetzen von Geschwüren kann man sich eines mit der Lösung getränkten Bäuschchens von Asbest oder Schiessbaumwolle bedienen. Sehr häufig benutzt man die Lösung (1:20

bis 50) auch als Waschmittel für die Hände nach der Untersuchung von Personen, die an ansteckenden Krankheiten leiden, nach Sectionen u. s. w. Zur Desinfection in grösserem Massstabe ist dagegen das übermangansaure Kalium, da es hier in sehr grossen Mengen verwendet werden müsste, seines hohen Preises wegen ungeeignet.

XVII. Wismuth.

1. **Bismuthum subnitricum** ($Bi[HO]_2NO_3$), Bismuthum hydrico-nitricum, Magisterium bismuthi, Subnitras bismuthicus, Wismuthweiss, basisch-salpetersaures Wismuthoxyd.
2. **Bismuthum valerianicum.**

Das Wismuth zeichnet sich vor allen übrigen Metallen durch seine grosse Neigung aus, basische Verbindungen einzugehen und ist auch bis jetzt nur in Form basischer Salze arzneilich angewendet worden. Die neutralen Salze des Wismuths zersetzen sich fast sämmtlich bei Gegenwart grösserer Wassermengen in basische Verbindungen und freie Säure. Dieser Umstand muss auch in Betracht kommen, wenn neutrale Wismuthsalze in den Körper gelangen, doch wissen wir noch gar nicht, ob und inwiefern die Bestandtheile des Organismus die obige Zersetzung modificiren können.

Gegen die **Haut** scheint sich das basisch-salpetersaure Wismuth, da es auf derselben kein Lösungsmittel findet, ganz indifferent zu verhalten. Dasselbe wird, ebenso wie das basische Chlorwismuth, wegen seines schönen Atlasglanzes vielfach als weisse Schminke benutzt und man glaubte früher, dass durch den Gebrauch dieser Schminke krankhafte Zustände hervorgerufen werden könnten, allein bis jetzt fehlen uns alle wissenschaftlichen Gründe für diese Annahme.

Das basisch-salpetersaure Wismuth besitzt keinen auffallenden Geschmack. Wie sich dasselbe im **Magen** verhalte, lässt sich noch nicht mit Sicherheit bestimmen. Dass dasselbe im Magen gelöst werde, ist bei der geringen Menge der hier darauf einwirkenden Säure nicht anzunehmen. Auch zeigt es in grösseren Dosen und bei fortgesetztem Gebrauche keine schädlichen Wirkungen, während die wenigen, durch Wasser nicht zersetzbaren Wismuthverbindungen (essigsaures Wismuth, Wismuthbrechweinstein, citronensaures Wismuth-Ammoniak) Vergiftungserscheinungen hervorrufen. Zwar werden einige Vergiftungsfälle angegeben, welche durch basisch-salpetersaures Wismuth veranlasst worden sein sollen, doch beziehen sich diese wohl nur auf sehr unreine Präparate und zum Theil auf Verwechselungen. Selbst die Gegenwart geringer Arsenmengen, welche das Wismuth häufig begleiten, scheint ohne erheblichen Einfluss auf seine Wirksamkeit zu sein. Dagegen ist es nicht unwahrscheinlich, dass jenes Salz durch das alkalische Secret der Darmschleimhaut eines Theils seiner Säure beraubt, und dass in Folge der Bildung eines in den Darmsäften nur wenig löslichen Albuminates eine Einwirkung desselben auf die Schleimhäute möglich gemacht werde.

Am häufigsten hat man das basisch-salpetersaure Wismuth bei einigen schmerzhaften Magenaffectionen angewendet, namentlich bei Cardialgien und Geschwürsbildung im Magen, aber auch bei Erbrechen, besonders wenn es durch eine chronische Entzündung der Magenschleimhaut bedingt ist, sowie in solchen Fällen, wo dasselbe durch eine Affection des Nervensystems hervorgerufen wird. Auf das Erbrechen Cholerakranker oder der Schwangeren scheint das Mittel jedoch keinen Einfluss zu haben.

Da man dem Wismuth eine adstringirende Wirkung zuschreibt, wandte man dasselbe auch bei Durchfällen an, z. B. bei den Diarrhöen der Kinder, welche öfters während des Zahnens eintreten, bei colliquativen Diarrhöen der Phthisiker, bei Ruhren, bei Cholera.

Im weiteren Verlaufe des Darmcanals verwandelt sich das obige Präparat allmählich, bei manchen Verdauungsstörungen schon ziemlich hoch oben im Darmcanale, in Schwefelwismuth, welches, wenn das Mittel in grösseren Mengen gegeben wurde, selbst den Fäces eine dunklere Färbung ertheilen kann.

Auch die Frage, ob und in welcher Form das Wismuth beim arzneilichen Gebrauche desselben in das Blut übergeführt werden könne, ist noch nicht zu beantworten. ORFILA fand bei seinen Versuchen kleine Mengen davon in der Milz, der Leber und dem Harn wieder, LEWALD in der Milch.

Bismuthum subnitricum. Da das im Handel vorkommende basisch-salpetersaure Wismuth häufig unrein, namentlich arsenhaltig ist, so soll dasselbe nach folgender Vorschrift bereitet werden. 2 Th. Wismuth werden in 9 Th. Salpetersäure bei gelinder Wärme gelöst und, sobald sich keine salpetrigen Dämpfe mehr entwickeln, mit so viel Wasser versetzt, dass ein weisser Niederschlag zu entstehen anfängt. Die davon abgegossene Flüssigkeit wird auf 6 Th. zur Krystallisation eingedampft. Die erhaltenen Krystalle werden mit wenig durch etwas Salpetersäure angesäuertem Wasser abgewaschen, zerrieben, 1 Th. derselben mit je 4 Th. Wasser vermischt und unter Umrühren in ein Gefäss geschüttet, welches 21 Th. kochendes Wasser enthält. Der gebildete Niederschlag wird sogleich nach dem Erkalten auf ein Filter gebracht und bei einer 30° nicht übersteigenden Wärme getrocknet. Das erhaltene weisse, krystallinische, geschmacklose Pulver wird Kindern zu 0,20—0,30 Grm., Erwachsenen zu 0,50—1,50 Grm. p. d. bei leerem Magen täglich 3—4 mal in Pulver- oder Tablettenform gegeben, häufig mit Zusatz von Morphium, Rad. Belladonnae oder Magnesia carbonica.

Bismuthum valerianicum. Das baldriansaure Wismuth wird so bereitet, dass man 32 Th. basisch-salpetersaures Wismuth mit etwas Wasser zu einem sehr feinen Brei verreibt und mit einer Lösung von 12 Th. Natrium carbonicum purum, 30 Th. Wasser und 9 Th. Baldriansäure versetzt. Die Mischung wird unter öfterem Umschütteln eine

Stunde lang digerirt, nach dem Erkalten auf ein Filter gebracht, der Rückstand mit kaltem Wasser gewaschen und bei gelinder Wärme getrocknet. Das nach Baldriansäure riechende Pulver wird nur selten zu 0,03—0,12 Grm. täglich mehrmals in Pulvern oder Pillen besonders bei Cardialgien verordnet.

XVIII. Blei.*

1. Plumbum oxydatum (PbO), Lithargyrum, Plumbum oxydatum semifusum, Bleioxyd, Bleiglätte.
2. Plumbum hyperoxydatum rubrum ($2PbO + PbO_2$), Minium, Mennige.
3. Plumbum iodatum (PbJ_2), Jodblei.
4. Plumbum carbonicum ($2PbCO_3 + PbH_2O_2$), Cerussa, Subcarbonas plumbicus, Bleiweiss.
5. Plumbum nitricum ($Pb[NO_3]_2$), Nitras plumbicus, salpetersaures Blei.
6. Plumbum aceticum ($Pb[C_2H_3O]_2]O_2 + 3H_2O$), Saccharum saturni, Acetas plumbicus, essigsaures Blei, Bleizucker.
7. Plumbum subaceticum, Extractum plumbi, basisch-essigsaures Blei.
8. Plumbum tannicum, gerbsaures Blei.

Das Blei kann mit anderen Stoffen sehr zahlreiche Verbindungen bilden, von denen jedoch die meisten in Wasser unlöslich sind; auch vereinigt sich dasselbe mit anderen Substanzen häufig in mehreren Verhältnissen. Fast alle Bestandtheile des Körpers, mit Ausnahme der elektropositiven Stoffe, lassen sich mit dem Blei verbinden, namentlich die eiweissartigen Substanzen, so dass dasselbe, einmal in den Körper gelangt, wahrscheinlich nur schwer wieder aus demselben ausgeschieden werden kann.

Eine Veränderung der Epidermis durch die Bleisalze ist bis jetzt noch nicht nachgewiesen worden; dagegen verbindet sich das Blei mit den unter der Epidermis liegenden Geweben. Ohne Zweifel sind die hierbei gebildeten Producte von ganz ähnlicher Zusammensetzung, wie die ausserhalb des Organismus durch Zusammenmischen von Eiweisslösungen und löslichen Bleisalzen erhaltenen Niederschläge. Bis jetzt ist es noch nicht gelungen, diese Niederschläge, die sich leicht in alkalischen

---

* Vielleicht schliesst sich hier das Thallium an, dessen Salze nach Paulet[1], Lamy[2], Grandeau[3], Marmé[4] sehr giftig wirken. In den Darmcanal gebracht rufen dieselben schon in geringen Mengen eine entzündliche Affection der Magen- und Darmschleimhaut nebst Erbrechen und heftigem, selbst blutigem Durchfall, Verlangsamung des Pulses, der zuweilen Beschleunigung vorausgeht, Zittern und Lähmung bei erhaltener Erregbarkeit der Muskeln und Nerven hervor. Als Arzneimittel ist das Thallium bis jetzt noch nicht angewendet worden.

[1] Archives générales de médecine. 6. Sér. II. p. 507. 1863.
[2] Comptes rendus. T. LVII. p. 442. — Gazette des hôpitaux 1863. No. 10.
[3] Journal de l'anatomie et de la physiologie 1864. p. 378.
[4] Göttinger Nachrichten 1867. No. 20.

oder schwach sauren Flüssigkeiten lösen, von gleichmässiger Zusammensetzung zu erhalten, vielmehr zeigen dieselben, je nach der relativen Menge der zusammengemischten Stoffe, einen sehr wechselnden Bleigehalt. Wegen ihrer Unlöslichkeit in Wasser bilden jene Verbindungen auf den Flächen, wo sie gebildet wurden, z. B. auf excoriirten Hautstellen, eine Schicht, welche einigermassen die Epidermis ersetzen kann. Gleichzeitig tritt aber auch eine Verdichtung der Gewebe ein, welche der Einwirkung des Bleisalzes ausgesetzt waren. Ob dieselbe rein physikalischer Natur und also auch an todten Membranen nachweisbar sei, lässt sich noch nicht bestimmen, sie scheint jedoch durch die Bleisalze in weit höherem Grade hervorgerufen zu werden, als durch die meisten anderen sogenannten adstringirenden Mittel, wenigstens sehen wir, dass die Secretion von Geschwürsflächen u. s. w., auf welche man ein lösliches Bleisalz bringt, meist beträchtlich vermindert und oft gänzlich aufgehoben wird.

Wegen der angegebenen Wirkungen können die löslichen Bleisalze benutzt werden, z. B. bei manchen Hautausschlägen mit reichlicher Secretion, besonders bei Ekzem, bei atonischen Geschwüren, Decubitus u. s. w. Da jedoch die schnelle Unterdrückung sehr reichlicher oder lange bestehender Secretionen oft nachtheilige Folgen hat, so muss man sich vor einer zu ausgedehnten Anwendung der Bleipräparate hüten. Fast ebenso häufig wie zu dem genannten Zwecke benutzt man das Blei, um durch die Verdichtung der davon berührten Gewebe oberflächliche Entzündungen in ihrem Entstehen zu unterdrücken, z. B. bei Excoriationen, bei leichten Verbrennungen, Frostbeulen, Erisypelas, bei Contusionen, Furunkeln u. s. w. Man erreicht jedoch auf diese Weise nicht immer seinen Zweck, indem theils die unverletzte Epidermis der Einwirkung der Bleisalze ein wesentliches Hinderniss entgegenstellt, theils aber auch die Veränderung der Gewebe sich nur auf die oberflächlichsten Schichten beschränkt. Bei Wunden oder bei Telangiektasien wandte man bisweilen Bleiverbindungen an, um durch die erfolgende Contraction die Blutung oder die Gefässerweiterung zu beseitigen, doch auch hier kann man aus den angeführten Gründen nicht immer seinen Zweck erreichen. Die in Wasser unlöslichen Bleiverbindungen können die obigen Veränderungen nur in soweit hervorrufen, als sie auf den Applicationsstellen in lösliche Verbindungen verwandelt werden. Das Jodblei wurde bisweilen in solchen Fällen angewendet, wo man ausser den Wirkungen der Bleipräparate auch noch die des Jods hervorrufen wollte, z. B. bei scrofulösen Geschwülsten u. s. w., doch war dies ein ganz unzweckmässiges Verfahren. Das salpetersaure Blei wurde auch als ein oberflächliches Aetzmittel wie der Höllenstein empfohlen, derselbe kann aber keineswegs dadurch ersetzt werden.

Die Verbindung des Bleies mit den fetten Säuren des Olivenöls dient ihrer Geschmeidigkeit wegen sehr häufig als Pflastermasse, theils für sich als einfaches Deckpflaster, um einzelne Hautstellen warm zu halten, oder sie vor äusseren Einflüssen zu schützen, theils auch mit anderen Substanzen vermischt als Heftpflaster, oder um eine leichte Affection der Haut hervorzurufen.

Man hat sich vielfach die Frage vorgelegt, ob die auf die Haut gelangten Bleiverbindungen auch in das Blut übergeführt werden könnten, ohne dass dieselbe jedoch bis jetzt mit hinreichender Genauigkeit beantwortet worden wäre. Dass das Blei von der Haut aus bei anhaltender Berührung mit derselben in das Blut übergeführt werden könne, ist wohl sehr wahrscheinlich, allein die Bedingungen, unter welchen dies geschehen kann, sind noch nicht gehörig bekannt. Am meisten hat man noch da nachtheilige Folgen eintreten sehen, wo die Bleisalze auf eine grosse von der Epidermis entblösste Hautfläche einwirkten, wie bei manchen Verbrennungen, ja selbst bei der lange fortgesetzten Application von Bleipflastern auf Geschwürsflächen; doch sind diese Fälle sehr selten und können wohl kaum ein Hinderniss für die Anwendung der Bleipräparate abgeben. Der Umstand, dass das Blei mit den Bestandtheilen der Haut unlösliche Verbindungen bildet und dass die Flüssigkeiten, mit denen die letzteren in Berührung kommen, meist ziemlich neutral sind, erschwert den Uebergang desselben in das Blut in hohem Grade.

In das Auge bringt man Bleiverbindungen, besonders das neutrale und basisch-essigsaure Salz, um hier entsprechende Veränderungen wie auf der äusseren Haut hervorzurufen, z. B. bei Blennorhöen der Conjunctiva oder bei der abortiven Behandlung von Augenentzündungen, so wie bei Verletzungen der Augenlider und des Augapfels. Doch macht man dem Blei den Vorwurf, dass bei seiner Anwendung bei Geschwüren und Wunden der Hornhaut häufig weisse, undurchsichtige Narben gebildet werden.

Die in Wasser unlöslichen Bleiverbindungen sind geschmacklos, die löslichen schmecken süss und sehr herb. Die Entstehung dieser Geschmacksempfindung ist wohl ebenso, wie bei anderen adstringirenden Mitteln wenigstens theilweise von der durch jene Stoffe hervorgerufenen Verdichtung der Zungenschleimhaut herzuleiten. Gleichzeitig aber verbinden sich auch die Bleisalze mit den eiweissartigen Stoffen, mit denen sie im Munde in Berührung kommen. Wenn die so gebildeten Albuminate an solchen Stellen, wo sie nicht leicht abgerieben werden können, z. B. an den Rändern des Zahnfleisches und der Zähne, längere Zeit verweilen, so färben sie sich allmählich durch den Schwefelwasserstoffgehalt des Athems schwärzlich. Man hat häufig auf diesen Umstand in diagnostischer Hinsicht Werth gelegt und jene dunklen Ränder als Vorboten der Bleikolik bezeichnet. Dies ist jedoch nur insofern richtig, als beide Momente von ein und derselben Ursache, der Einführung des Bleies, abhängen und jene Färbung oft früher zu bemerken ist, als die Symptome der chronischen Bleivergiftung.

Auch bei manchen krankhaften Zuständen der Mundschleimhaut benutzt man die löslichen Bleisalze wegen ihrer oben angeführten Eigenschaften, z. B. bei Geschwüren im Munde und Rachen, bei Salivation u. s. w., doch giebt man hier meist anderen Mitteln den Vorzug, aus Furcht vor einer möglichen Bleivergiftung.

Mit Ausnahme des Schwefelbleies können im Magen auch die in Wasser unlöslichen Bleiverbindungen, vielleicht selbst geringe Mengen von metallischem Blei gelöst werden. Die so im Magen gebildeten, so wie die bereits im gelösten Zustande in denselben gebrachten Bleisalze müssen durch die Gegenwart von Chlormetallen, phosphorsauren Salzen u. s. w. im Magensafte mehrfache Umsetzungen erleiden, über welche wir uns, da die Zusammensetzung der Magenflüssigkeit ziemlich complicirt und nicht gleichförmig ist, noch nicht genauer Rechenschaft abgeben können. Dass sich im Magen ein in Wasser lösliches Doppelsalz von Chlorblei und Chlornatrium bilde, wie MIALHE angegeben hat, ist nicht richtig; eine solche Verbindung ist überhaupt gar nicht bekannt. Dagegen hat die Gegenwart eiweissartiger Substanzen grossen Einfluss auf die im Magen sich bildenden Bleiverbindungen, indem das Blei sich in neutralen oder schwach sauren Flüssigkeiten stets mit den eiweissartigen Stoffen vereinigt, selbst bei Gegenwart von Chlormetallen, schwefelsauren Salzen u. s. w., welche sonst stets das Blei aus seinen Lösungen fällen. Nur durch Schwefelwasserstoff, concentrirte Säuren u. s. w. werden ausserhalb des Körpers jene Albuminate zersetzt. So müssen denn im Darmcanale alle Bleipräparate, so weit sie überhaupt zur Wirkung gelangen, allmählich in ein und dieselbe Verbindung, höchst wahrscheinlich ein Bleialbuminat, verwandelt werden. Die Differenzen in der Wirkung der einzelnen Präparate sind daher, so weit sie nicht von den noch unveränderten Stoffen hervorgerufen werden, auch hier bedingt durch die Quantität des thatsächlich zur Wirkung kommenden Bleis. Im weiteren Verlaufe des **Darms** wird jenes Albuminat, so weit es nicht in das Blut übergeht, durch das im unteren Darme gebildete Schwefelwasserstoffgas zersetzt und Schwefelblei gebildet, welches jedoch mit der eiweissartigen Substanz innig gemischt bleibt, und in dieser Form findet sich auch das aufgenommene Blei in den Fäcalmassen wieder. Bei manchen Verdauungsstörungen beginnt die Bildung des Schwefelbleis schon im oberen Theile des Darmcanals, selbst im Magen, auch wird bisweilen das bereits in die Schleimhaut eingedrungene Blei in Schwefelmetall verwandelt, so dass die dunkle Färbung solcher Schleimhautstellen bis zu einer gewissen Tiefe eindringt.

Von den Veränderungen, welche der Darmcanal durch die Einwirkung der Bleipräparate erleidet, tritt ebenso wie auf anderen Körpertheilen die Verdichtung der Schleimhaut am deutlichsten hervor, und zwar zeigt sich dieselbe nicht blos im oberen, sondern auch im unteren Theile des Darmcanals, bis zu welchem die Bleiverbindungen nicht wohl im unveränderten Zustand gelangen können. Dass gleichzeitig die Schleimsecretion vermindert und die peristaltische Bewegung verlangsamt werde, dafür spricht der Umstand, dass bei dem Gebrauche der Bleipräparate die Stuhlausleerungen seltener und trockener als vorher zu werden pflegen. Wie sich die Galle und der pankreatische Saft bei Gegenwart von Bleiverbindungen verhalten mögen, lässt sich, wegen Mangels an genaueren Untersuchungen, noch nicht bestimmen. Nach HEUBEL ist die Gallensecretion bei Thieren, welche längere Zeit Bleizucker erhalten haben, vermehrt.

Wegen der erwähnten Veränderungen des Darmcanals hat man die Bleipräparate, und zwar am häufigsten das neutrale essigsaure Blei, öfters arzneilich angewendet, besonders bei den hartnäckigen Diarrhöen, die meist in Folge von Geschwürsbildung im Darmcanale eintreten, z. B. bei

Abdominaltyphus, bei Ruhren, Cholera, bei den colliquativen Diarrhöen Tuberkulöser, aber auch bei Blutungen aus dem Darmcanale, namentlich bei Blutbrechen und bei Meläna. Wie viel das essigsaure Blei in den bisher beobachteten Fällen genutzt habe, lässt sich deshalb sehr schwer beurtheilen, weil man das Mittel selten allein, sondern meist, in der irrigen Meinung, dass dadurch die nachtheiligen Wirkungen des Bleis verhütet werden könnten, in Verbindung mit Opium gab, welches ebenfalls einen wesentlichen Einfluss auf jene Zustände äussern konnte. Bei solchen Diarrhöen, welche von krankhaften Zuständen des Dickdarms herzuleiten waren, hat man auch das essigsaure Blei in Klystierform angewendet.

So gross auch die Affinität des Bleis zu den eiweissartigen Körperbestandtheilen ist, so tritt doch erst nach grossen Dosen der löslichen Bleisalze eine stärkere Affection der Magenschleimhaut ein. Es entstehen dann heftige Kolikschmerzen, verbunden mit dem Gefühl von Brennen in der Magengegend, Erbrechen, Diarrhöen und den übrigen Symptomen einer Gastroenteritis, welchen der Tod bald schnell, bald erst nach einigen Tagen folgt. In solchen Fällen, in welchen der Tod nicht eintrat, beobachtete man bisweilen noch nach einigen Wochen die Erscheinungen einer chronischen Bleivergiftung. Man findet bei der Section die Magenschleimhaut mit weissen Massen von Bleialbuminat bedeckt und mehr oder weniger geröthet. Solche acute Bleivergiftungen sind jedoch selten, da man sich der Bleisalze zum Zwecke des Selbstmords fast nie bedient, und der eigenthümliche Geschmack derselben sehr leicht ihre Gegenwart zu erkennen giebt.

Man würde im Falle einer acuten Bleivergiftung das eintretende Erbrechen durch reichliches laues Getränk zu befördern und das etwa im Darmcanale zurückbleibende Gift durch schwefelsaures Natrium oder schwefelsaures Magnesium in unlösliches schwefelsaures Blei umzuwandeln suchen. Auch frisch gefälltes Schwefeleisen könnte zweckmässig als Antidotum dienen.

Da in vielen Fällen bleihaltige Materialien verarbeitet werden, wie von Hüttenarbeitern, Farbenfabrikanten, Stubenmalern, Schriftgiessern, Schriftsetzern, Kupferschmieden, Zinngiessern, Töpfern u. s. w., so kommt ungleich häufiger der Fall vor, dass Bleiverbindungen längere Zeit hindurch, wenn auch immer nur in sehr kleinen Mengen, in Form von Staub auf und in den Organismus gelangen und dort Veränderungen hervorrufen, deren Folgen wir gewöhnlich als chronische Bleivergiftung bezeichnen.

Es tritt unter solchen Umständen ebenso wie beim arzneilichen Gebrauche der Bleipräparate eine Verminderung in der Secretion der Darmschleimhaut und habituelle Stuhlverstopfung ein. Auch die übrigen Schleimhäute erscheinen ungewöhnlich trocken; dagegen wird bisweilen durch den süsslich metallischen Geschmack, den das aufgenommene Blei verursacht, eine Vermehrung der Speichelsecretion, die von einem sehr üblen Geruche des Athems begleitet ist, hervorgerufen. Die äussere Haut wird allmählig ebenfalls trocken, welk und nimmt, manchmal sehr früh, manchmal aber erst nach Jahren, eine gelbliche Färbung (Icterus saturninus) an, welche letztere sich gewöhnlich auch schon früher an der Conjunctiva des Augapfels erkennen lässt. Die Empfindlichkeit gegen das Blei ist jedoch bei verschiedenen Personen sehr ungleich. Zu den Erscheinungen der gestörten Verdauung und gesunkenen Ernährung gesellen sich, bald schon sehr frühzeitig, bald erst spät, besonders nach Diätfehlern, heftige Kolikschmerzen (Colica saturnina), die ihren Sitz vorzugsweise in der Nabelgegend haben, sich anfallsweise steigern, und mit denen gewöhnlich hartnäckige Verstopfung, oft auch Ekel und Erbrechen verbunden sind. In seltenen Fällen ist der Stuhl regelmässig oder dünnflüssig. Die Bauchdecken sind dabei gewöhnlich stark eingezogen und durch Druck auf dieselben wird der Schmerz eher vermindert als vermehrt. Ausser diesen Kolikschmerzen, welche man fast allgemein von krankhaften Contractionen der Därme ableitet, während BRIQUET die Bauchmuskeln als den Sitz derselben ansieht, treten oft während der Anfälle sehr heftige und sehr schmerzhafte Wadenkrämpfe, sowie krampfhafte Harnverhaltung ein. In einzelnen Fällen erstrecken sich die Krämpfe auch auf den Schlund, das Scrotum, den Penis, die Scheide, den Uterus und andere Organe. Nach C. PAUL leiden bleikranke Frauen während und lange Zeit nach den Anfällen an Uterinblutungen. Fast jede Schwangerschaft endet bei ihnen mit einem Abortus oder einer Frühgeburt. Die Respiration ist während der Anfälle meist beschleunigt, oberflächlich und stöhnend, bisweilen auch verlangsamt. Der Herzschlag gewöhnlich verlangsamt, der Puls sehr hart.

Eine andere Symptomengruppe, welche als Folge der chronischen Bleivergiftung, in manchen Fällen selbst noch früher als die Kolik auftritt, bilden die Erscheinungen der Arthralgie. Diese charakterisirt sich durch leichtere oder lebhaftere Schmerzen besonders in den unteren Extremitäten, seltener dem Rumpfe oder Kopfe, die sich durch Druck vermindern, durch Bewegung steigern, von Spannung der schmerzhaften Theile begleitet sind und ungleich häufiger die Beugeseiten und die Gelenke als die Streckseiten und die Mitte der Extremitäten ergreifen. Selten besteht jene Arthralgie allein, gewöhnlich sind Kolikanfälle damit verbunden.

Im späteren Verlaufe, sehr selten im Anfange der Krankheit tritt Paralyse ein; am häufigsten an den oberen Extremitäten, selten auch am Halse oder Rumpfe. Dieselbe bildet sich meist ziemlich langsam aus, wird aber endlich vollständig und erstreckt sich gewöhnlich nicht auf alle Muskeln einer Extremität. Am häufigsten ist die Lähmung der Finger, der Hand und des Vorderarms, seltener ergreift dieselbe die unteren Extremitäten. Bei der partiellen Lähmung der Extremitäten sind immer die Streckmuskeln gelähmt, so dass die Beugemuskeln das Uebergewicht erlangen und die Theile nach innen flectiren. Nach EULENBURG[1] werden in den gelähmten Muskeln nur durch Oeffnung und Schliessung constanter Ströme, nicht durch Inductionsschläge Zuckungen hervorgerufen. Bisweilen gesellt sich zu der Lähmung Gefühllosigkeit, manchmal auch Arthralgie. Charakteristisch sind bei den Lähmungen des Vorderarms

[1] Deutsches Archiv f. klinische Medicin. Band III. S. 506.

rundliche Wülste zwischen dem Carpus und den Metacarpalknochen, welche durch Lockerung der dieselben verbindenden Ligamente und Hervortreten der einzelnen Carpalknochen entstehen. — Seltener als die Lähmung motorischer Nerven ist die sensibler, von denen die Amaurose noch am häufigsten vorkommt, aber oft schon nach kurzer Zeit wieder verschwindet.

Bisweilen, besonders nachdem bereits mehrere Anfälle von Kolik, Arthralgie u. s. w. stattgefunden haben, tritt als Folge der chronischen Bleivergiftung eine eigenthümliche Affection des Gehirns ein, welcher melancholische Gemüthsstimmung des Kranken, Kopfschmerz, oft auch Schwindel, Zittern, Schlaflosigkeit, Ohrensausen u. s. w. vorausgehen und die sich in ruhigen oder furibunden Delirien, Somnolenz und partiellen oder allgemeinen Convulsionen (Epilepsia saturnina) äussert. Der Puls bleibt hierbei oft unverändert, die Hautwärme ist meist nicht vermehrt, die Respiration normal. Die Dauer der Zufälle schwankt zwischen einigen Stunden und Wochen und der Ausgang in Besserung kann plötzlich oder allmählig eintreten.

Obgleich keines der angeführten Symptome, mit Ausnahme der Epilepsia saturnina, das Leben in hohem Grade bedroht, so wird doch durch die wiederholten Anfälle die Körperconstitution sehr zerrüttet. Die Ernährung sinkt immer mehr, die gelähmten Muskeln schwinden, die Füsse werden ödematös, es treten colliquative Schweisse ein, und so wird endlich, oft allerdings erst nach jahrelangen Leiden, der Tod herbeigeführt.

Die Leichenöffnungen bei Solchen, die an chronischer Bleivergiftung zu Grunde gingen, geben keine constanten Resultate. Am häufigsten findet man noch einen katarrhalischen Zustand der Darmschleimhaut und Erweiterungen oder Verengerungen einzelner Darmstellen. Die Lungen sind meist ziemlich blutreich, das Gehirn weich und von etwas gelblicher Färbung. Die Muskeln, namentlich die gelähmten, sind blass, atrophisch und selbst in fibröses Gewebe umgewandelt. Das Fett ist fast gänzlich geschwunden, die Organe sind nach HEUBEL wasserreicher als im normalen Zustande.

So häufig auch die Erscheinungen der chronischen Bleivergiftung beobachtet worden sind, so vermögen wir uns das Zustandekommen derselben doch noch nicht genügend zu erklären. Die grosse Abmagerung ist wohl nicht ausschliesslich von der bestehenden Verdauungsstörung abzuleiten, sondern zugleich als eine Folge der vielfach veränderten Körperthätigkeit anzusehen. Fast allgemein nimmt man gegenwärtig an, dass die Hauptursache jener Vergiftungserscheinungen in der Ablagerung einer Bleiverbindung in verschiedenen Körpertheilen zu suchen sei. HENLE[1] stellte die Hypothese auf, dass durch das im Blute circulirende Blei ein Krampf, besonders der glatten Muskelfasern, hervorgerufen werde. Aus einem Krampfe der Darmmuskeln erklärte er die Verstopfung, das Eingesunkensein der Bauchdecken, das Erbrechen, aus einem Krampfe der Harnwerkzeuge die Retention des Harns während der Anfälle, aus dem

---

[1] Zeitschrift f. rationelle Medicin. 3. R. Band IV. S. 454 und Handbuch d. rationellen Pathologie. Band II. S. 179. Braunschweig 1847.

der Bronchien die beschleunigte und oberflächliche Respiration; aus einem krampfhaften Zustande der Arterien die eigenthümliche Beschaffenheit des Pulses, die theilweise Beschränkung der wässerigen Ausscheidungen und den in Folge davon etwas vermehrten Wassergehalt des Blutes, die verminderte Ernährung u. s. w. HEUBEL[1] konnte jedoch in den Darmmuskeln nur sehr geringe Mengen und im Blute nur Spuren von Blei auffinden und hält deshalb die Annahme, dass durch abgelagertes Blei eine Contraction der glatten Muskelfasern hervorgerufen werde, für unbegründet. Die hartnäckige Verstopfung ist nach HEUBEL nicht durch eine Verminderung der Secretion der Darmschleimhaut bedingt, sondern wahrscheinlich durch eine abnorme Erregung des N. splanchnicus, dessen Reizung die peristaltischen Bewegungen des Dünndarms hemmt. Auf einer Reizung der centripetalen Fasern desselben Nerven, durch welche reflectorisch die Bewegung der Herzcontractionen herabgesetzt wird, könnte die während der Kolikanfälle beobachtete auffallende Verlangsamung des Pulses beruhen. Aus demselben Umstande ist vielleicht auch die Verminderung der Harnsecretion abzuleiten. Auch im Uebrigen glaubt HEUBEL die Ursache der Vergiftungserscheinungen mehr in einer directen Veränderung der Nerven durch das Blei, als in einer solchen der Muskeln suchen zu müssen.

Besondere Schwierigkeit für die Erklärung bietet der remittirende und selbst intermittirende Charakter der Krankheitsanfälle, welcher besonders bei der Bleikolik und Bleiarthralgie deutlicher hervortritt. L. HERMANN[2] leitet das Auftreten der einzelnen Anfälle davon ab, dass gerade dann die Ausscheidung des Bleis aus dem Körper aus irgend einem Grunde unterbrochen sei, so dass in Folge davon eine augenblickliche Anhäufung desselben im Blute entstehe. Doch lässt sich die Annahme noch nicht ganz zurückweisen, dass jene Anfälle durch den Einfluss äusserer Momente, z. B. von Diätfehlern, auf den bereits erkrankten Organismus hervorgerufen werden. Vielleicht ist auch darin der Grund zu suchen, warum die Kolikanfälle, die bei Menschen bei Weitem am häufigsten auftreten, bei Thierversuchen nur sehr selten (HEUBEL) beobachtet werden konnten. Dagegen lassen sich die Bleilähmungen und die Epilepsia saturnina, welche letztere bei Thieren fast regelmässig dem Tode vorausgeht, wohl eher in directen Zusammenhang mit der Wirkung des Bleis bringen, zumal da dieselben erst dann einzutreten pflegen, wenn die Bleikachexie bereits einen ziemlich hohen Grad erreicht hat. HITZIG[3] sieht die von GUSSEROW[4] nachgewiesene Ablagerung des Bleis in den Muskeln als die Ursache der Bleilähmungen an, welche fast ausschliesslich die Extensoren des Vorderarms betrifft, und glaubt, dass die eigenthümliche Anordnung und Beschaffenheit der Armvenen Veranlassung zu einer reichlicheren Bleiablagerung gerade in diesen Theilen gebe. HEUBEL konnte jedoch bei seinen an den (nicht gelähmten) Muskeln von

---

[1] Pathogenese und Symptome der chronischen Bleivergiftung. Berlin 1871.
[2] Archiv f. Anatomie u. Physiologie 1867. S. 64.
[3] Studien über Bleivergiftung I. Berlin 1868.
[4] Archiv f. patholog. Anatomie. Band XXI. S. 443.

Hunden angestellten Untersuchungen weniger Blei auffinden, als im Gehirn und Rückenmark und namentlich in den Knochen derselben Thiere. Von einer Erkrankung der Nervencentra können jene Lähmungen wohl kaum abgeleitet werden, da keine anderweitigen Symptome einer solchen Erkrankung wahrnehmbar sind. — In Betreff der Epilepsia saturnina haben TRAUBE und ROSENSTEIN[1] darauf aufmerksam gemacht, dass den Anfällen derselben eine Verminderung der Diurese voranzugehen pflege, was auch HEUBEL bestätigen konnte. Man hat daher vielfach die Ansicht aufgestellt, dass jene Krankheitserscheinung durch dieselben Ursachen bedingt werde, wie die Eclampsia uraemica. Nierenentartungen lassen sich zwar bei Bleikranken bisweilen, aber nicht constant und namentlich nicht in allen Fällen von Bleiepilepsie nachweisen.

In Bezug auf die Verhütung der chronischen Bleivergiftungen können uns chemische Antidota wenig nützen, indem es hier nicht, wie bei den acuten Vergiftungen, darauf ankommt, das noch auf den Applicationsorganen befindliche Gift in eine unschädliche Verbindung zu verwandeln. Dafür aber, durch ein chemisches Agens das etwa im Körper abgelagerte Blei aus demselben herausfördern zu können, bietet sich uns bis jetzt gar keine Aussicht. Man hat zwar geglaubt, in dem Jodkalium ein Mittel zu besitzen, welches im Stande sei, das Blei wieder aus dem Körper zu entfernen, indem es mit diesem ein in Wasser leicht lösliches Doppelsalz bilde. Ein solches Doppelsalz existirt jedoch gar nicht, und selbst wenn es bestände, würde es sich doch im Körper nicht bilden können. Die Behandlung der Bleikranken mit Jodkalium erscheint daher als unnütz. Dagegen ist es wahrscheinlich, dass das in den Körper aufgenommene und in demselben als Albuminat abgelagerte Blei durch den normalen Stoffwechsel allmählig daraus wieder entfernt werden könne, wenn der Organismus vor neuer Bleiaufnahme geschützt bleibt. Als Vorbeugungsmittel für die chronische Bleivergiftung hat man empfohlen, dem Trinkwasser etwas Schwefelsäure, schwefelsaures Natrium oder schwefelsaures Magnesium zuzusetzen.

Weit wichtiger ist es, die Gelegenheit zur Aufnahme von Blei zu beschränken, bleierne Wasserleitungsröhren und Gefässe zu vermeiden, durch häufiges Waschen und Baden den auf der Haut abgelagerten Bleistaub zu entfernen, die Entstehung von Bleistaub zu verhindern, die Locale, wo mit Blei gearbeitet wird, gut zu ventiliren, Speisen und Getränke aus mit Bleistaub erfüllter Luft zu entfernen, die Arbeiter oft zu wechseln, und so wie die ersten Erkrankungssymptome eintreten, ganz vor der weiteren Einwirkung des Bleis zu schützen, und endlich sorgfältig alle Diätfehler u. s. w. zu vermeiden, welche zur Entstehung der krankhaften Erscheinungen beitragen können. Therapeutisch kommen fast nur die einzelnen Symptome der chronischen Bleivergiftung in Behandlung, und namentlich häufig sucht man durch Opium, durch Kataplasmen, Bäder u. s. w. die krampfhafte Spannung zu heben. Die Stuhlverstopfung sucht man durch Glaubersalz, Ricinusöl, selbst Crotonöl und andere Drastica zu beseitigen, doch können die ein-

---

[1] Archiv f. patholog. Anatomie. Band XXXIX. S. 1 u. 174.

zelnen Vergiftungsfälle ein sehr verschiedenes Verfahren erfordern, in Bezug auf welches wir hier auf die specielle Therapie verweisen müssen. Mit welcher Leichtigkeit das Blei vom Darmcanale aus in das Blut übergehen könne, lässt sich noch nicht genauer bestimmen; dagegen ist es sehr wahrscheinlich, dass dieser Uebergang in Form eines Albuminates erfolge und dass das Blei in dieser Form auch im Blute bestehe. Durch den bei Bleikranken gewöhnlich bestehenden harten Puls liess man sich häufig zu der Annahme bestimmen, dass das im Blute circulirende Blei noch ebenso adstringirend wirke, wie auf den Applicationsorganen, obgleich dies, wenn das Blei im Blute als Albuminat besteht, nicht wahrscheinlich ist. Am häufigsten benutzt man jetzt noch das essigsaure Blei bei Bluthusten. Ob und in welcher Weise hier jenes Mittel nützlich werden kann, lässt sich aus den angegebenen Gründen noch nicht bestimmen. Meist gab man es hier abwechselnd mit Digitalis oder, um den Hustenreiz zu vermindern, mit Opium. Auch bei chronischen Katarrhen Phthisischer, bei beginnendem Lungenödem, besonders wenn es im Verlaufe chronischer Nephritis oder der Pneumonia potatorum eintritt, sowie bei acuter härmorrhagischer Nephritis, bei Lungengangrän u. s. w. hat man das essigsaure Blei nach Traube's Vorgange öfters verordnet. Früher gab man es auch bei Pneumonien, selbst bei Herzhypertrophien und Aneurysmen, doch ist es nicht wahrscheinlich, dass in solchen Fällen sein Gebrauch von erheblichem Nutzen sein könnte.

Dass die Gegenwart von Bleialbuminat im Blute auf die Bestandtheile des letzteren einen Einfluss äussern könne, ist noch nicht nachgewiesen. Das häufige Auftreten von Gallenfarbstoff im Harn Bleikranker hat zu der Annahme geführt, dass die Zersetzung der Blutkörperchen dadurch befördert werde. In der That fanden sowohl Andral und Gavarret als auch Heubel bei chronischen Bleivergiftungen die Menge der Blutkörperchen und des Eiweisses vermindert, den Wassergehalt dagegen vermehrt. Diese Veränderung des Blutes ist jedoch vielleicht mehr eine Folge der gestörten Ernährung, als eine Ursache derselben.

Nach Analogie der übrigen schweren Metalle ist es nicht unwahrscheinlich, dass die im Blutplasma bestehende Bleiverbindung, so weit sie nicht in andere Organe abgelagert wird, in die Blutkörperchen übergehe und endlich mit den Zersetzungsproducten der letzteren ausgeschieden werde. Da das Blei im Blute an Eiweiss gebunden ist, so kann es durch die Nieren immer nur in sehr geringer Menge ausgeschieden werden; bei Albuminurie kann jedoch, wie Lewald[1] nachgewiesen hat, seine Menge sich etwas steigern. Ob dasselbe einen Einfluss auf die Harnwerkzeuge ausüben könne, ist noch nicht bekannt. Mosler und Mettenhelmer[2] beobachteten beim reichlichen Gebrauche des essigsauren Bleis, dass die Harnausscheidung vermindert wurde und die Menge des Harnstoffs, Chlornatriums und der Schwefelsäure abnahm. — Obgleich bei

---

[1] Untersuchungen über die Ausscheidung von Arzneimitteln aus dem Organismus. Breslau 1861.
[2] Archiv der Heilkunde 1863. S. 522.

manchen krankhaften Zuständen der Harn- und Geschlechtswerkzeuge die löslichen Bleisalze ebenso gut örtliche Anwendung finden könnten, wie andere adstringirende Mittel, so sind sie hier doch nur sehr selten in Gebrauch gekommen.

Plumbum oxydatum. Die Bleiglätte wird gewöhnlich nicht zu therapeutischen Zwecken benutzt, dagegen dient sie zur Bereitung mehrerer Präparate, besonders der Bleipflaster.

Das einfache Bleipflaster (**Emplastrum lithargyri simplex**, Empl. plumbi simplex, Empl. diachylon simplex) wird dadurch erhalten, dass man gleiche Theile Olivenöl, Schweinefett und fein gepulverte Bleiglätte bei mässiger Wärme unter beständigem Umrühren und unter zeitweiligem Zusatz von etwas Wasser kocht, bis sich eine Pflastermasse gebildet hat. Die erhaltene weisse in der Wärme leicht knetbare Masse dient hauptsächlich als Constituens für andere Pflaster. Das weisse Mutterpflaster (**Emplastrum lithargyri molle**, Empl. matris album) ist ein Gemeng von 3 Th. Empl. litharg. simpl., 2 Th. Schweinefett und je 1 Th. Talg und Wachs, welche zusammengeschmolzen und in Tafelform ausgegossen werden. Dasselbe dient als Verbandmittel. Die HEBRA'sche Bleisalbe (**Unguentum diachylon Hebrae**), eine bei gelinder Wärme stets frisch bereitete Mischung von gleichen Theilen Empl. litharg. simpl. und Leinöl, wird meist, auf Leder gestrichen, als Verbandmittel bei Localschweissen, besonders Fussschweissen angewendet. Vorzüge derselben vor einfachem Talg sind bis jetzt noch nicht nachgewiesen worden. Das Gummi- oder Zugpflaster (**Emplastrum lithargyri compositum**, Empl. plumbi compositum) wird dadurch erhalten, dass man 24 Th. Empl. litharg. simpl. und 7 Th. gelbes Wachs bei gelinder Wärme zusammenschmilzt und dann je 2 Th. Ammoniacum, Galbanum und Terpenthin, welche vorher im Dampfbade zusammengeschmolzen worden sind, dazu mischt. Es hat eine gelbbraune Farbe, ist zähe und wird meist als Deckpflaster benutzt. Das Fontanellpflaster (**Emplastrum ad fonticulos**) ist eine in der Wärme bereitete Mischung von 3 Th. Fichtenharz, 1 Th. Talg und 36 Th. Empl. litharg. simpl., welche auf feine Leinwand gestrichen wird. Diese wird dann zusammengefaltet, Wachspapiere dazwischen gelegt und mit einem Locheisen in Scheiben von 3 Ctm. Durchmesser geschnitten, welche zum Verbande von Fontanellen dienen. Das Heftpflaster (**Emplastrum adaeshivum**) wird dadurch erhalten, dass man 10 Th. fein gepulv. Bleiglätte mit 18 Th. roher Oelsäure unter beständigem Umrühren im Dampfbade erwärmt, bis sich eine Pflastermasse gebildet hat, welcher 3 Th. Colophonium, und 1 Th. Talg zugesetzt werden. Das Edinburger Heftpflaster (**Emplastrum adhaesivum Edinburgense**) wird ebenso bereitet, nur dass statt des Colophoniums und Talgs 3 Th. schwarzes Pech angewendet werden.

Plumbum hyperoxydatum rubrum. Die Mennige wird nicht zu therapeutischen Zwecken, sondern nur zur Bereitung einiger Pflastermassen benutzt. Das schwarze Mutterpflaster (**Emplastrum fuscum**, Empl. matris fuscum) wird so bereitet, dass man 32 Th. sehr fein gepulverter Mennige mit 64 Th. Olivenöl unter Umrühren kocht, bis die Mischung eine schwarzbraune Farbe angenommen hat, und dann 16 Th.

gelbes Wachs zusetzt. Das Nürnberger oder Universalpflaster (Emplastrum fuscum camphoratum, Empl. nigrum s. universale, s. Noricum, Empl. minii adustum) ist eine Mischung von 100 Th. Empl. fuscum mit 1 Th. in etwas Olivenöl gelöstem Kampher. Beide werden in der Volksmedicin als Deckpflaster benutzt. Zur Bereitung des rothen Mennigpflasters (**Emplastrum minii rubrum**, Ceratum de minio rubrum) werden je 100 Th. gelbes Wachs und Talg mit 40 Th. Provenceröl zusammengeschmolzen und mit 100 Th. sehr fein gepulverter Mennige und 3 Th. Kampher, welche vorher in 60 Th. Provenceröl gelöst worden sind, gemischt.

Plumbum iodatum. Das Jodblei wurde bisweilen zu 0,10—0,30 p. d. mehrmals täglich in Pulvern oder Pillen und äusserlich in Salbenform angewendet. Vorzüge desselben sind nicht bekannt.

Plumbum carbonicum. Das Bleiweiss wird innerlich nicht angewendet, sondern nur äusserlich als Volksmittel bei Erysipelas, bei Geschwüren u. s. w. benutzt. Das Bleiweiss- oder Froschlaichpflaster (**Emplastrum cerussae**, Empl. album coctum) wird so bereitet, dass man 10 Th. sehr fein gepulverte Bleiglätte mit 25 Th. Olivenöl unter beständigem Umrühren und zeitweiligem Zusatz von etwas warmem Wasser kocht, bis sich die Bleiglätte gelöst hat. Hierauf werden 18 Th. Bleiweiss zugesetzt und unter Zusatz von etwas Wasser weiter gekocht, bis sich eine Pflastermasse gebildet hat. Dasselbe wird nur selten als Deckpflaster benutzt. — Die Bleiweisssalbe (**Unguentum cerussae**, Ungt. plumbi subcarbonici, Ungt. album simplex) ist eine Mischung von 2 Th. Schweinefett mit 1 Th. Bleiweiss. — Durch Zusatz von 5 Th. Kampher zu 100 Th. Bleiweisssalbe erhält man das **Unguentum cerussae camphoratum**, welches bisweilen bei Frostbeulen angewendet wird.

Plumbum nitricum. Das salpetersaure Blei ist in einzelnen Fällen ebenso wie das salpetersaure Silber als Aetzmittel angewendet worden, doch ist es wegen seiner Schwerlöslichkeit weniger dazu geeignet, als dieses.

Plumbum aceticum. Das essigsaure Blei wird zu 0,03—0,06 Grm. p. d. 1—2 stündlich, bis zu 0,40 Grm. tagüber, meist in Pulverform gegeben. Häufig wird demselben noch Opium oder Digitalis zugesetzt. Bei Anwendung von Lösungen müssen jedoch diese Zusätze, ebenso alle gerbsäurehaltigen Stoffe, schwefelsaure, phosphorsaure, salzsaure, kohlensaure Salze u. s. w. vermieden werden. Aeusserlich benutzt man den Bleizucker seltener als den Bleiessig, am meisten noch als Lösung zu 0,20—0,60 Grm. auf 100 Grm. Aqua destillata.

Liquor plumbi subacetici, Acetum saturninum, Plumbum hydricoaceticum solutum. Der Bleiessig wird dadurch erhalten, dass man eine innige Mischung von 3 Th. essigsauren Bleis und 1 Th. sehr fein gepulverter Bleiglätte in einer Porcellanschale im Dampfbade erwärmt, bis sie zu einer weissen Masse zusammengeschmolzen ist. Dieselbe wird dann in 10 Th. warmen destillirten Wassers gelöst und nach dem Erkalten filtrirt. Der Bleiessig wird nur äusserlich und in Verdünnung angewendet, am häufigsten in Form der folgenden Präparate. Das Bleiwasser (**Aqua plumbi**, Aqua saturnina) ist eine nur wenig trübe Mischung von 1 Th. Bleiessig und 49 Th. destillirten Wassers, und wird besonders häufig zu Umschlägen, Waschungen, Injectionen u. s. w. anwendet. Früher bediente man sich ebenso des GOULARD'schen Bleiwassers (**Aqua plumbi Goulardi**, Aqua Goulardi), einer Mischung von 1 Th. Bleiessig mit 45 Th. Brunnenwasser und 4 Th. Spiritus dilutus, welche jedoch ihrer verkehrten Zusammensetzung wegen verwerflich ist. Die Bleisalbe (**Unguentum plumbi**) wird erhalten durch Zusammenschmelzen von 8 Th. gelbem Wachs mit 29 Th. Schweinefett und sorgfältigem Zumischen von 3 Th. Bleiessig. Dieselbe wird ziemlich häufig als Verbandsalbe benutzt, z. B. bei Decubitus, Excoriationen, verschwärenden Frostbeulen.

Plumbum tannicum pultiforme, Cataplasma ad decubitum. Das gerbsaure Blei wird durch Fällen einer Abkochung von 8 Th. Eichenrinde mit etwa 4 Th. Bleiessig und Versetzen des noch feuchten Niederschlags mit 1 Th. Spiritus erhalten. Das **Unguentum plumbi tannici** ist eine Mischung des Vorigen mit Glycerinsalbe. Beide Präparate wurden ausschliesslich bei Decubitus angewendet, sind aber wegen ihrer verkehrten Zusammensetzung verwerflich.

XIX. Gruppe des Silbers.

A. Silber.
1. Argentum oxydatum (Ag_2O), Silberoxyd.
2. Argentum chloratum (AgCl), Argentum muriaticum, Chlorsilber.
3. Argentum iodatum (AgJ), Jodsilber.
4. Argentum nitricum ($AgNO_3$), Nitras argenticus, salpetersaures Silberoxyd, Silbersalpeter.
5. Argentum sulfuricum (Ag_2SO_4), schwefelsaures Silber.
B. Gold.
1. Aurum oxydatum (Au_2O_3), Goldoxyd.
2. Aurum chloratum ($AuCl_3$), Aurum muriaticum, Goldchlorid.
3. Aurum iodatum (AuJ_3), Goldjodid.
C. Platin.
Platinum chloratum ($PtCl_4$), Platinchlorid.

Das Silber und die übrigen edlen Metalle zeichnen sich durch ihre geringe Verwandtschaft zum Sauerstoff aus und können daher durch sehr zahlreiche Stoffe aus ihren Verbindungen im metallischen Zustande abgeschieden werden. Sie besitzen sämmtlich eine relativ starke Affinität zu dem Chlor, doch ist das Chlorsilber in Wasser und verdünnten Säuren unlöslich, während die übrigen Chloride leicht löslich sind und mit den alkalischen Chlormetallen Doppelchloride bilden.

Die in Wasser löslichen Verbindungen der obigen Metalle vereinigen sich selbst mit der, chemisch ziemlich indifferenten **Epidermis**. Am deutlichsten lässt sich dies bei den Silbersalzen beobachten. Die mit ihrer Lösung benetzte Epidermis färbt sich weiss und am Lichte nach einiger Zeit schwarzgrau, worauf sich nach mehreren Tagen die veränderte

Epidermis abstösst. Gold- und Platinsalze verhalten sich ähnlich, nur wird durch sie die Epidermis purpurroth gefärbt. In gleicher Weise werden auch durch die Silbersalze excoriirte Stellen, Geschwürsflächen, Schleimhäute u. s. w. verändert. Wirken dieselben nur in sehr kleiner Menge ein, so verbinden sie sich zunächst mit dem Secrete und coaguliren dasselbe, ohne eine merkbare weitere Veränderung der secernirenden Fläche hervorzubringen. Ist die Menge des Silbersalzes etwas grösser oder die des Secretes sehr gering, so verbindet sich das erstere mit den Geweben selbst und ruft, wenn diese mit Nerven versehen sind, einen brennenden, jedoch bald vorübergehenden Schmerz hervor. Die berührte Fläche überzieht sich mit einem grauen Häutchen, auf dessen Oberfläche einige Tröpfchen Lymphe oder Blut erscheinen. Ob in Folge dieser Einwirkung in den der veränderten Stelle zunächstliegenden Gewebstheilen eine Verdichtung eintrete, lässt sich noch nicht mit aller Schärfe nachweisen, ist jedoch sehr wahrscheinlich. Der durch die Veränderung der oberflächlichsten Schichten gebildete Aetzschorf stösst sich nach einiger Zeit ab, und zwar um so schneller, je mehr er durch Wasser erweicht wird. Jenes gebildete Coagulum verhindert, wenn die Einwirkung nicht zu lange dauert, das tiefere Eindringen des Salzes, so dass nur die oberflächlichsten Schichten des berührten Theiles verändert werden. Die chemische Constitution der so gebildeten Verbindungen lässt sich noch nicht genau bestimmen, jedenfalls sind es Silberalbuminate, doch scheinen unter verschiedenen Umständen Producte von ungleicher Zusammensetzung gebildet zu werden. MULDER fand in einem mit salpetersaurem Silber und Eiweisslösung erhaltenen Niederschlage 2,36 Proc. Silberoxyd, KRAMER[1] 8,22 Proc., bei einem anderen Versuche 11,11 Proc. u. s. w.

Wegen ihres angegebenen Verhaltens eignen sich die leicht löslichen Silbersalze, vorzüglich das salpetersaure Silber, vielfach als Aetzmittel, z. B. bei Warzen, Condylomen, kleinen Fleischpolypen, Hühneraugen u. s. w., indess muss man hier, um die Entfernung der zu zerstörenden Theile zu befördern, die gebildeten Schorfe öfters mit dem Messer abtragen. Man giebt daher meist anderen weniger mühsamen Methoden, z. B. der Anwendung der Wiener Aetzpaste, den Vorzug und wendet den Silbersalpeter nur da an, wo man entstellende Narben verhüten oder die Wirkung genau beschränken will, z. B. bei Warzen auf den Augenlidern. Das Chlorgold wurde bisweilen als Aetzmittel bei Krebsgeschwüren angewendet, doch sind noch keine Vorzüge desselben bekannt.

Ungleich häufiger bedient man sich des salpetersauren Silbers, um die Oberfläche von Wunden, Geschwüren u. s. w. zu verändern. Bei Sectionswunden, Bissen giftiger Schlangen, toller Hunde u. s. w. hat man zwar oft versucht, das eingedrungene Gift durch Höllenstein zu zerstören, allein dies gelingt gewöhnlich nicht vollständig, indem das Mittel, selbst in Auflösung, nicht tief genug eindringt. Dagegen reicht bei flachen Wunden und Geschwüren, z. B. bei frischen Chankern, das Aetzen mit Höllenstein fast immer aus, um nicht nur das

---

[1] Das Silber als Arzneimittel betrachtet. Halle 1845. S. 40.

Gift zu zerstören, sondern auch die Heilung des Geschwürs zu beschleunigen. Derselbe Zweck lässt sich auch durch andere Aetzmittel, z. B. durch Chlorzink, Goldchlorid, Sublimat, Kupfervitriol u. s. w. erfüllen, doch bieten diese meist keine besonderen Vortheile vor dem Höllenstein. Bei secundären syphilitischen Geschwüren ist ebenfalls, besonders beim Entstehen derselben, die Anwendung des Höllensteins vortheilhaft, obgleich man hier nicht allein damit ausreicht. Bei grösseren Tumoren, namentlich Krebsgeschwülsten, versuchte Thiersch durch Injection von stark verdünnter Höllensteinlösung mit nachfolgender Kochsalzeinspritzung dieselben zur Verödung zu bringen, doch wird diese Behandlungsweise häufig durch entstehende Abscesse gestört.

Vielfach benutzt man den Höllenstein bei einfachen Geschwüren, um die Heilung derselben zu befördern. Man ätzt hier theils die Ränder des Geschwürs, damit sich unter dem gebildeten trockenen Schorfe leichter eine neue Epidermis bilden könne, oder den Grund des Geschwürs, um gesunde Granulation hervorzurufen und Caro luxurians zu beseitigen. Bei kleineren Geschwüren kann man oft die ganze Geschwürsfläche ätzen und so schon in sehr kurzer Zeit die Heilung herbeiführen. Doch wird dieselbe häufig dadurch erschwert, dass sich unter dem gebildeten Aetzschorf Eiter ansammelt, welcher denselben von der Geschwürsfläche lostrennt. Man muss daher den Eiter so oft als möglich durch einen kleinen Einschnitt in den Schorf entleeren und die Lostrennung des Schorfs vor der völligen Heilung durch sorgfältige trockene Bedeckung u. s. w. zu verhüten suchen. Bei wunden Brustwarzen sucht man die fehlende Epidermis dadurch zu ersetzen, dass man die excoriirten Stellen nach dem jedesmaligen Trinken des Kindes mit etwas Höllenstein betupft. Bei fistulösen Geschwüren und bei Fisteln benutzt man den Höllenstein, theils um die Verwachsung der Wandungen zu befördern, theils aber auch, indem man die Umgebung der Fistelöffnung ätzt, um durch die Narbencontraction die Oeffnung zu verkleinern und endlich zu schliessen. Hartnäckige Blutungen, z. B. aus Blutegelstichen, Zahnzellen u. s. w., lassen sich oft durch das von dem Höllenstein gebildete Coagulum stopfen. Indess, da das Coagulum leicht durch das nachströmende Blut losgestossen wird oder am Höllenstein hängen bleibt, so verfährt man am besten so, dass man einige Höllensteinsplitterchen mit etwas Zündschwamm oder Charpie in die Oeffnung eindrückt und einige Minuten comprimirt, bis die Blutung steht.

Durch die Veränderung, welche die geätzte Stelle erleidet, sucht man auch auf die unter derselben liegenden Theile einzuwirken. So ätzt man die Haut im Verlaufe entzündeter und erweiterter Venen und Lymphgefässe, um durch die Contraction des Aetzschorfs die Entzündung und Erweiterung zu beschränken. Auch bei oberflächlichen und frischen Verbrennungen wendet man den Höllenstein zur Beseitigung des Schmerzes und zur Verhinderung der Blasenbildung an. Ist bereits Blasenbildung oder Eiterung eingetreten, so sucht man durch den Aetzschorf das entblösste Corium gegen die Einwirkung äusserer Agentien zu schützen und die Entzündung zu beschränken. Auch hier erreicht man nur dann eine baldige Heilung, wenn sich kein Eiter unter dem

Aetzschorf ansammelt. Bei Erfrierungen an den Füssen oder den Händen bestreicht man die chronisch entzündeten Stellen mit Höllenstein, um die Entzündung zu unterdrücken, ebenso bei schmerzhaften Hühneraugen oder Schwielen an den Füssen, bei schmerzhaften Narben u. s. w. Oft ist man auch im Stande, Erysipelas in seinem Entstehen zu unterdrücken, indem man die geröthete Hautstelle sammt den gesunden Umgebungen wiederholt mit Höllenstein überstreicht. In vielen Fällen solcher oberflächlichen Entzündungen kann man jedoch durch Anwendung von Collodium jenen Zweck noch besser erreichen. Auch Pocken im Gesicht, am Halse u. s. w. versuchte man dadurch an ihrer weiteren Ausbildung zu hindern, dass man sie mit Höllenstein ätzte, doch erreichte man häufig seinen Zweck nicht und gab daher anderen Mitteln den Vorzug. Oefter hat man bei chronischen Hautausschlägen, besonders bei Lupus, die weitere Ausbreitung und Entwickelung der Krankheit durch Aetzung zu beschränken gesucht.

Wirkt das salpetersaure Silber, namentlich in gelöster Form, längere Zeit auf die Haut ein, so kann ein Theil desselben allmählich die Epidermis oder den Aetzschorf durchdringen und es entsteht in Folge davon eine exsudative Entzündung. Man hat daher den Höllenstein bisweilen empfohlen, um Blasen zu ziehen, z. B. bei Pneumonien, Rheumatismen, chronischen Gelenkentzündungen u. s. w., doch hat derselbe für die meisten Fälle keine Vorzüge vor anderen Mitteln, z. B. den Canthariden, obgleich die Blasenbildung schnell und sicher einzutreten pflegt.

Bei noch länger dauernder Einwirkung und in sehr concentrirter Form kann der Höllenstein selbst als tiefer wirkendes Aetzmittel dienen, z. B. bei Hydrocephalus chronicus, doch hat man bis jetzt gewöhnlich andere Mittel für diesen Zweck angewendet.

Bisweilen bedient man sich auch des salpetersauren Silbers, um die Kopf- oder Barthaare schwarz zu färben. Man befeuchtet sie mit einer Höllensteinlösung und kämmt sie nach dem Eintrocknen mit einem in Schwefelkaliumlösung getauchten Kamme. Indessen sind die so gefärbten Haare ziemlich glanzlos und nie so schön, wie die von Natur schwarzen. Die Annahme, dass durch Anwendung des Silbers zu dem obigen Zwecke chronische Vergiftungen herbeigeführt werden könnten, ist nicht richtig, da jenes Mittel bei der gewöhnlichen Anwendungsweise gar nicht in den Körper aufgenommen wird.

Ganz ähnlich, wie auf der äusseren Haut, verhalten sich die löslichen Verbindungen dieser Gruppe auf der Conjunctiva des Auges, nur dass hier wegen der grösseren Empfindlichkeit der Theile schon durch geringere Mengen heftigere Folgen hervorgerufen werden. Gold- und Platinverbindungen sind bis jetzt nicht bei der Behandlung von Augenkrankheiten angewendet worden. Dagegen verdient der Höllenstein als Aetzmittel bei Augenleiden den Vorzug vor anderen Stoffen, weil man seine Wirkung auf eine genau begrenzte Stelle beschränken kann. Man hat ihn so bei Excoriationen der Augenlidränder, bei Geschwüren und Staphylomen der Hornhaut, bei Trachom, bei Pterygium, Encanthis, bei Hornhautflecken, bei Pockenpusteln auf der Hornhaut u. s. w. angewendet.

In neuerer Zeit hat man den Höllenstein vielfach bei Ophthalmia Aegyptiaca, sowie bei Ophthalmia neonatorum und Ophthalmia gonorrhoica angewendet, um den Schleimfluss zu vermindern, und namentlich die Bildung von Granulationen zu beseitigen. Ebenso bei einfachen katarrhalischen Augenentzündungen. Man bediente sich hierbei theils des festen Höllensteins, theils einer Lösung von 0,5—10 Procent. Bei Strabismus divergens älterer Personen empfahl Dieffenbach, ein Stück Höllenstein stark in den inneren Augenwinkel einzudrücken.

Ebenso wie im Auge verhält sich das salpetersaure Silber im Gehörgange. Man benutzte dasselbe bisweilen bei einfachen Otorrhöen, bei Granulationen auf dem Trommelfell, bei Verengerung der Tuba Eustachi u. s. w.

In den Mund gebracht, rufen die löslichen Silberverbindungen einen sehr unangenehmen bitteren und zugleich sehr herben Geschmack hervor. Gold- und Platinsalze schmecken ebenfalls widerlich metallisch, während die in Wasser unlöslichen Verbindungen dieser Stoffe geschmacklos sind. Es entstehen nach ihrer Application im Munde ganz ähnliche Veränderungen, wie auf der äusseren Haut. Man benutzt daher auch das salpetersaure Silber bei Geschwüren im Munde nach dem Gebrauche von Quecksilberpräparaten, bei scorbutischer Beschaffenheit und bei Wucherungen des Zahnfleisches, bei kleinen Zungengeschwüren, bei Epithelialkrebs der Zunge, seltener bei Aphthen von Kindern und Erwachsenen.

Auch bei Excoriationen und oberflächlichen Geschwüren der Nasenhöhle, bei chronischer Anschwellung der Nasenschleimhaut, bei nicht syphilitischer Ozäna u. s. w. hat man häufig nach dem Bestreichen mit Höllenstein oder selbst dem Einblasen von Höllensteinpulver Besserung und Heilung eintreten sehen.

Ungleich häufiger noch hat man sich des Höllensteins bei Krankheiten des Rachens bedient, so bei katarrhalischen Anginen, bei Vergrösserung der Uvula, bei Hypertrophie der Tonsillen, namentlich aber bei Diphtheritis und Rachencroup, wo man auf diese Weise nicht bloss eine schnelle Abstossung der membranösen Ausschwitzung, sondern auch eine schnelle Beseitigung der Entzündung selbst erreichen kann. Ebenso nützlich kann die Anwendung des Mittels bei solchen Anginen werden, welche Neigung zum Verschwären oder zum Brandigwerden zeigen, wie beim Scharlach u. s. w. Nachdem durch Einführung des Kehlkopfspiegels auch der Kehlkopf für die örtliche Anwendung von Arzneimitteln zugänglich geworden ist, hat man, besonders bei chronisch-entzündlichen Affectionen der Kehlkopfschleimhaut und der Stimmbänder sehr häufig den Höllenstein, theils in fester Form, theils in Lösungen benutzt. Weniger lässt sich wegen der Schwierigkeit der Anwendung beim Croup des Kehlkopfs erreichen.

Schon im Munde war den löslichen Silbersalzen vielfache Veranlassung gegeben, sich mit den Bestandtheilen des Organismus zu verbinden, noch zahlreichere Agentien wirken im **Magen** auf dieselben ein. Trotz der grossen Verwandtschaft des Chlors zu dem Silber verbindet sich das letztere doch bei Gegenwart von eiweissartigen Substanzen zunächst mit diesen. Erst dann, wenn dieselben in unzureichender Menge vorhanden sind, wird auch ein Antheil von Chlorsilber gebildet. Da nun eiweissartige Stoffe, Chlormetalle u. s. w. im Mageninhalte in ziemlich beträchtlicher Menge vorhanden zu sein pflegen, so kann nur dann, wenn sehr grosse Mengen löslicher Silbersalze in den Magen gelangen, ein Theil davon unzersetzt bleiben und auf das Gewebe der Magenschleimhaut selbst einwirken, zumal da dieses durch die Verbindung, welche die relativ dicke Schleimschicht der Magenschleimhaut mit jenen Salzen bildet, einigermassen geschützt wird. Aus diesen und vielleicht noch anderen, nicht gehörig bekannten Gründen rufen die löslichen Silbersalze, die wir auf die Haut als kräftige Aetzmittel appliciren, eine verhältnissmässig geringe Affection der Magenschleimhaut hervor, die sich selten oder nie zu einer förmlichen Gastroenteritis steigert. Kleine Dosen, von 0,01 bis 0,02 Grm. salpetersauren Silbers bewirken keine auffallenden Symptome, nach etwas grösseren Dosen (0,10 Grm.) tritt, namentlich wenn sie längere Zeit fortgegeben werden, eine Verminderung des Appetits und ein leichtes Schmerzgefühl in der Magengegend ein, das sich jedoch, wenn der Gebrauch des Mittels ausgesetzt wird, nach einiger Zeit wieder verliert. Bei lange Zeit fortgesetzter Anwendung des Höllensteins in grossen Gaben stellt sich jedoch allmählig eine chronische Gastritis mit Geschwürsbildung ein. Nicht selten hat man bei manchen Affectionen des Magens nach dem Gebrauche arzneilicher Dosen von salpetersaurem Silber Besserung oder Heilung eintreten sehen, die sich wohl von jener leichten Affection der Magenschleimhaut ableiten lassen, namentlich bei einigen Formen von Cardialgie, die nur durch einen katarrhalischen Zustand der Magenschleimhaut oder durch oberflächliche Magengeschwüre bedingt werden. Da wo Erbrechen in Folge von Schwangerschaft, von chronischen Gehirnleiden u. s. w. eintritt, hat man jenes Mittel ebenfalls oft mit gutem Erfolge angewendet; bei Magenkrebs dagegen und überhaupt bei bedeutenderen Veränderungen der Magenwände sieht man gewöhnlich keine Besserung eintreten. Man verordnet in jenen Fällen das salpetersaure Silberoxyd am besten in einer Lösung von 0,2 Procent, und lässt es nüchtern einnehmen, da bei Anwendung von Pillen das Mittel nicht in so vielfache Berührung mit der Magenschleimhaut kommt, wie als Lösung.

Bei noch grösseren Dosen des obigen Salzes und unter manchen Umständen auch schon nach kleineren, tritt gewöhnlich Erbrechen ein, allein da bis jetzt noch keine Vorzüge dieses Mittels bekannt sind, wendet man es meist auch nicht zu diesem Zwecke an. Wie schon erwähnt, tritt erst nach sehr grossen Dosen eine heftigere Affection der Magenschleimhaut ein. Es würde in solchen Fällen das Kochsalz ein geeignetes Mittel abgeben, um der weiteren Einwirkung des Giftes auf die Magenschleimhaut Einhalt zu thun, doch sind bis jetzt derartige acute Silbervergiftungen nur selten beobachtet worden.

Ob die in Wasser unlöslichen Silberverbindungen im Magen gelöst werden können, ist noch nicht bekannt; von einigen, wie z. B. dem metalli-

XIX. GRUPPE DES SILBERS. 253

schen Silber, Chlorsilber, Jodsilber u. s. w. ist es sehr wahrscheinlich, dass sie ungelöst und somit auch unwirksam bleiben. Anders als die Silbersalze verhalten sich Gold- und Platinverbindungen im Magen. Auch sie treten zunächst an die eiweissartigen Stoffe, welche sie hier vorfinden, allein da sie durch die Chlormetalle des Mageninhalts nicht in unlösliche Verbindungen verwandelt werden, so können sie schon in sehr kleinen Mengen, ganz ähnlich wie das Quecksilberchlorid, ziemlich bedeutende Veränderungen der Magenschleimhaut hervorrufen, so dass in Folge davon Gastritis entsteht. Sehr kleine Mengen, wie sie arzneilich angewendet worden sind, rufen ein leichtes Schmerzgefühl hervor, welches gewöhnlich als eine Vermehrung des Appetits gedeutet wurde. Bis jetzt hat man Gold- und Platinverbindungen, deren Verhalten gegen den Organismus überhaupt noch sehr wenig untersucht ist, noch nicht angewendet, um Veränderungen des Magens hervorzurufen.

Ebenso zahlreiche Stoffe, wie im Magen, wirken auch im **Dünndarme** auf die Silbersalze ein; doch ist wohl kaum anzunehmen, dass unter den gewöhnlichen Umständen ein Antheil der löslichen Silberverbindungen im unveränderten Zustande bis dahin gelangen könne. Dagegen ist es wohl möglich, dass das Chlorsilber, welches entweder als solches dem Körper zugeführt oder im Munde oder Magen gebildet wurde, hier ein Lösungsmittel finde, wenigstens löst sich frisch gefälltes Chlorsilber ausserhalb des Organismus, wenn wir dasselbe mit einer alkalischen Eiweisslösung zusammenbringen. Die im Munde, Magen u. s. w. gebildeten Verbindungen des Silbers mit den eiweissartigen Stoffen lösen sich sowohl in sauren, als in alkalischen Flüssigkeiten, so dass sie vom Darmcanale aus in das Blut übergeführt werden können. Im unteren Theile des Darmcanals wird die dem Inhalte desselben noch etwa beigemengte Silberverbindung in Schwefelsilber verwandelt. Dies kann selbst noch mit dem Silber geschehen, welches bereits in die Schleimhaut aufgenommen wurde. Bei solchen Personen, welche lange Zeit Silbersalze genommen hatten, wurde ebenso, wie nach chronischen Bleivergiftungen, eine bräunliche Färbung der Darmschleimhaut beobachtet, welche ohne Zweifel von abgelagertem Schwefelsilber herrührte. Die Farbe der Fäces erleidet gewöhnlich, da die Menge des gebildeten Schwefelsilbers nur gering ist, keine auffallende Veränderung. Ob der Gebrauch der Silbersalze Einfluss auf die Secretion der Leber, des Pankreas u. s. w. habe, ist noch nicht bestimmt, doch liegt bis jetzt kein Grund für eine solche Annahme vor. Die einzige auffallende Veränderung, welche in der Function des Darmcanals nach Dosen von 0,1 — 0,20 Grm. von salpetersaurem Silber eintritt, ist eine weichere Beschaffenheit der Fäcalmassen. Wie dieselbe zu Stande komme, ist noch unbekannt, man benutzt auch jetzt nicht mehr die Silbersalze als Abführmittel, was früher bisweilen geschah. Dagegen hat man das salpetersaure Silber öfter bei **Exulcerationen** und **Blennorrhöen** des **Darmcanals** angewendet, besonders bei **colliquativen Diarrhöen**, bei **Ruhren** u. s. w. Bei den letzteren verordnete man meist Klystiere, denen 0,10—0,20 Grm. salpetersaures Silber, oft selbst noch mehr zugesetzt wurden, und hat vielfach Besserung eintreten sehen, obgleich die Diarrhöe bisweilen nach einiger Zeit wiederkehrte. Da, wo die Darmgeschwüre nicht, wie bei der Ruhr, in den untersten Theilen des Darmcanals ihren Sitz haben, brachte man das Mittel meist in den Magen, doch lässt sich bis jetzt nicht bestimmen, in welcher Weise dasselbe hier nützlich werden könne.

Im **Blute** haben wir die zu dieser Gruppe gehörigen Körper, so weit sie überhaupt in dasselbe übergehen konnten, jedenfalls in Form von Albuminaten zu suchen, gleichviel, in welcher Verbindung sie früher gewesen waren. Ob sie nach Analogie anderer schwerer Metalle theilweise in die Blutkörperchen übergehen, ist noch unbekannt. Die verschiedenen Platinbasen verhalten sich vielleicht nicht den übrigen Platinverbindungen analog und dürften daher nicht zu dieser Gruppe gerechnet werden, doch sind darüber noch gar keine Untersuchungen angestellt worden.

Ueber das Verhalten des Silbers im Blute besitzen wir noch sehr ungenügende Kenntnisse. BOGOSLOWSKY[1] glaubte aus seinen Versuchen, bei denen er Silberlösungen in die Venen von Hunden injicirte, schliessen zu dürfen, dass das Silber zerstörend auf die Blutkörperchen einwirke, indem es den Austritt des Hämoglobins aus denselben und seine Umwandlung in Hämatin befördere. Auch bei Thieren, denen das Silber durch den Darmcanal zugeführt worden war, fand er eine Verminderung der Blutkörperchen. Das Auftreten von Gallenfarbstoff im Harn, welches unter solchen Umständen vorzukommen pflegt, hat jedoch weder BOGOSLOWSKY beobachtet, noch ist dasselbe von Anderen constatirt worden. Auch im Uebrigen sind die beim längeren Fortgebrauche der Silbersalze bei Menschen auftretenden Erscheinungen nicht der Art, dass wir aus ihnen auf eine Verminderung der Blutkörperchen zu schliessen berechtigt wären. Die Silbermengen, welche bei den erwähnten Versuchen in den Körper eingeführt wurden, waren auch relativ viel grösser, als sie zu therapeutischen Zwecken angewendet zu werden pflegen. Auch die Versuche von ROUGET[2], welcher zu dem Schlusse gelangte, dass das Silber hauptsächlich auf die Centra der Bewegung und die Respirationscentra in der Medulla oblongata wirke, vermögen uns noch keine Erklärung der am Krankenbett beobachteten Erscheinungen zu geben. Besonders häufig hat man bei Epileptischen bemerkt, dass die Krampfanfälle nach dem Gebrauche kleiner Mengen von Silbersalzen seltener und schwächer werden und, wenn die Ursache derselben eine vorübergehende ist, endlich ganz aufhören. Selbst da, wo die Krankheit ganz unheilbar ist, pflegt das Silber durch die Milderung der Krampfanfälle sehr wohlthätig zu wirken. Wegen der nach längerem Silbergebrauche bisweilen auftretenden Hautfärbung giebt man jedoch jetzt oft dem Bromkalium, Atropin, Chloralhydrat u. s. w. den Vorzug. WUNDERLICH empfahl den Gebrauch des salpetersauren Silbers bei progressiver Spinalparalyse. Auch andere Beobachter sahen darnach öfter Besserung, wenn auch nicht vollständige Heilung eintreten. Auf den Verlauf anderer Krankheiten, bei denen man das Silber angewendet hat, z. B. Hysterie, Asthma, Keuch-

---

[1] Archiv f. patholog. Anatomie. Band XLVI. S. 409. 1869.
[2] Jahresbericht der gesammten Medicin 1873. Band I. S. 363.

husten, Lähmungen, Chorea u. s. w. scheint jenes Mittel keinen Einfluss auszuüben. Dasselbe gilt von der Syphilis, bei welcher man in dem Silber, sowie in dem Gold und Platin Ersatzmittel für das Quecksilber gefunden zu haben glaubte. Ueberhaupt geben uns unsere jetzigen Kenntnisse keine Veranlassung zur therapeutischen Verwendung des Goldes und Platins, obgleich man besonders das erstere, von unhaltbaren Anschauungen geleitet, in sehr verschiedenen Krankheiten verordnet hat. Das in Form eines Albuminates in dem Blute kreisende Silber scheint in den Gefässen der Haut durch die Einwirkung des Lichtes eine Veränderung zu erleiden. Bei solchen Personen, welche längere Zeit salpetersaures oder schwefelsaures Silber genommen hatten, beobachtete man, dass die Haut eine schwarzgraue Färbung annahm, die besonders an den gefässreichen und mit zarter Epidermis bedeckten Theilen deutlicher hervortrat. Man hat diesen Zustand Argyria genannt. Nach FROMMANN[1] sowie nach RIEMER[2] ist das Pigment unter dem Rete Malpighi in der obersten Schicht des Coriums, in dem Bindegewebe desselben und auf den Knäueln der Schweissdrüsen in Form feiner Körnchen abgelagert und an keine Zellen, überhaupt an keine bestimmten Gewebstheile gebunden. Es ist sehr wahrscheinlich, dass dieses Pigment aus metallischem Silber bestehe. Gegen die Annahme, dass das Silber schon im Darmcanale zu Metall reducirt und als solches in das Blut aufgenommen werde, spricht die therapeutische Wirksamkeit der Silbersalze, sowie der Umstand, dass die Schwarzfärbung vorzugsweise an den dem Lichte ausgesetzten Körpertheilen eintritt. Das in den Gefässen reducirte, in sehr feiner Vertheilung befindliche Silber kann aber auch nach anderen Theilen hingeführt werden. So fand es z. B. FROMMANN in der Leber, der Milz, den Nieren, dem Plexus choroideus und RIEMER ausserdem noch in der Intima der Aorta, dem Peritoneum, in dem intramuskulären Bindegewebe des Herzens u. s. w., während beide Beobachter das Endothel der Capillaren frei davon sahen. Jene dunkle Färbung der Haut, zu welcher jedenfalls schon ein sehr geringer Silbergehalt hinreichen muss, verschwindet niemals wieder, auch durch innerlich oder äusserlich angewandte Mittel, wie Salpetersäure, Cyankalium, Jodkalium u. s. w., konnte dieselbe nie beseitigt werden. Nach den bisherigen Beobachtungen hatten alle Kranken, bei denen jene Hautfärbung auftrat, im Laufe der Zeit über 30 Grm. salpetersaures Silber eingenommen. Man würde daher, um jene unangenehme Erscheinung zu vermeiden, darauf zu achten haben, dass ein Kranker nie mehr als im Ganzen 15 Grm. des Salzes verbraucht. Pausen von einigen Monaten oder Jahren haben dabei keinen Einfluss. Besondere Functionsstörungen werden durch die Argyria nicht bedingt, auch auf die Lebensdauer hat sie keinen nachtheiligen Einfluss. Hätte man Gold- oder Platinverbindungen in gehörig grossen Mengen und lange Zeit hindurch angewendet, so würde man wahrscheinlich eine ganz ähnliche Hautfärbung wie nach anhaltendem Silbergebrauche wahrgenommen haben. Bis jetzt liegt jedoch eine solche Beobachtung nicht vor.

---

[1] Archiv f. patholog. Anatomie. Band XVII. S. 135.
[2] Archiv der Heilkunde 1875. S. 296 u. 1876. S. 330.

Ebenso wie die übrigen schweren Metalle wird das aufgenommene Silber wohl zum Theil durch die Leber aus dem Körper ausgeschieden, ein Theil aber bleibt in Folge jener Ablagerungen zurück, die nur dann, wenn sie einen' gewissen Grad erreicht haben, für das Auge bemerkbar werden. Im Harn hat man das Silber, Gold und Platin bis jetzt entweder gar nicht oder doch nur in höchst geringen Spuren wieder gefunden, wahrscheinlich aus demselben Grunde, der auch von den übrigen schweren Metallen gilt. Eine Veränderung in der Function der Harnwerkzeuge lässt sich bei dem Gebrauche von Silberpräparaten nicht nachweisen, doch wurde früher das salpetersaure Silberoxyd nicht selten als Hydragogum bei Wassersuchten angewendet. Häufig wurde den Goldpräparaten eine diuretische Wirkung zugeschrieben, ebenso sollten dieselben den Geschlechtstrieb vermehren und die Menstruation befördern, doch sind diese Angaben in hohem Grade zweifelhaft.

Nicht selten hat man das salpetersaure Silber bei Blennorrhöen der Urethra oder der Scheide innerlich gegeben. Mehr als auf diesem Wege lässt sich jedenfalls durch die äusserliche Anwendung des Mittels erreichen, Ricord u. A. haben die Injection einer Höllensteinlösung in die Scheide bei nicht constitutioneller Leukorrhöe empfohlen, und da nach derartigen Injectionen nicht selten Blutungen erfolgten, so wandte man dieselben auch an, um unterdrückte Menstrualblutungen wieder herzustellen. In einzelnen Fällen sah man jedoch darnach Metroperitonitis eintreten, während gewöhnlich nur leichte kolikartige Beschwerden erfolgten. Beim Männertripper injicirte man bisweilen ziemlich starke Höllensteinlösungen in die Harnröhre oder man ätzte die letztere mit festem Höllenstein, sobald die ersten Symptome des Trippers auftraten, um die Krankheit so in ihrem ersten Entstehen zu unterdrücken. Indessen erreichte man dadurch häufig seinen Zweck nicht und zieht es daher jetzt gewöhnlich vor, erst beim chronischen Tripper den Höllenstein, meist in Form von Injectionen anzuwenden, die man alle 2—3 Tage wiederholt und deren Concentration man so einrichtet, dass die Kranken einige Zeit nach der Einspritzung ein gelindes Brennen in der Harnröhre empfinden (etwa 1 Thl. auf 200—500 Th. destillirtes Wasser). Auch bei solchen chronischen Entzündungszuständen der Harnröhre, die in Folge häufig überstandener Tripper eintreten, hat man sich des Höllensteins in flüssiger Form bedient. Weniger glücklich ist man meist bei der Behandlung von Harnröhrenstricturen mit festem Höllenstein gewesen, obgleich diese Behandlungsweise vielfach empfohlen worden ist. Auch bei chronischen Blasenkatarrhen, bei Prurigo pudendorum, beim Vorfalle der Scheide und des Uterus hat man sich bisweilen des Höllensteins bedient.

A. Silberpräparate.

Argentum nitricum crystallisatum. Das salpetersaure Silber wird fast nie in Pulverform angewendet, nur bei Cardialgien in Lösung (etwa 1 Th. auf 500 Th. Aqua destill., höchstens mit Zusatz von Glycerin), am häufigsten in Pillenform, mit Bolus alba (da die gewöhnlichen Pillenconstituentien zersetzend darauf einwirken) zu 0,005—0,03 Grm. täglich 2—5 mal bei nüchternem Magen. — Zum äusserlichen Gebrauche wird

XIX. GRUPPE DES SILBERS.

gewöhnlich das geschmolzene salpetersaure Silber (**Argentum nitricum fusum**, Lapis infernalis) benutzt, dessen Stücke man in eine Federspule steckt oder in einem Höllensteinträger befestigt. Um die Befleckung der Hände durch den Höllenstein zu vermeiden, hat man ihn mit Siegellack oder mit Collodium überzogen; um das Abbrechen zu verhüten, ihn mit Asbest zusammengeschmolzen, mit Platindraht umwunden oder in hölzerne Fassungen gebracht. Um sehr spitze Höllensteinstifte zu erlangen, bedient man sich am besten der Feile. — Zu Höllensteinlösungen nimmt man stets Aqua destill. ohne weitere Zusätze. Um auf der äusseren Haut zu ätzen, z. B. bei Erysipelas, nimmt man 1 Th. auf 5—10 Th. Wasser, bei Schleimhäuten u. s. w. 1 Th. auf 20—50 Th., zu Augenwässern 1:100 bis 200 Th. Noch mehr verdünnt man die Lösung zu Injectionen in die Urethra, Vagina, den Mastdarm u. s. w. Andere Lösungsmittel für den Höllenstein als Wasser, z. B. Glycerin, sind nicht zweckmässig. Um eine zu starke Aetzung durch den Höllenstein zu verhüten, z. B. im Auge, hat man die geätzten Theile bisweilen unmittelbar darnach mit verdünnter Kochsalzlösung bestrichen. — Auch in Salbenform hat man den Höllenstein (1 Th. auf 20—30 Th. Ungt. glycerini) angewendet, doch ist dies nicht zweckmässig. — Der salpeterhaltige Höllenstein (**Argentum nitricum cum kalio nitrico**, Argent. nitricum fusum mitigatum, Lapis infernalis nitratus) wird durch Zusammenschmelzen von 1 Th. Argentum nitricum mit 2 Th. Kalium nitricum und Ausgiessen in Stangenform erhalten. Derselbe wird vorzugsweise als Aetzmittel für das Auge verwendet, ist jedoch überflüssig. — Das Silberoxyd (Argentum oxydatum) wurde früher bisweilen zu 0,02—0,06 Grm. p. d. angewendet, ebenso das Chlorsilber (Argentum chloratum) und Jodsilber (Argentum iodatum), doch bieten diese Stoffe keine Vorzüge dar. Das schwefelsaure Silber (Argentum sulfuricum) wurde eine Zeit lang als Geheimmittel gegen Epilepsie angewendet.

B. Goldpräparate.

Auro-Natrium chloratum. Zur Bereitung des Chlorgoldnatriums werden 65 Th. Gold in 260 Th. Königswasser gelöst und die Lösung eingedampft, bis sie beim Erkalten erstarrt. Dann werden 100 Th. Kochsalz sorgfältig damit verrieben und bis zur Trockne eingedampft. Dasselbe enthält 50 Procent Goldchlorid und ist ein Gemeng von Chlorgoldnatrium mit überschüssigem Kochsalz. Man gab dieses Präparat, welches weniger zerfliesslich ist, als das reine Goldchlorid zu 0,003—0,006 Grm. am besten in Pillenform mit Bolus alba. — Früher hat man auch bisweilen das Goldoxyd (Aurum oxydatum), das Goldjodid und selbst das metallische Gold angewendet.

C. Platinpräparate.

Platinum chloratum. Das Platinchlorid und das Chlorplatinnatrium sind nur selten angewendet worden. Man gab das letztere zu 0,01—0,03 Grm. in Pillenform oder Lösung und äusserlich zu 1 Th. auf 100—200 Th. Aqua destillata.

XX. Quecksilber.

1. **Hydrargyrum** (Hg), Mercurius vivus, Quecksilber.
2. **Hydrargyrum oxydatum rubrum** (HgO), Mercurius praecipitatus ruber, Oxydum hydrargyricum, Quecksilberoxyd, rothes Präcipitat.
3. **Hydrargyrum sulfuratum** (HgS). *a*) **Hydrargyrum sulfuratum rubrum**, Cinnabaris, Zinnober; *b*) **Hydrargyrum sulfuratum nigrum**, schwarzes Schwefelquecksilber.
4. **Hydrargyrum chloratum mite** (Hg_2Cl_2), Hydrargyrum muriaticum mite, Mercurius dulcis, Calomel, Chloretum hydrargyri, Kalomel.
5. **Hydrargyrum bichloratum corrosivum** ($HgCl_2$), Hydrargyrum muriaticum corrosivum, Mercurius sublimatus corrosivus, Bichloretum hydrargyri, Quecksilbersublimat, Aetzsublimat.
6. **Hydrargyrum praecipitatum album**, Hydrargyrum amidato-bichloratum (NH_2HgCl), Hydrargyrum ammoniato-muriaticum, Mercurius praecipitatus albus, Hydrochloras ammonicus cum oxydo hydrargyrico, weisser Präcipitat, Mercurammoniumchlorid.
7. **Hydrargyrum bromatum** (Hg_2Br_2), Quecksilberbromür.
8. **Hydrargyrum bibromatum** ($HgBr_2$), Quecksilberbromid.
9. **Hydrargyrum iodatum flavum** (Hg_2J_2), Mercurius iodatus flavus, Hydrargyrum subiodatum, Iodetum hydrargyrosum, Quecksilberjodür.
10. **Hydrargyrum biiodatum rubrum** (HgJ_2), Mercurius iodatus ruber, Bijodetum hydrargyri, Hydrargyrum periodatum, rothes Quecksilber, Quecksilberjodid.
11. **Hydrargyrum nitricum oxydulatum** ($Hg_2[NO_3]_2$), salpetersaures Quecksilberoxydul, Mercuronitrat.
12. **Hydrargyrum nitricum oxydatum** ($Hg[NO_3]_2$), salpetersaures Quecksilberoxyd, Mercuridnitrat.

Das Quecksilber schliesst sich in Bezug auf seine leichte Reducirbarkeit, seine Affinität zum Chlor u. s. w. an die edlen Metalle an, doch unterscheidet es sich von ihnen und allen übrigen schweren Metallen durch seine bei gewöhnlicher Temperatur flüssige Form. Ohne Zweifel haben die angeführten Umstände für sein Verhalten im Organismus grosse Bedeutung, welche anderweitige Eigenschaften des Quecksilbers aber bei seiner Wirkung noch betheiligt sind, lässt sich aus Mangel an genaueren Untersuchungen über diese Frage nicht bestimmen. Gewiss spielt aber bei der Wirkung der Quecksilberverbindungen ihre Affinität zu den Körperbestandtheilen, namentlich den eiweissartigen Stoffen, eine wichtige Rolle.

Man wendet das Quecksilber nicht bloss in Form von Oxyden, Chloriden, Salzen u. s. w., sondern auch im metallischen Zustande als Arzneimittel an. So verschieden nun auch die Eigenschaften dieser einzelnen Stoffe sind, und so verschieden die davon abhängenden Wirkungen sein müssen, so treten doch gewisse Körperveränderungen nach dem Gebrauche aller Quecksilberverbindungen, welche überhaupt nicht ohne Einwirkung bleiben, auf, so dass man auch von jeher den Quecksilberverbindungen gewisse gemeinschaftliche Wirkungen zugeschrieben hat. Dies giebt zu der Vermuthung Grund, dass, wie dies bei anderen schweren Metallen der Fall ist, alle Verbindungen früher oder später in ein und dieselbe Form verwandelt werden, von welcher die gemeinschaftlichen Wirkungen herzuleiten sein würden.

Das Verhalten der Quecksilberverbindungen auf der äusseren **Haut** wird vorzugsweise durch ihre Löslichkeit bedingt. Manche von ihnen sind zwar in Wasser unlöslich, finden jedoch auf den Applicationsstellen Lösungsmittel, so dass sie nur eine scheinbare Ausnahme von der obigen Regel bilden. Diejenigen, welche in den Körperflüssigkeiten unlöslich sind, bleiben natürlich auch ohne alle chemische Einwirkung. Das Chlorür und Bromür, so wie die in Wasser unlöslichen Mercurosalze rufen, auf die Haut gebracht, keine auffallende Veränderung derselben hervor. Durch anhaltendes Einreiben der grauen Quecksilbersalbe kann zwar etwas Quecksilber in das Blut übergeführt werden, doch lässt sich die Art und Weise, wie dieser Uebergang erfolgt, noch nicht mit Sicherheit bestimmen. Auch andere Quecksilberpräparate, namentlich den Aetzsublimat, hat man bisweilen von der Haut aus in das Blut überzuführen versucht.

Gegen die Epidermis scheinen sich die Quecksilberverbindungen ziemlich indifferent zu verhalten. Durch das salpetersaure Quecksilberoxyd wird dieselbe dunkelroth und später schwärzlich gefärbt. Je leichter löslich eine Quecksilberverbindung ist, desto schneller kann sie die Epidermis durchdringen und dann mit den unter derselben liegenden eiweissartigen Substanzen ähnliche Verbindungen eingehen, wie die übrigen schweren Metalle. Besondere Vorzüge der Quecksilberpräparate vor anderen Aetzmitteln, z. B. dem salpetersauren Silber, sind noch nicht bekannt. Am häufigsten wurde man zu ihrer Anwendung durch die noch nicht genügend erwiesene Annahme geleitet, dass gewisse Contagien, namentlich das syphilitische Gift, dadurch sicherer als durch andere Stoffe zerstört werden könnten. Am stärksten zeigt sich jene ätzende Wirkung bei den officinellen Lösungen des salpetersauren Quecksiberoxyds und Oxyduls. Man benutzt dieselben, jedoch nur selten, bei Condylomen und Excrescenzen, bei atonischen Chankern und Bubonen, scrofulösen und anderen atonischen Geschwüren, bei Excoriationen des Muttermundes, bei Lupus, bei Caries, bei Diphtheritis u. s. w. Häufiger noch bedient man sich in den obigen Fällen des Quecksilberoxyds, des Aetzsublimates, bisweilen auch des Quecksilberjodids oder Quecksilberjodürs. Bei reichlicher Anwendung des Sublimates als Aetzmittel kann nach Bryk[1] eine grössere Menge Quecksilber in das Blut übergehen, so dass selbst tödtlich werdende Vergiftungen auf diese Weise zu Stande kommen können. Bei Bisswunden von verdächtigen Hunden oder von Schlangen hat man öfter das Quecksilberoxyd angewendet, um dieselben in lebhafte Eiterung zu bringen; ebenso bei anderweitigen Wunden und Geschwüren, wo man eine starke Eiterung oder einen regeren Granulationsprocess hervorrufen wollte. Schon seit langer Zeit wurden bei manchen chronischen Hautkrankheiten, wie bei Psoriasis, Lepra, Tinea, Eczema, Acne, Lichen, besonders aber bei syphilitischen Hautausschlägen Quecksilberpräparate angewendet, am meisten der Aetzsublimat (bisweilen auch in Bädern), das Quecksilberoxyd, weniger häufig das Quecksilberjodid, das Kalomel und der weisse Präcipitat. Der letztere bildet einen Hauptbestandtheil einiger früher oft bei Scabies angewandten Mischungen, z. B. der Zeller'schen

---

[1] Archiv f. patholog. Anatomie. Band XVIII. S. 377.

sowie der JASSER'schen Krätzsalbe, doch giebt man jetzt gewöhnlich anderen Mitteln den Vorzug.

Der weisse Präcipiat, welcher seiner geringen Löslichkeit wegen nur sehr schwach auf die unverletzte Haut einwirkt, dringt, wenn er in Salbenform eingerieben wird, zum Theil in die Hautdrüsen ein, wo er durch das saure Secret derselben gelöst wird, so dass er nun auf die Drüsenwände einwirken kann. In Folge davon tritt eine Entzündung derselben ein und es bilden sich, wenn diese in Eiterung übergeht, Pusteln. Man hat daher die weisse Präcipitatsalbe bisweilen angewendet, um eine pustulöse Hautentzündung hervorzurufen, z. B. bei Keuchhusten; doch hat dieselbe vor der Brechweinsteinsalbe gar keine Vorzüge, so dass man sie jetzt fast gar nicht mehr zu jenem Zwecke benutzt.

Bisweilen wurden Quecksilberpräparate und namentlich der Aetzsublimat in Form von Bädern oder Fomentationen angewendet, um eine leichtere Hautaffection hervorzurufen, z. B. bei Gicht, Rheumatismen, bei manchen Gelenkentzündungen u. s. w.

Nicht selten beobachtete man, dass frisch entstehende Pocken oder die Bläschen bei Zoster nach Anwendung quecksilberhaltiger Pflaster und Salben nicht weiter zur Ausbildung kamen, und hat daher das Quecksilberpflaster, besonders aber das veraltete Emplastrum de Vigo, seltner die graue Quecksilbersalbe angewendet, um jene Hautausschläge sogleich bei ihrem ersten Entstehen, wenigstens theilweise, zu unterdrücken. Häufig glaubte man die obigen Präparate dem bisweilen zu demselben Zwecke benutzten salpetersauren Silber vorziehen zu müssen. Wie jene Wirkung zu Stande komme, lässt sich, da noch alle Untersuchungen hierüber fehlen, nicht bestimmen. Immer kann man jedoch seinen Zweck nur dann durch jene Mittel erreichen, wenn man dieselben sofort beim ersten Erscheinen des Ausschlags anwendet.

Einzelne Quecksilberpräparate, hauptsächlich aber die graue Quecksilbersalbe, werden häufig benutzt, um auf entzündete, unter der gesunden Haut gelegene Theile einzuwirken. So machte man Quecksilbereinreibungen in die Brust bei Entzündungen der Pleuren, der Lungen, des Herzbeutels, in den Kopf bei Gehirnentzündungen, bei Hydrocephalus u. s. w., in die Lebergegend bei Hepatitis, bei Hypertrophien der Leber u. s. w. oder in anderen Stellen des Unterleibes bei Peritonitis, Cystitis u. s. w., in das Scrotum bei Orchitis, Hydrocele u. s. w. Auch bei Croup, bei Erysipelas, bei Panaritien, bei Gelenkwassersuchten, Drüsengeschwülsten, bei Entzündungen der Knochenhaut, bei der weissen Schenkelgeschwulst u. s. w. hat man die graue Quecksilbersalbe angewendet. Wenn man auch in vielen der obigen Fälle Besserung und selbst Heilung eintreten sah, so lässt sich doch noch gar kein sicheres Urtheil über den Zusammenhang zwischen der Anwendung des Mittels und der eingetretenen Besserung fällen, zumal da man sich gewöhnlich nicht auf die alleinige Anwendung jener Salbe beschränkte. Dieser Zusammenhang wird aber nicht im Geringsten aufgeklärt, wenn wir der Quecksilbersalbe eine „antiphlogistische" oder eine „resolvirende" Wirkung zuschreiben. Fehlt es uns doch noch ganz an einer sicheren Antwort auf die Frage, ob das Mittel direct auf

XX. QUECKSILBER. 261

die erkrankten Theile, soweit es zu ihnen gelangen kann, einwirke, oder ob die Besserung die Folge anderweitiger dadurch im Körper hervorgerufener Veränderungen sei.

Um Ungeziefer zu vertilgen hat man häufig Quecksilberpräparate angewendet, namentlich die graue Quecksilbersalbe bei Filz- und Kopfläusen, bei den letzteren oft auch den weissen Präcipitat.

Auf der Schleimhaut des Auges verhalten sich die Quecksilberverbindungen ganz ähnlich wie auf der äusseren Haut, nur dass hier wegen der zarteren Bedeckung und des grösseren Gefäss- und Nervenreichthums des Auges schon durch geringere Veränderungen bedeutendere Folgen hervorgerufen werden. Dazu kommt, dass die Thränenflüssigkeit und der Schleim des Auges dazu beitragen können, manche Quecksilberpräparate, z. B. das Quecksilberoxyd, das Kalomel u. s. w. in lösliche Verbindungen umzuwandeln. Man benutzt daher auch die Quecksilberpräparate, besonders das Quecksilberoxyd, vielfach bei Augenkrankheiten, namentlich bei epithelialen Hornhauttrübungen, wie sie nach oberflächlichen Entzündungen zurückbleiben, und bei allen Arten von Pannus, bei parenchymatösen Hornhauttrübungen, wie sie nach Keratitis diffusa auftreten, bei geschwürigen Substanzverlusten der Hornhaut, die in gewissem reizlosen Zustande mit der Reparation zögern, bei Herpes corneae oder conjunctivae und bei Conjunctivitis phlyctaenularis, sowie bei Blepharitis ciliaris in allen Formen. Weniger häufig als das Quecksilberoxyd wird der Aetzsublimat und der weisse Präcipitat, sowie das Kalomel, welches in Form eines Streupulvers im blennorrhoischen Stadium mancher Augenentzündungen empfohlen wurde, angewendet.

Die löslichen Quecksilberverbindungen besitzen einen sehr unangenehmen, herben, metallischen Geschmack. Sie verhalten sich gegen die Schleimhaut des Mundes ganz ähnlich, wie gegen andere Schleimhäute, und können sich, wenn der Speichel und der Mundschleim nicht zu ihrer Sättigung ausreichen, mit jener selbst verbinden, wodurch eine mehr oder minder heftige Entzündung derselben hervorgerufen wird. Dies ist gewöhnlich der Fall bei Vergiftungen durch Aetzsublimat, Quecksilberoxyd u. s. w. Die in Wasser, sowie im Mundspeichel unlöslichen Quecksilberverbindungen rufen keine Geschmacksempfindung oder anderweitige Veränderung im Munde hervor. Die Affection der Mundschleimhaut, der Speicheldrüsen u. s. w., welche wir nach dem anhaltenden Gebrauche arzneilicher Dosen von Quecksilberpräparaten wahrzunehmen pflegen, dürfen nicht als die unmittelbaren Folgen der Einwirkung jener Stoffe angesehen werden. Man benutzt die Quecksilberverbindungen nicht sehr häufig, um direct auf die Mundschleimhaut u. s. w. einzuwirken. Bei Geschwüren im Munde und Rachen, namentlich wenn dieselben syphilitischen Ursprungs waren, glaubte man bisweilen Quecksilberpräparaten den Vorzug vor anderen Aetzmitteln geben zu müssen. Ebenso liess man Kalomel in die Wangenschleimhaut einreiben, um so seinen Uebergang in das Blut zu befördern und schnell Speichelfluss hervorzurufen; doch ist diese Applicationsmethode des Kalomels jetzt gänzlich verlassen.

Bei chronischem Schnupfen, sowie bei syphilitischen Affectionen der Nasenhöhle hat man bisweilen Kalomel als Schnupfpulver angewendet, doch fehlen bis jetzt noch die Nachweise, dass dasselbe Vorzüge vor anderen Mitteln besitze.

Selten bringt man jetzt noch Quecksilberpräparate zu therapeutischen Zwecken in die **Luftröhre** und die Bronchien. Dagegen bediente man sich früher öfters der sogenannten Quecksilberräucherungen. Zu diesem Zwecke schloss man den Kranken in einen sogenannten Räucherkasten ein, in welchem man Zinnober (auf jede Räucherung etwa 4,0 bis 30,00 Grm.) auf glühende Kohlen streute, wobei sich derselbe in Quecksilberdämpfe und schweflige Säure verwandelt. Da die schweflige Säure sehr lästig für die Respirationsorgane ist, so schützte man oft den Kopf vor der Einwirkung derselben, oder man wandte statt des Zinnobers Quecksilberoxyd an. In einzelnen Fällen wurde Quecksilberoxydul mit Wachs und einem Baumwollendochte zu einer Kerze gemacht, die man in der Nähe des Kranken brennen liess, auch liess man Kranke mit Quecksilberoxyd oder Aetzsublimat vermischten Tabak rauchen. v. BAERENSPRUNG[1] fand die Schleimhaut der Luftröhre und der Bronchien von Kaninchen, welche Quecksilberdämpfe eingeathmet hatten, stark injicirt und in dem Bronchialschleim Quecksilberkügelchen. In der Lunge fanden sich sehr zahlreiche, linsen- bis stecknadelkopfgrosse Hyperämien, in deren Mitte man ein weisses Knötchen bemerkte, welches ein Quecksilberkügelchen enthielt; ausserdem zeigten sich noch einige grössere rothe oder graue Flecken, unter denen sich das Lungengewebe im Zustande der Hepatisation befand. Wurde das Thier aber erst vier Tage oder länger nach der Quecksilberinhalation getödtet, so zeigte sich die Bronchialschleimhaut unverändert, in den Lungen dagegen fanden sich sehr zahlreiche weisse Knötchen, den Miliartuberkeln ähnlich, in denen jedoch keine Quecksilberkügelchen mehr nachgewiesen werden konnten.

Es ist sehr wahrscheinlich, dass ebenso wie bei Thieren, auch bei Menschen durch das Einathmen von Quecksilberdämpfen sehr nachtheilige Veränderungen der Respirationsorgane hervorgebracht werden mögen, und daher ist es auch wohl nur zu billigen, dass jene Quecksilberräucherungen jetzt nicht mehr zu therapeutischen Zwecken in Anwendung kommen.

Im **Magen** und dem weiteren Verlaufe des Darmcanals können die Quecksilberverbindungen sehr verschiedene Veränderungen erleiden. Grössere Mengen flüssigen Quecksilbers scheinen ganz unverändert durch den Darmcanal hindurchgehen zu können, dagegen rufen kleinere Dosen von fein zertheiltem pulverförmigen Quecksilber ganz ähnliche Erscheinungen hervor, wie andere Quecksilberverbindungen, z. B. Kalomel. Man hat daher früher bisweilen fein vertheiltes metallisches Quecksilber in den Darmcanal gebracht, theils um Veränderungen des letzteren hervorzurufen, theils um das Quecksilber von da aus in das Blut überzuführen. So wurden z. B. der Aethiops per se, der Aethiops gummosus, das Hydrargyrum cum creta und ähnliche Verreibungen, bisweilen auch die graue Quecksilbersalbe angewendet. Englische Aerzte verordnen auch

---

[1] Journal für praktische Chemie. Band L. S. 21. Annalen des Charité-Krankenhauses. 7. Jahrgang. Heft II. S. 110. Berlin 1856.

XX. QUECKSILBER.

jetzt noch das metallische Quecksilber häufig in Form der sogenannten Pilulae coeruleae. In welcher Form das auf die verschiedenen Applicationsorgane, namentlich den Darmcanal, die Haut und die Respirationswerkzeuge gebrachte metallische Quecksilber von da aus in das Blut übergeführt werde, ist noch keineswegs entschieden. OESTERLEN [1] nimmt an, dass dieser Uebergang in metallischer Form erfolge. Bei Katzen, wo derselbe graue Quecksilbersalbe sowohl in den Darmcanal gebracht, als auch in die Haut eingerieben hatte, fand er in den meisten Organen, wie in der Leber, dem Pankreas, der Milz, den Lungen, dem Herzen, den Gekrösdrüsen, den Nieren, der Cutis und den Venen des Paniculus adiposus Quecksilberkügelchen. Auffallend war es, dass dieselben nie in den Schichten der Epidermis, sondern nur in den tieferen Schichten des Coriums neben den blinden Enden der Haarbälge, in diesen und den Schweisscanälchen sich vorfanden. Auch VAN HASSELT [2] glaubt aus seinen Versuchen schliessen zu müssen, dass das metallische Quecksilber als solches in das Blut übergeführt werde. Ebenso haben sich OVERBECK [3] und BLOMBERG für einen Uebergang von metallischem Quecksilber in das Blut ausgesprochen. Dagegen hat v. BAERENSPRUNG versucht, jene Ansicht zu widerlegen. Er rieb graue Quecksilbersalbe in die ausgespannte Harnblase von Schweinen, Kälbern und Hammeln, sowie in den Peritonäalüberzug einer Kalbsleber ein und konnte weder durch metallisches Gold, noch durch das Mikroskop auf der Innenseite jener Membranen eine Spur von Quecksilber nachweisen. Ebenso konnte er kein metallisches Quecksilber in der Haut eines Kaninchens finden, dem er täglich 2,0 Grm. graue Quecksilbersalbe in die Haut eingerieben hatte, bis das Thier unter den Erscheinungen des Mercurialismus gestorben war. Auch aus dem Umstande, dass er längere Zeit nach Quecksilberinhalationen in den Lungen keine Quecksilberkügelchen mehr auffinden konnte, die sich nach kürzerer Zeit als Kerne der weissen Knötchen in den Lungen nachweisen liessen, schliesst v. BAERENSPRUNG, dass das Quecksilber nicht im metallischen Zustande von den Applicationsorganen aus in das Blut übergeführt werden könne, dass vielmehr dieser Uebergang nur in Form eines Quecksilbersalzes erfolge. Auch G. E. HOFFMANN konnte nach Fütterungen oder Einreibungen mit Quecksilbersalbe kein metallisches Quecksilber im Blute nachweisen, obgleich die Symptome der Quecksilbervergiftung sehr deutlich hervortraten.

Ebenso konnte RINDFLEISCH [4] bei seinen sorgfältigen Untersuchungen keinen Uebergang des metallischen Quecksilbers von der äusseren Haut, den Schleimhäuten und serösen Häuten aus in die darunter liegenden Theile beobachten.

Bei diesen widersprechenden Resultaten muss es zweifelhaft erscheinen, ob es überhaupt möglich sein werde, die obige Frage auf mikro-

---
[1] Archiv für physiologische Heilkunde 1843.
[2] Nederl. Lancet. Aug. 1849.
[3] Mercur und Syphilis. Berlin 1861.
[4] Archiv f. Dermatologie und Syphilis 1870 S. 309.

skopischem Wege zur endgültigen Entscheidung zu bringen. — Nach v. BAERENSPRUNG ist in der grauen Quecksilbersalbe ein Theil des Quecksilbers an fettige Säuren gebunden und dieser Theil würde nach seiner Ansicht als der allein wirksame anzusehen sein. Allein diese Quecksilberverbindung besteht, wie zahlreiche Untersuchungen nachgewiesen haben, in frisch bereiteter Quecksilbersalbe gar nicht, in alter nur in höchst geringer Menge. Ein Unterschied in der Wirksamkeit der frisch bereiteten und der alten Quecksilbersalbe ist jedoch nicht wahrzunehmen. Auch hat das ölsaure Quecksilber, für sich in die Haut eingerieben. keine so intensive Wirkung, als es jener Annahme nach der Fall sein müsste. Die Ansicht, dass das Quecksilber in Verbindung mit fettigen Säuren von der Haut aus in das Blut übergeführt werde, hat demnach keine Wahrscheinlichkeit für sich. Aber ebenso wenig kennen wir auch nur mit einiger Sicherheit eine andere Verbindungsform, welche sich auf der Haut bilden und dadurch den Uebergang des Quecksilbers in das Blut möglich machen könnte. Denn wenn auch wiederholt die Ansicht ausgesprochen worden ist[1], dass sich auf der Haut eine Verbindung von Quecksilberchlorid-Chlornatrium bilden möge, so fehlen doch noch die Beweise dafür, dass das auf der Haut vorhandene Kochsalz zur Bildung dieses Doppelsalzes hinreichend sei. Wir müssen daher die Frage, ob das Quecksilber von der Haut aus in metallischer oder in einer anderen Form in das Blut übergehe, noch immer als eine offene betrachten. — Eine andere wichtige, aber bis jetzt noch gar nicht erörterte Frage bezieht sich auf die Menge des Quecksilbers, welche von der äusseren Haut aus in den Körper gelangen kann. Wir bringen bei der Anwendung der grauen Quecksilbersalbe meist sehr beträchtliche Mengen von Quecksilber auf die Haut. Es ist nun wichtig, zu wissen, wie viel davon thatsächlich zur Wirkung komme. Wenn das Quecksilber nicht in metallischer Form in das Blut übergeht, wenn sich vielmehr erst auf oder in der Haut eine lösliche Quecksilberverbindung bilden muss, so würde diese doch immer nur in sehr geringer Menge entstehen, es würde demnach auch nur sehr wenig Quecksilber in das Blut übergehen können.

In der That sehen wir, dass durch die subcutane Injection sehr kleiner Sublimatmengen ganz dieselben Erscheinungen hervorgerufen werden können, wie durch die Einreibung grosser Quantitäten von Quecksilbersalbe in die Haut. Wenn aber von der Haut aus immer nur sehr geringe Mengen von Quecksilber in das Blut übergehen können, da auch auf den übrigen Applicationsorganen immer nur sehr kleine Dosen in den Körper eingeführt werden, so würde dadurch die Möglichkeit einer irgend erheblichen Ansammlung von Quecksilber im Organismus ausgeschlossen und die bisher geläufige Vorstellung darüber als irrig anzusehen sein. Eine Anhäufung von Quecksilber im Organismus ist nur verträglich mit der Annahme, dass das Quecksilber im metallischen Zustande von der Haut aus in das Blut übergehen könne. — Ueber die Form, in welcher das in den Darmcanal gelangte metallische Quecksilber in das Blut übergehen

---

[1] Vergl. J. MUELLER, Berliner klinische Wochenschrift 1870. No. 35. S. 425.

kann, haben wir auch noch keine Kenntnisse. Nach den bisherigen Versuchen verhalten sich die Verdauungssäfte ganz indifferent gegen dasselbe. Aehnliche Schwierigkeiten finden wir in Bezug auf die Veränderungen des Quecksilberoxyduls, Quecksilberchlorürs u. s. w. im Magen, und namentlich sind die Umwandlungen des letzteren Gegenstand vielfacher Vermuthungen gewesen. Dass das in Wasser und den meisten verdünnten Säuren vollkommen unlösliche Kalomel keine andere als mechanische Wirkung äussern könne, bedarf keines weiteren Beweises. Ebenso sicher ist es aber, dass die Veränderungen des Körpers, die wir nach dem Gebrauche des Kalomels entstehen sehen, nicht von einer einfachen mechanischen Einwirkung auf die Applicationsstellen hergeleitet werden können. Von den verschiedenen Angaben über die Auflösung des Kalomels im Darmcanale hat die von MIALHE aufgestellte Theorie die meiste Verbreitung gefunden. MIALHE nimmt nämlich an, dass die im Magen enthaltenen Chlormetalle der Alkalien das Kalomel theilweise in Sublimat verwandeln und dass aus dieser Umwandlung die Wirkung des Kalomels herzuleiten sei. Obgleich allerdings concentrirte Kochsalz- und Salmiaklösungen, besonders beim Kochen, geringe Mengen von Kalomel in Sublimat verwandeln können, so gilt dies doch nicht von verdünnten Lösungen, und wenn dem Magensafte selbst die vierfache Menge seines gewöhnlichen Kochsalzgehaltes zugesetzt wird, ist er noch nicht im Stande, die geringste Menge von Kalomel in Sublimat umzuwandeln.[1] Aus diesen Gründen hat die MIALHE'sche Theorie für gewöhnlich gar keine Geltung, und nur da, wo grosse Mengen alkalischer Chlormetalle gleichzeitig mit Kalomel in den Magen gelangen, könnte vielleicht eine geringe Spur von Sublimat gebildet werden. Aber trotzdem muss es zweifelhaft bleiben, ob die Fälle, wo wirklich nach dem Einnehmen von Kalomel und Salmiak oder dem Genusse kochsalzhaltiger Speisen nachtheilige Folgen eintraten, auf jene Weise erklärt werden müssen und nicht vielleicht von anderen Ursachen herzuleiten sind.

Ungleich höher, als das Lösungsvermögen der alkalischen Chlormetalle für das Kalomel haben wir das des Eiweisses anzuschlagen. Kommt Kalomel bei der Temperatur des Körpers einige Zeit in Berührung mit einer Eiweisslösung, so giebt die letztere nach Anwendung von Reagentien stets einen Quecksilbergehalt zu erkennen.[2] Einer Mitwirkung des Kochsalzes, wie VOIT[3] angenommen hat, bedarf es dazu nicht. Ebenso wenig einer Oxydation, da sich dabei stets etwas metallisches Quecksilber ausscheidet. Wenn auch die Menge des so gelösten Quecksilbers nur gering ist, so findet doch das Kalomel fast überall, wohin es im und auf den Körper kommt, die Bedingungen vor, unter denen es sich lösen kann. Wahrscheinlich bildet sich unter solchen Umständen ein Quecksilberalbuminat und zwar in um so grösserer Menge, je feiner vertheilt

---

[1] GEORG V. OETTINGEN, De ratione, qua calomelas mutetur in tractu intestinali. Dorpat. 1848; und BUCHHEIM, Beiträge zur Arzneimittellehre. I. Heft. S. 27. Leipzig 1849.
[2] GEORG V. OETTINGEN l. c.
[3] Physiologisch-chemische Untersuchungen I. Augsburg 1857.

das Kalomel war. Daher zeigt auch dieses Präparat je nach seiner Bereitungsweise eine verschieden energische Wirkung. Stärker als das durch Sublimation gewonnene wirkt das präcipitirte Kalomel und noch stärker das sogenannte Dampfkalomel, wenn dasselbe auch ganz frei von Sublimat und anderen fremdartigen Beimengungen ist.

Das Verhalten des Quecksilberoxyduls und der in Wasser unlöslichen Oxydulsalze ist noch nicht genauer untersucht. Wahrscheinlich werden sie durch die Salzsäure des Magensaftes in Kalomel umgewandelt. Dasselbe gilt wohl auch von dem Quecksilber-Jodür und Bromür. Die in Wasser löslichen Oxydulsalze, wie das salpetersaure, essigsaure u. s. w. Quecksilberoxydul, werden theilweise vielleicht in Kalomel verwandelt, theilweise können sie aber wohl auch direct sich mit den eiweissartigen Substanzen, die sie auf den Applicationsorganen treffen, zu Quecksilberalbuminaten verbinden, und somit ähnliche Veränderungen der Applicationsorgane hervorrufen wie die löslichen Quecksilberoxydsalze.

Die grosse Affinität des Quecksilbers zu dem Chlor hat ohne Zweifel grossen Einfluss auf das Verhalten vieler Oxydverbindungen. Quecksilberoxyd, mit Salmiak in der Wärme digerirt, treibt Ammoniak aus demselben aus, während es sich mit Chlor verbindet; mit Kochsalzlösung bildet dasselbe ein in Wasser lösliches Oxychlorid. Versetzt man eine Kochsalzlösung mit salpetersaurem Quecksilberoxyd, so bildet sich Quecksilberchlorid und salpetersaures Natrium. So muss wohl auch im Magen und auf anderen Applicationsstellen Quecksilberchlorid gebildet werden, wenn Quecksilberoxyd oder lösliche Quecksilberoxydsalze mit den kochsalzhaltigen Secreten derselben in Berührung kommen. Das Quecksilberoxyd, der weisse Präcipitat und die in Wasser unlöslichen Quecksilberoxydsalze werden im Magen durch die Mitwirkung des sauren Magensaftes wahrscheinlich noch leichter als auf anderen Organen in jene Verbindung verwandelt. Wie sich das Quecksilberjodid verhalte, ist noch nicht genauer untersucht, doch spricht die energische Einwirkung, die es fast auf allen Applicationsorganen äussert, sehr dafür, dass dasselbe schnell in eine leicht lösliche Verbindung verwandelt werde.

Das in den Magen und auf andere Applicationsorgane gelangte, oder erst daselbst gebildete Quecksilberchlorid kommt in vielfache Berührung mit eiweissartigen Substanzen, durch welche dasselbe in der Art zersetzt wird, dass sich Quecksilberalbuminat bildet. ORFILA hielt den Niederschlag, der sich beim Zusammenmischen von Eiweiss und Aetzsublimatlösung bildet, für eine Verbindung von Eiweiss mit Kalomel, während LASSAIGNE u. A. glaubten, dass Sublimat darin enthalten sei. Dagegen erklärten ROSE, GEOGEGHAN, MARCHAND, MULDER, ELSNER u. A. jene Verbindung für ein Quecksilberalbuminat, welches nach ELSNER 10,278—11,192 Procent Quecksilberoxyd und 89,722—88,808 Procent Eiweiss enthält. Nach neueren Untersuchungen[1] scheint das Eiweiss mehrere Verbindungen mit dem Quecksilber eingehen zu können. Gehörten die eiweissartigen Stoffe, mit denen sich das Quecksilber verband,

---

[1] Annalen des Charité-Krankenhauses. 7. Jahrgang. Heft II. S. 125.

dem Mageninhalte an, so bleibt die Bildung des Albuminates der gewöhnlichen Annahme nach ohne besonderen Einfluss auf die Beschaffenheit der Magenschleimhaut; geht jedoch das Quecksilber mit den Bestandtheilen der letzteren eine Verbindung ein, so muss diese dadurch natürlich in ihrer Function gestört werden. Ist auch dieser Umstand von grosser Wichtigkeit für unsere Kenntniss der Wirkung der Quecksilberverbindungen, so reicht er doch noch nicht hin, um uns zu erklären, warum wir beim Quecksilberchlorid schon nach relativ sehr kleinen Mengen so bedeutende Veränderungen der Applicationsorgane eintreten sehen, während die Salze mehrerer anderer Metalle, die ebenfalls grosse Verwandtschaft zu den eiweissartigen Stoffen besitzen, weit weniger heftig einwirken. Zum Theil lässt sich diese heftige Wirkung wohl aus dem grossen Diffusionsvermögen des Quecksilberchlorids erklären, vielleicht bestehen aber ausserdem auch noch andere Ursachen für dieselbe.

Nach M. MARLE[1] hemmt der Sublimat die Ueberführung der Eiweisskörper in Peptone in hohem Grade, besonders bei Gegenwart grösserer Kochsalzmengen, weshalb er auch beim innerlichen Gebrauche des Sublimates sowohl stark kochsalzhaltige Nahrung, als den therapeutischen Zusatz grösserer Kochsalzdosen widerräth.

Von allen angeführten Quecksilberpräparaten unterscheiden sich die Schwefelverbindungen, und namentlich das schwarze sowie das rothe Einfachschwefelquecksilber dadurch, dass sie allen Lösungsmitteln, die im Organismus auf sie einwirken, hartnäckig widerstehen und daher auch völlig wirkungslos bleiben. Trotzdem hat man sie, am meisten noch das schwarze Schwefelquecksilber, bisweilen zu therapeutischen Zwecken, besonders bei Scrofeln, chronischen Hautausschlägen und Rheumatismen, angewendet. Da das officinelle Hydrargyrum sulfuratum nigrum aus einem Gemenge von schwarzem Schwefelquecksilber und überschüssigem Schwefel besteht, so kann dasselbe gerade so wie die Schwefelblumen (S. 95) wirken.

Man wendet die Quecksilberpräparate gewöhnlich nicht an, um Veränderungen der Magenschleimhaut hervorzurufen. Im Gegentheil sucht man dieselben meist dadurch zu verhüten, dass man das Quecksilberchlorid und ähnliche Präparate nicht bei nüchternem Magen, sondern bald nach dem Essen einnehmen lässt, damit sie im Magen genug eiweissartige Stoffe finden, mit denen sie sich verbinden können. Früher gab man bisweilen das basisch-schwefelsaure Quecksilberoxyd, um Erbrechen zu erregen, doch zieht man jetzt für diesen Zweck andere Mittel vor.

Nach dem Gebrauche des metallischen Quecksilbers sieht man gewöhnlich keine sehr auffallende Störung der Function des Magens entstehen; dagegen tritt nach grösseren Dosen von Kalomel nicht selten ein leichtes Schmerzgefühl in der Magengegend, Uebelkeit und selbst Erbrechen ein, welche Erscheinungen wohl durch die Einwirkung des aus dem Kalomel gebildeten Zersetzungsproductes auf die Magenschleimhaut hervorgerufen werden, ja unter manchen Umständen können auf diese

[1] Archiv f. experimentelle Pathologie und Pharmakologie. Band III. S. 397. 1875.

Weise vielleicht selbst Ekchymosen und Geschwüre der Magenschleimhaut entstehen. Ungleich leichter noch, als bei dem Kalomel und den ihm nahe stehenden Präparaten tritt nach dem Einnehmen von Quecksilberchlorid, Quecksilberjodid, Quecksilberoxyd und den löslichen Quecksilbersalzen eine stärkere Affection des Magens und Darmcanals ein. Schon nach den arzneilichen Gaben jener Stoffe, namentlich wenn dieselben bei nüchternem Magen genommen wurden, beobachtet man bisweilen das Gefühl von Schmerz in der epigastrischen Gegend. Am intensivsten tritt diese Erscheinung nach dem Gebrauche des Quecksilberoxyds und Quecksilberjodids ein, was nach v. BAERENSPRUNG daher rührt, dass diese Stoffe, als schwere, in Wasser unlösliche Pulver sich an einzelne Stellen der Magenschleimhaut anlegen und bei ihrer Lösung vorzugsweise auf diese einwirken, während das leichter lösliche Quecksilberchlorid sich mehr in dem Mageninhalte vertheilen kann. Um die obige Affection der Magenschleimhaut zu vermeiden, schlug MIALHE vor, das Quecksilberchlorid stets mit der genügenden Menge Eiweiss gemischt; als Quecksilberalbuminat anzuwenden. Wenn auch nach den Beobachtungen v. BAERENSPRUNG's[1] eine solche Mischung weniger leicht Schmerzen in der Magengegend hervorruft, als das unveränderte Quecksilberchlorid, so ist doch die mehrfach gehegte Ansicht, dass dieses Quecksilberalbuminat, ohne eine weitere Veränderung zu erfahren, mit Leichtigkeit in das Blut übergeführt werden könne, nicht richtig. Vielmehr wird im Magen das Eiweiss coagulirt, während das Quecksilber eine andere Verbindung eingeht und vielleicht wieder in Quecksilberchlorid umgewandelt wird, um später aufs Neue ein Albuminat zu bilden. Kehrt die Einwirkung der obigen Stoffe auf die Magen- und Darmschleimhaut sehr oft wieder, so bildet sich endlich ein chronischer Katarrh derselben aus, der auch eine analoge Erkrankung der Bronchialschleimhaut, selbst Bronchitis nach sich ziehen kann. Zu diesen Erscheinungen gesellen sich dann noch Speichelfluss und andere Symptome, welche das Quecksilber nach seinem Uebergange in das Blut hervorzurufen pflegt.

Kommen Quecksilberchlorid oder analoge Verbindungen in grösserer Menge auf einmal in den Magen, so entstehen in Folge der Veränderungen, welche dadurch in der Magenschleimhaut und im oberen Theile des Dünndarms hervorgerufen werden, heftige Schmerzen im Verlaufe der Speiseröhre und der Magengegend, die sich über den ganzen Unterleib verbreiten, Erbrechen schleimiger und oft blutiger Massen und heftige, häufig mit Blut gemischte Diarrhöen. Die Affection der Darmschleimhaut geht auch auf die Schleimhaut der Luftwege und der Harnwerkzeuge über, so dass das Harnlassen erschwert oder ganz unmöglich ist. Zu den obigen Erscheinungen gesellen sich die übrigen Symptome einer heftigen Gastroenteritis, wie Herzklopfen, Bangigkeit, Respirationsbeschwerden, Schluchzen, kalte Schweisse, Collapsus, bisweilen Koma oder Delirien, Convulsionen und Lähmung. Der Tod tritt meist im bewusstlosen Zustande etwa 20—30 Stunden oder noch später nach dem Einnehmen des Giftes ein. In manchen Fällen zeigen sich schon sehr frühzeitig, in

---

[1] Annalen des Charité-Krankenhauses. 7. Jahrgang. Heft II. S. 159.

anderen, und besonders da, wo der Tod nicht so schnell erfolgt, erst nach einiger Zeit die Erscheinungen, welche durch den Uebergang des Quecksilbers in das Blut bedingt werden, namentlich eine entzündliche Affection der Mundschleimhaut, des Rachens und der Speicheldrüsen, verbunden mit heftiger Salivation. Tritt der Tod in Folge der Sublimatvergiftung nicht bald ein, so kann dies doch noch nach längerer Zeit geschehen, wenigstens zeigen sich die meisten körperlichen Functionen noch längere Zeit in hohem Grade gestört. Bei der Section der durch Quecksilberchlorid und analoge Stoffe Vergifteten findet man gewöhnlich alle Schleimhautstellen, welche mit dem Gifte in Berührung kamen, in einem hohen Grade von Entzündung, selbst brandig, ekchymosirt oder mit plastischen Ausschwitzungen bedeckt, aber auch die Bronchialschleimhaut und einzelne Theile der Lungen finden sich gewöhnlich in einem entzündeten Zustande.

Bei Vergiftungen durch Sublimat und analoge Stoffe sucht man das gewöhnlich eintretende Erbrechen durch reichliches Trinken schleimiger Flüssigkeiten so viel als möglich zu befördern und durch grosse Mengen von Eiweiss, Milch u. s. w. die Quecksilberverbindung zu zersetzen. Indess lässt sich durch das Einnehmen eiweissartiger Stoffe der Uebergang der mit ihnen gebildeten Quecksilberverbindungen in das Blut nicht verhindern, dies kann nur dadurch geschehen, dass das Gift entweder durch das Erbrechen entfernt oder in eine vollkommen unlösliche Verbindung verwandelt wird. Am besten eignet sich hierzu das frisch gefällte Schwefeleisen (S. 218), indem durch dasselbe Schwefelquecksilber und Eisenchlorür gebildet wird; vielleicht auch die schwach gebrannte Magnesia (S. 145), obwohl die neuerdings von SCHRADER angestellten Versuche nicht zu ihren Gunsten sprechen; weniger zweckmässig würden wohl metallisches Zink oder Eisen sein. Immer aber kann durch Antidota nur die weitere Einwirkung des noch auf den Applicationsorganen befindlichen unzersetzten Giftes vermindert oder aufgehoben werden, die dadurch bereits hervorgerufenen Functionsstörungen erfordern daher ein besonderes therapeutisches Verfahren.

Die im Magen gebildeten oder in demselben nur theilweise zersetzten Quecksilberverbindungen werden, so weit die ersteren nicht vom Magen aus in das Blut übergehen konnten, mit dem übrigen Mageninhalte dem Dünndarme zugeführt. Während die im Magen leicht löslichen Quecksilberverbindungen mit ihrer ganzen Affinität auf den Mageninhalt und die Magenwände einwirken können und daher immer nur in sehr kleinen arzneilichen Dosen gegeben werden dürfen, entfalten diejenigen, welche daselbst nur schwer und allmählich gelöst werden, auch im weiteren Verlaufe des Darmcanals, wo sie die zu ihrer Auflösung nöthigen Agentien gleichfalls vorfinden, ihre Wirksamkeit. Dies gilt vorzugsweise von dem Kalomel, welches in Dosen von 0,05—0,10 Grm. und darüber vermehrte peristaltische Bewegungen, aber gewöhnlich keine stärkere Affection der Magenschleimhaut hervorruft, während Aetzsublimat, Quecksilberoxyd u. s. w. in solchen Dosen, in denen sie Diarrhöe bewirken, immer auch eine stärkere Affection des Magens veranlassen. Nach TRAUBE kann indess das Kalomel, wenn es an einer Stelle der Darmschleimhaut längere

Zeit liegen bleibt, ohne durch die peristaltische Bewegung weiter beförhört zu werden, zu Darmgeschwüren Veranlassung geben. Gleichzeitig mit der vermehrten peristaltischen Bewegung tritt vielleicht auch eine vermehrte Secretion der Darmschleimhaut ein, welche jedoch noch nicht mit aller Sicherheit nachgewiesen worden ist. Man findet nach dem Gebrauche des Kalomels in abführenden Dosen die Darmschleimhaut meist blässer als gewöhnlich oder nur an einzelnen Stellen schwach geröthet und ekchymosirt. Früher wurde allgemein angenommen, dass durch den Gebrauch kleiner Kalomeldosen die Gallensecretion vermehrt werde, doch sprechen zahlreiche Thierversuche gegen diese Annahme.[1] Dagegen wird nach RADZIEJEWSKI[2] durch das Kalomel die Secretion des Pankreas vermehrt.

Da das Kalomel im Darmcanale nur wenig gelöst wird, so rufen auch grössere Dosen davon nicht entsprechend heftigere Folgen hervor. Allerdings zeigt sich nach grösseren Kalomelgaben eine etwas stärkere Affection des Darmcanals und nicht selten auch Erbrechen, doch steigern sich diese Erscheinungen nicht leicht bis zur förmlichen Gastroenteritis, so dass man in einzelnen Fällen sehr grosse Dosen davon (0,5—2,00 Grm. p. d.) ohne wesentliche Nachtheile geben konnte. Je lebhafter die peristaltischen Bewegungen sind, desto schneller wird auch das noch unzersetzte Kalomel in den unteren Theil des Darmcanals herabgeführt und desto weniger kann dasselbe in das Blut übergehen. Daher zieht man auch für solche Fälle, wo man nur eine abführende Wirkung hervorrufen will, grössere, wo man dagegen den Uebergang in das Blut zu befördern sucht, kleinere Dosen davon vor. Im unteren Darmcanale wird der Theil des Kalomels, welcher bis dahin noch nicht aufgelöst und in das Blut übergeführt worden war, in schwarzes Schwefelquecksilber verwandelt, und in dieser Form findet man dasselbe auch in den Fäcalmassen wieder. Bei manchen Verdauungsstörungen tritt jene Umwandlung auch schon im oberen Theile des Darmcanals auf, ja man kann bisweilen schon im Magen Schwefelquecksilber finden.

Durch die vermehrte peristaltische Bewegung und die vielleicht auch vermehrte Secretion der Darmschleimhaut werden die Fäcalmassen weicher, selbst dünnflüssig, und die Entleerung derselben erfolgt häufiger als gewöhnlich. Auch das fein vertheilte metallische Quecksilber zeigt eine ähnliche abführende Wirkung wie das Kalomel.

Bei der Behandlung Typhöser mit oft wiederholten grossen Dosen von Kalomel sah man bisweilen flüssige Stuhlausleerungen von eigenthümlicher grüner Färbung eintreten, die man als Kalomelstühle bezeichnete. Die grüne Färbung derselben wird durch einen grossen Gehalt an beigemengter Galle bedingt, welche sich durch Weingeist ausziehen lässt, wobei Fäcalmassen von der gewöhnlichen braunen Farbe zurückbleiben. Man hat jene grüne Färbung auch so zu erklären gesucht, dass dieselbe durch eine innige Mischung der gelbbraunen Fäcalmassen mit dem gebildeten Schwefelquecksilber bedingt werde. Aber abgesehen davon, dass die Beimengung von Schwefelquecksilber, wie man dies beim Gebrauche des Hydrargyrum sulfuratum nigrum beobachtet, die Fäces zwar dunkler, aber niemals grün färbt, ist in der Regel

[1] Vergl. BENNET, British medical Journal 1869. No. 411.
[2] Archiv f. Anatomie u. Physiologie 1870. S. 24.

die Menge des in den Kalomelstühlen enthaltenen Schwefelquecksilbers zu klein, um eine Farbenveränderung hervorrufen zu können. Jedenfalls würde es unrichtig sein, mit dem Namen Kalomelstühle alle Fäcalentleerungen zu bezeichnen, die nach dem Einnehmen von Kalomel erfolgen, da die Kalomelstühle keineswegs regelmässig, sondern nur unter ganz bestimmten Umständen eintreten. Welche Ursache jener reichliche Gallengehalt der Fäces habe, ob er von einem vermehrten Ergusse von Galle in den Darm oder von einer verhinderten Zersetzung derselben abhänge, lässt sich noch nicht entscheiden.

Wegen seines grossen specifischen Gewichtes und seiner Flüssigkeit wurde bisweilen das Quecksilber in grossen Mengen, bis zu einem halben Pfunde und darüber, bei **Intussusceptio, Volvulus** und bei **eingeklemmten Brüchen** innerlich angewendet, in der Hoffnung, dass die Därme durch den so auf sie ausgeübten Druck wieder in die normale Lage gebracht werden möchten. Man sah jedoch nur sehr selten Besserung darnach eintreten, so dass diese Anwendungsweise des Quecksilbers jetzt fast gänzlich verlassen ist.

Dagegen wird das Kalomel und von englischen Aerzten auch das fein vertheilte Quecksilber sehr häufig am Krankenbette angewendet, um dadurch Stuhlausleerungen hervorzurufen. Wegen seines geringen Volumens und seiner Geschmacklosigkeit lässt sich das Kalomel bei Kindern leichter anwenden als fast alle übrigen Abführmittel, nicht bloss, um bestehende Stuhlverstopfung, die für das kindliche Alter in acuten Krankheiten noch nachtheiliger zu sein pflegt, als für Erwachsene, aufzuheben, sondern auch um mehrfache reichliche Ausleerungen zu veranlassen. Dazu kommt, dass bei Kindern selbst nach öfters wiederholten Gaben viel seltner als bei Erwachsenen Speichelfluss einzutreten pflegt. Dennoch darf man das Kalomel auch bei Kindern für kein ganz unschädliches Mittel halten, vielleicht können durch dasselbe manche pathologische Veränderungen des Darmcanals hervorgerufen werden, die man gewöhnlich von dem bestehenden Krankheitszustande ableitete. Um Stuhlverstopfung zu heben oder zu verhüten, kommt das Kalomel fast in allen **acuten Krankheiten des kindlichen Alters** in Anwendung, namentlich wenn dieselben von starkem Fieber begleitet sind, wie z. B. die **acuten Exantheme**, in etwas grösseren Dosen giebt man dasselbe besonders bei **entzündlichen Affectionen der Kopf- und Brusteingeweide**. Selbst bei Diarrhöen der Kinder, namentlich bei Cholera nostras, wird dasselbe in kleinen Dosen häufig angewendet. Bei **Eingeweidewürmern**, namentlich **Spulwürmern**, wird das Kalomel ebenfalls häufig verordnet.

Seltner giebt man das Kalomel bei Erwachsenen für sich als Abführmittel, da es in grösseren Dosen leicht Erbrechen und das Gefühl grosser Abspannung hervorruft, in kleineren Dosen aber häufig nicht sicher genug wirkt. Gewöhnlich verbindet man es daher, um stärker abzuführen, mit anderen Mitteln, namentlich mit Jalape, während man da, wo nur eine leichtere Stuhlverstopfung zu beseitigen ist, anderen Mitteln den Vorzug zu geben pflegt.

Obgleich man das Kalomel bereits früher häufig bei **Abdominaltyphus** anwandte, theils in kleinen, gewöhnlich aber in grossen Dosen (0,5—1,0 Grm. p. d.), so ist doch sein Nutzen erst in neuester Zeit mit grösserer Sicherheit von WUNDERLICH[1] nachgewiesen worden. Wahrscheinlich ist derselbe darin zu suchen, dass durch die abführende Wirkung des Mittels die beim Abdominaltyphus eintretende Follicularaffection des Darms unterdrückt oder wenigstens ermässigt wird und dass somit die nachtheiligen Folgen, welche die Ausstossung der unter anderen Umständen im Darme gebildeten Infiltrationen und die Rückbildung der consecutiven Ablagerungen in den Mesenterialdrüsen haben können, gänzlich oder zum grossen Theile vermieden werden. Für diese Erklärung spricht wenigstens der Umstand, dass besonders dann, wenn man das Kalomel ganz im Anfange der Krankheit, noch ehe die Affection des Darms einen höheren Grad erreicht hat, 1—2mal zu je 0,30 Grm., also in abführender Dosis, verordnet, sehr häufig der ganze Verlauf der Krankheit gemildert und abgekürzt wird. Nach LIEBERMEISTER[2] scheint bei einer öfteren Wiederholung grösserer Dosen der Erfolg noch günstiger auszufallen. Vielleicht würde sich derselbe Nutzen auch durch andere Abführmittel erreichen lassen, doch fehlen darüber noch genauere Untersuchungen. In ähnlicher Weise wurde das Kalomel bei Ruhren, so wie bei Cholera angewendet, doch scheint dasselbe wenig positiven Nutzen zu leisten und in seiner Brauchbarkeit anderen Mitteln nachzustehen.

Wie bereits oben besprochen wurde, können die Quecksilberpräparate auf den Applicationsorganen, namentlich mit den organischen Körperbestandtheilen verschiedene Verbindungen eingehen. In diesen Formen würden wir dieselben wohl auch zunächst im Blute aufzusuchen haben. So verschieden sich auch die einzelnen Quecksilberpräparate auf den Applicationsorganen verhalten, so zeigt sich doch in den Erscheinungen, welche sie nach ihrem Uebergange in das Blut hervorrufen, eine grosse Uebereinstimmung, und nur darin zeigen sich einige Unterschiede, dass nach dem arzneilichen Gebrauche mancher Präparate jene Erscheinungen leichter und häufiger einzutreten pflegen, als nach anderen. Dieser Umstand macht es sehr wahrscheinlich, dass die verschiedenen Quecksilberverbindungen im Blute in ein und dieselbe Form übergehen, durch deren Eigenschaften jene Functionsveränderungen bedingt würden. Wir finden bei einer genaueren Vergleichung der einzelnen Quecksilberpräparate, dass jene Erscheinungen, für welche der Speichelfluss am meisten charakteristisch ist, nach dem Gebrauche des metallischen Quecksilbers, des Quecksilberoxyduls, des Kalomels früher, nach dem des Quecksilberchlorids, des Quecksilberoxyds u. s. w. später einzutreten pflegen.

Der Grund davon ist wohl darin zu suchen, dass die ersteren, welche gewöhnlich dem Körper in grösseren Dosen zugeführt werden, auch in etwas reichlicherer Menge in das Blut übergehen können. In welcher Form nun das Quecksilber im Blute besteht, lässt sich noch nicht mit Sicherheit angeben. Auf den Applicationsorganen werden, wie wir gesehen haben, die verschiedenen Quecksilberverbindungen in Quecksilberalbuminat umgewandelt und in dieser Form werden wir dieselben wohl auch im Blute zu suchen haben. Auch das metallische Quecksilber, welches in fein

---

[1] Archiv f. physiol. Heilkunde. 1857. S. 367.
[2] Deutsches Archiv f. klinische Medicin. Band IV. S. 413.

vertheiltem Zustande auf die verschiedenen Körperoberflächen gelangte, muss entweder schon hier oder erst im Blute durch noch unbekannte chemische Vorgänge in diese Verbindung umgewandelt werden. Dieses Quecksilberalbuminat haben wir wohl auch als den Stoff anzusehen, welcher die weiteren Wirkungen des Quecksilbers hervorruft. Bei der leichten Reducirbarkeit der Quecksilberverbindungen und der beständigen Gegenwart reducirender Stoffe im Blute ist es wahrscheinlich, dass wenigstens ein Theil des im Blute kreisenden Quecksilbers allmählich zu Metall reducirt werden möge. Da die einzelnen Partikelchen des Quecksilbers Neigung haben, sich zu Tröpfchen zu vereinigen, so ist es wohl denkbar, dass solche Quecksilbertröpfchen sich in einzelnen Körpertheilen ablagern und durch den Druck, den sie auf die umgebenden Gewebe ausüben, noch eine weitere Wirkung veranlassen. Es ist daher möglich, dass einzelne, durch das Quecksilber hervorgerufene Erscheinungen auch aus dieser Ursache abgeleitet werden müssen.

Welchen Einfluss nun die Gegenwart von Quecksilberalbuminat auf die Bestandtheile des Blutes haben könne, ist noch nicht genau bekannt. POLOTEBNOW[1] beobachtete bei seinen ausserhalb des Körpers mit Quecksilberalbuminatlösung angestellten Versuchen, dass die Blutkörperchen durch Zusatz desselben ihre Form verloren und rasch zerstört wurden. Besonders leicht geschah dies beim Schütteln des Blutes mit Luft bei Körpertemperatur. Zugleich verlieren die Blutkörperchen ihr Absorptionsvermögen für den Sauerstoff. Ob indess die ausserordentlich geringe Menge des im lebenden Körper bei arzneilichem Quecksilbergebrauche circulirenden Albuminates im Stande sei, derartige Veränderungen hervorzurufen, ist sehr zweifelhaft. Wenigstens sehen wir keine Erscheinungen eintreten, die sich davon ableiten liessen. Auf die in früherer Zeit angestellten Analysen des Blutes bei Quecksilbergebrauch ist wohl kaum erhebliches Gewicht zu legen. WRIGHT glaubte eine Verminderung des Eiweisses, der Blutkörperchen und des Faserstoffs annehmen zu müssen, AYRES[2] dagegen eine Verminderung des Eiweisses und Faserstoffs, sowie eine Vermehrung der Blutkörperchen. Nach FARRE ist die Menge des Faserstoffs und der Blutkörperchen vermindert, die der wässrigen Blutbestandtheile vermehrt.

Grossen Einfluss hat das in das Blut gelangte Quecksilber auf die Function mancher Organe, besonders auf die Mundschleimhaut und die Speicheldrüsen. Sind Quecksilberverbindungen in gewisser Menge in das Blut übergegangen, so bemerkt man gewöhnlich zuerst einen unangenehmen, auf keine Weise zu beseitigenden Metallgeschmack, Gefühl von Brennen im Munde, vermehrten Durst und unangenehmen Geruch aus dem Munde (Halitus mercurialis). Gleichzeitig wird das Zahnfleisch etwas schmerzhaft, geschwollen und nimmt eine blassrothe Farbe an, mit Ausnahme der Partien, welche die Zähne umgeben und die eine dunkler rothe Farbe erhalten. Es bilden sich auf dem Zahnfleische, gewöhnlich zuerst an den unteren Schneidezähnen oder an cariösen Zähnen kleine

---

[1] Archiv für patholog. Anatomie. Band XXXI. S. 35. 1864.
[2] Lancet 1845. Vol. I. No. 1.

BUCHHEIM. Arzneimittellehre. 3. Aufl.

Bläschen, welche in Geschwüre übergehen. Der Entzündungszustand verbreitet sich allmählig über die ganze Mundschleimhaut. Die Zunge schwillt an und erreicht bisweilen ein so grosses Volumen, dass sie zum Munde heraushängt und die Respiration beeinträchtigt. Die Schleimhaut bedeckt sich mit weisslichen Exsudatmassen, die Zähne werden schmerzhaft und erscheinen dem Kranken länger wie gewöhnlich; später werden sie locker und fallen selbst theilweise aus, ja es kann sogar in Folge davon Nekrose des Alveolarfortsatzes eintreten. Auch auf die Speicheldrüsen geht jene Entzündung über. Dieselben schwellen bedeutend an, werden schmerzhaft und sondern eine sehr grosse Menge Speichel aus, welcher, da das Schlingen sehr beschwerlich ist, nebst dem ebenfalls sehr reichlich secernirten Mundschleim grösstentheils ausgeworfen wird. Dieser Auswurf besteht im Anfange, so lange vorzugsweise die Mundschleimhaut afficirt ist, hauptsächlich aus Mundschleim, und ist reicher an Epithelium und überhaupt an festen Bestandtheilen als der gewöhnliche Speichel. Später wird derselbe klarer und wasserreicher, enthält viel Fett, oft auch viel Schleimkörperchen und ist häufig frei von Rhodankalium. Gewöhnlich lassen sich geringe Spuren von Quecksilber in demselben nachweisen.[1] Die Geschwüre der Mundschleimhaut vergrössern sich meist ziemlich schnell und können zu mancherlei Zerstörungen und später zu Verwachsungen der Backen mit dem Zahnfleisch u. s. w. Veranlassung geben. In einzelnen Fällen, besonders bei Vergiftungen durch Sublimat oder Quecksilberoxydsalze, geht die Entzündung selbst in Brand über, so dass in Folge davon der Tod erfolgt. Bei Kindern tritt, wie bereits erwähnt wurde, der Speichelfluss um so weniger leicht ein, je jünger dieselben sind. Auch bei Erwachsenen zeigen sich in dieser Hinsicht sehr grosse Verschiedenheiten, indem bei manchen Personen der Speichelfluss sehr leicht erfolgt und einen hohen Grad erreicht, so dass man sich bei der Behandlung solcher Kranker der Quecksilberpräparate fast gänzlich enthalten muss. Die Entzündung des Zahnfleisches steht nicht immer in geradem Verhältnisse zu der Affection der Speicheldrüsen, vielmehr überwiegt bald die eine, bald die andere. In seltenen Fällen tritt plötzlich eine bedeutende Verminderung des Speichelflusses ein, während sich heftige, nicht zu stillende Diarrhöen einstellen, die gewöhnlich in kurzer Zeit den Tod herbeiführen.

Durch einen solchen Mercurialspeichelfluss erleidet der Körper sehr bedeutende Verluste, so dass gewöhnlich rasch eine beträchtliche Abmagerung erfolgt, ja es bleibt bisweilen für längere Zeit ein hoher Grad von Anämie zurück. Ist die Entzündung des Zahnfleisches und der Speicheldrüsen bereits eingetreten, so lässt dieselbe sich nicht ohne Weiteres schnell unterdrücken, dagegen sucht man sie zu mildern und ihre nachtheiligen Folgen zu verhüten, indem man sorgfältig jede Erkältung vermeidet, den Gebrauch der Quecksilberpräparate sofort aussetzt, die entzündeten Theile durch Tücher oder Kräuterkissen warm hält, die Geschwüre mit Höllenstein ätzt und die reichliche Secretion durch Mundwässer, z. B. von chlorsaurem Kalium, von Chlorkalk, Alaun, Salbei u. s. w.

---

[1] Lehmann, Lehrbuch d. physiologischen Chemie. 2. Aufl. Band II. S. 22. Leipzig 1853.

XX. QUECKSILBER. 275

durch verdünnten Branntwein oder durch subcutane Atropininjectionen beschränkt.

Nach der reichlichen Einführung von Quecksilberpräparaten, namentlich der Anwendung der grauen Quecksilbersalbe tritt bei manchen Personen früher, bei anderen später, häufig gleichzeitig mit den Vorboten des Speichelflusses ein fieberhafter Zustand (Febris mercurialis, Mercurialfieber) ein, der sich durch grosse Unruhe, Trockenheit des Mundes, frequenten Puls, Kopfschmerz, Frösteln und zugleich grosse Neigung zu Schweissen, deren plötzliche Unterdrückung sehr nachtheilige Folgen und selbst den Tod nach sich ziehen kann, sowie durch Appetitlosigkeit, Kolikschmerzen und Diarrhoe charakterisirt, bisweilen auch mit vesiculösen Hautausschlägen verbunden ist und nach einigen Tagen wieder zu verschwinden pflegt. In seltenen Fällen erreicht dieser Zustand einen hohen Grad, wo sich dann noch grosse Depression der Kräfte, Oppression des Athems, häufiges Seufzen, Gefühl von Kälte, sehr kleiner, intermittirender Puls und öftere Ohnmachten zu den obigen Erscheinungen gesellen (Adynamisches Mercurialfieber). Es kann unter solchen Umständen selbst der Tod ohne auffallende äussere Veranlassung eintreten.

Schon bald nach dem ersten Auftreten der Syphilis wurden Quecksilberpräparate gegen dieselbe angewendet, und trotz dem, dass man vielfach die Zweckmässigkeit dieser Mittel bekämpfte, sind dieselben doch nie auf die Dauer durch andere Arzneien verdrängt worden. Es lässt sich nicht leugnen, dass durch den Quecksilbergebrauch bei Syphilis sehr viel Schaden gestiftet worden ist, da man häufig dasselbe verordnete, ohne gehörige Rücksicht auf die gegebenen Verhältnisse zu nehmen. Jetzt wird das Quecksilber bei primärer Syphilis, das heisst bei frischen, nicht indurirten Chankern fast gar nicht mehr angewandt, weil hier eine einfache örtliche Behandlung ausreicht. Vorzugsweise wird aber das Quecksilber bei secundärer Syphilis gebraucht, so z. B. bei indurirten Chankern und indolenten Anschwellungen der Lymphdrüsen, bei allen maculösen, papulösen und squamösen Ausschlägen, bei der einfachen, nicht mit Tuberkelbildung verbundenen Iritis, bei den breiten syphilitischen Condylomen und den flachen condylomatösen Geschwüren der Mund- und Rachenhöhle u. s. w. Bei den sogenannten tertiären Formen der Syphilis, welche sich vorzugsweise bei solchen Individuen zeigen, deren Constitution bereits durch wiederholt überstandene Quecksilbercuren geschwächt ist, z. B. bei syphilitischen Knochenschmerzen und Knochenentzündungen, bei tuberkulösen Ablagerungen auf der Haut und den Schleimhäuten u. s. w., giebt man jetzt fast allgemein dem Jodkalium den Vorzug vor den Quecksilberpräparaten.

Welcher Zusammenhang nun zwischen den Eigenschaften des Quecksilbers und dem Verschwinden syphilitischer Leiden bestehe, ist bis jetzt noch nicht bekannt. Die bisher aufgestellten Erklärungsversuche lassen sich im Wesentlichen auf zwei Annahmen zurückführen. Nach der einen besitzt das im Blute circulirende Quecksilber grössere Verwandtschaft zu dem syphilitischen Gifte als zu dem Eiweiss und verbindet sich daher mit jenem, wodurch die weitere Wirksamkeit desselben aufgehoben wird. Etwaige Recidive sind bei dieser Annahme so zu erklären, dass an irgend

18*

einer Körperstelle, z. B. in einer Lymphdrüse, etwas unverändertes Gift zurückgeblieben ist, welches sich allmählig vermehren und den Körper aufs Neue inficiren kann. Gegen diese Annahme, welche in neuerer Zeit besonders von Voit vertreten worden ist, lässt sich einwenden, dass, wenn die Wirkung des Quecksilbers auf einer so einfachen chemischen Reaction beruhte, die Heilung der Syphilis doch noch regelmässiger eintreten müsste, als dies in der That der Fall ist. — Nach der anderen Annahme wird durch das Quecksilber ein Zustand des Körpers hervorgerufen, welcher der Verbreitung des syphilitischen Giftes und der Ausbildung syphilitischer Affectionen hinderlich ist, so dass auf diese Weise zunächst nur die Symptome der Syphilis unterdrückt werden. Unter günstigen Umständen, besonders bei zweckmässiger Lebensweise, kann dann die Krankheit ohne den weiteren Gebrauch von Arzneimitteln allmählig heilen, während sie unter ungünstigen Verhältnissen nach einiger Zeit wieder ausbricht, und zwar meist in hartnäckigeren Formen. Vielfach wurde die Vermuthung ausgesprochen, dass die schnelle Herabsetzung der Ernährung, welche bei Quecksilbercuren durch den eintretenden Speichelfluss, durch die Diarrhöen, durch die gewöhnlich sehr beschränkte Diät u. s. w. veranlasst wird, die günstige Wirkung des Quecksilbers bei der Syphilis bedinge. Allein wenn auch dieser Umstand vielleicht nicht ohne Einfluss bleibt, so reicht er doch zu einer genügenden Erklärung nicht aus, da sehr viele Mittel die Ernährung rasch und in hohem Grade herabzusetzen vermögen, ohne ebenso günstig wie die Quecksilberpräparate zu wirken. Auch sehen wir häufig die syphilitischen Leiden beim Gebrauche von Quecksilberpräparaten heilen, ohne dass eine bedeutende Herabsetzung der Ernährung eingetreten wäre.

Von besonderer Wichtigkeit ist die Frage, ob die Erscheinungen, welche durch den Gebrauch der Quecksilberpräparate hervorgerufen werden, mit der Heilung der Syphilis in Zusammenhange stehen. Früher glaubte man die Heilung der Krankheit von dem Speichelflusse ableiten zu müssen, indem durch diesen die Krankheitsmaterie aus dem Körper entfernt werde, so dass ohne Speichelfluss auch keine sichere Heilung der Syphilis zu erwarten sei. Man suchte daher den Eintritt des Speichelflusses zu befördern und ihn durch Fortgebrauch der Quecksilberpräparate zu einer gewissen Intensität zu steigern. Dieses Verfahren wurde als Salivationsmethode bezeichnet. Andererseits beobachtete man aber, dass syphilitische Affectionen oft heilten, noch ehe Speichelfluss eintrat, und schloss daraus, dass derselbe zur Beseitigung der Syphilis nicht nothwendig sei. Der Einwurf, dass in solchen Fällen die Syphilis zwar auch heilen könne, dass sie aber leichter Rückfälle mache, als nach überstandenem Speichelfluss, wurde durch zahlreiche statistische Beobachtungen widerlegt, ja nach Lewin[1] kommen sogar bei Syphilitikern, bei denen Speichelfluss eingetreten war, häufiger Recidive vor, als da, wo kein Speichelfluss bestanden hatte. So bildete sich allmählig dem früheren Verfahren gegenüber, welches nicht bloss mit grossen Beschwerden, sondern auch mit Gefahren für den Kranken verbunden war, eine andere

[1] Annalen des Charité-Krankenhauses. Band XIV. S. 121. 1868

Behandlungsweise aus, welche man die **Exstinctionsmethode** nannte. Man suchte hier den Speichelfluss so viel als möglich zu vermeiden und gab daher den Präparaten den Vorzug, welche am wenigsten leicht Speichelfluss hervorzurufen pflegen, z. B. dem Quecksilberchlorid. So hoch auch dieser Fortschritt in der Behandlungsweise der Syphilis anzuschlagen ist, so wurde man dadurch doch bisweilen zu unrichtigen Vorstellungen verleitet. Allerdings müssen wir die frühere Ansicht, dass durch den Speichelfluss das syphilitische Gift aus dem Körper entfernt werde, als unrichtig bezeichnen und sind überhaupt noch nicht im Stande, die Heilung der Syphilis von bestimmten durch das Quecksilber hervorgerufenen Veränderungen des Körpers abzuleiten. Dennoch haben wir das Auftreten jener Symptome als einen Beweis dafür anzusehen, dass die Wirkung des Quecksilbers sich bis zu einem gewissen Grade gesteigert habe. Daraus ist auch die Beobachtung v. BAERENSPRUNG's[1] zu erklären, dass diejenigen Quecksilberpräparate, welche leicht Speichelfluss hervorrufen, auch die Syphilis rascher zu heilen pflegen. Wir werden daher den Umstand, dass beim Gebrauche des Quecksilberchlorids weniger leicht Speichelfluss entsteht, als bei dem des Kalomels, als einen Beweis dafür ansehen müssen, dass bei seiner arzneilichen Anwendung weniger Quecksilber in das Blut übergeht, dass dasselbe daher auch eine geringere Wirksamkeit besitzt, als das letztere.

Die Zahl der bei Syphilis angewandten Quecksilberpräparate ist sehr gross, indem man häufig glaubte, von einzelnen Mitteln besondere Vorzüge beobachtet zu haben, welche sich jedoch später nicht bestätigten. Dabei behandelte man häufig alle Syphilitischen, ohne auf die individuellen Verhältnisse Rücksicht zu nehmen, nach einer bestimmten Vorschrift und richtete dadurch viel Schaden an. Gegenwärtig strebt man meist darnach, die Syphilis zu heilen, ohne durch das angewandte Mittel die Gesundheit erheblich zu beeinträchtigen. Dabei ist zu berücksichtigen, dass die syphilitischen Affectionen zu ihrer Heilung einer gewissen Zeit bedürfen. Wendet man nun die Quecksilberpräparate nicht sehr vorsichtig an, so werden die Erscheinungen leicht so heftig, dass man genöthigt ist, die Cur zu unterbrechen, wodurch die Heilung der Krankheit verzögert zu werden pflegt.

Die **graue Quecksilbersalbe** ist von dem ersten Auftreten der Syphilis an bis auf den heutigen Tag am häufigsten benutzt worden. Im Anfange dieses Jahrhunderts befolgte man dabei meist ein von LOUVRIER angegebenes und von RUST etwas modificirtes Verfahren, welches die **grosse Schmiercur** genannt wurde. Nach einer aus dem Gebrauche von Bädern und Abführmitteln bei sehr beschränkter Diät bestehenden Vorbereitungscur wurden jeden zweiten Tag 4—8 Grm. grauer Quecksilbersalbe abwechselnd in verschiedene Hautstellen eingerieben. Im Ganzen wurden 12 solche Einreibungen gemacht und trotz des eintretenden Speichelflusses nicht unterbrochen. Diese Behandlungsweise war mit sehr grossen Beschwerden und selbst Gefahren für die Kranken verknüpft und kommt deshalb jetzt gar nicht mehr in Anwendung.

---

[1] Annalen des Charité-Krankenhauses. 7. Jahrgang. Heft 2. S. 87.

Für die sogenannte kleine Schmiercur wurde längere Zeit eine von CULLERIER gegebene Vorschrift befolgt, doch wird dieselbe jetzt gewöhnlich sehr modificirt. Man lässt dabei täglich, meist am Abend, 1 oder höchstens 2 Grm. der grauen Quecksilbersalbe vom Kranken selbst abwechselnd auf die Beugeseiten der Extremitäten 10 Minuten lang einreiben, da das wiederholte Einreiben auf dieselbe Stelle leicht Hautentzündung hervorruft. Nach KIRCHGAESSER[1] wird der Eintritt des Speichelflusses besonders dadurch befördert, dass der Kranke eine mit Quecksilberdampf erfüllte Luft einathmet. Er empfiehlt daher, die oberen Körpertheile nicht zu den Einreibungen zu benutzen und die eingeriebenen Stellen fest mit weichem Leder zu umhüllen, um die Verdunstung zu beschränken. Am anderen Morgen werden die betreffenden Hautstellen mit warmem Seifenwasser abgewaschen. Während des Schlafs darf der Kranke die Bettdecke nicht zu weit an den Mund heraufziehen, auch muss er häufig Leib- und Bettwäsche wechseln. Das Schlafzimmer wird am Morgen vom Kranken verlassen und während des ganzen Tages gelüftet. Die Zimmertemperatur braucht nicht über 15° R. zu betragen. Bei warmer Witterung kann sich der Kranke auch im Freien aufhalten. Hat der Kranke keine besondere Schlafstube, so werden die Einreibungen am Morgen gemacht und am Abend abgewaschen, ohne dass der Kranke im Bett bleibt. Während der ganzen Cur wird der Mund sehr häufig mit einer Lösung von chlorsaurem Kalium, Kamillenthee u. s. w. ausgespült und die Zähne oft gereinigt. Die obigen Einreibungen werden nun so lange fortgesetzt, bis die syphilitische Affection geheilt ist, wenn man nicht durch Eintritt des Speichelflusses zu einer Unterbrechung derselben genöthigt wird. Manche Aerzte ziehen es vor, während jener Behandlungsweise die Diät der Kranken stark zu beschränken, während Andere die gewöhnliche Diät beibehalten.

Der Vorzug der obigen Behandlungsweise besteht darin, dass durch die Anwendung des Mittels der Darmcanal in keiner Weise belästigt wird, dieselbe daher auch bei bestehenden krankhaften Zuständen des Darmcanals Anwendung finden kann. Die Uebelstände derselben sind, dass sie fast nur in Hospitälern gut durchführbar ist und dass sie gar kein Urtheil über die Menge des in das Blut übergeführten Quecksilbers gestattet, während diese doch nach der bei den jedesmaligen Einreibungen angewendeten Sorgfalt, der Grösse der Einreibungsfläche u. s. w. verschieden sein muss. — Auch in Form von Suppositorien mit Oleum Cacao und selbst innerlich, in Pillenform, hat man die graue Quecksilbersalbe angewendet, doch haben diese Methoden bisher keine grössere Verbreitung gefunden.

Das Kalomel ist gegenwärtig bei Syphilis sehr wenig in Gebrauch, am meisten noch bei Syphilis der Kinder, da sich die früheren Aerzte durch seine scheinbare Unschädlichkeit zu viel zu grossen Dosen verleiten liessen. Dasselbe lässt sich jedoch sehr bequem einnehmen und ruft, in gehörig kleinen Dosen gegeben, ebenso wenig wie die graue Quecksilbersalbe eine Affection des Darmcanals hervor. Der hauptsächliche Vor-

[1] Archiv f. patholog. Anatomie. Band XXXII. S. 145.

XX. QUECKSILBER.

wurf, dass das Kalomel sehr leicht Speichelfluss mache, betrifft weniger dieses, als die Aerzte, welche es nicht richtig anzuwenden verstanden. Es ist daher zu erwarten, dass man mit dem Fortschreiten der Wissenschaft mehr und mehr zur Anwendung des Kalomels zurückkommen und ihm den Vorzug vor allen übrigen Quecksilberpräparaten einräumen werde. Die mehrfach versuchte äusserliche Anwendung des Kalomels ist seiner Unlöslichkeit wegen unzweckmässig.

Das Quecksilberoxydul und das Hydrargyrum oxydulatum nigrum Hahnemanni verhalten sich, da sie schon im Magen in Kalomel umgewandelt werden, wie dieses und sind daher überflüssig.

Das Quecksilberjodür wurde besonders von Ricord empfohlen, doch haben sich seine angeblichen Vorzüge nicht bestätigt. Da dasselbe sich sehr leicht unter Bildung von Quecksilberjodid zersetzt und dann nachtheilig auf die Magenschleimhaut einwirkt, so verdient es nicht angewendet zu werden. — Das Quecksilberjodid ruft nach Angabe einiger Aerzte selbst noch leichter Gastralgie hervor, als der Sublimat und wird deshalb kaum noch innerlich gegeben. Ebenso verwerflich ist die bisweilen angewendete Lösung von Quecksilberjodid in Jodkalium.

Der Sublimat verdankt seine häufige Anwendung besonders dem Umstande, dass, da man ihn seiner heftigen Wirkung auf die Magenschleimhaut wegen nur in sehr kleinen Dosen anwenden kann, bei seinem Gebrauche weniger häufig Speichelfluss einzutreten pflegt, als bei dem anderer Präparate. Dagegen ruft er häufig heftige Magenschmerzen hervor, welche sogar zu einer Unterbrechung der Cur nöthigen können. Auch hat man ihm bisweilen den Vorwurf gemacht, dass er leicht Blutspucken veranlassen könne. Gewöhnlich wurde der Sublimat nach der sehr unzweckmässigen Vorschrift von Dzondi verordnet. Nach dieser sollten 0,72 Grm. Sublimat mit Brotkrume oder Succus Liquiritiae zu 240 Pillen verarbeitet werden. Von diesen Pillen nahm man am ersten Tage bald nach dem Mittagsessen 4 Stück und stieg an jedem dritten Tage um 2 Stück, so dass der Kranke am 27. Tage 30 Pillen erhielt, worauf man die Dosen in derselben Weise wieder verminderte. Besser ist es, den Sublimat zwar in Pillenform, aber nicht in steigender Menge, etwa zu 0,005 Grm. p. d. 2—3mal nach dem Essen einzunehmen. Um die eintretende Gastralgie zu mindern, wurde den Sublimatpillen oft Opium zugesetzt. Ausserdem suchen manche Aerzte die Cur durch Vermehrung der Hautausdünstung zu befördern, indem sie die Kranken Sarsaparilldecoct trinken, sich warm kleiden und jede kühle Luft sorgfältig vermeiden lassen. Dabei werden die Speisen auf etwa die Hälfte der gewöhnlichen Menge beschränkt. — Der früher berühmte Liquor van Swieten's, eine Auflösung von 0,480 Grm. Sublimat in 30 Grm. Weingeist und 480 Grm. Wasser ist wegen seines unangenehmen Geschmacks durch die Sublimatpillen verdrängt worden. Nach Mialhe's Vorgange empfahl v. Baerensprung zur Vermeidung der Gastralgie eine Mischung von Quecksilberchlorid mit Eiweiss und Salmiak. Dieselbe schmeckt jedoch sehr schlecht und verdirbt bald, weshalb sie nicht allgemeiner in Gebrauch gekommen ist. — LEWIN[1] empfahl, um die Gastralgie zu verhüten, den Sublimat in 1,5procentiger Lösung zu etwa 0,006—0,010 Grm. p. d. unter die Haut des Rückens, der Brust oder des Gesässes einmal täglich zu injiciren. Die Uebelstände dieses Verfahrens sind, dass die Injectionen dem Kranken lebhafte Schmerzen verursachen und dass sich an den Injectionsstellen häufig Abscesse ausbilden. Auch tritt ziemlich oft Speichelfluss ein. Nach E. STERN[2] wird durch einen Zusatz von Kochsalz zu dem Quecksilberchlorid (100:1) die Abscessbildung verhütet. M. MARLE[3] fand, dass bei Anwendung schwächerer Sublimatlösungen (0,4—0,5 p. C.) kaum ein günstiger Einfluss des Kochsalzes zu bemerken war, wohl aber bei concentrirteren Sublimatlösungen (0,8 p. C.). Meist war nicht allein die Schmerzhaftigkeit geringer, als beim reinen Sublimat, sondern die nach Sublimatinjectionen nicht selten zurückbleibenden Bindegewebsknoten blieben entweder ganz aus oder erreichten doch nicht die Härte und den Umfang wie bei Anwendung des reinen Sublimats. BAMBERGER[4] empfahl zu demselben Zwecke die subcutane Injection von Quecksilberalbuminatlösung. — Da das Quecksilberoxyd schon im Magen in Sublimat umgewandelt wird, so besitzt es keine von diesem abweichende Wirkung. Gegenwärtig wird dasselbe kaum noch angewendet. — Auch noch einige andere Quecksilberverbindungen sind bei Syphilis gegeben worden, z. B. das Quecksilberbromür und Quecksilberbromid, das Cyanquecksilber, der Aethylsublimat[5] u. s. w., doch liegt, da noch keine erheblichen Vorzüge derselben nachgewiesen worden sind, auch kein Grund zu ihrer Anwendung vor.

So vielfach auch die verschiedenen Quecksilberpräparate bei Syphilis angewendet werden, so giebt es doch auch Fälle, wo man von ihrem Gebrauche abstehen muss. Man vermeidet dieselben gewöhnlich da, wo heftiges Fieber oder ein hoher Grad von Entzündung besteht, indem die letztere bei dem energischen Gebrauche von Quecksilber leicht in Brand übergeht. Auch in den letzten Monaten der Schwangerschaft, sowie bei sehr jungen Kindern darf man jene Mittel entweder gar nicht, oder nur in geringen Mengen anwenden. Bei solchen Personen, wo die Ernährung sehr gelitten hat, bei Anämischen, bei solchen, die schon häufig mit Quecksilberpräparaten behandelt wurden, da, wo grosse Neigung zu Blutungen besteht, bei Krebs, Tuberkeln, Scrofeln u. s. w. vermeidet man nicht bloss das Quecksilber bei Syphilis, sondern wendet es auch bei anderweitigen Krankheitszuständen nur mit der grössten Vorsicht an.

Während zur Heilung der Syphilis fast alle Quecksilberpräparate in Gebrauch gezogen wurden, hat man in anderen Fällen, wo es nicht darauf ankam, Veränderungen der Applicationsorgane hervorzurufen, meist einzelnen Präparaten, und namentlich dem Kalomel und der grauen Quecksilbersalbe den Vorzug gegeben. Beide Präparate wurden vielfach bei

[1] Annalen des Charité-Krankenhauses. Band XIV. S. 123. 1868.
[2] Berliner klinische Wochenschrift 1870. No. 35.
[3] Archiv f. experimentelle Pathologie u. Pharmakologie. Band III. S. 397. 1875.
[4] Wiener medicinische Wochenschrift 1876. No. 11.
[5] Vergl. PRÜMERS, Archiv f. patholog. Anatomie. Band LIV. S. 259.

Entzündungen angewendet. Der Nutzen des Kalomels lässt sich allerdings theilweise darauf reduciren, dass dadurch bestehende Stuhlverstopfung beseitigt und dass durch die Affection des Darmcanals, welche grössere Dosen davon hervorrufen, antagonistisch ein krankhafter Zustand anderer Organe gemildert oder selbst aufgehoben werden kann. Beschränkte sich jedoch der Nutzen des Kalomels auf die obigen Momente, so müsste derselbe auch durch viele andere Purgirmittel erreicht werden können. Gewöhnlich schrieb man den Quecksilberpräparaten die Eigenschaft zu, die Zusammensetzung des Blutes zu verändern und zwar so, dass eine der entzündlichen Blutmischung gerade entgegengesetzte Beschaffenheit des Blutes herbeigeführt werde. Doch können wir die Richtigkeit jener Annahme noch nicht nachweisen, andererseits können wir aber auch nicht beweisen, dass sich der Einfluss jenes Mittels auf die dadurch hervorgerufene Affection des Darmcanals beschränke.

Man verordnete das Kalomel, oft auch die graue Quecksilbersalbe vorzugsweise in solchen Fällen von Entzündung, bei denen häufig sogenannte plastische Ausschwitzungen Statt finden, wie bei Croup, Diphtheritis, Iritis, Keratitis, bei Entzündungen des Gehirns oder der Arachnoidea, ferner bei Pneumonie, Hepatitis, Peritonitis puerperalis, so lange die sogenannten typhösen Symptome keinen hohen Grad erreicht haben. Ist in den obigen Krankheiten bereits Eiterbildung eingetreten, so hält man den Gebrauch des Kalomels meist für unpassend. Bei Enteritis gab man das Kalomel nur dann, wenn dadurch keine Diarrhöe hervorgerufen wurde.

Auch da, wo die Ausschwitzungen mehr seröser Natur sind, wurde das Kalomel oft angewendet, wie bei Hydrocephalus acutus, bei Entzündungen der Pleura, des Pericardiums, der Synovialhäute, seltner bei denen des Peritonäums, selbst bei Empyem und Hydrothorax. Doch ist in den meisten dieser Zustände der Nutzen des Kalomels vielfach bestritten worden.

Selten wurden andere Quecksilberpräparate bei Entzündungen angewendet, z. B. das Hahnemann'sche Quecksilber in ähnlichen Fällen wie das Kalomel, der Aetzsublimat bei Hepatitis, Pleuritis, Pneumonie u. s. w.

In manchen chronischen Krankheiten, wo man nach dem Gebrauche von Quecksilberpräparaten bisweilen Besserung eintreten sah, glaubte man sich die letztere dadurch erklären zu können, dass man jene Stoffe als resolvirende oder alterirende Mittel bezeichnete. Wegen dieser supponirten Wirkung benutzte man das Kalomel, die graue Quecksilbersalbe, oft auch das schwarze Schwefelquecksilber bei Hypertrophien parenchymatöser Organe, wie der Leber, der Milz, der Gekrösdrüsen, Hoden u. s. w., auch bei Scrofeln und Tuberkeln, obgleich in den letzteren Krankheiten der Gebrauch jener Mittel nicht selten nachtheilig gewesen zu sein scheint. Bei Lähmungen, welche in Folge von Apoplexie auftreten, wandte man Kalomel und graue Quecksilbersalbe an, um die Aufsaugung der apoplektischen Ergüsse zu befördern. Als „alterirende" Mittel gab man die Quecksilberpräparate bei einigen chronischen Hautkrankheiten, theils weil man Grund hatte, dieselben in ursächlichen Zusammenhang mit Syphilis zu bringen, theils aber auch, weil man von jenen Stoffen eine Verbesserung der supponirten krankhaften Blutmischung erwartete. Man bediente sich hier bisweilen des Kalomels, häufiger aber des Aetzsublimates, der von einigen Aerzten bei chronischen Rheumatismen und bei Gicht sowohl innerlich, als auch in Form von Bädern angewendet wurde. In einzelnen Fällen sah man auch bei manchen Affectionen des Nervensystems, wie bei Tetanus, Hydrophobie, bei Neuralgien, Hysterie, Manie, Epilepsie u. s. w. Besserung nach Einreibungen mit grauer Quecksilbersalbe eintreten. Bis jetzt lässt sich jedoch noch gar nicht bestimmen, ob und wie viel der Gebrauch jenes Mittels zu der Besserung beitragen konnte.

Die Functionsstörungen, welche durch den Gebrauch arzneilicher Dosen der Quecksilberpräparate hervorgerufen werden, pflegen bald nach dem Aussetzen derselben wieder zu verschwinden, und in den meisten Fällen wird nur durch die in Folge des reichlichen Quecksilbergebrauches eingetretene Salivation die Rückkehr der Gesundheit verzögert. Kommen jedoch die Quecksilberpräparate häufig und in grösseren Mengen zur Wirkung, so pflegen allmählig dauernde Störungen der Gesundheit einzutreten. Bei sehr vielen Individuen, bei denen man eine solche chronische Quecksilbervergiftung annahm, war jedoch die Gesundheit nicht bloss durch den unzweckmässigen Gebrauch der Quecksilberpräparate, sondern auch durch die überstandenen, zum Theil in ihren Folgen noch fortdauernden Krankheiten zerrüttet worden; doch sieht man auch nicht selten chronische Vergiftungen bei solchen Personen entstehen, welche bei ihrer Beschäftigung der Einwirkung von Quecksilberdämpfen ausgesetzt sind, z. B. bei Hüttenarbeitern, Spiegelbelegern, Vergoldern, Barometerverfertigern u. s. w. Dabei beobachtete man auch, dass unter ganz ähnlichen Umständen die Symptome der chronischen Quecksilbervergiftung bei manchen Personen sehr früh, bei anderen wieder sehr spät eintreten.

Der einmal oder wiederholt überstandene Speichelfluss hinterlässt eine grosse Neigung zu Recidiven, welche oft ohne auffallende äussere Veranlassung und beim Gebrauche anderer Arzneimittel, z. B. des Jodkaliums oder der Schwefelwässer, besonders häufig aber nach dem erneuerten Gebrauche selbst sehr geringer Mengen von Quecksilberpräparaten eintreten. Die Auflockerung des Zahnfleisches, die Neigung desselben zu Blutungen und zur Geschwürsbildung, der übelriechende Athem und die Lockerung der Zähne dauern unter solchen Umständen beständig fort. Dabei tritt in Folge der gestörten Verdauung und Ernährung ein hoher Grad von Abmagerung und ein anämischer Zustand mit Neigung zu profusen Schweissen, Diarrhöen und ödematösen Anschwellungen der Extremitäten ein, so dass endlich selbst der Tod erfolgen kann.

Eine eigenthümliche Erscheinung, welche ausser dem Speichelflusse besonders bei solchen Personen eintritt, welche oft Quecksilberdämpfe einathmen, ist das Mercurialzittern (Tremor mercurialis), das meist allmählig entsteht und zuerst an den Händen und Armen, dann an den Füssen, so dass die Bewegung derselben unsicher und der Gang schwankend wird, endlich auch an den Kaumuskeln und den Muskeln des Halses und des Gesichtes auftritt, so dass dadurch das Sprechen und das Kauen beeinträchtigt wird (Psellismus mercurialis). Auch rheumatische Schmerzen und Arthralgien kommen im Gefolge der chronischen Quecksilbervergiftung vor. Bisweilen beobachtete man auch eine Art von Hypochondrie, selbst epileptische Krämpfe und schlagartige Anfälle, denen ein soporöser Zustand folgte. Ausserdem hat man bei Personen, welche an chronischer

Quecksilbervergiftung litten, oft auch Erkrankungen anderer Organe eintreten sehen, z. B. chronische Entzündungen und Verschwärungen des Darmcanals, Pneumonie und Tuberkulose, chronische Hautausschläge, Albuminurie, Augenentzündungen, Amaurosen u. s. w. Doch war wohl in den meisten Fällen der ursächliche Zusammenhang dieser Leiden mit der Wirkung des Quecksilbers ein sehr entfernter, und nicht selten war vielleicht das Quecksilber an denselben ganz unschuldig. Es ist daher für jetzt auch ganz unmöglich, die Entstehung dieser verschiedenen Erscheinungen zu erklären. Die lange Dauer der durch die chronische Quecksilbervergiftung bedingten Krankheitserscheinungen hat zu der Annahme geführt, dass das in den Körper gelangte Quecksilber nicht vollständig wieder aus demselben ausgeschieden werde. Unterstützt wurde dieselbe durch die Beobachtung, dass in den Knochen von Personen, welche wiederholt mit Quecksilbereinreibungen behandelt worden waren, in einigen, wenn auch seltenen Fällen, Quecksilbertröpfchen aufgefunden werden konnten. Aber auch bei Quecksilbereinreibungen kann nur dann eine grössere Menge von Quecksilber in den Körper aufgenommen werden, wenn dasselbe in metallischem Zustande durch die Haut hindurch zu dringen vermag. (Vergl. S. 263). Allerdings ist es bei der leichten Reducirbarkeit des Quecksilbers nicht unwahrscheinlich, dass sich aus der im Blute circulirenden Quecksilberverbindung etwas metallisches Quecksilber abscheiden und in irgend einem Organe, z. B. den Knochen, abgelagert werden könne. Dasselbe würde aber höchstens eine mechanische Wirkung auszuüben im Stande sein. Da indessen in den meisten Fällen, ja vielleicht immer nur sehr geringe Mengen jenes Metalles in das Blut übergehen, so ist die häufig gehegte Furcht, dass bei wiederholter Anwendung von Quecksilberpräparaten allmählig eine Anhäufung von Quecksilber im Körper entstehen und zu dauernden Krankheiten Veranlassung geben könne, wohl als unbegründet anzusehen.

Ebenso wenig, als wir genau wissen, in welcher Form das Quecksilber im Blute besteht, sind wir im Stande zu bestimmen, in welcher Form dasselbe wieder aus dem Körper ausgeschieden werde. Bei den zu Gebote stehenden sehr feinen Bestimmungsmethoden ist man im Stande gewesen, das Quecksilber in den verschiedensten Ausscheidungen nachzuweisen. Am häufigsten wurde dasselbe im Harn aufgefunden, ferner im Mercurialspeichel, von MAYENÇON und BERGERET[1] auch in der Milch. Nach BERGERON und LEMAITRE[2] gehen Spuren davon auch in den Schweiss über. SAIKOWSKY[3] fand dasselbe nach subcutanen Injectionen im Darminhalte. In allen diesen Fällen konnte man freilich nur die Gegenwart des Metalles nachweisen, nicht aber die Verbindungsform, in der es bestand.

Da durch die Quecksilberpräparate mancherlei Functionsstörungen hervorgerufen werden, so kann dies nicht ohne Einfluss auf die Harnausscheidung bleiben. v. BOECK[4] sah bei einem Syphilitiker, der an starkem

---

[1] Journal de l'anatomie et de la physiologie 1873. No. 80.
[2] Archives générales de médecine. 6. Sér. IV. p. 173. Août 1864.
[3] Archiv f. patholog. Anatomie. Band XXVII. S. 346. 1866.
[4] Zeitschrift f. Biologie. Band V. S. 393. 1869.

Mercurialspeichelflusse litt, keine vermehrte Stickstoffausscheidung. OVERBECK fand nach Quecksilbergebrauch bei Syphilis im Harn Leucin, bisweilen auch Baldriansäure. SAIKOWSKY beobachtete nach subcutanen Sublimatinjectionen bei Kaninchen reichliche Mengen von Zucker im Harn, ROSENBACH[1] auch Eiweiss. Ob das in arzneilichen Mengen angewandte Quecksilber einen Einfluss auf die Harn- und Geschlechtswerkzeuge ausüben könne, ist noch nicht bekannt. SAIKOWSKY sowie ROSENBACH fanden nach subcutanen Sublimatinjectionen bei Kaninchen in den gestreckten Harncanälchen der Rinde Ablagerungen von phosphorsaurem und kohlensaurem Calcium. — Der häufige Eintritt von Abortus bei quecksilberkranken Frauen steht mit der Wirkung des Quecksilbers wohl nur in sehr entferntem Zusammenhange. — Bei syphilitischen Affectionen der Harnwerkzeuge hat man öfter Sublimatlösung als Aetzmittel angewendet, doch ist noch kein Vorzug dieses Verfahrens nachgewiesen worden.

Hydrargyrum. Das metallische Quecksilber wird jetzt in Deutschland fast gar nicht mehr innerlich angewendet. In England benutzt man vielfach die blue pills (Pilulae coeruleae, Pil. hydrargyri), eine innige Mischung von 2 Th. metallischem Quecksilber, 3 Th. Rosenconserve und 1 Th. Extr. liquiritiae, aus welcher gewöhnlich Pillen von je 0,30 Grm. bereitet werden. Man giebt dieselben zu 4—8 Stück meist als Abführmittel. — Die graue Quecksilbersalbe (**Unguentum hydrargyri cinereum**, Unguent. Neapolitanum) wird so bereitet, dass man 6 Th. gereinigtes Quecksilber mit 1 Th. fertiger Quecksilbersalbe innig verreibt und dann mit einem Gemeng von 4 Th. Talg und 8 Th. Schweinefett sorgfältig mischt. Ist die Salbe gut bereitet, so kann man mit blossem Auge keine Quecksilberkügelchen erkennen. Dieselbe dient fast ausschliesslich zu Einreibungen und wird zu 1,0—4,0 Grm. jedesmal verbraucht. — Zur Vertilgung von Kopfläusen bediente man sich meist einer mit 1—2 Th. Fett verdünnten Salbe. (Unguent. hydrargyri mitius). — Zur Bereitung des Quecksilberpflasters (**Emplastrum hydrargyri**, Empl. mercuriale) werden 8 Th. Quecksilber mit 4 Th. Terpenthin unter Zusatz von etwas Terpenthinöl sehr sorgfältig verrieben und unter Umrühren mit einem geschmolzenen Gemenge von 24 Th. Bleiglättenpflaster und 6 Th. Wachs gemischt. Dasselbe wird nur selten als Deckpflaster bei manchen Hautausschlägen, sowie bei Drüsenentzündungen benutzt.

Hydrargyrum oxydatum rubrum. Das rothe Quecksilberoxyd wurde früher zu 0,006—0,030 Grm. p. d. in Pulvern oder Pillen gegeben. Aeusserlich benutzt man dasselbe als ätzendes Streupulver entweder unvermischt oder mit 8—10 Th. Zucker verrieben. Bei Augenkrankheiten bedient man sich nach PAGENSTECHER's Empfehlung jetzt fast allgemein des präcipitirten Quecksilberoxyds (**Hydrargyrum oxydatum via humida praeparatum**, Hydrarg. oxydat. flavum). Dasselbe wird dadurch gewonnen, dass man eine Lösung von 1 Thl. Quecksilberchlorid in 6 Th. warmen destillirten Wassers unter beständigem Umrühren in eine kochende Lösung von 1 Th. Aetznatronlauge in 6 Th. destillirten Wassers schüttet, den

---

[1] Zeitschrift f. rationelle Medicin. 3. R. Band XXXIII. S. 36.

entstandenen Niederschlag abfiltrirt, gut auswäscht und bei gelinder Wärme trocknet. Dasselbe wird meist zu Augensalben (0,01 auf 4,0 Fett) benutzt. Vielleicht wird man sich einmal überzeugen, dass die Anwendung von Augensalben etwas sehr Unzweckmässiges ist. — Die rothe Quecksilbersalbe (**Unguentum hydrargyri rubrum**) ist eine Mischung von 1 Th. rothem Quecksilberoxyd mit 9 Th. Schweinefett, welche stets frisch bereitet werden muss. — Die Augensalbe (**Unguentum ophthalmicum**) besteht aus einer Mischung von 30 Th. Mandelöl, 19 Th. gelbem Wachs und 1 Th. rothem Quecksilberoxyd, ist also fünfmal so schwach, wie die vorige, und wird vorzugsweise als Augensalbe in linsengrossen Mengen angewendet. — Die zusammengesetzte Augensalbe (**Unguentum ophthalmicum compositum**, Unguent. ophthalm. St. Yves) wird so erhalten, dass man 140 Th. Schweinefett und 24 Th. gelbes Wachs mit 15 Th. rothem Quecksilberoxyd und 6 Th. Zinkoxyd mischt und zuletzt 5 Th. Kampher, in 10 Th. Mandelöl gelöst, hinzufügt. Sie wird nur noch selten verordnet.

Hydrargyrum sulfuratum. Der Zinnober (**Hydrargyrum sulfuratum rubrum**) wird seiner Unwirksamkeit wegen nicht als Arzneimittel benutzt. Das schwarze Schwefelquecksilber (**Hydrargyrum sulfuratum nigrum**, Aethiops· mineralis) ist eine sorgfältig bereitete Verreibung von gleichen Theilen gereinigtem Quecksilber und Schwefel, welche ihre Wirksamkeit nur dem darin enthaltenen überschüssigen Schwefel verdankt. Es wurde zu 0,10—0,60 p. d. meist in Pulvern gegeben, kommt aber kaum noch in Gebrauch. Dasselbe gilt von dem früher officinellen Hydrargyrum stibiato-sulfuratum (Aethiops antimonialis).

Hydrargyrum chloratum mite. Das Kalomel wird gewöhnlich durch Sublimation erhalten. Nur selten kommt das unter Mitwirkung von Wasserdampf bereitete, feiner vertheilte und daher etwas stärker wirkende Kalomel in Anwendung, während das durch Fällung erhaltene Kalomel in Deutschland nicht officinell ist. Man verordnet das Kalomel meist in Pulvern, seltener in Pillen, als Abführmittel bei Kindern zu 0,02—0,05 Grm., bei Erwachsenen zu 0,05—0,10 Grm. häufig mit Zusatz von Rad. Jalapae oder Rad. Rhei, bei Typhus zu 0,20—0,50 Grm. Bei Syphilis würde man dasselbe in viel kleineren Gaben als bisher, zu 0,01 bis 0,02 p. d. täglich 1—2mal zu geben haben. Als Zusatz zu den Kalomelpulvern nimmt man gewöhnlich Milchzucker und bewahrt dieselben an einem möglichst trockenen Orte auf. Das Aufbewahren von Kalomelpillen ist überhaupt verwerflich, da bei Gegenwart von Feuchtigkeit das Kalomel durch organische Substanzen leicht zersetzt wird. Man vermeidet beim Gebrauche des Kalomels gewöhnlich die gleichzeitige innerliche Anwendung von Chlorwasser, Blausäure, Jodkalium, Bromkalium, Salmiak und den Genuss von stark gesalzenen Speisen. — Zur äusserlichen Anwendung ist das Kalomel wegen seiner Unlöslichkeit wenig geeignet. Zu Augenstreupulvern wurde gewöhnlich das Dampfkalomel verwendet. Bei ihrem Gebrauche vermeidet man gewöhnlich das gleichzeitige Einnehmen von Jodkalium. — Das schwarze Wasser (**Aqua phagedaenica nigra**, Aqua nigra, Aqua mercurialis nigra) eine Mischung von 1 Th. Kalomel mit 60 Th. Kalkwasser, kommt jetzt fast gar nicht mehr in Gebrauch.

Hydrargyrum bichloratum corrosivum. Der Sublimat lässt sich wegen seines unangenehmen Geschmackes nicht gut in Lösung anwenden. In Pillenform mit Succus liquiritiae oder Argilla verordnet man ihn zu 0,005 bis 0,010 p. d., meist, wenn auch unzweckmässiger Weise, in steigenden Gaben. — Zu subcutanen Injectionen benutzte man gewöhnlich 1—2proc. Lösungen. Um zu ätzen nahm man eine Lösung von 1 Th. Sublimat in 8 Th. Weingeist, als schwächeres Aetzmittel 1 Th. auf 50—100 Th. destillirtes Wasser, zu Injectionen 1 Th. auf 200—500 Th., zu Augenwässern 1 Th. auf 500 Th. — Zu Salben nahm man 1 Th. auf 25 Th. Fett. — Das Altschadenwasser (**Aqua phagedaenica**), eine Mischung von 1 Th. Sublimat mit 300 Th. Kalkwasser, kommt jetzt fast gar nicht mehr in Gebrauch.

Hydrargyrum praecipitatum album. Der weisse Präcipitat wird dadurch erhalten, dass man eine Lösung von 2 Th. Quecksilberchlorid in 40 Th. warmen Wassers unter Umrühren in 3 Th. Aetzammoniakflüssigkeit schüttet, den entstandenen Niederschlag zweimal mit 18 Th. Wasser abwäscht und an einem dunklen Orte trocknet. Der weisse Präcipitat wird innerlich gar nicht mehr angewendet, äusserlich nur noch sehr selten. — Die weisse Quecksilbersalbe (Unguentum hydrargyri praecipitati albi) ist eine Mischung von 1 Th. weissem Präcipitat mit 9 Th. Schweinefett und wurde früher bisweilen als Pustelsalbe angewendet.

Hydrargyrum jodatum flavum. Das Quecksilberjodür wird durch allmähliges Verreiben von 8 Th. Quecksilber mit 5 Th. Jod unter Zusatz einiger Tropfen Weingeist, bis die Mischung grünlichgelb geworden ist, und nachheriges Auswaschen mit Weingeist erhalten. Man verordnet dasselbe jetzt nur noch selten, meist in Pillenform zu 0,02—0,06 Grm. p. d. — Aeusserlich kommt dasselbe fast gar nicht in Gebrauch.

Hydrargyrum bijodatum rubrum. Das rothe Quecksilberjodid wird dadurch erhalten, dass man eine Lösung von 4 Th. Sublimat in 72 Th. destillirten Wassers mit einer Lösung von 5 Th. Jodkalium in 16 Th. destillirten Wassers mischt. Der entstandene Niederschlag wird mit Wasser sorgfältig abgewaschen und getrocknet. Das Quecksilberjodid kommt nur sehr selten innerlich in Gebrauch, zu 0,005—0,020 Grm. in Pillenform; oder in Jodkalium gelöst. Aeusserlich hat man dasselbe bisweilen in Salbenform (1 Th. auf 25 Th. Fett) angewendet.

Hydrargyrum nitricum oxydulatum. Das salpetersaure Quecksilberoxydul wird für sich nicht benutzt, sondern dient nur zur Bereitung des **Liquor hydrargyri nitrici oxydulati**, (Hydrargyrum oxydulatum nitricum solutum, Liquor Bellostii). Das flüssige salpetersaure Quecksilberoxydul ist eine Auflösung von 100 Th. des obigen Salzes in 15 Th. Salpetersäure und 885 Th. destillirten Wassers. Dieses Präparat wird innerlich gar nicht angewendet, sondern äusserlich bisweilen als Aetzmittel bei syphilitischen Geschwüren, Carcinomen u. s. w. Doch bietet es für diesen Zweck keine besonderen Vorzüge.

XXI. Gruppe des Zinks.

A. Zink.
1. Zincum oxydatum (ZnO), Flores Zinci, Zinkoxyd, Zinkblumen.
2. Zincum chloratum (ZnCl$_2$), Zincum muriaticum, Chlorzink.
3. Zincum iodatum (ZnJ$_2$), Iodetum zinci, Jodzink.
4. Zincum ferro-cyanatum, Ferrocyanzink.
5. Zincum carbonicum (ZnCO$_3$), Lapis calaminaris, Calamina, Galmei.
6. Zincum sulfuricum (ZnSO$_4$ + 7H$_2$O), Vitriolum album, Vitriolum zinci, Sulfas zinci, schwefelsaures Zinkoxyd, Zinkvitriol, weisser Vitriol, weisser Galizenstein.
7. Zincum aceticum $\genfrac{}{}{0pt}{}{(C_2H_3O)_2}{Zn}\}O_2$ + 3H$_2$O, Acetas zinci, essigsaures Zinkoxyd.
8. Zincum valerianicum $\genfrac{}{}{0pt}{}{(C_5H_{10}O)_2}{Zn}\}O_2$), baldriansaures Zinkoxyd.
9. Zincum lacticum $\genfrac{}{}{0pt}{}{C_3H_5O_3}{C_3H_5O_3}\}Zn$ + H$_2$O, milchsaures Zink.
10. Zincum sulfocarbolicum, Zincum sulfophenylicum, carbolschwefelsaures Zink, phenylschwefelsaures Zink.

B. Cadmium.
1. Cadmium sulfuricum oxydatum (CdSO$_4$ + 4H$_2$O), Sulfas cadmicus, schwefelsaures Cadmiumoxyd.

C. Kupfer.
1. Cuprum oxydatum (CuO), Kupferoxyd.
2. Cuprum sulfuricum (CuSO$_4$ + 5H$_2$O), Sulfas cupricus, Vitriolum coeruleum, Vitriolum de Cypro, schwefelsaures Kupferoxyd, blauer Vitriol, Kupfervitriol.
3. Cuprum ammoniatum sulfuricum $\genfrac{}{}{0pt}{}{NH_2Cu}{NH_4}\}SO_4$, Cuprum ammoniatum, Cuprum ammoniacale, schwefelsaures Kupferoxydammoniak.
4. Cuprum subaceticum, Subacetas cupricus, Aerugo, Viride aeris, basischessigsaures Kupferoxyd, Grünspahn.
5. Cuprum aceticum $\genfrac{}{}{0pt}{}{(C_2H_3O)_2}{Cu}\}O_2$ + H$_2$O, Aerugo crystallisata, Aerugo destillata, Acetas cupricus, neutrales essigsaures Kupferoxyd, krystallisirter Grünspahn.

Obgleich Zink und Cadmium[1], welche in jeder Hinsicht nahe beisammen stehen, sich in manchen Punkten, z. B. durch die Leichtigkeit, mit welcher sie bei Gegenwart von Säuren das Wasser zersetzen, von dem Kupfer unterscheiden, so zeigen doch die Verbindungen dieser drei Metalle in ihrem Verhalten gegen den Organismus so viel Uebereinstimmung, dass wir berechtigt sind, dieselben zu einer pharmakologischen Gruppe zu vereinigen. Die chemischen Eigenschaften, denen die Stoffe dieser Gruppe ihre ähnliche Wirkung verdanken, lassen sich bis jetzt noch nicht scharf genug bezeichnen; von den edlen Metallen unterscheiden sich dieselben durch ihre grössere Affinität zu dem Sauerstoff, welche eine Reduction derselben im Körper unmöglich macht; vom Blei dadurch, dass sie ungleich mehr in Wasser lösliche Verbindungen bilden, als dieses und daher wahrscheinlich auch leichter wieder aus dem Organismus ausgeschieden werden können.

---

[1] Vergl. Dr. W. Marmé, Ueber die giftige Wirkung und den Nachweis einiger Cadmiumverbindungen in: Zeitschrift f. rationelle Medicin. 3. R. Band XXIX. S. 125. 1867.

Wie die meisten übrigen schweren Metalle, so können auch die der obigen Gruppe sich mit den eiweissartigen Substanzen verbinden. Am häufigsten ist bis jetzt die Verbindung, welche sich beim Zusammenmischen einer Lösung von schwefelsaurem Kupfer mit Eiweiss bildet, der Gegenstand chemischer Untersuchungen gewesen. C. G. MITSCHERLICH glaubte aus seinen Versuchen schliessen zu dürfen, dass jene Verbindung aus Eiweiss und basisch-schwefelsaurem Kupfer bestehe, MULDER dagegen hielt dieselbe für ein Kupferalbuminat. Die letztere Ansicht ist die wahrscheinlichere, denn auch LIEBERKÜHN[1] konnte in der aus Kalialbuminat und schwefelsaurem Kupfer erhaltenen Verbindung nur eine geringe Spur von Schwefelsäure finden. Das Kupferalbuminat enthält nach ihm 4,6 Procent Kupferoxyd, die ebenfalls schwefelsäurefreie entsprechende Zinkverbindung 4,7 Procent Zinkoxyd.

Aehnliche Verbindungen können sich auf allen den Applicationsstellen bilden, wo Lösungen der obigen Stoffe mit den löslichen Modificationen der eiweissartigen Substanzen zusammentreffen. Die **Epidermis** wird durch dieselben wenig oder gar nicht verändert, selbst nicht durch das Chlorzink, welches wegen seines grossen Diffusionsvermögens leichter als die übrigen Stoffe dieser Gruppe sie und die unter ihr liegenden Gewebe durchdringt und ihnen begierig Wasser entzieht. Daher rufen auch das Chlorzink, sowie das demselben sehr nahe stehende Jodzink stärkere Veränderungen der Haut und anderer Applicationsstellen hervor, als die übrigen hierher gehörenden Körper. In Folge davon tritt gewöhnlich eine Entzündung der veränderten Gewebe ein, die selbst in Brand übergehen kann. Daher hat man auch das Chlorzink sehr häufig als Aetzmittel angewendet, besonders bei Krebs, bei syphilitischen oder scrofulösen Geschwüren, bei Lupus, Muttermälern, Caries u. s. w. War die zu ätzende Stelle noch mit der Epidermis bedeckt, so suchte man diese gewöhnlich erst durch Vesicatore zu entfernen.

Die übrigen Stoffe dieser Gruppe, welche wegen ihres geringeren Diffusionsvermögens auch weniger tief in die Gewebe eindringen, können daher auch nur als oberflächliche Aetzmittel benutzt werden, z. B. bei Condylomen, syphilitischen und anderen Geschwüren, bei Hospitalbrand u. s. w. Früher wurde häufig das schwefelsaure Zink, in neuerer Zeit bisweilen das Chlorzink, selten das Jodzink in geringeren Mengen bei einigen chronischen Hautkrankheiten, wie bei Krätze, Prurigo, chronischem Ekzem und bei Drüsenanschwellungen angewendet, doch scheinen jene Stoffe vor vielen anderen zu gleichen Zwecken benutzten Mitteln keine Vorzüge zu besitzen.

Ebenso wie die Salze der übrigen schweren Metalle bewirken die löslichen Stoffe dieser Gruppe eine Verdichtung der Gewebe, in welche sie eindringen können, und werden daher auch als adstringirende Mittel gebraucht. Man bediente sich so der Kupferpräparate, z. B. des schwefelsauren Kupfers, bei Blutungen, häufiger noch des schwefelsauren oder essigsauren Zinks, sowie des reinen Zinkoxyds bei Geschwüren mit schwammigen Granulationen, bei nässenden Hautausschlägen, bei

---

[1] POGGENDORFF's Annalen der Physik und Chemie. Band LXXXVI. S. 121. 1852.

Decubitus, Intertrigo, Verbrennungen, bei einfachen Excoriationen u. s. w. Häufig gab man hier den Zinkpräparaten den Vorzug vor den zu gleichen Zwecken benutzten Bleiverbindungen, weil man sich, zum Theil allerdings ohne Grund, vor den nachtheiligen Folgen der letzteren fürchtete. Bei Hühneraugen wandte man früher oft ein kupferhaltiges Präparat, das Ceratum aeruginis an, um dieselben zu erweichen, doch hatte der Kupfergehalt desselben keinen Einfluss auf jene Wirkung. Bei Kupferschmieden und anderen Kupferarbeitern beobachtete man nicht selten, dass die Kopfhaare eine gelbliche oder grünliche Färbung annahmen. Es ist dies jedoch nur durch den den Haaren anhängenden Kupferstaub und die daselbst durch den Schweiss u. s. w. gebildeten Kupferverbindungen bedingt und hat weder auf die Beschaffenheit der Haare noch auf den ganzen Organismus einen merklichen Einfluss. Man findet jedoch in der Asche solcher Haare einen nicht unbeträchtlichen Kupfergehalt.

Aehnlich wie auf der äusseren Haut verhalten sich die Stoffe dieser Gruppe auf der Schleimhaut der Augen, nur dass hier wegen des grösseren Gefäss- und Nervenreichthums schon durch kleinere Mengen derselben bedeutendere Folgen hervorgerufen werden. Auch hier dienen dieselben hauptsächlich zur Beschränkung der vermehrten Secretion bei blennorrhoischen Augenentzündungen, bei Hornhautgeschwüren mit reichlicher Secretion, sowie bei Pannus, Hornhautflecken und um die Narbenbildung zu befördern. Man bediente sich hier am häufigsten der Kupferpräparate, wie des schwefelsauren Kupfers, der Aqua coerulea, des Lapis divinus, des Grünspahns u. s. w., bisweilen auch des Zinkoxyds, des schwefelsauren Cadmiums, welches man für manche Fälle, obgleich ohne genügenden Grund, der entsprechenden Zinkverbindung vorziehen zu müssen glaubte.

Im Munde rufen die in Wasser löslichen Stoffe dieser Gruppe einen sehr herben und zugleich unangenehmen metallischen Geschmack hervor, der ohne Zweifel grossentheils durch die Affinität zu den eiweissartigen Bestandtheilen der Zungenschleimhaut bedingt wird. Man bedient sich jedoch dieser Stoffe nur selten, um Veränderungen der Mundschleimhaut hervorzurufen. Das schwefelsaure Kupfer sowie das Chlorzink wurden bisweilen bei Geschwüren im Munde und Rachen sowie bei Aphthen als schwache Aetzmittel benutzt, auch wurde Chlorzink bei Zahnschmerzen empfohlen; doch sind noch keine Vorzüge dieser Präparate vor anderen zu gleichen Zwecken gebrauchten Mitteln bekannt. Auch bei Krankheiten der Nasenschleimhaut wurden die obigen Stoffe fast gar nicht angewendet, bisweilen liess man jedoch nach der Operation von Nasenpolypen schwefelsaures Zink als Schnupfpulver nehmen, um die Wurzel derselben zu zerstören.

Schon im Munde konnten die löslichen Verbindungen dieser Gruppe sich theilweise mit den eiweissartigen Substanzen verbinden, noch mehr Gelegenheit dazu ist aber im Magen geboten. Reines metallisches Kupfer bleibt nach Toussaint[1] im Magen, sowie im übrigen Darmcanale ganz

---

[1] Casper's Vierteljahrsschrift f. gerichtl. Medicin. Band XII. S. 228. 1857.

unwirksam; eher können sich vielleicht geringe Mengen von metallischem Zink lösen. Auch Kupferoxyd und Zinkoxyd werden, wenn nicht zufällig grössere Säuremengen vorhanden sind, nur in geringer Menge gelöst, das durch Erhitzen des basisch-kohlensauren Zinks erhaltene Zinkoxyd jedoch etwas reichlicher als das durch Verbrennen des metallischen Zinks gewonnene. Sehr kleine Mengen der obigen Stoffe können dem Magen zugeführt werden, ohne auffallende Veränderungen zu veranlassen, etwas grössere Dosen rufen jedoch, am leichtesten bei der Anwendung der in Wasser löslichen Präparate, ein Gefühl von Ekel hervor.

Etwas grössere Mengen der obigen Verbindungen, besonders der in Wasser löslichen, veranlassen ausser dem Ekel gewöhnlich auch Erbrechen. Ohne Zweifel ist dieses, ebenso wie der Ekel, die Folge einer chemischen Veränderung der Magenschleimhaut durch jene Stoffe, obgleich diese selbst dann noch ihre brechenerregende Wirkung behalten, wenn man sie schon ausserhalb des Organismus mit Eiweiss verband.

Aus der Löslichkeit der durch verschiedene Metallsalze in Eiweisslösungen gebildeten Niederschläge in verdünnten Säuren und Alkalien schloss man häufig, dass die im Magen gebildeten oder bereits fertig in denselben gelangten Albuminate daselbst ohne weitere Zersetzung aufgelöst und in das Blut übergeführt werden könnten. Allein directe Versuche haben gezeigt, dass dieses nicht der Fall ist.[1] Bringt man ein Stück frisch bereitetes und zwischen Löschpapier ausgepresstes Kupferalbuminat in den Magen eines mit einer Magenfistel versehenen Hundes, so bemerkt man, dass dasselbe allmählich von den Rändern aus blässer wird und dass nach einiger Zeit alles Kupfer daraus verschwunden ist. Das Eiweiss des Kupferalbuminates wird also ebenso wie anderes Eiweiss im Magen verdaut. Leider ist es bis jetzt noch nicht möglich gewesen, die Producte, welche bei der Zersetzung jenes Albuminates gebildet werden, einer genaueren Untersuchung zu unterwerfen.

Wegen des angegebenen Verhaltens wurden die in Wasser löslichen Stoffe dieser Gruppe, wie das schwefelsaure Zink, besonders aber das schwefelsaure Kupfer, früher auch der Grünspahn als Brechmittel angewendet, besonders bei Croup und Diphtheritis, um durch das Erbrechen das Auswerfen der krankhaften Producte zu befördern, bei Blennorrhöen der Bronchien, um die Ausleerung des Schleims zu veranlassen, bei Keuchhusten, bei Vergiftungen durch Opium, Phosphor u. s. w., bei Wahnsinnigen, wo oft die gewöhnlichen Gaben des Brechweinsteins nicht hinreichten, um Erbrechen hervorzurufen, bei Erstickten, um so schneller als durch andere Mittel Erbrechen zu erregen u. s. w. Man gab dem schwefelsauren Zink, besonders aber dem schwefelsauren Kupfer in so fern einen Vorzug vor dem Brechweinstein, als durch sie nicht so häufig Diarrhöe hervorgerufen wird, wie durch den letzteren, und vor der Radix ipecacuanhae, weil das Erbrechen darnach meist viel schneller und sicherer erfolgt, als nach dieser. Dagegen besitzen diese Stoffe einen sehr widerlichen Metallgeschmack, der sie auch als Brechmittel sehr unangenehm macht. Daher zieht man ihnen auch für die meisten übrigen Fälle andere Brechmittel vor.

Weniger auffallend als im Magen zeigen sich beim arzneilichen Ge-

---

[1] RICHARD BIELICKI, Quaedam de metallorum albuminatibus corumque effectu ad organismum animalium. Dissertatio inauguralis. Dorpat. 1853.

brauche der obigen Stoffe Functionsstörungen im weiteren Verlaufe des Darmcanals. Kleinere Dosen rufen eher eine Verminderung als eine Vermehrung der Stuhlausleerungen hervor und man hat daher bisweilen das Zinkoxyd, sowie das schwefelsaure Kupfer bei chronischen Diarrhöen der Kinder, bei chronischen Ruhren u. s. w. angewendet, doch scheinen diese Präparate keine Vorzüge vor sehr vielen anderen Mitteln zu besitzen. RADEMACHER empfahl das Kupferoxyd bei Bandwürmern, bis jetzt ist dasselbe jedoch nur selten und meist ohne viel Erfolg angewendet worden. Nach grösseren Dosen der löslichen Verbindungen dieser Gruppe, besonders der Kupferpräparate treten leicht Diarrhöen ein und nach sehr grossen, giftigen Mengen findet man selbst Blut in den Darmausleerungen, während sich die Affection der Darmschleimhaut bis zur Enteritis steigert. Die Veränderungen, welche die obigen Stoffe in den Därmen erleiden, sind noch nicht genauer untersucht worden. Wahrscheinlich werden die Antheile derselben, welche bis in den unteren Theil des Darmcanals gelangen, in Schwefelmetalle verwandelt und in dieser Form entleert.

Werden kleinere Mengen der obigen Stoffe längere Zeit hindurch in den Darmcanal gebracht, so bilden sich allmählig bedeutendere Störungen der Magen- und Darmschleimhaut aus. MICHAELIS[1] fand bei Thieren, denen er längere Zeit hindurch Zinkoxyd gegeben hatte, kleine Erosionen und Geschwüre, von denen sich manche selbst bis zu dem submukösen Bindegewebe erstreckten und deren Umgebungen eine katarrhalische Entzündung zeigten. Weniger fand er den übrigen Theil des Darmcanals verändert, doch war die Schleimhaut stärker geschwollen und injicirt und das Epithelium reichlicher abgestossen, als im normalen Zustande. Jene Veränderungen können jedoch leicht wieder heilen und erlangen nur bei längerer Dauer und durch die immer wiederkehrende Einwirkung jener Agentien auf die bereits erkrankte Schleimhaut einige Bedeutung: Obgleich es noch an Untersuchungen über die übrigen Stoffe dieser Gruppe fehlt, so ist es doch wahrscheinlich, dass dieselben ganz ähnliche Veränderungen hervorrufen, wie das Zinkoxyd.

Kommen grössere Mengen der in Wasser löslichen Verbindungen dieser Gruppe in den Magen, die also mit ihrer ganzen Masse auf einmal auf den Inhalt und die Schleimhaut desselben einwirken können, so tritt in Folge davon eine stärkere Erkrankung der Magenschleimhaut ein, die sich bis zur Gastritis steigern und zu der sich auch Enteritis und Peritonitis gesellen kann. Leichter als durch Zinkverbindungen, mit Ausnahme des Chlorzinks, pflegen derartige Vergiftungen durch Kupferpräparate hervorgerufen zu werden, besonders durch den Grünspahn, welcher bei gleichen Gewichtstheilen fast doppelt so viel Kupfer enthält als das krystallisirte schwefelsaure Kupfer. Ausser dem metallischen und adstringirenden Geschmack treten in solchen Fällen gewöhnlich heftige Schmerzen in der Magengegend und später im ganzen Unterleibe, nebst starkem Erbrechen, Würgen und wässerige, ja selbst blutige Stuhlausleerungen ein. Zu diesen Erscheinungen gesellen sich noch Kopfschmerz, Schwindel, Be-

---

[1] Archiv für physiologische Heilkunde 1851. S. 128.

täubung, auch Krämpfe, und es kann selbst der Tod eintreten. In den meisten Fällen wird jedoch durch das rasch erfolgende Erbrechen der grösste Theil des genommenen Giftes wieder ausgeworfen, so dass die Vergiftungserscheinungen keinen sehr hohen Grad erreichen. Auch Gelbsucht hat man bei Kupfervergiftungen nicht selten beobachtet.

Bei Vergiftungen durch die obigen Stoffe sucht man das Erbrechen, welches fast in allen Fällen schon sehr zeitig eintritt, so viel als möglich zu befördern und durch reichliches Trinken von Milch, Eiweisslösung u. s. w. die giftig wirkenden Substanzen zu zersetzen. Kupferverbindungen, sowie Cadmiumsalze, würden sich noch am ersten durch Schwefeleisen (vgl. S. 218) in unwirksames Schwefelkupfer und Schwefelcadmium verwandeln lassen, weniger würde dieses Mittel wohl bei Zinkvergiftungen nützen. Auch fein vertheiltes metallisches Eisen wurde als Antidotum empfohlen, doch liegen bis jetzt noch keine genügenden Beobachtungen über die Brauchbarkeit dieses Mittels vor. Bei Kupfervergiftungen verdient nach SCHRADER[1] das gelbe Blutlaugensalz den Vorzug vor anderen Mitteln.

Hatten die krankhaften Zustände des Darmcanals, welche durch den anhaltenden Gebrauch der zu dieser Gruppe gehörigen Körper veranlasst worden waren, keinen sehr hohen Grad erreicht, so kehren nach dem Aussetzen jener Stoffe allmählig die meisten Functionen zu ihrer Norm zurück. Wir sehen selbst nach der lange anhaltenden Einwirkung derselben keinen ähnlichen Körperzustand eintreten, wie bei den chronischen Blei- oder Quecksilbervergiftungen. Man hat zwar häufig von einer der Bleikolik analogen Kupferkolik gesprochen, allein dieselbe kommt, wie CHEVALLIER u. A. nachgewiesen haben, nur bei solchen Kupferarbeitern vor, welche sich gleichzeitig auch mit Blei oder bleihaltigem Zinn beschäftigen, z. B. bei Kupferschmieden, und ist daher jedenfalls nicht als eine chronische Kupfervergiftung, sondern als eine Bleivergiftung anzusehen. Solche Personen, welche viel mit Zink arbeiten, z. B. Arbeiter in Fabriken von Zinkweiss, erkranken ebenfalls bisweilen in Folge ihrer Beschäftigung, allein die Krankheit beschränkt sich auf einen durch die Einwirkung der Zinkverbindung hervorgerufenen und fortwährend unterhaltenen Katarrh des Darmcanals, der jedoch keine Aehnlichkeit mit den Zufällen der chronischen Bleivergiftung hat. MICHAELIS beobachtete bei Thieren, welche durch den anhaltenden Genuss von Zinkoxyd erkrankt waren, zwar in einzelnen Fällen Anomalien gewisser Organe, z. B. der Lungen, der Milz u. s. w., aber keine dieser Veränderungen zeigte sich so constant, dass man dadurch genöthigt würde, dieselbe mit der Wirkung des Zinkoxyds in näheren Zusammenhang zu bringen.

In welcher Form die zu dieser Gruppe gehörigen Stoffe in das Blut übergeführt werden, lässt sich noch nicht bestimmen, wahrscheinlich treten sie nach Analogie der meisten übrigen schweren Metalle als Albuminate in dasselbe ein. Zwar haben einige Beobachter in dem Blute, besonders aber in der Galle, sowie in manchen Gallensteinen Spuren von

---

[1] Deutsche Klinik 1855. No. 4.

XXI. GRUPPE DES ZINKS. 293

Kupfer nachzuweisen vermocht[1], aber deshalb dürfen wir das Kupfer keineswegs als einen normalen oder gar nothwendigen Körperbestandtheil ansehen, sondern nur als einen Stoff, der zufällig durch kupferhaltige Nahrungsmittel in dasselbe gelangt ist. Eine bedeutendere Rolle spielt das Kupfer vielleicht bei einigen niederen Thieren, wie Limulus Cyclops, Helix pomatia u. s. w., in deren Blute von HARLESS, v. BIBRA und GENTH relativ grosse Kupfermengen gefunden worden sind. Wenn bei dem Gebrauche der Kupfer- oder Zinkpräparate das Blut allmählig eine andere Zusammensetzung annimmt, so haben wir dieselbe zunächst von den Functionsstörungen herzuleiten, welche durch jene Mittel hervorgerufen werden, und namentlich muss die Beschaffenheit des Darmcanals den grössten Einfluss auf sie haben.

Eine Einwirkung der obigen Stoffe auf die centralen oder peripherischen Theile des Nervensystems ist bis jetzt noch nicht nachgewiesen worden. Dagegen hat HARNACK[2] gefunden, dass die Kupfer- und Zinksalze ebenso wie die übrigen Brechmittel, namentlich bei subcutaner Injection, eine Lähmung der quergestreiften, vielleicht auch der glatten Muskeln hervorrufen. Da diese auch das Herz und die Respirationsmuskeln ergreift, so hat sie nach längerer oder kürzerer Zeit den Tod durch Erstickung zur Folge, welchem jedoch eben jener Lähmung wegen entweder nur geringe oder gar keine Convulsionen vorausgehen. Wenn nun auch bei Anwendung kleinerer Dosen keine vollständige Lähmung erfolgt, so tritt doch zugleich mit den Erscheinungen des Ekels eine verminderte Muskelerregbarkeit hervor, welche wohl nur als ein geringerer Grad jener Muskellähmung anzusehen ist. Schon seit längerer Zeit hat man, ohne von jenen Thatsachen Kenntniss zu haben, die Kupfer- und Zinksalze als Antispasmodica angewendet. Man gab sie daher in solchen Mengen, dass dadurch nicht Erbrechen, sondern nur die mit dem Ekel verbundene Abspannung hervorgerufen wurde. Obgleich dieser Zweck durch die verschiedensten Präparate erreicht werden kann, so gab man doch von den Kupferverbindungen gewöhnlich dem schwefelsauren Kupfer-Ammoniak den Vorzug, von den Zinkverbindungen dem Zinkoxyd, dem baldriansauren, milchsauren Zink und Ferrocyanzink. Am häufigsten führte man jene Stoffe in den Darmcanal ein, da dieselben aber hier leicht Erbrechen hervorrufen, so würde sich bei Anwendung geeigneter Präparate, z. B. des pyrophosphorsauren Zinknatriums, durch subcutane Injectionen vielleicht noch mehr als bisher erreichen lassen. Gewöhnlich verordnete man jene Mittel bei leichteren Fällen von Epilepsie, Chorea, bei hysterischen Krämpfen und, besonders das Zinkoxyd, bei krampfhaften Zuständen des kindlichen Alters. Natürlich können durch jene Mittel nur die Krampfanfälle unterdrückt, wenn aber die Ursache

---

[1] Vergl. ORFILA, Lehrbuch der Toxikologie, übersetzt von G. KRUPP. Braunschweig 1853. Band I. S. 498; LEHMANN, Lehrbuch d. physiologischen Chemie. Band I. S. 415. Leipzig 1853. — BLASIUS, Ueber das Vorkommen des Kupfers im thierischen Organismus: Zeitschrift f. rationelle Medicin. 3. R. Band XXVI. S. 250. — ULEX, Ueber die Verbreitung des Kupfers im Thierreiche: Archiv der Pharmacie. Band 175. S. 72. 1866.

[2] Archiv f. experimentelle Pathologie und Pharmakologie. Band III. S. 44.

XXI. GRUPPE DES ZINKS.

derselben vorübergehend war, auch eine dauernde Heilung herbeigeführt werden.

Ueber die weiteren Schicksale der obigen Metalle im Körper haben wir noch wenig positive Kenntnisse. Das häufige Vorkommen von Kupfer in der **Leber** ist nicht sowohl aus einer besonderen Affinität zu diesem Organe, als daraus herzuleiten, dass ein Theil des vom Darmcanale aus durch die Pfortader der Leber zugeführten Kupfers dort festere Verbindungen eingeht und daher längere Zeit zurückgehalten wird. Vielleicht kann auch ein Theil des bis in das Blut gelangten Kupfers oder Zinks durch die Leber wieder ausgeschieden werden. Eine länger dauernde Anhäufung, wie sie durch Blei oder Silber zu Stande kommen kann, ist für die obigen Metalle sehr unwahrscheinlich.

Durch den **Harn** werden immer nur sehr geringe Mengen jener Stoffe ausgeschieden, auch üben dieselben auf die Beschaffenheit der Harnwerkzeuge keinen merklichen Einfluss aus. Dagegen kann man besonders die schwefelsauren Salze jener Metalle zweckmässig direct auf die Schleimhaut der Harnwerkzeuge bringen. Besonders wird das schwefelsaure Zink sehr häufig ebenso wie das salpetersaure Silber bei Trippern zu Injectionen in die Urethra benutzt.

A. Zinkpräparate.

Zincum oxydatum. Das Zinkoxyd wird bei Kindern zu 0,02 bis 0,05 Grm., bei Erwachsenen zu 0,1—0,2 Grm. gewöhnlich in Pulverform gegeben. Aeusserlich als Streupulver benutzt man das gewöhnliche Zinkweiss (Zincum oxydatum venale). Die Zinksalbe (**Unguentum zinci**) ist ein Gemeng von 1 Th. Zinkweiss und 9 Th. Rosensalbe.

Zincum chloratum. Das Chlorzink wird innerlich nur noch selten zu 0,004—0,010 Grm. in Lösung gegeben. Als Aetzmittel benutzt man dasselbe am häufigsten in Form der Canquoin'schen Paste, eine Mischung von Chlorzink mit 1—2 Th. Roggenmehl, dem man bisweilen noch etwas Glycerin zusetzt. Man trägt dieselbe meist messerrückendick auf die Geschwulst auf, nachdem man vorher die Epidermis entfernt hat. Auch in concentrirter Lösung (1 Th. auf 2 Th. Wasser) wendet man das Chlorzink an. Ferner 1 Th. auf 100 Th. Wasser zu Verbandwässern und Injectionen. — Das Jodzink (Zincum jodatum) ist nur selten angewendet worden und besitzt auch keine besonderen Vorzüge.

Zincum ferrocyanatum. Das Ferrocyanzink wird dadurch erhalten, dass man eine Auflösung von 6 Th. Ferrocyankalium in 68 Th. Wasser allmählig mit einer Lösung von 8 Th. schwefelsaurem Zink in 180 Th. Wasser vermischt, den erhaltenen Niederschlag gut auswäscht und bei gelinder Wärme trocknet. Es wurde zu 0,02—0,06 angewendet, ist jedoch ganz unwirksam und kommt deshalb auch nicht mehr in Gebrauch.

Zincum sulfuricum. Das reine schwefelsaure Zink wird, wenn gleich selten, in rasch auf einander folgenden Dosen von 0,1—0,2 Grm. im Ganzen bis höchstens 1,20 Grm. in Pulverform, in anderen Fällen zu 0,01—0,04 Grm. p. d. als Pulver, Lösung oder Pillen verordnet. Aeusserlich verordnete man dasselbe als Aetzmittel in Pulverform, zu Waschungen 1 Th. auf 200 Thl. Wasser, zu Injectionen in die Urethra oder zu Augentropfwässern 1 Th. auf 200—300 Th. Wasser. — Unter dem Namen

XXI. GRUPPE DES ZINKS.

Liquor Villati wurde bisweilen eine ziemlich abenteuerliche Mischung aus 12 Th. essigsaurem Blei, 6 Th. schwefelsaurem Kupfer, eben so viel schwefelsaurem Zink und 80 Th. Weinessig als entzündungserregende Injection bei Caries und Fisteln angewendet. Da dieselbe aber sehr leicht nachtheilig werden kann, hat HEINE[1] empfohlen, sie durch eine Mischung aus gleichen Theilen Zink- und Kupfervitriol zu ersetzen.

Zincum aceticum. Das essigsaure Zink wurde zu 0,03—0,20 Grm. in Pillen oder als Lösung gegeben. Aeusserlich benutzte man es (1 Th. auf 500 Th. Wasser) besonders zu Injectionen in die Urethra, doch besitzt es gar keine Vorzüge vor dem schwefelsauren Zink.

Zincum valerianicum. Das baldriansaure Zink wurde zu 0,01 bis 0,04 Grm. p. d. meist in Pulverform angewendet, doch besitzt dasselbe keine Vorzüge.

Zincum lacticum. Das milchsaure Zink, welches ebenso überflüssig ist, wie das vorige Präparat, wurde wie dieses nur innerlich zu 0,02 bis 0,06 Grm. p. d., meist in Pulverform angewendet.

Zincum sulfocarbolicum. Das carbolschwefelsaure Zink wurde nur äusserlich in Lösung zu Injectionen in die Urethra und als Verbandwasser (1 Th. auf 100 Th. Wasser) angewendet, kommt aber nur selten in Gebrauch.

B. Cadmium.

Cadmium sulfuricum. Das schwefelsaure Cadmium wurde nur in der Augenheilkunde zu Augentropfwässern (1 Th. auf 100—300 Th. Wasser) angewendet, doch sind noch keine Vorzüge desselben vor dem schwefelsauren Zink nachgewiesen worden.

C. Kupferpräparate.

Cuprum oxydatum. Das Kupferoxyd wurde nur selten innerlich zu 0,02—0,06 Grm. p. d. in Pulvern mit etwas Zimmt, äusserlich als Salbe zu 1 Th. auf 10 Th. Fett angewendet.

Cuprum sulfuricum. Zum innerlichen Gebrauche dient nur das reine schwefelsaure Kupfer (Cuprum sulfuricum purum) als Brechmittel bei Kindern zu 0,03—0,10 Grm. p. d., bei Erwachsenen zu 0,2—0,3 Grm. p. d. in mehreren rasch auf einander folgenden Dosen, im Ganzen höchstens 1,00 Grm. Für andere Fälle giebt man es meist zu 0,01—0,06 Grm. in Pillen oder Pulvern. — Zu äusserlichen Zwecken bedient man sich meist des gewöhnlichen Kupfervitriols, z. B. als Aetzstift. Zu entzündungerregenden Lösungen nimmt man 1 Th. auf 15 Th. Wasser, zu Augentropfwässern 1 Th. auf 100—200 Th. Wasser. — Der Kupferalaun (**Cuprum aluminatum**, Lapis divinus) ist ein bei gelindem Feuer zusammengeschmolzenes Gemeng von je 16 Th. schwefelsaurem Kupfer, salpetersaurem Kalium und Alaun, welchem vor dem Erkalten noch 1 Th. Kampher und 1 Th. Alaun zugesetzt wird. Das Präparat wurde früher bei Augenkrankheiten sehr häufig benutzt, theils in fester Form, theils als Augentropfwasser (1 Th. auf 200—300 Th. Wasser), doch leistet dasselbe nicht mehr als eine einfache Lösung von Kupfervitriol oder Alaun.

Cuprum ammoniatum sulfuricum. Das schwefelsaure Kupferammo-

---

[1] Archiv f. patholog. Anatomie. Band XLI. S. 24. 1867.

niak wird dadurch erhalten, dass man 1 Th. schwefelsaures Kupfer unter Umschütteln in 3 Th. Ammoniak löst, die Flüssigkeit mit 6 Th. Spiritus versetzt und den erhaltenen Niederschlag zwischen Löschpapier ohne Anwendung von Wärme trocknet. Man giebt dasselbe jetzt nur noch selten zu 0,01—0,06 Grm. p. d. in Lösung oder Pillen. — Früher benutzte man auch eine Mischung von Kupferchlorid mit Salmiak unter dem Namen Liquor antimiasmaticus Koechlini.

Cuprum subaceticum. Der käufliche Grünspahn wurde wegen seiner ungleichmässigen Zusammensetzung nicht innerlich angewendet. Das Grünspahncerat (**Ceratum aeruginis**, Ceratum viride, Emplastrum viride) ist eine zusammengeschmolzene Mischung von 12 Th. gelbem Wachs, 6 Th. Fichtenharz, 4 Th. Terpenthin und 1 Th. Grünspahn und wird vorzugsweise als Hühneraugenpflaster benutzt. — Früher war auch das Linimentum aeruginis (Unguentum aeruginis) in Gebrauch, eine Mischung aus 1 Th. Grünspahn und je 8 Th. Essig und Honig.

Cuprum aceticum. Das neutrale essigsaure Kupfer wurde nur selten zu 0,01—0,06 Grm. in Pillenform oder als Tinctura cupri acetici, häufiger zu Augentropfwässern (1 Th. auf 200—300 Th. Wasser) verordnet.

XXII. Antimon.[1]

1. **Stibium** (Sb), Antimonium, Regulus antimonii, Spiessglanz.
2. **Stibium oxydatum** (Sb_2O_3), Antimonium oxydatum, Oxydum stibicum, Spiessglanzoxyd, Antimonoxyd.
3. **Stibium sulfuratum crudum** (Sb_2S_3), Antimonium sulfuratum nigrum, Antimonium crudum, Schwefelspiessglanz, schwarzes Schwefelantimon.
4. **Stibium sulfuratum rubeum**, Antimonium sulfuratum rubeum, Sulfur stibiatum rubeum, Kermes minerale, Mineralkermes.
5. **Stibium sulfuratum aurantiacum** (Sb_2S_5), Antimonium sulfuratum aurantiacum, Sulfur auratum antimonii, Sulfur stibiatum aurantiacum, Goldschwefel, Fünffach-Schwefelantimon.
6. **Tartarus stibiatus** $2\left(\begin{smallmatrix}SbO\\K\end{smallmatrix}\right\}C_4H_4O_6\right) + H_2O$, Stibio-kali tartaricum, Tartarus emeticus, Brechweinstein.

Das Antimon unterscheidet sich von den bisher besprochenen schweren Metallen durch die geringe Basicität seiner Sauerstoffverbindungen, und reiht sich dadurch an die sog. elektronegativen Metalle an. Dass

---

[1] Die Verbindungen des Chroms lassen sich noch nicht mit denen eines anderen Metalles vergleichen. Die Chromsäure (**Acidum chromicum**) zeichnet sich, abgesehen von ihrer stark sauren Beschaffenheit, durch die Leichtigkeit aus, mit welcher sie an viele andere Körper Sauerstoff abgiebt und dadurch zerstörend auf sie einwirkt. Aus diesem Grunde ist sie in neuerer Zeit bisweilen als Aetzmittel angewendet worden, besonders bei Condylomen und syphilitischen Exerescenzen, bei Epulis, Lupus, Carcinom, bei vergifteten Wunden, Diphtheritis u. s. w. Ob der Vorzug, den man ihr nachrühmt, begründet sei, dass sie weniger Schmerzen verursache, als andere Aetzmittel

dieser Umstand auch für das Verhalten der Antimonverbindungen im Organismus von grosser Bedeutung sei, kann kaum einem Zweifel unterliegen, doch wissen wir nicht, in welcher Weise jene Eigenschaft sich im Organismus äussern könne. Auch von den übrigen Eigenschaften des Antimons, die das eigenthümliche Verhalten seiner Verbindungen im Körper bedingen, ist uns noch keine mit Sicherheit bekannt. Die meisten Antimonverbindungen sind in Wasser unlöslich und auch von den in Wasser löslichen besitzen viele nur eine geringe Stabilität. Dieser Umstand hat das genauere Studium der Antimonverbindungen sehr erschwert, denn er gab Veranlassung, dass man, besonders in früherer Zeit, oft Gemenge bereits bekannter Antimonpräparate, die nur in ihrer Farbe u. s. w. einige Abweichungen darboten, für ganz neue Verbindungen ansah und so auch eine grosse Zahl von Antimonpräparaten, die häufig nur sehr ungleichmässige Gemenge darstellten, zu therapeutischen Zwecken verwendete. Mit der fortschreitenden Kenntniss der Chemie hat sich auch die Zahl jener Antimonpräparate vermindert, und es steht zu erwarten, dass dieselbe in Zukunft noch kleiner werden werde, als sie gegenwärtig ist.

Von allen Antimonverbindungen findet der Brechweinstein am häufigsten Anwendung zu therapeutischen Zwecken, indem derselbe weniger leicht zersetzbar ist, als viele andere Präparate, und zugleich seine Löslichkeit in Wasser eine grössere Gleichmässigkeit der Wirkung möglich macht. Die in Wasser unlöslichen Verbindungen, z. B. die Sulfurete des Antimons, können nur in so weit zur Wirkung kommen, als sie durch die im Körper auf sie einwirkenden Agentien zersetzt und in analoge Verbindungen wie der Brechweinstein verwandelt werden. Auch der Brechweinstein scheint im unzersetzten Zustande die organischen Körperbestandtheile nicht zu verändern; wenigstens bleibt derselbe, ausserhalb des Organismus mit Lösungen von Eiweiss u. s. w. zusammengebracht, ohne alle bemerkbare Reaction auf dieselben. Nur bei Gegenwart verdünnter Säuren bildet er mit Eiweiss einen Niederschlag, dessen Zusammensetzung noch nicht genauer bekannt ist. Dieser Umstand verdient deshalb unsere besondere Aufmerksamkeit, weil die Bedingungen, unter denen die erwähnte Reaction eintreten kann, in mehreren Körperorganen,

---

ist noch unentschieden. Dagegen beobachtet man bei Personen, welche häufig mit Chromsäure oder saurem chromsauren Kalium beschäftigt sind, dass sich an ihren Händen tiefgehende und sehr schwer heilende Geschwüre bilden. Auch das saure chromsaure Kalium ist als Aetzmittel bei Warzen, Condylomen, Nasenpolypen u. s. w. angewendet worden. Ebenso wie auf der Haut verhält sich dasselbe im Darmcanale. Schon sehr kleine Mengen davon (0,03 Grm.) rufen Schmerzen in der Magengegend und Erbrechen, grössere Dosen selbst Gastroenteritis hervor. Bisweilen wurde auch das saure chromsaure Kalium, namentlich aber das neutrale chromsaure Kalium als Brechmittel angewendet, doch ist man davon ganz wieder zurückgekommen. Ausserdem ist das saure chromsaure Salz auch bei Syphilis gegeben worden, doch fehlen bis jetzt noch alle Beweise dafür, dass es hier nützlich werden könne. — Als Aetzmittel benutzte man die Chromsäure in Substanz oder in sehr concentrirter Lösung, welche mittels eines Glasstabes oder Asbestpinsels aufgetragen wird. Zu Einspritzungen nahm man verdünnte Lösungen (1 Th. auf 500—1000 Th. Wasser). Das saure chromsaure Kalium wurde bei Syphilis zu 0,01 Grm., das neutrale Salz als Brechmittel zu 0,10—0,30 Grm. verordnet.

z. B. dem Magen, gegeben sind und weil wir nach dem Gebrauche des Brechweinsteins vorzugsweise in solchen Organen Veränderungen eintreten sehen, welche ein saures Secret liefern. Bringen wir eine Brechweinsteinlösung auf die unverletzte Haut, so tritt, jedoch erst nach einiger Zeit, ein leichtes Gefühl von Brennen ein, welches bald wieder zu verschwinden pflegt. In höherem Grade zeigt sich diese Erscheinung, wenn man Brechweinsteinsalbe in die Haut einreibt oder ein mit Brechweinsteinpulver bestreutes Deckpflaster längere Zeit mit der Haut in Berührung lässt. Es bilden sich dann kleine Knötchen und diese verwandeln sich allmählich in Pusteln, welche grosse Aehnlichkeit mit den Pockenpusteln haben. Dieselben werden durch eine Entzündung und Vereiterung der Hautfollikeln, in welche der Brechweinstein eingedrungen war, bedingt. Am besten lässt sich dieser Vorgang beobachten, wenn man statt der Brechweinsteinsalbe eine Salbe mit dem SCHLIPPE'schen Salze ($Na_3SbS_4 + 9H_2O$) einreibt. Das in die Hautfollikeln eingedrungene Salz wird daselbst unter Abscheidung von Goldschwefel zersetzt, und so erhält die Spitze der Pustel eine orangegelbe Färbung.[1] In ähnlicher Weise verhalten sich auch wahrscheinlich die übrigen in Wasser löslichen Antimonverbindungen, mit Ausnahme der Chloride, die wegen ihres starken Diffusionsvermögens eine lebhafte Entzündung der ganzen berührten Hautstelle hervorrufen. Der Verlauf der durch den Brechweinstein veranlassten Pusteln ist ganz derselbe, wie der der Pockenpusteln. Auch bei ihnen bildet sich nach einiger Zeit ein Schorf und es bleibt nach dem Abfallen desselben eine weissliche, und da die Pocken häufig confluirend sind, oft ziemlich ausgedehnte Narbe zurück.

Man hat so den Brechweinstein benutzt, um eine pustulöse Entzündung gewisser Hautstellen hervorzurufen, in der Hoffnung, dadurch krankhafte Affectionen anderer Organe zu vermindern. Gewöhnlich zog man dieses Verfahren da den Sinapismen und Vesicatoren vor, wo es darauf ankam, eine länger dauernde, ausgebreitete Hautentzündung zu veranlassen. Solche Einreibungen von Brechweinsteinsalbe wurden auf AUTHENRIETH's Empfehlung besonders häufig bei Keuchhusten gemacht. Ebenso bediente man sich dieser Methode bei Meningitis, bei Hydrocephalus acutus und chronicus, bei Manie, Melancholie, bei Krankheiten des Rückenmarks u. s. w. Wenn man auch nicht selten nach dem Gebrauche dieses Mittels Besserung eintreten sah, so ist dasselbe doch für die Kranken ausserordentlich beschwerlich, so dass man, da sich derselbe Zweck auch durch andere weniger unangenehme Mittel erreichen lässt, diesen stets den Vorzug geben muss. Auch bei manchen Hautkrankheiten wurde der äusserliche Gebrauch des Brechweinsteins empfohlen, wie bei Kahlköpfigkeit, Acne rosacea, bei Psoriasis u. s. w., doch hat man davon selten viel Erfolg gesehen. Bei torpiden Geschwüren, Fisteln u. s. w. bediente man sich bisweilen des Brechweinsteins, um einen lebhafteren Entzündungsprocess anzuregen, obgleich noch keine Vorzüge desselben vor anderen, zu gleichen Zwecken benutzten Mitteln bekannt sind.

[1] GUST. ZIMMERMANN, Meletemata de antimonio. Dissert. inaug. Dorpat 1849.

Bis jetzt hat man nur den Brechweinstein in der angegebenen Weise angewendet, doch würden sich gewiss noch andere lösliche Antimonverbindungen, z. B. das SCHLIPPE'sche Salz, so benutzen lassen. Der officinelle Liquor stibii chlorati lässt sich bei seinem reichlichen Gehalte an freier Salzsäure nicht mit dem Brechweinstein vergleichen und wurde daher auch schon früher (S. 179) besprochen. Das Antimonoxyd, die Antimonsäure und die unlöslichen Sulfurete des Antimons rufen auf der Haut keine bemerkbare Veränderung hervor.

Auf der Schleimhaut der **Augen** verhält sich der Brechweinstein ähnlich wie auf der äusseren Haut, doch da man ihn meist nur vorübergehend einwirken lässt, kommt es gewöhnlich nicht zur Bildung von Pusteln. Man verordnete ihn bisweilen in Form von Augenwässern bei Hornhautflecken u. s. w., bis jetzt sind aber noch keine besonderen Vorzüge desselben festgestellt worden.

Der Brechweinstein besitzt einen säuerlichen, sehr schwach metallischen Geschmack und ruft überhaupt keine auffallende Veränderung im **Munde** hervor. Dieser Umstand macht es, dem Verhalten dieses Salzes auf anderen Organen gegenüber, wahrscheinlich, dass dasselbe durch die alkalische Mundflüssigkeit keine oder nur eine unwesentliche Veränderung erleide. Die in Wasser unlöslichen Antimonverbindungen finden auch im Munde kein Lösungsmittel und bleiben daher geschmacklos, nur der Goldschwefel zeigt meist wegen eines geringen Rückhalts an Schwefelwasserstoff einen ähnlichen Geschmack wie die Schwefelmilch. Bis jetzt hat man die Antimonpräparate nicht benutzt, um Veränderungen im Munde hervorzurufen.

Anders als im Munde verhält sich der Brechweinstein im **Magen**. Wahrscheinlich trägt, wie bereits angedeutet wurde, der sauer reagirende Inhalt desselben wesentlich zur Zersetzung des Brechweinsteins bei. Die Producte, welche hierbei gebildet werden, lassen sich zwar wegen Mangels an genaueren Untersuchungen noch nicht bestimmen, doch sprechen die Functionsstörungen, welche der Magen schon nach kleinen Mengen von Brechweinstein erleidet, sehr dafür, dass die Bestandtheile der Magenschleimhaut leicht in den Bereich der Zersetzung gezogen werden können.

MIALHE hat den Satz aufgestellt, dass sich der Brechweinstein im Magen mit dem daselbst befindlichen Kochsalz, Salmiak oder Chlorkalium zu Doppelchloriden ($2NH_4Cl, Sb_2Cl_3$ oder $2KCl, Sb_2Cl_3$ u. s. w.) umsetze. Es ist indess bekannt, dass die Antimonchloride bei Gegenwart grösserer Wassermengen gar nicht bestehen können. Und eben so wenig als jene Verbindungen können bei Doppelchloride des Antimons bei Gegenwart grösserer Wassermengen bestehen; nur gesättigte Lösungen von Kochsalz, Salmiak oder Chlorkalium zersetzen die Antimonchloride nicht; aus Brechweinstein und Salmiak oder Kochsalz bildet sich aber nie eine dieser Doppelverbindungen, wenn man auch noch so concentrirte Lösungen davon anwendet.

Noch weniger fast als über die Veränderungen des Brechweinsteins im Magen wissen wir über die der übrigen Antimonverbindungen. Das Antimonoxyd verhält sich im Magen aller Wahrscheinlichkeit nach in analoger Weise wie der Brechweinstein. Das schwarze Schwefelantimon dagegen ist in den Flüssigkeiten des Darmcanals vollkommen unlöslich.

Früher wurde es zwar häufig bei Scrofeln, chronischen Hautausschlägen u. s. w. angewandt, doch hat man sich allmählich von seiner Unwirksamkeit überzeugt. Anders verhält es sich mit dem officinellen Mineralkermes oder dem Goldschwefel. Diese rufen, wenn sie in grösseren Mengen in den Magen gelangen, analoge Erscheinungen hervor, wie der Brechweinstein, allein beide enthalten auch fast stets mehr oder weniger Antimonoxyd. Der nicht unbedeutende Oxydgehalt des Mineralkermes wird hauptsächlich durch die Bereitungsweise bedingt, während sich bei der gewöhnlichen Darstellungsweise des Goldschwefels kein Antimonoxyd bildet. Aber schon beim Aussüssen und Trocknen erleiden beide Schwefelverbindungen eine, wenn auch unbedeutende Zersetzung. Da nun die Wirkung dieser Präparate um so deutlicher hervortritt, je grösser der nachweisbare Gehalt derselben an Antimonoxyd ist, so wurde vielfach die Ansicht ausgesprochen, dass die Wirkung jener Stoffe ausschliesslich durch ihren Gehalt an Antimonoxyd bedingt werde.

Lässt sich nun auch die Frage, wie das amorphe Dreifach-Schwefelantimon und das Fünffach-Schwefelantimon im Magen zersetzt werden, noch nicht mit Sicherheit beantworten, so ist es doch sehr wahrscheinlich, dass bei ihrer Zersetzung im Magen ganz analoge Producte gebildet werden mögen, wie bei der Einwirkung des Brechweinsteins oder Antimonoxyds. Die Erscheinungen, welche wir nach dem Einnehmen jener Präparate beobachten, sind genau dieselben, welche auch der Brechweinstein zu veranlassen pflegt. Nur quantitativ sind jene Wirkungen verschieden, indem jene Stoffe, und namentlich der Goldschwefel, in viel grösseren Dosen gegeben werden müssen als der Brechweinstein, um gleiche Symptome hervorzurufen, wie dieser.

Nach dem Gebrauche sehr kleiner Dosen (0,005—0,008 Grm.) des Brechweinsteins oder von relativ grösseren des Mineralkermes und Goldschwefels tritt zunächst ein leichtes Schmerzgefühl in der Magengegend ein, welches leicht mit dem Hunger verwechselt werden kann, weshalb man auch früher dem Brechweinstein eine verdauungsbefördernde Wirkung zuschrieb. Werden solche kleine Dosen öfter wiederholt, so zeigt sich eine etwas vermehrte Schleimsecretion, besonders auf der Schleimhaut des Darmcanals und der Luftwege, weniger deutlich auf anderen Schleimhäuten. Gleichzeitig mit der vermehrten Schleimsecretion bemerkt man aber auch, dass sich der Schleim aus den Luftwegen durch Husten leichter entfernen lässt. Man benutzt daher den Brechweinstein ausserordentlich häufig bei katarrhalischen Zuständen, sowohl des Darmcanals als auch der Luftwege, um so den Verlauf der Krankheit abzukürzen, in ähnlicher Weise wie den Salmiak. Auch da, wo anderweitige Krankheitszustände gleichzeitig mit Katarrhen bestehen, kommt der Brechweinstein ausserordentlich häufig in Gebrauch, z. B. bei Keuchhusten, im weiteren Verlaufe von Pneumonie, Bronchitis, bei acuten Exanthemen, Rheumatismen u. s. w. Im Beginn von Wechselfiebern sieht man nach Anwendung des Brechweinsteins oft nicht blos den bestehenden katarrhalischen Zustand des Darmcanals, sondern auch alle übrigen krankhaften Erscheinungen verschwinden. Seltner giebt man denselben in chronischen Krankheiten, indem durch seine häufig wiederkehrende Einwirkung leicht selbst ein Katarrh des Darmcanals hervorgerufen werden kann. Bisher gab man in solchen Fällen, z. B. bei Scrofeln, Helminthiasis, bei chronischen Bronchialkatarrhen u. s. w., dem Goldschwefel den Vorzug. Seltner benutzte man, wenigstens in Deutschland, den Mineralkermes, den man in Frankreich viel häufiger und fast in allen den Fällen anzuwenden pflegt, wo man sonst gewöhnlich den Salmiak verordnet.

Wird der Brechweinstein in grösseren Dosen (0,05—0,10 Grm.) in den Magen eingeführt, so zeigt sich das Schmerzgefühl in der Magengegend deutlicher und ausserdem noch Neigung zum Gähnen, Aufstossen und Ekel, welcher sich binnen 10—20 Minuten zum Erbrechen steigert. Dieses Erbrechen ist als die reflectorische Wirkung der Veränderungen anzusehen, welche der Brechweinstein auf der Magenschleimhaut hervorruft. Die verhältnissmässig lange Zeit, welche zwischen dem Einnehmen des Mittels und dem Eintritt des Erbrechens zu verlaufen pflegt, hat mehrfach zu der Annahme geführt, dass das Erbrechen durch eine directe Einwirkung des Brechweinsteins auf das Brechcentrum in der Medulla oblongata bedingt werde. Allein nach RADZIEJEWSKI[1], sowie nach KLEIMANN und SIMONOWITSCH[2] wird das Erbrechen, wenn der Brechweinstein in den Magen eingeführt wird, früher und schon durch geringere Mengen des Mittels hervorgerufen, als bei der Injection in die Venen. Auch enthält im letzteren Falle das Erbrochene stets Antimon, so dass also auch hier der Magen direct betheiligt ist. RADZIEJEWSKI fand nach dem Einnehmen von Brechweinstein fast die ganze Menge des Antimons im Erbrochenen wieder, so dass also nur sehr wenig davon in das Blut übergegangen sein konnte. Wenn also MAGENDIE beobachtete, dass bei der Injection von Brechweinstein in die Venen auch dann Erbrechen eintrat, wenn er vorher den Magen exstirpirt hatte, so spricht dies dafür, dass auch von den noch unversehrt gebliebenen Theilen aus, z. B. dem Pharynx oder dem Duodenum, Erbrechen ausgelöst werden könne.

Wegen der obigen Wirkung benutzt man den Brechweinstein besonders häufig als Brechmittel. Die übrigen Antimonpräparate, namentlich der Goldschwefel und Mineralkermes, sind wegen ihrer geringen Löslichkeit für jenen Zweck weniger geeignet. Der Brechweinstein besitzt vor dem schwefelsauren Kupfer und Zink den Vorzug, dass er keinen so unangenehmen Geschmack hat als diese, dagegen entsteht nach seiner Anwendung leichter Diarrhöe, auch geht dem Erbrechen, welches nicht so schnell wie nach jenen Mitteln einzutreten pflegt, ein unangenehmes Gefühl von Uebelkeit voraus und ebenso bleibt eine grosse Abspannung zurück. Man giebt den Brechweinstein, meist mit einem Zusatze von Radix ipecacuanhae, wo es darauf ankommt, den Magen zu entleeren, indem entweder nachtheilige oder unverdauliche Stoffe in denselben gelangt sind oder das Secret der Magenschleimhaut eine abnorme Beschaffenheit

---

[1] Archiv f. Anatomie u. Physiologie 1871. S. 472.
[2] Archiv f. d. ges. Physiologie. Band V. S. 280. 1872.

zeigt, und namentlich, wo man gleichzeitig Diarrhoe hervorzurufen wünscht. Bei Vergiftungen, besonders durch narkotische Substanzen, giebt man gewöhnlich dem schwefelsauren Kupfer oder Zink den Vorzug, weil bei diesen das Erbrechen schneller einzutreten pflegt.

Bisweilen ist es bei der Anwendung des Brechweinsteins nicht sowohl unser Zweck, den Magen zu entleeren, als vielmehr durch die mit dem Erbrechen verbundene Muskelaction den Auswurf von Stoffen zu befördern, welche sich in der Luftröhre, den Bronchien u. s. w. befinden, z. B. beim Croup, bei chronischen Bronchialkatarrhen, bei Lungenödem u. s. w. In gleicher Weise kann das Erbrechen bei fremden Körpern in der Speiseröhre oder bei Gallensteinen im Ductus cysticus oder choledochus nützlich werden.

So vortheilhaft auch die Anwendung des Brechweinsteins in vielen Krankheiten ist, so kann dieselbe doch unter gewissen Umständen sehr nachtheilig werden. Bei bestehender Entzündung des Magens und der Därme, bei Tuberculose des Darmes, Darmgeschwüren u. s. w. würde durch den Gebrauch des Brechweinsteins eine Verschlimmerung jener Krankheiten herbeigeführt werden. Besonders aber kann die heftige Muskelaction, welche mit dem Erbrechen und den dasselbe begleitenden Vomituritionen verbunden ist, leicht Nachtheil bringen, z. B. bei Neigung zu Apoplexie, bei Gehirnentzündung, bei Schwangerschaft, bei Neigung zu Lungenblutungen, bei Aneurysmen des Herzens und der grossen Gefässe, bei Entzündungen der Leber und anderer Unterleibsorgane, bei Hernien u. s. w. Auch bei hohen Schwächegraden muss man den Brechweinstein vermeiden, indem dadurch die Schwäche bis zu einer gefährlichen Höhe gesteigert werden kann.

In ähnlicher Weise wie die Magenschleimhaut wird wahrscheinlich auch die Schleimhaut der Därme, besonders des oberen Dünndarmes, durch den Brechweinstein verändert, doch auch hier sind uns nur die weiteren Folgen jener Veränderung einigermassen bekannt. Nach sehr kleinen Dosen bemerkt man nur eine etwas vermehrte Schleimsecretion, so dass die Fäces weicher und schlüpfriger werden; nach etwas grösseren Dosen treten Kolikschmerzen und Diarrhöen ein. Unter solchen Umständen ist wohl die Secretion der Darmschleimhaut nicht unbeträchtlich vermehrt; ob dasselbe auch von dem Pankreassafte und der Galle gelte, ist noch ungewiss. Bereits oben wurde erwähnt, dass das Erbrechen die Entfernung von Gallensteinen aus dem Ductus cysticus und choledochus befördern kann. Auch die Erschlaffung, welche den Ekel begleitet, vermag eine Erweiterung der verengerten Gallenwege herbeizuführen. Deshalb wurde auch der Brechweinstein nicht selten bei Ikterus angewendet.

Man benutzt den Brechweinstein gewöhnlich nicht als Abführmittel. Nur in einzelnen Fällen, z. B. bei katarrhalischen Zuständen des Darmcanals, ist uns seine gleichzeitig brechenerregende und abführende Wirkung erwünscht, viel häufiger gilt die eintretende Diarrhoe nur als eine unangenehme Nebenwirkung, die man lieber vermeiden möchte. Ob es jedoch rathsam sei, zu diesem Zwecke, wie es nicht selten geschah, den Brechweinstein gleichzeitig mit Opium zu geben, ist sehr zweifelhaft.

Bisweilen, namentlich bei der Anwendung des Brechweinsteins bei Pneumonien, erreicht die Diarrhoe einen so hohen Grad, dass man dadurch genöthigt ist, den Gebrauch des Mittels ganz aufzugeben. Nicht selten findet man auch die Magen- und Darmschleimhaut solcher Personen, welche vor ihrem Tode den Brechweinstein in grösseren arzneilichen Dosen erhielten, geröthet und mit oberflächlichen Geschwüren, besonders im Magen und Ileum, bedeckt, während man in anderen Fällen keine krankhafte Veränderung wahrnehmen kann. Auch im unteren Theile des Oesophagus findet man manchmal Pusteln und Geschwüre, ebenso sieht man auch bei den Kranken Schlingbeschwerden eintreten und Aphthen im Munde und Rachen erscheinen. Wegen dieser unangenehmen Folgen, welche der reichliche Gebrauch des Brechweinsteins, wie er besonders bei Pneumonien stattfindet, nach sich ziehen kann, glauben manche Aerzte, denselben vermeiden und anderen Mitteln den Vorzug geben zu müssen.

Gelangen grosse Mengen von Brechweinstein oder anderen löslichen Antimonverbindungen in den Darmcanal, so zeigen sich die Folgen ihrer Einwirkung in ungleich höherem Grade, als nach arzneilichen Dosen. Es treten dann heftiges und anhaltendes Erbrechen, Durchfall und lebhafte Schmerzen, die sich von der Magengegend aus über den ganzen Unterleib verbreiten, sowie die übrigen Symptome einer Gastroenteritis ein. Die Abspannung und das Schwächegefühl erreichen einen hohen Grad, so dass häufige und tiefe Ohnmachten eintreten, die Respiration wird verlangsamt, der Herzschlag geschwächt, der Puls ist sehr klein und frequent, die Haut wird kühl und cyanotisch, es stellt sich Schluchzen, Angstgefühl und zuletzt Bewusstlosigkeit ein und der Tod erfolgt unter Convulsionen. Man findet in solchen Fällen ausser der Affection des Darmcanals meist noch eine starke Hyperämie der Lungen. In einzelnen Fällen trat auch bei Brechweinsteinvergiftungen kein Erbrechen ein. Ueberhaupt sind die obigen Symptome nicht ganz constant und scheinen theilweise von zufälligen Momenten abhängig zu sein, denn bisweilen wurden ziemlich grosse Mengen von Brechweinstein scheinbar ohne allen dauernden Nachtheil genommen, während in anderen Fällen schon sehr kleine Dosen davon die heftigsten Erscheinungen nach sich zogen. Vergiftungen durch Antimonchlorür oder Liquor stibii chlorati weichen von den durch andere Antimonverbindungen verursachten dadurch ab, dass dabei gleichzeitig Salzsäure einwirkt und leicht eine brandige Entzündung der Applicationsstellen hervorruft.

Bei Vergiftungen durch Antimonpräparate sucht man gewöhnlich das Erbrechen durch reichliches Nachtrinken schleimiger Flüssigkeiten zu befördern, um so die Ausleerung des Giftes zu unterstützen. Für solche Fälle, wo kein Erbrechen eintritt, hat man die Anwendung der Magenpumpe oder ein Brechmittel aus Zinkvitriol empfohlen und später als Antidotum reine Gerbsäure oder auch Chinadecoct, Galläpfeldecoct, starke Aufgüsse von grünem Thee u. s. w.

Welche Veränderungen die in den Magen gebrachten Antimonverbindungen im untersten Theile des Darmcanals erleiden, lässt sich noch nicht mit Sicherheit bestimmen. Goldschwefel, Mineralkermes und schwarzes Schwefelantimon finden sich zum grössten Theile oder gänzlich unverändert in den Fäces wieder, und vielleicht werden auch die kleinen Antheile von Brechweinstein, Antimonoxyd u. s. w., welche nach arzneilichen Dosen bis in den untersten Theil des Darmcanals gelangen können, daselbst in Schwefelantimon verwandelt.

Man hat häufig angenommen, dass der Brechweinstein unverändert in das Blut übergehen könne, doch wissen wir von den übrigen weinsauren Salzen, dass sie im Darmcanale rasch zersetzt werden, und es ist daher fraglich, ob der Brechweinstein eine Ausnahme davon mache. Verbindungen des Antimons mit den eiweissartigen Stoffen, wie sie mit vielen anderen schweren Metallen bestehen, sind nicht bekannt. Es fehlt uns daher noch jede einigermassen wahrscheinliche Annahme über die Form der im Blute circulirenden Antimonverbindungen.

Unmittelbar nach seinem Eintritte in das Blut wird das Antimon durch die Pfortader der **Leber** zugeführt. Dass dasselbe sich hier nicht ganz indifferent verhalte, dafür spricht die Beobachtung SAIKOWSKY's[1], dass bei chronischen Antimonvergiftungen sich fettige Degeneration der Leber ausbildet.

In das **Herz** gelangt, ruft das Antimon eine Verminderung und in grösseren Mengen selbst ein völliges Erlöschen der Erregbarkeit des Herzens hervor, so dass Herzstillstand eintritt. Dieser ist auch die gewöhnliche Todesursache bei Antimonvergiftungen. Wie in anderen Fällen gehen der dadurch bedingten Erstickung Zuckungen voraus. In Folge der geschwächten Herzthätigkeit wird der arterielle Seitendruck und die Geschwindigkeit des Blutstroms vermindert[2], und das Blut häuft sich in den venösen Gefässen an, was sich auch durch die cyanotische Färbung der Haut zu erkennen giebt. Nach brechenerregenden Dosen des Brechweinsteins beobachtet man mit der Zunahme des Ekels ein Steigen der Pulsfrequenz, welche mit dem Eintritt des Erbrechens wieder nachlässt und mit dem Aufhören des Ekels allmählich auf die Norm herabsinkt. Dabei ist der Puls weicher als sonst. Die Körpertemperatur sinkt in Folge der verminderten Herzthätigkeit, was sich auch durch kühle und feuchte Beschaffenheit der Haut, besonders an den Extremitäten, zu erkennen giebt.

Um eine Schwächung der Herzthätigkeit zu therapeutischen Zwecken zu erreichen, giebt man den Brechweinstein am zweckmässigsten in häufig (1—2 stündlich) wiederholten kleinen (0,02—0,04 Grm.) Dosen. Das anfänglich etwa eintretende Erbrechen hört gewöhnlich bald auf und es tritt ein Zustand von Collapsus ein, welcher unter Umständen, z. B. bei kleinen Kindern, bei alten oder durch Krankheit geschwächten Personen, selbst dem Leben gefährlich werden kann. Am meisten kann jene Schwächung der Herzcontractionen bei Pneumonie nützlich werden, wo der Brechweinstein seit RASORI vielfach angewendet worden ist. Allerdings kann dadurch die Pneumonie nicht in ihrem Verlaufe gehemmt, auch der Uebergang der Anschoppung in Infiltration nicht verhindert und

---

[1] Archiv f. patholog. Anatomie. Band XXXIV. S. 73. 1865.
[2] Vergl. ACKERMANN, Ebendaselbst. Band XXV. S. 531. 1863.

ebenso wenig die Dauer der Krankheit erheblich gekürzt werden, allein man kann dadurch unter manchen Umständen dem Kranken grosse Erleichterung verschaffen [1]. Durch die Schwächung der Herzthätigkeit wird ein ähnlicher Effect erzielt, wie durch den Aderlass; eine etwas verminderte Blutanhäufung in den Lungen, nur dass im ersteren Falle das Blut dem Kranken erhalten bleibt, dessen Verlust für die späteren Stadien der Krankheit nachtheilige Folgen haben kann. Man wendet daher den Brechweinstein vorzugsweise in schweren mit grosser Oppression verbundenen Fällen an, während er in leichteren entbehrlich erscheint. — Es ist leicht ersichtlich, dass die durch den Brechweinstein veranlasste Schwächung der Herzthätigkeit für andere Entzündungen, z. B. Pleuritis, Bronchitis, Gehirnentzündungen u. s. w. ungleich geringere Bedeutung haben kann, als bei Pneumonien, und derselbe kommt daher in solchen Fällen nur noch selten in Gebrauch.

Jene Schwächung der Herzthätigkeit wird vorzugsweise durch eine verminderte Contractilität der Herzmuskulatur bedingt, die bei der Einwirkung grösserer Antimonmengen in vollständige Lähmung übergehen kann. Ob und wie weit auch die Herznerven bei jener Functionsstörung betheiligt sind, ist noch nicht bekannt. Die Ansicht NOBILING's [2], dass jene Wirkung durch den Kaliumgehalt des Brechweinsteins bedingt werde, hat sich als unrichtig erwiesen. [3] Jene verminderte Contractilität beschränkt sich aber nicht auf die Herzmuskeln, sondern zeigt sich auch bei allen übrigen quergestreiften Muskeln, obgleich in etwas geringerem Grade. Das beim Gebrauche des Brechweinsteins eintretende Schwächegefühl ist wohl hauptsächlich durch diesen Umstand bedingt. Auf welche Weise diese Herabsetzung der Muskelirritabilität zu Stande komme, ist noch nicht bekannt. Von dem Brechacte selbst ist sie wohl nicht bedingt, denn wir sehen, dass z. B. nach subcutaner Anwendung des Mittels jene verminderte Irritabilität bestehen kann, ohne dass Erbrechen eintritt. Es ist daher wahrscheinlich, dass wir dieselbe von einer directen Einwirkung der Antimonverbindungen auf die Muskelsubstanz abzuleiten haben. So erklärt es sich auch, warum bei der wiederholten Einführung kleiner Brechweinsteinmengen das anfänglich eintretende Erbrechen später aufhört, da der Brechact zu seinem Zustandekommen einer energischen Muskelthätigkeit bedarf. Früher nahm man, um sich jenen Umstand zu erklären, eine besondere Toleranz der Pneumoniker für den Brechweinstein an.

Man hat den Brechweinstein nicht selten angewendet, um durch den eintretenden Collapsus Anfälle von Manie, Melancholie, Delirium tremens u. s. w. zu verhüten oder wenigstens abzuschwächen. Ebenso verordnete man ihn, um die krankhafte Spannung der Muskeln zu vermindern, z. B. bei Luxationen grosser Gelenke, um so die Reposition zu erleichtern, bei eingeklemmten Brüchen, besonders aber bei

---

[1] Vergl. LEBERT in Berliner klinische Wochenschrift 1871. No. 36.
[2] Zeitschrift f. Biologie. Band IV. S. 40. 1868.
[3] Vergl. BUCHHEIM und EISENMENGER in ECKHARD's Beiträgen zur Anatomie und Physiologie. Band V. S. 73 und RADZIEJEWSKI l. c.

krampfhaften Zuständen; z. B. bei krampfhafter Contraction einzelner Halsmuskeln, bei Convulsionen Gebärender, selbst bei Tetanus. Gegenwärtig giebt man zu jenem Zwecke meist anderen Mitteln, z. B. dem Chloroform, Chloral u. s. w. den Vorzug.

Eine directe Einwirkung der im Blute circulirenden Antimonverbindungen auf einzelne Theile des Nervensystems ist noch nicht sicher nachgewiesen worden. Die Erscheinungen, aus welchen RADZIEJEWSKI auf eine Herabsetzung der Reflexthätigkeit schloss, lassen sich auch von der verminderten Muskelirritabilität ableiten.

Wie weit die Haut durch das im Blute befindliche Antimon verändert werden könne, ist noch nicht genau bekannt. Durch den eintretenden Ekel wird, ebenso wie in anderen Fällen, der Ausbruch von Schweiss befördert. Der Brechweinstein, Goldschwefel und Mineralkermes sind daher auch als schweisstreibende Mittel, besonders bei katarrhalischen und rheumatischen Affectionen angewendet worden. Gewöhnlich giebt man jedoch hier anderen Mitteln, z. B. der Ipecacuanha, den Vorzug. — Auch beim innerlichen Gebrauche des Brechweinsteins sieht man bisweilen, z. B. auf frisch verheilten Vesicatorstellen, Pusteln entstehen. Ebenso beobachtete man, dass, wenn auf einen Körpertheil, z. B. die Brust, Brechweinstein eingerieben wurde, gleichzeitig an einer anderen Stelle, z. B. dem Scrotum, Pusteln erschienen. Diese Fälle sind indess wohl zum grössten Theile so zu erklären, dass unabsichtlich eine geringe Menge der Salbe auf das Scrotum gebracht wurde.

Die Ausscheidung des in den Körper gebrachten Antimons kann auf verschiedenen Wegen erfolgen. Ein Theil desselben wird durch den Darmcanal ausgeschieden. LEWALD fand es auch in der Milch wieder. In welcher Form das Antimon im Harn enthalten sei, lässt sich noch nicht bestimmen. Dass dasselbe zum Theil im Körper zurückgehalten werde, wie z. B. das Silber, ist nicht wahrscheinlich; doch konnten MILLON und LAVERAN[1] selbst noch nach 4 Monaten Spuren von Antimon in der Leber nachweisen. Da der Goldschwefel häufig einen Antheil an freiem Schwefel enthält, so bemerkt man auch bei seinem Gebrauche eine Zunahme der täglich durch den Harn ausgeschiedenen Schwefelsäuremenge. GÄTHGENS[2] fand, dass durch das Antimon eine Steigerung der Stickstoffausscheidung aus dem Körper veranlasst wird. Bisweilen hat man auch den Harn beim Gebrauche des Brechweinsteins eiweisshaltig gefunden. Gewöhnlich lässt sich jedoch beim Gebrauche der Antimonpräparate keine Veränderung in der Function der Harnwerkzeuge beobachten. In einzelnen Fällen hat man Injectionen von Brechweinsteinlösung in die Harnröhre gemacht, um die Heilung chronischer Tripper zu beschleunigen, oder um plötzlich unterdrückte Tripper wiederherzustellen.

Stibium. Früher benutzte man das metallische Antimon in Form der Pilulae aeternae, die als Abführmittel angewandt und nach ihrer jedesmaligen Ausleerung wieder aufbewahrt wurden. Auch goss man

---

[1] Comptes rendus XXI. 637.
[2] Centralblatt f. d. med. Wissenschaften 1876. No. 18.

Becher aus Antimon (Pocula emetica), in denen man Wein aufbewahrte, bis derselbe eine brechenerregende Wirkung erlangt hatte.

Stibium sulfuratum crudum. Der Schwefelspiessglanz wurde früher in fein zerriebenem Zustande (**Stibium sulfuratum laevigatum**) zu 0,20 bis 0,60 Grm. in Pulverform angewendet, kommt jedoch jetzt kaum mehr in Gebrauch.

Stibium sulfuratum rubeum. Zur Bereitung des Mineralkermes wird 1 Th. fein zerriebener Schwefelspiessglanz in einer Auflösung von 23 Th. kohlensauren Natriums in 25 Th. Wasser zwei Stunden lang unter Ersatz des verdampfenden Wassers gekocht und noch heiss in ein etwas kochendes Wasser enthaltendes Gefäss filtrirt. Der nach dem Erkalten entstandene Niederschlag wird auf einem Filter mit destillirtem Wasser abgewaschen und bei 25° C. getrocknet. Der Mineralkermes wird zu 0,01—0,06 Grm. p. d. gewöhnlich in Pulverform, jedoch nur selten in Deutschland, häufiger in Frankreich und Italien angewendet.

Stibium sulfuratum aurantiacum. Man verordnet den Goldschwefel als Expectorans zu 0,02—0,10 Grm. p. d. in Pulvern, Pillen oder Trochisken. Früher war ein Gemeng aus gleichen Theilen Goldschwefel und Kalomel mit 2 Th. Guajakharz unter dem Namen Pulvis alterans Plummeri sehr beliebt.

Tartarus stibiatus. Man verordnet den Brechweinstein als Brechmittel zu 0,10—0,15 Grm. auf einmal oder zu 0,02—0,03 Grm. alle 10 Minuten, bis Erbrechen erfolgt. Gewöhnlich giebt man ihn in Pulverform oder als Schüttelmixtur mit Zusatz von etwas Radix ipecacuanhae, seltner für sich allein als Pulver oder in wässeriger Lösung. Um die Herz- und Muskelthätigkeit herabzusetzen, verschreibt man denselben meist in wässeriger Lösung zu 0,02—0,04 Grm. 1 bis 2 stündlich, tagüber zu 0,40 bis 0,50 Grm., als Expectorans oder Diaphoreticum zu 0,005—0,010 Grm. p. d., tagüber zu 0,05—0,10, ebenfalls in Lösung mit Zusatz eines wohlschmeckenden Syrups oder aromatischen Wassers. Brunnenwasser, Kalksalze, gerbsäurehaltige Mittel, Alkalien, Säuren u. s. w. sind als Zusätze zu vermeiden, da der Brechweinstein dadurch zersetzt wird. — Der Brechwein (**Vinum stibiatum**, Vinum emeticum, Vinum stibio-kali tartarici) ist eine Auflösung von 1 Th. Brechweinstein in 250 Th. Xereswein und wird seines angenehmen Geschmacks wegen bei Kindern je nach dem Alter zu gtt. 2—10 p. d. als Expectorans und Diaphoreticum oder zu gtt. 15—60 als Brechmittel, aber auch bei Erwachsenen zu gtt. 10—20 p. d. und als Brechmittel zu 20—30 Grm. angewendet. — Die Brechweinsteinsalbe oder Pockensalbe (**Unguentum tartari stibiati**, Unguentum stibiatum) ist eine frisch bereitete Mischung aus 1 Th. sehr fein gepulvertem Brechweinstein mit 4 Th. Schweinefett und wird in bohnengrossen Portionen täglich einmal eingerieben, bis Pusteln auf der Haut erscheinen.

XXIII. Arsen.

1. **Arsenicum** (As), Cobaltum crystallisatum, Arsen, Fliegenkobalt, Scherbenkobalt.
2. **Acidum arsenicosum** (As_2O_3), Arsenicum album, Arsentrioxyd, arsenige Säure, weisser Arsenik.
3. **Acidum arsenicicum** (As_2O_5), Arsensäure.
4. **Arsenicum sulfuratum rubrum** (As_2S_2), Risigallum, rothes Schwefelarsen, Realgar, Sandarach, Rubinschwefel.
5. **Arsenicum sulfuratum flavum** (As_2S_3), Auripigmentum, Dreifach-Schwefelarsen, gelbes Schwefelarsen, Auripigment, Operment, Rauschgelb.

Das Arsen schliesst sich in mancher Hinsicht an die Metalle an, während viele Präparate desselben, besonders die Sauerstoffverbindungen, grosse Aehnlickeit mit den entsprechenden Phosphorverbindungen haben, ja die arsensauren Salze selbst mit den phosphorsauren Salzen isomorph sind. Allein trotz jener vielen Aehnlichkeiten finden sich auch manche nicht unbedeutende Unterschiede. Namentlich scheint für das Verhalten der Arsenverbindungen im thierischen Körper der Umstand von grosser Wichtigkeit zu sein, dass dieselben meist leichter in andere Formen, besonders in niedere Oxydationsstufen, verwandelt werden können, während die Phosphorsäure unverändert durch den Körper geht und auch die niederen Oxydationsstufen des Phosphors, wenigstens theilweise, in Phosphorsäure verwandelt werden. Während nur der Phosphor selbst schon in kleinen Mengen nachtheilige Wirkungen hervorruft, die unterphosphorige und phosphorige Säure dagegen sich der Phosphorsäure analog verhalten, können die meisten Arsenverbindungen, wofern sie überhaupt im Körper zur Wirksamkeit gelangen, schon in kleinen Mengen sehr heftige und trotz der so verschiedenen Eigenschaften der einzelnen Stoffe sehr ähnliche Functionsstörungen veranlassen. So, werden wir zu der Vermuthung geführt, dass die Arsenpräparate ebenso wie die Verbindungen vieler schweren Metalle im Körper in eine und dieselbe Form umgewandelt werden mögen, von deren Eigenschaften die ihnen gemeinschaftlichen Wirkungen abzuleiten sein würden. Nicht bloss die arsenige Säure, die Arsensäure und ihre Salze, sondern auch das metallische Arsen und der Arsenwasserstoff zeigen in ihrem Verhalten gegen den Organismus fast nur quantitative Verschiedenheiten. Welches nun aber jene Verbindungsform sei, von der wir annehmen müssen, dass sie im Organismus aus allen wirksamen Arsenverbindungen gebildet werde, darüber sind wir noch ganz im Dunkeln. Gewöhnlich betrachtet man die arsenige Säure als die vorzugsweise giftige Arsenverbindung, allein wir haben bis jetzt noch keine genügenden Beweise für die Richtigkeit dieser Annahme. Es ist noch keine besondere Affinität derselben gegen einen oder mehrere der wichtigeren Körperbestandtheile bekannt, im Gegentheil scheint sie sich ziemlich indifferent zu verhalten. Eine constante Verbindung mit Eiweiss und ähnlichen Stoffen konnte trotz der mehrfach modificirten Versuche von KENDALL und EDWARDS[1], J. HERAPATH[2] u. A. bis

---
[1] London pharmaceutical Journal IX. 1850.
[2] Philosophical Magazine 1851. p. 345.

jetzt noch nicht erhalten werden, und ebenso wie das Eiweiss lässt die arsenige Säure das Blut und andere thierische Flüssigkeiten scheinbar unverändert. Alle Stoffe, von denen wir nachweisen können, dass sie in unveränderter Form und nicht bloss auf ganz bestimmte Organe oder unter besonderen Bedingungen einwirken, rufen sogleich, wenn sie in den Organismus gelangen, gewisse Functionsveränderungen hervor. Dies gilt von der arsenigen Säure nicht. Sie besitzt keinen auffallenden Geschmack, obgleich nach einiger Zeit ein lebhaftes Gefühl von Brennen auf allen den Theilen des Mundes entsteht, mit denen sie in Berührung kam, und selbst wenn sie in Form einer Lösung in den Darmcanal gebracht wird, treten die dadurch bewirkten Vergiftungserscheinungen ungleich später ein, als nach der Einführung anderer, ähnlich wirkender Gifte, z. B. des Aetzsublimats. Ja dieser Umstand zeigt sich selbst ausserhalb des Körpers, z. B. bei der Gährung des Zuckers, welche nur dann aufgehoben wird, wenn die arsenige Säure längere Zeit auf die Hefe einwirken konnte.[1] So müssen wir wohl annehmen, dass die arsenige Säure nicht als solche wirke, dass sie vielmehr in Berührung mit den Körperbestandtheilen erst in eine andere, noch ganz unbekannte Verbindung verwandelt werde. Dasselbe gilt wohl auch von der Arsensäure. Bei der grossen Aehnlichkeit, welche diese mit der Phosphorsäure zeigt, liegt die Hypothese, dass sie an und für sich unschädlich sei und erst im Körper in eine giftige Verbindung verwandelt werde, noch näher, und WÖHLER und FRERICHS haben bereits versucht, die Richtigkeit dieser Annahme durch das Experiment zu beweisen. Da wir somit ausser Stande sind, auch nur mit einiger Wahrscheinlichkeit die Form anzudeuten, in welcher die Arsenverbindungen zur Wirkung gelangen, so muss auch die Frage, welche Eigenschaften jener Arsenverbindung diese Wirkung bedingen, noch gänzlich den zukünftigen Forschungen zur Beantwortung überlassen werden.

Kommt die trockene arsenige Säure auf die unversehrte äussere Haut, so bleibt sie bei ihrer geringen Löslichkeit ohne bemerkbare Einwirkung auf dieselbe. In gelöstem Zustande ruft das obige Präparat allmählig eine exsudative Entzündung und Blasenbildung hervor. Deutlichere Veränderungen zeigen sich, wenn die arsenige Säure auf die von der Epidermis entblösste Haut oder auf eine Geschwürsfläche gebracht wird. Es bildet sich dann im Verlaufe einiger Stunden eine Entzündung aus, die, wenn die Menge der einwirkenden Säure nicht sehr gering war, in Brand übergeht und sich nicht bloss auf die oberflächlichen Gewebe beschränkt, sondern sich bis zu einer gewissen Tiefe erstreckt. Man kann daher die arsenige Säure benutzen, um krankhaft veränderte Hautstellen durch brandige Entzündung zu zerstören. Schon seit langer Zeit wurde dieselbe in dieser Absicht bei Hautkrebs, besonders bei Lippen- und Nasenkrebs, aber auch bei Herpes exedens, Paronychia maligna u. s. w. angewendet. Beim Drüsenkrebs gelingt es gewöhnlich nicht, die krankhaft veränderten Theile, da sie meist weniger oberfläch-

---

[1] SAWITSCH, Meletemata de acidi arsenicosi efficacia. Dissertat. inauguralis. Dorpat 1854. — N. JOHANNSOHN, Ueber die Einwirkung der arsenigen Säure auf Gährungsvorgänge, im Archiv f. experimentelle Pathologie und Pharmakologie. Band II. S. 99. 1874.

lich liegen, als beim Hautkrebs, so vollständig durch die brandige Entzündung zu zerstören, dass dadurch eine temporäre oder bleibende Heilung erreicht wird. Man bediente sich zu dem genannten Zwecke lange Zeit eines von einem Mönche, Cosme, erfundenen Geheimmittels, doch steht zu erwarten, dass demselben allmählig reine arsenige Säure, oder ein Gemenge derselben mit irgend einer indifferenten Substanz, z. B. Stärkmehl u. s. w., werde substituirt werden. Nach dem bisher gewöhnlichen Verfahren wurde das Cosme'sche Pulver mit Wasser, Speichel oder Eiweisslösung zu einem Brei angemacht, den man in der Dicke eines Messerrückens, also $1/4$—$1/2$ Linie dick, auf die Geschwürsfläche auftrug, jedoch so, dass auch die Ränder des Geschwürs, so weit irgend eine krankhafte Veränderung bemerkt werden konnte, davon bedeckt wurden, und endlich ein Stück Goldschlägerhaut oder ein Deckpflaster darüber gelegt, um das Abfallen der Paste zu verhüten. Der in Folge der allmählig eintretenden heftigen Entzündung gebildete trockene und lederartige Brandschorf löst sich meist erst nach 15—30 Tagen und hinterlässt nicht, wie bei der Anwendung des Aetzkali's u. s. w., eine Geschwürsfläche, sondern man findet gewöhnlich die davon bedeckt gewesene Stelle ganz oder zum grössten Theile vernarbt. Sind jedoch noch einzelne geschwürige Stellen vorhanden, so sucht man dieselben durch Anwendung von Aetzmitteln, z. B. der Pasta Viennensis, oder selbst durch die erneuerte Application der arsenigen Säure zu beseitigen. So gelingt es oft, eine Heilung des Krebsgeschwüres herbeizuführen, wenn auch in den meisten Fällen das Uebel nach kürzerer oder längerer Zeit wiederkehrt. Durch die während der Entzündung eintretende Blutstockung wird der Uebergang der auf der kranken Hautstelle befindlichen arsenigen Säure in das Blut fast gänzlich aufgehoben, so dass diese Applicationsweise meist keine sehr nachtheiligen Folgen für die Gesundheit hat. Dies ist jedoch keineswegs ohne Ausnahmen der Fall und daher ist auch bei der obigen Anwendungsweise der arsenigen Säure die grösste Vorsicht nöthig. Besonders darf man nicht zu grosse Geschwürsflächen auf einmal mit der arsenigen Säure bedecken, sondern muss, wenn solche vorhanden sind, die Zerstörung derselben in einzelnen Intervallen ausführen. Manche Aerzte geben daher auch dem Zinkchlorid den Vorzug vor der arsenigen Säure. Je weniger intensiv die durch die arsenige Säure auf der Haut hervorgerufene Entzündung ist, desto weniger wird auch dadurch der Uebergang der Arsenverbindung in das Blut verhindert, so dass also bei der Anwendung kleinerer Mengen davon, besonders wenn sie über grössere Flächen verbreitet werden, leichter nachtheilige Folgen eintreten, als bei der obigen Applicationsweise. Daher ist es auch nicht rathsam, die arsenige Säure zur Hervorrufung leichterer Entzündungsgrade zu benutzen, z. B. bei Krätze und anderen chronischen Hautkrankheiten. — Nach längere Zeit fortgesetzten Injectionen von 2—4 Tropfen des Liquor kali arsenicosi in das Gewebe sarkomatöser oder krebsiger Geschwülste sah man bisweilen, dass dieselben sich rasch verkleinerten und endlich ganz verschwanden, während in anderen, scheinbar ähnlichen Fällen dasselbe Verfahren erfolglos blieb.

Schon seit langer Zeit hat man, besonders im Orient, das gelbe

XXIII. ARSEN. 311

Schwefelarsen als Depilatorium angewendet, um das Wachsen von Haaren an solchen Körperstellen, wo man dies nicht wünschte, zu verhindern. Man benutzte dasselbe jedoch stets in Verbindung mit Aetzkalk und hat sich in neuerer Zeit überzeugt, dass der Nutzen, den man so erreichen kann, nicht vom angewandten Schwefelarsen, sondern nur von dem Aetzkalk herzuleiten ist, so dass der letztere oder auch Schwefelcalcium jetzt gewöhnlich für sich angewendet wird.

In den **Mund** gelangt, zeigt die arsenige Säure, selbst in Form einer Lösung, nur einen schwachen süsslichen Geschmack und scheint daher während der Zeit, wo sie gewöhnlich im Munde verweilt, weder selbst eine Veränderung zu erleiden, noch eine bedeutendere Einwirkung auf die Bestandtheile der Mundschleimhaut zu äussern. Bis jetzt hat man dieselbe auch nicht angewendet, um zu therapeutischen Zwecken auf jene Theile einzuwirken.

Auf der Schleimhaut der **Luftwege** verhalten sich die Arsenverbindungen wahrscheinlich in ähnlicher Weise, wie auf anderen Schleimhäuten, doch fehlen darüber noch genauere Untersuchungen. Beim Einathmen von Arsenwasserstoff tritt keine auffallende Veränderung der Respirationsorgane ein. TROUSSEAU empfahl bei chronischen Katarrhen das Rauchen arsenhaltiger Cigarren, doch ist diese Anwendungsweise sehr tadelnswerth, da sich die Menge des zur Wirkung kommenden Arsens durchaus nicht bestimmen lässt und so viel mehr Schaden als Nutzen gestiftet werden kann.

Wie sich die Arsenverbindungen im **Magen** verhalten, ist noch ganz unbekannt. Der Umstand, dass bei Vergiftungen durch dieselben die krankhaften Erscheinungen später einzutreten pflegen, als nach anderen Stoffen, so wie dass die verschiedenen Arsenverbindungen ganz ähnliche Erscheinungen hervorrufen, spricht, wie bereits erwähnt wurde, für die Hypothese, dass dieselben, wenn sie in Berührung mit den Körperbestandtheilen kommen, in eine und dieselbe Verbindungsform verwandelt werden mögen. WOEHLER und FRERICHS[1] glaubten aus ihren Versuchen schliessen zu dürfen, dass die Arsensäure weniger heftig wirke, als die arsenige Säure, indem sie im unveränderten Zustande vielleicht gar nicht giftig sei, sondern erst im unteren Theile des Darmcanals in arsenige Säure verwandelt werde. SCHROFF[2] dagegen fand, dass die Verschiedenheit in der Wirkung der arsenigen Säure und der Arsensäure nicht bedeutend sei, dass jedoch bei Vergiftungen durch Arsensäure der Darmcanal weniger Erscheinungen von Entzündung zeige, als bei solchen durch arsenige Säure. Die Versuche, welche von SAWITSCH[3] angestellt wurden, um diese Frage zu entscheiden, haben ergeben, dass die Mengen von arseniger Säure und arsensaurem Natrium, welche man ohne nachtheilige Folgen Thieren geben kann, genau in demselben Verhältniss zu einander stehen, wie der Arsengehalt dieser Stoffe. Dasselbe gilt ohne Zweifel auch von den arsenigsauren Salzen, namentlich dem arsenigsauren Kalium und dem arsenigsauren

---

[1] Annalen der Chemie und Pharmacie. Band LXV. S. 345.
[2] Neues Repertorium für Pharmacie 1853. S. 201.
[3] l. c.

Kupfer, welches letztere unter dem Namen des Scheele'schen Grüns bekannt ist, und da es häufig als Farbematerial angewendet wird, auch ziemlich oft Anlass zu Vergiftungen gegeben hat. Das metallische Arsen wurde bisher für nicht giftig gehalten. Die nach dem Einnehmen desselben eintretenden Erscheinungen leitete man gewöhnlich von einem Gehalte desselben an arseniger Säure her. SCHROFF[1] fand jedoch, dass auch reines metallisches Arsen Vergiftungserscheinungen hervorrief, und glaubt, dass sich dasselbe im Darmcanale zu arseniger Säure oxydire, zumal da sich in diesen Vergiftungsfällen die gebrauchte Magnesia als Antidotum eben so nützlich zeigte, wie in solchen durch arsenige Säure.[2] Die gewöhnlich vorkommenden Schwefelverbindungen des Arsens, das Realgar und das Auripigment, sind nach den Versuchen von SCHROFF u. A. im reinen Zustande nicht giftig, wahrscheinlich weil sie im Darmcanale ungelöst bleiben. Im Handel kommen jedoch diese Stoffe stets mit mehr oder weniger arseniger Säure gemengt vor, so dass sie in ähnlicher Weise wie diese nachtheilig werden können.

Es ist noch nicht entschieden, dass nicht die Einwirkung der in den Magen gelangten oder in demselben gebildeten Arsenverbindungen durch manche Momente geschwächt werden könne, wenigstens vertragen der gewöhnlichen Angabe nach einige pflanzenfressende Thiere, besonders Pferde, Kühe und Schaafe, ziemlich grosse Mengen von arseniger Säure ohne nachtheilige Folgen, ja selbst manche Menschen (Arsenikesser) können sich an den Genuss verhältnissmässig grosser Mengen dieses Mittels gewöhnen.

Werden sehr kleine Mengen von arseniger Säure (0,002—0,005 Grm.) in den Magen gebracht, so bemerkt man keine auffallenden Functionsveränderungen. Gewöhnlich stellt sich ein leichtes, bald vorübergehendes Schmerzgefühl ein, welches oft für Hunger gehalten wird und deshalb zu reichlicherem Essen Veranlassung giebt. Man macht von diesem Umstande in der Thierheilkunde häufig Gebrauch, um die Thiere schnell fett zu machen.

Die Wirksamkeit des Speichels, des Magensaftes und pankreatischen Saftes wird nach den Untersuchungen von BÖHM und SCHÄFER[3] durch die Gegenwart der arsenigen Säure nicht beeinträchtigt.

Kehrt die Einwirkung sehr kleiner Dosen der arsenigen Säure auf die Magenschleimhaut sehr häufig wieder, so tritt endlich eine dauernde Störung der Verdauung ein. An die Stelle des scheinbar vermehrten Appetites kommt dann Appetitlosigkeit und es zeigt sich nach dem Essen ein Gefühl von Druck in der Magengegend. Die Schleimhaut des Mundes und Rachens erscheint ungewöhnlich trocken, so dass die Kranken beständig über Durst und ein Gefühl von Brennen und Trockenheit im Halse klagen und die Stimme rauh wird. In einzelnen Fällen hat man Speichelfluss eintreten sehen, auch bilden sich öfters Geschwüre im Munde

---

[1] Zeitschrift der Gesellschaft der Aerzte zu Wien 1853. Heft 6. S. 573, 1858. No. 1 und 1859. No. 29.
[2] Neues Repertorium für Pharmacie 1853. S. 212.
[3] Verhandlungen der Würzburger physiologisch-medicinischen Gesellschaft. N. F. III. S. 239.

aus. Zu der Appetitlosigkeit gesellt sich allmählig Ekel und Erbrechen oder auch Leibschmerz und Diarrhöe, bisweilen mit Stuhlzwang verbunden. Diese Störungen in der Function des Darmcanals ziehen nicht nur eine allmählige Erkrankung der übrigen Schleimhäute, sondern auch eine Verminderung der Ernährung nach sich. Es stellt sich ein trockener Husten, bisweilen mit blutigem Auswurf, ein, die Respiration erscheint beengt, die Haut ist trocken und heiss, der Puls ist frequent, besonders gegen Abend, wo ein fieberhafter Zustand eintritt, der Schlaf ist oft unruhig und durch ängstliche Träume gestört, von Zeit zu Zeit wird der Kranke von Herzklopfen und Angstgefühl gequält. Bei fortschreitender Abmagerung und Entkräftung treten wassersüchtige Anschwellungen ein, häufig schon sehr früh an den Augenlidern (Oedema arsenicalis), während sich die Conjunctiva röthet, an der Nase, den Lippen u. s. w., später auch an den Füssen, wo oft brandige Geschwüre entstehen. Die trockene schmutzig gefärbte Haut bedeckt sich öfters mit Ausschlägen und Geschwüren, endlich fallen auch die Haare und bisweilen sogar die Nägel aus. Zu diesen vielfachen Leiden gesellen sich noch bei fortschreitendem Marasmus Gliederschmerzen, Zittern, Zuckungen und endlich Lähmungen. Auch das Gefühlsvermögen vermindert sich allmählig oder hört in einzelnen Körpertheilen ganz auf, die Kranken befinden sich fortwährend in einer trüben Stimmung, die geistigen Fähigkeiten, besonders das Gedächtniss, nehmen ab. So wird endlich durch die Zerrüttung des ganzen Organismus der Tod, oft unter gleichzeitigem Auftreten von Lungentuberkeln, herbeigeführt, und erfolgt bald bei vollem Bewusstsein, bald aber auch unter Delirien.

Die obigen Krankheitserscheinungen folgen nicht immer in der angegebenen Reihe auf einander und treten bei manchen Individuen sehr früh, bei anderen wieder sehr spät ein. Obgleich viele der obigen Zustände wohl als Folgen der gestörten Function des Darmcanals anzusehen sind, so gilt es vielleicht nicht von allen, auch ist es bis jetzt unmöglich, den Zusammenhang dieser Erscheinungen mit den Eigenschaften der Arsenverbindungen einigermassen festzustellen.

Werden grössere Mengen von arseniger Säure, von 0,10 Grm. an, in den Magen gebracht, so treten, bei Lösungen von arseniger Säure bisweilen schon nach einigen Minuten, bei pulverförmiger oft erst nach mehreren Stunden heftiges Würgen und Erbrechen von Speiseresten, später auch von galligen oder selbst blutigen Flüssigkeiten ein. Gleichzeitig erscheint das Gefühl von grosser Trockenheit, heftigem Brennen und Zusammenschnüren im Schlunde und starken Schlingbeschwerden, die sich bis zur Hydrophobie steigern können. Die schon frühzeitig eintretenden Schmerzen in der Magengegend verbreiten sich über den ganzen Unterleib, dazu gesellen sich Meteorismus, heftige Kolikschmerzen und Diarrhöe, durch welche oft auch blutige Massen entleert werden, und starke Tenesmen. Das Krankheitsbild bietet öfters viel Aehnlichkeit mit einem Choleraanfalle dar.[1] Die Haut ist kalt und klebrig, bisweilen

---
[1] Vergl. VIRCHOW, Archiv f. patholog. Anatomie. Band XLVII. S. 524. — WYSS, Archiv der Heilkunde 1870. S. 17.

ikterisch gefärbt, der Herzschlag unregelmässig, zuckend, der Puls klein und frequent, die Respiration kurz und mühsam. Dabei stellen sich oft heftige Erectionen und Harnbeschwerden, selbst Blutharnen ein. Häufig kommen zu den obigen Erscheinungen noch grosser Collapsus, Zittern, Krämpfe und Ohnmachten. In manchen Fällen jedoch, wo die arsenige Säure in grossen Mengen in den Darmcanal gelangt und besonders günstige Bedingungen für ihren Uebergang in das Blut findet, treten die von der Affection des Darmcanals herrührenden Erscheinungen nur in geringem Grade ein, dagegen beobachtet man grosse Muskelschwäche, Ohnmachten, heftigen Kopfschmerz, Delirien, Unempfindlichkeit, Lähmung, Convulsionen, und der Tod erfolgt schon nach kurzer Zeit, selbst nach wenigen Stunden. In den meisten Fällen jedoch tritt derselbe erst nach 2—3 Tagen in Folge der Gastroenteritis ein.

Fast denselben Verlauf zeigen die Vergiftungsfälle, welche durch andere Arsenverbindungen, z. B. Arsenwasserstoff, Arsensäure u. s. w. hervorgerufen werden, oder die nach der Application der arsenigen Säure und ihrer Salze auf andere Organe eintreten.

Die pathologischen Veränderungen, welche man an den Leichen der durch Arsen Getödteten findet, beschränken sich fast ausschliesslich auf den Darmcanal. Die Schleimhaut des Magens findet sich meist in ihrer ganzen Ausdehnung dunkelroth gefärbt, bedeutend geschwellt und von sammetartigem Ansehen. Die Röthung erstreckt sich nur auf die oberflächlichsten Schleimhautschichten. Ob dieselbe durch die directe Einwirkung der arsenigen Säure hervorgerufen werde, wie man gewöhnlich annahm, erscheint nach den Versuchen von BÖHM[1] und UNTERBERGER als zweifelhaft, da sie nach Injection der arsenigen Säure in das Blut in ganz gleicher Weise eintritt, wie bei der Einführung derselben in den Magen. In der Serosa des Magens bemerkt man ausser einer auffallenden Füllung der Gefässe in der Regel zahlreiche grössere Ekchymosen. Die Magendrüsen erscheinen bisweilen trübe geschwellt. Auch der Rachen und die Speiseröhre finden sich häufig entzündet. Die Schleimhaut des Dünndarms ist von einer dicken gelblich gefärbten, gallertartigen Membran bedeckt, welche aus zahlreichen in ein structurloses Material eingebetteten Eiterzellen besteht, während die Schleimhaut selbst in der Regel mit punktförmigen Ekchymosen besetzt ist. Die Darmzotten sind stark geschwellt, ihres Epithels beraubt und mit Eiterzellen erfüllt. Das Herz ist gewöhnlich schlaff und an seiner Oberfläche, besonders im linken Ventrikel, mit Ekchymosen besetzt. SAIKOWSKY[2] beobachtete auch fettige Degeneration der Herzmuskulatur, der stark vergrösserten Leber und der Nieren.

Es ist eine eigenthümliche Erscheinung, dass die Leichen der durch Arsen Umgekommenen meist nicht verfaulen, sondern mumienartig vertrocknen. Der Grund davon ist noch gänzlich unbekannt, wahrscheinlich ist er jedoch in derselben Eigenschaft der Arsenverbindungen zu suchen, welcher diese ihre Einwirkung auf den lebenden Organismus verdanken.

---

[1] Archiv f. experimentelle Pathologie u. Pharmakologie. Band II. S. 89. 1874.
[2] Archiv f. patholog. Anatomie. Band XXXIV. S. 73.

Bei Vergiftungen durch arsenige Säure hat man in den letzten Jahrzehnten am häufigsten das Eisenoxydhydrat (vergl. S. 218.) als Antidotum angewendet; in neuerer Zeit wurden auch das frisch gefällte Schwefeleisen (S. 218), sowie die schwach gebrannte Magnesia (S. 145) empfohlen. Ehe man sich diese Stoffe zu verschaffen vermag, sucht man das Erbrechen, welches häufig schon frühzeitig eintritt, zu befördern durch Kitzeln des Schlundes, reichliches Trinken von lauem Wasser, von Milch, Eiweisslösung, oder auch Einnehmen von Brechmitteln, z. B. von schwefelsaurem Zink, von Ipecacuanha u. s. w., oder man bedient sich auch, wenn dies möglich ist, der Magenpumpe. Von allen Arsenvergiftungen sind die durch feste arsenige Säure die häufigsten. Bei der geringen Löslichkeit der letzteren bleibt oft ein grosser Theil davon ungelöst und kann durch Erbrechen wieder entleert werden, so dass noch ein günstiger Ausgang möglich ist, obgleich die Menge des genommenen Giftes sehr bedeutend war. Man giebt das Eisenoxydhydrat in Form des officinellen Antidotum arsenici mit heissem Wasser vermischt in möglichst grossen und oft wiederholten Dosen, in derselben Weise auch das Schwefeleisen oder die Magnesia, so lange, bis man Grund hat zu glauben, dass alle arsenige Säure gebunden sei und bis das Erbrechen an Heftigkeit nachlässt. Der Anwendung des Eisenoxydhydrats liess man oft die des Opiums folgen, um dadurch die Gastroenteritis so viel als möglich zu beschränken. Nicht selten gelingt es auf die angegebene Weise, die völlige Wiederkehr der Gesundheit herbeizuführen, bisweilen jedoch bleiben einzelne krankhafte Zustände, z. B. Lähmungen, für längere Zeit oder selbst für immer zurück.

Wie sich die Arsenverbindungen im unteren Theile des Darmcanals verhalten, ist noch nicht bekannt, doch spricht die heftige Affection desselben, welche man bei Arsenvergiftungen meist eintreten sieht, einigermassen für die Hypothese, dass das Arsen selbst bis dahin in einer wirksamen Form gelangen könne.

Eben so wenig wissen wir, in welcher Verbindungsform das Arsen im **Blute** bestehen möge. Dass dasselbe sich in der **Leber**, welcher es zunächst durch die Pfortader zugeführt wird, nicht indifferent verhalte, dafür spricht die Beobachtung von SAIKOWSKY[1], dass beim Gebrauche der Arsenpräparate der Glycogengehalt der Leber sich vermindert oder ganz verschwindet, so wie dass bei Arsenvergiftungen fettige Degeneration der Leber eintritt. Während MOSLER und GROHE[2] den letzteren Befund bestätigten, konnte BÖHM[3] nicht zu dem gleichen Resultate gelangen. Eine Veränderung der Gallensecretion ist bis jetzt nicht nachgewiesen worden.

In Bezug auf das **Herz** stimmen die einzelnen Beobachter nicht überein. SKLAREK[4] beobachtete bei Fröschen eine allmählig eintretende, von den motorischen Herzganglien ausgehende Herzlähmung. Dagegen fand CUNZE[5], dass bei Kaninchen nach Injection kleiner, jedoch giftiger Dosen

---

[1] Archiv f. patholog. Anatomie. Band XXXIV. S. 73.
[2] Ebendaselbst. S. 208.
[3] Archiv f. experimentelle Pathologie u. Pharmakologie. Band II. S. 89. 1874.
[4] Archiv f Anatomie 1866. S. 481.
[5] Zeitschrift f. rationelle Medicin. 3. R. Band XXVIII. S. 33.

von arseniger Säure (0,010 Grm.) in das Blut der Herzschlag oft selbst noch mehrere Stunden nach dem Tode fortdauerte. BÖHM konnte kein abweichendes Verhalten der Herznerven nachweisen, doch nimmt er an, dass die Leistungsfähigkeit der Herzmuskeln vermindert werde. SAIKOWSKY beobachtete nach Arsenvergiftungen fettige Degeneration des Herzens. BÖHM und UNTERBERGER fanden, dass die arsenige Säure, in das Blut von Säugethieren injicirt, ein enormes Sinken des Blutdrucks nebst Pulsverlangsamung erzeugt, welches sich zum Theil auf eine Lähmung der im Gebiete des Splanchnicus liegenden Gefässe zurückführen lässt. Die im Bereiche des Sympathicus liegenden Gefässe werden jedoch nicht gelähmt. Ob diese Lähmung der Unterleibsgefässe sich auch schon nach arzneilichen Dosen zu erkennen gebe, ist noch nicht untersucht.

Ueber eine directe Einwirkung des Arsens auf das **Nervensystem** wissen wir noch wenig. SKLAREK leitet die von ihm beobachtete verminderte Empfindlichkeit für chemische und thermische Reize bei Fröschen von einer Affection des Rückenmarks ab. Die Erregbarkeit der Nerven und Muskeln bleibt nach ihm unverändert. SCOLOSUBOFF[1] fand sowohl bei acuten als auch bei chronischen Arsenvergiftungen viel grössere Mengen von Arsen im Gehirn und Rückenmark, als in den Muskeln und der Leber.

Vielfach hat man angenommen, dass, ebenso wie Gährung und Fäulniss, so auch der thierische Stoffwechsel durch das Arsen vermindert werde. CUNZE suchte auf diesen Umstand die von ihm beobachtete Herabsetzung der Körpertemperatur zurückzuführen. SCHMIDT und STUERZWAGE[2] beobachteten nach dem Arsengebrauche eine verminderte Ausscheidung von Kohlensäure. RABUTEAU u. A. glaubten eine verminderte Harnstoffausscheidung gefunden zu haben. Besonders suchte man sich den nach Anwendung kleiner Arsenmengen häufig eintretenden Fettansatz aus einer Verlangsamung des Stoffwechsels zu erklären. Eine Unterstützung dieser Annahme schien in dem Befinden der Arsenikesser in Steiermark zu liegen, welche meist kräftige Personen sind und trotzdem, dass sie sich allmählig an ziemlich grosse Dosen gewöhnen, doch oft ein hohes Alter erreichen.[3] Dieselben glauben durch die Anwendung des Mittels zu stärkerer Kraftanstrengung, besonders beim Bergsteigen, befähigt zu werden und von Respirationsbeschwerden befreit zu bleiben. v. BOECK[4] konnte jedoch nach arzneilichen Dosen der arsenigen Säure keine Veränderung in der Stickstoffausscheidung und dem Eiweissumsatz nachweisen. GAETHGENS und KOSSEL[5] fanden sogar, dass nach giftigen Dosen der arsenigen Säure die Stickstoffausscheidung vermehrt werde.

Unsere bisherigen Kenntnisse über das Verhalten des Arsens im Körper sind nicht ausreichend, um uns genügenden Anhalt für die Benutzung desselben am Krankenbette zu gewähren. Nicht selten hat man bei einigen hartnäckigen Hautausschlägen nach dem Gebrauche der

---

[1] Archives de physiologie normale et pathologique 1875. p. 653.
[2] STUERZWAGE, Quaedam de acidi arsenicosi ad corpus vivum effectu experimenta. Dissert. inaug. Dorpat 1859.
[3] SCHAEFER, Sitzungsber. d. Wiener Akad. d. Wissensch. Mth.-ntw. Cl. Bd. XLI. S. 573.
[4] Zeitschrift f. Biologie. Band VII. S. 418. 1871 und Band XII. S. 512. 1876.
[5] Archiv f. experimentelle Pathologie u. Pharmakologie. Band V. S. 128. 1875.

arsenigen Säure Besserung eintreten sehen, besonders bei Psoriasis, wo indess die Besserung bisweilen nur vorübergehend war, seltener bei Pityriasis, Lupus, Lepra, Elephantiasis u. s. w. Auch hartnäckige Neuralgien bessern sich manchmal beim Gebrauche jenes Mittels, ebenso Chorea und nervöse Reizbarkeit. Bei Epilepsie, Keuchhusten u. s. w. scheint es dagegen ohne erheblichen Einfluss zu bleiben. LEUBE[1] sah günstigen Erfolg nach seinem Gebrauche bei Diabetes mellitus.

Am häufigsten hat man schon seit mehr als zwei Jahrhunderten die arsenige Säure bei Wechselfiebern angewendet. Dieselbe wurde vielfach neben dem Chinin als das sicherste Heilmittel in jener Krankheit bezeichnet. Ja man fand, dass in manchen Epidemien sehr hartnäckige Fieber, welche selbst nach der reichlichen Anwendung der Chinarinde oder der Chininpräparate nicht gewichen waren, nach dem Gebrauche der arsenigen Säure schnell und ohne Recidive heilten. Dagegen blieben in anderen Epidemien ziemlich leichte Fälle, welche durch Chinin oder andere Mittel schnell unterdrückt werden konnten, bei der Anwendung der arsenigen Säure ungeheilt. Leider genügen auch die bisherigen statistischen Untersuchungen nicht, um die Umstände, unter denen der Gebrauch von Arsenverbindungen bei Wechselfiebern nützlich werden kann, festzustellen. Am häufigsten scheint noch bei hartnäckigen Quartanfiebern ein günstiger Erfolg dadurch erreicht zu werden.

In welchen Krankheiten man nun auch Arsenverbindungen anwenden möge, so dürfen dieselben doch stets nur mit der grössten Vorsicht gebraucht werden. Namentlich ist es wichtig, dass man von Anfang an nicht zu grosse Dosen gebe und dass man den Gebrauch des Mittels nicht zu lange fortsetze. Sobald die ersten Zeichen einer gestörten Function des Darmcanals auftreten, wie z. B. Ekel, leichte Kolikschmerzen u. s. w., oder eine entzündliche Affection der Conjunctiva, muss man den Gebrauch des Mittels auf längere Zeit aussetzen. Daher ist es auch unzweckmässig, die arsenige Säure gleichzeitig mit Opium zu verordnen, indem man dadurch die nachtheiligen Folgen, welche der Gebrauch der arsenigen Säure haben kann, keineswegs zu verhüten, sondern nur die damit verbundenen unangenehmen Gefühle einigermassen zu unterdrücken und somit der Beobachtung zu entziehen vermag. Namentlich scheinen Frauen, Kinder, Greise, sehr schwächliche Individuen und solche, die an chronischen Krankheiten des Darmcanals leiden, leichter durch die Arsenpräparate benachtheiligt zu werden, als kräftige Personen.

Ueber die endliche Ausscheidung des Arsens aus dem Organismus fehlen uns noch genauere Kenntnisse. Wie manche andere Metalle scheint dasselbe längere Zeit im Organismus zurückgehalten zu werden, wenigstens gelang es einigen Beobachtern, selbst noch einige Wochen nach der Einführung des Arsens in den Körper, besonders in der Leber Spuren davon aufzufinden. Andererseits scheint aber auch das Arsen leichter wieder ausgeschieden zu werden, als manche andere Metalle, z. B. das Blei. FLANDIN und DANGER konnten in den Organen eines Hammels, dem sie 6 Wochen zuvor allmählig sechs Gramm arseniger Säure gegeben

---

[1] Deutsches Archiv f. klinische Medicin. Band V. S. 372. 1869.

hatten, keine Spur davon auffinden. Die Ansicht, dass bei der häufig wiederkehrenden Einwirkung der arsenigen Säure eine Anhäufung von Arsen im Körper entstehen könne, entbehrt noch aller wissenschaftlichen Begründung, und auch die Erscheinungen der chronischen Arsenvergiftung können durchaus nicht als Beweis dafür gelten, da dieselben auch andere Erklärungen zulassen. Ein Theil des in das Blut gelangten Arsens wird mit der Galle ausgeschieden, in welcher es von TAYLOR und Anderen nachgewiesen wurde. In dem Secrete der Darmschleimhaut konnte QUINCKE [1] das Arsen nicht wiederfinden, wohl aber BÖHM im Darminhalte nach subcutaner Injection. ROUSSIN fand beim Gebrauche des Arsens dasselbe in der Milch, MARESKA und LARDOS in der Placenta, BERGERON und LEMAITRE [2] im Schweiss. Die Hauptmenge davon wird aber wohl durch den **Harn** ausgeschieden. Bei seinem Durchgange durch die Nieren kann es auch hier Störungen hervorrufen. Wiederholt hat man nach Arsenvergiftungen die Nieren im Zustande fettiger Degeneration gefunden. Nach dem Einathmen von Arsenwasserstoff tritt häufig, sowohl bei Menschen als auch bei Thieren eine dunkle Färbung des Harns ein[3], die von einigen Beobachtern von der zersetzenden Einwirkung des Arsenwasserstoffs auf das Hämoglobin, von Anderen von Blutaustritt aus den Nieren abgeleitet wird. Eine Vermehrung der Harnsecretion tritt nach dem Gebrauche der arsenigen Säure gewöhnlich nicht ein.

Arsenicum. Das metallische Arsen wird nie zu therapeutischen Zwecken verwendet, dagegen kommt dasselbe häufig als Fliegengift in Gebrauch und hat so nicht selten Veranlassung zu Vergiftungen gegeben.

Acidum arsenicosum. Da die arsenige Säure in Pulverform, wenn sie mit dem angewandten Vehikel nicht sehr sorgfältig verrieben wird, durch ungleichmässige Vertheilung leicht nachtheilige Folgen hervorrufen kann und auch zu ihrer Lösung je nach den Umständen sehr verschiedene Wassermengen nöthig hat, so ist es nicht rathsam, sie innerlich anzuwenden. Man hat sie zu 0,002—0,005 Grm. in Pulvern oder Pillen (mit Zusatz von Pfeffer als Pilulae asiaticae) verordnet, bisweilen auch in Lösung mit 100—500 Th. Wasser. Am häufigsten bedient man sich zu therapeutischen Zwecken des arsenigsauren Kaliums in Form der FOWLER'schen Tropfen (**Liquor kalii arsenicosi,** Solutio arsenicalis Fowleri). Diese werden dadurch erhalten, dass man je 1 Th. arseniger Säure und trockenes reines kohlensaures Kalium mit 1 Th. destillirtem Wasser bis zur Lösung kocht, dann etwa 40 Th. Wasser zusetzt und nach dem Erkalten noch so viel Wasser hinzufügt, dass das Gewicht der ganzen Flüssigkeitsmenge 90 Th. beträgt. Man giebt dieses Präparat, welches in 90 Th. 1 Th. arseniger Säure enthält, zu 4—10 Tropfen, meist mit einem aromatischen Wasser verdünnt, 2—3mal täglich bei gefülltem Magen. Zu subcutanen Injectionen verwendete man gewöhnlich 2—4 Tropfen. —

---

[1] Archiv f. Anatomie u. Physiologie 1868. S. 150.
[2] Archives générales de médecine. 6. Sér. Tome IV. p. 173. 1864.
[3] Vergl. J. VOGEL im Archiv des Vereins f. gemeinschaftliche Arbeiten zur Förderung der wissenschaftlichen Heilkunde. Band I. S. 209. 1853. — NAUNYN im Archiv f. Anatomie u. Physiologie 1868. S. 401.

Das äusserlich als Aetzmittel gebrauchte COSME'sche Pulver (**Pulvis arsenicalis Cosmi**) ist ein Gemeng von 120 Th. Zinnober, 8 Th. Thierkohle, 12 Th. Drachenblut und 40 Th. arseniger Säure. Die nur selten gebrauchte HELLMUND'sche Salbe (**Unguentum arsenicale Hellmundi**) besteht aus 1 Th. COSME'schen Pulvers und 8 Th. Unguent. narcoticobalsamicum. — Das in Frankreich gebräuchliche DUPUYTREN'sche Pulver ist ein Gemeng von 1 Th. arseniger Säure und 99 Th. Kalomel.

Acidum arsenicicum. Die Arsensäure ist bis jetzt noch nicht zu therapeutischen Zwecken benutzt worden. PEARSON empfahl eine Lösung von 1 Th. arsensaurem Natrium in 60 Th. destillirten Wassers statt der FOWLER'schen Lösung, BIETT eine Lösung von 1 Th. arsensaurem Ammoniak in 480 Th. Wassers, doch sind diese Präparate bis jetzt nicht allgemeiner in Gebrauch gezogen worden.

Arsenicum jodatum. Das Jodarsen wurde bei Krebs, chronischen Hautkrankheiten, besonders aber bei Lepra verordnet und zu 0,002 bis 0,005 Grm. p. d. dreimal täglich meist in Pulverform gegeben.

XXIV. Phosphor.

Phosphorus.

Schon oben (S. 308) wurden die Analogien und die Differenzen erwähnt, welche Phosphor und Arsen in ihren Verbindungen zeigen. Auch in Bezug auf den Phosphor hat man sich mehrfach die Frage gestellt, in welcher Form derselbe zur Wirksamkeit gelange. Vielfach war man geneigt, die nach dem Einnehmen des Phosphors eintretenden Functionsstörungen nicht von diesem selbst, sondern von den im Körper daraus gebildeten Umwandlungsproducten abzuleiten. Besonders glaubten WÖHLER und FRERICHS aus den von WEIGEL und KRUG, sowie aus den von ihnen selbst angestellten Versuchen[1] schliessen zu dürfen, dass die phosphorige Säure in ähnlicher Weise giftig wirke, wie die arsenige Säure. Indess haben die von SAWITSCH[2] angestellten Untersuchungen ergeben, dass die unterphosphorige, sowie die phosphorige Säure nicht giftiger wirken, als z. B. die Schwefelsäure, d. h. nur dann, wenn sie sehr concentrirt oder in grosser Menge in den Körper eingeführt werden. Obgleich die Phosphorsäure im verdünnten Zustande immer für unschädlich gehalten wurde, so glaubten doch MUNK und LEYDEN[3], dieselbe könne dadurch giftig werden, dass sie in dem concentrirten Zustande, in welchem sie durch die Oxydation des Phosphors gebildet werde, ätzend auf die Magenschleimhaut einwirke und durch die so gebildeten Geschwüre

---
[1] Annalen d. Chemie u. Pharmacie. Band LXV. S. 345.
[2] Meletemata de acidi arsenicosi efficacia. Dissert. inaug. Dorpat. 1854.
[3] Die acute Phosphorvergiftung. Berlin 1865.

in das Blut übergehe, wo sie zur Zerstörung der Blutkörperchen, zur fettigen Degeneration der Leber u. s. w. Veranlassung geben könne. Indess erfolgt die Oxydation des Phosphors im Darmcanale so langsam, dass die Bildung einer irgend erheblichen Menge von concentrirter Phosphorsäure unmöglich ist. Auch sind, um nachtheilige Wirkungen hervorzurufen, viel grössere Mengen von Phosphorsäure nöthig, als selbst bei rascher Oxydation aus der zur Vergiftung hinreichenden Dosis von Phosphor gebildet werden könnten. Der Phosphor hat bei Körpertemperatur allerdings sehr grosse Neigung, sich zu oxydiren. Doch ist er im Magen so von dem Mageninhalte eingeschlossen und dadurch der Einwirkung des Sauerstoffs entzogen, dass seine Oxydation nur äusserst langsam vor sich gehen kann. ORFILA, welcher einem Hunde 7,50 Grm. Phosphorstückchen in den Magen brachte, konnte, nachdem das Thier nach 21 Stunden gestorben war, noch 6,90 Grm. im unveränderten Zustande wiederfinden. Bei den von SCHRADER[1] angestellten Versuchen waren nur 0,06 Grm. Phosphor, in den Magen von Kaninchen gebracht, selbst nach mehr als 24 Stunden noch nicht vollständig oxydirt. Aus diesem Grunde kann auch die bei der Oxydation des Phosphors frei werdende Wärme, welche früher bisweilen als Ursache der Vergiftungserscheinungen angesehen wurde, nicht in Betracht kommen. Ebenso wenig kann aber auch die bei der langsamen Oxydation des Phosphors an der Luft Statt findende Ozonbildung für das Zustandekommen der Vergiftung von Einfluss sein.[2]

SCHUCHARDT[3] sowie DYBKOWSKY[4] stellten die Ansicht auf, der Phosphor wirke dadurch giftig, dass er im Körper in Phosphorwasserstoff umgewandelt werde. DYBKOWSKY wurde zu dieser Meinung hauptsächlich dadurch bewogen, dass der Phosphorwasserstoff dem Oxyhämoglobin Sauerstoff entzieht. Allerdings ruft der Phosphorwasserstoff schon in geringer Menge, sowohl in den Magen[5] als in den Darm[6] gebracht oder eingeathmet, ganz ähnliche Vergiftungssymptome hervor, wie der Phosphor. Wenn indess wirklich Phosphorwasserstoff in das Blut gelangt, oder, was durch DYBKOWSKY's Versuche noch nicht genügend nachgewiesen ist, daselbst gebildet wird, so kann der dadurch veranlasste geringe Sauerstoffverlust des Blutes keinen weiteren Einfluss haben, da der verbrauchte Sauerstoff stets wieder aus den Lungen ersetzt wird. Auch sind die Erscheinungen einer Phosphorvergiftung wesentlich verschieden von denen einer Erstickung. Die giftige Wirkung des Phosphors ist daher jedenfalls nicht in einer Sauerstoffentziehung zu suchen.

Wir sind somit noch nicht im Stande, eine Verbindung des Phosphors zu bezeichnen, von welcher die giftigen Wirkungen desselben abgeleitet werden können. Andererseits verhält sich aber auch der freie

---

[1] Deutsche Klinik 1854. No. 11.
[2] Vergl. EDUARD MEYER, Disquisitiones de intoxicatione acuta phosphoro effecta. Dissert. inaug. Dorpat. 1861.
[3] Zeitschrift für rationelle Medicin. 2. R. Band VIII. S. 235.
[4] Tübinger medicinisch-chemische Untersuchungen. I. Heft S. 49. 1866.
[5] ED. MEYER, l. c.
[6] DYBKOWSKY, l. c.

Phosphor scheinbar so indifferent gegen die Körperbestandtheile, dass wir die Wirkung desselben nicht aus seinen Eigenschaften zu erklären vermögen. Wie bei den Antimon- und Arsenverbindungen, so finden wir auch beim Phosphor, dass seine Wirksamkeit sich nicht wie bei anderen Stoffen augenblicklich, sondern erst nach einiger Zeit zu erkennen giebt. Bei den vielen Analogien, welche zwischen jenen Körpern bestehen, ist es wahrscheinlich, dass der langsame Eintritt der Wirkung in allen Fällen denselben Grund haben möge.

Bringt man sehr wenig Phosphor in fein vertheiltem oder gelöstem Zustande auf die unverletzte Haut, so zeigt sich schon nach kurzer Zeit ein Gefühl von Wärme und selbst von Brennen, das sich nach Anwendung grösserer Phosphormengen bis zur exsudativen Entzündung steigern kann. Diese Wirkung wird zum grössten Theile bedingt durch die rasche Oxydation, welche der Phosphor unter solchen Umständen erleidet. Wird ein auf der Haut liegendes Stück Phosphor angezündet, so werden durch die bei der Verbrennung gebildete intensive Hitze die zunächst liegenden Gewebstheile zerstört, während die auf der Brandstelle zurückbleibende Phosphorsäure als Aetzmittel wirkt, so dass gewöhnlich ein ziemlich tiefes Geschwür zurückbleibt. Man hat bisweilen den Phosphor äusserlich angewendet, z. B. zu Einreibungen oder als Moxe, doch bietet derselbe keine Vorzüge vor anderen zu gleichen Zwecken gebrauchten Mitteln. Seine Verwendung ist vielmehr mit mancherlei Beschwerden und Gefahren verknüpft und deshalb verwerflich.

Gelangen sehr kleine Mengen Phosphor (0,002—0,005 Grm.) in gelöstem Zustande in den Mund, so rufen sie einen unangenehmen, knoblauchartigen Geschmack und nach einiger Zeit das Gefühl von Brennen im Munde hervor. Bei solchen Personen, welche sehr häufig Phosphordämpfe einathmen, besonders bei Arbeitern in Zündhölzchenfabriken, hat man, häufiger bei weiblichen, als bei männlichen Individuen, Periostitis des Unter- oder Oberkiefers mit nachfolgender Nekrose eintreten sehen. Das Uebel tritt meist erst nach monate- oder jahrelanger Einwirkung der Phosphordämpfe, gewöhnlich in der Umgebung cariöser Zähne ein und kündigt sich durch anhaltende Zahnschmerzen, Anschwellung und Vereiterung der benachbarten Weichtheile, und wenn es am Unterkiefer seinen Sitz hat, auch durch Anschwellung der Halsdrüsen u. s. w. an. Bisweilen geht dasselbe nach der Entfernung der abgestorbenen Knochenpartien in Genesung über, während in anderen Fällen, besonders bei Nekrose des Unterkiefers, sich hektisches Fieber und die Erscheinungen der Lungentuberkulose hinzugesellen und allmählig den Tod herbeiführen. WEGNER [1] beobachtete bei Kaninchen, welche längere Zeit Phosphordämpfe eingeathmet hatten, käsige Infiltration des Periosts der Kieferknochen und Auflagerung sehr dichter Knochensubstanz. Diese Veränderungen gingen von dem Alveolarrand aus und waren nicht selten mit mehr oder weniger tief gehender Nekrose verbunden. Wurden kleine Stückchen der die Kiefer bedeckenden Schleimhaut ausgeschnitten, so wurden diese Stellen gewöhnlich der Ausgangspunkt der genannten Veränderungen, weshalb

---

[1] Archiv f. patholog. Anatomie. Band LV. S. 11. 1872.

Wegner jene Kiefernekrose als die directe Folge der Einathmung von Phosphordämpfen ansieht.

Da der Phosphor im **Magen** längere Zeit verweilt, so kann die Wirkung desselben hier auch deutlicher hervortreten. Der amorphe Phosphor findet im Magen kein Lösungsmittel und bleibt daher hier, wie auf allen übrigen Körpertheilen, vollkommen unwirksam. Der gewöhnliche Phosphor dagegen ist im Magensafte etwas löslich, wenn auch nicht mehr als in reinem Wasser. Nach lange Zeit fortgesetzter Zuführung sehr kleiner Phosphormengen beobachtete Wegner am Magen von Kaninchen und Hunden starke Schwellung und Röthung der Schleimhaut, oft mit hämorrhagischer Infarcirung, später oberflächliche Geschwürsbildung auf der Höhe der Falten. Nach monatelanger Anwendung erscheint die Schleimhaut sehr verdickt und durch Einlagerung von Pigment graubraun gefärbt. — Bei acuten Vergiftungen durch grössere Phosphormengen findet man bisweilen gar keine auffallenden Veränderungen, in anderen Fällen dagegen eine Schwellung der grau oder gelblich-weiss gefärbten Magenschleimhaut mit körniger Trübung und fettiger Degeneration ihrer Drüsenzellen, welche Virchow unter dem Namen Gastritis glandularis beschrieben hat. Geschwüre finden sich nicht regelmässig, häufiger Ekchymosen. Erbrechen tritt zwar häufig, aber nicht regelmässig ein, auch nicht so heftig, wie bei Vergiftungen durch concentrirte Säuren.

Da man früher den Grund der giftigen Wirkung des Phosphors häufig in seiner Oxydation im Magen suchte, so wurden als **Antidota** besonders Alkalien empfohlen, namentlich Magnesia usta, auch wohl, wie bei der Arsenvergiftung, Eisenoxydhydrat. Nach den bisherigen Beobachtungen scheinen diese Mittel jedoch ohne erheblichen Nutzen zu bleiben. Um den in den Magen gelangten freien Phosphor unschädlich zu machen, empfahl v. Bamberger[1] das schwefelsaure oder kohlensaure Kupfer, Köhler[2] das nicht rectificirte, sauerstoffhaltige Terpentinöl, welches am zweckmässigsten in Form von Gallertkapseln verordnet wird. Obgleich der Nutzen beider Mittel noch nicht mit aller Sicherheit nachgewiesen worden ist, so erscheint doch bei vorkommenden Phosphorvergiftungen die Anwendung eines derselben noch am rathsamsten, zumal wenn dieselbe kurze Zeit nach der Einführung des Giftes erfolgen kann.

Im **Duodenum** kann der Phosphor in Folge des Zutritts der Galle in etwas grösserer Menge gelöst werden, als im Magen. Während nach den Versuchen von Hartmann[3] sich 1 Th. Phosphor in 500,000 Th. Wasser löst, bedarf er dazu nur 3—5000 Th. Galle. Auch das im Darmcanale befindliche Fett kann wahrscheinlich zur Lösung des Phosphors beitragen. In jener grösseren Löslichkeit des Phosphors ist vielleicht auch der Grund zu suchen, weshalb bei Phosphorvergiftungen die Schleimhaut des Duodenums bisweilen stärker entzündet erscheint, als die des

---

[1] Würzburger medicinische Zeitschrift. Band VII. S. 41. 1866.
[2] Berliner klinische Wochenschrift 1870. No. 1 u. No. 50. — Ueber Werth und Bedeutung des sauerstoffhaltigen Terpenthinöls für die Therapie der acuten Phosphorvergiftung. Halle 1872.
[3] Zur acuten Phosphorvergiftung. Inaug.-Dissert. Dorpat. 1866.

Magens. In Folge der Schwellung derselben und der des Ductus choledochus kann ein Stauungs-Icterus herbeigeführt werden. Doch ist nicht immer die Ursache des bestehenden Icterus in diesem Umstande zu suchen. Im weiteren Verlauf des Darmcanals finden sich bei Phosphorvergiftungen keine constanten Veränderungen. Während des Lebens besteht manchmal Diarrhöe, häufiger noch Verstopfung.

Mit dem Blute der Pfortader wird der Phosphor der **Leber** zugeführt. HUSEMANN und MARMÉ[1], DYBKOWSKY u. A. konnten nach Einführung von Phosphoröl in den Magen freien Phosphor in der Leber nachweisen. Wie im Magen, so ruft derselbe auch hier eine entzündliche Affection hervor, welche sehr rasch zu fettiger Degeneration der Leberzellen führt. Diese zeigt sich nach Phosphorvergiftungen viel constanter und stärker als bei Antimon- und Arsenvergiftungen. Bei chronischen Phosphorvergiftungen bildet sich nach WEGNER Cirrhose der Leber nebst ihren Folgen aus. SAIKOWSKY[2] fand bei acuter Phosphorvergiftung das Glycogen der Leber entweder gar nicht, oder nur in geringer Menge. BAUER[3] konnte Leucin und Tyrosin nachweisen. — Neben jenen Veränderungen der Leber tritt bei Phosphorvergiftungen fast regelmässig Icterus ein. MUNK und LEYDEN, sowie KOHTS[4] leiteten denselben von einem durch Schwellung der Schleimhaut bedingten Verschlusse des Ductus choledochus her, während ALTER[5], v. PASTAU[6], SCHULTZEN und RIESS[7] u. A. den hauptsächlichsten Grund des verhinderten Gallenausflusses in der Compression der feinsten Gallencanälchen durch die vergrösserten Leberzellen suchen.

Auch im **Herzen** ruft der Phosphor ähnliche Veränderungen hervor, wie im Magen und der Leber. Bei der Section nach Phosphorvergiftungen findet man einen Theil der Muskelfasern des Herzens in mehr oder weniger starkem fettigen Zerfall, der wohl als die Folge eines entzündlichen Zustandes anzusehen ist. WEGNER beobachtete ähnliche Veränderungen in der Wand der kleineren Gefässe. Dies ist wohl auch die Ursache der zahlreichen Ekchymosen, welche man in der Magenschleimhaut, auf der Oberfläche des Herzens, der Lungen, in dem Mediastinum, Mesenterium u. s. w. fast regelmässig beobachtet, sowie der nicht selten eintretenden Blutungen aus Magen, Darm, Nieren, Uterus u. s. w. Wie sich der **Blutdruck** bei Phosphorvergiftungen verhält, ist noch nicht genau bekannt, der **Puls** ist fast stets klein, die Pulsfrequenz bald beschleunigt, bald verlangsamt. Die **Körpertemperatur** ist anfangs bisweilen erhöht, später gewöhnlich etwas erniedrigt. Die **Blutkörperchen** zeigen keine merkliche Veränderung ihrer Form. Auch in den **Blutgasen** mit Phosphor vergifteter Hunde konnte ich keine Abweichung von den normalen

---

[1] Nachrichten der Gesellschaft der Wissenschaften zu Göttingen 1866. Mai 9.
[2] Archiv f. patholog. Anatomie. Band XXXIV. S. 73.
[3] Zeitschrift f. Biologie. Band VII. S. 63. 1871.
[4] Deutsches Archiv f. klinische Medicin. Band V. S. 168. 1868.
[5] Experimentelle Beiträge über die Ursachen des Icterus bei Phosphorvergiftungen. Inaug.-Dissert. Breslau 1867.
[6] Archiv f. patholog. Anatomie. Band XXXIV. S. 450.
[7] Annalen d. Charité-Krankenhauses. Band XV. S. 1.

Verhältnissen nachweisen. BAUER fand bei einem mit Phosphor vergifteten Hunde die Aufnahme des Sauerstoffs und die Ausscheidung der Kohlensäure vermindert. SCHULTZEN sowie BAUER fanden in dem Extracte des Blutes geringe Mengen von Tyrosin. Ueber die Einwirkung des Phosphors auf das **Nervensystem** besitzen wir noch keine genaueren Kenntnisse. Obgleich der bei Phosphorvergiftungen bisweilen sehr rasch eintretende Tod sowie die in einzelnen Fällen beobachteten Muskelzuckungen, Lähmungen und Anästhesien für eine Affection des Nervensystems zu sprechen scheinen, so sind diese Symptome doch nicht so constant, dass sie uns brauchbare Rückschlüsse gestatteten. Das Bewusstsein bleibt gewöhnlich bis kurz vor dem Tode ungetrübt. Ueber die eigentliche Ursache des gewöhnlich nach 3—5 Tagen, bisweilen auch noch später, eintretenden Todes wissen wir noch nichts Genaues. In manchen Fällen scheint sie in einem durch die Erkrankung der Herzmuskulatur bedingten Herzstillstande zu liegen, aus welchem wohl auch die dem Tode vorausgehenden Convulsionen und die dunkle Färbung des Blutes zu erklären sind.

Durch den reichlichen Gehalt des Nervensystems an Phosphor, welcher vorzugsweise dem darin enthaltenen Lecithin angehört, wurden früher einzelne Aerzte bewogen, dem Phosphor einen besonderen Einfluss auf die Thätigkeit des Nervensystems zuzuschreiben und ihn zur Anregung desselben therapeutisch zu verwenden. So kam der Phosphor bisweilen bei **Typhus** mit grosser Prostration der Kräfte, bei drohenden **Lähmungen**, bei **Geisteskrankheiten** u. s. w. in Gebrauch. Indess hat man sich allmählig überzeugt, dass dem Phosphor jene ihm zugeschriebene Bedeutung nicht zukommt.

In ähnlicher Weise wie die Herzmuskeln werden auch die willkürlichen **Muskeln** durch den im Blute circulirenden Phosphor verändert. Doch zeigt sich hier die fettige Degeneration in geringerem Grade, als dort. Aus dieser Muskelerkrankung sind wohl auch das Gefühl grosser Schwäche und die Gliederschmerzen abzuleiten, welche bei Phosphorvergiftungen vorkommen.

Bei chronischen Phosphorvergiftungen im Wachsthum begriffener Kaninchen beobachtete WEGNER, dass an sämmtlichen **Knochen**, überall da, wo sich Knorpel physiologisch in spongiöse Knochensubstanz umwandelt, statt dieses weitmaschigen, markhaltigen ein vollständig compactes Gewebe von den Eigenschaften der gewöhnlichen Corticalsubstanz gebildet wurde. Bei ausgewachsenen Thieren erreicht man dadurch nur leichte Verdickung des Knochens und Ablagerung neuer Schichten dichter Knochensubstanz, welche z. B. bei Hühnern selbst zum Verschluss der Markhöhle führen kann. — WEGNER glaubte daher, dass durch den lange fortgesetzten Gebrauch sehr kleiner Dosen von Phosphor die Knochenreproduction befördert werden könne und empfahl denselben besonders bei **Osteomalacie**, bei schwacher Entwickelung des Knochensystems bei Kindern, bei mangelhafter Callusbildung nach Fracturen, bei Transplantionen von Periost u. s. w., während sich bei Rhachitis weniger Erfolg davon erwarten lässt. Bis jetzt liegen jedoch noch zu wenig am Krankenbette gemachte Beobachtungen vor, um bereits

XXIV. PHOSPHOR.

ein genügendes Urtheil über die therapeutische Brauchbarkeit jenes Mittels fällen zu können.

Wie lange der Phosphor in nicht oxydirtem Zustande im Körper bestehen könne, ist noch nicht bekannt. Nach einigen älteren Angaben soll sogar beim arzneilichen Gebrauche von Phosphor der Harn bisweilen leuchten, doch haben diese Angaben durch die in neuerer Zeit so häufig vorkommenden Phosphorvergiftungen keine Bestätigung gefunden. Es ist kaum zweifelhaft, dass der mit dem Blute circulirende Phosphor allmählig in phosphorige Säure und Phosphorsäure umgewandelt und vorzugsweise in dieser Form wieder ausgeschieden werde. — Nach Injection grösserer Mengen von phosphorhaltigem Oel in den Pleurasack oder die Venen beobachteten MAGENDIE, ORFILA, MUNK und LEYDEN, BAUER u. A. das Auftreten weisser, leuchtender Dämpfe in der Exspirationsluft. Da die phosphorige Säure und Phosphorsäure nicht flüchtig sind, so würde diese Beobachtung dafür sprechen, dass ein Theil des Phosphors in freiem Zustande in die Exspirationsluft übergehen und dort durch den atmosphärischen Sauerstoff oxydirt werden könne. BRUNNER[1] konnte nach Injection einer Phosphoremulsion in die Venen nicht zu dem gleichen Resultate gelangen. Nach Einführung des Phosphors in den Darmcanal ist das Auftreten jener Dämpfe niemals beobachtet worden.

In den **Nieren** findet man nach Phosphorvergiftungen fast regelmässig Blutreichthum und körnige Trübung oder fettigen Zerfall der Epithelien. Mit dieser Nierenerkrankung, die vielleicht von einer directen Einwirkung des Phosphors abzuleiten ist, steht wohl der Umstand im Zusammenhange, dass bei Phosphorvergiftungen der **Harn** häufig roth gefärbt ist, wenn er auch nur selten deutlich Blutkörperchen erkennen lässt, sowie dass er oft Eiweiss und Fibrincylinder enthält. Häufig hat man auch Gallenfarbstoff, ungleich seltener Gallensäuren darin nachgewiesen. SCHULTZEN fand bei schweren Fällen von Phosphorvergiftung eine reichliche Menge von Fleischmilchsäure im Harn, was auch von KOHTS bestätigt wurde. Die Menge des Harnstoffs war vermindert, dagegen fanden sich neben diesem noch andere stickstoffhaltige, peptonartige Körper im Harn. SCHULTZEN schloss daraus auf eine Herabsetzung der Oxydationsvorgänge im Körper durch den Phosphor. LEBERT und WYSS, sowie BAUER fanden unter gleichen Umständen eine bedeutend vermehrte Stickstoffausscheidung. Leucin und Tyrosin konnten weder SCHULTZEN noch BAUER in irgend erheblicher Menge im Harn nachweisen.

Früher nahm man an, dass der Phosphor den Geschlechtstrieb lebhaft errege und wandte ihn deshalb als **Aphrodisiacum** an. Die sehr zahlreichen, in neuerer Zeit an Menschen und Thieren gemachten Beobachtungen haben jedoch diese Annahme nicht bestätigt.

Phosphorus. Wegen der leichten Oxydirbarkeit und der Flüchtigkeit des Phosphors ist es sehr schwer, eine geeignete Form für seine therapeutische Anwendung zu finden. WEGNER empfahl 0,30 Grm. Phosphor durch Schütteln mit 7,50 Grm. erwärmtem Syrupus simplex sehr fein

---
[1] Archiv f. d. ges. Physiologie. Band III. S. 1. 1870.

zu vertheilen und die erhaltene Mischung mit 10,0 Grm. Pulv. rad. liquir, 5,0 Grm. Gummi Arab. und 0,20 Grm. Gummi tragac. zu 200 Pillen verarbeiten zu lassen, deren jede 0,0015 Grm. Phosphor enthalten würde. Zweckmässiger wäre es, nur die Hälfte der Pillen, von denen dreimal täglich ein Stück genommen werden könnte, auf einmal bereiten zu lassen. — **Oleum phosphoratum.** Das Phosphoröl wird durch Auflösen von 1 Th. Phosphor in 80 Th. warmem Mandelöl erhalten. Nach dem Erkalten scheidet sich bisweilen ein Theil des gelösten Phosphors wieder ab. Man hat das Phosphoröl zu 10—20 Tropfen p. d., häufiger noch in Emulsionsform (5,00—10,00 Grm. auf 120 Grm. Emulsion) und äusserlich als Einreibung verwendet. Die früher gebräuchliche Auflösung des Phosphors in Aether hat sich als unzweckmässig erwiesen. Auch das Phosphorzink (Zincum phosphoratum) ist zu 0,005—0,008 Grm. p. d. in Pillenoder Pulverform, wenn auch noch selten, benutzt worden.

XXV. Gruppe des Eiweisses und seiner Derivate.

Die Eiweisskörper bilden einen grossen Theil des Materials, aus welchem der thierische Körper aufgebaut ist. Wegen der Uebereinstimmung ihrer Eigenschaften mit denen der Körperbestandtheile vermögen sie nicht als eigentliche Arzneimittel zu wirken. Dagegen werden sie nicht selten zu therapeutischen Zwecken verwendet. Wegen ihrer complicirten Zusammensetzung können sie sehr zahlreiche Zersetzungsproducte bilden, denen unter manchen Umständen besondere Wirkungen zukommen (putride Stoffe).

A. Gruppe der Eiweisskörper.

Unter dem Namen Eiweisskörper oder Proteïnstoffe wird gewöhnlich eine Anzahl von Verbindungen zusammengefasst, welche wahrscheinlich auf eine gemeinsame chemische Formel zurückzuführen sind und ausser Kohlenstoff, Wasserstoff und Sauerstoff auch noch Stickstoff und Schwefel enthalten. Dieselben zeigen in ihren chemischen Reactionen vielfache Aehnlichkeit, nebenbei aber auch gewisse Unterschiede. Die Elementaranalyse derselben ergiebt keine erheblichen Verschiedenheiten, so dass wir bis jetzt nicht im Stande sind, die abweichenden Eigenschaften aus ihrer ungleichen Zusammensetzung zu erklären. Die bisherigen, zahlreichen Analysen derselben haben folgende Zusammensetzung ergeben:

Kohlenstoff . . . . . . 52,7—54,5 Proc.
Wasserstoff . . . . . . 6,9— 7,3 „
Stickstoff . . . . 15,4—16,5 „

A. GRUPPE DER EIWEISSKÖRPER.

Sauerstoff . . . . 20,9—23,5 Proc.
Schwefel . . . . . . 0,8— 2,0 „

Bei der Leichtigkeit, mit welcher in vielen Fällen die gewöhnlichen Unterscheidungsmerkmale sich ändern, ist es bis jetzt nicht möglich, die einzelnen Eiweisskörper scharf zu charakterisiren oder stets zu unterscheiden, welche ihrer Eigenschaften ihnen von Natur aus zukommen und welche erst durch den Einfluss unserer chemischen Manipulationen hervorgerufen werden. Die wichtigsten der gewöhnlich angenommenen Eiweisskörper sind: das **Serumalbumin**, das **Eieralbumin**, das **Paralbumin**, das **Paraglobulin**, das **Milchcasein**, das **Myosin**, das **Syntonin**, der **Faserstoff** u. s. w.

In der Natur finden sich die eiweissartigen Stoffe niemals rein, sondern sie sind immer mit anderen Substanzen gemengt oder verbunden. Wir benutzen sie auch zu diätetischen oder therapeutischen Zwecken nie in reinem Zustande, sondern entweder in der Form, in welcher die Natur sie uns bietet, oder nachdem wir sie einer besonderen Zubereitung unterworfen haben.

Auf der **äusseren Haut** rufen die zu dieser Gruppe gehörigen Stoffe gar keine auffallenden Veränderungen hervor; nur der Umstand, dass ihre wässerigen Lösungen die Haut schlüpfrig machen und weniger leicht eintrocknen, als reines Wasser, veranlasst uns zu'ihrer Anwendung. So bedient man sich der Milch, des Eiweisses, häufiger noch des Rahms und des Eidotters, welche zugleich viel Fett enthalten, bei **Excoriationen**, **Verbrennungen** u. s. w., um die kranken Hautstellen mit Wasser zu sättigen und sie einigermassen vor äusseren Einflüssen zu schützen.

Aehnlich wie auf der äusseren Haut verhalten sich die obigen Stoffe auf der Schleimhaut des **Auges**. Auch hier wendet man dieselben an, um die trockene Conjunctiva zu benetzen, häufiger noch, um den an den Augenlidrändern eingetrockneten Schleim aufzuweichen und das Auge zu reinigen.

Wegen ihrer den Körperbestandtheilen ähnlichen Eigenschaften sind die Stoffe dieser Gruppe auch im gelösten Zustande geschmacklos. Die an jenen Substanzen reichen Speisen verdanken ihren Geschmack zum grössten Theile anderen Stoffen, welche ihnen entweder bei ihrer Zubereitung zugesetzt wurden, z. B. Kochsalz, ätherischen Oelen u. s. w., oder bereits in ihnen enthalten waren und von denen einzelne durch die Zubereitung Veränderungen erlitten hatten, z. B. beim Braten des Fleisches. Chemische Veränderungen, welche die obigen Stoffe im **Munde** erleiden oder hervorrufen könnten, sind noch unbekannt, daher benutzen wir sie hauptsächlich in ähnlicher Weise wie auf der Haut zu mechanischen Zwecken. So wendet man z. B. laue Milch bei **Anginen** häufig als Gurgelwasser an oder lässt Eidotter mit Zucker vermischt bei **Heiserkeit** oder **Hustenreiz** nehmen.

Im **Magen** erleiden die verschluckten eiweissartigen Stoffe durch die gemeinsame Einwirkung des Pepsins und der Chlorwasserstoffsäure des Magensaftes eine erhebliche Veränderung. Zunächst wird das in der Nahrung etwa enthaltene lösliche Eiweiss und das Casein der Milch coagulirt.

328   XXV. GRUPPE DES EIWEISSES UND SEINER DERIVATE.

Hierauf werden die gebildeten Gerinnsel, sowie die bereits im coagulirten Zustande in den Magen eingeführten Eiweisskörper zum grössten Theile wieder gelöst. Die so gebildeten Lösungsproducte, welche in einigen Reactionen von den ursprünglichen Eiweisskörpern abweichen und von einigen Physiologen als Hydrate der letzteren angesehen werden, nennt man gewöhnlich Peptone.

Wegen der grossen Bedeutung des Pepsins, welches kein Eiweisskörper, vielleicht aber das Derivat eines solchen ist, für die Magenverdauung, hat zuerst CORVISART dasselbe bei manchen Verdauungsstörungen arzneilich angewendet. Man bediente sich zu diesem Zwecke meist eines zur Trockne eingedampften wässerigen Auszugs aus der Magenschleimhaut der Schweine, Rinder oder Schafe, welcher, um seine Haltbarkeit zu vermehren, häufig noch mit Stärkmehl verrieben wurde (Pepsin von CORVISART, Pepsin von LAMATSCH, Pepsin von Dr. WITTE in Rostock, Edamer Pepsin). Gewöhnlich gab man die obigen Präparate pulverförmig mit Zusatz von Milchzucker oder in Gallertkapseln, oder auch in Wein gelöst zu 0,20—0,60 Grm. kurz vor oder nach der Mahlzeit, meist gleichzeitig mit etwas Salzsäure. Jetzt giebt man häufig einem aus der Magenschleimhaut von Säugethieren bereiteten Glycerin-Auszuge den Vorzug. Der officinelle, nach der Vorschrift von LIEBREICH bereitete Pepsinwein (Vinum pepsini, Essentia pepsini) wird dadurch erhalten, dass der frische Magen der Schweine oder der Labmagen der Rinder mit kaltem Wasser abgewaschen und das Secret der Schleimhaut durch Abschaben derselben mit einem knöchernen Messer gesammelt wird. 100 Th. des so erhaltenen Magenschleims werden mit je 50 Th. Glycerin und destillirtem Wasser vermischt, nach Zusatz von 1000 Th. edlem Weisswein und 5 Th. Salzsäure drei Tage lang bei nicht mehr als 20° macerirt und endlich filtrirt. Die gewonnene klare, gelbliche Flüssigkeit von weinigem und etwas säuerlichem Geschmack wird gewöhnlich thee- oder esslöffelweise unmittelbar nach der Mahlzeit gegeben.

Als Massstab für die Wirksamkeit der obigen Präparate benutzt man die Menge von Eiweiss oder Fibrin, welche dieselben bei künstlichen Verdauungsversuchen zu lösen im Stande sind. Obgleich sich hierbei die künstlichen Präparate oft ziemlich wirksam erweisen, obgleich auch dyspeptische Kranke sich bei dem Gebrauche derselben nicht selten bessern, so fehlen uns doch noch alle Beweise dafür, dass der arzneiliche Gebrauch des Pepsins jenen Kranken nützlich werden könne. Denn noch für keine Form der Dyspepsie ist nachgewiesen worden, dass ihre Ursache in einem Mangel an Pepsin zu suchen sei, auch ist kein Grund für die Annahme vorhanden, dass das Pepsin günstig auf die erkrankte Magenschleimhaut einwirken könne. Im besten Falle würde beim Gebrauche des Pepsins eine grössere Menge Eiweiss in Pepton umgewandelt werden, als sonst. Ob aber daraus den Kranken ein erheblicher Vortheil erwachsen könne, ist noch unerwiesen.

Da wir durch eiweissartige Stoffe die äussere Haut schlüpfrig zu machen vermögen, so hat man dieselben in gleicher Absicht bei Krankheiten des Darmcanals angewendet. So wurden Milch oder Eiweiss verordnet, um bei Entzündungen des Magens oder Dünndarms den

A. GRUPPE DER EIWEISSKÖRPER.

Inhalt dieser Theile zu verdünnen und dadurch seine schädliche Einwirkung auf die Darmschleimhaut abzuschwächen. Ebenso hat man bei Ruhren grössere Mengen von Eiweiss oder Milch in den Magen oder in Klystierform in den Mastdarm gebracht. Der Umstand, dass die löslichen eiweissartigen Stoffe mit den meisten Oxyden der schweren Metalle in Wasser unlösliche Verbindungen eingehen, gab die Veranlassung, dieselben bei Vergiftungen durch solche Stoffe anzuwenden. Vorzüglich wurden Eiweiss und Milch empfohlen bei Vergiftungen durch Aetzsublimat, durch Kupfer-, Zink-, Zinn-, Blei-, Silbersalze u. s. w., selbst bei solchen durch starke Säuren oder Alkalien, sowie durch arsenige Säure. Abgesehen davon, dass durch den reichlichen Genuss von lauer Milch, Eiweiss u. s. w. in solchen Fällen das im Magen befindliche Gift verdünnt und dadurch auch die Ausleerung desselben durch Erbrechen befördert wird, kann durch die Verbindung der eiweissartigen Substanzen mit den eingeführten Metallen u. s. w. ein grösserer oder geringerer Theil der Affinität, durch welche die letzteren auf die Wände des Darmcanals eingewirkt haben würden, rasch aufgehoben werden. Aber dieser letztere Umstand wird nur dann von einiger Bedeutung sein, wenn sich solche Albuminate im Magen leicht bilden können und wenn dieselben einen gewissen Grad von Stabilität besitzen. Deshalb ist auch der Nutzen der eiweissartigen Stoffe bei Vergiftungen durch Metallsalze ungleich grösser als bei solchen durch arsenige Säure u. s. w. Allein auch die gebildeten Verbindungen der eiweissartigen Stoffe mit den Metallen werden nach einiger Zeit durch die Einwirkung des Magensaftes wieder zersetzt, so dass die Metalle in grösserer oder geringerer Menge in das Blut übergehen können. Deshalb verdienen diejenigen Stoffe, welche die in den Darmcanal gelangten Gifte in vollkommen unlösliche Verbindungen verwandeln können, den Vorzug vor der Milch, dem Eiweiss u. s. w. Dennoch sind diese von grosser Wichtigkeit, weil sie meist schnell zu haben sind und uns bei Vergiftungen gerade sehr viel daran liegen muss, die Wirksamkeit des Giftes so rasch als möglich aufzuheben.

Die Verdauung der eiweissartigen Stoffe, welche im Magen begonnen hatte, wird im **Dünndarme** weiter fortgesetzt. Ebenso wie der Magensaft besitzt nach den Beobachtungen von CORVISART, KÜHNE u. A. der Pankreassaft die Fähigkeit, Eiweisskörper in Peptone umzuwandeln. Ja es scheint der grössere Theil des in den Magen eingeführten Eiweisses erst im Dünndarme gelöst zu werden. Bei längerer Einwirkung des Pankreassaftes tritt jedoch eine tiefere Spaltung der eiweissartigen Stoffe ein. Es bilden sich Leucin, Tyrosin und andere noch nicht genau bekannte Zersetzungsproducte des Eiweisses. Im **Dickdarme** findet nach den bisherigen Untersuchungen eine Peptonbildung nicht mehr Statt und auch die Resorption der Peptone erfolgt hier in geringerem Masse als im Dünndarme.[1]

Da durch verschiedene krankhafte Zustände die Einführung von Speisen in den Magen unmöglich gemacht werden kann, so hat man viel-

---

[1] Vergl. M. MARCKWALD, Archiv f. patholog. Anatomie. Band LXIV. S. 505. 1875.

fach versucht, derartige Kranke vom Mastdarme aus zu ernähren. Früher hatte man zu diesem Zwecke Fleischbrühe oder andere zur Ernährung nicht geeignete Mittel in den Mastdarm injicirt. Erst in neuerer Zeit hat Leube[1] ein Verfahren angegeben, durch welches jener Zweck, soweit dies überhaupt möglich ist, noch am besten erreicht werden kann. Nach seiner Vorschrift werden 150—300 Grm. möglichst fein gewiegtes Fleisch mit der ebenfalls fein gehackten Bauchspeicheldrüse vom Rind oder Schwein und höchstens 150 Grm. lauen Wassers, nach Belieben auch noch 25—50 Grm. Fett, zu einem Brei angerührt, und, nachdem der Darm vorher durch ein Wasserklystier vollständig gereinigt worden ist, mittels einer Spritze mit weitem Ansatzrohr möglichst hoch in den Darm eingeführt. Durch die Wärme des Darms wird hier eine Verdauung des Fleisches durch den Pankreassaft veranlasst, und das gebildete Pepton kann allmählig zur Resorption gelangen, weshalb man derartige Injectionen meist auch nur einmal täglich anstellt. Nicht selten misslingen die ersten Versuche, indem die injicirte Masse bald wieder ausgeleert wird, doch werden die späteren Injectionen in der Regel viel besser ertragen. — Wenn auch auf diese Weise keine ganz ausreichende Ernährung der Kranken möglich ist, so gelingt es doch dadurch, ihr Leben längere Zeit zu fristen und so die demselben drohende Gefahr abzuwenden, z. B. bei vorübergehenden Erkrankungen des oberen Darmcanals, nach Operationen im Schlunde, Oesophagus u. s. w.

Ueber den Uebergang der eiweissartigen Stoffe von dem Darmcanale aus in das Blut haben wir nur sehr spärliche Kenntnisse. Nachdem Funke nachgewiesen hat, dass das Diffusionsvermögen der Peptone ungleich grösser ist, als das der ursprünglichen Eiweisskörper, nimmt man gewöhnlich an, dass dieselben durch Diffusion in das Blut übergeführt werden. Nach Hoppe-Seyler[2] haben wir uns jedoch die Aufnahme der eiweissartigen Stoffe im Darmcanale so zu denken, dass die Epithelzellen, als neugebildete Zellen, im Stande sind, auch nicht gelöste Stoffe als feine Tröpfchen oder Körnchen in sich aufzunehmen. Wir werden demnach die Resorption der Eiweisskörper als einen Ernährungsvorgang der Epithelzellen und den Chylus als das Secret der letzteren anzusehen haben. Möge nun der Uebergang der eiweissartigen Stoffe auf die eine oder die andere Weise erfolgen, oder mögen gleichzeitig beide Momente in Betracht kommen, so wird dieselbe immer an gewisse und zwar ziemlich beschränkte Grenzen gebunden sein, welche nahezu den Eiweissmengen entsprechen, deren das Blut zur Ernährung der verschiedenen Organe bedarf. Es wird daher nicht bloss nach dem sehr reichlichen Genusse von eiweissartigen Substanzen, sondern auch unter den gewöhnlichen Umständen ein Theil der gebildeten Peptone im Darmcanale zurückbleiben und durch die länger dauernde Einwirkung des Pankreassaftes in Leucin, Tyrosin u. s. w. zerfallen. Diese Körper besitzen ein noch ungleich grösseres Diffusionsvermögen, als die Peptone und können daher leicht und ziemlich vollständig in das Blut übergehen.

---

[1] Deutsches Archiv f. klinische Medicin. Band X. S. 1. 1872.
[2] Archiv f. d. ges. Physiologie. Band VII. S. 399. 1873.

A. GRUPPE DER EIWEISSKÖRPER. 331

Wiederholt ist die Frage aufgestellt worden, ob lösliche Eiweisskörper, ohne vorher in Peptone umgewandelt worden zu sein, besonders vom Dickdarme aus in das Blut übergehen könnten. Bis jetzt ist indess diese Frage noch nicht mit Sicherheit entschieden. BRÜCKE, VOIT und BAUER[1], EICHHORST[2], CZERNY und LATSCHENBERGER[3] haben sich auf Grund ihrer Versuche für einen solchen Uebergang ausgesprochen, MULDER, MEISSNER und MARCKWALD dagegen. FICK[4] glaubte aus seinen Untersuchungen schliessen zu dürfen, dass nur das unveränderte Eiweiss zum Aufbau der Körperorgane verwendet werde, während die Peptone nicht wieder in solches zurückverwandelt werden könnten, sondern rasch zerfielen. Indess gelangen lösliche Eiweisskörper nur ausnahmsweise in den menschlichen Darmcanal, auch hat PLOSZ[5] nachgewiesen, dass die Peptone im Stande sind, die Ernährung des Körpers zu erhalten. Die resorbirten Peptone werden wahrscheinlich sehr bald in Bluteiweiss verwandelt, wenigstens fand HOPPE-SEYLER im Chylus nur sehr geringe Mengen von Peptonen und schliesst daraus, dass die Umwandlung derselben bereits in den Epithelzellen der Darmschleimhaut vor sich gehe.

Die Eiweisskörper, welche im **Blute** enthalten sind, besitzen zum Theil andere Eigenschaften, als diejenigen, welche in den Darmcanal eingeführt worden waren. Diese Veränderung tritt wahrscheinlich gleichzeitig mit der Umwandlung der Peptone ein. — Die Eiweisskörper des Blutes werden durch den Kreislauf den verschiedenen Körpertheilen zugeführt und liefern das Material, aus welchem die bei der Function der Organe verbrauchten Bestandtheile immer wieder ersetzt werden können. In welcher Weise nun die Ernährung der einzelnen Körpertheile erfolgt, ist noch nicht genau bekannt. Gewöhnlich nimmt man an, dass die in den Organen vorgebildeten Zellen die Eigenschaft besitzen, die zu ihrer Ernährung nöthigen Stoffe aus dem Blute anzuziehen und in sich aufzunehmen. Die Ernährung der einzelnen Körpertheile ist sonach eben so wohl von der Thätigkeit der ihnen angehörigen Zellen, als von der Zusammensetzung des Blutes abhängig.

Am Krankenbette stellt sich uns sehr häufig die Aufgabe, die in Folge der Krankheit herabgesetzte Ernährung zu verbessern, namentlich in der Convalescenz von fast allen acuten Krankheiten. Hier kommt es meist darauf an, die Verluste, welche das Blut durch die vorhergehende mangelnde Zufuhr von Ernährungsmaterial, sowie durch den ungewöhnlich starken Verbrauch seiner Bestandtheile erlitten hatte, wieder zu ersetzen. Ist das geschehen, so kehrt die normale Ernährung der Organe, soweit in diesen nicht etwa Functionsstörungen zurückgeblieben sind, gewöhnlich von selbst wieder zurück. — Schwieriger gestaltet sich jene Aufgabe bei chronischen Krankheiten, weil hier die Ursachen, welche die Ernährungsstörung herbeigeführt haben, meist

---

[1] Zeitschrift f. Biologie. Band V. S. 536. 1869.
[2] Archiv f. d. ges. Physiologie. Band IV. S. 570. 1871.
[3] Archiv f. patholog. Anatomie. Band LIX. S. 161. 1873.
[4] Archiv f. d. ges. Physiologie. Band V. S. 40. 1872.
[5] Ebendaselbst. Band IX. S. 324 u. Band X. S. 536. 1873.

noch fortdauern, z. B. bei Scrofeln, Rhachitis, Chlorose, Hysterie, Hypochondrie, Chorea, sowie bei chronischen Diarrhöen, Schleimflüssen, Spermatorrhöen, Abscessen, Geschwüren, habituellen Blutungen, Albuminurie u. s. w. Aus diesem Grunde ist auch hier die vermehrte Zufuhr von eiweissartigen Stoffen zu dem Körper nicht ausreichend, wenn wir nicht im Stande sind, gleichzeitig die Ursachen der bestehenden Störungen zu beseitigen.

Wir bedienen uns, um die krankhafter Weise verloren gegangenen Blut- und Organbestandtheile zu ersetzen, gewöhnlich nicht der reinen eiweissartigen Substanzen, sondern geben, da mit dem Verluste der letzteren auch immer eine reichlichere Ausscheidung anderer Blutbestandtheile, z. B. von Eisen, verschiedenen Salzen u. s. w., verbunden ist, solchen Nahrungsmitteln den Vorzug, welche gleichzeitig sämmtliche Verluste ausgleichen können. Von den gewöhnlich benutzten Nahrungsmitteln eignen sich für jenen Zweck am besten die animalischen Speisen, namentlich das Fleisch und die Eier, indem ihre einzelnen Bestandtheile meist in demselben Verhältnisse zu einander stehen, welches wir auch in den einzelnen Organen des menschlichen Körpers finden. In den vegetabilischen Speisen sind zwar fast durchgängig dieselben oder wenigstens ganz ähnliche Bestandtheile enthalten, wie in den animalischen, allein das relative Verhältniss derselben weicht mehr oder weniger von dem der letzteren ab und namentlich finden wir in ihnen grössere Mengen stickstofffreier organischer Nahrungsstoffe, welche für therapeutische Zwecke meist eine ungleich geringere Bedeutung haben, als für diätetische.

Ebenso wie eine vermehrte Zufuhr von plastischen Nahrungsmitteln in vielen Krankheitsfällen nützlich ist, kann auch bisweilen eine verminderte Aufnahme derselben nöthig werden. Entziehen wir dem Körper die gewöhnlichen Nahrungsmittel, so vermindern sich auch die Ausscheidungen bis zu einem gewissen Grade, aber sie hören nicht ganz auf, indem die Bestandtheile der Organe in derselben Weise wie vorher umgewandelt werden. Wir beobachten diesen Zustand fast in allen acuten Krankheiten, die gewöhnlich von Appetitlosigkeit begleitet sind, und führen denselben auch absichtlich herbei, wo wir die Menge des Blutes und mit dieser die Gefahr der Entzündung u. s. w. vermindern wollen, z. B. nach Geburten, Operationen, bei congestiven Zuständen, Plethora, Hämorrhoidalleiden, Gicht, Blutungen u. s. w. Wegen dieser fortgesetzten Ausgaben nimmt das Körpergewicht beständig ab, am meisten zu Anfange des Hungerns und kurz vor dem Tode. Die einzelnen Körperbestandtheile vermindern sich dabei nicht in gleichem Grade. Während z. B. selbst nach anhaltendem Hungern das Gewicht des Gehirns und Rückenmarks kaum merklich sinkt, zeigt sich die Abnahme des Fettes am frühesten und deutlichsten. Daher sind auch bei fetten Personen während des Hungerns die relativen Körperverluste grösser als bei mageren. Zugleich mit den Fettablagerungen verschwinden zuweilen zufällig vorhandene pathologische Producte. Dieser Umstand gab Veranlassung zu sogenannten Hungercuren, welche vorzüglich bei Syphilis, bei Wassersuchten, bei Hypertrophie des Herzens, Aneurysmen, bei Gicht, Scrofeln, chronischen Hautausschlägen, bei

A. GRUPPE DER EIWEISSKÖRPER. 333

Lepra und selbst bei Krebs empfohlen wurden. Indess hat man seinen Zweck nicht sehr häufig erreicht, indem solche Hungercuren theils sehr beschwerlich für die Kranken sind, theils aber auch die oft noch fortwirkenden Ursachen der pathologischen Ablagerungen nicht gleichzeitig aufgehoben werden können. Man entzieht gewöhnlich den Kranken nicht alle Nahrungsmittel, sondern gestattet ihnen nur eine geringe Menge besonders von vegetabilischen Speisen und unterstützt die Cur meist noch durch die Anwendung von Aderlässen oder medicamentösen Stoffen, z. B. Quecksilberpräparaten, ekelerregenden Stoffen, Abführmitteln u. s. w.

— Als eine Modification der Hungercur erscheint die SCHROTH'sche Semmelcur, bei welcher gleichzeitig die Menge des Getränkes sehr eingeschränkt wird. (Vergl. S. 87.) — Auch die BANTING-Cur, welche vorzugsweise zur Beseitigung der Fettsucht angewendet wird, kann als eine Form der Hungercur angesehen werden. Die Kranken müssen dabei die Aufnahme von Fett, Stärkemehl und Zucker in ihren Speisen vermeiden, dagegen ist ihnen der Genuss beliebiger Mengen von magerem Fleisch gestattet. Da dieses jedoch den Appetit wenig anregt, so pflegen die Kranken sich unwillkürlich auf die Stillung des Hungers zu beschränken.

— Ebenso können die bei manchen Brunnencuren gebräuchlichen, an und für sich meist sehr unwissenschaftlichen diätetischen Vorschriften nützlich werden, indem sie zu grösserer Mässigkeit im Essen Veranlassung geben und dadurch die Heilung vieler chronischen Krankheiten unterstützen.

Die höheren Grade des Hungerns kommen zu therapeutischen Zwecken nicht in Anwendung, doch beobachtet man dieselben bisweilen besonders bei krankhaften Zuständen des Darmcanals, z. B. Stricturen der Speiseröhre u. s. w. An die Stelle des grossen Verlangens nach Speisen tritt später Appetitlosigkeit. Die Abmagerung und Ermattung nimmt beständig zu, die anfängliche Niedergeschlagenheit geht in Unruhe und endlich in Raserei über, die Temperatur des Körpers sinkt immer mehr, bis endlich der Tod unter Ohnmachten und Convulsionen erfolgt.

Ueber die weiteren Schicksale der eiweissartigen Stoffe (die sogenannte regressive Metamorphose derselben) haben wir nur noch sehr spärliche Kenntnisse. Früher nahm man meist an, dass bereits in den Blutgefässen durch den in den Blutkörperchen enthaltenen Sauerstoff eine Oxydation der Eiweisskörper erfolgen könne. Da das Blut im Stande ist, so viel Sauerstoff aufzunehmen, als der Körper bedarf, so müsste, wenn der Sauerstoff des Blutes das Eiweiss zu oxydiren vermöchte, diese Oxydation ununterbrochen so lange fortgehen, als überhaupt noch Eiweiss im Blute vorhanden wäre. Eine Oxydation des Eiweisses in den Blutgefässen ist daher nicht denkbar. Der Sauerstoff des Blutes kann vielmehr erst dann wirksam werden, wenn das Eiweiss bereits eine Zersetzung erlitten hat. Die letztere kann aber nicht in dem Gefässsysteme, sondern nur in den Organen vor sich gehen. — Da die Muskeln die Hauptmasse des Körpers bilden, so hat man in ihnen meist die Hauptwerkstätte für die Zersetzung der eiweissartigen Stoffe gesucht. Doch haben sehr zahlreiche Untersuchungen, z. B. von W. CLARE[1], PETTENKOFER und VOIT,

---
[1] Experimenta de excretione acidi sulfurici per urinam. Dorpat 1854.

FICK und WISLICENUS u. A. gezeigt, dass der Eiweissverbrauch mit der Muskelthätigkeit nicht gleichen Schritt hält. Vielmehr ist es wahrscheinlich geworden, dass die für die Muskelthätigkeit nöthige lebendige Kraft durch Spaltung eines stickstofffreien Muskelbestandtheils gewonnen werde und dass die Eiweissmolecüle des Muskels dabei keine Zersetzung erleiden. Gegen die Annahme, dass zu jener Spaltung der Zutritt von freiem Sauerstoff nöthig sei, spricht ausser anderen Gründen auch der Umstand, dass die Muskelirritabilität durch Erstickung nicht aufgehoben wird. Wohl finden sich in den Muskeln einige Stoffe, welche wir als Zersetzungsproducte von Eiweisskörpern ansehen müssen, z. B. das Kreatin, Hypoxanthin, Xanthin u. s. w., doch wächst die Menge derselben nicht mit der verstärkten Muskelthätigkeit, auch ist ihre Menge zu gering, als dass wir sie damit in Verbindung bringen könnten. Das Vorkommen der gleichen Stoffe in den Nerven wie in den Muskeln scheint darauf hinzuweisen, dass dort ähnliche Zersetzungen vor sich gehen mögen, wie hier. Dagegen finden wir in den drüsigen Organen zum Theil andere Spaltungsproducte der Eiweisskörper, namentlich Leucin und Tyrosin, deren Bildung auch auf andere chemische Vorgänge schliessen lässt. — Obgleich nun die genannten Organe dem Blute zum Zwecke ihrer Ernährung beständig Eiweiss entziehen, so ist doch dieser Verbrauch nicht immer gleich gross. Denn da die Function jener Organe je nach den Umständen bald mehr, bald weniger lebhaft ist, so werden sie auch bald mehr, bald weniger Bluteiweiss in sich aufnehmen. Es müssen in Folge davon gewisse, wenn auch nur geringe Schwankungen in dem Eiweissgehalte des Blutes entstehen. Wie diese wieder ausgeglichen werden, ist noch nicht genau bekannt. Ebenso wie wir bestimmte Steuerungsapparate für die Thätigkeit des Herzens und der Lunge kennen, bestehen im Körper auch wahrscheinlich gewisse Vorrichtungen, um das Blut immer in einer gleichmässigen Zusammensetzung zu erhalten. Es liegt wohl am nächsten, dieselben in den drüsigen Organen, vielleicht vorzugsweise in der Milz und Leber zu suchen. Der Gehalt der Drüsen an Leucin, Tyrosin u. s. w. macht es wahrscheinlich, dass auch in ihnen die eiweissartigen Stoffe in gleicher Weise zersetzt werden können, wie im Darmcanale durch den Pankreassaft.

LIEBIG, welcher zuerst auf die Nothwendigkeit aufmerksam machte, dass mit der Thätigkeit der Organe auch ein Verbrauch ihrer Bestandtheile verbunden sein müsse, glaubte daher, dass dieselben als die alleinige Werkstätte für die Umsetzung der eiweissartigen Stoffe zu betrachten seien. Da nun nach einer reichlichen Mahlzeit schon sehr bald eine erheblich gesteigerte Harnstoffausscheidung eintritt, so schien man zu der Annahme genöthigt, dass unter solchen Umständen ein vermehrter Stoffwechsel in den Organen Statt gefunden habe, ohne eine gleichzeitige Steigerung ihrer Function. BIDDER und SCHMIDT hatten bei ihren Untersuchungen über den Stoffwechsel beobachtet, dass beim hungernden Thiere die Stickstoffausscheidung durch den Harn auf ein gewisses, sich nahezu gleichbleibendes Mass herabsinkt und glaubten daraus schliessen zu müssen, dass dieses dem durch die Thätigkeit der Organe bedingten Eiweissumsatze entspreche. Da nun für gewöhnlich dem Körper ungleich grössere Eiweissmengen zugeführt werden, so nahmen sie an, dass ein Theil der letzteren für die Erhaltung des Körpers nicht nothwendig sei. Dieser Ueberschuss werde nun, noch ehe er zur Ernährung der Organe gedient habe, im Blute selbst zersetzt und endlich als Harnstoff ausgeschieden. Sie bezeichneten daher diesen, das eigentliche Bedürfniss übersteigenden Theil des dem Körper zugeführten

A. GRUPPE DER EIWEISSKÖRPER.

Eiweisses als Luxuseiweiss und die Zersetzung desselben als Luxusconsumtion. Voit, welcher ursprünglich der Liebig'schen Anschauung gehuldigt hatte, stiess bei seinen späteren Untersuchungen über den Eiweissverbrauch im Körper auf dieselben Bedenken, welche Bidder und Schmidt zu ihrer Annahme bewogen hatten. Voit nahm jedoch an der von ihnen gewählten Bezeichnung Luxuseiweiss Anstoss und nannte dasselbe Vorrathseiweiss oder circulirendes Eiweiss, im Gegensatze zu dem bei der Thätigkeit der Organe verbrauchten Organeiweisse. — Wie wir oben sahen, ist eine Oxydation des Eiweisses in den Blutgefässen nicht denkbar. Ebensowenig können wir aber eine ungleiche Zersetzbarkeit des Eiweisses annehmen, zu welcher wir durch Voit's Ansicht getrieben werden. Andererseits war aber wohl auch die Hypothese nicht richtig, dass durch eine zeitweilige reichlichere Eiweisszufuhr ein beschleunigter Stoffwechsel in den verschiedensten Organen herbeigeführt werden sollte. Sowohl die Anhänger der Luxusconsumtion und der Voit'schen Anschauung, als auch die der Liebig'schen Theorie haben übersehen, dass nicht jede beliebige Eiweissmenge, die in den Darm eingeführt wird, auch in das Blut übergehen kann, dass vielmehr der Uebergang des Eiweisses in das Blut an enge Grenzen gebunden ist und dass die Zersetzung des überschüssig aufgenommenen Eiweisses, welche jene in das Blut oder in die Organe verlegen zu müssen glaubten, bereits im Darmcanale Statt findet.

Abgesehen von der geringen Menge des gebildeten Kreatins, welche der weiteren Zersetzung entgeht, dürfen wir wohl annehmen, dass der grösste Theil des im Körper verbrauchten Eiweisses in Leucin und die neben diesem auftretenden Spaltungsproducte zerlegt werde. Wie Schultzen und Nencki[1] nachgewiesen haben, bilden das Leucin und wohl auch das Tyrosin eine Vorstufe des Harnstoffs. Auf welche Weise aber diese Körper in Harnstoff umgewandelt werden und wo dies geschehe, ist noch nicht bekannt. Die Annahme Meissner's[2], dass die Bildungsstätte des Harnstoffs in der Leber zu suchen sei, kann noch nicht als völlig gesichert gelten.[3] Ebenso ist der Streit über die Frage, ob aller Harnstoff den Nieren von aussen zugeführt oder zum Theil auch in ihnen gebildet werde, noch nicht endgültig entschieden. Dagegen kann kaum ein Zweifel darüber bestehen, dass das Taurin und das Glycin der Galle, welche ebenfalls als Abkömmlinge der Eiweisskörper zu betrachten sind, in der Leber gebildet werden. — Bei den Spaltungen, welche die eiweissartigen Stoffe im thierischen Organismus erleiden, lösen sich ausser den stickstoffhaltigen auch stickstofffreie Atomgruppen ab. Manche Gründe sprechen dafür, dass das Glycogen in der Leber von dem Eiweiss abzuleiten sei. Ebenso sind wir genöthigt, die Eiweissstoffe als die Hauptquelle der im Körper sich bildenden Fette anzusehen.

Nur ein geringer Theil der in den Körper eingeführten eiweissartigen Stoffe wird, ohne vorher bedeutende Umwandlungen erlitten zu haben, in Form von Schleim, Sperma, Epidermis, Haaren, Nägeln u. s. w. wieder aus dem Körper ausgeschieden, die bei weitem grösste Menge derselben fällt den erwähnten Zersetzungsprocessen anheim. Je weiter diese fortschreiten, desto reicher werden die dabei gebildeten Producte an Stick-

---

[1] Zeitschrift f. Biologie. Band VIII. S. 124. 1872.
[2] Zeitschrift f. rationelle Medicin. 3. R. Band XXXI. S. 144. 234 u. 283.
[3] Vergl. Gscheidlen, Studien über den Ursprung des Harnstoffs im Thierkörper. Leipzig 1871. — J. Munk, Ueber die Harnstoffbildung in der Leber. — Archiv f. d. ges. Physiologie. Band XI. S. 100. 1875.

stoff und Sauerstoff, während der relative Kohlenstoffgehalt sich vermindert. Ein Theil des Kohlenstoffs tritt vielleicht schon bei den ersten Spaltungen der Eiweisskörper als Kohlensäure aus. Ausserdem werden aber hierbei wahrscheinlich auch Stoffe gebildet, welche im Stande sind, sich auf Kosten des Oxyhämoglobins unter Abscheidung von Kohlensäure und Wasser zu oxydiren. Der Schwefel der eiweissartigen Körper, welcher zum Theil bei der Gallenbildung weitere Verwendung findet, wird fast ausschliesslich mit dem Harn, beim Menschen als Schwefelsäure, bei manchen Thieren zum Theil auch als unterschweflige Säure ausgeschieden.[1] Der Stickstoff endlich erscheint fast in seiner ganzen Menge in dem Harnstoff wieder, welchen noch geringe Antheile von Harnsäure, Kreatin und Kreatinin zu begleiten pflegen. Nur ein sehr kleiner Theil des mit den Nahrungsmitteln in den Körper aufgenommenen Stickstoffs scheint auf anderem Wege, wahrscheinlich in Form von Ammoniak, wieder auszutreten.[2]

Obgleich die Ausscheidung grösserer Mengen von Kohlensäure, Harnstoff u. s. w. auch auf die Thätigkeit der Ausscheidungsorgane Einfluss haben muss, so benutzen wir doch die eiweissartigen Stoffe nicht, um dieselben zu therapeutischen Zwecken zu modificiren. Bei Diabetikern gelingt es allerdings, durch ausschliesslich animalische Kost die Zuckerausscheidung zu vermindern oder zu unterdrücken, allein es lässt sich die Ursache der Zuckerausscheidung auf diese Weise nicht aufheben, so dass dieselbe aufs Neue beginnt, sobald wieder zucker- oder stärkemehlhaltige Nahrungsmittel genossen werden.

Caro. Das Fleisch enthält ausser den Muskeln auch Sehnen und Sehnenhäute, Zellgewebe, Nerven, Lymph- und Blutgefässe, in denen gewöhnlich noch etwas Blut ist. Ausser dem Wasser bilden die Eiweisskörper der Muskelfaser und leimgebendes Gewebe die Hauptbestandtheile des Fleisches. Zu diesen kommen noch grössere oder geringere Mengen von Fett, ferner Kalium, Natrium, Calcium, Magnesium, die theils an Phosphorsäure gebunden sind, theils aber auch Chlormetalle bilden, und geringe Mengen von Eisen. Endlich enthält das Fleisch auch geringe Quantitäten von Blutfarbstoff, Milchsäure, Inosinsäure, Kreatin und Kreatinin, von welchen letzteren hauptsächlich der angenehme Geschmack des Fleisches, der sich beim Kochen, Braten u. s. w. noch deutlicher entwickelt, bedingt wird. Das Fleisch der einzelnen Thiere unterscheidet sich theils durch seine feinere oder gröbere Faserung, theils durch seinen grösseren oder geringeren Gehalt an Fett, leimgebender Materie und schmackhaften Substanzen. Früher, wo man irriger Weise dem Leim einen hohen Nahrungswerth zuschrieb, pflegte man zu therapeutischen Zwecken solche Fleischsorten vorzuziehen, welche beim Kochen viel Leim geben, z. B. das Fleisch der Schildkröten, die Froschschenkel, das Fleisch der Stinke (Stincus officinalis SCHN.) und Schlangen, die Austern, Schnecken u. s. w.

Das Fleisch enthält alle die Stoffe, welche zur Bildung von Blut,

---

[1] Vergl. O. Schmiedeberg, Ueber das Vorkommen von unterschwefliger Säure im Harn von Hunden und Katzen. — Archiv der Heilkunde 1867. S. 422.

[2] Vergl. C. Voit, physiolog.-chemische Untersuchungen. Heft I. S. 3. Augsburg 1857.

A. GRUPPE DER EIWEISSKÖRPER. 337

Muskeln u. s. w. nöthig sind, und zwar gerade in den geeigneten Verhältnissen. Daher giebt man ihm gewöhnlich, wo es darauf ankommt, die Blutbildung zu befördern, den Vorzug vor anderen Nahrungsmitteln. Besonders empfiehlt sich zu diesem Zwecke das Fleisch von wilden Thieren (Hasen, Rehen, Rebhühnern, wilden Enten u. s. w.), indem dasselbe theils zarter, theils aber auch reicher an schmackhaften Substanzen und nicht so fett zu sein pflegt, als das der Hausthiere. Von den letzteren zieht man aus demselben Grunde das der Hühner, Tauben u. s. w. vor. Auch das Rindfleisch und Hammelfleisch, welche reicher an schmackhaften Substanzen sind, als das Kalbfleisch und Lammfleisch, werden in gleicher Weise benutzt. Das Schweinefleisch ist dagegen wegen seines grossen Fettgehaltes meist schwer verdaulich. Das Fleisch der Fische ist theils arm an schmackhaften Stoffen, theils auch sehr fett und dient daher gewöhnlich nicht als Krankenspeise. Bei der Zubereitung der Fleischspeisen wählt man am besten die Formen, wobei das Fleisch am wenigsten von seinen Bestandtheilen verliert, z. B. das Braten. Für therapeutische Zwecke, z. B. bei schlecht genährten Kindern, hat man oft geschabtes rohes Rindfleisch mit Zusatz von etwas Pfeffer und Salz verwendet, doch giebt der Genuss desselben bisweilen zur Entstehung von Bandwürmern Veranlassung. — Durch starkes Austrocknen des Fleisches, wie dies öfter in den oberflächlichen Schichten des gebratenen oder geräucherten Fleisches der Fall ist, wird die Lösung desselben im Magensafte erschwert oder ganz verhindert. Auch das feste Bindegewebe alter Thiere kann sich im Magen nur sehr langsam auflösen. Beim Kochen des Fleisches tritt ein Theil der in Wasser löslichen Bestandtheile aus dem Fleische aus, weshalb es auch zweckmässig ist, dasselbe zugleich mit der Fleischbrühe zu geniessen. Häufig hat man irriger Weise der **Fleischbrühe** einen hohen Nahrungswerth zugeschrieben, allein dieselbe enthält ausser dem Fett nur sehr wenige organische Substanzen, besonders Leim, Kreatin, Kreatinin, Sarkosin, Inosinsäure, Inosit u. s. w., welche entweder gar keinen oder doch nur einen sehr geringen Nahrungswerth besitzen. Dagegen ist die Fleischbrühe sehr wohlschmeckend und eignet sich daher besonders für solche Kranke, welche anderweitige Nahrungsmittel noch nicht vertragen können, als erquickendes Getränk. In Ermangelung frischer Fleischbrühe bedient man sich jetzt allgemein des nach Liebig's Vorschrift bereiteten Fleischextractes (**Extractum carnis Liebig**). Da dieses weder Fett noch Leim enthält, so lässt es sich Jahre lang unverändert aufbewahren, doch ist sein Geschmack nicht ganz so angenehm, als der der frischen Fleischbrühe. Auf eine grosse Tasse heissen Wassers nimmt man gewöhnlich 2,50 Grm. des Extractes, nebst etwas Kochsalz. Beim Gebrauche sehr grosser Mengen von Fleischextract kann dieses durch seinen reichlichen Gehalt an Kaliumsalzen nachtheilig werden.[1]

---

[1] Vergl. E. Kemmerich, Untersuchungen über die physiologische Wirkung der Fleischbrühe, des Fleischextractes und der Kalisalze des Fleisches. — Archiv f. d. ges. Physiologie. Band II. S. 49. 1869. — W. Bogoslowsky, Ueber die Wirkung der Fleischbrühe, des Fleischextractes und der Kalisalze. — Centralblatt f. d. medicin. Wissenschaften 1871. No. 32. — G. Bunge, Ueber die physiologische Wirkung der Fleischbrühe und der Kalisalze. — Archiv f. d. ges. Physiologie. Band IV. S. 235. 1871.

338 XXV. GRUPPE DES EIWEISSES UND SEINER DERIVATE.

Um den Nahrungswerth der Fleischbrühe zu erhöhen, werden derselben gewöhnlich rohe Eier zugesetzt. LIEBIG empfahl zu demselben Zwecke einen kalt bereiteten Auszug von fein gehacktem Rind- oder Hühnerfleisch mit 3 Th. durch etwas Salzsäure angesäuerten Wassers. Doch hat das Präparat (Infusum carnis frigide paratum) wegen seines nicht angenehmen Geschmacks und Aussehens wenig Verbreitung gefunden. Auch MEISSNER's[1] Vorschlag, Fleisch oder Eiweiss mit Hülfe von Pepsin ausserhalb des Körpers aufzulösen und, mit wohlschmeckenden Zusätzen versehen, den Kranken als Getränk zu reichen, hat sich nicht bewährt. LEUBE[2] räth daher, fein gehacktes mageres Rindfleisch mit gleich viel Wasser und 2 Procent Salzsäure im PAPIN'schen Topfe längere Zeit zu kochen, bis das Fleisch sich in eine emulsionsähnliche Masse verwandelt hat, mit kohlensaurem Natrium zu neutralisiren und endlich zur Breiconsistenz einzudampfen. LEUBE empfiehlt dieses Präparat (Solutio carnis), mit Fleischextract vermischt bei acuten Magengeschwüren, sowie bei chronischen Dyspepsien, bei denen man den Magen eine Zeit lang ausruhen lassen will. — Die Versuche, das Blut als Nahrungsmittel für Kranke zu verwenden, haben bis jetzt zu keinem befriedigenden Resultate geführt. Getrocknetes Rindsblut (Extractum sanguinis bovini), welches MAUTHNER bei Rhachitis, Scrofeln und Atrophie der Kinder zu 1,00—4,00 Grm. p. d. empfahl, löst sich nur sehr schwer im Magen und bleibt grossentheils unverdaut.

Ova. Von den Eiern dienen uns vorzugsweise die der Hühner zur Nahrung. Der Eidotter enthält ausser dem Wasser hauptsächlich Eiweiss, Vitellin, Lecithin, Cholestearin, Palmitin, Olein, Traubenzucker, Glycerinphosphorsäure, einen rothen und einen gelben Farbstoff, und an unorganischen Stoffen Kalium, Calcium, Magnesium, Phosphorsäure, sowie geringe Mengen von Chlornatrium, Eisen und Kieselsäure. Das Eierweiss enthält ausser Wasser etwa 13 Procent Eiweiss, geringe Mengen von Fett und Zucker und etwa 0,66 Procent unorganische Stoffe, namentlich Natrium, Chlornatrium und geringere Mengen von Kalium, Phosphorsäure, Calcium, Magnesium, Eisen und Kieselsäure. So enthalten die Hühnereier, welche ihrer Zusammensetzung nach den Eiern anderer Thiere sehr nahe zu stehen scheinen, fast dieselben Bestandtheile wie das Fleisch und auch ziemlich in demselben Verhältnisse wie dieses, nur sind sie ärmer an den Stoffen, welche den angenehmen Geschmack des Fleisches bedingen. Gekocht gelten sie für schwerer verdaulich als roh und zwar um so mehr, je länger das Kochen gewährt hatte. Daher benutzt man auch als Krankenspeise weniger die hart gesottenen, als die weichen oder rohen Eier, denen man des Wohlgeschmacks wegen öfters Fleischbrühe, oder wo dies gestattet ist, etwas Wein zusetzt, besonders in solchen Fällen, wo Fleisch und andere Speisen noch nicht vertragen werden, z. B. im Beginne der Convalescenz. Da bei dem ausschliesslichen Genusse von Eiern nur sehr wenig Fäces gebildet werden, so verordnet man dieselben auch bei krankhaften Zuständen, z. B. Geschwüren des Mastdarmes, deren Heilung

---
[1] Zeitschrift f. rationelle Medicin. 3. R. Band VII. S. 24. 1859.
[2] Berliner klinische Wochenschrift 1873. No 17.

A. GRUPPE DER EIWEISSKÖRPER.

durch die öftere Passage von Fäcalmassen gehindert werden kann. — Aeusserlich benutzt man gewöhnlich entweder das Eiweiss oder das an Fett ziemlich reiche Eidotter für sich, in ähnlicher Weise wie die Salben, z. B. bei Excoriationen, Verbrennungen u. s. w., bei den letzteren hat man oft auch eine Mischung von Eidotter und Kalkwasser angewendet. Auch dient das Eidotter bisweilen zur Bereitung von Emulsionen (etwa 1—2 Dotter auf 150,0 Grm. Emulsion) und Linimenten, welche jedoch den Nachtheil haben, dass sie, besonders in heisser Jahreszeit, leicht verderben.

Lac. Die Hauptbestandtheile der Milch sind Wasser, Käsestoff, Butter, Milchzucker, geringe Mengen von Extractivstoffen, ferner Kalium, Natrium, Calcium, Magnesium, welche theils an den Käsestoff gebunden, theils als phosphorsaure Salze oder Chlormetalle in der Milch enthalten sind, nebst Spuren von Eisen. Die Zusammensetzung der Milch zeigt nach der Thierspecies, von der die letztere genommen wird, der Beschaffenheit der Nahrungsmittel u. s. w. nicht unbedeutende Differenzen. Die Kuhmilch enthält 13—14 Procent feste Bestandtheile, wovon 4,0—6,0 Procent auf den Käsestoff, 3,0—4,3 Procent auf die Butter, 3,0—4,0 Procent auf den Milchzucker und 0,55—0,85 Procent auf die Salze kommen. Die Frauenmilch enthält 11—13 Procent fester Bestandtheile, darunter 3,5 Procent Casein, 4—6 Procent Milchzucker, 2,53—4,30 Procent Butter und 0,16—0,25 Procent Salze. Die Eselsmilch enthält 9,16—9,53 Procent feste Bestandtheile, und zwar 1,6—1,9 Procent Casein, 1,21—1,29 Procent Butter und 6,8—6,29 Procent Milchzucker. Die Stutenmilch enthält etwa 16 Procent feste Bestandtheile, darunter 1,7 Procent Käsestoff, 6,95 Procent Fett und 8,75 Proc. Milchzucker. Die Ziegenmilch enthält 13,2—14,2 Procent feste Bestandtheile, darunter 4,02—6,03 Procent Käsestoff, 3,32—4,25 Procent Butter und 4,0—5,3 Procent Milchzucker. Die Schaafmilch enthält etwa 14 Procent feste Bestandtheile, und zwar 4,02 Procent Käsestoff, 4,20 Procent Butter, 5,0 Procent Milchzucker und 0,68 Procent Salze.

Abgesehen von den quantitativen Ungleichheiten zeigen auch manche Milchsorten qualitative Abweichungen. So unterscheidet sich nach Ph. Biedert[1] und nach A. Langgaard[2] das Casein der Menschenmilch von dem der Kuhmilch durch seine grössere Löslichkeit, sowie dadurch, dass es bei seiner Coagulation im Magen viel weniger derbe Gerinnsel bildet und leichter verdaut wird, als dieses. An das Casein der Frauenmilch schliesst sich das der Stutenmilch noch am meisten an, obgleich es mit demselben nicht identisch ist.

Da bei Säuglingen die Muttermilch häufig durch Kuhmilch ersetzt werden muss, so bleibt oft ein Theil des aufgenommenen Käsestoffs unverdaut im Darmcanale zurück und veranlasst Verstopfung oder anderweitige Störungen. Man pflegt daher die den Säuglingen zu verabreichende Milch mit der gleichen Menge Wassers zu verdünnen und etwas Milchzucker, auch wohl eine kleine Menge kohlensaures Natrium zuzusetzen.

---

[1] Archiv f. patholog. Anatomie. Band LX. S. 352. 1874.
[2] Ebendaselbst. Band LXV. S. 1. 1875.

BIEDERT empfiehlt als sehr zweckmässige Kindernahrung ein Gemisch von $1/8$ Liter Rahm, $3/8$ Liter Wasser und 15 Grm. Milchzucker. Eine solche Mischung enthält etwa 1 Procent Casein, 2,4 Procent Butter und 3,8 Procent Milchzucker. Mit zunehmendem Alter kann man mehr und mehr Milch zufügen, wodurch der Gehalt an Casein erhöht wird. — Seltener wird die Milch bei Erwachsenen als Krankenspeise verwendet. Als erquickendes Getränk ist die Milch in **fieberhaften Krankheiten** meist zu brauchen. In manchen chronischen Krankheiten verordnete man reichlichen Milchgenuss unter ähnlichen Verhältnissen, wie bei den Mineralwassercuren, auch wohl in Verbindung mit denselben, z. B. bei **chronischen Katarrhen des Magens und der Därme**, bei **Hysterie, Chorea, Hypochondrie, Diabetes** u. s. w. Bei **Tuberkulose** schrieb man früher der Eselsmilch, obwohl mit Unrecht, besondere Heilkräfte zu.

— Aeusserlich wendet man warme Milch häufig zu ähnlichen Zwecken an, wie warmes Wasser, z. B. zum Erweichen von **Schorfen** oder zu Fomentationen bei **Hautentzündungen**, Augenentzündungen, als Gargarisma bei Anginen u. s. w. Wegen seines grossen Fettgehaltes lässt sich der **Rahm** ähnlich verwenden, wie Salben, z. B. bei **Hautentzündungen** u. s. w. —

Die **condensirte Milch** (Extractum lactis), welche fabrikmässig in der Schweiz und in Süddeutschland durch Eindampfen der Milch im Vacuum und Versetzen mit Milchzucker bereitet wird, eignet sich, mit dem drei- bis vierfachen Volumen Wasser verdünnt, als Ersatzmittel der frischen Milch auf Schiffen, in grossen Städten u. s. w. — Der **Kumiss** (Cumys) ist ein ursprünglich von den Tartaren aus der zuckerreichen Stutenmilch bereitetes, gegohrenes Getränk von säuerlichem, erfrischendem Geschmacke, welches auch an manchen Orten des westlichen Europas, hier meist aus Kuhmilch, dargestellt wird. Wegen seines Alkoholgehaltes (1,65—3,0 Procent) wirkt dasselbe, in grossen Mengen genossen, berauschend, in kleineren kann es als Erquickungsmittel bei **fieberhaften Krankheiten** benutzt werden. Methodische Kumisscuren wurden bei **Tuberkulose**, **Anämie** und überhaupt bei Krankheiten mit mangelhafter Ernährung empfohlen. Nach SCHWALBE[1] wird ein künstlicher Kumiss bereitet aus 100 Grm. condensirter Milch, 1 Grm. Milchzucker, 0,5 Grm. Citronensäure und 15,0 Grm. Rum, welche mit Wasser auf 1000—1500 Grm. verdünnt, mit Kohlensäure imprägnirt und in gut verschlossenen Flaschen 2—3 Tage im warmen Zimmer stehen gelassen werden. — Die **Buttermilch** (Lac ebutyratum) lässt sich wegen ihres angenehmen säuerlichen Geschmacks als erfrischendes Getränk in **fieberhaften Krankheiten** verwenden. — **Molken** (**Serum lactis**) nennt man die Flüssigkeit, welche übrig bleibt, nachdem aus der Milch der grösste Theil der Butter und des Käsestoffs abgeschieden worden ist. Die sogenannten **süssen Molken** (**Serum lactis dulce**) werden dadurch bereitet, dass man 200 Th. frischer Kuhmilch mit 1 Th. Laabessenz innig mischt, bei 35—40° stehen lässt und nach erfolgter Gerinnung colirt. Die angewendete Laabessenz (**Liquor scriparus**) wird durch dreitägiges

---

[1] Berliner klinische Wochenschrift 1872. S. 303.

B. GRUPPE DER ALBUMINOIDE. 341

Maceriren von 3 Th. der frischen, mit Wasser abgespülten Schleimhaut des Laabmagens säugender Kälber mit 26 Th. weissen Weins und 1 Th. Kochsalz und nachheriges Filtriren erhalten. Zur Bereitung der sauren Molken (**Serum lactis acidum**) werden 100 Th. frische Kuhmilch bis zum Kochen erwärmt, mit 1 Th. gereinigten Weinsteins versetzt und nach dem Erkalten colirt. Bei der Bereitung der Alaunmolken (Serum lactis aluminatum) wird statt des gereinigten Weinsteins 1 Th. Alaun und bei der der Tamarindenmolken (**Serum lactis tamarindinatum**) 4 Th. rohes Tamarindenmus genommen. Man lässt jedoch nur selten Molken in der Apotheke oder im Hause des Kranken bereiten, sondern gebraucht dieselben fast ausschliesslich in besonderen Curanstalten, wo sie entweder für sich oder gleichzeitig mit Mineralwässern oder Arzneimitteln angewendet werden. Solche **Molkencuranstalten** liegen meist in gebirgigen Gegenden, an Orten, die sich durch ihre klimatischen Verhältnisse u. s. w. zum Aufenthalte von Kranken eignen, z. B. in Salzbrunn, Reinerz, Harzburg, Kreuth, Reichenhall, Ischl, Meran, Gais, Heiden, Weissbad, Rigi, Interlaken u. s. w. Die Molken bestehen aus Wasser, welchem noch etwas Milchzucker und Milchsäure, die in der Milch enthaltenen Salze, Spuren von Butter und Casein, sowie geringe Antheile der bei ihrer Bereitung der Milch zugesetzten Stoffe beigemengt sind und können daher weder in diätetischer noch in therapeutischer Hinsicht eine besondere Bedeutung haben. In grosser Menge genossen können sie die Stuhlausleerung befördern und selbst Diarrhöen hervorrufen und, da sie meist warm getrunken werden, die Schweisssecretion vermehren. Die Hauptbedeutung der Molkencuren ist daher wohl darin zu suchen, dass die Kranken dadurch veranlasst werden, einige Zeit hindurch (4—6 Wochen) eine ihrer Heilung förderliche Lebensweise zu führen.

B. Gruppe der Albuminoide.

Mit dem Namen der Albuminoide pflegt man eine Anzahl von Stoffen zu bezeichnen, welche im normalen thierischen Körper vorkommen und als Abkömmlinge der eiweissartigen Stoffe angesehen werden müssen. Dieselben sind ebenso wie diese, schwer oder gar nicht krystallisirbar und enthalten, ausser Kohlenstoff, Wasserstoff und Sauerstoff, auch noch Stickstoff, meist wohl auch Schwefel, doch unterscheiden sie sich in ihren Reactionen von den Eiweisskörpern so weit, dass wir sie nicht mit diesen zusammenstellen können. Man pflegt zu ihnen das Mucin, Spermatin, Keratin, Fibroin, Spongin, Elastin, Collagen, Chondrogen u. s. w. zu rechnen, von denen jedoch nur das Umwandlungsproduct des Collagens, der **Leim**, für uns Interesse hat. Da sich der Leim durch Kochen der leimgebenden Gewebe mit Wasser leicht in grösserer Menge gewinnen lässt, so hat man denselben von jeher in verschiedener Weise, zum Theil auch zu therapeutischen Zwecken verwendet.

Am häufigsten findet der Leim bei Verletzungen der äusseren **Haut** Anwendung. Gewöhnlich kommt er hier als englisches Heftpflaster in Gebrauch, dem man bei Wunden an zarten Körperstellen, z. B. an den

Augen, im Gesicht u. s. w., vor dem gewöhnlichen Heftpflaster den Vorzug giebt.
    In den **Mund** gebracht zeigt der Leim keinen auffallenden Geschmack und wird daselbst nicht verändert. Im **Magen** verflüssigt sich der Leim leicht und verliert die Eigenschaft, beim Erkalten zu gelatiniren. Man bezeichnet das erhaltene Product gewöhnlich als **Leimpepton**. Die Verdaulichkeit der leimgebenden Gewebe ist von ihrer Beschaffenheit abhängig. Bindegewebe und Fettzellgewebe löst sich um so leichter auf, je zarter dasselbe ist, dagegen bleiben Sehnen, Knorpel u. s. w. längere Zeit oder ganz ungelöst. Ob nun bei der Auflösung dieser Substanzen dasselbe Pepton gebildet werde, wie bei der des Leims, ist noch nicht mit Sicherheit nachgewiesen. Ebenso ist noch nicht festgestellt, ob sich das Leimpepton von dem Leime durch ein grösseres Diffusionsvermögen unterscheide, auch wissen wir nicht, wie sich das Leimpepton dem Pankreassafte gegenüber verhält und in wie grosser Menge dasselbe schon im Darmcanale weiter zersetzt wird.
    Ein Uebergang des Leimpeptons vom Darmcanale aus in das **Blut** scheint möglich zu sein, obgleich wir über die Art desselben noch nichts wissen; wenigstens konnte Voit[1] bei reichlicher Leimfütterung dasselbe im Blute nachweisen. Für gewöhnlich findet sich jedoch kein Leim oder Leimpepton im Blute, wenn auch unsere Fleischspeisen viel leimgebendes Gewebe enthalten. Nur im leukämischen Blute wurde zuerst von Scherer, dann auch von Körner, Salkowski und von Reichardt ein leimähnlicher Stoff gefunden, der aber nach v. Gorup-Besanez[2] nicht mit dem Leim identisch ist. Das in das Blut gelangte Leimpepton muss also in demselben sehr bald eine Umwandlung erleiden. Dass dasselbe zur Bildung von eiweissartigen Stoffen oder überhaupt von Gewebsbestandtheilen dienen könne, ist jedoch nach den bisherigen Untersuchungen sehr unwahrscheinlich. Gewöhnlich nimmt man an, dass das in das Blut gelangte Leimpepton im Körper sehr bald zerfalle, dass aber durch seine Zersetzung die der eiweissartigen Stoffe vermindert werde. Seine Bedeutung als Nahrungsstoff würde also darin zu suchen sein, dass durch seine Zufuhr zu dem Körper eine Ersparniss von Eiweiss für denselben bedingt wird. Früher, wo man den Leim für den eigentlich wirksamen Bestandtheil des Fleisches hielt, schrieb man ihm einen hohen Nahrungswerth zu und verordnete ihn häufig bei Convalescenten, Tuberkulösen, Diabetikern u. s. w., theils in Form sogenannter Kraftsuppen, theils als Gelatine, welche letztere meist aus geraspeltem Hirschgeweih oder aus Hausenblase bereitet wurde.
    Die späteren Umwandlungsproducte des Leims sind wahrscheinlich mit denen des Eiweisses identisch, wenigstens finden wir den mit dem Leim in den Körper eingeführten Stickstoff schon nach kurzer Zeit in dem Harnstoffe des Harns wieder.
    Gelatina alba. Die aus Kalbsfüssen u. s. w. bereitete weisse **Gelatine** ist die reinste im Handel vorkommende Leimsorte und wird

---

[1] Zeitschrift f. Biologie. Band VIII. S. 297. 1872.
[2] Lehrbuch d. physiolog. Chemie. 3. Aufl. S. 150. Braunschweig 1874.

besonders zur Darstellung der Gallertkapseln (Capsulae gelatinosae) benutzt, welche dazu dienen, das Einnehmen übelschmeckender flüssiger oder pulverförmiger Arzneien, mit denen sie gefüllt werden, zu erleichtern. Der gewöhnliche Tischlerleim wurde früher bisweilen als Zusatz zu Bädern verwendet.

Colla piscium (Ichthyocolla). Unter dem Namen Hausenblase kommt die innere Haut der Schwimmblase von mehreren Störarten, namentlich von Acipenser Huso LINN., Ac. Güldenstädtii BRANDT und RATZEBURG, Ac. Ruthenus PALLAS, Ac. stellatus PALLAS u. s. w., welche am häufigsten in den grossen Strömen Russlands gefangen werden, im Handel vor. Die Hausenblase ist dadurch ausgezeichnet, dass sie sich, mit Wasser gekocht, sehr leicht und fast vollständig in Leim verwandelt. Sie wird am häufigsten benutzt zur Darstellung des englischen Pflasters (**Emplastrum adhaesivum Anglicum**, Taffetas adhaesivum), indem man 10 Th. Hausenblase mit der genügenden Menge von Wasser bis zur Colatur von 120 Th. kocht, die Hälfte der Colatur auf ein entsprechend grosses Stück Seidentaffet aufträgt, die andere Hälfte mit 40 Th. Weingeist und 1 Th. Glycerin vermischt und dann ebenfalls aufträgt. Die Rückseite des Pflasters wird dann mit etwas Benzoetinctur bestrichen. Statt des Taffets wird auch bisweilen Goldschlägerhäutchen mit Hausenblasenleim bestrichen (LISTON'sches Heftpflaster).

C. Gruppe der putriden Stoffe.

Die Eiweisskörper sind ihrer complicirten Zusammensetzung wegen im Stande, sehr zahlreiche Zersetzungsproducte zu bilden. Während dieselben in den Organen des lebenden thierischen Körpers gewisse Veränderungen erleiden, die sie zur Erfüllung verschiedener Zwecke geeignet machen, kann durch manche Fermente die Bildung anderweitiger Umwandlungsproducte veranlasst werden. Die so entstandenen Stoffe sind für die Zwecke des Organismus nicht brauchbar, sondern wirken vielmehr nachtheilig auf denselben ein. So weit wir zur Zeit ihre Eigenschaften beurtheilen können, haben diese im Allgemeinen Aehnlichkeit mit denen der Eiweisskörper und Albuminoide. Sie sind, so viel wir bis jetzt wissen, nicht krystallisirbar, vielleicht mit Ausnahme des Samandarins, welches jedoch nach ZALESKY auch in anderer Hinsicht von ihnen abweicht, und verändern sich ausserordentlich leicht, so dass es noch nicht gelungen ist, sie zu isoliren. Je nach der Art der Eiweisskörper und der darauf einwirkenden Fermente sind sie natürlich auch in ihren Eigenschaften und Wirkungen verschieden. Werden sie ausserhalb des thierischen Körpers gebildet, so bezeichnen wir sie gewöhnlich als putride Stoffe (Fäulnissgifte, septische Gifte), entstehen sie dagegen im Innern des Organismus, so nennen wir sie bald Krankheitsmaterien, bald thierische Gifte. Ebenso wie die normalen Bestandtheile des Organismus erleiden sie allmählig weitere Zersetzungen und verlieren dabei in der Regel ihre giftigen Eigenschaften. In den meisten Fällen werden hierbei dieselben Stoffe gebildet, die wir auch als Producte der normalen Stoffmetamorphose auftreten sehen, z. B. Leucin, Tyrosin, Trimethylamin, Ammoniak, Buttersäure, Baldriansäure u. s. w.

Secale cornutum, Mutterkorn.

Während die meisten putriden Stoffe nur für die Pathologie Interesse haben, wenden wir einen derartigen Körper, den wirksamen Bestandtheil des Mutterkorns, auch als Arzneimittel an. Das Mutterkorn des Roggens, welches allein zum arzneilichen Gebrauche dient, ist das Dauermycelium eines Pilzes (Fam. Pyrenomycetes), welcher im vollständig entwickelten Zustande den Namen Claviceps purpurea TULASNE (Cordiceps purpurea FRIES) erhalten hat. Dasselbe bildet sich aus von dem Roggenhonigthau (Sphacelia segetum LÉVEILLÉ) befallenen Fruchtknoten des Roggens aus, welche dadurch zerstört werden. Durch jenes Mycelium wird das Material, aus welchem sich in den gesunden Roggenkörnern wahrscheinlich der Roggenkleber gebildet haben würde, in einen Stoff verwandelt, dem das Mutterkorn seine eigenthümliche Wirkung verdankt und den man gewöhnlich mit dem Namen Ergotin bezeichnet hat.[1]
Derselbe bildet nach ZWEIFEL[2] eine weisse oder gelblich-weisse amorphe Masse von saurer Reaction, welche sich sehr leicht in Wasser und wässerigem Weingeist, aber nicht in absolutem Alkohol oder Aether löst, stickstoffhaltig ist und einige Reactionen mit den eiweissartigen Stoffen und dem Leim gemein hat. Im feuchten Zustande zersetzt sich jener Stoff allmählig unter Bildung von Leucin, Trimethylamin, Ammoniak u. s. w.

Auf der äusseren Haut bleibt das Mutterkorn ohne bemerkbare Einwirkung, auch ist dasselbe niemals angewendet worden, um Veränderungen der Haut hervorzurufen.

Das Mutterkorn besitzt einen widerlichen, etwas bitteren Geschmack, welcher zu einer reichlicheren Speichelsecretion Veranlassung giebt. In den Magen eingeführt, rufen grössere Mengen davon (5—10 Grm.) Ekel und Erbrechen, seltener Kolikschmerzen und Diarrhöe hervor. Eine Entzündung des Darmcanals pflegt auch nach sehr grossen Dosen jenes Mittels nicht einzutreten. Eine Veränderung des **Blutes**, welche durch das Mutterkorn hervorgerufen würde, ist noch nicht bekannt. Schon nach dem arzneilichen Gebrauche dieser Drogue bemerkt man häufig eine Verlangsamung des Pulses. EBERTY[3] beobachtete bei Vergiftungen von Fröschen mit Mutterkornextract verlangsamte Contractionen des **Herzens**, selbst Herzstillstand, welche er aus einer Erregung der im Herzen gelegenen Hemmungsapparate ableitete. ZWEIFEL hält jedoch diese Versuche nicht für beweiskräftig. ROSSBACH[4] konnte bei Anwendung des WENZELL'schen Ecbolins eigenthümliche Unregelmässigkeiten der Herzcontractionen wahrnehmen.

---

[1] Vergl. BUCHHEIM, Ueber den wirksamen Bestandtheil des Mutterkorns. Archiv f. experimentelle Pathologie und Pharmakologie. Band III. S. 1. 1874. Derselbe: Zur Verständigung über den wirksamen Bestandtheil des Mutterkorns. Berliner klinische Wochenschrift 1876. No. 22.
[2] Archiv f. experimentelle Pathologie u. Pharmakologie. Band IV. S. 387. 1875.
[3] Ueber die Wirkungen des Secale cornutum auf die Herzthätigkeit und den Blutdruck. Dissert. Halle 1873.
[4] Verhandlungen der physiologisch-medicinischen Gesellschaft zu Würzburg N. F. Band III. S. 19.

Durch die am Krankenbette erhaltenen Resultate veranlasst, hat man sehr häufig angenommen, dass durch das Mutterkorn eine Verengerung der arteriellen Gefässe hervorgerufen werde. HOLMES,[1] EBERTY, WERNICH[2] u. A. konnten auch bei Fröschen nach der subcutanen Injection von Mutterkornextract eine solche durch das Mikroskop wahrnehmen. Meist erklärte man sich dieselbe aus einer verstärkten Contraction der Arterienwand. HOLMES leitete sie davon ab, dass die Lungengefässe sich verengerten und in Folge davon weniger Blut in das linke Herz und die Aorta ströme. WERNICH von einem verminderten Tonus der venösen Gefässe, so dass sich das Blut in den Venen anstaue, während die Arterien blutarm würden. ZWEIFEL hat jedoch nachgewiesen, dass jene Gefässverengerung keineswegs als eine eigenthümliche Wirkung des Mutterkorns anzusehen sei, sondern nur als eine Reflexwirkung des sensiblen Reizes, der durch die Injection des stark sauren Präparates hervorgerufen wird. Es fehlt uns somit noch jeder haltbare Beweis für die Annahme, dass durch das Mutterkorn eine Verengerung der Gefässe hervorgerufen werde. In Bezug auf den Blutdruck stimmen die einzelnen Beobachter nicht überein, EBERTY sah eine Steigerung des Blutdrucks, HOLMES eine vorübergehende Verminderung, HAUDELIN[3] eine bleibende Verminderung.

Seit einiger Zeit, namentlich durch die Empfehlungen von SPARJANI, BAZZONI, BONJEAN, OPPOLZER u. A. bewogen, hat man das Mutterkorn, besonders das Extract desselben, häufig bei Lungenblutungen angewendet. Bei dem Mangel aller physiologischen Anhaltspunkte ist es jedoch nicht möglich, zu beurtheilen, welchen Antheil das Mittel an dem häufig eintretenden günstigen Erfolge haben konnte. Ebenso wurde das Mutterkorn bei Blutungen aus der Nase, dem Magen, Mastdarm, den Nieren, bei Purpura haemorrhagica u. s. w. verordnet. In der Meinung, dass das Mutterkorn eine Contraction der Gefässe hervorrufe, wandte LANGENBECK[4] subcutane Injectionen des Extractes in der Umgegend von Aneurysmen an, VOGT bei varikösen Erweiterungen der Venen. Aus demselben Grunde empfahl KLEBS[5] das Mutterkorn bei Vergiftungen durch Kohlenoxydgas.

Am sichersten lässt sich nach Mutterkornvergiftungen bei Thieren noch eine Affection des Nervensystems nachweisen, die sich durch Lähmung zu erkennen giebt. Dieselbe tritt erst ziemlich spät ein, weshalb sie häufig übersehen worden ist, beginnt an den hinteren Extremitäten, und geht allmählig auf die Vorderbeine über, wobei, wenn die Dosen nicht zu gross waren, die Herz- und Respirationsbewegungen unverändert bleiben und die Thiere nach längerer Zeit sich wieder erholen. Nach arzneilichen Dosen des Mutterkorns lassen sich keine Lähmungserscheinungen wahrnehmen. Dagegen hat man dasselbe bisweilen angewendet,

---

[1] Journal de l'anatomie et de la physiologie Vol. III. p. 384. 1870.
[2] Einige Versuchsreihen über das Mutterkorn. Berlin 1874. — Beiträge zur Geburtshülfe und Gynäkologie. Band III. S. 1.
[3] Ein Beitrag zur Kenntniss des Mutterkorns in physiologisch-chemischer Beziehung. Inaug.-Dissert. Dorpat 1871.
[4] Berliner klinische Wochenschrift 1869. No. 12.
[5] Archiv f. pathologische Anatomie. Band XXXII. S. 497. 1865.

um Lähmungen zu beseitigen, z. B. bei Paraplegien, Blasenlähmung, Mastdarmlähmung u. s. w. Meist ging man dabei von der Voraussetzung aus, dass jene Lähmungen durch eine Blutüberfüllung des Rückenmarks und seiner Häute bedingt seien, welche durch die hervorgerufene Verengerung der Gefässe aufgehoben werden könne. GRIEPENKERL[1] empfahl das Mutterkorn auch bei Keuchhusten.

Regelmässiger als bei Thieren sieht man beim Menschen schon nach arzneilichen Dosen des Mutterkorns Contractionen des Uterus eintreten. Schon seit längerer Zeit wurde dasselbe als Volksmittel, seit dem Anfange dieses Jahrhunderts häufig auch von Aerzten zur Beförderung der Geburt angewendet. Gewöhnlich treten bei Kreissenden 10—20 Minuten nach dem Einnehmen des Mittels lebhafte und anhaltende Wehen ein, durch welche oft die Geburt rasch beendigt wird. Dies kann jedoch nur da ohne Nachtheil geschehen, wo kein mechanisches Hinderniss durch Beckenenge, anomale Lage u. s. w. besteht, auch der Muttermund gehörig erweitert ist und der Kindeskopf tief steht, wo jedoch die Wehen nicht energisch genug sind, um die Ausstossung des Kindes zu bewirken. Bisweilen wurde das Mutterkorn auch da angewendet, wo die Wehen nicht ungewöhnlich schwach waren, wo aber durch Blutungen u. s. w. eine Beschleunigung der Geburt nöthig wurde. In solchen Fällen kann es jedoch leicht geschehen, dass in Folge der stürmischen Wehen Verletzungen des Uterus u. s. w. eintreten, weshalb hier von den meisten Aerzten die Anwendung des Mittels verworfen wird. Dies gilt um so mehr, je weniger die Entbindung bei der Anwendung des Mittels vorgeschritten ist. Daher zieht man hier auch gewöhnlich die manuelle und instrumentelle Hülfe vor, zumal da die Wirksamkeit des Mutterkorns nicht immer gleichmässig ist. Selbst bei Placenta praevia hat man das Mittel angewendet, um die gewöhnlich bestehende starke Blutung zu beschränken. Häufig wurde dem Mutterkorn ein nachtheiliger Einfluss auf das Kind zugeschrieben, der jedoch nicht mit Sicherheit nachgewiesen worden ist, und der, da das Kind durch die beschleunigte Geburt rasch dem Einflusse des Mittels entzogen wird, jedenfalls nur sehr vorübergehend sein würde. Da das Mutterkorn nicht bei normalen Entbindungen Anwendung findet und da eine Verzögerung der Geburt stets mit Gefahren für das Kind verknüpft ist, so kann es nicht auffallend erscheinen, wenn bei den mit Hülfe des Mutterkorns beendeten Geburten die Procentzahl der todtgeborenen Kinder etwas grösser ist, als bei normalen Entbindungen. Die durch das Mutterkorn hervorgerufenen stürmischen Wehen können aber in manchen Fällen für die Gebärenden selbst nachtheilig werden, z. B. bei Aneurysmen, Lungenkrankheiten, Neigung zu Apoplexie u. s. w. Auch bei Rheumatismen des Uterus, Atrophie desselben u. s. w. gilt der Gebrauch des Mutterkorns als contraindicirt.

Weniger häufig bedient man sich des Mutterkorns, um die Ausstossung der Nachgeburt zu befördern, indem dieser Zweck in der Regel durch manuelle Hülfe besser erreicht wird. Dagegen benutzt man es, um zurückgebliebene Blutgerinnsel, welche die gehörige Zusam-

[1] Deutsche Klinik 1863. No. 14 u. 15.

menziehung des Uterus hindern, **Hydatiden** u. s. w. zu entfernen. Ebenso bei bereits eingetretenem **Abortus**, um Nachblutungen zu verhüten. Obgleich durch das Mutterkorn auch **künstliche Frühgeburt** eingeleitet werden kann, so giebt man doch hier zweckmässig anderen Mitteln den Vorzug. Von grösserer Wichtigkeit ist die Anwendung des Mutterkorns bei **Uterusblutungen in der Nachgeburtsperiode**, aber auch bei **Menorrhagien**, da nach den Beobachtungen von TROUSSEAU und MAISONNEUVE auch beim nicht schwangeren Uterus durch das Mutterkorn Contractionen hervorgerufen werden, wenn auch nicht so regelmässig, wie am Ende der Schwangerschaft. Am wenigsten darf man wohl auf den Nutzen des Mutterkorns bei den Uterusblutungen rechnen, welche durch **Polypen** oder **Carcinoma** verursacht werden. HILDEBRANDT[1] empfahl jedoch jenes Mittel zur Heilung von **Uterusfibroiden**.

Auf welche Weise jene Uteruscontractionen durch die Wirkung des Mutterkorns zu Stande kommen, ist noch unbekannt. Die frühere Annahme, dass das Mutterkorn Zusammenziehungen der glatten Muskelfasern und somit auch des Uterus veranlasse, hat sich als irrig erwiesen. WERNICH glaubte, auf die Versuche von SCHLESINGER und OSER[2] gestützt, annehmen zu dürfen, dass jene Contractionen von einer durch die Gefässverengerung bedingten Anämie des im Gehirn oder dem obersten Theile des Rückenmarkes gelegenen Uteruscentrums abhängig seien. So lange indess eine Verengerung der Blutgefässe in Folge der Mutterkornwirkung noch nicht mit Sicherheit nachgewiesen ist, entbehrt auch dieser Erklärungsversuch des nöthigen Haltes.

Endlich hat man das Mutterkorn noch bisweilen bei **Schleimflüssen der Harn- und Geschlechtswerkzeuge**, selbst bei **Spermatorrhöen** angewendet. Auch bei **Diabetes** wurde dasselbe empfohlen. Obgleich in einzelnen dieser Fälle Besserung eintrat, so fehlen doch noch alle Beweise dafür, dass diese von der Wirkung jenes Mittels abhängig war.

Zu therapeutischen Zwecken kommt das Mutterkorn immer für kurze Zeit in Anwendung. Nur nach sehr grossen Arzneidosen sieht man bisweilen Erbrechen, Diarrhöe, Kopfschmerz und Schwindel eintreten, die jedoch nach dem Aussetzen des Mittels bald wieder zu verschwinden pflegen. — Wenn jedoch in Folge des fortgesetzten Genusses eines reichlich mit Mutterkorn vermischten Brotes, wie dies zur Zeit von Missernten mit darauf folgender Hungersnoth namentlich in den ärmeren Bevölkerungsklassen öfters vorkommt, die Wirkung des Mittels längere Zeit fortdauert, so bildet sich sehr häufig ein eigenthümlicher Krankheitszustand aus. Derselbe wird gewöhnlich mit dem Namen der **Kriebelkrankheit (Ergotismus, Raphania)** bezeichnet und ist schon seit dem Mittelalter bekannt, obgleich erst in neuerer Zeit seine Entstehung durch den Genuss des Mutterkorns mit Sicherheit nachgewiesen worden ist. Man hat von dieser Krankheit zwei Formen unterschieden, die **krampf-**

---

[1] Berliner klinische Wochenschrift 1872. No. 25.
[2] Centralblatt f. d. med. Wissenschaften 1871. No. 52. — Wiener med. Jahrbücher 1872. Band I. S. 30. — 1874. Band I. S. 1.

hafte und die **gangränöse**, von denen die erstere auch in neuerer Zeit, besonders im östlichen und nördlichen Europa, die letztere nur selten und zwar fast ausschliesslich im südlichen und westlichen Europa beobachtet worden ist. Die erstere Form charakterisirt sich besonders durch das Gefühl von Kriebeln und Ameisenkriechen in den Extremitäten, verbunden mit Verminderung des Gefühlsvermögens, welches sich bis zur vollständigen Gefühllosigkeit steigern kann. In schweren Fällen treten schmerzhafte Zusammenziehungen der Muskeln, besonders der Beugemuskeln, selbst Tetanus ein, sowie Pupillenerweiterung und Störung des Sehvermögens. Der Tod erfolgt unter den Erscheinungen einer allgemeinen Lähmung. Bei der zweiten Form bildet sich unter ähnlichen Symptomen Gangrän, besonders an den Zehen und Füssen, seltener an den Händen u. s. w. aus, welche zur Abstossung ganzer Körpertheile führen kann. Nach ZWEIFEL haben wir die Kriebelkrankheit als den Ausdruck der durch die Wirkung des Mutterkorns hervorgerufenen allgemeinen Lähmung anzusehen, die Gangrän aber als eine Folge jener Lähmung, die sich hauptsächlich in den dem Drucke oder sonstigen äusseren Angriffen ausgesetzten Theilen einzustellen pflegt.

Secale cornutum. Da das Mutterkorn an feuchter Luft leicht Veränderungen erleidet, durch welche seine Wirksamkeit geschwächt wird, so muss dasselbe gut getrocknet in wohlverschlossenen Gefässen und wo möglich nicht über ein Jahr lang aufbewahrt werden. Dasselbe enthält etwa 30 Procent eines fetten Oeles, welches jedoch an der Wirksamkeit des Mutterkorns keinen Antheil hat. Ausserdem finden sich darin nach WIGGERS 1,55 Procent eines eigenthümlichen Zuckers, der Mycose (nach MITSCHERLICH $C_{12}H_{22}O_{11}+2H_2O$), welche sich jedoch früher oder später in Milchsäure umwandelt, so dass sie häufig der Beobachtung entgeht. Der wirksame Bestandtheil, das oben beschriebene Ergotin, ist noch von verschiedenen Umwandlungsproducten begleitet, zu denen auch das WIGGERS'sche Ergotin gehört, welches sich durch seine Unlöslichkeit in Wasser auszeichnet. WENZELL glaubte im Mutterkorn zwei Alkaloide gefunden zu haben, das **Ecbolin** und das **Ergotin**, die aber nur als unreine, ammoniakhaltige Präparate des wirksamen Bestandtheils anzusehen sind. Auch Leucin, Trimethylamin, Ammoniak u. s. w., die weiteren Zersetzungsproducte des wirksamen Bestandtheils, sind gewöhnlich schon in der frischen Drogue vorhanden. Endlich enthält dieselbe noch verschiedene Salze, namentlich phosphorsaures Kalium, aber kein Stärkmehl. — Man verordnet das Mutterkorn am zweckmässigsten in Pulverform mit etwas Zucker und Zimmt verrieben zu 0,20—0,60 Grm. p. d. und lässt bei Wehenschwäche alle 10 Minuten, bei Blutungen täglich 3—4 mal ein Pulver nehmen. Weniger zweckmässig sind Pillen, heiss bereitete Aufgüsse oder Abkochungen. Die letzteren haben wegen des grossen Oelgehaltes des Mutterkorns eine trübe, schmierige Beschaffenheit. — Aeusserlich hat man das Mutterkorn bisweilen als Streupulver bei Blutungen angewendet. — Das **Mutterkornextract (Extractum secalis cornuti,** Extractum haemostaticum) wird nicht selten auch mit dem unzweckmässigen Namen des BONJEAN'schen Ergotins bezeichnet. Es wird dadurch erhalten, dass man 1 Th. grob gepulvertes

Mutterkorn mit 2 Th. Wasser 6 Stunden lang macerirt, dann colirt und dies Verfahren mit 2 Th. neuen Wassers wiederholt. Die zur Syrupsconsistenz eingedampften Colaturen werden dann mit 1 Th. verdünnten Weingeistes versetzt, nach 24stündigem Stehen filtrirt und endlich zur Extractconsistenz eingedampft. Man wendet dies Präparat am zweckmässigsten in wässeriger Lösung, selten in Pillenform zu 0,10—0,25 Grm. p. d. täglich 3—4 mal an, am häufigsten bei Blutungen. Auch äusserlich hat man mit der Extractlösung getränkte Charpiebäuschchen, denen allerdings oft noch Eisenchlorid zugesetzt wurde, zur Stillung von Blutungen benutzt. Häufig wurde auch eine concentrirte Lösung des Extractes (1 Th. auf 2 Th. Wasser) zu subcutanen Injectionen verwendet, z. B. bei Aneurysmen, Varices u. s. w. Da das Extract viel freie Milchsäure enthält und daher sehr stark sauer reagirt, so rufen subcutane Injectionen desselben lebhafte Schmerzen, häufig auch Entzündung und Abscedirung der Injectionsstelle hervor. Um dies zu vermeiden, lässt man am zweckmässigsten die Extractlösung bei der Dispensation mit etwas kohlensaurem Natrium genau neutralisiren. — Das nach Wernich's Vorschrift bereitete sogenannte gereinigte Mutterkornextract enthält mehr freie Säure, mehr Salze und weniger wirksamen Bestandtheil als das officinelle Extract und steht daher diesem an Brauchbarkeit nach. Ueberhaupt haben wir keine Aussicht, ein Präparat zu erlangen, welches an Wirksamkeit das officinelle Extract erheblich überträfe. Selbst die Anwendung des möglichst rein dargestellten wirksamen Bestandtheils, welcher unter dem Namen Sclerotinsäure in den Handel gebracht worden ist, würde nur den Vortheil einer etwas kleineren Dosis für subcutane Injectionen bieten. — Die Mutterkorntinctur (**Tinctura secalis cornuti**) wird durch Digestion von 1 Th. Mutterkorn mit 10 Th. verdünnten Weingeistes bereitet. Man giebt sie zu 25—50 Tropfen p. d. für sich, oder mit Zusatz von Zimmtwasser. In Deutschland wird dieselbe bis jetzt nur selten angewendet, obgleich sie ihrer Haltbarkeit und ihres bequemen innerlichen Gebrauches wegen den Vorzug vor allen übrigen Mutterkornpräparaten verdient. — Früher benutzte man die Hirschbrunst, Boletus cervinus (Elaphomyces granulatus Fries und Elaphomyces scaber Wallr.) als Aphrodisiacum. Ob dieselbe sich in ihrer Wirkung an das Mutterkorn anschliesst, ist noch nicht genauer bekannt.

Anhang.

Moschus und Castoreum.

Bei dem männlichen Moschusthier (Moschus moschiferus L.) und einigen verwandten Arten findet sich nahe vor der Ruthe eine sackartige Einstülpung der äusseren Bauchhaut, welche einen 3—7 Cm. langen, 3—5 Cm. breiten und 1—2 Cm. dicken Beutel bildet. Von den in der Wand desselben gelegenen Drüsen wird eine im frischen Zustande salbenartige Masse abgeschieden, welche sich beim Eintrocknen dunkler färbt, etwas fettglänzend wird und eine krümliche Masse bildet. Dasselbe wird wohl am richtigsten mit dem Abscheidungsproducte der Talgfollikeln verglichen. Jenes Secret, welches man mit dem Namen Moschus bezeichnet, besteht im frischen Zustande der Hauptmenge nach wahrscheinlich aus eiweissartigen Stoffen und Fetten und erleidet allmählig eine Zersetzung, in Folge deren sich eine geringe Menge eines Stoffes von sehr starkem und ausserordentlich anhaltendem Geruche bildet. Da dieser nicht schon fertig in dem Secrete enthalten ist, sondern ganz allmählig durch Zersetzung desselben entsteht, so ist es auch bisher nicht möglich gewesen, ihn in grösserer Menge zu isoliren und der Untersuchung zu unterwerfen. Ob er durch die Zersetzung von Eiweisskörpern entstehe, oder ob er aus anderen Bestandtheilen jenes Secretes gebildet werde, lässt sich noch nicht bestimmt sagen. Vielleicht ist derselbe mit dem Riechstoffe identisch, welcher bei der Oxydation mancher ätherischen Oele, namentlich des Bernsteinöls durch Salpetersäure auftritt. Auf jenen Gehalt an Riechstoff ist nun auch die Wirksamkeit des Moschus zurückzuführen, wenigstens hat sich bis jetzt kein anderer wirksamer Bestandtheil darin auffinden lassen.

Zu beiden Seiten der Harnröhre des männlichen wie des weiblichen Bibers liegt je ein birnförmiger, etwas platter, durch Falten der innersten Haut in mehrere Fächer getheilter Beutel, welcher beim männlichen Thiere in den Vorhautcanal, beim weiblichen in die Scheide ausmündet. Der Inhalt dieser Beutel, welcher den Namen Bibergeil führt, ist nicht das Secret ihrer Wände, sondern das von aussen eingedrungene Smegma praeputii oder Sm. clitoridis, welchem noch Harnbestandtheile beigemengt sind. Unter diesen befindet sich, wahrscheinlich in grösserer Menge als im Harn anderer pflanzenfressender Säugethiere, ein Stoff, wie es scheint, eine gepaarte Schwefelsäure [1], welcher sich leicht in der Weise zersetzt, dass dabei Phenol frei wird. Durch dieses allmählig frei werdende Phenol wird nach WÖHLER der durchdringende Geruch des Bibergeils zum grössten Theile bedingt. Ob dasselbe als der Abkömmling eines Eiweisskörpers anzusehen sei, oder ob es von einer anderen Verbindung abgeleitet werden müsse, lässt sich noch nicht bestimmen.

Wegen ihres auffallenden und lange anhaltenden Geruches haben Moschus und Bibergeil schon frühzeitig die Aufmerksamkeit der Aerzte auf sich gelenkt. Man glaubte aus jenem Umstande auf die Brauchbarkeit jener Stoffe für therapeutische Zwecke schliessen zu dürfen. Doch wandte man beide Mittel nicht immer zu gleichen Zwecken an.

In den **Mund** gelangt, rufen jene Stoffe einen widerlichen, bitteren Geschmack hervor. Zugleich aber tritt beim Einnehmen derselben ihr anhaltender widerlicher Geruch deutlicher ein. In Folge davon kann, namentlich nach grösseren Dosen, Ekel und Erbrechen, sowie Kopfschmerz, Schwindel und selbst ein betäubungsähnlicher Zustand hervorgerufen werden. Bis jetzt ist noch keine durch jene Stoffe veranlasste Functionsstörung bekannt, welche nicht von dem Geruche derselben ab-

---

[1] Vergl. E. BAUMANN, Ueber gepaarte Schwefelsäuren im Organismus. Archiv f. d. ges. Physiologie. Band XIII. S 285. 1876.

geleitet werden könnte. Da der Moschus in dieser Hinsicht das Bibergeil noch übertrifft, so hat er auch noch häufiger als dieses Anwendung gefunden.

Früher schrieb man dem Moschus eine erregende Wirkung auf das **Nervensystem** zu. Derselbe vermag jedoch nur auf die Riechnerven direct erregend einzuwirken. Dagegen können auf reflectorischem Wege noch mancherlei andere Wirkungen zu Stande kommen. Kranke, denen Collapsus droht, werden häufig durch den Geruch des Moschus aus ihrer Somnolenz erweckt, wobei sich selbst der Puls etwas hebt. Man hat daher den Moschus vorzugsweise in schweren Krankheitsfällen, wo Collapsus einzutreten begann, angewendet, z. B. bei Typhus, Lungenentzündungen, acuten Exanthemen, Herzkrankheiten, acuten Hämorrhagien u. s. w. Auch bei krampfhaften Zuständen, namentlich im kindlichen Alter, hat man denselben bisweilen verordnet. Obgleich in den genannten Fällen nicht selten eine ziemlich auffallende, wenn auch nur vorübergehende Besserung eintrat, so hätte derselbe Zweck doch wohl auch durch andere, weniger theure und ekelhafte Mittel erreicht werden können.

Der Bibergeil wird, wenn derselbe jetzt noch in Gebrauch kommt, fast ausschliesslich bei Hysterie angewendet, wo durch ihn, sowie durch andere stark riechende Stoffe, z. B. Baldrian, nicht selten krampfhafte oder schmerzhafte Beschwerden beseitigt werden können. Auch von ihm ist zu erwarten, dass er allmählig durch andere, weniger ekelhafte Mittel werde verdrängt werden.

Moschus. Von den beiden im Handel vorkommenden Moschussorten, dem über Canton eingeführten Moschus Tunquinensis (M. Chinensis s. Thibetanus) und dem Moschus Cabardinicus (M. Russicus) wird gewöhnlich nur die erstere, welche sich durch ihren kräftigeren Geruch und ihre dunklere Farbe auszeichnet, in Gebrauch gezogen. Man verordnet den Moschus meist in Pulverform mit Zucker zu 0,05—0,20 Grm. p. d., bei Kindern zu 0,01—0,03 Grm. 1—2 stündlich. Früher benutzte man ihn bisweilen auch in Emulsionsform zu Klystieren. Die Moschustinctur **(Tinctura moschi)** ist eine Verreibung von 1 Th. Moschus mit 25 Th. Wasser und ebenso viel Spiritus dilutus, die, obgleich nur selten, zu 20—25 Tropfen p. d. gegeben wird.

Castoreum. Auch von dem Bibergeil kommen zwei Sorten, das Castoreum Sibiricum (C. Moscoviticum s. Russicum s. Polonicum s. Germanicum s. Europaeum) von Castor Fiber L. und das Castoreum Canadense (C. Anglicum s. Americanum) von Castor Americanus Cuvier, im Handel vor, von denen man der ersteren den Vorzug zu geben pflegt. Man verordnet das Castoreum nur selten in Pulverform zu 0,10—0,60 Grm. mit Zucker. Häufiger benutzt man die Tincturen. Die **Tinctura castorei Sibirici** und die **Tinctura castorei Canadensis** werden durch Maceration der entsprechenden Bibergeilsorte mit 10 Th. Weingeist und nachheriges Filtriren bereitet. Man benutzt am häufigsten das letztere, billigere Präparat zu 15—30 Tropfen p. d. — Früher wurden auch noch manche andere eigenthümlich riechende thierische Excrete als Arzneimittel angewendet, z. B. der Zibeth, ein dem Moschus analoges Product von Viverra Civetta Cuvier und V. Zibetha Cuv., die Ambra (Ambra grisea), wahrscheinlich ein Secret von Physeter macrocephalus L., das Hyraceum, vielleicht die Excremente von Hyrax Capensis L. u. s. w.

XXVI. Gruppe der Kohlehydrate.

Unter diesem Namen fasst man gewöhnlich eine Anzahl von Stoffen zusammen, welche 6 Atome Kohlenstoff oder ein Multiplum davon, sowie Wasserstoff und Sauerstoff in dem Verhältnisse des Wassers enthalten. Diese Stoffe sind besonders in den Pflanzen sehr verbreitet, deren Hauptbestandtheile sie bilden. Auch für den thierischen Organismus sind sie zum Theil als Nahrungsstoffe von grosser Wichtigkeit. Aus diesem Grunde haben dieselben auch für die Physiologie und Diätetik eine ungleich grössere Bedeutung, als für die Arzneimittellehre.

A. Gruppe des Stärkmehls.

1. Amylum ($C_6H_{10}O_5$). Stärkmehl, Amidon.
2. Inulin. ($C_6H_{10}O_5$), Alantstärkmehl, Dahlin.
3. Lichenin ($C_6H_{10}O_5$), Flechtenstärkmehl.
4. Dextrin ($C_6H_{10}O_5$), Stärkegummi, Leiokom.

Die einzelnen Sorten des gewöhnlich so genannten Stärkmehls bestehen, je nach den Pflanzen, denen sie entnommen sind, aus verschieden grossen, zum Theil aus mehreren concentrischen Schichten zusammengesetzten Körperchen, welche, auf die Haut eingerieben, derselben ein Gefühl von Glätte ertheilen. Man benutzt daher das Stärkmehl bisweilen, um an einzelnen Körperstellen die bestehende Friction zu vermindern, z. B. bei Intertrigo, obgleich es vor anderen zu demselben Zwecke angewandten Mitteln, z. B. dem Lycopodium, keine Vorzüge besitzt. Da das trockene Stärkmehl eine gewisse Menge Feuchtigkeit aufnehmen kann, so benutzt man dasselbe bisweilen auch als austrocknendes Streupulver, z. B. bei Excoriationen, nässenden Flechten u. s. w. Bei Blutungen aus kleinen Wunden, z. B. Blutegelstichen, kann man das Stärkmehl ähnlich wie das Gummi als Stypticum anwenden.

Mit Wasser gekocht schwellen die Stärkmehlkörnchen bedeutend auf und geben eine schleimartige, beim Eintrocknen klebende Flüssigkeit, welche, wenn sie nicht sehr verdünnt ist, beim Erkalten gelatinirt. Man benutzt diese Mischung (Kleister), um Verbandstücke steif zu machen und mit einander zu verkleben, z. B. bei den sogenannten Kleisterverbänden.

A. GRUPPE DES STÄRKMEHLS. 353

Wie die Stoffe der vorhergehenden Gruppe besitzt auch das Stärkmehl nur einen schwachen Geschmack, den wir gewöhnlich als fade bezeichnen, und erleidet trocken im **Munde** keine Veränderungen. War dasselbe jedoch mit Wasser gekocht, so wird es durch die Einwirkung des Mundspeichels wenigstens theilweise in Dextrin und Traubenzucker umgewandelt. Wie sich das Stärkmehl im **Magen** verhalte, ist noch nicht mit Sicherheit entschieden. Nach einigen Beobachtern wird seine Umwandlung in Zucker daselbst fortgesetzt, nach anderen erleidet sie eine Unterbrechung und beginnt erst wieder im Dünndarme, wo der pankreatische Saft, der jene Umwandlung ausserordentlich rasch hervorruft, und die Galle[1] darauf einwirken.[2] So wird im Darmcanale des Menschen und der pflanzenfressenden Thiere fast alles Stärkmehl in Dextrin und Zucker umgewandelt und nur die rohen und nicht gehörig erweichten Stärkmehlkörnchen entgehen der Zersetzung, so dass man sie zum Theil in den Fäces unverändert wieder findet. — Ebenso wie das Stärkmehl verhalten sich wahrscheinlich auch die übrigen zu dieser Gruppe gehörigen Stoffe im Darmcanale, doch sind darüber noch nicht so zahlreiche Versuche angestellt worden, wie über jenes.

Wegen seiner schleimigen Beschaffenheit hat man bisweilen den Kleister bei Gastroenteritis in reichlichen Mengen nehmen lassen, um dadurch die mechanische Einwirkung des Magen- und Darminhaltes auf die entzündete Schleimhaut zu vermindern. Aus demselben Grunde verordnete man auch Kleisterklystiere bei katarrhalischen Diarrhöen, Ruhren u. s. w. Da Stärkmehl das Jod auf sich präcipitirt, in ähnlicher Weise wie die Kohle viele Stoffe aus ihren Lösungen fällt, so empfahl man dasselbe bei Vergiftungen durch Jod oder Jodtinctur. Wenn auch dadurch die Einwirkung des freien Jods auf die Magen- und Darmschleimhaut beschränkt wird, so kann doch die Bildung von Jodnatrium und der Uebergang desselben in das Blut nicht verhindert werden.

Der im Verlaufe des Darmcanals aus dem Stärkmehl gebildete Zucker verhält sich hinsichtlich seiner weiteren Umwandlungen in Milchsäure und Buttersäure und seines Uebergangs in das Blut ganz wie der bereits fertig eingeführte. Unverändertes Stärkmehl kann nicht in das Blut übergeführt werden; ob vielleicht geringe Mengen von Dextrin in dasselbe übergehen können, ist noch zweifelhaft. Da in den ersten Lebensmonaten noch kein Speichel secernirt wird, so kann auch im Darmcanal die Umwandlung des Stärkmehls in Zucker nicht mit derselben Leichtigkeit vor sich gehen, wie in späterer Zeit. Man sieht daher, dass Kinder, welche mit stärkmehlhaltigen Speisen, besonders mit Mehlbrei ernährt werden, häufig an Verdauungsstörungen, namentlich Diarrhöen leiden. Um dem Darmcanale die bei der Verdauung des Stärkmehls zu leistende Arbeit zu erleichtern und so den Grund jener Verdauungsstörungen zu beseitigen, empfahl LIEBIG[3] das Stärkmehl bereits ausserhalb des Körpers in Zucker

---
[1] v. WITTICH im Archiv f. d. ges. Physiologie. Band III. S. 339. 1870 u. Band VI. S. 181. 1872.
[2] BRUECKE in: Sitzungs-Ber. d. k. k. Akademie d. W. zu Wien. Math.-ntw. Cl. III. Abth. April 1872.
[3] Annalen d. Chemie u. Pharmacie. Band 133. S. 374. 1865 u. Band 138. S. 95. 1866.

BUCHHEIM, Arzneimittellehre. 3. Aufl. 23

umzuwandeln. Die diesem Zwecke entsprechende Liebig'sche Kindersuppe, welche in ihrem Nährwerth der Frauenmilch nahe steht, wird so bereitet, dass man 15 Grm. (etwa einem gehäuften Esslöffel voll gleich) Weizenmehl mit 150 Grm. Milch zu einem Brei kochen lässt, hierauf 15 Grm. grob gemahlenen Gerstenmalzes nebst 30 Grm. Wasser und 30 Tropfen einer Lösung von 2 Th. doppelt-kohlensauren Kaliums in 11 Th. Wasser zusetzt. Dann wird die Suppe eine halbe Stunde lang bei gelinder Wärme (50—60°) digerirt, bis sie dünnflüssig und süss geworden ist und durch ein feines Sieb geseiht. Diese Suppe, welche jeden Tag frisch bereitet werden muss, wird von den Kindern gern genommen und kann wegen ihrer Dünnflüssigkeit auch aus einem Fläschchen getrunken werden. Für ganz junge Kinder wird dieselbe in der Regel mit dem gleichen Volumen Wasser verdünnt. — Da die Bereitung dieser Suppe ziemlich viel Aufmerksamkeit und Sorgfalt erfordert, so hat man dieselbe häufig durch allerhand Surrogate zu ersetzen versucht. Am beliebtesten unter diesen ist das Nestle'sche Kindermehl, ein Gemisch von Weizenmehl, dessen Stärkmehl durch überhitzten Wasserdampf in Dextrin umgewandelt worden ist, mit Milch und Zucker. Ein Theil dieses Kindermehls liefert mit 3 Th. Wasser gekocht einen Brei, welcher täglich 2—3 mal gegeben wird, oder mit 8—10 Th. Wasser eine milchähnliche Flüssigkeit, welche getrunken werden kann.

Früher wandte man einige Stärkmehlsorten, so wie stärkmehlreiche Pflanzen in der Meinung an, dass durch dieselben die Ernährung in einem höheren Grade gefördert werde, als durch die gewöhnlichen Nahrungsmittel. So verordnete man besonders das Arrow-root häufig scrofulösen und anderen schlecht genährten Kindern, so wie Consumtionskranken. Letzteren gab man fast noch häufiger das isländische Moos so wie die Farina hordei praeparata. Auch der Sago wurde besonders in Suppenform vielfach als Krankenspeise angewendet. Die genauere Erkenntniss der Rolle, welche das Stärkmehl bei der Ernährung spielt, hat jedoch die Bedeutung desselben für die Therapie sehr vermindert. Wir haben am Krankenbette vorzugsweise die Aufgabe, Verluste an stickstoffhaltigen Bestandtheilen, welche das Blut und die verschiedenen Organe des Körpers durch die Krankheit erlitten haben, zu decken. Für diesen Zweck sind die animalischen Speisen ungleich mehr geeignet, als die vegetabilischen, welche ausser den stickstoffhaltigen Bestandtheilen immer grössere oder geringere Mengen von Stärkmehl enthalten und deshalb den Bedürfnissen des gesunden Organismus mehr als denen des kranken entsprechen. Am reichsten an eiweissartigen Substanzen sind unter den gewöhnlichen vegetabilischen Nahrungsmitteln die Samen der Leguminosen, wie die Bohnen, Linsen und Erbsen, dann folgen die Samen mancher Gramineen, besonders der Weizen, Roggen und Mais, ärmer sind daran der Reis, die Kartoffeln u. s. w.

Da das Stärkmehl im gesunden Organismus meist vollständig zu Kohlensäure und Wasser verbrannt wird, so kann dasselbe auch keinen directen Einfluss auf die Secretion des Harns u. s. w. haben. Dagegen wird der letztere bei stärkmehlreicher Kost ärmer an Harnstoff, Harnsäure und schwefelsauren Salzen als bei animalischer. Deshalb hat man

A. GRUPPE DES STÄRKMEHLS. 355

auch häufig solchen Kranken, welche an Harngries oder Steinen aus Harnsäure leiden, eine vorzugsweise vegetabilische Diät empfohlen.

Amylum marantae. Das Pfeilwurzelstärkmehl (Arrow-root) kommt von Maranta arundinacea L., einer in Westindien einheimischen Marantacee. In derselben Weise wie dieses wird auch das Stärkmehl von Maranta Indica TUSS., Curcuma leucorrhiza ROXB., Curcuma angustifolia ROXB., Tacca pinnatifida L. (Fam. Taccaceae), Arum maculatum L. (Fam. Aroideae), Manihot utilissima ROXB. (Fam. Euphorbiaceae) u. s. w. angewendet und kommt auch häufig unter seinem Namen im Handel vor. Man verordnete das Pfeilwurzelstärkmehl tagüber zu 10,00—12,00 Grm. mit Wasser oder Fleischbrühe zu einer dünnen Gallert gekocht, der man des Wohlgeschmacks wegen gewöhnlich noch etwas Zucker, Zimmt u. s. w. zusetzte.

Amylum tritici. Das Weizenstärkmehl wurde meist nur äusserlich als Streupulver oder mit Wasser gekocht zu Klystieren (4,00—8,00 Grm. auf 60,00—100,00 Grm.) benutzt. Die Weizenkleie (Furfur tritici) dient häufig zu trocknen, warmen Umschlägen. Ebenso benutzt man die Roggenkleie und das Roggenmehl, letzteres auch zu feuchten, warmen Umschlägen. Ein Aufguss von der gerösteten Rinde des Roggenbrotes wird oft als erquickendes Getränk für Kranke verordnet. Reisdecoct wird, da man ihm eine stuhlanhaltende Wirkung zuschreibt, häufig bei Ruhren u. s. w. als Getränk angewendet. Auch der durch Abkochen des Hafergrützes (Avena excorticata) mit Wasser erhaltene Haferschleim dient oft als angenehmes warmes Getränk für Kranke oder äusserlich zu Klystieren. Haferschrot mit Wasser gekocht wird häufig zu feuchten warmen Umschlägen benutzt. In gleicher Weise braucht man auch die gekochten Kartoffeln. Rohe, zerschnittene oder zerquetschte Kartoffeln werden oft zu kalten Umschlägen angewendet. Das Kartoffelstärkmehl (Amylum solani tuberosi) kann zu denselben Zwecken wie das Weizenstärkmehl gebraucht werden. Aehnlich wie den Hafergrütze verwendet man auch die Gerstengraupen (Hordeum mundatum) zur Bereitung eines warmen Getränkes für Kranke. Das präparirte Gerstenmehl **(Farina hordei praeparata)** wird so bereitet, dass man einen zinnernen Cylinder zu $^2/_3$ mit Gerstenmehl füllt und dasselbe festdrückt. Dann wird das Gefäss im Dampfbade 30 Stunden lang erhitzt. Nachdem man hierauf die oberste Mehlschicht entfernt hat, wird die röthlichgelbe Masse gepulvert. Durch die Einwirkung der Hitze wird ein Theil des Stärkmehls in Dextrin umgewandelt und dadurch leichter verdaulich gemacht. Doch wird das obige Mittel jetzt kaum noch angewendet.

Lichen Islandicus. Das isländische Moos (Cetraria Islandica ACHAR.), eine im nördlichen Europa häufig und im südlichen auf höheren Bergen wachsende Flechte, enthält ausser einer ziemlich grossen Menge von Lichenin und einigen anderen Bestandtheilen noch Cetrarsäure ($C_{18}H_{16}O_8$), welcher dasselbe seinen bitteren Geschmack verdankt. Man benutzte das isländische Moos am häufigsten seines Stärkmehls wegen, besonders in solchen Fällen, wo man gleichzeitig die Wirkung eines bitter schmeckenden Mittels hervorzurufen wünschte, meist in Form eines Thee's zu 10,0—

20,0 Grm. tagüber, z. B. bei chronischen Katarrhen der Bronchialschleimhaut, bei Lungenschwindsucht, chronischen Diarrhöen u. s. w. Oft suchte man auch den bitteren Geschmack zum grossen Theile dadurch zu entfernen, dass man das isländische Moos vor seinem Gebrauche mit heissem Wasser infundirte oder mit einer stark verdünnten Lösung von kohlensaurem Kalium 3 Stunden lang macerirte und dann mit Wasser auswusch (**Lichen Islandicus ab amaritie liberatus**). Das so zubereitete Mittel wurde dann gewöhnlich in Form von Decocten oder Gelatinen verordnet. Zur Bereitung der Isländisch-Moosgallerte (**Gelatina lichenis Islandici**) werden 3 Thl. isländisches Moos mit 100 Th. Wasser eine halbe Stunde lang im Dampfbade gekocht, die Colatur mit 3 Th. Zucker versetzt und unter beständigem Umrühren bis auf 10 Th. eingedampft. Man gab dieses Präparat, welches auf jedesmalige Verordnung frisch bereitet wird, thee- oder esslöffelweise, doch kommt es nur noch selten in Gebrauch. — Die trockne, gezuckerte Isländisch-Moosgallerte (**Gelatina lichenis Islandici saccharata sicca**) wird so erhalten, dass man 16 Th. geschnittenes isländisches Moos und 1 Th. gereinigtes kohlensaures Kalium mit so viel Wasser übergiesst, dass es davon bedeckt wird, und unter bisweiligem Umrühren 24 Stunden lang stehen lässt, worauf man es mit Wasser sorgfältig auswäscht, bis der bittere Geschmack und die alkalische Reaction verschwunden sind. Dann wird der Rückstand mit 200 Th. Wasser im Dampfbade unter bisweiligem Umrühren 4 Stunden lang gekocht, colirt und die Auskochung nochmals mit einer neuen Wassermenge wiederholt. Dann werden die vereinigten Colaturen mit 6 Th. Zucker versetzt und eingedampft, bis sie eine nicht mehr gallertartige Masse bilden, welche in kleine Stücken zerpflückt und getrocknet wird. Das erhaltene Pulver wird mit so viel Zucker verrieben, dass gleiche Theile Gelatine und Zucker darin enthalten sind. Dies Präparat, ein graubraunes Pulver, süss, mit bitterlichem Nachgeschmack, wird thee- oder esslöffelweise mit 10—30 Th. Wasser gekocht und, jedoch nur selten, als schleimiges Getränk benutzt. — Eine analoge Zusammensetzung wie das isländische Moos besitzen auch viele andere Flechten, wie die Lobaria pulmonaria Lk., Parmelia parietina Ach., Variolaria amara Ach. u. A., von denen die erstere bisweilen bei chronischen Bronchialkatarrhen, die letzteren bei Wechselfiebern angewendet wurden.

Semen quercus tostum. Die gemeinen Eicheln, die Früchte von Quercus pedunculata Ehrh. und Qu. sessiliflora Sm. aus der Familie der Cupuliferen, welche ausser vielem Stärkmehl auch noch Gerbsäure enthalten, werden nur im gerösteten Zustande als Eichelkaffee angewendet. Man verordnete diesen hauptsächlich scrofulösen Kindern und anderen schlecht genährten Individuen, so wie solchen Personen, denen der Genuss des echten Kaffees leicht nachtheilig wird. Vorzüge dieses Kaffees vor anderen Kaffeesurrogaten sind noch nicht bekannt. Man rechnet etwa 15,0—30,0 Grm. der gerösteten Eicheln auf 3—4 Tassen und setzt des besseren Geschmacks wegen öfters noch etwas Kaffee zu.

B. Gruppe des Zuckers.

1. Rohrzucker ($C_{12}H_{22}O_{11}$).
2. Traubenzucker ($C_6H_{12}O_6$), Glycose, Krümelzucker.
3. Milchzucker ($C_{12}H_{22}O_{11} + H_2O$).

Die zu dieser Gruppe gehörigen Stoffe unterscheiden sich von denen der vorigen besonders durch ihren süssen Geschmack, welcher auch ihre hauptsächlichste Verwendung bedingt, während sie in Bezug auf ihre Bedeutung für den Organismus ihnen sehr nahe stehen.

Auf der unverletzten äusseren **Haut** rufen die verschiedenen Zuckerarten, selbst wenn sie längere Zeit in Berührung mit derselben kommen, keine auffallende Veränderung hervor. Dagegen entsteht bei ihrer Einwirkung auf excoriirte Hautstellen, Geschwürsflächen u. s. w. ein Schmerzgefühl, dessen Intensität unter sonst gleichen Umständen wahrscheinlich ihrem Diffusionsvermögen entspricht. Bisweilen hat man den Rohrzucker bei Caro luxurians als Streupulver angewendet, um die zu üppigen Granulationen zu beschränken, doch zieht man gewöhnlich andere Mittel zu diesem Zwecke vor.

In ähnlicher Weise verhält sich der Zucker auch auf der Schleimhaut des **Auges**, weshalb man besonders den Rohrzucker, freilich sehr oft zugleich mit anderen Mitteln, bei chronischen Augenentzündungen, Hornhautflecken, Hornhautgeschwüren u. s. w. in Form eines Augenpulvers anwandte, um die Heilung jener Uebel zu befördern.

Im **Munde** rufen die verschiedenen Zuckerarten einen süssen Geschmack hervor. Am stärksten und angenehmsten schmeckt der Rohrzucker, weniger der Krümelzucker und am wenigsten der Milchzucker. Durch welche Eigenschaft der Zuckerarten der süsse Geschmack derselben bedingt wird, ist noch ganz unbekannt. Wir benutzen indess aus jenem Grunde den Zucker häufig, um dadurch den unangenehmen Geschmack von Arzneimitteln einigermaassen zu verdecken. Der süsse Geschmack des Zuckers zieht wie alle lebhaften Geschmacksempfindungen eine vermehrte Speichelsecretion nach sich. Wir wenden deshalb auch den Zucker, besonders in geschmolzenem Zustande, in welchem er sich langsamer auflöst und daher seinen Geschmack anhaltender entwickelt, in Form von Zuckerkand, Gerstenzucker, Bonbons u. s. w. an, um durch die vermehrte Speichelsecretion bei katarrhalischen Affectionen der Luftwege die trockene Rachenschleimhaut feucht zu erhalten und dadurch den Hustenreiz zu vermindern. Bei Kehlkopfgeschwüren wurde das Einathmen von Zuckerstaub empfohlen, um die Heilung der Geschwüre zu befördern.

Die Veränderungen, welche die verschiedenen Zuckerarten im **Magen** erleiden können, sind noch nicht genau bekannt. Nach einigen Physiologen wird der Rohrzucker im Magen in Krümelzucker verwandelt, andere konnten dies nicht beobachten. Unter pathologischen Verhältnissen scheint der Zucker bisweilen verschiedene Gährungsprocesse einzugehen, durch welche Säuren, wie Essigsäure, Buttersäure u. s. w. gebildet werden, weshalb man auch in solchen Fällen, z. B. bei Scrofulösen, Rhachitischen, bei Pyrosis u. s. w., seinen Gebrauch so viel als möglich beschränkt. Im gesunden Magen bildet sich aus dem Zucker nur wenig oder gar keine Milchsäure. Diese Umwandlung findet vielmehr erst im weiteren Verlaufe des Darmcanals Statt. Alkohol scheint im normalen Zustande nicht aus dem Zucker gebildet zu werden, auch verliert der letztere nach HOPPE [1] durch die Einwirkung des Magensaftes seine Fähigkeit zur alkoholischen Gährung. In krankhaften Zuständen kann jedoch nach O. SCHULTZEN [2] im Magen bisweilen etwas Alkohol gebildet werden. Wie viel von dem in den Darmcanal gelangten Zucker dort in Milchsäure und Buttersäure umgewandelt wird, lässt sich noch nicht bestimmen. Wahrscheinlich bleibt sich die Säurebildung nicht unter allen Umständen ganz gleich. In den Fäces findet man jedoch selbst nach reichlichem Zuckergenusse in der Regel keine Spur davon wieder.

Manche Personen bekommen nach dem reichlichen Genusse von Zuckerwasser ziemlich regelmässig Stuhlausleerung, doch ist der Zucker wegen seiner leichten Resorbirbarkeit für Erwachsene als Abführungsmittel nicht zu empfehlen. Bei neugeborenen Kindern wird der Milchzucker bisweilen zu 2—3 Grm. als leichtes Abführmittel benutzt, um das Meconium zu entfernen.

Ueber die weiteren Schicksale des Zuckers, möge derselbe nun fertig in den Darmcanal eingeführt, oder in demselben erst gebildet sein, besitzen wir nur noch sehr mangelhafte Kenntnisse. In der Lymphe und dem Pfortaderblute lassen sich selbst nach reichlichem Zuckergenusse nur sehr geringe Mengen von Zucker nachweisen. Ebenso enthält das Blut in der Regel nur sehr wenig davon, so dass sein constantes Vorkommen im Blute mehrfach bestritten worden ist. Steigert sich die Menge des Zuckers unter besonderen Verhältnissen auf 0,6 Procent, so tritt bereits Diabetes ein. Eine Anhäufung von Zucker im Blute findet im gesunden Zustande nicht Statt, vielmehr verschwindet der Zucker aus dem Blute in dem gleichen Maasse, als er in dasselbe eintritt. Viele Physiologen sind der Ansicht, dass wenigstens ein Theil des Zuckers zunächst in Glycogen umgewandelt werde, während andere [3] das letztere als ein Zersetzungsproduct der eiweissartigen Stoffe ansehen. Aber selbst wenn eine Umwandlung von Zucker in Glycogen Statt findet, so ist es doch sehr wahrscheinlich, dass dasselbe später allmählig wieder in Zucker übergehe. Nach GORUP-BESANEZ [4] wird der Zucker im Blute direct zu Kohlensäure und Wasser verbrannt. SCHEREMETJEWSKI [5] fand jedoch, dass er beim Durchströmen von zuckerhaltigem Blute durch frisch aus dem Körper genommene Organe nicht zersetzt wird. Man nimmt daher gewöhnlich an, dass der Zucker zunächst eine Umwandlung erleide und

---

[1] „Ueber den Einfluss des Zuckers auf die Verdauung und Ernährung" in VIRCHOWS Archiv f. pathol. Anat. Band 10. S. 144.
[2] Archiv f. Anatomie u. Physiologie. 1864. S. 491.
[3] Vergl. WOLFFBERG in: Zeitschr. f. Biologie. Band XII. S. 266. 1876.
[4] Lehrbuch der physiologischen Chemie. 3. Aufl. S. 223. 1874.
[5] Berichte ü d. Verhandl. d. Sächs. Gesellsch. d. Wissensch. Math.-phys. Cl. Band 20. S. 68.

B. GRUPPE DES ZUCKERS.

zwar wahrscheinlich in Milchsäure, welche nach SCHEREMETJEWSKI im Blute leicht oxydirt wird. Wo aber diese Umwandlung erfolge und auf welche Weise sie zu Stande komme, ist noch ganz unbekannt. Vielfach hat man nach LIEBIGS Vorgange angenommen, dass der Zucker im Organismus zur Fettbildung verwendet werden könne. HOPPE-SEYLER hat zuerst darauf aufmerksam gemacht, dass die Bildung von Fett im thierischen Körper wohl nicht aus einer Synthese von Kohlehydraten, sondern aus der Zersetzung stickstoffhaltiger Körperbestandtheile abzuleiten sei. Es sprechen in der That sehr viele Gründe[1] für die Ansicht HOPPE-SEYLERS, so dass sie jetzt fast allgemeine Annahme gefunden hat. Nach derselben betheiligt sich der Zucker bei der Fettbildung nur indirect, indem er durch seine rasche Zersetzung die Oxydation des beim Zerfalle der eiweissartigen Stoffe gebildeten Fettes hindert, so dass sich dieses im Körper ansammeln kann.

Unter normalen Verhältnissen wird der Zucker im Organismus fast vollständig zersetzt, so dass höchstens Spuren davon in den Harn übergehen. In krankhaften Zuständen dagegen findet sich zuweilen Zucker in deutlich nachweisbaren Mengen und bei Diabetikern oft in sehr grossen Quantitäten. Im letzteren Falle enthält der Harn auch bisweilen Aceton, welches wahrscheinlich als ein Umwandlungsproduct des Zuckers anzusehen ist.

Saccharum. Der Rohrzucker dient sehr häufig als Excipiens für andere Arzneistoffe, besonders Pulver und auch als Geschmackscorrigens. Zu dem letzteren Zwecke benutzt man auch vielfach den **Syrupus simplex** (Syrupus sacchari), eine Auflösung von 18 Th. Zucker in 10 Th. Wasser oder an dessen Stelle den billigeren, aber weniger wohlschmeckenden braunen Syrup (Syrupus communis).

Saccharum lactis. Der durch Eindampfen der süssen Molken gewonnene Milchzucker wird fast nur als Excipiens für Pulver gebraucht, besonders für solche, die an feuchter Luft durch den angenehmer schmeckenden, aber leichter zerfliesslichen Rohrzucker zersetzt werden können.

Mel. Der Honig, welchem man durch Erwärmen mit der doppelten Menge Wasser bis auf fast 100° C., Filtriren und Eindampfen eine grössere Haltbarkeit zu geben sucht (**Mel depuratum** s. despumatum), wird bald in Substanz, bald in wässeriger Lösung benutzt. Zur Bereitung des Rosenhonigs (**Mel rosatum**) werden 1 Th. Rosen mit 6 Th. heissen Wassers übergossen, eine Nacht lang stehen gelassen, dann ausgepresst und filtrirt. Die erhaltene Flüssigkeit wird mit 10 Th. gereinigten Honigs im Dampfbade zur Syrupsconsistenz eingedickt und colirt. Man benutzt den Rosenhonig als schwach adstringirendes Mittel bei wunden Brustwarzen, Anginen, Aphthen u. s. w.

Extractum malti. Das Malzextract wird dadurch erhalten, dass man 1 Th. zerstossenes Gerstenmalz mit gleich viel Wasser drei Stunden lang stehen lässt, dann mit noch 4 Th. Wasser eine Stunde lang bei 65°

---

[1] Vergl. VOIT: Ueber die Fettbildung im Thierkörper. Zeitschr. f. Biologie. Band 5. S. 79. 1869.

digerirt, endlich zum Kochen erhitzt, colirt und die klare Flüssigkeit möglichst rasch unter beständigem Umrühren zur Consistenz eines dicken Extractes eindampft. Das so gewonnene angenehm süss schmeckende Präparat enthält etwa 30 Proc. Zucker und 25 Proc. Dextrin. Man giebt das Malzextract theelöffelweise mit Wein, Milch oder Fleischbrühe, mehrmals täglich. Bis jetzt sind noch keine Vorzüge desselben vor anderen zuckerhaltigen Mitteln nachgewiesen worden. Unter dem Namen des Hoff'schen Malzextractes wurde eine Flüssigkeit in den Handel gebracht, welche in ihrer Zusammensetzung mit der Bierwürze übereinstimmt.

Rhizoma graminis. Die Queckenwurzel (Triticum repens L., Fam. Gramineae) ist ziemlich reich an Zucker und kann daher wie andere zuckerhaltige Mittel benutzt werden, vor denen sie jedoch keine nachweisbaren Vorzüge besitzt. Man verordnete sie meist in Speciesform, mit Süssholzwurzel u. s. w. vermischt. Das **Extractum graminis** wird nur noch selten als Constituens für Pillenmassen benutzt. — Ausser den angegebenen Droguen werden bisweilen auch noch andere zuckerhaltige Mittel zu therapeutischen Zwecken gebraucht, z. B. die Feigen (**Caricae**, die Früchte von Ficus Carica L., Fam. Urticaceae), die man in Milch gekocht auf Abscesse in der Mundhöhle u. s. w. legte, um die Eiterung zu befördern. Bei Anginen wurde die Abkochung von Feigen häufig als Gurgelwasser gebraucht. Ebenso wurde die Abkochung der Rosinen (Passulae majores und Passulae minores), der Datteln (Dactyli), der Früchte von Phoenix dactylifera L. (Fam. Palmae), der Brustbeeren (Jujubae), der Früchte von Zizyphus vulgaris Lam. (Fam. Rhamneae), des Johannisbrotes (**Fructus Ceratoniae**, Siliqua dulcis), der Frucht von Ceratonia Siliqua L. (Fam. Caesalpinieae) u. s. w. bei katarrhalischen Affectionen der Schlingwerkzeuge als Gurgelwasser oder als hustenmilderndes Getränk angewendet. Auch die Wollblumen oder Königskerzenblumen (**Flores verbasci**), von Verbascum thapsiforme L., V. phlomoides L. u. s. w. (Fam. Scrofularineae) und die Taubnesselblüthen (Flores Lamii albi) von Lamium album L. (Fam. Labiatae) sind ihres Zuckergehaltes wegen als Theeaufguss bei Katarrhen beliebt. Die Pulpa cassiae, das Fruchtmark der Röhrencassia (Cassia Fistula L., Fam. Caesalpinieae), wurde wegen ihres grossen Zuckergehaltes als gelind abführendes Mittel, ähnlich wie die Manna, angewandt. Zu demselben Zwecke benutzt man auch das Pflaumenmus (Pulpa prunorum) und die Abkochung der getrockneten Pflaumen (Pruna, von Prunus domestica L., Fam. Amygdaleae Endl.), doch ist ihre Wirkung nur sehr gering. Sehr häufig dient dagegen die Pflaumenbrühe als erquickendes Getränk in fieberhaften Krankheiten. Der ausgepresste und eingedickte Saft der Möhren (Daucus Carota L., Fam. Umbelliferae) wird ähnlich wie andere zuckerreiche Stoffe bei Husten und Heiserkeit gebraucht. Die zerriebenen Möhren werden bisweilen als Umschläge bei Verbrennungen, Decubitus, Krebsgeschwüren u. s. w. benutzt, ohne jedoch Vorzüge vor anderen Mitteln zu besitzen.

Anhang.

Glycyrrhizin.

Das Glycyrrhizin, ein eigenthümlicher Bestandtheil des Süssholzes, ist kein Kohlehydrat, sondern ein Glycosid mit den Eigenschaften einer Säure, doch wird dasselbe zu ähnlichen Zwecken wie der Zucker verwendet. Sein Geschmack ist zwar nicht so angenehm süss wie der des Zuckers und manchen Personen geradezu widerlich, allein er ist stärker und anhaltender und eignet sich daher besonders gut dazu, den übeln Geschmack anderer Stoffe zu verdecken. Wegen der vermehrten Speichelsecretion, welche das Glycyrrhizin durch seinen lebhaften Geschmack hervorruft, wird dasselbe auch häufig und in verschiedenen Formen benutzt, um den Hustenreiz bei Katarrhen zu vermindern. Im Magen und im weiteren Verlaufe des Darmcanals scheint das Glycyrrhizin keine Veränderungen zu erleiden. In grösserer Menge ruft es auf gleiche Weise wie das Glaubersalz (S. 130) Diarrhöe hervor und lässt sich dann in den Ausleerungen in grösserer Menge wiederfinden.[1] Ob und in welchem Verhältnisse dasselbe in das Blut übergeht, ist noch nicht bekannt. Im Harn lässt sich weder Glycyrrhizin noch ein Umwandlungsproduct desselben auffinden. — Reines Glycyrrhizin hat bis jetzt keine arzneiliche Verwendung gefunden, auch liegt kein Grund dazu vor. Das spanische Süssholz (**Radix liquiritiae glabrae**) ist die holzige Wurzel von Glycyrrhiza glabra L., einer im westlichen Südeuropa einheimischen und in Spanien, Italien und Frankreich, selbst in Deutschland in der Gegend von Bamberg cultivirten Papilionacee. Das russische Süssholz (**Radix liquiritiae mundata**) von Glycyrrhiza echinata L., einer im östlichen Südeuropa, besonders auf den Inseln des Wolgadelta's wachsenden Pflanze, kommt im Handel stets geschält vor und giebt daher ein etwas helleres Pulver, ist aber auch theurer als das spanische Süssholz. Man benutzt das Pulver beider Wurzeln fast nur als Geschmackscorrigens und Constituens für Pulver und Pillen. Das gröblich zerkleinerte Süssholz wird sehr häufig als Geschmackscorrigens zu Theespecies gesetzt. Doch darf man dasselbe nicht lange kochen lassen, weil die Abkochung sonst einen unangenehmen, kratzenden Geschmack annimmt. — Das in Stangenform im Handel vorkommende Extract, gewöhnlich Lakriz oder Lakrizensaft (**Succus liquiritiae crudus**, Extractum glycyrrhizae crudum) genannt, wird, da es häufig sehr verunreinigt ist, in den Apotheken durch Auflösen und nacheriges Eindampfen gereinigt (**Succus liquiritiae depuratus**, Extractum glycyrrhizae depuratum). Ausserdem wird auch in den Apotheken ein Extract aus der Wurzel bereitet (**Extractum liquiritiae radicis**). Der Lakrizensaft wird sehr häufig als Geschmackscorrigens, besonders für Salmiak, Bromkalium, Jodkalium, salicylsaures Natrium u. s. w. benutzt, am besten in dem Verhältniss von 1:6. Ebenso eignet er sich sehr gut als Pillenconstituens für nicht sehr hygro-

---

[1] W. J. WITTE, Meletemata de sacchari, manniti, glycyrrhizini in organismo mutationibus. Dissert. inaug. Dorpat 1856.

scopische Mittel. — Zur Bereitung des **Syrupus liquiritiae** (Syrupus glycyrrhizae) werden 4 Theile geschnittenes Süssholz mit 18 Th. Wasser eine Nacht·lang macerirt, dann colirt, aufgekocht und auf 7 Th. eingedampft, denen 12 Th. Zucker und ebensoviel gereinigten Honigs zugesetzt werden. — Die Süssholzpaste (**Pasta liquiritiae**, Pasta glycyrrhizae) wird so bereitet, dass man 1 Th. Süssholz mit 20 Th. Wasser macerirt, in der filtrirten und mit 10 Th. Wasser verdünnten Flüssigkeit 15 Th. arabisches Gummi und 9 Th. Zucker löst, die Mischung im Wasserbade eindampft und endlich in Würfel schneidet. Die Süssholzpaste wird fast nur als Hausmittel bei Husten angewendet, hat jedoch keine Vorzüge von anderen, angenehmer schmeckenden Präparaten. Das Brustelixir (**Elixir e succo liquiritiae**, Elixir pectorale) ist eine Mischung aus 2 Th. gereinigtem Lakrizensaft, 6 Th. Fenchelwasser und 2 Th. Liquor ammonii anisatus, welche wohlumgeschüttelt zu 20—30 Tropfen p. d. bei Husten angewendet wird an Stelle des früher sehr berühmten, aber sehr zusammengesetzten Elixir pectorale regis Daniae.

Glycerin.

Das Glycerin (Glycerinum, $C_3H_8O_3$), ein dreiwerthiger Alkohol, welcher sich bei der Verseifung der neutralen Fette (Glyceride) aus diesen abspaltet, kann seiner Zusammensetzung nach nicht zu den Zuckerarten gerechnet werden. Dasselbe besitzt jedoch in Bezug auf seinen Geschmack Aehnlichkeit mit dem Zucker. Auch tritt dasselbe vielleicht durch die Umwandlungen, welche es im Körper erleidet, in einen gewissen Zusammenhang mit diesem. — Das Glycerin, welches, wenn auch nur schwierig, in Krystallen erhalten werden kann, findet sich im Handel in Form eines farblosen oder bräunlich gefärbten Syrups von neutraler Reaction, welcher nicht gährungsfähig ist, sondern sogar verschiedene Fermente, z. B. Pepsin, Pankreasferment, Leberferment u. s. w. zu lösen und längere Zeit unverändert zu erhalten vermag. Man benutzt es daher auch häufig zu diesem Zwecke, z. B. bei der Bereitung des Pepsinweins (S. 328), zur Verdünnung und Conservirung der Kuhpockenlymphe (Glycerinlymphe) u. s. w. Ferner löst das Glycerin manche Stoffe, z. B. Brom und Jod, in grösserer Menge auf als das Wasser und wird daher auch nicht selten als Lösungsmittel für dieselben angewendet.

Die **äussere Haut** wird durch das Glycerin leicht benetzt und ähnlich wie durch die Fette glatt und geschmeidig gemacht. Man kann es daher auch zu ähnlichen Zwecken wie diese benutzen, z. B. bei aufgesprungenen Lippen und Händen, bei rissigen Brustwarzen, auch bei manchen Hautkrankheiten mit trockener, spröder Epidermis, z. B. Pityriasis, Psoriasis u. s. w. Eben so eignet sich das Glycerin wie die Fette als Verbandmittel für Wunden und Geschwüre. Es besitzt vor diesen den Vorzug, dass es wegen seiner Löslichkeit in Wasser leicht wieder abgewaschen werden kann und das Ankleben der Verbandstücke verhindert. In sehr concentrirtem Zustande zieht dasselbe lebhaft Wasser an und ruft daher auf zarten Hautstellen oder in Wunden und Geschwüren ein schmerzhaftes Gefühl von Brennen hervor. Man muss es daher in solchen Fällen mit dem gleichen oder doppelten Volumen Wassers verdünnen. Dass das

ANHANG: GLYCERIN.

Glycerin von der Haut aus in grösserer Menge als viele andere Stoffe in das Blut übergehen könne, ist zwar noch nicht mit Sicherheit nachgewiesen, aber seines grossen Diffusionsvermögens wegen sehr wahrscheinlich. Man hat deshalb auch nicht selten, wo es sich darum handelte, Stoffe von der äusseren Haut aus in das Blut überzuführen, den Lösungen derselben in Glycerin vor den bisher gebräuchlichen Salben und Einreibungen den Vorzug gegeben.

Im **Auge** ruft concentrirtes Glycerin durch Wasserentziehung brennenden Schmerz hervor. In verdünntem Zustande kann dasselbe ebenso wie die schleimigen Augenwässer benutzt werden, um die Conjunctiva feucht zu erhalten und dadurch ihre Reizbarkeit zu vermindern.

Bei krankhaften Zuständen des **Ohres** hat man dem Glycerin in neuerer Zeit fast allgemein den Vorzug gegeben vor den bis dahin angewandten fetten Oelen, z. B. bei krankhafter Trockenheit des äusseren Gehörgangs und Trommelfells, zur Aufweichung verhärteten Ohrenschmalzes u. s. w.

Im **Munde** zeigt das reine Glycerin (Oelsüss) einen angenehmen süssen Geschmack, der jedoch bei Anwendung grösserer Mengen leicht widerlich wird. Eine Veränderung seiner Zusammensetzung scheint es hier nicht zu erleiden. Im weiteren Verlaufe des Darmcanals ruft es bis zu 20 oder 30 Grm. genommen in der Regel keine besonderen Erscheinungen hervor, grössere Dosen veranlassen jedoch leicht Uebelkeiten und Diarrhöe. Wahrscheinlich erleidet dasselbe hier keine Veränderung, sondern geht rasch in das **Blut** über. Seine weiteren Schicksale sind indessen noch wenig bekannt. S. WEISS[1], LUCHSINGER[2], SALOMON[3] u. A. beobachteten nach dem Eingeben von Glycerin eine Vermehrung des Leberglycogens. Es lässt sich jedoch noch nicht entscheiden, ob das Glycerin selbst in der Leber in Glycogen und später in Zucker umgewandelt wird, oder ob es durch seine rasche Zersetzung im Blute die Bildung des Leberglycogens aus anderen Materialien befördert. Die rasche Zersetzung des Glycerins im Blute wird bewiesen durch den Umstand, dass sich selbst nach reichlicher Zufuhr von Glycerin weder dieses noch ein Umwandlungsproduct desselben im Harn wiederfindet, so wie durch die Beobachtung SCHEREMETJEWSKI'S[4], dass nach seiner Einführung in das Blut ebenso wie nach der des milchsauren Natriums eine rasche Vermehrung des Gaswechsels durch die Lungen eintritt. O. SCHULTZEN[5] wandte das Glycerin in grösserer Menge (bis 180 Grm. tagüber) als Ersatzmittel für die Kohlehydrate bei Diabetikern an und sah eine erhebliche Besserung eintreten, auch JACOBS[6] beobachtete darnach eine vorübergehende Besserung, doch konnten andere Beobachter[7] nicht zu dem gleichen Resultate gelangen. — Will man das

---

[1] Sitzungsber. d. Wien. Akad. d. Wiss. Math.-ntw. Cl. Band 67. 3. Abth. S. 5 1873.
[2] Archiv f. d. ges. Physiolog. Band 8. S. 289. 1874.
[3] Centralbl. f. d. med. Wissensch. 1874. S. 179.
[4] Berichte d. sächs. Gesellsch. d. Wissensch. Math.-phys. Cl. 1869. S. 154.
[5] Berliner klin. Wochenschr. 1872. No. 35 und E. HARNACK, zur Pathogenese und Therapie des Diabetes mellitus. Inaug.-Dissert. Dorpat 1873.
[6] Archiv f. patholog. Anatomie. Band 65. S. 481. 1875.
[7] Vergl. E. KÜLZ, Beiträge zur Pathologie u. Therapie des Diabetes mellitus und insipidus. Band II. S. 181. Marburg 1875.

Glycerin in grösserer Menge geben, so ist es am besten, dasselbe in Limonadenform mit etwa $^1/_{10}$ Weinsäure oder Citronensäure und dem mehrfachen Volumen Wasser verdünnt zu verordnen. — Zur äusserlichen Anwendung bedient man sich ausser dem reinen Glycerin und den verschiedenen Glycerinlösungen häufig auch der Glycerinsalbe (**Unguentum glycerini**), einer durch Erwärmen im Wasserbade erhaltenen Mischung von 2 Th. mit 1 Th. Wasser verriebener Weizenstärke und 10 Th. Glycerin. Dieselbe kann ebenso wie die fettigen Salben benutzt werden, vor denen sie den Vorzug besitzt, nicht zu verderben, im Sommer nicht zu zerfliessen und sehr leicht wieder abgewaschen werden zu können. Wegen dieser Eigenschaften giebt man ihr auch häufig den Vorzug bei der Bereitung von Augensalben, namentlich der Präcipitatsalbe. — Die verschiedenen Abkömmlinge des Glycerins haben bis jetzt keine arzneiliche Verwendung gefunden, doch ist das vielfach als Sprengmittel benutzte **Nitroglycerin** ($C_3H_5[ONO_2]_3$) von Interesse wegen seiner giftigen Wirkung.

C. Gruppe des Gummi's.

1. **Arabinsäure** ($C_{12}H_{22}O_{11}$), Arabin.
2. **Pflanzenschleim** ($C_6H_{10}O_5$), Bassorin.
3. **Cellulose** ($C_6H_{10}O_5$).

Das arabische Gummi, welches fast ganz aus dem sauren Kalium- und Calciumsalz der Arabinsäure besteht, unterscheidet sich von dem Pflanzenschleim dadurch, dass es schon mit wenig Wasser eine filtrirbare Lösung bildet, während der letztere mit Wasser zu einer Gallerte aufquillt, welche sich nur bei sehr grosser Verdünnung filtriren lässt. Beide Stoffe sind sowohl unter sich als auch mit der in Wasser ganz unlöslichen Cellulose sehr nahe verwandt und namentlich geht die Cellulose in der lebenden Pflanze wohl vielfach in Pflanzenschleim und Gummi über. Bis jetzt ist es jedoch nicht gelungen, dieselben künstlich in einander umzuwandeln. Auch dem Stärkmehl stehen sie in chemischer Beziehung sehr nahe. Im thierischen Organismus zeigen sie dagegen ein von diesem abweichendes Verhalten, so dass wir dieselben nicht mit ihm zusammenstellen dürfen.

Auf der **Haut** rufen die Stoffe dieser Gruppe keine auffallende Veränderung hervor. Man benutzt dieselben wegen der schleimigen Beschaffenheit ihrer Lösungen, um excoriirte Hautstellen, z. B. Brandverletzungen, wunde Brustwarzen u. s. w. vor der nachtheiligen Einwirkung äusserer Agentien zu schützen und so die Heilung derselben zu befördern. Des gepulverten Gummi's bedient man sich auch bei Blutungen aus kleinen Wunden, z. B. Blutegelstichen, um die letzteren zu verkleben. Manche schleimige Mittel, z. B. die Leinsamen, Malvenblätter u. s. w., werden häufig zu feucht-warmen Umschlägen verwendet, indem der Pflanzenschleim auf der Haut weniger leicht eintrocknet als reines Wasser und dieselbe zugleich schlüpfrig macht.

Ebenso indifferent wie auf der äusseren Haut verhalten sich die obigen Stoffe auf der Conjunctiva des **Auges**. Man benutzt daher den Pflanzenschleim, besonders den aus Quittensamen erhaltenen, kalt oder lauwarm, bei **Augenentzündungen**, um die Conjunctiva feucht und schlüpfrig zu erhalten und das Auge von eingetrocknetem Schleim u. s. w. zu reinigen. Auch im **Munde** werden die gummiartigen Stoffe nur durch ihre physikalischen Eigenschaften wirksam und zeigen daher einen faden Geschmack. Man benutzt sie am häufigsten, um die entzündete Mund- und Rachenschleimhaut bei **Katarrhen, Anginen** u. s. w. feucht und schlüpfrig zu erhalten und so den Hustenreiz und die Schlingbeschwerden zu vermindern. Gewöhnlich verordnet man zu jenem Zwecke die schleimigen Mittel, z. B. Abkochungen von Rad. althaeae, Sem. lini, Tub. salep, Flor. malvae, Flor. verbasci u. s. w., in Form von Mund- und Gurgelwässern oder warmen Getränken.

Ebenso wie die Arabinsäure ausserhalb des Körpers weniger leicht in Zucker umgewandelt wird, als das Stärkmehl, ist dies auch im Darmcanale der Fall. Nach der Angabe aller bisherigen Beobachter bleibt der Speichel ohne allen Einfluss auf arabisches Gummi sowie auf Pflanzenschleim. Dagegen konnte im VOIT'schen Laboratorium[1] nach 6 tägiger Digestion eines Glycerinauszugs der Magenschleimhaut mit Gummi und noch mehr nach der eines Glycerinauszugs des Pankreas Zuckerbildung nachgewiesen werden. Pflanzenschleim lieferte aber auch auf diese Weise keinen Zucker. BOUSSINGAULT[2], welcher einer Ente 50 Grm. Gummi gegeben hatte, von denen er nach 9 Stunden 46 Grm. wiederfinden konnte, schloss daraus, dass das Gummi ganz unverdaulich sei. VOIT dagegen, welcher hungernde Hunde mit Gummi und Pflanzenschleim fütterte, konnte in den Excrementen nur etwa die Hälfte der gegebenen Stoffe wiederfinden. Schon früher hatten HENNEBERG und STOHMANN nachgewiesen, dass die Excremente der Wiederkäuer weniger Cellulose enthalten als das Futter derselben, besonders bei unzureichender Fütterung. Aus den obigen Versuchen ergiebt sich, dass die genannten Kohlehydrate im Darmcanale bei längerer Einwirkung der Darmsäfte nicht ganz unverändert bleiben. Abgesehen von der Zuckerbildung können sie sich wahrscheinlich bei manchen im Darmcanale vor sich gehenden Gährungsprocessen betheiligen. In welchem Grade dies jedoch auch bei reichlicher Ernährung, bei welcher die Nahrungsmittel nicht so lange im Darmcanale verweilen, der Fall ist, lässt sich noch nicht bestimmen. Jedenfalls werden wir jenen Kohlehydraten, wenigstens in Bezug auf den menschlichen Darmcanal, nur einen höchst geringen Nahrungswerth zuschreiben dürfen.

Häufig hat man schleimige Stoffe angewendet, um bei **entzündlichen Affectionen** des Darmcanals den Darminhalt schlüpfriger zu machen und so die mechanische Einwirkung desselben auf die kranke Darmschleimhaut zu vermindern, doch ist es sehr zweifelhaft, ob auf diese Weise irgend ein Nutzen erreicht werden kann. Ebenso meinte man die Einwirkung mancher Arzneimittel und Gifte durch den Zusatz von schleimigen Mitteln beschränken zu können. War der Sitz der Entzündung im

---

[1] Zeitschr. f. Biologie. Band X. S. 59. 1874.
[2] Ann. de chim. et de phys. 3. Sér. T. XVIII p. 444. 1846.

unteren Theile des Darmcanals, so wandte man dieselben auch in Klystierform an.

Dass Gummi oder Pflanzenschleim vom Darmcanale aus in das Blut übergehen können, ist wegen des äusserst geringen Diffusionsvermögens dieser Stoffe sehr unwahrscheinlich. Da wir die Producte, welche bei ihrer theilweisen Umwandlung im Darmcanale gebildet werden, noch nicht kennen, so lässt sich auch nicht beurtheilen, welche Bedeutung sie auf ihrem weiteren Wege durch den Körper haben können. Früher schrieb man einigen schleimigen Mitteln, namentlich dem Salep und Carrageen einen grossen Nahrungswerth zu und wandte dieselben bei Consumtionskrankheiten, in der Convalescenz u. s. w. an, doch hat man sich allmählig von der Unrichtigkeit jener Ansicht überzeugt. Auf den Harn und andere Körperausscheidungen können jene Stoffe aus den angegebenen Gründen keinen Einfluss haben.

Gummi Arabicum (G. mimosae). Das arabische Gummi stammt von Acacia Nilotica DEL., A. Seyal DEL., A. tortilis HAYNE und anderen Acacia-Arten des nordöstlichen Africas und zeichnet sich durch seine leichte Löslichkeit in Wasser vor anderen, ähnlichen Producten aus. Man giebt dasselbe selten für sich, z. B. bei Diarrhöen zu 1,00—2,00 Grm., häufiger als Zusatz zu Mixturen, oder als Emulgens für Fette (1 Th. Gummi mit 2 Th. Oel und 17 Th. Wasser). — Das Gummipulver (**Pulvis gummosus**) ist eine Mischung von 3 Th. arab. Gummi, 2 Th. Süssholz und 1 Th. Zucker und wird theelöffelweise gegeben. Die **Mixtura gummosa** ist eine Lösung von je 15 Th. arabischem Gummi und Zucker in 170 Th. Wasser und wird bisweilen bei Diarrhöen verordnet. Ebenso benutzt man den Gummisyrup (**Syrupus gummosus**), eine Mischung von 1 Th. Mucilago gummi Arabici und 3 Th. Syrupus simplex. Der Gummischleim (**Mucilago gummi Arabici**) ist eine Auflösung von 1 Th. mit Wasser abgespülten arabischen Gummis in 2 Th. Wasser und wird meist nur als Zusatz zu anderen Arzneien benutzt. — Die Gummipaste (**Pasta gummosa**, P. althaeae, Lederzucker, Jungfernleder), wird so bereitet, dass man je 200 Th. arab. Gummi und Zucker in 600 Th. Wasser löst, colirt und unter Umrühren im Dampfbade zur Honigconsistenz eindampft, worauf man es mit 150 Th. Eiweiss zu Schaum schlägt und bei gelinder Wärme weiter eindampft, bis eine herausgenommene Probe nur schwer vom Spatel abfliesst. Endlich wird noch 1 Th. Orangenblüthen-Oelzucker zugesetzt und die Masse in Würfelform gebracht. Die Gummipaste wird ebenso wie die Bonbons bei Katarrhen benutzt.

Tragacantha (Gummi tragacantha). Der Traganth ist der ausgetretene Inhalt der Schleimzellen aus dem Holze von Astragalus Creticus LAMARK und anderen in Griechenland und Kleinasien einheimischen Astragalus-Arten (Fam. Papilionaceae). Er besteht zum grössten Theile aus Pflanzenschleim und Gummi nebst etwas Stärkmehl und dient nur selten zu arzneilichen Zwecken. Ein Theil Traganth giebt mit 60 Th. Wasser einen ziemlich dicken und erst mit 100 Th. Wasser einen dünnflüssigen Schleim, so dass man sich hüten muss, denselben mit zu wenig Wasser zu verordnen. Ebenso wie der Traganth würden sich auch das Kirsch- und Pflaumen-Gummi, das Bassora-Gummi, das Kutera-Gummi,

C. GRUPPE DES GUMMI'S.

das Gummi Orenburgense u. a. m. benutzen lassen, doch kommen diese für gewöhnlich nicht in Gebrauch.

Radix althaeae. Die Eibischwurzel kommt von Althaea officinalis L., einer in Deutschland vorzüglich auf Salzboden wachsenden und in einigen Gegenden cultivirten Malvacee. Seltener werden auch die Blätter derselben Pflanze (**Folia althaeae**) benutzt. Ausser den gewöhnlichen Bestandtheilen enthält die Eibischwurzel ziemlich viel Pflanzenschleim, Stärkmehl und etwas Asparagin, welches jedoch für die Wirkung derselben ohne Bedeutung ist. Man benutzt die Wurzel selten in Pulverform, gewöhnlich wird dieselbe in Form von Species oder Decocten (5,0 Grm. auf 150 Grm. Colatur) verordnet. Meist lässt man sie nur kurze Zeit kochen, da sie sonst leicht einen unangenehmen Geschmack annimmt. Aeusserlich benutzt man das Decoct der Wurzel zu Injectionen u. s. w. und das Kraut bisweilen zu feucht-warmen Umschlägen. Der Althäasyrup (**Syrupus althaeae**) wird so bereitet, dass man 1 Th. Althäawurzel einige Stunden in 20 Th. Wasser macerirt und in 15 Th. der Colatur 24 Th. Zucker löst. Der Althäasyrup wird meist als Geschmackscorrigens benutzt, eignet sich jedoch nur wenig dazu, da er selbst nur einen süsslich-faden Geschmack besitzt. Der Brustthee (**Species pectorales**) besteht aus 8 Th. Althäawurzel, 3 Th. Süssholz, 1 Th. florentin. Veilchenwurzel, 2 Th. Huflattigblättern und je 2 Th. Wollblumen und Sternanis. Bisweilen werden diesen Species, um ihren Geschmack zu verbessern, noch Feigen, Gerstengraupen und Johannisbrot zugesetzt (**Species pectorales cum fructibus**). Man benutzt diese Species häufig zur Bereitung von schleimigem Getränk (1 Esslöffel voll auf etwa 3 Tassen) bei Katarrhen u. s. w. Die **Species ad gargarisma** bestehen aus gleichen Theilen Althäablättern, Fliederblüthen und Malvenblumen, die **Species emollientes** aus gleichen Theilen Althäablättern, Malvenblättern, Steinklee, Kamillen und Leinsamen. Die **Folia malvae**, das Kraut der gemeinen Käsepappel (Malva rotundifolia) wird bisweilen zu feucht-warmen Umschlägen gebraucht. Die Blüthen der Gartenmalve, **Flores malvae arboreae** (Althaea rosea Cav.) dienen häufig zur Bereitung schleimiger Gurgelwässer, seltener die der Waldmalve (Malva sylvestris L.). Früher wurden auch die Radix symphyti L. (Symphytum officinale L., Fam. Asperifolieae), Radix et herba cynoglossi L. (Cynoglossum officinale L., Fam. Asperifolieae), Radix, Herba et Flores buglossi L. (Anchusa officinalis L., Fam. Asperifolieae), Herba pulmonariae L. (Pulmonaria officinalis L., Fam. Asperifolieae), Folia farfarae (Tussilago Farfara L., Fam. Compositae) u. s. w. angewendet. Das blühende Kraut von Galeopsis grandiflora Ehrh. wurde eine Zeit lang unter dem Namen Lieber'scher Auszehrungskräuter oder Blankenheimer Thee als Geheimmittel gegen Lungentuberculose verkauft. Die **Flores rhoeados** von Papaver Rhoeas L. (Fam. Papaveraceae) werden nur als verschönernder Zusatz zu Species benutzt; auch der daraus bereitete Syrup (Syrupus rhoeados) dient meist nur als färbender Zusatz zu anderen Arzneien, z. B. Emulsionen.

Tubera salep. Der Salep besteht aus den Wurzelknollen von Orchis Morio L., O. mascula L., O. militaris L., Planthera bifolia Rich. und anderen Orchideen. Derselbe enthält ausser den gewöhnlichen Pflanzenbestandtheilen besonders viel Stärkmehl und Pflanzenschleim. Man benutzt ihn in Pulverform, häufiger jedoch als Decoct (1 Th. auf 100 Th. Colatur). Der Salepschleim (**Mucilago salep**) wird so bereitet, dass man einen Theil fein gepulverten Salep erst mit 10 Th. kalten und dann mit 90 Th. kochenden Wassers gut umschüttelt. Man wendet denselben ebenso wie das Decoct an.

Carrageen (Fucus Carragaheen, Fucus crispus, Sphaerococcus crispus; Fam. Algae). Das irländische Moos oder Perlmoos enthält ausser den gewöhnlichen Pflanzenbestandtheilen ziemlich viel Schleim und wurde in Form von Decocten (1 Th. auf 100 Th. Colatur) oder Gelatinen besonders in Consumtionskrankheiten angewendet. Die Carrageengallerte (**Gelatina Carrageen**) wird dadurch erhalten, dass man 1 Th. Carrageen mit 40 Th. Wasser $^1/_2$ Stunde lang kocht, die Colatur mit 2 Th. Zucker versetzt und auf 10 Th. eindampft. Zu demselben Zwecke wurde bisweilen auch das Ceylon-Moos (Sphaerococcus lichenoides AG.), so wie Sphaerococcus cartilagineus AG., Euchema spinosum AG. (Agar-Agar), Sphaerococcus acicularis, Sph. gelatinosus u. s. w. empfohlen.

Semen cydoniae. Die Samen des Quittenbaumes (Cydonia vulgaris PERS.) sind mit einer Schleimschicht bedeckt, welche sich beim Maceriren in Wasser in diesem vertheilt. Der so erhaltene Schleim wurde fast nur bei Augenkrankheiten angewendet. Der Quittenschleim (Mucilago cydoniae) wird so erhalten, dass man 1 Th. Quittenkerne mit 50 Th. Rosenwasser eine Stunde stehen lässt, gut umschüttelt und dann colirt. Auch die Semina psyllii von Plantago Psyllium L. und Pl. arenaria W. et K. (Fam. Plantagineae) wurden früher zur Bereitung von schleimigen Flüssigkeiten benutzt. In Aegypten und Ostindien werden die Semina cismae von Cassia Absus L. (Fam. Cassieae) bei der ägyptischen Augenentzündung angewendet.

Semen lini. Die Leinsamen, von Linum usitatissimum L. (Fam. Lineae), werden wegen ihres etwas unangenehmen Geschmacks gewöhnlich nicht zur Bereitung schleimiger Getränke verwendet, dagegen benutzt man sie in grob gepulvertem Zustande sehr häufig zu Kataplasmen.

XXVII. Gruppe der Glyceride.

Mit dem Namen der Glyceride bezeichnet man Verbindungen des Glycerins ($C_3H_5[OH]_3$), in welchen 1, 2 oder 3 Wasserstoffatome durch je ein Säureradical ersetzt sind. In der Natur kommen am häufigsten solche Glyceride vor, in welchen 3 Wasserstoffatome vertreten sind und die wir Triglyceride oder gewöhnlicher Fette nennen. Die natürlich vorkommenden Fette sind jedoch keine einfachen Körper, sondern Gemenge von mehreren Glyceriden und zeigen in ihren Eigenschaften viel Aehnlichkeit

A. GRUPPE DES OLIVENÖLS.

unter einander. Am auffallendsten unterscheiden sie sich noch durch ihren Schmelzpunkt, welcher bei manchen über der mittleren Lufttemperatur (feste Fette), bei anderen unter derselben liegt (fette Oele).

A. Gruppe des Olivenöls.

Die zu dieser Gruppe gehörigen Fette sind Bestandtheile theils unseres Körpers, theils unserer Nahrungsmittel und besitzen deshalb auch keine intensive Arzneiwirkung. Sie bestehen aus Gemengen von Stearinsäure-Triglycerid($C_3H_5\{OC_{18}H_{35}O\}_3$), Palmitinsäure-Triglycerid ($C_3H_5\{OC_{16}H_{31}O\}_3$) und Oelsäure-Triglycerid ($C_3H_5\{OC_{18}H_{33}O\}_3$). In der Kuhbutter findet sich auch noch Buttersäure-Triglycerid ($C_3H_5\{OC_4H_7O\}_3$), in den Samen der Cruciferen Erucasäure-Triglycerid ($C_3H_5\{OC_{22}H_{41}O\}_3$). Einige fette Oele enthalten an Stelle des Oelsäure-Triglycerids das Triglycerid der Leinölsäure, deren Zusammensetzung noch nicht ganz festgestellt ist. Diese Oele haben die Eigenschaft, bei Sauerstoffzutritt sehr leicht ranzig zu werden und in dünnen Schichten an der Luft sich allmählig in eine feste kautschoukähnliche Masse zu verwandeln (eintrocknende Oele). Die durch Spaltung der obigen Triglyceride erhaltenen Säuren, welche theils der Fettsäurereihe ($C_nH_{2n}O_2$), theils der Oelsäurereihe ($C_nH_{2n-2}O_2$) angehören, zeigen ein den Triglyceriden ähnliches Verhalten. Sie sind, wie diese, ohne besondere Wirksamkeit und können wahrscheinlich im thierischen Körper selbst wieder in solche umgewandelt werden.

Im flüssigen Zustande ertheilen die Fette der **Haut** ein Gefühl von Schlüpfrigkeit und man benutzt dieselben daher häufig, um die Haut geschmeidiger zu machen und die Friction zu vermindern, z. B. bei Intertrigo, oder da, wo die Entstehung von Intertrigo zu fürchten ist. Häufiger als die reinen Fette wendet man in solchen Fällen das fettreiche Lycopodium an, dessen Anwendung nicht bloss bequemer, sondern auch mit mehr Reinlichkeit verbunden zu sein pflegt. Finger und stumpfe chirurgische Instrumente, welche in Körperöffnungen eingeführt werden sollen, bestreicht man mit Fett, um ihr Eindringen zu erleichtern. Ferner reibt man Fette in die Haut ein, wenn die Epidermis eine besonders rauhe und spröde Beschaffenheit zeigt, wie bei Pityriasis, Ichthyosis u. s. w., bei erfrorenen Gliedern, um das Aufspringen der Haut zu verhindern. Um die spröde Beschaffenheit der Haare zu beseitigen, um denselben grösseren Glanz und ein schöneres Aussehen zu ertheilen, werden Haaröle, Pomaden u. s. w. in den Kopf eingerieben. Wenn die Haut mit Fett benetzt ist, wird die Ausscheidung von Wasser aus derselben behindert. Daher macht man Fetteinreibungen, um übermässige Schweisse zu vermindern, z. B. bei hohen Temperaturgraden und in manchen Krankheiten, die von colliquativen Schweissen begleitet sind. Gewöhnlich bediente man sich der grösseren Bequemlichkeit wegen zu diesem Zwecke des Specks. Bei oberflächlichen Hautentzündungen, wie bei Erythem, Erysypelas, Scharlach, Insectenstichen u. s. w. werden Fetteinreibungen häufig angewandt, um den Verlauf der Entzündung zu mildern, und eben so bringt man Fette auf Excoriationen, Brandverletzungen, Wunden, Geschwüre u. s. w., um dadurch die Einwirkung der Luft und anderer äusseren Agentien abzuhalten. Wegen ihres grösseren Wassergehaltes wird die Schleimhaut des Auges nicht in gleicher Weise wie die äussere Haut von den flüssigen Fetten benetzt und erleidet daher auch nicht dieselben Veränderungen wie diese. Doch hat man bisweilen den Leberthran bei scrofulösen Augenentzündungen, öfter noch das Wallnusöl bei Hornhautflecken in das Auge gebracht. Auch benutzte man die fetten Oele, um verhärtete Schleimkrusten an den Augenlidrändern zu erweichen. Am häufigsten aber dienen die Fette unzweckmässiger Weise in Form der Augensalben nur als Vehikel für andere in das Auge zu bringende Stoffe.

— In das Ohr brachte man nicht selten fette Oele bei mangelhafter Secretion des Ohrenschmalzes, um das Trommelfell geschmeidiger zu machen und die durch seine trockene Beschaffenheit bedingte Schwerhörigkeit zu beseitigen. Jetzt giebt man zu diesem Zwecke dem Glycerin den Vorzug.

Da die Fette in wässerigen Flüssigkeiten meist unlöslich sind, wird auch der Geschmack derselben vorzugsweise durch ihre physikalischen Eigenschaften bedingt. Indessen enthalten die von uns gebrauchten Fette fast stets noch grössere oder geringere Mengen anderer, in Wasser löslicher Stoffe, denen sie ihren eigenthümlichen Geschmack verdanken. Ausser den flüchtigen Fettsäuren sind hier besonders einige noch nicht genug untersuchte Zersetzungsproducte zu nennen, welche den Fetten einen unangenehmen, kratzenden (ranzigen) Geschmack ertheilen. Chemische Veränderungen, welche die Fette im Munde erleiden könnten, sind noch nicht bekannt. Auch der Magensaft scheint ohne Einwirkung auf dieselben zu bleiben; in pathologischen Zuständen kann indess vielleicht eine theilweise Zersetzung derselben vor sich gehen, wenigstens sehen wir bei ihrem Gebrauche bisweilen Verdauungsstörungen eintreten.

Erst im Dünndarme beginnt die eigentliche Verdauung der Fette. Während sie im Magen grössere Tropfen oder halbflüssige Massen bilden, erscheinen sie um so feiner vertheilt, je weiter sie im Darmcanale vorrücken. Zu dieser Veränderung trägt zunächst die Galle bei, welche sich leicht mit den Fetten mischt und mit ihnen eine emulsionsartige Flüssigkeit bildet. Auch der Pankreassaft besitzt die Eigenschaft, die Fette fein zu vertheilen, zugleich bewirkt er aber durch ein darin enthaltenes Ferment eine theilweise Verseifung derselben. Die gebildete Seife vermag nun selbst wieder eine gewisse Menge neutralen Fettes zu emulgiren.[1] Wenn nun das eingeführte Fett bereits freie fette Säuren enthält, so wird dadurch dem Pankreassafte ein Theil der bei der Fettverdauung zu leistenden Arbeit erspart. Da die normale Secretion der Galle und des Pankreassaftes nur zur Verdauung einer bestimmten Fettmenge ausreicht, so wird durch einen Gehalt an freien Fettsäuren die Verdaulichkeit der eingeführten Fette erhöht. Von den in unseren Nahrungsmitteln vorkommenden Fetten enthält nach den bisherigen Untersuchungen das der Leber die meisten fetten Säuren und ist daher am leichtesten verdaulich. Am

---

[1] Vergl. Brücke in: Wiener Sitzungsber. Math.-ntw. Cl. 2. Abth. LXI. März 1870.

A. GRUPPE DES OLIVENÖLS.

häufigsten bedient man sich des Stockfischleberthrans, welcher nach F. Hofmann[1] 7—11 Proc. freier Fettsäuren enthält, während die meisten übrigen Fette nur einen Gehalt von 1—2 Proc. zeigen. Da jedoch die freie Oelsäure sehr rasch einen unangenehmen Geschmack annimmt, so geben wir bei der Auswahl unserer Speisen den möglichst neutralen, wenn auch weniger leicht verdaulichen Fetten den Vorzug.

Lange Zeit ist man über die Bedeutung des Leberthrans als Arzneimittel im Unklaren gewesen. Anfänglich glaubte man seine Wirksamkeit von der darin enthaltenen höchst geringen Spur von Jod (etwa 0,04 Proc.) ableiten zu dürfen, später von einem Gehalte desselben an Gallenbestandtheilen. Allein der Leberthran enthält gar keine Gallenbestandtheile, welche darin ganz unlöslich sind.[2] Berthé[3] hat zuerst nachgewiesen, dass der Leberthran keine andere Wirkung besitzt, als die in unseren Nahrungsmitteln enthaltenen Fette, von denen er sich nur durch seine leichtere Verdaulichkeit unterscheidet. O. Naumann[4] hat die Leichtverdaulichkeit des Leberthrans auf experimentellem Wege nachzuweisen versucht.

Da die Fette nur im flüssigen Zustande durch Galle und Pankreassaft für ihren Uebergang in das Blut vorbereitet werden können, so ist z. B. das reine Stearin, dessen Schmelzpunkt über 60° liegt, unverdaulich. Bei den in der Natur vorkommenden Fetten wird jedoch durch ihren Gehalt an Olein der Schmelzpunkt soweit erniedrigt, dass sie fast ohne Ausnahme bei Körpertemperatur flüssig werden.

Da die äussere Haut durch Fette weicher und geschmeidiger wird, so glaubte man früher bei Magen- und Darmentzündungen durch den Gebrauch von Fetten eine entsprechende Wirkung erzielen zu können. Man übersah jedoch hierbei, dass die Schleimhaut des Darmcanals wegen ihres Wasserreichthums von den Fetten nicht benetzt wird. Ebenso unnütz ist daher auch der Gebrauch der Fette bei Vergiftungen durch Alkalien, Metalle, scharfe Stoffe u. s. w., ja bei Vergiftungen durch Phosphor oder Canthariden kann derselbe sogar nachtheilig werden.

Gelangen grössere Fettmengen in den Darmcanal, als in demselben verdaut werden können, so bleibt der Ueberschuss darin zurück und giebt gewöhnlich zu vermehrten Stuhlausleerungen Veranlassung. Man hat daher auch vorgeschlagen, grössere Mengen fetter Oele als Abführmittel anzuwenden, z. B. bei Peritonitis, bei Wöchnerinnen u. s. w., doch ist diese Anwendungsweise nicht zu empfehlen, da grosse Fettmengen leicht Verdauungsstörungen hervorrufen. — Zur Unterstützung von Bandwurmkuren hat man oft grosse Mengen von Butter oder von fettreichen Speisen nehmen lassen, doch ist der Nutzen dieses Verfahrens sehr zweifelhaft.

Während der Uebergang der im Darmcanale gebildeten Seifen in die Chylusgefässe und das Pfortaderblut ohne Schwierigkeit erfolgen kann, sind wir über die Art und Weise, wie die neutralen Fette in die Chylusgefässe übergeführt werden, noch nicht vollkommen aufgeklärt. Das Blut enthält nur wenig Fett und zwar grössten Theils im verseiften Zustande.

---

[1] Beiträge zur Anatomie u. Physiologie als Festgabe C. Ludwig zum 15. Oct. 1874 gewidmet. Band I. S. 134.
[2] Vergl. Buchheim im Arch. f. experim. Pathol. und Pharmakol. Band 3. S. 118. 1875.
[3] Gazette médicale de Paris. 1856. No. 21.
[4] Archiv der Heilkunde. 1865. S. 536.

Grössere Fettmengen, welche plötzlich in das Blut gelangen, können durch
Hervorrufung von Fettembolien in den Lungen u. s. w. leicht nachtheilig
werden. Die vom Darmcanale aus in das Blut übergegangenen Fette
müssen daher rasch wieder aus demselben austreten. Ob die in das Blut
gelangten Seifen wieder in Glyceride umgewandelt, oder ob sie weiter
zersetzt werden, ist noch nicht genau bekannt. Ebenso wenig wissen wir,
nach welchen Gesetzen die Fettablagerung im Körper erfolgt. In manchen
Körpertheilen, z. B. den Augenhöhlen, dem Gehirn, den Nerven u. s. w.
findet sich selbst bei grosser Abmagerung immer noch ziemlich viel Fett,
während in anderen, z. B. dem Netz, dem Panniculus adiposus u. s. w.
nur dann Fett abgelagert wird, wenn dieses in reichlicher Menge vorhanden ist. Auch die Zusammensetzung des Fettes ist nicht überall gleich,
indem das Fett einiger Organe leichter schmilzt als das anderer. Endlich
finden wir auch manche in den Nahrungsmitteln enthaltene Fette, z. B. das
Butyrin, im Körper nicht wieder. Ob dieselben in andere Fette umgewandelt oder sofort weiter zersetzt werden, ist noch nicht bekannt.

Obwohl viele Fragen in Bezug auf das Verhalten der Fette im Organismus noch nicht genügend beantwortet werden können, so erscheint es
doch kaum zweifelhaft, dass die nächsten Umwandlungsproducte, welche
aus ihnen gebildet werden, von denen der Kohlehydrate verschieden sein
müssen. Wenn wir daher von einer stärkmehlreichen und fettarmen Kost
zu einer fettreichen Diät übergehen, so muss dies eine erhebliche Veränderung in dem Chemismus des thierischen Haushaltes veranlassen.
Nach Voit wird durch reichliche Fettzufuhr nicht bloss die Fettablagerung im Körper befördert, sondern auch der Umsatz der stickstoffhaltigen
Gewebsbestandtheile erhöht. Aus diesen Gründen finden die Fette vorzugsweise bei Ernährungsstörungen arzneiliche Anwendung. Wegen
seiner leichteren Verdaulichkeit bedient man sich hier fast ausschliesslich
des Leberthrans. Besonders häufig benutzt man denselben bei Scrofeln, wo durch die reichlichere Fettzufuhr das Bedürfniss nach den in
dieser Krankheit nachtheilig wirkenden Kohlehydraten herabgesetzt wird.
Ebenso wendet man ihn bei manchen anderen mit gestörter Ernährung
verbundenen chronischen Krankheiten an, wie bei Rhachitis, bei
Knochenkrankheiten, bei manchen chronischen Hautausschlägen,
z. B. Lupus, Impetigo, Sycosis u. s. w. Bei Tuberculösen gelingt es
häufig, durch den Gebrauch des Leberthrans eine Zunahme des Körpergewichtes und zeitweilige Besserung zu erzielen. Bei chronischen
Rheumatismen, sowie bei manchen Nervenkrankheiten, z. B. epileptischen Krämpfen, Chorea, wenn dieselben bei sehr schlecht genährten Personen vorkommen, sieht man ebenfalls oft mit der Verbesserung der
Ernährung auch die Krankheitserscheinungen nachlassen. Bei Diabetes
vermindert sich beim Gebrauche von Fett zwar die Menge des Harnzuckers,
doch bleibt dies ohne Einfluss auf den weiteren Verlauf der Krankheit.

Bei fetten Personen ist der Gebrauch des Leberthrans unnütz. Ebenso
vermeidet man ihn bei Kindern unter einem Jahre, bei bestehenden
Diarrhöen, bei fieberhaften Krankheiten und bei stärkeren Verdauungsstörungen. Da von manchen Personen selbst der Leberthran nicht gut
vertragen wird, sondern Diarrhöe hervorruft, so empfahl Foster, den

A. GRUPPE DES OLIVENÖLS. 373

selben mit etwas Aether zu versetzen, da nach Cl. BERNARD durch Einführung von Aether in den Magen die Secretion des Pankreas vermehrt wird. Zweckmässiger würde es wohl sein, dem Leberthran noch etwas reine Oelsäure zuzusetzen.

Ueber die weiteren Umwandlungen der Fette im Organismus haben wir nur noch sehr ungenügende Kenntnisse. Dieselben scheinen weniger leicht zersetzt zu werden, als die Kohlehydrate, zum Theil vielleicht selbst als die eiweissartigen Stoffe. Wahrscheinlich sind ihre Umwandlungen vorzugsweise auf Oxydationsprocesse zurückzuführen. Nach GORUP-BESANEZ[1] würde hierbei zunächst das Glycerin zersetzt und freie Fettsäuren gebildet werden, die dann eine weitere Oxydation erlitten. Nach MEISSNER erscheint bei reichlicher Fettkost Bernsteinsäure in vergrösserter Menge im Harn, also dieselbe Säure, die wir auch bei der Oxydation der Fette durch Salpetersäure erhalten. Ebenso ist bekannt, dass Thiere, welche sehr fettreiches Futter erhalten, einen sehr starken Geruch nach flüchtigen Fettsäuren verbreiten. Manche Gründe sprechen dafür, dass die Fette auch bei der Gallenbildung betheiligt seien.

Unverändertes Fett wird für gewöhnlich nur in sehr geringer Menge mit den Haaren, der Epidermis, dem Schleim und dem Hautsecret abgeschieden. Der **Harn** enthält in der Regel nur Spuren von Fett. Bei fettreicher Kost und in Fällen von plötzlich eintretender Abmagerung hat man bisweilen ziemlich beträchtliche Fettmengen im Harn finden können, welche sich dann in Form von Oeltröpfchen auf demselben abscheiden.

Auf die Beschaffenheit der Harnwerkzeuge kann der Gebrauch der Fette keinen Einfluss ausüben. Bei entzündlichen Trippern verordnete man früher häufig Hanfsamenemulsionen. Auch die directe Einführung von Fetten in die Harn- und Geschlechtswerkzeuge ist unzweckmässig, da die Schleimhaut derselben nicht dadurch benetzt wird.

Oleum olivarum. Von den verschiedenen durch das Auspressen der Oliven, der Früchte von Olea europaea L. (Fam. Oleaceae LINDL.) gewonnenen Oelsorten dient nur die beste, das Provenceröl (Oleum olivarum optimum) zum innerlichen Gebrauche. Man giebt dasselbe nur selten für sich zu 15,00—30,00 Grm. oder in Form einer Emulsion. Aeusserlich benutzt man das weniger gute Baumöl (Oleum olivarum commune). Statt des letzteren kann man auch das Rapsöl (Oleum napi, von Brassica Napus L. und B. Rapa L., Fam. Cruciferae ADANS.) anwenden, doch ist dasselbe oft schwefelsäurehaltig und deshalb verwerflich.

Oleum amygdalarum. Das durch kaltes Auspressen der süssen und bitteren Mandeln, der Früchte von Amygdalus communis L., Var. dulcis HAYNE und Var. amara HAYNE (Fam. Amygdaleae ENDL.) erhaltene Oel besitzt einen angenehmeren Geschmack als das Olivenöl, ist aber auch ungleich theurer als dieses. Man benutzt dasselbe ebenso wie das Olivenöl, doch nur innerlich. Die **Emulsio oleosa** wird so bereitet, dass man 1 Th. arab. Gummi mit wenig Wasser zu einem dicken-Schleime anrührt, diesem nach und nach 2 Th. Mandelöl und zuletzt so viel Wasser zusetzt, dass die ganze Menge des angewendeten Wassers 17 Th. beträgt. Auch die

---

[1] Lehrbuch d. physiolog. Chemie. 3. Aufl. 1874. S. 183.

süssen Mandeln (**Amygdalae dulces**) dienen zur Bereitung von Emulsionen. **Die Emulsio amygdalarum dulcium** wird so erhalten, dass man 1 Th. geschälte süsse Mandeln mit wenig Wasser zu einem zarten Brei zerquetscht, dem nach und nach so viel Wasser zugesetzt wird, dass die Colatur 10 Th. beträgt. Des grösseren Wohlgeschmacks wegen fügt man den süssen Mandeln gewöhnlich noch einige bittere hinzu. Zur Bereitung der zusammengesetzten Mandelemulsion (**Emulsio amygdalarum composita**) werden 4 Th. süsse Mandeln und 1 Th. Bilsensamen mit 64 Th. verdünnten Bittermandelwassers zu einer Emulsion verrieben, welcher noch 9 Th. raffinirten Zuckers und 1 Th. Magnesia usta zugesetzt werden. — Der Mandelsyrup (**Syrupus amygdalarum**, Syrupus emulsivus) wird dadurch erhalten, dass man 4 Th. geschälte süsse Mandeln und 1 Th. geschälte bittere Mandeln mit etwas Wasser zu einem feinen Brei zerstösst, allmählig 11 Th. Wasser und 1 Th. Orangenblüthenwasser damit verreibt und in 11 Th. der Colatur bei ganz gelinder Wärme 20 Th. raffinirten Zucker auflöst. Man benutzt den Mandelsyrup für sich theelöffelweise oder als Zusatz zu Mixturen, vorzugsweise bei acuten Katarrhen. Die beim Auspressen der süssen Mandeln erhaltene Mandelkleie (Furfur amygdalarum) dient häufig als Zusatz zu Waschpulvern.

Oleum papaveris. Das aus den Samen des weissen Mohns (Papaver somniferum L., Fam. Papaveraceae Juss.) ausgepresste Oel gehört zu den eintrocknenden Oelen und wird daher leicht ranzig. Man benutzt das Mohnöl so wie die Mohnsamen (**Semen papaveris**) in denselben Verhältnissen wie das Mandelöl und die Mandeln zur Bereitung von Emulsionen. Häufig schrieb man den Mohnsamen wegen ihres Morphingehaltes eine beruhigende Wirkung zu, doch ist derselbe so ausserordentlich gering, dass er bei den gewöhnlichen Dosen ganz ohne Einfluss bleibt. Eine ähnliche Wirkung sollten, besonders in Bezug auf die Geschlechtstheile, auch die Hanfsamen (**Fructus cannabis** von Cannabis sativa L., Fam. Urticaceae) besitzen, die man ebenfalls zur Bereitung von Emulsionen benutzte. Das eintrocknende und daher meist unangenehm schmeckende Hanföl (Oleum cannabis) wurde nur äusserlich angewendet. In Italien werden die Melonenkerne (Semen melonum) von Cucumis Melo L. und die Kürbiskerne (Semen Peponum) von Cucurbita Pepo L. Fam. Cucurbitaceae, zur Bereitung von Emulsionen gebraucht. Das Wallnussöl (Oleum nucum juglandis) wurde wie das Olivenöl innerlich und äusserlich, namentlich in manchen Augenkrankheiten angewendet, doch wird dasselbe, da es zu den eintrocknenden Oelen gehört, leicht ranzig. Das Leinöl (**Oleum lini**), welches meist ranzig schmeckt, wurde fast nur äusserlich zu Klystieren und als Liniment mit 2 Th. Kalkwasser bei Verbrennungen angewendet.

Lycopodium (Semen lycopodii, Bärlappsamen, Hexenmehl). Die Sporen von Lycopodium clavatum L. werden meist nur äusserlich als Streupulver angewendet. Früher, wo man ihnen eine schmerz- und krampfstillende Wirkung zuschrieb, gab man sie auch innerlich bei Krämpfen der Kinder, Keuchhusten u. s. w.

A. GRUPPE DES OLIVENÖLS.

Oleum cacao (Butyrum cacao). Die Cacaobutter, die man durch Auspressen der erwärmten Cacaosamen (von Theobroma Cacao L., Fam. Buettneriaceae R. Br.) und nachheriges Filtriren erhält, ist wegen ihres grossen Stearingehaltes bei gewöhnlicher Temperatur fest. Sie wurde fast nur äusserlich und da sie sich sehr lange hält, ohne ranzig zu werden, vorzugsweise zu Augensalben benutzt; doch ist sie ziemlich theuer. Auch das Palmöl (Oleum palmae von Elaeis Guineensis Jacq., Fam. Palmae) ist bisweilen zu therapeutischen Zwecken verwendet worden, wird aber leicht ranzig.

Oleum jecoris aselli. Der Stockfischleberthran wird aus den Lebern von Gadus Morrhua L., G. Callarias L., G. Carbonarius L., G. Merlangus L., G. Pollackius L. u. a. gewonnen. Von den verschiedenen Sorten desselben, dem hellblanken, braunblanken und braunen Leberthran, die sich durch ihre Gewinnungsweise, sowie durch ihre Reinheit unterscheiden, wurde bald die erste, bald die letzte als besonders wirksam empfohlen, doch kommt die erste am häufigsten in Gebrauch. Man nimmt den Leberthran thee- oder esslöffelweise, so dass täglich 30,00—50,00 Grm. davon verbraucht werden, und lässt gleich nach dem Einnehmen etwas stark Schmeckendes, z. B. Brotrinde, Pomeranzenschalen, Pfefferminzzeltchen, schwarzen Kaffee, Rum, Arrak u. s. w. in den Mund bringen. Wegen des ekelhaften Geruches ist es gut, sich beim Einnehmen die Nase zuzuhalten. Weniger zweckmässig sind Emulsionen, Syrupe u. s. w. mit Leberthran, indem sie theils sehr schlecht schmecken, theils in sehr grossen Mengen genommen werden müssen. Die Methode, den Leberthran in Gallertkapseln nehmen zu lassen, ist ziemlich kostspielig und unbequem. Durch Zusammenschmelzen von 6 Th. Leberthran mit 1 Th. Walrath erhält man den solidificirten Leberthran (Oleum jecoris solidificatum, Gelatina jecoris aselli), welcher theelöffelweise in einer feuchten Oblate genommen werden kann. Bisweilen hat man auch Jod in Leberthran auflösen lassen (0,05 Grm. in 30,00 Grm.), doch ist dies sehr unzweckmässig. Dasselbe gilt von dem eisenhaltigen Leberthran (Oleum jecoris ferratum) und dem kalkhaltigen Leberthran, da die Verbindungen der fetten Säuren mit Calcium, Eisen u. s. w. vollkommen unverdaulich sind. Der Rochenthran (Oleum jecoris rajae) wird bisweilen ebenso benutzt, wie der Stockfischleberthran.

Adeps suillus. Das Schweinefett wird fast nur äusserlich angewendet und dient seiner Consistenz wegen vorzugsweise als Constituens für Salben, doch wird dasselbe nach einiger Zeit, besonders im Sommer, ranzig. Etwas weniger consistent als das Schweinefett ist das Rindsklauenfett (Adeps pedum tauri) und das Rindsmarkfett (Adeps medullae bovis). Beide können zur Bereitung von Salben, Pomaden u. s. w. gebraucht werden. Das Gänsefett (Adeps anserinus) wurde bisweilen zu Fetteinreibungen benutzt, ohne jedoch besondere Vorzüge zu besitzen. Die ungesalzene Butter (Butyrum insulsum) diente früher oft zur Bereitung von Salben, doch eignet sie sich, da sie leichter ranzig wird als die meisten anderen Fette, nicht gut dazu. Das durch Auspressen der Eidotter gewonnene Eieröl (Oleum ovorum) wurde früher vorzugsweise äusserlich wie andere fette Oele angewandt, ist jedoch sehr theuer und besitzt keine besonderen Vorzüge.

Sevum ovillum. Der Hammeltalg unterscheidet sich von dem Schweinefett durch seinen grösseren Stearingehalt und die dadurch bedingte grössere Consistenz. Daher setzt man ihm auch gewöhnlich, wenn er zur Bereitung von Salben benutzt werden soll, noch ein flüssiges Fett zu. Häufig wird derselbe, auf Leinwand gestrichen, bei Excoriationen, Verbrennungen u. s. w. als Deckmittel angewendet. In gleicher Weise kann der noch stearinreichere Rindstalg (Sevum bovinum) benutzt werden. Früher wendete man auch noch das Fett anderer Thiere, z. B. der Hirsche, Bären, Hunde, Hasen, Biber u. s. w., zu therapeutischen Zwecken an.

Anhang.

Cera flava und Cera alba.

Das Bienenwachs ist kein Glycerid, sondern ein Gemenge von Cerotinsäure ($C_{27}H_{54}O_2$) und palmitinsaurem Myricyl, doch hat es viel Aehnlichkeit mit den Fetten, und wird deshalb auch gewöhnlich zu ihnen gerechnet. Dasselbe wird jetzt fast nur noch äusserlich und zwar mit anderen Stoffen vermischt in Form von Salben, Ceraten und Pflastern angewendet. Die Wachssalbe (**Unguentum cereum**) besteht aus einer geschmolzenen Mischung von 5 Th. Provenceröl und 2 Th. gelbem Wachs und wird häufig als Verbandsalbe benutzt. — Die Rosensalbe (**Unguentum rosatum**) ist eine Mischung von 50 Th. Schweinefett und 10 Th. weissem Wachs, welche noch mit 5 Th. Rosenwasser verrieben wird. Dieselbe dient zu dem gleichen Zwecke. — Der Wachstaffet wird so bereitet, dass man Taffet auf beiden Seiten mit einer Mischung von Wachs und Baumöl überzieht und glättet. Derselbe dient als wasserdichte Decke bei chronischen Rheumatismen, Furunkeln, Bubonen u. s. w. Das mit Wachs getränkte Papier (**Charta cerata**) wird gewöhnlich benutzt, um fettige, zerfliessliche oder stark riechende Stoffe einzuhüllen. Statt desselben bedient man sich auch häufig des mit Paraffin getränkten Papieres. — Die einfachen Bougies (Cereoli simplices), welche aus mit Wachs getränkten und cylindrisch aufgerollten Leinwandstreifen bestehen, dienen theils zur Untersuchung der Harnröhre, theils zur Erweiterung von Stricturen und Fisteln. Zu dem letzteren Zwecke wird auch der mit Wachs getränkte und dann ausgepresste Badeschwamm (**Spongia cerata**) gebraucht. — Im Handel kommt auch bisweilen chinesisches Insectenwachs, das Product einer auf den Zweigen von Fraxinus Chinensis Roxb. lebenden Coccus-Art, das aus den Samen von Rhus succedaneum L. gewonnene japanische Wachs, das Palmenwachs von Ceroxylon andicola Humb. et Bonpl. aus Südamerika, das Myrtenwachs von Myrica cerifera L. vor. Das Mineralwachs (Ceresine) wird in Galizien aus dem Ozokerit erhalten und wegen seines billigen Preises für manche Zwecke statt des Wachses benutzt.

Cetaceum (Sperma ceti). Auch der Walrath ist kein Glycerid, sondern eine Verbindung der Palmitinsäure mit dem Cetylalkohol ($C_{16}H_{34}O$), doch stimmen seine Eigenschaften mit denen der Fette überein. Derselbe scheidet sich aus dem Fette des Pottfisches (Physeter macrocephalus L.) beim Erkalten aus. Innerlich wird der Walrath fast nur noch als Hausmittel in Form des Walrathzuckers (**Cetaceum saccharatum**), einer Verreibung von 1 Th. Walrath mit 3 Th. Zucker, bei Husten und Heiserkeit benutzt. Dagegen dient er häufig als Zusatz zu Fetten, um denselben eine grössere Consistenz zu geben. — Das Walrathcerat (**Ceratum cetacei**, Ceratum labiale album) ist eine geschmolzene Mischung von je 2 Th. Wachs und Walrath und 3 Th. Mandelöl. — Die rothe Lippenpomade (**Ceratum cetacei rubrum**, Ceratum labiale rubrum) wird durch Zusammenschmelzen von 90 Th. mit 4 Th. Alkannawurzel roth gefärbtem Mandelöl, 60 Th. Wachs, 10 Th. Walrath und je 1 Th. Bergamottöl und Citronenöl erhalten. Sie dient ebenso wie das vorige Päparat zum Bestreichen wunder Lippen. — Der Cold-Cream (**Unguentum leniens**) ist eine Mischung von 4 Th. weissem Wachs, 5 Th. Walrath, 32 Th. Mandelöl, 16 Th. Rosenwasser und etwas Rosenöl. Man benutzt denselben besonders bei Sonnenbrand und zur Verbesserung des Teints.

B. Gruppe des Crotonöls.

In den Samen einiger Pflanzen aus der Familie der Euphorbiaceen finden sich ausser den zu der vorhergehenden Gruppe gehörigen Fetten noch andere Glyceride, welche in ihrer Zusammensetzung und ihrem Verhalten gegen den Organismus von jenen verschieden sind. Die unveränderten Glyceride selbst zeigen zwar keine andere Wirkung als die der vorigen Gruppe, dagegen rufen die Säuren, welche sich aus ihnen abspalten, durch eine noch unbekannte Eigenschaft auf allen Körperstellen, mit denen sie in Berührung kommen eine mehr oder weniger heftige Entzündung hervor. In chemischer Hinsicht unterscheiden sich diese Säuren, welche der Oelsäure am nächsten stehen, besonders durch ihre Zersetzungsproducte, welche auf einen von dieser verschiedenen chemischen Aufbau schliessen lassen. — Am einfachsten ist noch die Zusammensetzung des Ricinusöls, welches fast seiner ganzen Menge nach aus dem Triglycerid der Ricinolsäure ($C_3H_5[OC_{18}H_{33}O_2]_3$) besteht und nur noch sehr geringe Mengen von Stearin, Palmitin und Cholestearin enthält. Ungleich complicirter ist die Zusammensetzung des Crotonöls. Dasselbe enthält ausser den Triglyceriden der Stearinsäure, Palmitinsäure, Myristinsäure, Laurinsäure und Oelsäure noch das einer eigenthümlichen, wahrscheinlich der Ricinolsäure homologen Säure, der Crotonolsäure.[1] Diese unterscheidet sich von der ersteren durch ihre ungleich stärkere Wirksamkeit und durch ihre geringe Stabilität, welche bisher eine genaue Untersuchung verhindert hat. Beim Erwärmen und beim Behandeln derselben mit Alkalien bildet sich besonders leicht ein harzähnliches Zersetzungsproduct, welches

---

[1] Vergl. BUCHHEIM, Ueber die scharfen Stoffe in: Archiv der Heilkunde. Band XIV. S. 1. 1873.

früher häufig als der wirksame Bestandtheil des Crotonöls angesehen wurde. Neben den Triglyceriden enthält jedoch das käufliche Crotonöl immer noch mehr oder weniger erhebliche Mengen der genannten Säuren im freien Zustande. Endlich finden sich darin noch geringe Mengen von Essigsäure, Buttersäure, Baldriansäure und Tiglinsäure ($C_5H_8O_2$). Die von SCHLIPPE[1] so genannte Crotonsäure kommt, wie GEUTHER und FRÖLICH[2] nachgewiesen haben, im Crotonöl nicht vor. Jene flüchtigen Säuren ertheilen dem Crotonöl einen eigenthümlichen Geruch, haben jedoch auf die übrigen Wirkungen desselben keinen Einfluss. — Bis jetzt haben fast nur das Ricinusöl und Crotonöl therapeutische Verwendung gefunden, doch schliessen sich die fetten Oele aus den Samen einiger anderer Euphorbiaceen an dieselben an. Das Oel aus den Samen von Aleurites triloba FORST. steht dem Ricinusöl sehr nahe, von dem es sich fast nur durch seinen angenehmeren Geschmack unterscheidet. Dasselbe wirkt zu 15,00—20,00 Grm. abführend. Das Oel von Iatropha Curcas L. zeigt zu 8—12 Th. Tropfen, das von Anda Gomesii JUSS. zu 30—45 Tropfen, das von Hura crepitans L. zu 75—150 Tropfen die gleiche Wirkung. Wahrscheinlich bilden die wirksamen Bestandtheile dieser Oele eine Reihe homologer Säuren, von welchen jedoch bis jetzt nur ein Glied, die Ricinolsäure, genauer bekannt ist.

Auf der äusseren Haut verhält sich das Ricinusöl indifferent. Das Crotonöl dagegen ruft wegen seines Gehaltes an freier Crotonolsäure einige Minuten nach dem Einreiben ein Gefühl von Brennen hervor. Die Hautstelle röthet sich, wird empfindlich und schwillt etwas an. Es bilden sich kleine Bläschen, die sich später mit Eiter füllen und nach 3—5 Tagen wieder verheilen. Man benutzt daher auch Einreibungen von Crotonöl zu demselben Zwecke, wie die Brechweinsteinsalbe (S. 298), vor welcher dasselbe den Vorzug hat, dass keine Narben zurückbleiben. Man muss jedoch dafür sorgen, dass der Kranke nicht etwas Crotonöl von der Einreibungsstelle durch seine Hände in den Mund oder die Augen bringt. LANGENBECK schlug vor, das Crotonöl nach der von ihm angegebenen Methode (S. 64) in die Haut einzuimpfen, um Pusteln zu erzeugen, doch ist dies Verfahren nicht allgemeiner in Gebrauch gekommen. Früher rieb man besonders bei Kindern bisweilen Crotonöl in den Unterleib ein, um Stuhlausleerungen hervorzurufen, doch wird dieser Zweck nur dann erreicht, wenn dabei zufällig etwas in den Mund gelangt. — Die Ricinolsäure zeigt auf der Haut nur eine schwache Wirkung und eignet sich daher nicht zur therapeutischen Verwendung.

Im Munde verhalten sich das Ricinusöl und das von Crotonolsäure befreite Crotonöl wie die Stoffe der vorigen Gruppe. Dagegen ruft das käufliche Crotonöl ein höchst unangenehmes, stundenlang anhaltendes Gefühl von Brennen und Kratzen im Schlunde hervor.

Im Magen werden die zu dieser Gruppe gehörigen Stoffe wahrscheinlich ebenso wenig verändert wie andere Fette. Das käufliche Crotonöl

---

[1] Annalen d. Chem. u. Pharm. Band CV. S. 1. 1858.
[2] Zeitschr. für Chemie. Band VI. S. 26. 1870.

ruft jedoch aus dem oben angebenen Grunde bisweilen Erbrechen hervor, namentlich wenn es in etwas grösserer Dosis genommen wird.

Wie die übrigen Glyceride erleiden auch diese Stoffe im **Dünndarme** durch das Ferment des Pankreassaftes eine Spaltung. Die dabei freigewordene Ricinolsäure kann nun auf die Schleimhaut des Dünndarms einwirken und ruft eine entzündliche Affection derselben hervor. In Folge davon tritt beschleunigte peristaltische Bewegung und Diarrhoe ein. Beim Crotonöl wird durch die Spaltung seiner Glyceride die Menge der Crotonolsäure vergrössert und dadurch seine Wirksamkeit noch erheblich verstärkt. Wegen der stark entzündungerregenden Wirkung der Crotonolsäure sind schon sehr geringe Mengen davon im Stande, heftige Diarrhoe hervorzurufen. Durch die Reizung der Dünndarmschleimhaut kann auch auf reflectorischem Wege Erbrechen entstehen. Die Stuhlausleerungen erfolgen beim Gebrauche beider Mittel nach $1^1/_2$—3 Stunden und zwar nach mässigen Dosen ohne Kolikschmerzen und ohne Tenesmen.

Wegen der obigen Wirkung benutzt man das Ricinusöl und Crotonöl vorzugsweise als **Abführmittel**. In der irrigen Meinung, dass die abführende Wirkung des Ricinusöls hauptsächlich auf mechanischem Wege zu Stande komme, gab man demselben häufig in solchen Fällen den Vorzug vor anderen Mitteln, wo man so viel als möglich eine Reizung der Darmschleimhaut vermeiden wollte. Dieser Zweck lässt sich jedoch durch die Mittel aus der Gruppe des Glaubersalzes viel besser erreichen als durch das Ricinusöl. Dasselbe kam am häufigsten in Gebrauch bei **Enteritis, Peritonitis, Hepatitis, Metritis, bei Ruhren, schmerzhaften Hämorrhoidalknoten, bei Schwangeren und Wöchnerinnen.** — Das Crotonöl dagegen wurde meist nur in solchen Fällen angewendet, wo schwächere Abführmittel nicht ausreichten, wie bei sehr **hartnäckiger Stuhlverstopfung**, die jedoch nicht von einer eingeklemmten Hernie, von Verengerung oder Verschliessung des Darmcanals bedingt war, bei **paralytischen Zuständen des Darmcanals**, bei **Geisteskranken**, bei **Bleikolik**, bei **Wassersuchten** und in solchen Fällen, wo man den Kranken andere, in grösserer Dosis zu nehmende Abführmittel nicht gut beibringen konnte.

Während nach allzugrossen Dosen von Ricinusöl höchstens Erbrechen einzutreten pflegt, können schon kleine Mengen des Crotonöls (20 Tropfen) Gastroenteritis, Brechdurchfälle und den Tod herbeiführen.

Ueber die weiteren Schicksale der obigen Stoffe besitzen wir nur noch sehr ungenügende Kenntnisse. Gingen Ricinolsäure und Crotonolsäure im unveränderten Zustande in das Blut über, so sollte man erwarten, dass dieselben hier noch weitere Wirkungen hervorbringen würden. Dies ist jedoch, wenigstens nach arzneilichen Dosen, nicht der Fall. Auch auf die verschiedenen Körperausscheidungen sind die obigen Stoffe nur indirect, durch die Vermehrung der Darmausleerungen von Einfluss.

Oleum crotonis. Das Crotonöl wird aus den Samen (Grana Tiglii, Grana Moluccana, Purgirkörner), einer in Ostindien einheimischen und in anderen Theilen des tropischen Asiens cultivirten baumartigen Euphorbiacee, Tiglium officinale Klotsch (Croton Tiglium L.) gewonnen und zum Theil schon fertig in Europa eingeführt. Das durch Auspressen erhaltene Oel (Oleum cr. expressum) scheint von dem durch Ausziehen dargestellten (Oleum cr. extractum) in seiner Wirksamkeit, besonders auf die Haut, etwas verschieden zu sein. Wahrscheinlich bildet sich durch die bei dem letzteren Verfahren angewendete Wärme etwas mehr freie Crotonolsäure. Man giebt das Crotonöl gewöhnlich nur in einmaliger Dosis zu $1/4$—1 Tropfen, höchstens zu 0,06 Grm. in Pulverform mit Milchzucker verrieben in Oblaten oder in Pillenform mit Sapo medicatus. Lösungen in Mandelöl, Emulsionen u. s. w. sind verwerflich wegen des unangenehmen Kratzens im Schlunde, das sie veranlassen. — Zu Einreibungen in den Hals, hinter das Ohr u. s. w. nimmt man wenige Tropfen und muss sich nach der Einreibung stets sorgfältig die Hände reinigen.

Oleum ricini. Das Ricinusöl (Castor-Oel) wird durch kaltes Auspressen der Samen einer in Südasien und Nordafrica einheimischen, aber auch in Italien und Südfrankreich cultivirten Euphorbiacee, Ricinus communis L., gewonnen. Man giebt dasselbe zu 10—15 Grm., doch reicht bei Personen mit wenig empfindlicher Darmschleimhaut eine einmalige Dosis oft nicht aus. Obgleich das Ricinusöl nicht sehr unangenehm schmeckt, so ist es doch wegen seiner dickflüssigen Beschaffenheit schlecht einzunehmen. Am besten geht dies noch mit heisser Bouillon, heissem Pfefferminz- oder Kamillenthee und nachherigem Kauen einer Brotrinde. Auch kann man durch Zusatz von $1/8$ Walrath das Ricinusöl in eine feste Masse verwandeln und in Oblaten nehmen lassen. Emulsionen sind ihres grossen Volumens wegen nicht sehr bequem. — Vielleicht würde es besser sein, statt des Ricinusöls ein etwas stärker wirkendes Oel, z. B. das von Iatropha Curcas, anzuwenden.

XXVIII. Gruppe des Cardols.

Das Cardol ($C_{21}H_{30}O_2$) findet sich in dem Pericarpium der Elephantenläuse (Anacardia occidentalia), der Früchte von Anacardium occidentale L. (Cassuvium pomiferum LAM.), einer in Westindien einheimischen Anacardiacee, so wie in den Früchten von Semecarpus Anacardium L. (Anacardia orientalia), aber auch in dem Milchsafte von Rhus Toxicodendron L.,[1] Rhus typhina L. und vielleicht noch anderen den eben genannten Bäumen nahe stehenden Pflanzen. Ferner sind hierher zu rechnen die scharf schmeckenden Bestandtheile des spanischen Pfeffers (Capsicol), der früher officinellen Grana Paradisi (Paradisol), des Ingwers (Zingiberol) und wahrscheinlich noch anderer verwandter Droguen. Diese Stoffe sind bis jetzt noch wenig untersucht worden. Es sind ölige Flüssigkeiten, nicht flüchtig, in Wasser wenig oder gar nicht löslich, dagegen leicht löslich in Weingeist und Aether und ohne Reaction auf Pflanzenfarben. Von Kalilauge werden dieselben gelöst, aber nicht verseift. Ihre Zersetzungspro-

---

[1] Vergl. BUCHHEIM in: Archiv der Heilkunde. Band XIV. S. 31. 1873.

ducte durch Salpetersäure machen es wahrscheinlich, dass sie in einem chemischen Zusammenhange mit den Oelsäuren, namentlich mit der Ricinolsäure und Crotonolsäure stehen mögen. Die wirksamen Eigenschaften dieser Stoffe sind noch nicht bekannt. Wahrscheinlich werden die eiweissartigen Körperbestandtheile durch sie verändert; wenigstens lässt sich die Gerinnung des Hühnereiweisses durch Kochen durch einen Zusatz von Capsicol verhindern.[1]

Das Verhalten dieser Stoffe auf der **Haut** gestaltet sich nach ihrer Löslichkeit etwas verschieden. Das Cardol, welches in Wasser ganz unlöslich ist, bleibt daher auf der feuchten Haut unwirksam. Nach dem Trocknen ruft es ein Gefühl von Brennen und nach 8—12 Stunden oder noch später eine Blase hervor, die häufig in Eiterung übergeht. STÄDELER[2] empfahl daher die Anwendung des Cardols als blasenziehendes Mittel, doch ist dasselbe wegen der häufig mit seiner Anwendung verbundenen Beschwerden nicht allgemeiner in Gebrauch gekommen. In der Umgebung der Blase bildet sich öfters ein ekzematöser Ausschlag aus. Werden die Bläschen desselben aufgekratzt, so wird der Inhalt derselben leicht durch die Finger auf die Augenlider, das Scrotum u. s. w. übertragen, wo nun ein gleicher Ausschlag auftritt, der durch weitere Selbstansteckung sich allmählig über den ganzen Körper verbreiten kann. Derselbe lässt sich am besten durch Umschläge von Bleiwasser beseitigen. Uebrigens scheinen nicht alle Menschen für die Wirkung des Cardols gleich empfindlich zu sein.

Ganz dieselben Erscheinungen treten ein, wenn zufällig etwas Milchsaft von Rhus Toxicodendron L. u. s. w. auf der Haut eintrocknet. — In Nordamerika hat man nicht selten beobachtet, dass, wenn das frische Holz von Rhus Toxicodendron L. zur Unterhaltung eines Feuers gedient hatte, die Personen, welche dem Rauche desselben ausgesetzt gewesen waren, an den unbedeckt getragenen Körpertheilen von einem ekzematösen Ausschlage befallen wurden, der sich allmählig über den ganzen Körper verbreitete. — Die officinellen trocknen Blätter des Giftsumachs bleiben bei der Berührung mit der Haut ohne Wirkung, weil das in ihnen enthaltene Cardol von dem Pflanzengewebe eingeschlossen ist.

Das Capsicol, Paradisol u. s. w. sind in Wasser nicht ganz unlöslich. Dieselben rufen schon in geringer Menge das Gefühl von Brennen und Röthung der Haut und bei länger dauernder Einwirkung Blasenbildung hervor. Zu therapeutischen Zwecken werden dieselben jedoch fast gar nicht benutzt, da keine Vorzüge vor anderen, gebräuchlicheren Mitteln bekannt sind.

Im **Munde** zeigt sich das Cardol wegen seiner Unlöslichkeit in Wasser fast geschmacklos, während das Capsicol, Paradisol u. s. w. einen brennend scharfen Geschmack besitzen. Wegen dieses Geschmackes werden dieselben auch, wenn auch bei uns nur selten, als Gewürze angewendet. Bisweilen hat man auch den spanischen Pfeffer ebenso wie die Bertramwurzel bei **Zahnschmerzen** oder bei **Zungenlähmung** benutzt. In

---

[1] Vergl. EUERBACH, Ueber einige scharfe Stoffe und die Einwirkung derselben auf eiweissartige Körper. Inaug. Dissert. Dorpat. 1860.
[2] Annalen der Chem. u. Pharm. Band 63. S. 137. 1847.

Westindien bedient man sich bei **Anginen** eines aus spanischem Pfeffer bereiteten Gurgelwassers.

Ebenso wie im Munde verhalten sich die obigen Stoffe im **Magen** und im weiteren Verlaufe des Darmcanals. Das Cardol bleibt wegen seiner Unlöslichkeit auch hier wirkungslos. Die Blätter des Giftsumachs sind ganz unschädlich und werden von manchen Thieren, z. B. Pferden, gern gefressen. Capsicol, Paradisol u. s. w. rufen dagegen ein Gefühl von Wärme im Magen und in grösseren Mengen selbst eine Entzündung der Magenschleimhaut hervor. Ueber den Uebergang jener Stoffe in das **Blut** haben wir noch keine Kenntnisse. Dass das Cardol in das Blut übergehen könne, lässt sich aus den angegebenen Gründen nicht annehmen. Auch nach den gewöhnlichen Dosen des spanischen Pfeffers, der Paradieskörner u. s. w. bemerkt man keine Erscheinungen, die einen Uebergang in das Blut wahrscheinlich machen. Obgleich man früher bisweilen die Giftsumachblätter bei **chronischen Rheumatismen** angewendet hat, so kommen sie doch jetzt fast gar nicht mehr in Gebrauch.

Folia toxicodendri. Die Giftsumachblätter wurden von 0,03—0,20 Grm. p. d. in Pulvern oder Aufguss verordnet. — Die durch Maceriren von 5 Thl. der frischen, zerquetschten Blätter mit 6 Th. Weingeist bereitete Giftsumachtinctur **(Tinctura toxicodendri)** wurde zu 2—10 Tropfen gegeben.

Fructus capsici (Piper Hispanicum). Der spanische Pfeffer, die Frucht von Capsicum annuum und C. longum FINGERHUT, welche in Westindien einheimisch sind, aber in wärmeren Ländern auch häufig cultivirt werden, wurde nur selten zu 0,05—0,20 Grm. in Pillenform angewendet. Die Spanischpfeffertinctur **(Tinctura capsici)** wurde innerlich zu 10—20 Tropfen gegeben, dient jedoch meist äusserlich zu Einreibungen. — An den spanischen Pfeffer schliesst sich der **Cayennepfeffer**, die Frucht von Capsicum frutescens L., C. baccatum L. u. s. w. nahe an und enthält wahrscheinlich denselben wirksamen Bestandtheil. Zu therapeutischen Zwecken findet derselbe bei uns keine Verwendung.

XXIX. Gruppe des Senföls.

Zu dieser Gruppe gehört eine Reihe von Verbindungen, welche sich von der Iso-Sulfocyansäure (S.CN.H) ableiten lassen. Dieselben sind zum Theil bis jetzt nur künstlich dargestellt worden, wie das Methylsenföl (S.CN.CH$_3$), das Aethylsenföl (S.CN.C$_2$O$_5$), das Crotonylsenföl (S.CN.C$_4$H$_7$) u. s. w., zum Theil werden sie auch aus gewissen Pflanzentheilen erhalten, wie das Allylsenföl (S.CN.C$_3$H$_5$) aus dem schwarzen Senf, das secundäre Butylsenföl (S.CN.C$_4$H$_9$) aus dem Löffelkraute, das Akrinylsenföl (S.CN.C$_7$H$_7$O) aus dem weissen Senf. Auch in anderen Pflanzen aus der Familie der Cruciferen kommen theils dieselben, theils verwandte Verbin-

XXIX. GRUPPE DES SENFÖLS.

dungen vor, wahrscheinlich auch in manchen Asphodeleen, namentlich einigen Allium-Arten. So weit diese Stoffe bis jetzt untersucht sind, zeigen sie grosse Uebereinstimmung in ihrem Verhalten gegen den Organismus. Welchen Eigenschaften sie ihre Wirkung verdanken, ist jedoch noch nicht bekannt. Wahrscheinlich werden die eiweissartigen Körperbestandtheile durch sie verändert, wenigstens wird durch das gewöhnliche (Allyl-) Senföl die Gerinnung des Hühnereiweisses durch Kochen verhindert.

Auf die **Haut** gebracht, rufen jene Stoffe schon in sehr kleinen Mengen ein lebhaftes Gefühl von Brennen hervor. Nach wenigen Minuten röthet sich die Haut und es entsteht, wenn ihre Einwirkung längere Zeit dauert, eine exsudative Entzündung. Wegen dieser Wirkung kommen besonders die gepulverten Samen des schwarzen Senfs in Form der Senfteige vielfach in Anwendung. Man benutzt sie jedoch immer nur als hautröthendes, nicht als blasenziehendes Mittel. Häufig ist es dabei unsere Absicht, durch die Erregung der sensiblen Nerven das Bewusstsein zu wecken, wie bei Ohnmachten, bei Asphyxien, bei komatösen Zuständen mit drohender Erstickung, bei Vergiftungen durch narkotische Mittel u. s. w. Oder wir suchen durch das eintretende Schmerzgefühl andere Schmerzen zu unterdrücken, z. B. bei Zahnschmerzen, Gesichtsschmerzen, Kopfschmerzen, Rheumatismen u. s. w., oder die Erregbarkeit geschwächter sensibler Nerven zu erhöhen, z. B. bei Anästhesien. In anderen Fällen wünschen wir durch die Hautentzündung die in einem anderen Organe sich ausbildende Entzündung zu mildern oder zu unterdrücken, z. B. bei beginnenden Augenentzündungen, Croup, Bronchitis, Pleuritis, acuten Katarrhen, Peritonitis, Gelenksentzündungen u. s. w. oder das Blut in grösserer Menge nach der Haut hinzuleiten, z. B. bei Congestionen, unterdrückten Localschweissen u. s. w. Zu den obigen Zwecken rührt man gewöhnlich das Senfmehl mit lauem Wasser zu einem dünnen Brei an, streicht denselben messerrückendick auf Leinwand oder Leder und lässt den Teig auf der betreffenden Hautstelle so lange liegen, bis diese sich deutlich geröthet hat, wozu auf zarteren Hautstellen, z. B. im Gesicht, 10—15 Minuten, auf weniger empfindlichen, z. B. dem Rücken, 15—30 Minuten genügen. Statt der jedesmal frisch bereiteten Senfteige (Sinapismen) bedient man sich auch des käuflichen Senfpapiers, von welchem ein entsprechend grosses Stück in laues Wasser getaucht und auf die Haut gelegt wird. Um die Wirkung des Senfteiges zu verstärken, was jedoch, wenn das Senfmehl gut ist, nicht nöthig erscheint, hat man demselben noch geschabten Meerrettig, gepulverten spanischen oder schwarzen Pfeffer zugesetzt. Will man die Wirkung etwas abschwächen, z. B. bei Kindern, so vermischt man das Senfmehl mit 1—2 Th. Roggenmehl oder legt ein Stück Mousselin u. s. w. zwischen Haut und Senfteig. Gewöhnlich haben die Sinapismen die Grösse eines Handtellers oder Kartenblattes und übersteigen nur selten die eines Octavblattes. Wegen der Flüchtigkeit des sich entwickelnden Senföls muss man zarte Theile, in deren Nähe man Senfteige legt, z. B. die Augen oder Genitalien, durch Bedecken mit einem Tuche vor der Einwirkung desselben zu schützen suchen. Sind die Schmerzen sehr heftig, so macht man am besten kalte Umschläge.

Lässt man die Senfteige zu lange liegen, z. B. bei schlafenden oder bewusstlosen Kranken, so entstehen allmählig Blasen und die entzündete Hautstelle geht oft in Eiterung, selbst in oberflächlichen Brand über, welcher schmerzhafte und langsam verheilende Geschwüre hinterlässt. Gewöhnlich verliert sich die entstandene Hautröthe nach einiger Zeit und es stösst sich später die Epidermis in kleinen Stücken ab. Bisweilen bleiben aber noch längere Zeit dunkle Flecken zurück. — Statt der Senfsamen kann man sich ebenso gut des frischen, geschabten Meerrettigs bedienen.

Um etwas weniger stark auf die Haut einzuwirken, bedient man sich der Einreibungen von Senfspiritus oder man setzt Fussbädern Senfmehl zu, z. B. bei heftigen **Kopf-** oder **Zahnschmerzen**, unterdrückten **Fussschweissen** u. s. w. In einzelnen Fällen hat man auch allgemeine Bäder mit Zusatz von Senfmehl gemacht. Dieselben rufen anfänglich ein starkes Frostgefühl mit Zähneklappern, Verfall des Gesichts, Beschleunigung des Pulses, stellenweise Röthung der Haut und nach dem Verlassen des Bades allgemeines Hitzegefühl und Brennen der Haut hervor.

Im **Auge** verhalten sich die obigen Stoffe wie auf der äusseren Haut, nur dass sie viel heftiger einwirken. Zu therapeutischen Zwecken sind sie bis jetzt noch nicht angewendet worden.

Im **Munde** rufen dieselben einen sehr lebhaften, brennenden Geschmack hervor, weshalb man sie häufig den Speisen als Gewürze zusetzt. Grössere Mengen davon können selbst eine Entzündung der Mundschleimhaut veranlassen. Schon seit langer Zeit hat man das frische Löffelkraut und den Löffelkrautspiritus bei **scorbutischen Affectionen** angewendet, ohne dass bis jetzt ein Vorzug derselben vor anderen Mitteln nachgewiesen worden wäre. Auch in die Nase können jene Stoffe wegen ihrer Flüchtigkeit leicht gelangen, und lassen sich daher als Riechmittel verwenden.

Kommen geringe Mengen dieser Stoffe in den **Magen**, so entsteht hier eine angenehme Empfindung von Wärme und ein leichtes Schmerzgefühl, welches gewöhnlich als ein vermehrter Appetit gedeutet wird. Ob dieselben durch Erregung der Magensaftsecretion u. s. w. zur Beförderung der normalen Verdauung beitragen können, ist noch nicht erwiesen. Dagegen kann ihre Einwirkung auf die Magenschleimhaut vielleicht zur schnelleren Heilung mancher krankhaften Zustände der letzteren beitragen. Man wendet sie daher auch, besonders den schwarzen Senf, häufig bei leichten **Verdauungsstörungen** an. Ob der weisse Senf, wie man bisweilen behauptet hat, Vorzüge vor dem schwarzen besitze, ist noch zweifelhaft.

Vergleicht man die Mengen jener Stoffe, welche ohne Nachtheil in den Magen gebracht werden können, mit ihrem Verhalten auf der Haut, so wird es wahrscheinlich, dass im Magen die Wirksamkeit derselben durch irgend einen Umstand geschwächt werden müsse. Selbst nach Dosen von 8—15 Grm. Senfmehl entsteht gewöhnlich nur Erbrechen, weshalb man auch den Senf als Brechmittel, z. B. bei Vergiftungen, empfohlen hat. Nur sehr grosse Mengen rufen eine Magenentzündung hervor.

XXIX. GRUPPE DES SENFÖLS.

Leichter wird eine solche durch das Senföl veranlasst, doch zeigt auch dieses auf der Haut eine noch intensivere Wirkung als im Magen.

Ob die Stoffe dieser Gruppe im weiteren Verlaufe des Darmcanals eine Zersetzung erleiden, ist noch nicht bekannt. Eine Veränderung in der Function des Darmcanals beobachtet man nach arzneilichen Dosen derselben gewöhnlich nicht. Der weisse Senf steht jedoch in dem Rufe, die Stuhlausleerungen zu befördern.

Dass vom Darmcanale aus wenigstens ein Theil jener Stoffe in das **Blut** übergehe, ist wahrscheinlich. MITSCHERLICH konnte nach Vergiftungen von Kaninchen mit Senföl den Geruch des letzteren im Blute wahrnehmen. Nach den gewöhnlichen Dosen jener Stoffe treten jedoch keine Functionsstörungen ein, die von ihrem Uebergange in das Blut abgeleitet werden könnten. Oefters hat man auch dem Senf, Meerrettig u. s. w. eine diuretische Wirkung zugeschrieben, doch ist diese noch nicht nachgewiesen worden. MITSCHERLICH bemerkte bei Vergiftungen von Kaninchen mit Senföl einen meerrettig-ähnlichen Geruch des Harns. Senföl-Ammoniak (Thiosinamin, $C_4H_8N_2S$) findet sich nach FRERICHS und WÖHLER als Schwefelcyanammonium im Harn wieder.

Semen sinapis. Der schwarze Senf kommt von Brassica nigra KOCH (Sinapis nigra L.) einer in Südeuropa wild wachsenden und bei uns cultivirten Crucifere. Derselbe enthält bis 32 Proc. eines fetten Oeles, welches in manchen Gegenden als Speiseöl benutzt wird. Das flüchtige Senföl (Allylsenföl) findet sich in den Senfsamen nicht vorgebildet, sondern entsteht erst, wenn das darin enthaltene myronsaure Kalium oder Sinigrin in wässriger Lösung mit dem Myrosin, einem ähnlich wie das Emulsin als Ferment wirkenden, den Senfsamen eigenthümlichen Eiweisskörper bei gelinder Wärme in Berührung kommt. Das myronsaure Kalium ($C_{10}H_{18}KNS_2O_{10}$) spaltet sich unter solchen Umständen in Senföl ($S.CN.C_3H_5$), Zucker ($C_6H_{12}O_6$) und saures schwefelsaures Kalium ($KHSO_4$). Man darf daher das Senfpulver weder mit kochendem Wasser, noch mit Weingeist behandeln, weil dadurch das Myrosin unwirksam gemacht wird; ebenso wenig mit starken Alkalien oder Säuren. Da das Senfpulver beim längeren Aufbewahren seine Wirksamkeit verliert, so sucht man es auch durch Auspressen des fetten Oeles haltbarer zu machen. Der Sarepta'sche Senf stammt von Sinapis juncea MEYER, welche im südöstlichen Russland cultivirt wird. Derselbe kommt im Handel immer geschält und entölt vor und bildet ein gelblich weisses, gut haltbares und kräftig wirkendes Pulver. Innerlich wendet man meist den mit Essig und Zucker eingemachten Speisesenf an. — Auf ein Fussbad rechnet man 50—100 Grm. Senfpulver, auf ein allgemeines Bad 500—1000 Grm. — Der officinelle Senfteig (**Sinapismus**) wird durch Mischen von gleichen Theilen Senfmehl und Wasser bereitet. Das meist in den Apotheken vorräthige, etwas bequemer anzuwendende **Senfpapier** (Charta sinapisata) besteht aus Fliesspapier, auf dessen einer Seite mittels einer Cautschuklösung entöltes Senfpulver aufgetragen ist. Durch langes Aufbewahren wird jedoch die Wirksamkeit desselben geschwächt. — Das Senföl (**Oleum sinapis**) wird seiner heftigen Wirkung wegen gewöhnlich nicht angewendet. Häufiger kommt der Senfspiritus (**Spiritus sinapis**), eine Lösung von

1 Th. Senföl in 50 Th. Spiritus, in Gebrauch. Man reibt denselben entweder ein oder tränkt damit ein Stück Fliesspapier und legt dieses statt eines Senfteigs auf die Haut. — Ebenso wie des schwarzen Senfs kann man sich auch des Meerrettigs (Radix armoraciae), der frischen Wurzel von Armoracia rusticana GÄRTN. (Cochlearia Armoracia L.) bedienen. Dieselbe liefert wahrscheinlich ebenfalls Allylsenföl, besitzt jedoch keine Vorzüge vor den Senfsamen. — Der weisse Senf (Semen sinapis albae, Semen erucae), von Sinapis alba L., einer in Deutschland wild wachsenden, bisweilen auch cultivirten Crucifere, wird jetzt fast nur noch als Gewürz angewendet. Nach dem Zusammenreiben mit Wasser bleibt er geruchlos, zeigt aber einen scharfen, wenn auch etwas schwächeren Geschmack als der schwarze Senf. Ausser dem Myrosin enthält derselbe nach WILL[1] einen dem myrosinsauren Kalium entsprechenden Körper, das Sinalbin ($C_{30}H_{44}N_2S_2O_{16}$). Dieses zerfällt bei der Einwirkung von Myrosin und Wasser in Akrinylsenföl (S.CN.C_7H_7O), Zucker ($C_6H_{12}O_6$) und saures schwefelsaures Sinapin ($C_{16}H_{25}NSO_9$). Das Akrinylsenföl ist eine ölige Flüssigkeit, nicht flüchtig und von anfangs süsslichem, später scharf brennendem Geschmack. Auf die Haut gebracht, wirkt es blasenziehend.

Herba cochleariae. Das Löffelkraut, von Cochlearia officinalis L., einer besonders an den Küsten der nördlichen Meere wachsenden Crucifere, wird gewöhnlich nur frisch angewendet. Der Löffelkrautspiritus (**Spiritus cochleariae**) wird so erhalten, dass man von einem Gemisch von 8 Th. geschnittenem frischen Löffelkraut, 3 Th. Wasser und ebensoviel Weingeist 4 Th. abdestillirt. Man benutzt denselben meist als Zusatz zu Mundwässern. — In gleicher Weise hat man die Brunnenkresse (Nasturtium officinale R. BR.), die Wiesenkresse (Cardamine pratensis L. und Cardamine amara L.), die Gartenkresse (Lepidium sativum L.) angewendet. — Vielleicht enthält auch die Kapuzinerkresse (Tropaeolum majus) einen dem Senföl verwandten Stoff. Ebenso die Zwiebeln (Allium Cepa L.), welche, sowie auch der Knoblauch (Allium sativum L.) nur noch als Volksmittel gebraucht werden.

XXX. Cantharidinsäure.

(Cantharidin.)

Bis jetzt ist noch kein Stoff bekannt, welcher sich in Bezug auf sein Verhalten gegen den thierischen Organismus mit der Cantharidinsäure vergleichen liesse. Dieselbe findet sich in geringer Menge (0,2 — 0,5 Proc.) in verschiedenen Coleopteren, von denen die Cantharidin oder spanischen Fliegen (Lytta vesicatoria FABR., Cantharis vesicatoria LATREILLE) am häufigsten benutzt werden. Die Cantharidinsäure ($C_5H_6O_2$) bildet farblose Prismen, die sich in höherer Temperatur verflüchtigen und löst sich

---

[1] Sitzungsber. der Mathem.-naturw. Classe der Wiener Akad. d. W. 2. Abth. Band 61. S. 178. 1870.

nur sehr wenig in kaltem Wasser und Weingeist, dagegen leicht in Aether, Chloroform, Benzol, fetten Oelen u. s. w. Sie besitzt schwach saure Eigenschaften und bildet mit Kalium, Natrium, Magnesium, Zink u. s. w. krystallisirbare, in Wasser lösliche Salze.[1] Welcher Eigenschaft die Cantharidinsäure ihre Wirksamkeit verdankt, ist noch ganz unbekannt. Dieselbe verhält sich gegen den Menschen, sowie gegen die meisten Säugethiere und Vögel als ein heftiges Gift. Für Igel, Hühner und Frösche ist sie dagegen unschädlich. Es kann sich daher bei der Cantharidinsäure wohl kaum, wie bei den Gliedern der vorhergehenden Gruppen, um eine allgemeine Affinität zu den eiweissartigen Stoffen handeln, vielmehr muss die Giftwirkung von besonderen Bedingungen abhängig sein, die bei den genannten Thieren fehlen. Eine Zersetzung der Cantharidinsäure findet bei diesen nicht Statt, wenigstens beobachtete RADECKI[2], dass eine Katze, welche von dem Fleische eines mit Canthariden gefütterten Huhns gefressen hatte, unter den Erscheinungen einer Cantharidinsäurevergiftung zu Grunde ging.

Auf die **Haut** gebracht, ruft die Cantharidinsäure, namentlich in Oel gelöst, schon in sehr geringer Menge (0,0001 Grm.) ein Gefühl von Brennen hervor. Die Haut röthet sich nach einiger Zeit (2—3 Stunden) und es entsteht eine exsudative Entzündung, indem zuerst kleine, mit einem klaren Serum erfüllte Bläschen erscheinen, welche sich später (nach 8—10 Stunden) zu einer grossen Blase vereinigen, deren Inhalt reich an Faserstoff ist. Auf solchen Stellen, welche ihrer Epidermis beraubt waren, wie in Wunden oder Geschwüren, ruft die Cantharidinsäure eine lebhaftere Entzündung hervor, welche gewöhnlich in Eiterung übergeht. Schon seit den ältesten Zeiten hat man sich der Canthariden bedient, um zu therapeutischen Zwecken eine exsudative Entzündung der Haut hervorzurufen. Da dieselben nur geringe Schmerzen verursachen, so sind sie weniger geeignet, als z. B. die Senfteige, um reflectorische Wirkungen zu erzielen. Dagegen wandte man die Canthariden nicht selten an bei schmerzhaften Affectionen unter der Haut gelegener Theile, z. B. bei **acuten** und **chronischen Rheumatismen**, bei **Ischias** und anderen **Neuralgien**, wo man, so weit dies ausführbar war, lange Cantharidenpflasterstreifen im Verlaufe der kranken Nerven legte. Bei Entzündungen beabsichtigte man dadurch hauptsächlich die Bildung von Exsudaten zu beschränken, oder wo diese bereits entstanden waren, ihre Resorption zu befördern, z. B. bei **Pleuritis, Pneumonie, Pericarditis, Peritonitis, Meningitis,** bei **Phlegmasia alba dolens,** bei **Augenentzündungen** u. s. w. Daher legt man auch die Cantharidenpflaster gewöhnlich nicht ganz im Anfange der Entzündung, sondern erst im exsudativen Stadium derselben und wählt dazu eine dem entzündeten Theile nahe liegende Stelle, z. B. den Scheitel, die Processus mastoidei, den Nacken, den Raum

---

[1] Vergl. C. BLUHM, Ein Beitrag zur Kenntniss des Cantharidins. Inaug.-Dissert. Dorpat 1865. — E. MASING, Die Verbindungen des Cantharidins mit anorganischen Basen. Inaug.-Dissert. Dorpat 1866. — E. RENNARD, Das wirksame Princip im wässrigen Destillate der Canthariden. Inaug.-Dissert. Dorpat 1871.
[2] Die Cantharidinvergiftung. Inaug.-Dissert. Dorpat 1866.

zwischen den Schulterblättern u. s. w. Bei Entzündungen der Harn- und Geschlechtswerkzeuge vermeidet man meist den Gebrauch der Canthariden. Katarrhe der Respirationsorgane verschwinden oft schnell nach der Application eines Blasenpflasters auf die Brust.

Gewöhnlich wird, wenn sich unter dem Cantharidenpflaster eine grosse Blase gebildet hat, dasselbe abgenommen, die Blase vorsichtig an der tiefsten Stelle geöffnet und mit Talgpflaster oder Baumwolle verbunden. Will man, wie dieses besonders in chronischen Krankheiten früher häufiger als jetzt geschah, eine Vesicatorstelle längere Zeit in Eiterung erhalten, so hebt man die Epidermis ab und verbindet die entzündete Stelle anfänglich ebenfalls mit Talgpflaster, später jedoch, wenn die Entzündung sich vermindert hat, mit Cantharidensalbe, Sabinasalbe oder Unguent. basilicum. Jetzt giebt man gewöhnlich in chronischen Krankheiten, wo die Anwendnng von Vesicatoren nützlich werden kann, z. B. bei Gelenksentzündungen, Drüsengeschwülsten u. s. w., den sogenannten fliegenden Vesicatoren den Vorzug, indem man, sobald die Vesicatorstelle zu verheilen anfängt, ein neues Vesicator dicht daneben legt u. s. f. Gewöhnlich zeigt die Stelle, wo ein Vesicator gelegen hatte, noch längere Zeit eine lebhaftere Röthung, bisweilen färbt sie sich auch etwas bräunlich. Indess verliert sich diese Färbung allmählig wieder. — Nicht immer heilt eine Vesicatorstelle leicht und gut. Bei Flechtenkranken bricht oft in der Nähe der Vesicatorstelle ein Ausschlag aus, der den Kranken durch lebhaftes Jucken und Brennen belästigt. Ebenso entstehen beim gleichzeitigen Gebrauche von Brechweinstein oft Pusteln auf der Vesicatorstelle. Bei alten oder durch Krankheit sehr geschwächten Personen, sowie bei Kindern, namentlich wenn dieselben kurz vorher an acuten Exanthemen erkrankt waren, geht bisweilen die Entzündung in oberflächlichen Brand und Verschwärung über, die selbst den Tod herbeiführen kann. Daher pflegt man in den Fällen, wo ein solcher ungünstiger Ausgang vielleicht eintreten kann, die Cantharidenpflaster nur so lange liegen zu lassen, bis sich die Haut lebhaft geröthet hat, ohne dass jedoch schon Blasen entstanden sind. Immer muss man bei der Anwendung von Vesicatoren bedenken, dass sie nur dann nützen können, wenn der Umfang der entzündeten Hautstelle in einem gewissen Verhältnisse steht zu dem Umfange und der Intensität der vorhandenen Erkrankung. Man darf also die Vesicatore nicht zu klein machen. Andererseits werden aber ausgedehnte Vesicatorstellen den Kranken leicht sehr beschwerlich, dieselben rufen sogar bisweilen einen fieberhaften Zustand hervor. Auch kann leicht von grösseren Vesicatorstellen so viel Cantharidinsäure in das Blut übergehen, dass dieselbe Albuminurie und andere. nachtheilige Wirkungen hervorruft.

Bei Bisswunden von tollen Hunden streute man oft Cantharidenpulver in die Wunde, um dieselbe in Eiterung zu erhalten und dadurch den Uebergang des Giftes in das Blut zu verhindern. Die Cantharidentinctur wurde bisweilen bei Kahlköpfigkeit, meist gleichzeitig mit anderen Mitteln, in die Kopfhaut eingerieben, in der Hoffnung, dadurch eine bessere Ernährung der Haarbälge herbeizuführen.

Im Munde zeigt die Cantharidinsäure wegen ihrer Schwerlöslichkeit keinen auffallenden Geschmack. Die leichter löslichen cantharidinsauren Salze schmecken nicht scharf, sondern bitter. Nach der Einführung grösserer Mengen von Cantharidinsäure in den Mund bildet sich eine Entzündung der Mundschleimhaut aus. Das Epithel hebt sich ab und es entstehen Blasen auf der Zunge und der inneren Fläche der Lippen. Durch die Anschwellung der Mundschleimhaut kann das Sprechen und selbst das Athmen erschwert werden. Auch das Schlingen ist gehindert, so dass selbst förmliche Hydrophobie eintreten kann. Meist besteht starker, von Anschwellung der Speicheldrüsen begleiteter Speichelfluss. Als Volksmittel werden bisweilen bei Zahnschmerzen Coccinella bipunctata und C. septempunctata, seltener Chrysomela populi oder Chr. cerealis, welche wahrscheinlich Cantharidinsäure enthalten, in frischem Zustande zerquetscht in den hohlen Zahn gebracht.

In den **Magen** gelangt, können kleine Mengen von Cantharidinsäure eine scheinbare Anregung des Appetites hervorrufen. Nach etwas grösseren Dosen davon tritt gewöhnlich Ekel und Erbrechen ein. Bei Vergiftungen durch Canthariden findet sich meist die ganze Schleimhaut des Magens in einem mehr oder weniger entzündeten Zustande und zeigt bisweilen flache Geschwüre sowie umschriebene hämorrhagische Herde. Häufig verbreitet sich die Entzündung auch über den weiteren Verlauf des Darmcanals. Der Unterleib ist aufgetrieben und schmerzhaft und es treten flüssige, mit Blut und Schleim gemischte Stuhlausleerungen ein, die meist mit starken Tenesmen verbunden sind. Wenn der Tod schon nach wenigen Stunden erfolgt, ist die entzündliche Affection des Darmcanals oft nicht sehr deutlich ausgebildet. Nach arzneilichen Dosen der Canthariden ist keine veränderte Thätigkeit der Därme zu bemerken.

In das **Blut** kann die Cantharidinsäure ziemlich rasch übergehen. Dasselbe lässt indess selbst bei Vergiftungen keine Veränderung seiner Farbe oder Formbestandtheile erkennen. Eine veränderte Function der Leber ist nach kleineren Dosen nicht wahrzunehmen. Bei Vergiftungen fand man die Leber häufig vergrössert, von dunkler Farbe und mässigem Blutgehalte. Die Leberzellen liessen keine Veränderung erkennen. Auch auf die Herzthätigkeit haben kleine Mengen von Cantharidinsäure keinen merklichen Einfluss. Bei Vergiftungen fand man die Pulsfrequenz bei Thieren stets gesteigert, bei Menschen bisweilen verlangsamt. Bei rasch verlaufenden Vergiftungen schlägt das Herz gewöhnlich noch einige Zeit nach dem letzten Athemzuge fort. Die Respiration ist bei Vergiftungen durch Cantharidinsäure, namentlich bei Thieren meist beschleunigt und zwar um so mehr, je früher der Tod eintritt. Zugleich besteht Dyspnoe, welche häufig mit clonischen Krämpfen verbunden ist und meist zum Tode führt. Die Lungen zeigen ausser einem meist vergrösserten Blutgehalte keine krankhaften Veränderungen.

Obgleich bei Vergiftungen durch Cantharidinsäure Bewusstlosigkeit und Krämpfe vorkommen, sind dieselben bis jetzt doch immer nur in Verbindung mit Dyspnoe beobachtet worden, konnten also auch von dieser abhängig sein. RADECKI (a. a. O.) nimmt daher an, dass sowohl diese Symptome, als auch der Tod durch eine unzureichende Zufuhr von Sauerstoff von Seiten der Blutkörperchen bedingt werden. Dieser Annahme steht indess das Bedenken entgegen, dass die Beschaffenheit des Blutes, soweit dieselbe bis jetzt bekannt ist, noch gar keine Anhaltspunkte für dieselbe darbietet. — Wie in anderen Fällen, wo der Tod durch allmählige Erstickung eintritt, so sinkt auch hier die Körpertemperatur nicht unbeträchtlich.

Die obigen Wirkungen geben uns keine Veranlassung, die Cantharidinsäure zu therapeutischen Zwecken zu benutzen. Vielfach wurden früher cantharidinsäurehaltige Käfer, besonders Meloe majalis, seltener Cetonia aurata oder Mylabris-Arten bei Wasserscheu angewendet, doch ist man in neuerer Zeit ganz davon zurückgekommen.

Bei den nicht selten vorkommenden Cantharidinsäure-Vergiftungen können schleimige Getränke nur durch Beförderung des Erbrechens nützlich werden. Fettige Mittel sind unter solchen Umständen ganz zu vermeiden, da sie die Wirksamkeit des Giftes unterstützen. Wenn das Erbrechen aufgehört hat, würde vielleicht noch am ersten das Opium dazu beitragen können, die entzündliche Affection des Darmcanals abzuschwächen. Früher bezeichnete man den Kampher als ein Antidotum gegen Cantharidinsäure, doch fehlen noch alle haltbaren Gründe für diese Annahme.

Eine Zersetzung erleidet die Cantharidinsäure im Blute nicht, wenigstens finden sich schon kleine Mengen davon in den Ausscheidungen wieder. RADECKI (a. a. O.) fand nach subcutanen Injectionen von Cantharidinsäure Spuren davon im Darminhalte wieder, welche vielleicht mit der Galle in den Darm gelangt waren. Die Hauptmenge der Cantharidinsäure wird jedenfalls mit dem **Harn** ausgeschieden. Auch in den Harnwerkzeugen findet dieselbe noch Gelegenheit, ihre Wirksamkeit zu äussern. Bei Vergiftungen von Hunden, Katzen und Kaninchen fand RADECKI die Nieren und Nierenkelche blutreich. Zuweilen liessen sich Faserstoffcylinder in den Harncanälchen der Marksubstanz nachweisen. Bei leichtem Drucke auf die Nierenwärzchen trat aus denselben eine trübe, weisse Flüssigkeit hervor, in der zahlreiche Epithelzellen und Epithelschläuche vorhanden waren. Die Harnblase war stets contrahirt, die Schleimheit derselben meist blass. Die Schleimhaut der Harnröhre war stets normal. Ungleich empfindlicher noch für die Wirkung der Cantharidinsäure scheinen die Harnwerkzeuge des Menschen zu sein. Nach ORFILA findet sich nach Cantharidinsäure-Vergiftungen bei Männern fast stets Entzündung der Blasen- und Harnröhrenschleimhaut. In den meisten Fällen zeigt sich die Affection der Harnwerkzeuge schon nach Dosen, welche noch keine anderweitigen krankhaften Erscheinungen hervorrufen. Selbst nach der Application grösserer Vesicatore, bei welcher doch nur sehr geringe Mengen von Cantharidinsäure (bei Application eines handtellergrossen Vesicators höchstens 0,0005 Grm.) in das Blut übergehen können, sieht man bisweilen Dysurie oder auch Albuminurie eintreten, in seltenen Fällen findet sich selbst Blut im Harn. Doch verschwinden diese Erscheinungen in der Regel nach 2—3 Tagen wieder. Die Affection der Nieren giebt sich auch durch Schmerzgefühl in der Nierengegend und ein Kältegefühl längs der Wirbelsäule zu erkennen. Uebrigens scheinen nicht alle Individuen eine gleiche Empfindlichkeit für die Cantharidinsäure zu besitzen. Nach

XXX. CANTHARIDINSÄURE. 391

GUBLER kommen die obigen Erscheinungen bei Frauen noch häufiger vor als bei Männern. Bei schwangeren Frauen kann in Folge einer Vergiftung durch Canthariden Abortus eintreten. Die Affection der Harnröhrenschleimhaut kann zur Entstehung von Erectionen Veranlassung geben, doch ist dies keineswegs regelmässig der Fall.

Schon seit den ältesten Zeiten hat man den Canthariden eine diuretische Wirkung zugeschrieben und dieselben bei **Wassersuchten, pleuritischen Exudaten** u. s. w., sowie bei **Incontinentia urinae** durch Blasenlähmung angewendet. Wenn auch nach einigen Angaben durch kleine Dosen der Canthariden eine vorübergehende Vermehrung der Harnausscheidung hervorgerufen werden kann, so ist dies doch nicht in höherem Grade der Fall, als nach dem Gebrauche vieler anderer Mittel. Andererseits können aber dadurch sehr leicht Nierenerkrankungen veranlasst werden, so dass die Anwendung des Mittels immer sehr bedenklich erscheint. Auch als **Aphrodisiacum** hat man die Canthariden angewendet, noch häufiger aber Missbrauch damit getrieben zur Bereitung sogenannter Liebestränke. Durch diese Unsitte sind nicht selten tödtlich ablaufende Vergiftungen veranlasst worden. Schon 2—3 Grm. gepulverter Canthariden können den Tod herbeiführen. — Eine constante Veränderung in der Zusammensetzung des Harns nach dem Gebrauche der Canthariden ist noch nicht mit Sicherheit nachgewiesen worden, BECKMANN[1] sowie RADECKI (a. a. O.) bemerkten anfänglich eine Vermehrung der Harnstoffausscheidung, welcher jedoch sehr bald eine Verminderung folgte.

Cantharides. Die Canthariden kommen im ganzen mittleren und südlichen Europa vor und finden sich in Schwärmen besonders auf Liguster- und Syringa-Sträuchern. Am meisten werden die aus Russland kommenden geschätzt. Durch längeres Aufbewahren in nicht ganz trockenem Zustande vermindert sich die Wirksamkeit derselben. Man verordnete sie innerlich nur selten zu 0,01—0,05 Grm. p. d. in Pulvern, Pillen oder mit Oel verriebenen in Emulsionen und äusserlich als Streupulver. — Die Cantharidentinctur (**Tinctura cantharidum**) wird durch Maceration von 1 Th. gepulv. Canthariden mit 10 Th. Weingeist und nachheriges Filtriren erhalten. Sie verdient für den innerlichen Gebrauch dem Cantharidenpulver vorgezogen zu werden und wurde zu 2—6 Tropfen p. d. in schleimigen Vehikeln gegeben. Aeusserlich wurde sie bisweilen mit anderen Mitteln vermischt in die Kopfhaut eingerieben. — Das Spanischfliegenpflaster oder Blasenpflaster (**Emplastrum cantharidum ordinarium**, Empl. vesicatorium ordinarium) ist ein Gemeng von 2 Th. grob gepulv. Cantharidcn, 1 Th. Baumöl, 4 Th. Wachs und 1 Th. Terpenthin. Man streicht dieses Pflaster gewöhnlich messerrückendick auf Leinwand und umgiebt dasselbe, da es nicht gut klebt, mit einem Rande aus Heftpflaster. Ein gut klebendes Pflaster würde bei der Füllung der Blase durch Zerrung der Haut Schmerzen verursachen. Will man die Wirkung des Pflasters verstärken, so bestreicht man dasselbe mit Oel oder legt vorher einen Senfteig auf die Stelle; will man dieselbe schwächen, so vermischt man

---

[1] Arch. f. patholog. Anatomie. Band 11. S. 53.

es mit einem indifferenten Pflaster oder legt ein Stück Flor oder ein mit Wasser getränktes Seidenpapier zwischen Pflaster und Haut. — Statt des gewöhnlichen Blasenpflasters bedient man sich auch bisweilen der in Frankreich und Italien gebräuchlichen Mouches de Milan (Mosche di Milano), eines Gemisches von je 125 Th. Elemi, Styrax und weissem Wachs mit 200 Th. gepulv. Canthariden und 30 Th. Kampher, welches jedoch keine Vorzüge besitzt. — Das immerwährende Spanischfliegenpflaster (**Emplastrum cantharidum perpetuum**) ist eine Mischung von je 50 Th. Colophonium und gelbem Wachs, 37 Th. Terpenthin, 25 Th. Fichtenharz, 20 Th. Talg, 18 Th. fein gepulv. Canthariden und 6 Th. Euphorbium. Dasselbe wirkt etwas schwächer als das vorige und wird gewöhnlich ebenso wie das Drouot'sche Pflaster benutzt. — Zur Bereitung des Drouot'schen Pflasters (**Emplastrum mezerei cantharidatum**) werden 30 Th. grob gepulv. Canthariden und 10 Th. Seidelbastrinde mit 100 Th. Essigäther 8 Tage lang macerirt, in dem Filtrat 4 Th. Sandarach und je 2 Th. Elemi und Colophonium gelöst und die Flüssigkeit auf Seidentaffet aufgetragen, welcher vorher mit einer Hausenblasenlösung bestrichen worden war. Man benutzt das Drouot'sche Pflaster ebenso wie das vorige meist zu kleineren Vesicatoren, z. B. hinter den Ohren, und lässt dasselbe liegen, bis es von selbst abfällt. Durch längeres Aufbewahren geht seine Wirksamkeit leicht verloren. — Das blasenziehende Collodium (**Collodium cantharidatum**, Collodium vesicans) wird dadurch erhalten, dass man 4 Th. Canthariden mit 6 Th. Aether macerirt und in 18 Th. der Colatur nach Zusatz von 3 Th. Weingeist 1 Th. Collodiumbaumwolle löst. Es wird meist nur als Ersatz für das gewöhnliche Blasenpflaster benutzt und mittels eines Pinsels aufgetragen, z. B. bei unruhigen Patienten oder an solchen Körperstellen, wo Pflaster leicht abfallen. — Zur Bereitung der Spanischfliegensalbe (**Unguentum cantharidum**) wird 1 Th. Canthariden mit 4 Th. Provenceröl 12 Stunden lang im Dampfbade digerirt und das Filtrat mit 2 Th. gelbem Wachs vermischt. Man benutzt die Cantharidensalbe meist nur, um Vesicatorstellen in Eiterung zu erhalten. — Die scharfe Salbe (**Unguentum acre**), eine Mischung von 15 Th. gelbem Wachs, 30 Th. Colophonium, 60 Th. Terpenthin, 250 Th. Schweinefett, 50 Th. fein gepulv. Canthariden und 10 Th. Euphorbium findet nur noch in der Thierheilkunst Anwendung. — Die reine Cantharidinsäure ist bis jetzt nur selten innerlich zu 0,002—0,006 Grm. benutzt worden. — Ebenso wie die gemeinen Canthariden benutzt man in Nordamerika Cantharis vittata, C. atrata, C. marginata und C. cinerea, in Brasilien C. atomaria, in Java C. ruficeps, in Arabien C. Syriaca, in China Mylabris cichorii, M. variabilis u. a. m. Vielleicht war Mylabris cichorii der Käfer, den die alten griechischen und römischen Aerzte unter dem Namen der Cantharidinsäure anwandten. — Die früher als Mittel gegen Wasserscheu hoch geschätzten Maiwürmer (Meloë majalis Oliv., Meloë proscarabaeus Linn. und andere Arten) wurden gewöhnlich lebend in Honig geworfen und damit verrieben (Meloes melle conditi).

XXXI. Gruppe der Säure-Anhydride.

Mit dem Namen der Säure-Anhydride bezeichnet man Stoffe, welche zwar an und für sich keine sauren Eigenschaften besitzen, jedoch unter Aufnahme von Wasser leicht in Säuren übergehen können. Doch sind nicht alle bis jetzt bekannten Säure-Anhydride zu dieser Gruppe zu rechnen. Manche von ihnen, z. B. das Schwefelsäure-Anhydrid (SO_3), ziehen sehr begierig Wasser an und wirken daher als Aetzmittel, andere dagegen bleiben selbst in feuchter Luft längere Zeit unverändert. In den Pflanzen scheinen in vielen Fällen zuerst nicht Säuren, sondern die Anhydride derselben gebildet zu werden, die dann allmählig unter Wasseraufnahme in Säuren übergehen. Manche von ihnen bleiben jedoch auch, so lange sie in den Pflanzen enthalten sind, auf jener Verbindungsstufe stehen. Einzelne dieser Anhydride zeigen eine besondere Wirksamkeit, während die daraus hervorgehenden Säuren diese Wirkung nicht theilen. Dieser Umstand lässt kaum eine andere Deutung zu, als dass jene Wirksamkeit durch ihre Anhydrid-Natur bedingt werde und dass sie gerade auf oder in dem thierischen Organismus die Bedingungen finden, unter denen sie in die entsprechenden Säuren übergehen können.[1] Die zu dieser Gruppe gehörigen Stoffe haben nur das gemein, dass sie Anhydride sind. Im Uebrigen kann ihre Zusammensetzung sehr verschieden sein. Doch tritt bei der Einwirkung jener Anhydride auf den thierischen Körper wahrscheinlich nicht Wasser, sondern an dessen Stelle ein eiweissartiger Körperbestandtheil in dieselben ein. Allerdings ist es bis jetzt noch nicht gelungen, derartige Albuminate ausserhalb des Körpers darzustellen, doch würde uns der Eintritt einer sehr geringen Menge Wassers die zum Theil sehr heftige Wirkung derselben nicht erklären.*

---

[1] Vergl. BUCHHEIM, Ueber die scharfen Stoffe. Arch. d. Heilkunde. Band XIII. S. 1. 1872.

* Auch das Cumarin ($O_9H_6O_2$) gehört zu den Säure-Anhydriden, da es durch Aufnahme von Wasser in Cumarsäure ($C_9H_8O_3$) übergeführt wird. Dasselbe ist bis jetzt in den Tonkabohnen, den Samen von Dipterix odorata WILLD. (Fam. Caesalpinieae), in den Blättern und Blüthen von Melilotus officinalis PERS. und M. macrorrhiza PERS. (Fam. Papilionaceae), in den Früchten von Myroxylon toluiferum L. (Fam. Papilionaceae), in den Blättern des Waldmeisters, Asperula odorata L. (Fam. Rubiaceae), der Gartenraute, Ruta graveolens L. (Fam. Rutaceae), in dem Kraute von Orchis fusca JACQ., in den Fahamblättern von Angraecum fragrans PET. TH. (Fam. Orchideae), in den Blüthen von Anthoxanthum odoratum L. (Fam. Gramineae) u. s. w. gefunden worden, welchen es einen angenehmen, besonders nach dem Trocknen deutlich hervortretenden Geruch ertheilt. Da das Cumarin weniger leicht als die obigen Anhydride sich in die Säure umwandelt und zugleich in Wasser leichter löslich ist, so zeigt es auch eine von jenen abweichende Wirkung. Nach WEISMANN† tödten 0,70 Grm. davon einen mittelgrossen Hund. Nach KÖHLER†† wirkt dasselbe schon in geringer Menge auf Kalt- und Warmblüter, ähnlich wie das Morphin betäubend ein, ohne jedoch wie dieses Krämpfe hervorzurufen. Ausserdem werden die im Herzen gelegenen Hemmungsmechanismen und später der Herzmuskel selbst, sowie

† Zeitschr. f. ration. Medicin. 3. R. Band II. S. 332. 1857.
†† Centralbl. f. d. med. Wissensch. 1875. S. 867.

A. Gruppe des Euphorbinsäure-Anhydrides.

Die zu dieser Gruppe gehörigen Anhydride finden auf allen Körperstellen günstige Bedingungen für ihre Umwandlung in Säuren, zu welcher schon die Körpertemperatur und die alkalische Reaction der Gewebsflüssigkeiten beitragen. Daher zeigen sie auf allen Körpertheilen, mit denen sie in Berührung kommen, eine entzündungserregende Wirkung.

Ausser dem Euphorbinsäure-Anhydrid, dem scharfen Harze des Euphorbiums, haben wir hierher zu rechnen das Mezereïnsäure-Anhydrid, das scharfe Harz der Seidelbastrinde, den scharfen Bestandtheil von Pulsatilla pratensis und anderen Ranunculaceen; wahrscheinlich auch das scharfe Harz von Thapsia Silphium VIVIANI und Th. Garganica L. (Fam. Umbelliferae) und noch andere sogenannte scharfe Harze.

Auf der **Haut** rufen die obigen Stoffe theils langsamer, theils schneller ein Gefühl von Brennen hervor. Dieselbe röthet sich, wird schmerzhaft und bedeckt sich allmählig mit kleinen Bläschen, die endlich ebenso wie bei der Einwirkung der Cantharidinsäure in eine grosse Blase zusammenfliessen. Da das Euphorbinsäure-Anhydrid in Fetten fast unlöslich ist, so zeigt es sich auf der Haut nur wenig wirksam, wenn nicht durch Zusätze, z. B. von Terpenthin seine Lösung befördert wird. Stärker wirkt das in Fetten leichter lösliche Mezereïnsäure-Anhydrid. Man kann daher jene Stoffe, sowie das frische Kraut von Pulsatilla pratensis u. s. w. zu ähnlichen Zwecken benutzen, wie die Canthariden, doch giebt man in der Regel diesen den Vorzug. Wenn auch jene „vegetabilischen Vesicantien" nicht wie die Canthariden eine Nierenerkrankung hervorzurufen vermögen, so ist doch wegen ihrer leichten Zersetzbarkeit die Wirksamkeit der daraus bereiteten Präparate nicht sehr zuverlässig.

---

das Gefässnervencentrum gelähmt. In Folge davon tritt ein erhebliches Absinken des Blutdrucks und der Körpertemperatur ein, während die Athmung verlangsamt wird. 0,080 Grm. Cumarin, in den Magen eingeführt, tödten nach KÖHLER ein Kaninchen. Auf Menschen wirkt das Cumarin viel weniger heftig ein. Nach Dosen von 2,00 Grm. sind meist gar keine besonderen Erscheinungen zu bemerken, 4,00 Grm. rufen Ekel, Kopfschmerz und Erbrechen hervor.† In den Harn geht nach HALLWACHS†† das Cumarin unverändert über, doch spricht die intensive Fluorescenz, die der Harn nach dem Einnehmen von Cumarin zeigt, für die Gegenwart cumarsaurer Salze. Vielleicht ist der Grund der auffallenden Wirkungsverschiedenheit zwischen Menschen und Thieren darin zu suchen, dass das Cumarin bei den letzteren günstigere Bedingungen für seine Umwandlung findet. Ein Grund, das Cumarin zu therapeutischen Zwecken zu verwenden, liegt bis jetzt nicht vor. Von den cumarinhaltigen Pflanzen ist nur **Herba meliloti** (von Melilotus officinalis PERS.) officinell, welche als wohlriechender Zusatz zu Kräuterkissen, sowie zur Bereitung des Melilotenpflasters (**Emplastrum meliloti**) dient, einer Mischung von 4 Th. gelbem Wachs, 1 Th. Terpenthin und Olivenöl und 2 Th. gepulv. Melilotenkraut, welche, obgleich nur selten als Deckpflaster bei Drüsengeschwülsten u. s. w. benutzt wird.

† Vergl. A. MALEWSKI, Quaedam de camphora, carboneo sesquichlorato, cumarino et vanilla meletemata. Dissert. inaug. Dorpat 1855. — C. BERG, De nonnullarum materiarum in urinam transitu disquisitiones. Dissert. inaug. Dorpat 1858.
†† Annal. d. Chem. u. Pharm. Band 105. S. 210. 1858.

A. GRUPPE DES EUPHORBINSÄURE-ANHYDRIDES. 395

Ausserdem benutzte man jene Stoffe bisweilen, um bei hartnäckigen Geschwüren eine lebhaftere Entzündung hervorzurufen, oder um künstliche Geschwüre zu unterhalten.

Aehnlich wie auf der äusseren Haut verhalten sich die Glieder dieser Gruppe auf der Bindehaut des Auges, nur dass hier schon durch ungleich geringere Mengen bedeutendere Veränderungen hervorgerufen werden. Zu therapeutischen Zwecken werden jedoch jene Stoffe gewöhnlich nicht in das Auge gebracht.

In der Nase veranlassen jene Stoffe ein Gefühl von Brennen, zu dem sich, wenn sie in pulverförmigem Zustande einwirken, gewöhnlich ein anhaltendes Niessen gesellt. In Folge des letzteren können Kopfschmerz, Schwindel und selbst Delirien eintreten. Am häufigsten hat man diese Erscheinungen beim Pulvern grösserer Mengen von Euphorbium beobachtet.

Im Munde rufen die in Wasser unlöslichen Glieder dieser Gruppe nur einen schwachen, brennenden Geschmack hervor, dem jedoch nach einiger Zeit ein starkes und lange anhaltendes Gefühl von Brennen und Kratzen im Schlunde folgt. Dadurch geben sie zu einer reichlicheren Speichelsecretion, sowie zum öfteren Räuspern und Husten Veranlassung. Man hat aus diesem Grunde früher bisweilen die Seidelbastrinde als Ptisane bei chronischen Katarrhen angewendet. Grössere Mengen dieser Stoffe können selbst Blasenbildung im Munde hervorrufen. Die in Wasser leichter löslichen Glieder dieser Gruppe besitzen einen sehr scharfen, brennenden Geschmack, der jedoch bald vorübergeht. Dieser Umstand steht vielleicht mit der Leichtlöslichkeit der bei ihrer Umwandlung gebildeten Zersetzungsproducte im Zusammenhange.

Sehr kleine Mengen der obigen Anhydride erzeugen im Magen ein nicht unangenehmes Gefühl von Wärme, grössere veranlassen dagegen leicht Ekel und Erbrechen. Früher wurde auch das Euphorbium als Brechmittel angewendet, doch ist dasselbe seiner unangenehmen Wirkung wegen durch andere Brechmittel gänzlich verdrängt worden. Aehnliche Veränderungen wie im Magen rufen jene Stoffe auch auf der Darmschleimhaut hervor. In Folge davon tritt leicht heftige, meist mit Kolikschmerzen und starken Tenesmen verbundene Diarrhöe ein, doch werden jene Stoffe jetzt nicht mehr als Abführmittel angewendet. — Noch grössere Mengen jener Anhydride rufen, wenn sie nicht sehr rasch durch Erbrechen wieder entleert werden, eine Entzündung der Magen- und Darmschleimhaut hervor, welche leicht zum Tode führen kann. Orfila beobachtete bei Hunden, denen die Speiseröhre unterbunden worden war, selbst brandige Zerstörung der Magenschleimhaut. Auch zeigte sich die Schleimhaut des Mastdarms besonders stark entzündet. Am häufigsten hat man derartige Vergiftungen nach dem Genusse von Kellerhals- oder Seidelbastbeeren eintreten sehen, deren Kerne ebenfalls Mezereïnsäure-Anhydrid enthalten. In derartigen Fällen würde man sich ebenso zu verhalten haben, wie bei Vergiftungen durch Canthariden.

Dass die obigen Stoffe im wirksamen Zustande vom Darmcanale aus in das Blut übergehen könnten, ist in hohem Grade unwahrscheinlich, da sich ihnen schon auf den Applicationsorganen hinreichende Gelegenheit zu ihrem Uebergange in unwirksame Verbindungen bietet. Auch die

XXXI. GRUPPE DER SÄURE-ANHYDRIDE.

Symptome, welche bei Vergiftungen durch jene Stoffe einzutreten pflegen, lassen sich fast sämmtlich auf die Affection des Darmcanals zurückführen. Obgleich in einzelnen Vergiftungsfällen durch Kellerhalsbeeren Harnbeschwerden und selbst Blutharnen beobachtet worden sein sollen, so ist es doch sehr zweifelhaft, ob diese von einer directen Einwirkung des Giftes auf die Harnwerkzeuge abzuleiten seien.

Euphorbium. Unter diesem Namen findet sich im Handel der an der Luft eingetrocknete Milchsaft einer in Marocco wachsenden Euphorbiacee, wahrscheinlich der Euphorbia resinifera BERG. Auch andere in Africa und den canarischen Inseln einheimische Euphorbia-Arten, wie Euphorbia officinarum L., E. antiquorum L., E. Canariensis L. u. s. w. enthalten einen ähnlichen Milchsaft, der jedoch nicht in den Handel kommt. Der Milchsaft unserer einheimischen Wolfsmilch-Arten besitzt wahrscheinlich eine analoge Zusammensetzung. Ausser dem in Weingeist und Aether leicht löslichen Euphorbinsäure-Anhydrid enthält das Euphorbium eine beträchtliche Menge eines in kaltem Weingeist nur schwer löslichen, krystallinischen, indifferenten, jedoch unwirksamen Harzes, des Euphorbons, ferner äpfelsaure Salze, eine gummiähnliche Substanz und zahlreiche Pflanzenreste. Innerlich wendet man jetzt das Euphorbium gar nicht mehr an, äusserlich nur noch selten. Die Euphorbiumtinctur (**Tinctura euphorbii**) wird durch Maceriren von 1 Th. Euphorbium mit 10 Th. Weingeist und Filtriren erhalten und nur noch selten als reizendes Verbandmittel bei torpiden Geschwüren u. s. w. benutzt. — Das **Emplastrum picis irritans** ist eine Mischung aus 32 Th. Fichtenharz, je 12 Th. gelbem Wachs und Terpenthin und 3 Th. gepulv. Euphorbium und wird, jedoch nur selten, zu ähnlichen Zwecken, wie das Empl. cantharidum perpetuum benutzt.

Cortex mezerei. Die Seidelbast- oder Kellerhalsrinde von Daphne Mezereum L. (Fam. Thymeleae), einem in fast ganz Europa und Nordasien in steinigen Wäldern wachsenden kleinen Strauche, enthält als wirksamen Bestandtheil ein amorphes Harz, das Mezereïnsäure-Anhydrid, welches besonders in der Mittelrinde seinen Sitz hat. Das Daphnin ($C_{31}H_{38}O_{19}$), ein in der Seidelbastrinde, jedoch nicht immer, vorkommendes krystallinisches Glycosid, hat an der Wirkung derselben keinen Antheil. Innerlich wendet man die Seidelbastrinde gar nicht mehr an, äusserlich nur selten zu Fontanellen. — Das Seidelbastextract (**Extractum mezerei**), welches durch Eindampfen des weingeistigen Auszugs der Rinde erhalten wird, ist ein unzweckmässiges Präparat, indem beim Verdampfen des Weingeistes der grösste Theil des Mezereïnsäure-Anhydrids in die unwirksame Mezereïnsäure übergeht. — Die Seidelbastsalbe (**Unguentum mezerei**), eine Mischung von 1 Th. Seidelbastextract mit 9 Th. Wachssalbe wird nur selten ebenso wie die Cantharidensalbe angewendet.

Herba pulsatillae. Das Küchenschellenkraut kommt von Anemone pratensis L. und A. Pulsatilla L. (Fam. Ranunculaceae), welche beide sich im mittleren Europa besonders auf sandigem Boden finden. Im frischen Zustande besitzt dasselbe einen pfefferartig brennenden Geschmack. Bei der Destillation mit Wasser giebt es die in manchen Ländern als Arzneimittel angewendete Aqua pulsatillae. Beim Aufbewahren der letzteren erleidet der darin enthaltene, äusserst scharf schmeckende und auf der Haut blasenziehende goldgelbe ölartige Stoff eine Zersetzung, indem er in unwirksame Anemonsäure ($C_{15}H_{14}O_7$) und in Anemonin ($C_{15}H_{12}O_6$) zerfällt. Das letztere, welches vielleicht in der frischen Pflanze gar nicht vorkommt, besitzt noch einen brennenden Geschmack und zeigt eine den obigen Anhydriden analoge Wirkung. Beim Behandeln mit weingeistiger Kalilösung geht es sofort in unwirksame Anemoninsäure über. Derselbe scharfe Stoff wie in der Pulsatilla pratensis findet sich auch in Anemone nemorosa L., Ranunculus sceleratus L., R. Flammula L., R. bulbosus L., vielleicht auch in Caltha palustris L., Polygonum Hydropiper L., Arum maculatum L. u. s. w. Da jener flüchtige scharfe Stoff sich beim Trocknen zersetzt, so wirken die genannten Pflanzen auch nur im frischen Zustande giftig. Auch das getrocknete Küchenschellenkraut ist unwirksam und findet daher keine therapeutische Verwendung. — Das Küchenschellenextract (**Extractum pulsatillae**) wird aus dem frischen blühenden Kraute durch Ausziehen mit Wasser und Behandeln des erhaltenen Extractes mit Weingeist erhalten. Es ist ein ganz unzweckmässiges Präparat, da sich der wirksame Bestandtheil beim Eindampfen des Extractes verflüchtigt und selbst zu 8,00 Grm. ohne auffallende Wirkung, obgleich es früher in dem Rufe eines sehr stark wirkenden Mittels stand.

B. Gruppe des Convolvulinsäure-Anhydrides.

Die zu dieser Gruppe gehörigen Anhydride sind etwas stabiler als die der vorigen und können daher nicht auf allen Körpertheilen Verbindungen eingehen, sondern nur da, wo sich ihnen besonders günstige Bedingungen dazu darbieten. Sie wirken desshalb nicht auf alle Organe gleichmässig ein, sondern auf einzelne, z. B. den Darmcanal, stärker, als auf andere. Ausser dem in den Tubera Jalapae enthaltenen Convolvulinsäure-Anhydrid und dem damit verwandten Jalapinsäure-Anhydrid u. s. w. sind hierher zu rechnen das Elaterinsäure-Anhydrid, das Podophyllinsäure-Anhydrid, das Harz des Lärchenschwamms und wahrscheinlich noch zahlreiche andere Harze.*

---

* Das **Gutti** (Gummigutt, Gummi resina gutti, Cambogium) von dem das in Cylinderform vorkommende aus Siam und Ceylon eingeführte als die beste Sorte angesehen wird und das aus dem eingetrockneten Milchsafte von Garcinia Morella DÉSROUSSEAUX (G. Gutta WIGHT) und wahrscheinlich noch anderer Clusiaceen des südlichen Asiens besteht, schliesst sich seiner abführenden Wirkung nach an die obige Gruppe an. Der wirksame Bestandtheil ist jedoch nicht wie dort ein Anhydrid, sondern ein stark saures Harz von orangegelber Farbe, die Gambogiasäure ($C_{20}H_{24}O_4$), das 70—75 Proc. des Gutti's beträgt und ausser welchem noch Gummi, etwas Stärkmehl und ein indifferentes Harz darin enthalten sind. Das Gutti zeigt auf der äusseren Haut, im Munde und Magen keine besondere Wirkung, im weiteren Verlaufe des Darmcanals dagegen wirkt dasselbe als Abführmittel. Wie diese Wirkung zu Stande kommt, ist noch ganz unbekannt. Nach den bisherigen Untersuchungen†

† Vergl. L. DARASKIEWICZ, Meletemata de resinarum, praesertim resinae gutti in tractu intestinali rationibus. Dissert. inaug. Dorpat 1858. — C. BERG, De nonnullarum materiarum in urinam transitu disquisitiones. Dissert. inaug. Dorpat 1858. — A. SCHAUR, Beitrag zur Ermittlung der Ursachen des verschiedenen Verhaltens einiger Harze gegen den Darm. Inaug.-Dissert. Dorpat 1866.

XXXI. GRUPPE DER SÄURE-ANHYDRIDE.

Auf der **Haut** zeigen die Glieder dieser Gruppe nur eine geringe Wirkung. Manche von ihnen, z. B. das Podophyllinsäure-Anhydrid, können jedoch unter günstigen Umständen eine Hautentzündung hervorrufen. Dieselben finden jedoch gewöhnlich keine Verwendung zu diesem Zwecke. Kommt der Staub jener Stoffe in die **Nase**, so veranlasst derselbe anhaltendes Niessen, was darauf schliessen lässt, dass sie auf der Nasenschleimhaut günstige Bedingungen für ihre Wirkung finden.

Im **Munde** zeigen das Convolvulinsäure-Anhydrid und die damit verwandten Stoffe keinen auffallenden Geschmack, das Podophyllinsäure-Anhydrid dagegen und besonders das Elaterinsäure-Anhydrid schmecken bitter. Abgesehen von der durch den bitteren Geschmack vermehrten Speichelsecretion sind anderweitige Veränderungen im Munde nach dem Gebrauche jener Mittel nicht wahrzunehmen.

Auch im **Magen** scheinen sich die obigen Stoffe ziemlich indifferent zu verhalten, dagegen ist im **Dünndarme** der Zutritt der Galle von wesentlichem Einflusse auf dieselben. Convolvulinsäure-Anhydrid, Jalapinsäure-Anhydrid[1] und Elaterinsäure-Anhydrid[2] lösen sich leicht in Galle, ohne hierbei eine Veränderung ihrer Zusammensetzung zu erleiden, vielleicht auch das Podophyllinsäure-Anhydrid. In dieser Lösung vermögen nun jene Stoffe viel leichter auf die eiweissartigen Bestandtheile der Darmschleimhaut einzuwirken, als im ungelösten Zustande. In Folge dieser Einwirkung wird die peristaltische Bewegung schon im oberen Theile des Dünndarms beschleunigt. Indem dadurch jene Mittel weiter im Darmcanale hinabgeführt werden, können sie auf immer neue Partien der Darmschleimhaut einwirken. In Folge der lebhaften peristaltischen Be-

---

ist die Gegenwart der Galle, welche die Gambogiasäure in reichlicher Menge löst, für die Wirksamkeit derselben wesentlich. Aber auch abgesehen von diesem Umstande fällt die Wirkung des Mittels bald stärker, bald schwächer aus. Durch die Gegenwart von Fett wird dieselbe befördert, durch Alkalien geschwächt. Doch zeigen sich auch in dieser Hinsicht bei verschiedenen Personen erhebliche Unterschiede. In das Blut kann die Gambogiasäure in Form des Natriumsalzes in ziemlich bedeutenden Mengen (bei Hunden selbst bis zu 2,00 Grm.) eingeführt werden, ohne auffallende Erscheinungen hervorzurufen. Subcutan injicirt ruft dieselbe Verbindung dagegen schon in geringer Dosis lebhafte Schmerzen und Abscessbildung hervor. Im Harn lassen sich nur dann geringe Mengen von Gambogiasäure wiederfinden, wenn grössere Quantitäten davon direct in das Blut eingeführt worden waren. Ein Theil derselben wird also jedenfalls im Blute zersetzt, doch sind die Zersetzungsproducte noch nicht bekannt. — Das Gutti kann ebenso wie das Jalapenharz als **Abführmittel** angewendet werden, doch kommt es wegen seiner ungleichmässigen Wirksamkeit viel weniger als dieses in Gebrauch. Früher wendete man es gewöhnlich als Abführmittel bei Bandwurmcuren an, doch giebt man jetzt meist schwächer wirkenden Mitteln, z. B. dem Ricinusöl, den Vorzug. Am häufigsten kommt es jetzt noch bei **Wassersuchten** in Anwendung, obwohl noch keine Vorzüge desselben vor anderen stark wirkenden Abführmitteln nachgewiesen worden sind.

Man verordnet das Gutti am besten in Oel gelöst als Emulsion zu 0,10—0,20 Grm. auf einmal, oder 0,30—0,40 Grm. tagüber. Andere Formen, wie Pillen, Pulver u. s. w. wirken weniger gleichmässig.

[1] Vergl. W. Untrer: De bilis vi in effectu quorundam remediorum purgantium. Dissert. inaug. Dorpat 1858. — C. A. Bastgen, De bilis ad jalapae et scammonii resinas vi et effectu. Dissert. inaug. Dorpat 1859. — G. Zwicke, Die wirksamen Bestandtheile der Convolvulaceen, Convolvulin und Jalapin. Inaug.-Dissert. Halle 1869.

[2] H. Köhler, Der Fruchtsaft von Momordica Elaterium in historischer, chemischer und physiologischer Hinsicht. — Arch. f. patholog. Anatomie. Bd. XLIX. S. 408. 1870.

B. GRUPPE DES CONVOLVULINSÄURE-ANHYDRIDES. 399

wegung des Dünndarms treten häufig Borborygmen auf. Haben jene Stoffe endlich die Mastdarmschleimhaut erreicht, so giebt sich dies durch ein Gefühl von Stuhldrang zu erkennen und es erfolgt etwa 3—4 Stunden nach dem Einnehmen eine flüssige Darmentleerung. Nach grösseren Dosen kann dieselbe auch mit Tenesmen verbunden sein. Der reichliche Wassergehalt der Fäces rührt zum grössten Theile daher, dass in Folge der beschleunigten peristaltischen Bewegung die Resorption des im Darme vorhandenen Wassers verhindert wird, zum kleineren Theile vielleicht von einer vermehrten Secretion der Darmschleimhaut. Durch die Reizung des oberen Dünndarms wird bisweilen reflectorisch Erbrechen hervorgerufen. Wird der Zufluss der Galle zu dem Darme verhindert, so treten die obigen Wirkungen entweder gar nicht, oder nur in geringem Grade ein. War die Menge des angewendeten Mittels etwas zu gross oder die Darmschleimhaut ungewöhnlich empfindlich, so treten in Folge der lebhaften Contractionen, besonders des Colons, Kolikschmerzen ein, die jedoch in keinem nothwendigen Zusammenhange mit der Wirkung jener Mittel stehen. Die beschleunigte peristaltische Bewegung dauert in der Regel auch nach der Ausleerung einige Zeit fort und so erfolgen noch eine oder mehrere flüssige Ausleerungen. Später giebt sich die eingetretene Ermüdung des Darms durch Verstopfung zu erkennen. Nach sehr grossen Dosen der obigen Stoffe, besonders des Elaterinsäure-Anhydrids, kann selbst eine Entzündung der Darmschleimhaut eintreten, doch kommt dieser Fall nur selten vor, da zu grosse Dosen meist durch das bald eintretende Erbrechen oder die Diarrhoe rasch wieder entleert werden.

Von den obigen Stoffen wirkt das Elaterinsäure-Anhydrid am heftigsten. Das Podophyllinsäure-Anhydrid wirkt nur wenig stärker, als die Anhydride aus der Familie der Convolvulaceen. Die letzteren besitzen dagegen wahrscheinlich eine ganz gleiche Wirksamkeit, indem die bisher angenommenen Unterschiede wohl nur auf Beobachtungsfehler zurückzuführen sind.

Man benutzt die Glieder dieser Gruppe, am häufigsten das Convolvulinsäure-Anhydrid, ausschliesslich als **Abführmittel**. Dieselben werden sowohl bei Erwachsenen, als auch bei Kindern verordnet, vorzugsweise da, wo man eine etwas stärkere Wirkung erzielen will und bei wenig empfindlicher Darmschleimhaut, z. B. bei **hartnäckiger Stuhlverstopfung**, bei **Wassersuchten**, bei **Eingeweidewürmern**, um die Entleerung derselben zu unterstützen, oder als **Ableitungsmittel bei entzündlichen Affectionen der Kopf- und Brustorgane** u. s. w. Sie besitzen vor den Mitteln der Glaubersalzgruppe den Vorzug, dass sie sich ihres geringen Volumens wegen leichter einnehmen lassen und dass die abführende Wirkung auch bei weniger empfindlicher Darmschleimhaut eintritt, dagegen ermüden sie den Darm stärker als jene und eignen sich deshalb weniger für den längeren Fortgebrauch.

In das **Blut** können jene Stoffe wahrscheinlich nicht übergehen, ohne vorher eine Veränderung erlitten zu haben. Bei dem Gebrauche derselben treten auch keine Erscheinungen ein, welche auf weitere Wirkungen schliessen liessen. Im **Harn** konnte KÖHLER nach dem Gebrauche des Elaterinsäure-Anhydrids einen diesem ähnlichen Körper (vielleicht

Elaterinsäure) erkennen. Von dem übrigen Gliedern dieser Gruppe liessen sich bis jetzt noch keine Zersetzungsproducte im Harn nachweisen. Die Menge und die Zusammensetzung des Harns wird durch jene Stoffe nur insoweit beeinflusst, als dies von der abführenden Wirkung derselben abhängig ist.

Tubera jalapae (Radix jalapae). Die Jalapenknollen stammen von einer am Ostabhange der ostmexicanischen Anden in der Höhe von 5—6000 Fuss einheimischen und cultivirten Convolvulacee, Convolvulus Purga WENDEROTH (Ipomoea Purga HAYNE, I. Schiedeana ZUCC.). Dieselben enthalten ausser vielem Stärkmehl und Zucker als wirksamen Bestandtheil 10—17 Proc. eines Harzes. Man verordnet sie meist in Pulverform zu 1,00—2,00 Grm. auf einmal oder in getheilten Gaben, bei Kindern zu 0,10—0,50 Grm.; häufig, doch ohne Grund, mit Zusatz von 0,05—0,10 Grm. Calomel. — Das durch Ausziehen der gröblich gepulverten Jalapenknollen mit 6 Th. Weingeist und Auswaschen des nach dem Abdestilliren des Weingeistes gebliebenen Rückstandes mit heissem Wasser erhaltene Jalapenharz (**Resina jalapae**) besteht zum grössten Theile aus dem in Aether unlöslichen Convolvulinsäure-Anhydrid (Convolvulin, Rhodeoretin, $C_{31}H_{50}O_{16}$). Durch Behandeln mit Alkalien wird dieses in die in Wasser sehr leicht lösliche Convolvulinsäure übergeführt. Letztere spaltet sich durch Einwirkung von Mineralsäuren unter weiterer Aufnahme von Wasser in Zucker und einen fettähnlichen krystallinischen Stoff, die Convolvulinolsäure ($C_{13}H_{24}O_3$). Das Jalapenharz wird zu 0,10—0,20 Grm. p. d. in Pulverform, mit Milchzucker oder süssen Mandeln verrieben, häufiger noch in Pillenform mit Sapo medicatus verordnet. — Die Jalapenseife (**Sapo jalapinus**) wird durch Auflösen von je 4 Th. Jalapenharz und medic. Seife in 8 Th. Weingeist und nachheriges Eindampfen der Lösung auf 9 Th. erhalten. Dieselbe wird vorzugsweise zur Bereitung der Jalapenpillen (**Pilulae jalapae**) verwendet. Letztere bestehen aus 3 Th. Jalapenseife und 1 Th. Jalapenpulver und wiegen je 0,10 Grm. Sie werden zu 2—6 Stück als Abführmittel genommen. Die Jalapenharztinctur (**Tinctura resinae jalapae**) ist eine Auflösung von 1 Th. Jalapenharz in 10 Th. Weingeist und wird, zu 10—20 Tropfen auf die untere Fläche von Makaronen- oder Chocoladenplätzchen gebracht und getrocknet (Abführmakaronen, Abführplätzchen), meist bei Kindern als Abführmittel angewendet. — In der früher gebräuchlichen Radix Turpethi, der Wurzel von Ipomoea Turpethum, einer in Ostindien einheimischen Convolvulacee, fand SPIRGATIS[1] etwa 4 Proc. eines Harzes, welches, ebenso wie das Jalapenharz dargestellt, die gleiche Wirkung wie dieses besitzt. Der in Aether unlösliche Theil desselben besteht aus Turpethsäure-Anhydrid (Turpethin, $C_{34}H_{56}O_{16}$). Beim Behandeln mit Alkalien geht dieses in Turpethsäure ($C_{34}H_{60}O_{18}$) über, welche durch Mineralsäuren in Zucker und eine fettähnliche, krystallinische Substanz, die Turpetholsäure ($C_{16}H_{32}O_4$) gespalten wird.

Radix scammoniae. Die Scammoniawurzel stammt von Convolvulus Scammonia L., einer in Kleinasien und auf den griechischen Inseln ein-

---

[1] Journal f. prakt. Chemie. Bd. 92. S. 97. 1864.

B. GRUPPE DES CONVOLVULINSÄURE-ANHYDRIDES. 401

heimischen Convolvulacee. Wegen ihres geringeren Harzgehaltes (etwa 5 Proc.) würde man die gepulverte Wurzel in doppelt so grosser Dosis zu geben haben, als die Jalape (2,00—4,00 Grm.), doch dient dieselbe meist nur zur Bereitung des Scammoniaharzes (**Resina scammoniae**), welches auf die gleiche Weise erhalten wird, wie das Jalapenharz. Es besteht aus Jalapinsäure-Anhydrid (Jalapin, Scammonin, Pararhodeoretin, $C_{34}H_{56}O_{16}$), welches sich von dem isomeren Turpethsäure-Anhydrid durch seine Löslichkeit in Aether unterscheidet. Beim Behandeln mit Alkalien geht es in die in Wasser sehr leicht lösliche Jalapinsäure über, welche durch verdünnte Mineralsäuren in Zucker und einen fettähnlichen krystallinischen Körper, die Jalapinolsäure, gespalten wird. Das Scammoniaharz wirkt dem Jalapenharze ganz gleich und kann daher ebenso wie dieses benutzt werden. — Schon die alten Griechen wandten den eingetrockneten Milchsaft der Wurzel von Convolvulus Scammonia L. unter dem Namen **Scammonium** als Abführmittel an. Da jedoch das Einsammeln desselben sehr mühsam ist, so wurde es sehr häufig mit Erde, Kreide, Mehl u. s. w. verfälscht. Von den noch jetzt im Handel vorkommenden Sorten desselben, dem Scammonium Smyrnaicum und Sc. Halepense, ist die letztere Sorte im Durchschnitt weniger verfälscht, jedoch ziemlich theuer. Aus diesem Grunde ist in neuerer Zeit die Wurzel jener Pflanze selbst in den Handel gebracht worden, um aus dieser das reine Harz darzustellen, welches in Frankreich und England ziemlich häufig benutzt wird. — Das Jalapinsäure-Anhydrid ist in den zur Familie der Convolvulaceen gehörigen Pflanzen ziemlich verbreitet. Dasselbe findet sich auch zu etwa 10 Procent in den unter dem Namen **Radix jalapae fusiformis s. Stipites jalapae** im Handel vorkommenden Knollen von Ipomoea Orizabensis Le Dunois, einer in denselben Gegenden wie Convolvulus Purga Wender. vorkommenden Convolvulacee. Das daraus dargestellte Harz wurde bisweilen mit dem Jalapenharze verwechselt, dem es an Wirksamkeit ganz gleich steht, von dem es sich jedoch durch seine Löslichkeit in Aether unterscheidet. — Zwingmann[1] und ich fanden das Jalapinsäure-Anhydrid auch in dem Kraute und der Wurzel von Convolvulus arvensis L., C. sepium L., C. tricolor L. und Ipomoea purpurea Lamarck.

Fungus laricis (Agaricus albus). Der Lärchenschwamm ist ein an den Stämmen des Lärchenbaumes (Larix decidua Mill.), besonders im nördlichen Russland vorkommender Hutpilz (Polyporus officinalis Fries., Boletus laricis L.). Das schwammige Gewebe desselben enthält etwa 30 Proc. Harz, welches aus einem wechselnden Gemenge von Anhydriden und Säuren besteht und wegen dieser ungleichmässigen Zusammensetzung auch eine ungleiche Wirksamkeit zeigt. Aus diesem Grunde wendet man auch jetzt den Lärchenschwamm fast gar nicht mehr an. Man gab ihn als Abführmittel zu 0,50—1,00 Grm. meist in Pulvern oder Pillen. Früher schrieb man ihm auch die Eigenschaft zu, colliquative Schweisse zu vermindern.

---

[1] Disquisitiones pharmacologicae de quarundam convolvulacearum resinis institutae Dissert. inaug. Dorpat 1857.

Rhizoma podophylli. Der Wurzelstock von Podophyllum peltatum L., einer in Nordamerika in feuchten, schattigen Wäldern wachsenden Berberidee, wurde schon seit längerer Zeit von den amerikanischen Aerzten zu 1,00—1,50 Grm. als Abführmittel angewendet. In neuerer Zeit bedient man sich häufiger eines daraus bereiteten Präparates, indem man den Wurzelstock mit Weingeist auszieht, den grössten Theil des letzteren abdestillirt und den Rückstand mit einer grösseren Menge Wasser vermischt. Der erhaltene gelblich-grüne Niederschlag, welchem unzweckmässiger Weise der Namen **Podophyllin** beigelegt wird, besteht zum grossen Theile aus Podophyllinsäure-Anhydrid. Derselbe wird in Nordamerika und England mit besonderer Vorliebe zu 0.04—0,08 Grm. statt des Jalapenharzes angewendet. Er besitzt jedoch gar keine Vorzüge vor diesem, wirkt vielmehr viel unangenehmer und langsamer als dasselbe.

Elaterium. Schon bei den alten Griechen war das Elaterium ein sehr geschätztes Abführmittel. Dasselbe wird, wie DIOSCORIDES angiebt, dadurch erhalten, dass man den Saft der frischen, fast reifen Früchte der Springgurke oder Eselsgurke (Ecbalium officinale NEES, Momordica Elaterium L.), einer in Griechenland und Kleinasien einheimischen Cucurbitacee, auspresst und einige Stunden ruhig stehen lässt. Es bildet sich so ein geringer Bodensatz, welcher abfiltrirt und getrocknet eine grauweisse, leicht zerreibliche, amorphe Masse darstellt. Dieselbe enthält zwischen 15—40 Procent Elaterinsäure-Anhydrid (Elaterin, $C_{20}H_{28}O_5$). Da jedoch nach dem angegebenen Verfahren nur eine sehr geringe Ausbeute erhalten wurde, so schlug man später in Frankreich und Deutschland eine andere Darstellungsmethode ein, indem der ausgepresste Saft eingedampft wurde. Man erhielt so eine schwärzliche, extractartige Masse. Da jedoch durch die beim Eindampfen angewandte Wärme das Elaterinsäure-Anhydrid ganz oder zum grossen Theile in unwirksame Elaterinsäure übergeht, so zeigte das so gewonnene Präparat (Elaterium nigrum) eine sehr ungleichmässige Wirksamkeit und kam deshalb allmählig ganz ausser Gebrauch. In England, wo man das Elaterium immer nur nach der ursprünglichen Vorschrift darstellte (Elaterium album s. Anglicum), wird dasselbe noch jetzt zu 0,001—0,005 Grm. als stark wirkendes Abführmittel angewendet.

XXXII. Gruppe des Aloëtins.

Die zu dieser Gruppe gehörigen Stoffe sind in Wasser und Weingeist löslich, in Aether unlöslich, nicht krystallisirbar und ohne deutlich saure Eigenschaften. Beim Eindampfen an der Luft erleiden sie durch Sauerstoffaufnahme eine theilweise Veränderung und verwandeln sich in eine unwirksame, harzähnliche Masse. Ob sie als Glycoside anzusehen seien, ist noch zweifelhaft. Wegen der angegebenen Eigenschaften ist es sehr schwer, sie in reinem Zustande darzustellen, weshalb auch ihre Zusammen-

XXXII. GRUPPE DES ALOETINS.

setzung noch nicht genauer bekannt ist. Die Aehnlichkeit ihrer chemischen Eigenschaften und ihrer Wirkungen macht es jedoch wahrscheinlich, dass sie einer gemeinsamen chemischen Gruppe angehören. Als Glieder derselben lassen sich bis jetzt bezeichnen das Aloëtin, der wirksame Bestandtheil der Aloë, das Colocynthin, der wirksame Bestandtheil der Coloquinte, und das Bryonin, der wirksame Bestandtheil der Radix bryoniae. — In manchen Sorten der Aloë findet sich neben dem Aloëtin noch ein krystallinischer Stoff, das Aloin ($C_{17}H_{18}O_7$), welches wegen eines verschiedenen Wassergehaltes nicht in allen Sorten dieselbe Krystallform zeigt. Im Uebrigen steht das Aloin dem Aloëtin sehr nahe und ist wahrscheinlich nur als eine krystallinische Modification desselben anzusehen.

Auf der **Haut** lassen die obigen Stoffe keine auffallende Wirkung erkennen, auch werden sie gewöhnlich nicht zu therapeutischen Zwecken auf dieselbe gebracht.

Im **Munde** zeigen sie einen sehr bitteren Geschmack. Andere Veränderungen lassen sich nach ihrem Gebrauche nicht wahrnehmen. Im **Magen** wirken diese Stoffe vielleicht nach Analogie vieler anderen bitter schmeckenden Mittel auf die Magenschleimhaut ein und können so die Heilung mancher katarrhalischen Zustände derselben befördern. Ekel und Erbrechen treten nur nach allzugrossen Dosen jener Stoffe ein. Ihr Verhalten im Verlaufe des **Darms** ist noch wenig bekannt. Wegen ihrer amorphen Beschaffenheit können sie wahrscheinlich nur sehr langsam in das Blut übergehen und daher bis in den unteren Theil des Darmcanals gelangen. Die durchschnittlich geringe Wirksamkeit des Aloins hat vielleicht ihren Grund darin, dass dasselbe wegen seiner krystallinischen Beschaffenheit rascher in das Blut übergeht, als seine amorphe Modification, das Aloëtin. Einige Beobachtungen[1] sprechen dafür, dass die Galle einen fördernden Einfluss auf die Wirkung der Aloë habe, doch ist noch nicht bekannt, worin derselbe bestehe. Borborygmen und andere Erscheinungen einer beschleunigten Dünndarmbewegung sind gewöhnlich nicht zu bemerken. Nach längerer Zeit, bei der Aloë meist nach 6—12 Stunden oder auch noch später, treten leichtere oder stärkere Kolikschmerzen ein, denen nach kurzer Zeit eine Stuhlausleerung folgt, welche nach dem Gebrauche der Aloë fast stets breiig, nach dem der Coloquinten wässrig ist. Dabei zeigen sich stets mehr oder weniger starke Tenesmen. Der ersten Ausleerung können noch weitere folgen, aber immer erst nach vorausgegangenen Kolikschmerzen. Die obigen Erscheinungen sprechen dafür, dass die abführende Wirkung nach dem Gebrauche dieser Stoffe auf andere Weise zu Stande komme, als durch die Glieder der vorhergehenden Gruppe und dass dabei der Dickdarm und der Mastdarm vorzugsweise betheiligt seien. Die Coloquinten können nach grösseren Dosen selbst tödtlich ablaufende Vergiftungen hervorrufen.

Man benutzt die Aloë als Abführmittel vorzugsweise in solchen nicht acuten Fällen, wo nur Stuhlausleerung, aber keine Diarrhoe hervorgeru-

---

[1] Vergl. Casim. Sokolowski, Disquisitiones comparatae de aloë et de colocynthidum fructu. Dissert. inaug. Dorpat 1859. — M. de Cube, Disquisitiones pharmacologicae de aloë. Dissert. inaug. Dorpat 1859.

fen werden soll, z. B. bei habitueller Verstopfung älterer Leute, bei Hypochondrie, Herzkrankheiten u. s. w. Da die peristaltische Bewegung durch dieselbe nur wenig beschleunigt wird, so folgt auch keine anhaltende Ermüdung des Darms, so dass das Mittel längere Zeit fortgebraucht werden kann. Die früher sehr ausgedehnte Verwendung der Aloë ist in neuerer Zeit dadurch mehr eingeschränkt worden, dass man häufig abführende Mineralwässer oder Salzlösungen zu dem gleichen Zwecke benutzt.

Die ungleich heftiger wirkenden Coloquinten werden meist nur bei grosser Unempfindlichkeit der Darmschleimhaut angewendet, wo man durch weniger stark wirkende Mittel seinen Zweck nicht erreicht, z. B. bei Geisteskranken, bei Lähmungen und besonders bei Wassersuchten.

Die Zaunrübenwurzel (Radix bryoniae) zeigt je nach der Jahreszeit einen wechselnden Gehalt an wirksamer Substanz und daher eine ungleichmässige Wirksamkeit, so dass sie jetzt gar nicht mehr zu therapeutischen Zwecken verwendet wird.

Bei dem fortgesetzten Gebrauche der Aloë kann durch die immerwiederkehrende Affection der Mastdarmschleimhaut eine Hyperämie der Mastdarmgefässe hervorgerufen werden. Bei Neigung zu Blutungen aus dem Mastdarme werden diese häufig vermehrt, weshalb bei bestehenden Hämorrhoidalblutungen der Gebrauch der Aloë meist vermieden wird, während man in anderen Fällen dadurch Hämorrhoidalblutungen herbeizuführen suchte. Inwiefern die Affection der Mastdarmschleimhaut auch auf die übrigen Beckenorgane Einfluss haben könne, lässt sich noch nicht genau bestimmen. Von jeher wurde sowohl der Aloë als auch den Coloquinten die Eigenschaft zugeschrieben, die Menstruation und selbst Abortus zu befördern. Dieselben werden auch nicht selten zu dem letzteren Zwecke gemissbraucht. Man pflegt daher ihre Verwendung während der Schwangerschaft zu vermeiden.

Da die Stoffe dieser Gruppe wegen ihres geringen Diffusionsvermögens nur in sehr beschränktem Maasse in das Blut übergehen können, so wissen wir nur wenig über ihre weiteren Schicksale. Selbst nach grösseren Dosen sieht man keine Erscheinungen eintreten, welche auf weitere Wirkungen derselben deuteten. Ebensowenig ist es bis jetzt möglich gewesen, jene Stoffe oder ihre Umwandlungsproducte in den Ausscheidungen, namentlich im Harn, wiederzufinden. Zwar hat man den Coloquinten bisweilen eine Einwirkung auf die Nieren zugeschrieben, doch fehlen noch genügende Beweise für diese Annahme.

Aloë. Die Aloë ist der in besonderen Gefässen der Aussenschicht der Blätter enthaltene eingedickte Saft mehrerer im Gebiete des rothen Meeres und in Südwest-Africa einheimischen, aber auch in anderen Ländern cultivirten Asphodeleen, besonders der Aloë spicata THUNB., A. Socotrina LAMARCK, A. Africana HAW., A. ferox MILLER, A. Lingua MILLER, A. vulgaris LAMARCK u. a. m. Sie findet sich im Handel in zwei Hauptsorten, der Aloë lucida, welche glasglänzend, von flach muscheligem Bruche, braungrün und in dünnen Splittern braunroth durchscheinend ist und zu welcher die Aloë Capensis, sowie die früher besonders angewandte,

XXXII. GRUPPE DES ALOETINS. 405

jetzt aber im Handel kaum mehr vorkommende Aloë Socotrina gehören, und der Aloë hepatica, welche wachsglänzend, oder matt, von ebenem Bruche, dunkel leberbraun und ganz undurchsichtig ist. Zu der letzteren Sorte gehört die Moccha-Aloë, die Bombay-Aloë und die Barbadoes-Aloë, welche sämmtlich reich an Aloin sind. In Deutschland kommt fast ausschliesslich die wirksamste Sorte, die Cap-Aloë zur Verwendung. Dieselbe besteht zum grössten Theile aus Aloëtin und enthält ausser 20—40 Proc. eines durch Oxydation des Aloëtins gebildeten Zersetzungsproductes, des sogenannten Aloëharzes, nur noch Spuren von Eiweiss, Gallussäure, Chlorophyll, Fett u. s. w. — Man verordnet die Aloë, um auf die Magenschleimhaut einzuwirken, zu 0,03—0,05 Grm. und als Abführmittel zu 0,20—1,20 Grm. und zwar wegen ihres schlechten Geschmackes stets in Pillenform, am besten mit etwas Sapo medicatus, häufig, wenn auch ohne Grund, mit Zusatz von Rhabarber, Jalape u. s. w. Das Aloëextract (**Extractum aloës**), welches durch Auflösen der Aloë in 4 Th. kalten Wassers und Wiedereindampfen der Lösung erhalten wird, besitzt gar keine Vorzüge vor der Aloë, ist aber theurer als diese. Man giebt es in derselben Form und Dosis wie die Aloë. — Das **Extractum aloës acido sulfurico correctum** ist ein veraltetes, ganz unzweckmässiges Präparat, indem durch die Einwirkung der Schwefelsäure ein Theil des Aloetins zersetzt wird. Man erhält es durch Auflösen von 8 Th. Aloëextract in 32 Th. Wasser, Zusetzen von 1 Th. Schwefelsäure und Eindampfen. Es wird in derselben Form und Dosis verordnet wie die Aloë, wirkt aber schwächer als diese. — Die Aloëtinctur (**Tinctura aloës**) ist eine Auflösung von 1 Th. Aloë in 5 Th. Weingeist und kommt ihres unangenehmen Geschmackes wegen nur wenig in Gebrauch. — Die zusammengesetzte Aloëtinctur (**Tinctura aloës composita**) wird erhalten durch Digestion von 200 Th. Spiritus dilutus mit 9 Th. Aloë und je 1 Th. Enzian, Rhabarber, Zittwerwurzel, Safran und Lärchenschwamm. Dieselbe war früher sehr beliebt, um bei alten Leuten die Verdauung und Stuhlausleerung zu befördern und hiess daher auch Lebenselixir (**Elixir ad longam vitam**). Man gab sie zu $^{1}/_{2}$—1 Theelöffel voll. — Das saure Aloëelixir (**Elixir proprietatis Paracelsi**), durch Maceration von je 2 Th. Aloë und Myrrha und 1 Th. Safran mit 24 Th. Weingeist und 2 Th. verdünnter Schwefelsäure und nachheriges Filtriren erhalten, wurde zu $^{1}/_{2}$—1 Theelöffel voll theils zu dem gleichen Zwecke, theils als menstruationsbeförderndes Mittel angewendet.

Fructus colocynthidis (Poma colocynthidis). Unter dem Namen der Coloquinten finden sich im Handel die kugeligen, apfelgrossen, von der äusseren gelblichen Schaale befreiten, aus einem weissen, schwammigen Fleische und den Samenkernen bestehenden Früchte einer in Kleinasien und Nord-Africa einheimischen und in Spanien cultivirten Cucurbitacee, Citrullus Colocynthis ARNOTT (Cucumis Colocynthis L.). Das Fruchtfleisch derselben enthält einen dem Aloëtin ähnlichen, jedoch schwerer in Wasser löslichen und ungleich heftiger wirkenden Stoff, das Colocynthin und neben diesem einen harzähnlichen, wahrscheinlich durch Umwandlung des Colocynthins entstandenen Körper. Andere lösliche Stoffe sind nur in sehr geringer Menge darin enthalten. Man verordnet die Coloquinten am häufigsten in Pulverform, seltener als Decoct zu 0,02—0,10, höchstens zu 0,30 Grm. p. d. Da sich jedoch das schwammige Fruchtfleisch für sich nicht pulvern lässt, so werden 5 Th. desselben mit 1 Th. arab. Gummi und etwas Wasser zu einer Paste gemacht und nach dem Trocknen fein gepulvert (**Fructus colocynthidis praeparati**). Das Coloquintenextract (**Extractum colocynthidis**) wird durch Ausziehen des Fruchtfleisches mit verdünntem Weingeist und Wasser erhalten und zu 0,005—0,010 p. d. in Pulvern oder Pillen verordnet. — Das zusammengesetzte Coloquintenextract (**Extractum colocynthidis compositum**) ist eine mit Hülfe von etwas verdünntem Weingeist bereitete Mischung von 3 Th. Coloquintenextract, 10 Th. Aloë, 8 Th. Scammoniumharz und 5 Th. Rhabarberextract und wird zu 0,01—0,06 Grm. p. d. meist in Pillenform verordnet. — Die Coloquintentinctur (**Tinctura colocynthidis**), welche durch Maceriren von 1 Th. des Fruchtfleisches mit 10 Th. Weingeist und nachheriges Filtriren bereitet wird, kommt nur noch sehr selten zu 5—10 Tropfen p. d. in Gebrauch.

XXXIII. Gruppe der Cathartinsäure.

Die Glieder dieser Gruppe besitzen deutlich saure Eigenschaften. Sie finden sich in einigen Pflanzen an Calcium und Magnesium, zum Theil wohl auch an Kalium gebunden. Diese Verbindungen sind sehr leicht löslich in Wasser, dagegen unlöslich in Aether, die Calcium- und Magnesiumsalze auch unlöslich in Weingeist. Sowohl die freien Säuren als deren Salze sind nicht krystallisirbar und besitzen ein höchst geringes Diffusionsvermögen. Schon beim Eindampfen an der Luft erleiden sie eine theilweise Zersetzung, ebenso durch überschüssige Säuren und Alkalien. Aus diesem Grunde ist es bis jetzt noch nicht möglich gewesen, jene Verbindungen so rein darzustellen, dass ihre Zusammensetzung hätte festgestellt werden können. Die Aehnlichkeit ihrer Eigenschaften, sowie ihrer Wirkungen lässt jedoch kaum einen Zweifel darüber bestehen, dass wir es auch hier mit einer bestimmten chemischen Gruppe von Körpern zu thun haben. Bis jetzt sind zu dieser Gruppe zu rechnen der wirksame Bestandtheil der Senna, des Rhabarbers, der Faulbaumrinde und wahrscheinlich auch der der Kreuzdornbeeren.

Auf der **Haut** rufen die Glieder dieser Gruppe keine bemerkbare Veränderung hervor. Früher hat man den Rhabarber bisweilen äusserlich angewendet, doch kommt hier wohl hauptsächlich der Gerbsäuregehalt desselben in Betracht.

Im **Munde** erscheinen die zu dieser Gruppe gehörigen Stoffe in möglich reinstem Zustande fast geschmacklos. Die Stoffe, welche der Senna ihren widerlichen Geschmack ertheilen, lassen sich durch Weingeist ausziehen, ohne dass dadurch die Wirksamkeit des Mittels beeinträchtigt würde. Der Rhabarber zeigt einen unangenehm bitteren und zugleich herben Geschmack. Durch Ausziehen mit Weingeist kann dieser zwar

XXXIII. GRUPPE DER CATHARTINSÄURE.

auch beseitigt werden, doch geht dabei zugleich ein Theil des wirksamen Bestandtheils in Lösung über. Auch die Faulbaumrinde besitzt einen unangenehmen Geschmack, doch ist bei ihr die ganze Menge des wirksamen Bestandtheils in Weingeist löslich.

Ueber das Verhalten jener Stoffe im **Magen** besitzen wir noch keine genügenden Kenntnisse. Obgleich sich bei Gesunden erst nach grossen Dosen des Rhabarbers eine Einwirkung auf die Magenschleimhaut zu erkennen giebt, so hat man doch bei Kranken oft schon nach kleineren Gaben Besserung mancher krankhaften Zustände eintreten sehen. Man benutzte ihn besonders bei den Verdauungsstörungen, welche von krankhafter Säurebildung begleitet sind, sowie bei solchen, welche häufig bei scrofulösen, hypochondrischen oder hysterischen Kranken vorkommen. Auf welche Weise diese Besserung zu Stande kommt, und welche Bestandtheile des Rhabarbers dabei betheiligt sind, ist noch nicht genau bekannt. — Die Senna bleibt, abgesehen von dem Ekel, der bisweilen durch ihren unangenehmen Geschmack veranlasst wird, ohne bemerkbare Einwirkung auf den Magen. Dagegen ruft die Faulbaumrinde, besonders wenn sie noch frisch ist, häufig starkes Ekelgefühl und selbst Erbrechen hervor. Noch deutlicher tritt dieses nach dem Gebrauche der Kreuzdornbeeren, selbst wenn sie sehr lange gelegen hatten, ein, weshalb dieselben auch fast gänzlich ausser Gebrauch gekommen sind.

Aehnlich wie im Magen scheinen sich die genannten Mittel im **Dünndarme** zu verhalten. Man verordnet den Rhabarber in kleinen Dosen häufig bei leichteren Diarrhöen, die mit Verdauungsstörungen in Verbindung stehen, namentlich bei Kindern, seltener bei chronischen Durchfällen, bei Ruhren u. s. w. Sehr häufig hat man dem Rhabarber einen Einfluss auf die Gallensecretion zugeschrieben, doch lässt sich ein solcher nicht nachweisen. Jene Annahme wurde veranlasst durch die Färbung, welche Fäces und Harn durch den Rhabarberfarbstoff erhalten.

Wegen ihres geringen Diffusionsvermögens können die Glieder dieser Gruppe bis in den **Dickdarm** gelangen. Etwa 8—12 Stunden nach dem Einnehmen derselben, oder auch noch später, treten, ohne dass Borborygmen oder andere Zeichen einer beschleunigten Dünndarmbewegung vorausgegangen wären, mehr oder weniger lebhafte Kolikschmerzen ein, denen schon nach kurzer Zeit, je nach der Menge des eingenommenen Mittels, eine breiige oder flüssige Ausleerung folgt. Jeder weiteren Ausleerung geht ein neuer Kolikanfall voraus. Auch sind die Ausleerungen stets mit stärkeren oder schwächeren Tenesmen verbunden. Die Gegenwart der Galle scheint für das Zustandekommen der abführenden Wirkung nicht nöthig zu sein, wenigstens erfolgt diese, und zwar ebenfalls unter Kolikschmerzen, wenn man einen Sennaaufguss direct in den Mastdarm injicirt. Diese Erscheinungen, sowie das indifferente Verhalten jener Stoffe im oberen Theile des Darmcanals machen es wahrscheinlich, dass bei der abführenden Wirkung derselben vorzugsweise der Dickdarm betheiligt sei. Ob jene Mittel hier besonders günstige Bedingungen für ihre Einwirkung auf die Darmschleimhaut finden, oder ob sie im Dickdarme eine chemische Veränderung erleiden, in Folge deren sich erst ein wirksamer Stoff bildet, lässt sich noch nicht entscheiden.

Man giebt den **Rhabarber** meist nur in kleinen Mengen, um die Stuhlausleerungen weniger consistent zu machen und glaubte bei zarten und schwächlichen Individuen, bei **Kindern**, **Frauen**, besonders auch bei **Hypochondern** ihm den Vorzug vor anderen Abführmitteln einräumen zu müssen. Durch die Mastdarmaffection, welche er hervorruft, vermag er auch zum Zustandekommen von **Hämorrhoidalblutungen** beizutragen. Andererseits hat man dem Rhabarber oft den Vorwurf gemacht, dass er häufiger als andere Mittel Verstopfung hinterlasse. — Als Surrogat für den etwas theuren Rhabarber wurde wiederholt die **Faulbaumrinde** empfohlen, doch kommt dieselbe nicht sehr oft in Gebrauch.

Ungleich häufiger werden die **Sennablätter** angewendet, um eine stärker abführende Wirkung zu erzielen, z. B. bei hartnäckiger **Stuhlverstopfung** oder als **ableitendes Mittel** bei Kopf- und Brustaffectionen u. s. w. Dagegen vermeidet man dieselben bei entzündlichen Affectionen des Mastdarms.

Ebenso wie die Glieder der vorhergehenden Gruppe können auch diese Stoffe vielleicht einen Einfluss auf die übrigen Beckenorgane haben, weshalb das dort Gesagte auch von ihnen gilt.

Wegen ihres schwachen Diffusionsvermögens können die Glieder dieser Gruppe wohl nur in sehr geringer Menge in das **Blut** übergehen. Ihre weiteren Schicksale sind noch ganz unbekannt. Erscheinungen, welche auf anderweitige Wirkungen deuteten, treten bei ihrem Gebrauche nicht auf. In den Ausscheidungen sind dieselben noch nicht mit Sicherheit nachgewiesen worden, denn die Angabe, dass die Milch von Müttern, welche Rhabarber genommen haben, abführend auf die Säuglinge wirke, kann noch nicht als ein genügender Beweis für die Annahme angesehen werden, dass jene Stoffe in die Milch übergehen. Dagegen finden sich in den genannten Droguen neben den abführenden Bestandtheilen noch gewisse Farbstoffe, welche in die Ausscheidungen, besonders in den **Harn**, übergehen. Der letztere zeigt beim Gebrauche jener Mittel eine intensiv gelbe Farbe, welche beim Alkalischwerden oder auf directen Zusatz von Alkalien in Purpurroth übergeht. Auf die Harnwerkzeuge selbst oder auf die Zusammensetzung des Harns hat jedoch die Gegenwart jener Farbstoffe keinen merklichen Einfluss.

Folia sennae. Unter dem Namen der Sennablätter kommen die Blätter verschiedener in subtropischen und tropischen Ländern einheimischer Cassia-Arten (Fam. Caesalpinieae) im Handel vor. Von jeher wurde die aus Nubien stammende, über Alexandrien eingeführte **Alexandrinische Senna** besonders hoch geschätzt. Dieselbe besteht zum grössten Theile aus den in der Form sehr variirenden Blättern von Cassia lenitiva BISCHOFF, (Senna acutifolia BATKA), denen hie und da noch Blätter von Cassia obovata COLLADON beigemengt sind. Ausser den Blattstielen, Früchten und Blüthen jener Cassia-Arten enthält die alexandrinische Senna immer noch eine Anzahl runzliger lederartiger Blätter von Solenostemma Arghel HAYNE (Cynanchum Arghel DELILE), von denen man früher glaubte, dass sie die mit dem Gebrauche der Senna verbundenen Kolikschmerzen hervorriefen. — Die aus Sudan stammende **Tripolita-**

nische Senna besteht aus den Blättern derselben Cassia-Arten, in der
Regel jedoch ohne Beimengung von Arghel-Blättern. In Folge ihres weiten
Landtransportes ist dieselbe jedoch häufig von ziemlich unscheinbarem
Aussehen. Die vorzüglichste, von der Pharm. German. jedoch irriger
Weise verbotene Sorte ist die Tinnivelly-Senna, welche auf der Süd-
spitze Vorderindiens von der dort cultivirten Cassia angustifolia VAHL.
Var. Royleana BISCHOFF gesammelt wird. — Andere Sorten, wie die
Mecca-Senna, indische Senna u. s. w., werden weniger geschätzt und
finden sich selten im Handel. In America benutzt man auch die Blätter
von Cassia Marylandica L. — Beim Ausziehen mit Weingeist geben
die Sennablätter an diesen ausser Chlorophyll, Fett und dem eigenthümlichen Riechstoffe besonders einen der Chrysophansäure sehr ähnlichen Farbstoff und eine mannitähnliche Substanz (Cathartomannit) ab.
Wasser nimmt aus den so behandelten Blättern hauptsächlich Schleim,
weinsaure Salze und cathartinsaures Calcium und Magnesium (welche
schon zu 0,10 Grm. abführend wirken) auf.[1] — Man verordnet die Sennablätter nur selten in Pulverform zu 1,00—2,00 Grm., gewöhnlich als
Aufguss (5,00—10,00 Grm. auf 150 Grm. Colatur), welchem häufig un-
nöthiger Weise noch Bittersalz, Manna u. s. w. zugesetzt werden. Auch fügt
man oft noch ätherisch-ölige Mittel (Anis, Fenchel, Coriander u. s. w.) zu,
um die Kolikschmerzen zu verhüten, welcher Zweck jedoch dadurch nicht
erreicht wird. Zweckmässiger ist es, nicht unnöthig grosse Dosen der
Senna anzuwenden. — Von weniger unangenehmem Geschmack, aber
theurer als die gewöhnliche Senna sind die **Folia sennae spiritu extracta**,
welche in derselben Form und Dosis wie jene verordnet werden. — Der
Saint-Germainthee (**Species laxantes St. Germain**) ist ein Gemeng von
16 Th. mit Weingeist ausgezogenen Sennablättern, 10 Th. Fliederblumen,
je 5 Th. Fenchel und Anis und 3 Th. Weinstein, welches jedoch keine
Vorzüge vor den einfachen Sennablättern hat. — Das verkehrter Weise
sogenannte Brustpulver (**Pulvis liquiritiae compositus**, Pulvis pectoralis
Kurellae) ist ein Gemeng von je 2 Th. Sennablättern und Süssholzwurzel,
je 1 Th. Fenchel und Schwefelblumen und 6 Th. Zucker, welches bei
Erwachsenen theelöffelweise als Abführmittel gegeben wird, aber keine
Vorzüge vor dem einfachen Sennapulver besitzt. — Die Sennalattwerge
(**Electuarium e senna**, Elect. lenitivum) ist eine früher sehr beliebte
Mischung aus 10 Th. Sennapulver, 1 Th. Coriandersamen, 50 Th. Syrup
und 15 Th. Tamarindenmus, welches auch jetzt noch öfter theelöffelweise
als Eccoproticum angewendet wird. — Das früher sehr beliebte Wiener
Tränkchen (**Infusum sennae compositum**) ist ein heiss bereiteter Aufguss
von 2 Th. Sennablättern mit 12 Th. Wasser und Zusatz von 2 Th. Tartarus natronatus und 3 Th. Manna. Dasselbe wird esslöffelweise gegeben,
besitzt jedoch keine Vorzüge vor dem einfachen Sennaaufguss. — Der
Syrupus sennae cum manna wird so erhalten, dass man 10 Th. Sennablätter und 1 Th. Fenchelsamen mit 50 Th. kochenden Wassers übergiesst,
hierauf 15 Th. Manna zusetzt und in 55 Th. der durch Absetzen geklärten

---

[1] Vergl. BUCHHEIM, Ueber die scharfen Stoffe, in: Archiv der Heilkunde. Band XIII.
S. 1. 1873.

Colatur 50 Th. Zucker löst. Derselbe wird theelöffelweise, vornehmlich bei Kindern gegeben, obgleich andere Abführmittel, welche keine Kolikschmerzen veranlassen, den Vorzug verdienen würden. **Radix rhei s. rhabarbari.** Der Rhabarber ist die von der äusseren Rindenschicht befreite und in wallnuss- bis faustgrosse Stücke getheilte Wurzel von Rheum officinale BAIL., einer in den Gebirgen Central-China's einheimischen Polygonee. Während früher fast aller Rhabarber über Kiachta und Russland zu uns gelangte (Radix rhei Moscovitici s. Rossici s. Sibirici), wird derselbe jetzt nur noch auf dem Seewege, vorzugsweise über Canton eingeführt (Radix rhei Chinensis s. Indici). Der letztere unterscheidet sich von dem ersteren fast nur durch die weniger sorgfältige Reinigung, die er erfahren hat. — Der wirksame Bestandtheil des Rhabarbers ist noch nicht genau bekannt. So weit sich nach den bisherigen Untersuchungen beurtheilen lässt, steht derselbe wahrscheinlich der Cathartinsäure der Senna nahe.[1] Ausserdem finden sich in dem Rhabarber einige Harze (Erythroretin, Phäoretin und Aporetin), welche vielleicht als Umwandlungsproducte des wirksamen Bestandtheils anzusehen sind. Auch die Chrysophansäure ($C_{14}H_8O_4$), der Farbstoff des Rhabarbers, steht vielleicht mit jenem im Zusammenhange. Ferner enthält der Rhabarber noch eine Gerbsäure (Rheumgerbsäure $C_{26}H_{26}O_{14}$), die bei der Wirkung desselben in Betracht kommen kann, während die grosse Menge des darin enthaltenen oxalsauren Calciums keinen Antheil daran hat. Man verordnet den Rhabarber bei Verdauungsstörungen zu 0,10—0,50 Grm.; als schwaches Abführmittel zu 0,50—1,00 Grm. in Pulvern oder Pillen, selten als Aufguss. — Das einfache Rhabarberextract (**Extractum rhei**) wird aus 2 Th. Rhabarber mit je 9 Th. Wasser und Weingeist erhalten, doch zersetzt sich beim Eindampfen der wirksame Bestandtheil zum grossen Theile, so dass man es in gleicher Dosis geben muss, wie den Rhabarber. Es bietet daher vor diesem keinen Vorzug und ist theurer. — Das zusammengesetzte Rhabarberextract (**Extractum rhei compositum**, Extractum catholicum s. panchymagogum) ist eine mit Hülfe von je 4 Th. Wasser und Weingeist bereitete Mischung von 3 Th. Rhabarberextract und je 1 Th. Aloeextract und Jalapenseife. Dasselbe wird zu 0,20—1,00 Grm. in Pillenform als Abführmittel angewendet, ist aber ebenso überflüssig wie das vorige Präparat. — Die wässerige Rhabarbertinctur (**Tinctura rhei aquosa**) wird dadurch erhalten, dass man 100 Th. Rhabarber und je 10 Th. Borax und kohlensaures Kalium mit 850 Th. kochenden Wassers $1/4$ Stunde digerirt, dann 100 Th. Weingeist zusetzt und die Colatur mit 150 Th. Zimmtwasser vermischt. Dieselbe wird häufig bei Kindern zu 10—15 Tropfen und bei Erwachsenen theelöffelweise gegeben, ist jedoch sehr unzweckmässig zusammengesetzt. — Die weinige Rhabarbertinctur (**Tinctura rhei vinosa**) wird durch Digestion von 8 Th. Rhabarber, 2 Th. Pomeranzenschalen und 1 Th. Cardamom mit 100 Th. Xereswein und Zusatz von 12 Th. Zucker erhalten und theelöffelweise bei Verdauungsstörungen angewendet. — Zur Be-

---

[1] Vergl. BUCHHEIM, Ueber die scharfen Stoffe, in: Archiv der Heilkunde. Band XIII. S. 1. 1873.

reitung des Rhabarbersaftes (**Syrupus rhei**) werden 12 Th. Rhabarber, 3 Th. Zimmtkassie und 100 Th. Wasser eine Nacht lang macerirt und in je 80 Theilen der Colatur 144 Th. besten Zuckers gelöst. Man giebt denselben fast nur bei kleinen Kindern theelöffelweise als Abführmittel. — Das Kinderpulver (**Pulvis magnesiae cum rheo**, Pulvis infantum, Pulvis antacidus) ist ein Gemeng von 60 Th. Magnesium carbonicum, 40 Th. Elaeosaccharum foeniculi und 15 Th. Rhabarber und wird zu einem halben Theelöffel voll kleinen Kindern bei Verdauungsstörungen, Durchfällen oder Verstopfung gegeben. — Früher hielt man Rheum palmatum L., Rh. undulatum L., Rh. compactum L., Rh. australe Don, u. a. für die Mutterpflanzen des Rhabarbers, doch sind die durch Cultur derselben in Europa erhaltenen Wurzeln verschieden davon. Sie kommen bisweilen unter dem Namen mährischer, französischer oder englischer Rhabarber im Handel vor, sind jedoch ärmer an wirksamen Bestandtheilen und an oxalsaurem Kalk als der chinesische Rhabarber. Auch benutzte man früher die Rhaponticawurzel (Radix rhapontici) von Rheum rhaponticum L. als Surrogat für den Rhabarber. Ebenso den Mönchsrhabarber (Radix rhei monachorum) von Rumex alpinus L. oder auch R. Patientia L. — Die früher officinelle Grindwurzel (Radix lapathi) von Rumex obtusifolius L. enthält zwar Chrysophansäure und Gerbsäure, ist aber in ihrer Wirkung von dem Rhabarber verschieden.

Cortex frangulae. (Cortex rhamni Frangulae). Die Faulbaumrinde (Wegdornrinde, Spillbaumrinde, Schiessbeerrinde) stammt von Rhamnus Frangula L., einem in ganz Europa wachsenden Strauche (Fam. Rhamneae). Man verordnet die getrocknete Stammesrinde als Ersatz für Rhabarber oder Senna fast nur als Abkochung (8,00—15,00 Grm. auf 150 Grm. Colatur), welche meist auf einmal genommen wird.

Fructus rhamni catharticae (Baccae spinae cervinae). Die Kreuzdornbeeren sind die reifen Früchte von Rhamnus cathartica L., eines im mittleren Europa einheimischen Strauches (Fam. Rhamneae). Dieselben werden fast ausschliesslich im frischen Zustande zur Bereitung des Kreuzdornbeerensyrups (**Syrupus rhamni catharticae**, Syrupus spinae cervinae, Syrupus domesticus) benutzt, indem man 5 Th. des ausgepressten, gegohrenen und filtrirten Saftes mit 9 Th. Zucker einmal aufkocht. Der Kreuzdornbeerensyrup wird fast nur als Volksmittel, bei Kindern theelöffelweise, bei Erwachsenen Esslöffelweise als Abführmittel angewendet.

XXXIV. Gruppe der Filixsäure.

Die Glieder dieser Gruppe sind noch wenig untersucht worden. Nur von der Filixsäure ist bis jetzt mit Sicherheit nachgewiesen worden, dass sie den wirksamen Bestandtheil der Farnkrautwurzel bildet.[1] Für das

---

[1] Vergl. Al. Liebig, Investigationes quaedam pharmacologicae de extracto filicis maris aetherco. Dissert. inaug. Dorpat 1857. — Gust. Carlblom, Ueber den wirksamen Bestandtheil des ätherischen Farrenkrautextractes. Inaug.-Dissert. Dorpat 1866.

Kosin, einen Bestandtheil der Kosoblüthen, ist ein gleiches Verhältniss höchst wahrscheinlich.[1] Die wirksamen Bestandtheile der übrigen hierher gehörigen Droguen, der Granatwurzelrinde, der Kamala, Saoria u. s. w. sind noch nicht bekannt. Die gleichartige Wirksamkeit jener Mittel macht es jedoch wahrscheinlich, dass dieselbe durch eine bestimmte Gruppe chemischer Verbindungen bedingt werde.

Die genannten Droguen werden nur zu einem Zwecke, nämlich zur Beseitigung von Bandwürmern* verwendet. Im **Munde** und **Magen** verhalten sich die wirksamen Bestandtheile derselben, so weit unsere Kenntnisse reichen, indifferent. Da jedoch jene Droguen in grossen Gaben verordnet werden und zum Theil reich an Gerbsäuren sind, so können sie leicht den Magen belästigen und Erbrechen hervorrufen. Man sucht dieses meist dadurch zu vermeiden, dass man das Mittel in mehreren Portionen einnehmen lässt.

Wie sich jene Stoffe im **Dünndarme** verhalten, ist noch nicht genügend bekannt. Auf die Dünndarmschleimhaut scheinen sie ohne erhebliche Einwirkung zu bleiben. Dagegen sind wir zu der Annahme genöthigt, dass dieselben auf die etwa im Dünndarme vorhandenen Bandwürmer

---

[1] Vergl. BUCHHEIM, Ueber das Kosin. Arch. d. Pharmacie. Bd. VIII. S. 414. 1876.

* Seltener als die obigen Droguen hat man zu dem gleichen Zwecke Stoffe benutzt, welche nicht zu dieser Gruppe gehören.

Das Kaliumsalz des Trinitrophenols oder der Pikrinsäure ($C_6H_2(NO_2)_3$|OH) wirkt sehr nachtheilig auf die Bandwürmer ein. Da dasselbe keine abführende Wirkung besitzt, so muss man es immer mit einem Abführmittel verbinden. Obwohl nach seinem Gebrauche die Bandwürmer ziemlich regelmässig abgehen†, so hat derselbe doch auch einige Unannehmlichkeiten. Bald nach dem Einnehmen des Mittels tritt eine Gelbfärbung der Conjunctiva, später auch der ganzen Haut und der Schleimhäute ein. Ebenso nimmt der Harn eine gelbbraune bis braune Farbe an. Gelbsehen, wie nach dem Gebrauche des Santonins, oder andere Störungen des Wohlbefindens treten jedoch nicht ein, auch pflegt jene Hautfärbung schon nach 1—2 Tagen wieder zu verschwinden. Grössere Dosen des pikrinsauren Kaliums können allerdings Verdauungsstörungen und anderweitige krankhafte Zustände hervorrufen. Wegen seines höchst unangenehmen bitteren Geschmackes lässt sich das Mittel nur in Pillenform oder in Gallertkapseln nehmen. Man verordnet gewöhnlich 1,00 Grm. davon und lässt erst die Hälfte und nach einigen Stunden die andere Hälfte nebst etwas Ricinusöl einnehmen.

Aus dem durch trockne Destillation thierischer Substanzen, besonders der Knochen gewonnenen stinkenden Thieröl oder Hirschhornöl (Oleum animale foetidum, Oleum cornu cervi) wird durch Rectification das ätherische Thieröl (**Oleum animale aethereum**, s. Oleum animale Dippelii, s. Oleum cornu cervi rectificatum) erhalten. Dasselbe ist ein in seiner Zusammensetzung ziemlich wechselndes Gemeng von Kohlenwasserstoffen und organischen Basen, von denen einige, besonders die sogenannten Pyridinbasen giftig wirken. Jetzt wird das ätherische Thieröl nicht mehr für sich als Arzneimittel angewendet, sondern dient nur noch zur Bereitung des Ammonium carbonicum pyro-oleosum. Früher wandte man nicht selten das durch Destillation von 1 Th. Oleum animale foetidum und 3 Th. Terpenthinöl erhaltene Chabert'sche Wurmöl (Oleum Chaberti contra taeniam) täglich zweimal zu je 2 Theelöffel voll als Bandwurmmittel an. Grössere Dosen davon können leicht nachtheilig werden. In Bezug auf seine Brauchbarkeit steht es den obigen Mitteln nach. — Auch das Terpenthinöl und Steinöl (Petroleum) hat man zum Abtreiben von Bandwürmern benutzt, meist jedoch nur als Volksmittel.

---

† Vergl Jou. RULLE, Ein Beitrag zur Kenntniss einiger Bandwurmmittel und deren Anwendung. Inaug.-Dissert. Dorpat 1867.

XXXIV. GRUPPE DER FILIXSÄURE. 413

einen nachtheiligen Einfluss ausüben. In Folge davon ziehen sich diese nach dem unteren Theile des Darmcanals zurück. Geht nun der wirksame Bestandtheil des gegebenen Mittels leicht in das Blut über, so wird der Bandwurm allmählig von seinem Einflusse befreit und kann nach einiger Zeit wieder nach seinem gewöhnlichen Aufenthaltsorte zurückkehren. Es ist daher von Wichtigkeit, dass die gegebenen Mittel nicht leicht in das Blut übergehen. In diesem Umstande ist wohl auch der Grund zu suchen, warum die isolirten wirksamen Bestandtheile in Bezug auf die Sicherheit der Wirkung keine erheblichen Vortheile vor den Droguen selbst darbieten, bei deren Anwendung durch die Beimengung anderer Bestandtheile u. s. w. ihr Uebergang in das Blut verzögert wird. Aus demselben Grunde sind jene Mittel auch in Pillenform wirksamer, als in Lösungen. Mit Ausnahme der Granatwurzelrinde, deren wässeriger Auszug wirksam ist, sind die wirksamen Bestandtheile jener Droguen nur sehr schwer in Wasser löslich. Es genügt indessen nicht, den Bandwurm nur in den untersten Theil des Darms hinabzutreiben, derselbe muss auch entleert werden. In manchen Fällen erfolgt schon durch die Wirkung des gegebenen Bandwurmmittels eine breiige Darmausleerung, doch geschieht dies nicht regelmässig. Es ist daher rathsam mit dem Gebrauche des Bandwurmmittels noch den eines Abführmittels zu verbinden. Früher bediente man sich zu diesem Zwecke mit besonderer Vorliebe des Gutti's, in neuerer Zeit dagegen gewöhnlich des Ricinusöls. Damit jedoch der Bandwurm entleert werde, muss die abführende Wirkung gerade zu der Zeit eintreten, wo sich der Bandwurm im untersten Theile des Darmcanals befindet. Auch müssen die Fäces eine gewisse Consistenz besitzen und in reichlicher Menge vorhanden sein. Dünnflüssige Fäces fliessen leicht an dem Bandwurm vorüber, ohne ihn mit fortzureissen. Damit also der Bandwurm entleert werde, müssen verschiedene Bedingungen zusammentreffen. welche nicht immer vorhanden sind. Wir werden daher auch nie in den Besitz eines Mittels gelangen, durch welches der Bandwurm mit Sicherheit abgetrieben werden könnte.

Wegen der häufig beobachteten Misserfolge ist man von jeher bemüht gewesen, die Wirkung der gegebenen Mittel durch besondere Maassregeln zu unterstützen. Zweckmässig erscheint es, den Kranken einige Zeit vor dem Einnehmen des Mittels hungern zu lassen, damit möglichst wenig Magen- und Darminhalt vorhanden sei. Dann giebt man im Laufe einiger Stunden 1—2 kleine Dosen des Bandwurmmittels, um den Bandwurm möglichst tief in den unteren Darm hinabzutreiben und zuletzt eine grössere Dosis davon nebst einer kleinen Menge Ricinusöl. Geht dann der Bandwurm nicht im Laufe einiger Stunden ab, so empfiehlt es sich, den Dickdarm nach dem S. 60 angegebenen Verfahren mit 1—2 Liter lauwarmen Wassers, dem man noch 1,00 Grm. pikrinsaures Kalium zusetzen kann, auszuspülen. — Meist nimmt man an, dass im Frühlinge die Bandwürmer leichter abgingen, als zu anderen Jahreszeiten. Besonders zweckmässig erscheint die Anwendung der Bandwurmmittel. wenn eben ein Stück des Bandwurms freiwillig abgegangen ist, derselbe sich also bereits im untersten Theile des Darmcanals befindet. Die früher sehr beliebten Vorbereitungscuren, bestehend in dem reichlichen Genusse

414   XXXIV. GRUPPE DER FILIXSÄURE.

von Erdbeeren, Zwiebeln, marinirtem Häring, Butter u. s. w. hatten den Zweck, den Bandwurm in den unteren Theil des Darms hinabzutreiben, doch wird derselbe durch einige vorausgeschickte Dosen des Bandwurmmittels noch sicherer erreicht. Vielfach hat man angenommen, dass einzelne Bandwurmmittel auf gewisse Bandwurm-Arten stärker einwirkten, als auf andere, dass z. B. die Farnkrautwurzel bei Bothriocephalus latus, die Granatwurzelrinde dagegen bei Taenia solium wirksamer sei, doch fehlt es noch an genügenden Beweisen für diese Annahme. Ebenso wenig lässt sich noch insofern ein Unterschied zwischen den einzelnen Bandwurmmitteln machen, dass durch einige derselben der Bandwurm getödtet, durch andere nur krank gemacht werde. Dies hängt nicht sowohl von der Wahl des Bandwurmmittels, als von der Dosis desselben und von anderen Umständen ab.

Ueber den Uebergang der obigen Stoffe in das Blut ist noch Nichts bekannt. Wahrscheinlich erfolgt derselbe nur in sehr geringem Maasse. Nach den arzneilichen Dosen jener Mittel treten gewöhnlich keine Erscheinungen ein, welche von einem Uebergang derselben in das Blut abzuleiten wären. Im Harn konnten bisher weder die wirksamen Stoffe selbst noch Zersetzungsproducte derselben aufgefunden werden.

Rhizoma filicis (Radix filicis maris). Unter dem Namen der Farnkrautwurzel oder Wurmfarnwurzel findet sich im Handel das von Spreuschuppen und Wurzeln gereinigte Rhizom nebst den jüngeren Wedelresten einer in ganz Europa, Nordasien und Nordamerica einheimischen Polypodiacee, des Polystichum Filix mas ROTH (Nephrodium Filix mas RICH., Polypodium Filix mas L., Aspidium Filix mas Sw). Dasselbe muss auf dem Durchschnitte eine grüne Farbe haben und ist zu verwerfen, sobald diese in Braun übergegangen ist. Das von trockenen, sandigen Orten gesammelte Rhizom zeigt eine grössere Wirksamkeit als das an feuchten Stellen gewachsene. Dasselbe enthält ausser den gewöhnlichen Pflanzenbestandtheilen eine eigenthümliche Gerbsäure (Tannaspidsäure) und deren Umwandlungsproducte, ein grün gefärbtes Fett und als wirksamen Bestandtheil die Filixsäure ($C_{14}H_{18}O_5$). Dieselbe bildet ein weisses undeutlich krystallinisches Pulver, ist fast unlöslich in Wasser, sehr schwer löslich in Weingeist, aber leicht in Aether. In Berührung mit überschüssigen Alkalien zersetzt sie sich leicht unter Bildung von Buttersäure. Beim Schmelzen mit Aetzkali spaltet sie sich in Buttersäure und Phloroglucin. Man verordnet die Farnkrautwurzel zu 15,00—30,000 Grm. in mehrere Dosen getheilt, in Pulver oder Latwergen, meist mit einem aromatischen Zusatze. Wässrige Auszüge derselben sind nicht wirksam. Ungleich häufiger als des Pulvers bedient man sich des Wurmfarnextractes (Extractum filicis), welches durch Ausziehen der Wurmfarnwurzel mit 5 Th. Aether und Abdestilliren des letzteren erhalten wird. Ein gutes Wurmfarnextract muss hellgrün, von Butterconsistenz und gleichmässig mit weissen Körnchen von Filixsäure durchsetzt sein. Das im Handel vorkommende Präparat dagegen ist häufig braungrün und flüssig und zeigt einen geringen Bodensatz von Filixsäure. Beim Dispensiren eines solchen Extractes kann es leicht geschehen, dass die Arznei gar keine Filixsäure enthält und daher unwirksam bleibt. Man verordnet das

XXXIV. GRUPPE DER FILIXSÄURE.

Wurmfarnextract zu 2,00—4,00 Grm. auf 2—3 mal zu nehmen in Pillenform, mit Zusatz von Pulvis rhizom. filic. oder Sapo medicatus oder in Gallertkapseln. — Unter dem Namen Radix pannae s. Rad. Uncoma findet sich bisweilen das Rhizom von Aspidium athamanticum KUNZE im Handel, welches im südlichen Africa als Bandwurmmittel angewendet wird. Vorzüge desselben vor der einheimischen Wurmfarnwurzel sind noch nicht nachgewiesen worden.

Cortex radicis granati. Die Granatwurzelrinde stammt von Punica Granatum L., einem ursprünglich in Klein-Asien einheimischen, jetzt aber in Südeuropa und den meisten warmen Ländern theils cultivirten, theils verwilderten kleinen Baume. Der wirksame Bestandtheil derselben ist noch nicht bekannt, doch ist sie sehr reich an Gerbsäure. Man verordnet die Granatwurzelrinde meist als Macerationsdecoct (50—100 Grm. auf 250 Grm. Colatur), welches im Laufe einiger Stunden verbraucht wird. — Auch ein in Ostindien bereitetes Extract (Extractum corticis radicis granati) hat man bisweilen zu 30—60 Grm. angewendet.

Flores koso s. kusso. Die Kosoblüthen sind die abgewelkten weiblichen Blüthen von Hagenia Abyssinica WILLDEN. (Brayera anthelmintica KUNTH), einem in Abyssinien einheimischen Baume aus der Familie der Rosaceen. Als wirksamer Bestandtheil der Kosoblüthen ist wahrscheinlich das Kosin ($C_{31}H_{38}O_{10}$) anzusehen[1], welches in reinem Zustande gelbliche rhombische Krystalle bildet, die sich in Wasser fast gar nicht, in Weingeist schwer, dagegen leicht in Aether und Chloroform lösen, und schwach saure Eigenschaften besitzen. Beim Erwärmen mit concentrirter Schwefelsäure oder beim Schmelzen mit Aetzkali wird es unter Bildung von Isobuttersäure zersetzt. — Man verordnet die Kosoblüthen gewöhnlich in Form einer Schüttelmixtur zu 15—20 Grm., welche in mehrere Portionen vertheilt genommen wird, oder in den nach ROSENTHAL's[2] Vorschrift bereiteten Tabletten. — Das von BEDALL unter dem Namen Koussin in den Handel gebrachte unreine Kosin bildet ein amorphes, lockeres, gelblich graues, nach flüchtigen Fettsäuren riechendes Pulver, welches zu 1,50—2,00 Grm. in Oblaten oder Pillen genommen wird, ohne jedoch die Kosoblüthen an Sicherheit der Wirkung erheblich zu übertreffen. Noch bequemer lässt sich das MERCK'sche reine Kosin einnehmen, welches jedoch ungleich theurer ist.

Kamala (Glandulae rottlerae). Das unter diesem Namen im Handel vorkommende gelbrothe Pulver besteht hauptsächlich aus den Drüsen, mit welchen die Früchte von Rottlera tinctoria ROXB. (Mallotus Philippinensis MUELL.) einer im tropischen Asien und in Abyssinien einheimischen Euphorbiacee, reichlich besetzt sind. Wegen seines schwachen Geschmackes lässt sich dieses Mittel bequemer einnehmen, als die vorhergehenden und wird zu 8,00—12,00 Grm. in einige Portionen getheilt in Pulvern, Schüttelmixturen oder Lattwergen verordnet. Auch eine daraus

---

[1] Vergl. FLÜCKIGER u. BURI, Beiträge zur Kenntniss des Kosins, in: Archiv d. Pharmacie, II. Bd. S. 205. 1874. — BEDDIEM, Ueber das Kosin. Ebendas. Bd VIII S. 414. 1876.

[2] Berliner klin. Wochenschrift 1874. No. 43.

bereitete Tinctur, so wie das ausgezogene Harz (Resina kamalae) hat man gebraucht. Da die Kamala in jenen Dosen fast stets eine abführende Wirkung zeigt, so ist bei ihrem Gebrauche die gleichzeitige Anwendung eines Abführmittels unnöthig. — Die unter dem Namen Saoria im Handel vorkommenden Früchte von Maësa picta HOCHST., einer in Abyssinien einheimischen Myrsinee, sind bis jetzt in Deutschland nur noch selten zu 20—30 Grm. angewendet worden. Nach MARTIUS[1] bedienen sich die Eingeborenen Abyssiniens noch zahlreicher anderer dort einheimischer Bandwurmmittel, die jedoch bisher in Europa nicht in Gebrauch gekommen sind.

Anhang.

Santonin.

Das Santonin ($C_{15}H_{18}O_3$), ein Bestandtheil der Wurmsamen, schliesst sich in mancher Hinsicht an die Glieder der vorhergehenden Gruppe an, während es in anderer davon abweicht. Dasselbe bildet farb- und geruchlose Prismen, welche sich am Lichte gelb färben und in Wasser nur wenig, in Weingeist, Aether und besonders in Chloroform leicht löslich sind. Mit Basen verbindet sich dasselbe zu santoninsauren Salzen, welche zum grossen Theile krystallisirbar und in Wasser löslich sind.

Das Santonin ist bisher fast nur zu einem Zwecke, nämlich zur Beseitigung von Spulwürmern angewendet worden. Dasselbe zeigt im **Munde** einen bitteren Geschmack. Sein Verhalten im **Magen** und **Dünndarme** ist noch nicht genügend bekannt, doch scheint es hier nicht ganz indifferent zu bleiben, da grössere Dosen davon Uebelkeit und Erbrechen hervorrufen können. Dagegen wirkt dasselbe schon in geringer Menge nachtheilig auf die im Darm befindlichen Spulwürmer ein, welche meist dadurch getödtet werden. Oxyuris vermicularis und Trichocephalus dispar werden nicht davon afficirt. Da das Santonin in arzneilichen Gaben keine abführende Wirkung besitzt, so giebt man gewöhnlich einige Stunden nach dem Einnehmen desselben ein Abführmittel. Auf diese Weise gelingt die Beseitigung der Spulwürmer fast regelmässig, doch setzt man dies Verfahren gewöhnlich 2—3 Tage fort, bis keine Spulwürmer mehr abgehen.

Da das Santonin in Wasser nicht ganz unlöslich ist und im Darmcanale wahrscheinlich leicht lösliche Salze bildet, so kann es auch, wenigstens theilweise, in das **Blut** übergehen. Ueber das Verhalten desselben zu den verschiedenen Organen, denen es durch das Blut zugeführt wird, haben wir nur noch ungenügende Kenntnisse. Schon bald nach dem Einnehmen arzneilicher, besonders aber grösserer Dosen erscheinen weisse Gegenstände dem Auge gelblich, blaue grünlich gefärbt. Bei der Betrachtung des Spectrums erscheint dasselbe verkürzt. Die Stelle des Violett wird vom Auge anfangs farblos und später schwarz wahrgenommen.

---

[1] Jahrbuch für die prakt. Pharmacie. Bd. XXII. S. 329. 1851.

Ueber die Ursache dieses Gelbsehens oder vielmehr dieser Violettblindheit sind die Ansichten noch getheilt. Früher leitete man dieselbe meist von einer Gelbfärbung der durchsichtigen Augenmedien ab, obgleich mit Unrecht, da sich diese nicht nachweisen lässt und das Gelbsehen auch bei Kerzenlicht eintritt. E. ROSE,[1] welcher fand, dass dem Gelbsehen öfters ein Violettsehen besonders schwarzer Gegenstände vorausgeht, leitet dasselbe von einer gestörten Thätigkeit der Netzhaut ab. Nach HELMHOLTZ[2] und HUEFNER[3] würde sich das Violettsehen aus einer Erregung, das Gelbsehen aus einer nachfolgenden Ermüdung der violett empfindenden Nervenfasern erklären lassen. M. SCHULTZE[4] leitet das Gelbsehen von einer Gelbfärbung der Netzhaut, besonders der Macula lutea ab, das Violettsehen dagegen von einer Complementärerregung. Die letztere Erklärung wird jedoch von HUEFNER sowie von PREYER[5] bestritten. Nach SCHOEN[6] zeigt sich nach dem Einnehmen des Santonins eine allgemeine Steigerung der Erregbarkeit des Sehnerven. Die obige Sehstörung verschwindet in der Regel nach einigen Stunden wieder.

Nach grösseren Dosen des Santonins treten ausser dem Gelbsehen auch andere Erscheinungen deutlicher hervor, besonders Kopfschmerz und Benommenheit, Müdigkeit und Verlangsamung des Pulses. Die Empfindlichkeit für das Santonin scheint indessen bei verschiedenen Menschen ziemlich ungleich zu sein. In einzelnen Fällen, besonders bei Kindern, hat man schon nach verhältnissmässig kleinen Dosen schwere Vergiftungserscheinungen eintreten sehen, namentlich grosse Unruhe, Bewusstlosigkeit, Erweiterung der Pupillen und Krämpfe, sowohl der Extremitäten als auch der Gesichtsmuskeln. Auch Thiere zeigen eine ungleiche Empfindlichkeit für das Santonin. Frösche und Kaninchen sind nach v. HASSELT und RIENDERHOFF[7] weniger empfindlich dafür als Hunde. Bei den letzteren treten schon nach 0,50 Grm. Krämpfe ein und nach 4,00—5,00 Grm. erfolgt der Tod durch Asphyxie. Nach BINZ[8] lassen sich bei Thieren die Krämpfe durch Inhalationen von Aether oder Chloroform oder durch subcutane Injectionen von Chloral unterdrücken oder abkürzen.

Schon nach arzneilichen Dosen des Santonins nimmt der **Harn** eine intensiv gelbe Farbe an, welche beim Alkalischwerden in Purpurroth übergeht. Diese Färbung wird bedingt durch ein noch nicht genauer untersuchtes Umwandlungsproduct des Santonins, welches FALCK[9] Xanthopsin genannt hat. Während man häufig annahm, dass jener Stoff schon im Blute gebildet werde und zu den erwähnten Sehstörungen Veranlassung gebe, entsteht derselbe nach E. ROSE, welcher ihn in

---

[1] Arch. f. patholog. Anatomie. Bd. XVI. S. 233. Bd. XVIII. S. 15. Bd. XIX. S. 522. Bd. XX. S. 245. Bd. XXVIII. S. 30. Bd. XXX. S. 442.
[2] Handbuch der physiologischen Optik. Leipzig 1867. S. 847.
[3] Arch. f. Ophthalmologie. Bd. 13. S. 309.
[4] Ueber den gelben Fleck der Retina, seinen Einfluss auf normales Sehen und auf Farbenblindheit. Bonn 1866.
[5] Arch. f. d. ges. Physiologie. Bd. I. S. 299. 1868.
[6] Die Lehre vom Gesichtsfelde und seinen Anomalien. Berlin 1874.
[7] Archiv für holländ. Beiträge. Bd. II. S. 231. 1860.
[8] Archiv für experim. Pathol. u. Pharmakol. Bd. VI. S. 300. 1877.
[9] Deutsche Klinik 1860. No. 27 u. 28.

keinem anderen Organe auffinden konnte, erst in den Nieren. Die Harnausscheidung wird nach E. ROSE bei dem Gebrauche des Santonins vermehrt. Veränderungen der Harnwerkzeuge sind bis jetzt selbst bei Santoninvergiftungen nicht nachgewiesen worden.

Santoninum. Das Santonin wird durch Auskochen der Wurmsamen mit Kalkmilch, Eindampfen des Filtrates, Zusatz von Salzsäure und wiederholtes Umkrystallisiren des erhaltenen Niederschlags gewonnen und in Pulverform zu 0,03—0,10 p. d. verordnet. Am häufigsten bedient man sich jedoch der Santoninpastillen (**Trochisci santonini**), welche mit Chocolade bereitet und in zwei Sorten, zu je 0,025 Grm. und zu je 0,050 Grm. Santonin, vorräthig gehalten werden. — Das santoninsaure Natrium (**Natrium santonicum**) kann eben so wie das Santonin gegeben werden. In arzneilichen Dosen wird dasselbe wohl stets durch die freie Säure des Magensaftes zersetzt und kann daher nicht von jenem verschieden wirken. Nur bei grösseren Dosen kann ein Theil davon unzersetzt bleiben und etwas rascher als das freie Santonin in das Blut übergehen, indem das Gelbsehen darnach besonders deutlich eintritt. — Die Wurmsamen oder Zittwersamen (**Flores cinae**, Semen santonici, Semen contra, Semen sanctum) sind die noch geschlossenen Blüthenköpfchen von Artemisia Cina BERG., einer in Turkestan einheimischen Senecionidee, welche früher fälschlich als Samen bezeichnet wurden. Dieselben enthalten ausser den gewöhnlichen Pflanzenbestandtheilen und $1^{1}/_{2}$—2 p. C. Santonin noch ein saures, amorphes Harz und ein ätherisches Oel. Das letztere ist ein Gemeng von Cinaëbencampher ($C_{10}H_{18}O$) mit einem Kohlenwasserstoffe, dem Cinen ($C_{10}H_{16}$), und wirkt in etwas grösseren Gaben giftig. Durch jenen Gehalt an ätherischem Oel besitzen die Wurmsamen einen widrigen Geschmack und Geruch, weshalb man ihnen jetzt fast stets das Santonin vorzieht. Man gab dieselben gewöhnlich in Pulverform zu 1,00—4,00 Grm. p. d. oder auch mit Chocolade oder Pfefferkuchen, als Wurmchocolade, Wurmpfefferkuchen u. s. w. — Das Zittwerblüthenextract (**Extractum cinae**), welches durch Ausziehen mit Aether und Weingeist erhalten wird, besitzt den unangenehmen Geruch und Geschmack der Wurmsamen in hohem Grade und kommt deshalb fast gar nicht mehr in Gebrauch.

XXXV. Gruppe der Gerbsäuren.

Unter dem Namen der Gerbsäuren fasst die Chemie eine Anzahl von Stoffen zusammen, welche die Eigenschaft haben, mit dem Collagen eine feste Verbindung einzugehen, so dass sie sämmtlich zum Gerben d. h. zur Bereitung des Leders benutzt werden können. Auch in ihren übrigen Reactionen, so wie in ihren äusseren Eigenschaften zeigen diese Säuren viel Aehnlichkeit unter einander. Sie sind sämmtlich amorph, besitzen daher auch ein nur sehr geringes Diffusionsvermögen und zersetzen sich leicht, besonders in alkalischen Lösungen. Sie sind in Wasser und wässrigem Weingeist leicht löslich, in Aether schwer löslich oder unlöslich. Diese Eigenschaften erschweren die chemische Untersuchung derselben in hohem Grade. Aus diesem Grunde ist auch die chemische Zusammensetzung der meisten Gerbsäuren nicht genau bekannt und es ist daher noch nicht möglich, dieselben auf eine gemeinsame chemische Formel zurückzuführen. Entsprechend der Aehnlichkeit ihrer äusseren Eigenschaften zeigt auch ihr Verhalten gegen den Organismus grosse Uebereinstimmung, so dass wir die Wirkung der einzelnen Gerbsäuren noch nicht zu unterscheiden vermögen. Selbst zwischen den Wirkungen der gewöhnlich angenommenen Gruppen der eisenbläuenden Gerbsäuren, welche mit Eisensalzen einen schwarzblauen Niederschlag und bei der trockenen Destillation Pyrogallol ($C_6H_6O_3$) geben, und der eisengrünenden Gerbsäuren, welche Eisensalze schwarzgrün fällen und bei der trocknen Destillation Brenzcatechin ($C_6H_6O_2$) liefern, lässt sich bis jetzt kein Unterschied auffinden. Dieser Umstand spricht dafür, dass die Wirkungen der Gerbsäuren sämmtlich auf die erwähnten gemeinsamen Eigenschaften zurückzuführen seien. Bei der grossen Zahl der in der Natur vorkommenden Gerbsäuren und der weiten Verbreitung derselben im Pflanzenreiche ist es nicht auffallend, dass man von jeher eine grosse Anzahl gerbsäurehaltiger Naturproducte als Arzneimittel angewendet hat, in deren Wirksamkeit man öfter gewisse Unterschiede bemerkt zu haben glaubte und von denen einzelne für gewisse Zwecke geeigneter erscheinen, als andere.

Auf der unverletzten **Haut** rufen die Gerbsäuren keine auffallende Veränderung hervor. Nur nach lange anhaltender Einwirkung derselben bemerkt man das Gefühl von Straffheit der Haut, wobei die Linien und Schweissporen derselben etwas deutlicher hervortreten. Kommen sie dagegen auf Wunden oder Geschwürsflächen, so verbinden sie sich mit den eiweissartigen Bestandtheilen des Secretes und selbst mit den obersten Schichten der secernirenden Fläche, welche dadurch eine Verdichtung zu erleiden scheint. So wird theils eine in Wasser unlösliche Decke gebildet, welche die darunter liegenden Theile mehr oder weniger vor der Einwirkung äusserer schädlicher Einflüsse schützt, theils aber auch die Secretion beschränkt und auf diese Weise häufig die Heilung wesentlich befördert. Man hat daher die Gerbsäuren und öfter noch gerbsäurehaltige Droguen, z. B. Eichenrinde, angewendet bei einfachen Excoriationen, z. B. wunden Brustwarzen, so wie bei profuser Eiterung, bei luxurirenden Granulationen, bei carcinomatösen Geschwüren u. s. w. Blutungen z. B. aus Blutegelstichen lassen sich häufig durch reichliches Auftragen gepulverter reiner Gerbsäure stillen, indem dieselbe nicht nur das Blut gerinnen macht, sondern auch mit demselben eine fest anhaftende klebrige Masse bildet. Wegen ihres höchst geringen Diffusionsvermögens können die Gerbsäuren die Epidermis nur sehr schwer durchdringen. Ihre Wirkung beschränkt sich daher immer nur auf die oberflächlichsten Schichten. Doch kann der anhaltende Gebrauch derselben bei oberflächlichen chronischen Hautentzündungen häufig nützlich werden, z. B. bei Forstbeulen, bei Acne sebacea, chronischem Ekzem u. s. w. Je tiefer dagegen der kranke Theil liegt, desto weniger können auch die Gerbsäuren darauf einwirken, wie bei Telangiektasien, Varices, Hernien u. s. w. Ob durch die Anwendung gerbsäurehaltiger Pomaden das Ausfallen der Kopfhaare verhütet werden könne, ist noch sehr zweifelhaft.

Aehnlich wie auf der äusseren Haut verhalten sich die Gerbsäuren im **Auge**. Auch hier können dieselben zur Verminderung der Secretion, z. B. bei Blennorrhöen des Auges, benutzt werden, doch giebt man hier meist anderen Mitteln den Vorzug.

Im **Munde** rufen die Gerbsäuren einen ausserordentlich herben, noch bei starker Verdünnung wahrnehmbaren Geschmack hervor, der bei grösserer Concentration zugleich süsslich erscheint. Die ganze Mundschleimhaut und die Zunge zeigen ein Gefühl von Steifigkeit, doch geht diese Empfindung bald wieder vorüber, ohne dauernde Folgen zu hinterlassen. Man benutzt die gerbsäurehaltigen Mittel ziemlich oft, um durch sie im Munde ähnliche Veränderungen hervorzurufen, wie auf der Haut, z. B. bei scorbutischem Zahnfleisch, bei Blutungen aus Mund und Rachen, bei Salivation, bei Aphthen, Anginen, chronischen Rachenkatarrhen, bei Verlängerung der Uvula u. s. w. Wegen ihrer Unschädlichkeit verdienen hier die Gerbsäuren den Vorzug vor manchen ähnlich wirkenden Metallsalzen. Gewöhnlich wurden jene Mittel in Form von Zahnpulvern, Zahntincturen, Mund- und Gurgelwässern verordnet, namentlich Radix ratanhae, Catechu, Cortex quercus u. s. w. — Bei anhaltendem Nasenbluten hat man bisweilen Gerbsäure als Schnupfpulver angewendet.

Das Verhalten der Gerbsäuren im **Magen** ist noch wenig bekannt. Dieselben können sich hier zunächst mit den eiweiss- und leimartigen Stoffen des Mageninhaltes, ja selbst, wo diese nicht ausreichen, mit dem Secret und den oberflächlichsten Schichten der Magenschleimhaut verbinden. Indess kommt es aus den angegebenen Gründen nicht leicht zu einer tiefer gehenden Veränderung der Magenschleimhaut und es können daher meist ziemlich bedeutende Mengen von Gerbsäuren ohne erheblichen Nachtheil eingenommen werden. Nach grösseren Dosen (1,00—2,00 Grm.) tritt ein unangenehmes Gefühl in der Magengegend, Aufstossen und Uebelkeit und auch wohl Erbrechen ein. Tödtlich ablaufende Vergiftungen von Menschen durch Gerbsäuren sind bis jetzt nicht bekannt geworden, dagegen sah Schroff Kaninchen nach Dosen von 4,00—7,00 Grm. unter Convulsionen zu Grunde gehen. Da durch die Gerbsäuren Pepsin gefällt wird, so ist es leicht erklärlich, dass beim fortgesetzten Gebrauche gerbsäurehaltiger Mittel bisweilen Verdauungsstörungen eintreten. — Vielfach sind die Gerbsäuren bei Vergiftungen durch Brechweinstein, durch Alkaloide oder bei solchen durch Opium, Schierling, Tabak, Brechnuss, Belladonna, Sturmhut, Zeitlose, Digitalis u. s. w. empfohlen worden. Wenn es darauf ankommt, den Uebergang jener Stoffe in das Blut zu verzögern, bis sie durch Erbrechen u. s. w. entfernt werden können, so erscheint die Anwendung besonders der reinen Gerbsäuren als das geeignetste Mittel. Dagegen können die gebildeten Gerbsäureverbindungen allmählig doch

XXXV. GRUPPE DER GERBSÄUREN. 421

noch in das Blut übergehen, auch vermag die Gerbsäure die durch jene Stoffe im Blute hervorgerufenen Wirkungen nicht zu verhindern. Wie weit die Gerbsäuren im unveränderten Zustande im **Darme** vordringen können, ist noch nicht genau bekannt. Gewöhnlich werden bei ihrem Gebrauche die Stuhlausleerungen seltener und consistenter. Nur in wenigen Fällen sah man nach grossen Dosen derselben auch Diarrhoe eintreten. Nach MITSCHERLICH und HENNIG wird die peristaltische Bewegung durch die Gerbsäuren nicht vermindert, so dass die geringere Frequenz der Stuhlausleerungen von einer verminderten Secretion der Darmschleimhaut herzurühren scheint. Schon seit den ältesten Zeiten wurden gerbsäurereiche Mittel häufig bei zu grosser Frequenz der Stuhlausleerungen angewendet, z. B. bei leichten katarrhalischen Diarrhöen, besonders aber bei chronischen Durchfällen, chronischen Ruhren und selbst bei epidemischer Cholera. Am häufigsten wurden zu diesem Zwecke die reine Gerbsäure, Radix ratanhae, Katechu, Kino u. s. w. gegeben. Auch bei Darmblutungen wurden bisweilen gerbsäurereiche Mittel verordnet. Grösseren Erfolg sah man bei manchen krankhaften Zuständen des Mastdarms, z. B. Fissura ani, erschlafften Hämorrhoidalknoten, Mastdarmvorfällen u. s. w. von der directen Application der Gerbsäuren in Form von Klystieren oder Stuhlzäpfchen u. s. w.

Dass die Gerbsäuren vom Darmcanale aus in unverändertem Zustande in das **Blut** übergehen könnten, ist bei der grossen Affinität derselben zu den leimgebenden Substanzen nicht wohl denkbar. Wahrscheinlich werden dieselben, wenigstens die Galläpfelgerbsäure, so weit sie noch nicht festere Verbindungen eingegangen sind, unter der Mitwirkung der Darmsäfte in Gallussäure und andere Producte umgewandelt. Für diese Umwandlung spricht auch das Vorkommen der Ellagsäure ($C_{14}H_6O_8$) in dem Darminhalte mancher pflanzenfressenden Thiere. Die gebildete Gallussäure, welche keine Affinität zu dem Collagen besitzt, aber noch immer eine adstringirende Wirkung zeigt, kann wahrscheinlich leicht in das Blut übergehen. Ob dieselbe nach den arzneilichen Dosen der Gerbsäure hier noch besondere Wirkungen äussern könne, ist bis jetzt nicht genügend nachgewiesen worden. Man hat die Gerbsäure bisweilen innerlich bei chronischen Bronchialkatarrhen verordnet. Zweckmässiger erscheint es, in solchen Fällen zerstäubte Gerbsäure-Lösung inhaliren zu lassen. Auch bei Lungenblutungen hat man nicht selten Gerbsäure angewendet. Nach KUECHENMEISTER tritt nach dem Einnehmen derselben eine Verkleinerung der Milz ein. Besonders häufig wurde ihre Anwendung bei Albuminurie empfohlen, doch fehlen noch genügende Beweise für die Brauchbarkeit derselben. Bei Blasenkatarrhen wurden häufig die Bärentraubenblätter verordnet, bei denen ausser der Gallussäure vielleicht auch die Umwandlungsproducte des darin enthaltenen Arbutins in Betracht kommen können. Ungleich grösserer Nutzen lässt sich durch den Gebrauch der Gerbsäuren bei solchen krankhaften Zuständen der Harn- und Geschlechtswerkzeuge erreichen, wo eine directe Application derselben möglich ist, z. B. bei Uterusblutungen, Scheidenvorfällen, Leukorrhöen, Nachtrippern u. s. w. Im **Harn** finden sich nach dem Einnehmen etwas grösserer Dosen der Galläpfelgerbsäure Spuren von

XXXV. GRUPPE DER GERBSÄUREN.

Gallussäure, Pyrogallol und anderen Umwandlungsproducten derselben vor, welche ihm eine etwas dunklere Farbe ertheilen.

Acidum tannicum. Die reine Galläpfelgerbsäure oder Digallussäure (Tannin $C_{14}H_{10}O_9$) wird durch Ausziehen der Galläpfel mit wasserhaltigem Aether und Verdunsten der so gewonnenen wässrigen Gerbsäurelösung erhalten. Man verordnet dieselbe innerlich von 0,05—0,40 Grm. p. d. in Pulvern (am besten mit Pulvis aromaticus) oder Pillen. Aeusserlich benutzt man theils Pulver, z. B. zum Blutstillen oder als Schnupfpulver, theils Lösungen in Wasser oder Glycerin, z. B. zu Inhalationen oder zum Bepinseln von Frostbeulen (1:10), zu Gurgelwässern oder Injectionen (1:100). Auch Salben mit 5—10 Th. Fett oder Glycerinsalbe hat man angewendet, ferner Tanninseife u. s. w. — Die aus der Gerbsäure durch Kochen mit verdünnten Mineralsäuren dargestellte Gallussäure (Acidum gallicum $C_7H_6O_5$) ist bis jetzt nicht allgemeiner in Gebrauch gekommen. Man gab dieselbe zu 0,50—1,50 Grm. in Pulvern. — Die durch trockne Destillation der Galläpfelgerbsäure oder Gallussäure erhaltene Pyrogallussäure (Pyrogallol) ist bisher nur äusserlich als Haarfärbemittel angewendet worden.

Gallae. Von den Galläpfeln werden die levantinischen (Gallae Turcicae s. G. Halepenses) am meisten geschätzt. Dieselben bilden sich aus den Zweigknospen der in Kleinasien einheimischen Quercus infectoria OLIV. (Fam. Cupuliferae), durch den Stich der Cynips Gallae tinctoriae OLIV. und enthalten 36—65 Proc. Gerbsäure. Die europäischen und besonders die einheimischen Galläpfel sind viel ärmer daran. Die chinesischen oder japanischen Galläpfel werden durch Blattläuse (Aphis Chinensis) an den Blattstielen von Rhus semialata MURR. (Fam. Anacardiaceae) hervorgerufen und enthalten 69—77 Proc. Gerbsäure. Die Galläpfel werden in Substanz gewöhnlich nicht angewendet. — Die Galläpfeltinctur **(Tinctura gallarum)** wird durch Digestion von 1 Th. Galläpfeln mit 5 Th. Spiritus dilutus erhalten, und als Antidotum bei Alkaloidvergiftungen sowie zu Bepinselungen bei Frostbeulen benutzt.

Cortex quercus. Die Eichenrinde wird am zweckmässigsten im Frühlinge von den Aesten und jungen Stämmen der bei uns einheimischen Eichenarten, Quercus pedunculata EHRH. und Qu. sessiliflora LM. (Fam. Cupuliferae) gesammelt. Dieselbe enthält 4—20 Proc. einer eisenbläuenden, von der Digallussäure verschiedenen Gerbsäure. Innerlich wird sie nur noch sehr selten gebraucht, äusserlich in Form von Abkochungen bisweilen zu Umschlägen, Gurgelwässern, Injectionen u. s. w., so wie zur Darstellung des Plumbum tannicum pultiforme (S. 247) benutzt. — In gleicher Weise wie die Eichenrinde verwendete man früher auch die Cortex ulmi interior von Ulmus campestris L. und Ulm. effusa WILLD. (Fam. Urticaceae), die Cortex salicis von Salix pentandra L., S. fragilis L., Salix alba L. u. s. w. (Fam. Salicineae), die Cortex hippocastani von Aesculus Hippocastanum L. (Fam. Hippocastaneae), die Radix caryophyllatae von Geum urbanum L. (Fam. Rosaceae) u. s. w.

Folia uvae ursi. Die Bärentraubenblätter kommen von Arctostaphylos Uva ursi SPRENGEL (Arbutus Uva ursi L.), einer im nördlichen Europa einheimischen Ericee. Dieselben enthalten ausser einer grösseren Menge eisenbläuender Gerbsäure und etwas Gallussäure ein krystallisirbares

Glycosid, das Arbutin ($C_{25}H_{34}O_{14}$), welches bitter schmeckt, jedoch keine auffallende Wirkung zeigt. Man verordnet die Bärentraubenblätter fast nur als Abkochung (1 : 10). Seltener als die Bärentraubenblätter sind die **Folia pyrolae umbellatae**, von Pyrola umbellata L. in Gebrauch gekommen, welche eine ähnliche Zusammensetzung besitzen wie jene. — Früher benutzte man bisweilen auch die **Herba ballotae lanatae** von Leonurus lanatus PERS., einer im südlichen Sibirien einheimischen Labiate. — In Frankreich bedient man sich sehr häufig der **Folia Matico**, der Blätter von Artranthe elongata MIQ. (Piper angustifolium RUIZ et PAV.), einer in Peru einheimischen Piperacee, als eines blutstillenden Mittels, besonders aber zu Injectionen bei Tripper.

Radix ratanhae. Die Ratanhawurzel stammt von Krameria triandra RUIZ et PAVON., einer in Peru einheimischen Polygalee, und ist reich an einer eisengrünenden Gerbsäure. Ohne besondere Vorzüge zu besitzen, wurde dieselbe früher häufiger als andere gerbsäurehaltige Mittel innerlich angewendet, während man jetzt zu denselben Zwecken meist die reine Galläpfelgerbsäure benutzt. Man verordnete dieselbe zu 0,50—1,00 Grm. p. d. am häufigsten als Decoct (1:20). Das Ratanhaextract (**Extractum ratanhae**) wird durch Ausziehen der Wurzel mit kaltem Wasser und Verdampfen der erhaltenen Lösung gewonnen. Dasselbe wird nur selten innerlich zu 0,50—1,00 Grm. p. d. verordnet, äusserlich besonders zu Klystieren (5,00—10,00 Grm.), Injectionen, Gurgelwässern (1:10—20) und Zahnlatwergen. Die Ratanhatinctur (**Tinctura ratanhae**) wird durch Digestion von 1 Th. der Wurzel mit 5 Th. Spiritus dilutus erhalten und am häufigsten zu Zahntincturen verwendet.

Rhizoma tormentillae (Radix tormentillae). Die Tormentillwurzel (Ruhrwurzel, Blutwurzel) stammt von Potentilla Tormentilla SIBTH. (Tormentilla erecta L.), einer in ganz Europa und dem nördlichen Asien auf Wiesen häufig wachsenden Rosacee. Sie ist reich an einer eisengrünenden Gerbsäure, sowie an Chinovasäure. Dieselbe wird nur selten als Decoct (1: 10) verordnet, am häufigsten dient sie, mit Branntwein aufgesetzt, als Volksmittel bei hartnäckigen Diarrhöen. — Der Tormentillwurzel ähnlich verhalten sich die **Radix bistortae** von Polygonum Bistorta L. (Fam. Polygoneae), die Wurzel von Poterium Sanguisorba L. (Fam. Rosaceae), Sanguisorba officinalis L. (Fam. Rosaceae), welche ebenfalls bisweilen als Volksmittel angewendet werden u. s. w.

Catechu (Terra Japonica). Unter dem Namen Katechu kommen die gerbsäurereichen trocknen Extracte mehrerer Bäume und Sträucher vor. Am meisten geschätzt ist das Pegu-Katechu, welches aus dem Holze von Acacia Catechu WILLD., einer in Ostindien einheimischen Mimosee, gewonnen wird. Dasselbe besteht zum grössten Theile aus einer eigenthümlichen eisengrünenden Gerbsäure, welcher noch eine andere, krystallinische, Säure, die Katechusäure, beigemengt ist. Gewöhnlich nimmt man an, dass die Katechugerbsäure als ein Umwandlungsproduct der Katechusäure anzusehen sei. Das Katechu wurde früher zu 0,50—1,00 Grm. bei Ruhren u. s. w. angewendet, jetzt kommt es nur noch selten und fast nur äusserlich in Gebrauch, besonders zu Zahnpulvern, Injectionen u. s. w. — Die Katechutinctur (**Tinctura catechu**) wird durch Digestion von 1 Th.

Katechu mit 5 Th. Spiritus dilutus erhalten und meist äusserlich zu Zahntincturen, Gurgelwässern, Injectionen u. s. w. benutzt. — Früher benutzte man bisweilen das **Extractum monesiae**, aus der Rinde von Chrysophyllum glycyphlaeum CASARETTI, einer in Brasilien einheimischen Sapotee, in der Meinung, dass dasselbe innerlich besser vertragen werde, als das Katechu. Man gab es zu 0,50—3,00 Grm. p. d. als Syrup oder Pillen, doch kommt es jetzt kaum noch in Gebrauch.

Kino (Gummi s. resina kino). Unter dem Namen Kino kommen die gerbsäurehaltigen eingetrockneten Säfte verschiedener Bäume im Handel vor, am häufigsten der von Pterocarpus Marsupium MARTIUS, einer in Malabar einheimischen Papilionacee. Dasselbe wurde früher bei Diarrhöen u. s. w. gegeben, kommt aber jetzt kaum noch in Gebrauch. — Die Kinotinctur (**Tinctura kino**) wird durch Maceration von 1 Th. Kino mit 5 Th. Spiritus erhalten und fast nur noch zur Bereitung von Zahntincturen verwendet. — Zu ähnlichen Zwecken bediente man sich auch des Drachenblutes (**Resina draconis**, Sanguis draconis), des aus den Fruchthüllen einer in Sumatra einheimischen Palme Daemonorops Draco BLUME s. Calamus Draco L. ausgeschwitzten rothen Harzes. Dieses enthält zwar keine Gerbsäure, aber einen in mancher Hinsicht ähnlichen Stoff. Dasselbe gilt von dem Campecheholz oder Blauholz (**Lignum Campechianum**), dem Holze einer in Mittel-America einheimischen Cäsalpiniee und dem daraus bereiteten Extracte (**Extractum ligni campechiani**).

Anhang.

Cortex fructus juglandis.

Die grünen Wallnussschalen (Cortex nucum juglandis) von Juglans regia L., einer ursprünglich in Vorderasien einheimischen, jetzt aber in allen milden Klimaten cultivirten Juglandee, enthalten einen Stoff, der mit dem Pyrogallol viel Aehnlichkeit besitzt und im feuchten Zustande sich an der Luft sehr schnell schwarzbraun färbt. Wegen dieser leichten Veränderlichkeit ist es bis jetzt nicht möglich gewesen, denselben genauer zu untersuchen. Man hat die grünen Wallnussschalen gewöhnlich nicht zu denselben Zwecken verwendet, wie die gerbsäurehaltigen Mittel, sondern am häufigsten bei Scrofeln, bisweilen auch bei anderen dyskrasischen Krankheiten. Ob dieselben jedoch hier von besonderem Nutzen sein können, dafür fehlen uns noch alle sicheren Beweise. Man gab sie meist als Decoct zu 1 Th. auf 10 Th. Colatur. — Die gerbsäurehaltigen Wallnussblätter (**Folia juglandis**) wurden meist zu den gleichen Zwecken verwendet.

XXXVI. Gruppe der Alkaloide.

Mit dem Namen der Alkaloide bezeichnet man eine Anzahl organischer Verbindungen, welche nach der Typentheorie als substituirte Ammoniake angesehen werden. Dieselben besitzen zum grossen Theile eine deutlich alkalische Reaction und verbinden sich mit Säuren zu Salzen. Deshalb nennt man sie auch häufig organische Basen. Solche Alkaloide lassen sich theils künstlich darstellen, theils kommen sie im Pflanzen- und Thierreiche natürlich vor. Von den natürlich vorkommenden Alkaloiden sind sehr viele durch ihre Wirksamkeit ausgezeichnet, so dass sie zu den am häufigsten angewandten Arzneimitteln gehören. Man hat sich nun häufig die Frage vorgelegt, was der Grund jener Wirksamkeit sei. Diese Frage lässt sich jedoch noch nicht genügend beantworten. In dem Umstande, dass die organischen Basen Stickstoff enthalten, ist derselbe nicht zu suchen, wie man oft glaubte. Der Stickstoff besteht in den Alkaloiden in ähnlichen Verbindungen, wie in unseren stickstoffhaltigen Nahrungsmitteln und Körperbestandtheilen. Dabei ist jedoch die Zusammensetzung der letzteren von der der Alkaloide soweit verschieden, dass wir nicht annehmen dürfen, die Alkaloide könnten zum Aufbau einzelner Körpertheile, z. B. des Nervensystems, verwendet werden. Ebensowenig kann die alkalische Reaction der Alkaloide als Erklärungsgrund dienen, da die Wirkung derselben nicht durch Säuren aufgehoben wird. Grösseres Gewicht ist wohl darauf zu legen, dass die Alkaloide meist in Wasser etwas löslich sind oder wenigstens zahlreiche lösliche Verbindungen bilden und dass sie keine grössere Affinität zu den allgemeinen Körperbestandtheilen besitzen, welche daher schon, wie z. B. bei der Gruppe der Säure-Anhydride, auf den Applicationsorganen ausgeglichen werden könnte. Sie gehen daher leicht und noch mit allen wirksamen Eigenschaften versehen in das Blut über, mit welchem sie den Körpertheilen zugeführt werden, in denen sich besonders günstige Bedingungen für ihre Einwirkung darbieten. Besonders häufig sehen wir, dass sie Veränderungen in einzelnen Theilen des Nervensystems hervorrufen, ohne dass dabei immer andere Körpersysteme gleichzeitig betheiligt wären.

A. Gruppe des Piperins.

Die zu dieser Gruppe gehörigen Körper lassen sich sämmtlich von einer gemeinsamen Basis, dem Piperidin $N \begin{Bmatrix} C_5H_{10} \\ H \end{Bmatrix}$ ableiten. Sie sind anzusehen als Piperidin, in welchem das vertretbare Wasserstoffatom durch einen Säurerest ersetzt ist. Dieselben werden daher beim Kochen mit alkoholischer Kalilösung unter Eintritt von Wasser in Piperidin und die betreffende Säure gespalten. Von den in der Natur vorkommenden Gliedern dieser Gruppe sind bis jetzt das Piperin $N \begin{Bmatrix} C_5H_{10} \\ C_{12}H_9O_3 \end{Bmatrix}$ das Chavicin und das Pyrethrin, von den künstlich darstellbaren das Benzoylpiperidin, Cumylpiperidin und Acetylpiperidin bekannt.[1] Bei der Aehnlichkeit ihrer Zusammensetzung zeigen dieselben grosse Uebereinstimmung ihrer Eigenschaften und Wirkungen. Das Piperidin und seine Salze verhalten sich gegen den thierischen Organismus, in kleineren Dosen, wie Ammoniak oder Aethylamin und zeigen keine Aehnlichkeit mit der Wirkung des Piperins. Erst durch den Eintritt des Säurerestes entwickelt sich die Wirksamkeit derselben. Die ungleichen Eigenschaften des Säurerestes bedingen die Krystallisations- und Löslichkeitsverhältnisse der gebildeten Verbindungen, während die Wirkungen der letzteren dadurch nur insoweit beeinflusst werden, als sie mit jenen Momenten im Zusammenhange stehen. Die zu dieser Gruppe gehörigen Stoffe besitzen keine deutlich alkalische Reaction, bilden auch mit Säuren keine Salze. Sie zeigen daher mehr Aehnlichkeit mit den Säureamiden, als mit den Alkaloiden, doch hat man sie bisher gewöhnlich den letzteren zugezählt.

Kommen die obigen Stoffe in wirksamer Form auf die **Haut**, so rufen sie hier das Gefühl von Brennen, Röthung und selbst Entzündung hervor. Ob sie dabei auf einen eiweissartigen Hautbestandtheil oder nur auf die sensiblen Hautnerven einwirken, ist noch unbestimmt. Als hautröthende Mittel sind sie weniger bequem als der Senf, dem man daher gewöhnlich den Vorzug giebt.

Im **Munde** rufen jene Stoffe je nach ihrer Löslichkeit einen mehr oder weniger heftig brennenden Geschmack hervor. Das reine Piperin ist wegen seiner geringen Löslichkeit fast geschmacklos. Stärker schmeckt das leichter lösliche Chavicin, sowie das Pyrethrin, welches auf der Zunge das Gefühl von Betäubung hinterlässt. Wegen jenes scharfen Geschmackes benutzt man die jene Stoffe enthaltenden Naturproducte als Gewürze, am häufigsten den Pfeffer, welcher zugleich ein sehr angenehm riechendes ätherisches Oel enthält. Aus demselben Grunde hat man bisweilen den Pfeffer, die Bertramwurzel oder die Parakresse bei Zungenlähmung kauen lassen. Ebenso wandte man dieselben in Form von Mundwässern bei scorbutischem Zahnfleisch oder als Gurgelwässer bei Erschlaffung der Uvula an. Bei Zahnschmerzen brachte man die daraus bereiteten Tincturen in den hohlen Zahn. Durch den brennenden Geschmack dieser Stoffe wird eine vermehrte Speichelsecretion hervorgerufen, welche man ebenfalls bisweilen zu therapeutischen Zwecken verwerthet hat.

Im **Magen** verhalten sich die obigen Stoffe wahrscheinlich wie im Munde. In kleinen Mengen rufen sie ein angenehmes Gefühl von Wärme in der Magengegend hervor. Gleichzeitig tritt wahrscheinlich auch eine vermehrte Secretion der Magenschleimhaut ein. Man hat sie daher, besonders den Pfeffer, bei Verdauungsstörungen angewendet.

Auch im weiteren Verlaufe des Darmcanals zeigen jene Stoffe wohl ein gleiches Verhalten wie im Magen. Ob, wie man häufig angenommen hat, die peristaltische Bewegung durch sie angeregt werde, ist noch nicht

---

[1] Vgl. Buchheim, Ueber die pharmakologische Gruppe des Piperins, in: Archiv für experim. Pathol. u. Pharm. Band V. S. 455. 1876.

erwiesen. Durchfall rufen sie nicht hervor. Grössere Mengen jener Stoffe können sogar eine Gastroenteritis veranlassen. Bis jetzt sind indess derartige Vergiftungsfälle nur noch sehr selten vorgekommen, am meisten noch mit dem schwarzen Pfeffer, welcher als Volksmittel gegen Wechselfieber bisweilen in grosser Menge eingenommen wurde.

Ueber den Uebergang jener Stoffe in das **Blut** haben wir nur noch sehr ungenügende Kenntnisse. Da dieselben in wässerigen Flüssigkeiten sehr wenig löslich sind und mit Säuren keine Salze bilden, so kann ihre Aufnahme in das Blut wohl nur allmählig und in geringem Maassstabe erfolgen. J. C. NEUMANN[1] beobachtete, wie schon früher CHIAPPA, nach einer Dosis von 2,50 Grm. reinen Piperins ein Gefühl von Brennen auf den Wangen und in den Augen, später auch in den Handtellern und in den Fusssohlen, wozu noch die Empfindung von Prickeln in den Händen, Füssen und Unterschenkeln und ein auf einzelne Körperstellen beschränktes Hitze- und Kältegefühl kam. Veränderung der Herzthätigkeit war nicht zu bemerken. MOSLER[2] und SÖNDERUP beobachteten nach dem Eingeben von Piperin bei Hunden eine Verkleinerung der Milz und eine, jedoch nur unbedeutende, Herabsetzung der Temperatur. MOSLER empfiehlt das Piperin in Verbindung mit Oleum eucalypti und Chininum muriaticum bei Leukämie. Schon seit langer Zeit ist der schwarze Pfeffer, in ganzen Körnern mit warmem Wasser oder Branntwein genommen, bei Wechselfiebern in Gebrauch. MELI empfahl auch das Piperin zu diesem Zwecke, doch giebt man jetzt fast allgemein dem Chinin den Vorzug. — Endlich wird der Pfeffer auch in manchen Gegenden als Hausmittel angewendet, um den Eintritt der Menstruation um einige Tage zu verzögern. — Im **Harn** hat man bis jetzt weder die Stoffe dieser Gruppe, noch deren Zersetzungsproducte wiedergefunden, wahrscheinlich jedoch nur wegen Mangels geeigneter Reactionen.

Piper nigrum. Der schwarze Pfeffer besteht aus den getrockneten unreifen Beeren von Piper nigrum L., einer im südlichen Asien einheimischen und cultivirten Piperacee. Werden die völlig reifen Beeren in Wasser eingeweicht und von der fleischigen Schale befreit, so erhält man den weissen Pfeffer, der bei uns ungleich weniger in Gebrauch kommt, als jener. Ausser den gewöhnlichen Pflanzenbestandtheilen, besonders Stärkmehl, enthält der Pfeffer noch einen dem Terpenthinöl isomeren sehr angenehm riechenden und schmeckenden Kohlenwasserstoff und zwei Alkaloide, das Piperin und das Chavicin. Das erstere krystallisirt in fast farblosen Prismen, löst sich fast gar nicht in Wasser, leichter in heissem als in kaltem Weingeist oder Aether. Beim Kochen mit weingeistiger Kalilösung spaltet es sich in Piperidin und piperinsaures Kalium. Das Chavicin bildet eine amorphe, harzähnliche Masse, welche man bisher als scharfes Pfefferharz bezeichnete und ist im Wasser fast gar nicht löslich, aber leicht in Weingeist und Aether. Beim Kochen mit weingeistiger Kalilösung spaltet es sich in Piperidin und chavicinsaures Kalium. —

---

[1] Ueber den vorzugsweise wirksamen Bestandtheil des schwarzen Pfeffers. Inaug. Dissert. Dorpat 1860.
[2] Berliner klin. Wochenschr. 1876. No. 49.

Arzneilich wird der schwarze Pfeffer jetzt fast gar nicht mehr angewendet. Bei Wechselfiebern liess man früh und abends 5—10 ganze Pfefferkörner verschlucken. — Das Piperin wurde zu 0,50—1,00 Grm. meist in Pillenform verordnet. — Aehnliche Bestandtheile wie der schwarze Pfeffer enthält der lange Pfeffer (Piper longum) von Chavica officinarum Miq. und Ch. Roxburghii Miq. (Fam. Piperaceae), doch kommt derselbe nur wenig in Gebrauch.

Radix pyrethri (Radix pyrethri Germanici). Die deutsche Bertramwurzel stammt von Anacyclus officinarum Hayne, einer in der Umgegend von Magdeburg cultivirten Senecionidee, die im südlichen Europa angewandte römische Bertramwurzel (Radix pyrethri Romani) von Anacyclus Pyrethrum Dec., einer in Nordafrica einheimischen, verwandten Pflanze. Die Bertramwurzel enthält ausser vielem Inulin und Zucker noch eine geringe Menge eines Alkaloids, des Pyrethrins. Letzteres bildet eine amorphe, harzähnliche Masse und löst sich fast gar nicht in Wasser, aber leicht in Weingeist und Aether. Beim Kochen mit alkoholischer Kalilösung spaltet es sich in Piperidin und pyrethrinsaures Kalium. Die Bertramwurzel kommt jetzt fast gar nicht mehr arzneilich in Gebrauch.

Herba spilanthis. Die Parakresse ist das Kraut von Spilanthes oleracea Jacq., einer in Südamerica einheimischen Senecionidee. Dieselbe enthält eine geringe Menge eines Alkaloides, welches wahrscheinlich mit dem Pyrethrin identisch ist. Die Parakresse dient ausschliesslich zur Bereitung der Paratinctur **(Tinctura spilanthis composita)**, welche durch Digestion von je 2 Th. Herba spilanthis und Radix pyrethri mit 10 Th. Spiritus dilutus erhalten wird. Man benutzt dieselbe fast ausschliesslich als Mittel gegen Zahnschmerzen, zu welchem Zwecke sie früher unter dem Namen Paraguay-Roux als Geheimmittel verkauft wurde.

B. Gruppe des Chinins.

In den Rinden verschiedener Cinchona-Arten finden sich mehrere Alkaloide, deren Zusammensetzung und Wirkung so viel Uebereinstimmung zeigt, dass man dieselben von jeher zu einer Gruppe zusammengestellt hat. Das wichtigste dieser Alkaloide, das Chinin ($C_{20}H_{24}N_2O_2$ + $3H_2O$) ist von stark alkalischer Reaction, sehr wenig löslich in Wasser, leichter in Weingeist und Chloroform und in 21 Th. Aether. Seine Lösungen lenken den polarisirten Lichtstrahl nach links ab. Mit Chlorwasser und etwas Ammoniak versetzt, geben sie eine dunkelgrüne Färbung (Thalleiochin). Mit etwas überschüssiger Schwefelsäure oder Salpetersäure zeigen sie noch bei sehr grosser Verdünnung eine bläuliche Fluorescenz. — Das Chinidin (Conchinin, $C_{20}H_{24}N_2O_2$ + $2H_2O$) unterscheidet sich von dem Chinin hauptsächlich durch die Eigenschaft seiner Lösungen, den polarisirten Lichtstrahl nach rechts abzulenken, sowie durch die Schwerlöslichkeit seines jodwasserstoffsauren Salzes in Wasser und die Leichtlöslichkeit seines schwefelsauren Salzes in Chloroform. Obgleich es in seiner Wirksamkeit dem Chinin sehr nahe steht, vielleicht dieselbe noch übertrifft, so kommt es doch nicht häufig, am meisten noch in den Pitayo-Rinden vor, und hat daher nur untergeordnete Bedeutung. — Sowohl das Chinin, als auch das Chinidin werden durch Erhitzen bei Gegenwart von Säuren, durch Einwirkung des Sonnenlichtes und andere Umstände in eine bräunliche, amorphe Substanz, das Chinicin ($C_{20}H_{24}N_2O_2$) umgewandelt, welche jedoch auch schon vorgebildet in den Chinarinden enthalten ist und sich besonders durch die Leichtlöslichkeit mehrerer Salze in Wasser auszeichnet. — Das Cinchonin ($C_{20}H_{24}N_2O$), welches fast stets neben dem Chinin gefunden wird, ist von stark alkalischer Reaction, in Wasser noch schwerer löslich, als das Chinin, leichter in Weingeist und Chloroform, aber fast gar nicht in Aether. Es lenkt den polarisirten Lichtstrahl nach rechts ab, giebt nicht die Thalleiochin-Reaction und zeigt in seinen sauren Lösungen keine Fluorescenz. Seine Wirkung ist der des Chinins sehr ähnlich, jedoch ungleich schwächer. — Das Cinchonidin ($C_{20}H_{24}N_2O$) ist in Wasser sehr schwer, leichter in Weingeist und in (76 Th.) Aether löslich, giebt keine Thalleiochin-Reaction, zeigt in sauren Lösungen keine Fluorescenz, lenkt aber, ebenso wie das Chinin, den polarisirten Lichtstrahl nach links ab. In Bezug auf seine Wirksamkeit steht es dem Cinchonin nahe, kommt aber nur in wenigen Chinarinden vor. — Sowohl das Cinchonin, als auch das Cinchonidin, geben beim Erhitzen in Gegenwart von Säuren und unter manchen anderen Umständen eine braune, amorphe Substanz, das Cinchonicin, welche dieselbe empirische Zusammensetzung besitzt, aber andere Umwandlungsproducte giebt, wie jene.[1] — Das Chinamin ($C_{20}H_{26}N_2O_2$), welches in geringer Menge in der Rinde von Cinchona succirubra vorkommt, ist etwas löslich in Wasser, leichter in Aether (76 Th.) als in Weingeist (100 Th.) und lenkt den polarisirten Lichtstrahl nach rechts ab. Es giebt nicht die Thalleiochin-Reaction und zeigt keine Fluorescenz.

Der chemische Aufbau der obigen Stoffe, welche als tertiäre Diaminbasen anzusehen sind, ist noch nicht bekannt. Die nach der Formel $C_{20}H_{24}N_2O_2$ zusammengesetzten Alkaloide sind nicht einfache Oxydationsproducte der anderen, denn durch Addition von 1 Atom Sauerstoff zu dem Cinchonin erhält man das Oxycinchonin, welches zwar die empirische Zusammensetzung, aber nicht die Reactionen des Chinins zeigt. Wahrscheinlich sind die obigen Alkaloide nach einem gemeinsamen Typus aufgebaut, jedoch so, dass in ihnen neben gewissen constanten Atomgruppen andere wechselnde vorkommen. So ist ohne Zweifel die Atomgruppe, welche in dem Chinin und Chinidin die Thalleiochin-Reaction, sowie die Fluorescenz bedingt, in dem Cinchonin, dem Cinchonidin und Chinamin durch eine andere isomere Atomgruppe vertreten und ebenso ist wohl das ungleiche Verhalten der obigen Alkaloide gegen polarisirtes Licht von kleinen Unterschieden der Zusammensetzung abzuleiten. — Eine Spaltung durch Säuren oder Alkalien, wie bei dem Piperin oder Atropin, gelingt bei den Gliedern dieser Gruppe nicht, die einzelnen Atom-

---

[1] Vergl. HESSE, Ueber Chinicin und Cinchonicin, in: Annalen d. Chemie. Band 170. S. 244. 1875.

gruppen müssen also in ihnen in anderer Weise verbunden sein, wie dort. Durch stärker wirkende Agentien werden allerdings gewisse Zersetzungsproducte gebildet, doch lassen diese den ursprünglichen Zusammenhang der einzelnen Atomgruppen nicht mehr erkennen. — Einige andere Basen, welche in einzelnen, nur selten, in den Handel gelangenden Rinden, besonders in einer unter dem Namen Cuscochina vorkommenden Sorte gefunden worden sind, wie das Aricin ($C_{23}H_{26}N_2O_4$) und das Cusconin ($C_{23}H_{26}N_2O_4 + 2H_2O$)[1] sind vielleicht auch nach dem Typus der obigen Alkaloide aufgebaut, ohne jedoch deren Wirkung zu besitzen. Eben so sind das durch Einwirkung von übermangansaurem Kalium auf das Chinin erhaltene Dihydroxyl-Chinin ($C_{20}H_{26}N_2O_4 + 4H_2O$), obgleich dasselbe die Thalleiochin-Reaction und Fluorescenz zeigt, wie das Chinin, so wie das auf gleiche Weise aus dem Cinchonin gewonnene Cinchotenin ($C_{18}H_{20}N_2O_3$) unwirksam. — Die durch Addition von Alkoholresten zu den Gliedern der Chiningruppe erhaltenen Ammoniumbasen zeigen statt ihrer ursprünglichen Wirkung die des Curarins.

Die zu dieser Gruppe gehörigen Stoffe scheinen eine besondere Affinität zu dem Protoplasma vieler Zellen zu besitzen. Für diese Annahme spricht der Umstand, dass sie, besonders das Chinin, schon in geringer Menge manche durch geformte Fermente hervorgerufene Gährungsprocesse, z. B. die alkoholische[2] oder die faulige[3] Gährung, beeinträchtigen können. Ebenso verhindern sie in neutralen Lösungen die Schimmelbildung. Auch das Leuchten faulender Fische, welches durch in lebhafter Vegetation begriffene Schistomyceten bedingt ist, wird schon durch stark verdünnte Chininlösungen aufgehoben. Viele Infusorien, wie Colpoden, Vorticellen, Paramecien u. s. w., werden durch kleine Mengen von Chinin viel rascher getödtet als z. B. durch Strychnin, während andere demselben etwas grösseren Widerstand darbieten.

Auf der äusseren **Haut** veranlassen Chininlösungen bei längerer Einwirkung das Gefühl von Brennen und die Entstehung von Papeln. Man beobachtet diese Erscheinungen, sowie Schwellung des Gesichtes und der Augenlider bisweilen bei Arbeitern in Chininfabriken. Früher benutzte man die Chinarinde in Substanz als Streupulver oder als Abkochung zu Umschlägen häufig bei **brandigen** oder **scorbutischen Geschwüren**, bei wunden **Brustwarzen**, bei **Vorfällen des Mastdarms**, der **Scheide** u. s. w. Auch in neuerer Zeit hat man Chininlösungen zum Verbande von **Krebsgeschwüren** benutzt, doch giebt man in der Regel anderen, billigeren Mitteln den Vorzug.

Im **Munde** rufen die Stoffe dieser Gruppe einen intensiv bitteren Geschmack hervor, der sich beim Chinin selbst noch bei 10000facher Verdünnung zu erkennen giebt, während die übrigen China-Alkaloide etwas weniger bitter schmecken. In Folge der lebhaften Geschmacksempfindung, die

---

[1] Vergl. Hesse, Beitrag z. Kenntniss der Chinarinden, in: Annal. d. Chemie. Band 185. S. 296. 1877.
[2] Vergl. Buchheim: Beiträge zur Arzneimittellehre. Leipzig 1849. S. 89.
[3] Vergl. Binz, Experimentelle Untersuchungen über das Wesen der Chininwirkung. Berlin 1868 — Das Chinin. Berlin 1875.

selbst nach subcutanen Injectionen bemerkbar wird, tritt eine vermehrte Speichelsecretion ein. Die Umwandlung des Stärkmehls in Zucker durch den Speichel wird durch die Gegenwart von Chinin nicht merklich beeinträchtigt. Aus denselben Gründen wie auf der äusseren Haut hat man die Chinarinde oder das Chinin bei scorbutischem Zahnfleisch, bei Geschwüren im Munde und Rachen u. s. w. gewöhnlich in Form von Mund- und Gurgelwässern angewendet.

Auf der Schleimhaut der Nase rufen Chininlösungen ein leichtes Gefühl von Brennen hervor. Nasenkatarrhe, besonders das sogenannte Heufieber, können durch Benetzung der Nasenschleimhaut mit Chininlösung durch die Nasendouche öfters beseitigt werden.

Ueber das Verhalten der Chininsalze im Magen haben wir noch keine ausreichenden Kenntnisse. Der Umstand, dass nach KERNER[1] nach dem Einnehmen des schwefelsauren Chinins das Alkaloid etwas später im Harn wieder erscheint, als nach dem des salzsauren Salzes könnte für die Annahme sprechen, dass das schwefelsaure Chinin als solches zur Resorption gelange, während man doch eine Umsetzung des schwefelsauren Chinins mit dem Kochsalze des Mageninhaltes erwarten sollte. Nach KERNER wird die Resorption der Chininsalze durch Kohlensäure befördert, weshalb er den Gebrauch kohlensäurereicher Getränke beim Einnehmen der Chininsalze empfiehlt. Zugleich nimmt KERNER an, dass durch die Kohlensäure die Wirksamkeit des Chinins namentlich in Bezug auf die Herabsetzung der Körpertemperatur unterstützt werde. — Obgleich das Chinin die Wirksamkeit vieler Fermente verlangsamt oder aufhebt, so wird doch durch arzneiliche Dosen desselben die Magenverdauung nicht beeinträchtigt. Beim längeren Fortgebrauche des Chinins pflegt jedoch ein katarrhalischer Zustand der Magenschleimhaut mit Empfindlichkeit der Magengegend und Brechneigung einzutreten. Grössere Dosen des Mittels rufen auch Erbrechen hervor. Man hat das Chinin, zum Theil in Verbindung mit Eisen, sowie auch die Chinarinde häufig in Krankheiten angewendet, welche gewöhnlich von Verdauungsstörungen begleitet sind, wie bei Scrofeln, Chlorose, Scorbut u. s. w. Bis jetzt lässt sich jedoch noch nicht entscheiden, ob das Chinin in diesen Fällen Vorzüge vor anderen Mitteln besitze und ob die nicht selten eintretende Besserung ausschliesslich von der Beseitigung der Verdauungsstörung oder zugleich noch von anderen Umständen herzuleiten sei. Bei Brechweinsteinvergiftungen wurde die Chinarinde wegen ihres Gerbsäuregehaltes als Antidotum empfohlen.

Da die Galle mit Chininsalzen einen Niederschlag giebt, so nahm MALININ[2] an, dass die Chininsalze nur vom Magen aus resorbirt werden könnten und dass der in den Dünndarm übergehende Antheil derselben durch die Galle verhindert werde, zur Wirkung zu kommen. KERNER hat jedoch nachgewiesen, dass die Verbindungen des Chinins mit Gallensäuren zwar langsamer als leicht lösliche Chininsalze, aber doch meist vollständig resorbirt werden. Dasselbe gilt auch von anderen schwerlös-

---

[1] Archiv f. gesammte Physiologie. Band 3. S. 93. 1870.
[2] Centralbl. f. d. med. Wissenschaften. 1868. No. 24.

lichen Chininsalzen, z. B. dem gerbsauren oder chinovasauren Chinin. Eine Veränderung in der Funktion des Darms lässt sich beim Gebrauche der gewöhnlichen Chinindosen nicht wahrnehmen. Bei Diarrhöen, welche man von der massenhaften Anwesenheit von Infusorien im Darme herleitete, selbst bei Cholera wurden bisweilen Chininklystiere angewendet. In manchen Fällen, wo die Einführung von Chininsalzen durch den Mund unthunlich erscheint, bringt man dieselben in Klystierform in den **Mastdarm**. Auch auf diesem Wege kann eine vollständige Resorption des gegebenen Mittels erfolgen, wenn man durch vorherige Entleerung des Darminhaltes, durch Anwendung eines leicht löslichen Chininsalzes, durch neutrale Reaction desselben und durch ein geringes Volumen der zu injicirenden Flüssigkeit dafür sorgt, dass dieselbe längere Zeit im Darme zurückgehalten wird. KERNER empfiehlt, um die Resorption des Chininsalzes zu befördern, dem Klystier eine passende Menge eines kohlensäurereichen Wassers zuzusetzen.

Veränderungen, welche die in das Blut übergegangenen Stoffe dieser Gruppe in der **Leber** hervorrufen könnten, sind noch nicht mit Sicherheit bekannt. Dagegen sprechen die bisherigen Untersuchungen dafür, dass das **Blut** selbst durch jene Stoffe gewisse Veränderungen erleide. BINZ machte zuerst die später von vielen Seiten bestätigte Beobachtung, dass ausserhalb des Organismus die Protoplasmabewegungen der weissen Blutkörperchen selbst noch bei einer Verdünnung von 1:4000 durch neutrale Chininlösungen aufgehoben werden. Obwohl wir nicht annehmen dürfen, dass auch im lebenden Körper durch nicht giftige Chinindosen eine Abtödtung der weissen Blutkörperchen zu Stande kommen könne, so wird doch die Eigenschaft des Chinins, welche ausserhalb des Körpers jene Wirkung bedingt, auch hier, wenn auch in geringerem Grade, zur Geltung kommen. Nach BINZ[1] giebt sich dieselbe zunächst dadurch zu erkennen, dass bei warmblütigen Thieren durch grosse Chinindosen die Zahl der farblosen Blutkörperchen erheblich herabgesetzt wird. Nach SCHARRENBROICH[2], MARTIN[3], KERNER[4] u. A. wird ferner bei Fröschen die Auswanderung der weissen Blutkörperchen bei der Entzündung durch subcutane Chinininjectionen herabgesetzt, ohne dass dabei die Herzthätigkeit beeinträchtigt ist. Das Letztere wird jedoch von KÖHLER[5] auf Grund seiner Beobachtungen bestritten. Auf Grundlage der obigen Versuche wurde nun auch bisweilen das Chinin therapeutisch angewendet, z. B. bei **Pneumonie, Cystitis, Pyelitis, bei Croup, manchen Augenentzündungen** u. s. w. Obgleich in solchen Fällen nicht selten Besserung eintrat, so reichen doch die bisherigen Beobachtungen noch nicht aus, um mit Sicherheit festzustellen, in wie weit die obige Eigenschaft des Chinins dazu beigetragen habe.

Auch auf die **rothen Blutkörperchen** bleibt der Chiningehalt des

---

[1] Arch. f. patholog. Anatomie. Band 47. S. 159
[2] Berliner klin. Wochenschr. 1872. No. 16.
[3] Das Chinin als Antiphlogisticum. Dissert. Giessen. 1868.
[4] Arch. f. d. ges. Physiologie. Band 7. S. 122. 1873.
[5] Zeitschr. f. d gesammt. Naturwissensch. Bd. 49. S 105.

B. GRUPPE DES CHININS. 433

Blutes nicht ohne Einfluss. MANASSEÏN[1] beobachtete, dass die im Fieber vergrösserten rothen Blutkörperchen beim Gebrauche des Chinins zu ihrer früheren Grösse zurückkehrten. ZUNTZ und SCHULTE[2] fanden, dass durch Chinin die Säuerung des Blutes verzögert wird. Nach BINZ wird die Wirkung des Hämoglobins als Sauerstoffüberträger auf ozonhaltiges Terpenthinöl schon durch sehr geringe Mengen von Chinin abgeschwächt. Zur Erklärung dieser Erscheinungen nimmt man gewöhnlich an, dass durch das Chinin der Sauerstoff des Oxyhämoglobins fester an dieses gebunden werde und deshalb nicht so leicht wie sonst zu Oxydationsprocessen dienen könne. Mit diesem Umstande steht vielleicht im Zusammenhange, dass nach mehreren Untersuchungen das Chinin eine Beschränkung des Stoffwechsels bedingt. Von der letzteren wird aber gewöhnlich die Temperaturerniedrigung abgeleitet, welche nach zahlreichen Versuchen der Körper im kranken und gesunden Zustande durch grössere Chinindosen erfährt. Da unter solchen Umständen, wie sich experimentell nachweisen lässt, eine vermehrte Wärmeabgabe nicht Statt findet, so kann die Temperaturerniedrigung nur auf einer verminderten Wärmeproduction beruhen. NAUNYN und QUINCKE[3] konnten die nach Durchschneidung des Rückenmarks eintretende Temperatursteigerung durch grosse Chinindosen unterdrücken, doch gelangte C. v. SCHROFF[4] bei Wiederholung dieser Versuche nicht zu dem gleichen Resultate.

So unvollständig nun auch zur Zeit noch unsere Kenntnisse über den Einfluss des Chinins auf das Blut sind, so werden wir doch genöthigt, die grosse therapeutische Bedeutung des Chinins vorzugsweise in dieser Richtung zu suchen, da wir bis jetzt wenigstens kaum Aussicht haben, dieselbe auf Veränderungen des Nervensystems zurückzuführen.

Seit dem Jahre 1639, wo die Chinarinde zuerst durch Vermittelung der Gräfin CINCHON, der Gemahlin des Vicekönigs von Peru, als ein bei den Indianern gebräuchliches Mittel gegen Wechselfieber nach Europa gelangte, wurde dieselbe mit steigender Häufigkeit in dieser Krankheit angewendet. Noch grössere Bedeutung erlangte jedoch jenes Mittel, als man sich nach Entdeckung der China-Alkaloide durch PELLETIER und CAVENTOU 1820 überzeugt hatte, dass diese und besonders das Chinin die wirksamen Bestandtheile der Chinarinde sind und grosse Vorzüge vor der Anwendung der letzteren darbieten. Aus diesem Grunde bedient man sich jetzt nur noch sehr selten der Chinarinde selbst, sondern fast ausschliesslich der daraus gewonnenen Alkaloide, vorzugsweise des Chinins. — In welcher Weise das Chinin bei Wechselfiebern nützlich wird, ist noch nicht genau bekannt. BINZ (a. a. O.) nimmt an, dass durch das Chinin das in das Blut gelangte Malariagift unwirksam gemacht werde. Lassen sich auch bei unserer mangelhaften Kenntniss dieses Giftes noch keine genügenden Beweise für die Richtigkeit dieser Ansicht beibringen, so

---

[1] Ueber die Dimensionen der rothen Blutkörperchen unter verschiedenen Einflüssen. Berlin 1872.
[2] SCHULTE, Der Einfluss des Chinin auf einen Oxydationsprocess im Blut. Inaug.-Dissert. Bonn 1870.
[3] Archiv f. Anatom. u. Physiolog. 1869. S. 521.
[4] Wiener med. Jahrbücher 1877. S. 65.

fehlt es doch andererseits noch an einer Erklärung, welche grössere Wahrscheinlichkeit darböte. Bisweilen glaubte man die Heilung des Wechselfiebers aus der Milzverkleinerung ableiten zu müssen, welche das Chinin hervorruft. Wenn sich nun auch vielleicht ein gewisser Zusammenhang zwischen der Heilung des Wechselfiebers und der Verkleinerung der Milz nicht bestreiten lässt, so scheint diese doch nicht die alleinige Ursache davon zu sein, da die Heilung des Wechselfiebers zu der Verkleinerung der Milz nicht in geradem Verhältnisse steht. Endlich hat man noch angenommen, dass bei der Heilung des Wechselfiebers vorzugsweise der Einfluss des Chinins auf das Nervensystem, namentlich die Herabsetzung der Reflexerregbarkeit in Betracht komme. Indess pflegen Wechselfieber schon bei solchen Chinindosen zu heilen, bei denen sich noch gar keine Veränderung in der Function des Nervensystems zu erkennen giebt.

Je leichter, regelmässiger und frischer die Wechselfieber sind, desto sicherer pflegen dieselben nach dem Gebrauche des Chinins zu verschwinden. Gewöhnlich giebt man bei Tertianfiebern etwa 6 Stunden, bei Quotidianfiebern 8—10 Stunden vor dem zu erwartenden Anfalle 0,50—1,00 Grm. eines Chininsalzes. Wird dadurch, wie gewöhnlich, der Anfall unterdrückt, so verordnet man die gleiche oder eine etwas kleinere Dosis vor dem nächsten zu erwartenden Anfalle. Bei Quartanfiebern giebt man in der Regel 8—10 Stunden vor dem Anfalle 1,00—1,50 Grm. Chinin und lässt auch während der fieberfreien Zeit täglich zweimal 0,30—0,50 Grm. Chinin einnehmen. Noch grössere Chininmengen kommen bei perniciösen Wechselfiebern in Anwendung. Während der Paroxysmen selbst giebt man das Chinin nur in sehr dringenden Fällen, z. B. bei perniciösen Wechselfiebern und auch da nur gegen das Ende des Anfalls. In der Regel vertragen Fieberkranke grössere Chinindosen ohne Beschwerden, als Gesunde. — Reisende in Malariagegenden suchen sich häufig durch den täglichen Gebrauch von Chinin vor Erkrankungen zu schützen. Auffallend ist es, dass in manchen Epidemien das Wechselfieber durch den Gebrauch des Chinins viel leichter gehoben zu werden pflegt, als in anderen. In solchen Fällen zeigt dann nicht selten die arsenige Säure grösseren Erfolg, während man für gewöhnlich dem Chinin den Vorzug giebt. — Früher, als noch die Chinarinde angewendet wurde, suchte man, da diese ihrer grossen Menge wegen leicht die Verdauung belästigte, die im Beginn von Wechselfiebern häufig bestehenden Verdauungsstörungen vorher durch Salmiak, Brechweinstein u. s. w. zu beseitigen. Beim Gebrauche des Chinins verschwinden jedoch jene Verdauungsstörungen meist ziemlich rasch, so dass man dasselbe viel früher anwenden kann, als die Chinarinde. — Bisweilen hat man beobachtet, dass eintretende Wechselfieber auf bestehende chronische Krankheiten, z. B. Epilepsie, Geisteskrankheiten, Hypochondrie u. s. w. einen heilsamen Einfluss übten und liess dieselben daher bestehen, so lange sich dieser günstige Einfluss zu erkennen gab.

Ebenso wie bei Wechselfiebern hat man das Chinin bei manchen Neurosen angewendet, welche nach überstandenen Wechselfiebern oder während bestehender Wechselfieberepidemien auftraten und besonders wenn sie einen intermittirenden Charakter erkennen liessen, weshalb man sie auch häufig Febris intermittens larvata genannt hat. Dieselben zeigen sich am häufigsten als Neuralgien im Verlaufe des N. trigeminus, als Migräne u. s. w. Auch hier sieht man gewöhnlich von grossen Einzelndosen mehr Nutzen, als von kleinen, häufigen Gaben.

Sehr grosse Bedeutung hat das Chinin in neuerer Zeit erlangt als ein Mittel, um in verschiedenen fieberhaften Krankheiten, besonders beim Typhus, die Intensität des Fiebers zu mildern. Während es beim Wechselfieber meist gelingt, durch wenige Chinindosen die Krankheit zu beseitigen, ist dies hier nicht der Fall. Vielmehr bemerkt man nur eine mehr oder weniger deutliche Herabsetzung der Fiebertemperatur, auch wohl Verminderung der Pulsfrequenz und des Schwächegefühls, ohne dass jedoch der Verlauf der Krankheit unterbrochen wird. Da die Temperaturerniedrigung bei Fiebernden ungleich deutlicher hervortritt, als bei Gesunden, so handelt es sich dabei wohl nicht ausschliesslich um eine Herabsetzung des normalen Stoffwechsels. Nach Binz wird zugleich die Wirksamkeit des Typhusgiftes zwar nicht wie die des Malariagiftes vollständig aufgehoben, aber doch abgeschwächt. Die geringe Wirksamkeit des Chinins bei Febris recurrens, sowie bei Diphtheritis würde demnach so zu deuten sein, dass die Erreger dieser Krankheiten dem Chinin noch grösseren Widerstand leisten, als das Typhusgift. Obgleich wir für die Richtigkeit dieser Anschauungsweise noch keine genügenden Gründe zu bringen vermögen, so scheint dieselbe doch dem jetzigen Standpunkte unserer Kenntnisse am meisten zu entsprechen. Ob und wie sich in jener Hinsicht das Chinin von der zu dem gleichen Zwecke angewandten Salicylsäure (S. 192) unterscheidet, ist noch nicht genau bekannt. Aus den angegebenen Gründen wendet man das Chinin nur dann an, wenn das Fieber eine gefahrdrohende Höhe erreicht hat, meist gleichzeitig mit kalten Bädern. Man giebt zu diesem Zwecke das Chinin zu 1,20—2,00 Grm. in 2—3 Portionen, meist am Abend, wenn das Fieber etwas nachzulassen beginnt, worauf die Körpertemperatur für 24—48 Stunden um 1—3 Grad zu sinken pflegt. Nach so grossen Dosen des Chinins tritt meist schon ein sogenannter Chininrausch ein, der jedoch bald und ohne weitere nachtheilige Folgen vorüberzugehen pflegt. Ebenso wie beim Typhus kann das Chinin auch bei Pyämie und Septicämie, bei Febris hectica, bei Pocken, Scharlach, Erysipelas, bei Pneumonie, acutem Gelenkrheumatismus und anderen fieberhaften Krankheiten nützlich werden.

Mit dem Blute dem Herzen zugeführt, ruft das Chinin in kleineren Dosen eine geringe Beschleunigung des Herzschlags hervor, welche nach Schlockow[1] nach vorgängiger Vagusdurchschneidung ausbleibt und auf einer verminderten Wirkung der intracardialen Vagusendigungen beruht. Nach grossen Dosen des Chinins wird dagegen die Frequenz des Herzschlags herabgesetzt und selbst eine Lähmung des Herzens herbeigeführt. Dabei ist die Reizbarkeit des Herzmuskels aufgehoben.

---

[1] Studien des physiolog. Institutes zu Breslau. I. S. 163. Leipzig 1861.

Der **Blutdruck** wird durch kleine Chinindosen vielleicht etwas erhöht, durch grössere dagegen nach Lewitzky[1] u. A. herabgesetzt. Die Veränderungen des Blutdrucks sind wahrscheinlich nur durch die veränderte Herzthätigkeit bedingt, da eine Veränderung der Gefässe bisher nicht nachgewiesen werden konnte. C. v. Schroff[2] schliesst zwar aus seinen Versuchen, dass durch grosse Chinindosen die Reflexerregbarkeit der vasomotorischen Nerven herabgesetzt werde, doch ist dies nach Heubach[3] bei therapeutischen Dosen nicht der Fall.

Die **Respiration** wird durch kleine Chinindosen nicht merklich verändert. Sehr grosse Dosen rufen bei Warmblütern meist noch etwas früher als die Herzlähmung Lähmung des Respirationscentrums hervor, so dass der Eintritt des Todes durch künstliche Respiration verzögert werden kann. Die Respirationslähmung ist daher bei Chininvergiftungen gewöhnlich die Ursache des Todes, welcher unter Krämpfen erfolgt. — Binz empfiehlt grössere Chinindosen bei Keuchhusten, nicht sowohl um auf die Respirationsorgane einzuwirken, als vielmehr um die Wirkung des Krankheitsgiftes abzuschwächen.

Eine Einwirkung des Chinins auf die Centralapparate des **Nervensystems** tritt nach kleinen Dosen nicht deutlich hervor. Der Schwindel, das Ohrensausen u. s. w., welche nach grösseren Arzneidosen nicht selten auftreten und die man als Chininrausch zu bezeichnen pflegt, sind vielleicht von der veränderten Herzthätigkeit abzuleiten. Doch scheinen die nach grossen Chinindosen auftretende, oft mehrere Tage andauernde Schwerhörigkeit, so wie die in einzelnen Fällen beobachteten Sehstörungen auch auf eine beginnende Lähmung der nervösen Centralapparate zu deuten. Schlockow, Eulenburg[4], Simon, Chaperon[5] u. A. beobachteten bei Fröschen nach Chininjectionen eine Herabsetzung der Reflexerregbarkeit. Heubach jedoch fand, dass durch kleine Dosen die Reflexerregbarkeit erhöht wird und dass die nach grossen Dosen eintretende Herabsetzung der Reflexerregbarkeit durch den Stillstand des Herzens bedingt ist. — Bei localer Application des Chinins auf die Nerven wird die Erregbarkeit derselben anfänglich erhöht, später jedoch herabgesetzt.

Eine Einwirkung des Chinins auf die **Muskeln** ist nach kleinen Dosen nicht zu erkennen. Doch spricht die durch grosse Chiningaben verlängerte Zuckungscurve des Froschmuskels, sowie der Stillstand des Herzens in der Diastole dafür, dass grössere Mengen von Chinin auch auf die Muskeln nicht ohne Einfluss bleiben.

Sehr zahlreiche Beobachtungen sind über die Veränderung der **Milz** durch das Chinin angestellt worden. Bei Wechselfieberkranken kann man nach grösseren Chinindosen eine Verkleinerung der angeschwollenen Milz

---

[1] Centralblatt f. d. med. Wissenschaften 1869. S. 196 u. Arch. f. patholog. Anatomie. Band XLVII. S. 352.
[2] Wiener med. Jahrbücher 1875. S. 175.
[3] Arch. f. experiment. Patholog. u. Pharmakol. Band V. S. 1. 1875.
[4] Berliner klin. Wochenschr. 1864. No. 5. — Arch. f. Anatom. u. Physiolog. 1865 S. 423.
[5] Arch. f. d. ges. Physiologie. Band II. S. 293. 1869.

erkennen. Weniger sicher lässt sich wegen der aus noch unbekannten
Gründen ausserordentlich schwankenden Milzgrösse die Verkleinerung
der Milz an Thieren nachweisen. Nach KÜCHENMEISTER tritt dieselbe
jedoch hier ebenfalls ein. MOSLER und LANDOIS beobachteten sie selbst
nach Durchschneidung aller sichtbaren zur Milz gehenden Nerven und
leiten sie daher von einer Zusammenziehung der contractilen Fasern der
Milz ab. JERUSALIMSKY[1] sah nach Durchschneidung der Milznerven bei
der Einwirkung des Chinins ebenfalls eine Verkleinerung der Milz eintreten, doch in geringerem Grade als sonst und leitet dieselbe daher ab
von dem Einflusse des Alkaloids, in erster Reihe auf die peripherischen
Nerven- und Muskelelemente des Milzgewebes, in zweiter auf das splanch-
nische und centrale Nervensystem. BINZ, welcher bei seinen Versuchen die
Milz stets blass, derb und mit gerunzelter Kapsel fand, nimmt an, dass
die Verkleinerung der Milz die Folge sei von der Einwirkung des Chinins
auf die farblosen Blutzellen und die durch dieselben in der Milz bedingten
Vorgänge. — Abgesehen von den bei Wechselfiebern eintretenden Milz-
anschwellungen hat man das Chinin auch bei anderen Milztumoren
angewendet. MOSLER[2] leitet die günstige Wirkung des Chinins bei Leu-
kaemie hauptsächlich von der dadurch hervorgerufenen Verkleinerung
der Milz ab.

Eine veränderte Thätigkeit der **Haut** lässt sich in der Regel bei dem
Gebrauche des Chinins nicht erkennen. In seltenen Fällen ruft dasselbe
jedoch, sogar in kleinen Dosen, einen dem Scharlach ähnlichen, von Ab-
schuppung der Oberhaut gefolgten Hautausschlag hervor, der mit Brechneigung, Brennen im Halse, Kopfweh und Fieber verbunden ist und sich
bald auf das Gesicht beschränkt, bald über den ganzen Körper verbreitet.
Durch den Fortgebrauch des Mittels wird derselbe gesteigert, durch das
Aussetzen desselben jedoch rasch beendigt.[3]

MONTEVERDI schrieb dem Chinin eine wehentreibende Wirkung
zu, doch hat diese Ansicht bis jetzt weder durch das Experiment, noch
am Krankenbette genügende Bestätigung gefunden.

Ein Einfluss des Chinins auf die **Nieren** ist experimentell noch nicht
nachgewiesen worden, doch treten nach einigen Angaben bei reichlichem
Chiningebrauche besonders bei älteren Leuten bisweilen Reizungszustände
der Nieren und der Harnblase ein. Die Wiederausscheidung des Chinins
erfolgt fast ausschliesslich durch den **Harn**. Nach KERNER findet sich
dasselbe theilweise in amorphem Zustande, zum Theil ist es in ein Oxydationsproduct, das Dihydroxyl-Chinin (S. 430) umgewandelt. Die Ausscheidung beginnt bei den leicht löslichen Chininsalzen schon nach 15—30
Minuten, bei den schwer löslichen später und ist in den ersten 6—10 Stunden am stärksten. In einzelnen Fällen konnte KERNER selbst nach
72 Stunden noch Spuren davon nachweisen. Die Angabe DIETL's, dass
bei Kranken ein Theil des Chinins nicht wieder ausgeschieden werde, er-

---

[1] Ueber die physiologische Wirkung des Chinin. Berlin 1875.
[2] Die Pathologie und Therapie der Leukämie. Berlin 1872.
[3] Vergl. KOEHNER, Berliner klin. Wochenschrift 1877. No. 22, v. HEUSINGER: Ebendaselbst 1877. No. 25, SCHEBY-BUCH, Ebendaselbst 1877. No. 37. PFLÜGER, Ebendaselbst
1877. No 37.

scheint nach den Untersuchungen von THAU[1] als zweifelhaft. — Ueber die Zusammensetzung des Harns beim Chiningebrauche sind bis jetzt ziemlich zahlreiche Untersuchungen angestellt worden, die jedoch nicht ganz übereinstimmende Resultate ergeben haben. KÜSTER und BÖCKER, sowie UNRUH[2] konnten keine bemerkenswerthe Veränderung der Harnbestandtheile nachweisen. Dagegen sahen KERNER, sowie ZUNTZ und SCHARRENBROICH bei sich selbst nach dem Einnehmen grösserer Chininmengen eine erhebliche Verminderung der Harnstoffausscheidung eintreten. Zu demselben Resultate gelangte v. BOECK[3] beim Hunde. Nach RANKE's von KERNER bestätigter Beobachtung wird beim Chiningebrauche auch die Harnsäureausscheidung vermindert. Da nach v. BOECK und BAUER[4] beim Chiningebrauche die Kohlensäureausscheidung durch die Lungen nur wenig, nach STRASSBURG[5] gar nicht vermindert ist, so macht die verminderte Harnstoffausscheidung beim Gebrauche von Chinin einen verminderten Eiweisszerfall wahrscheinlich, über den wir uns freilich noch keine genaue Rechenschaft zu geben vermögen, der jedoch vielleicht mit der herabgesetzten Wärmeproduction im Zusammenhange steht.

Cortex chinae. Die Chinarinden stammen von einer Anzahl von Cinchona-Arten (Fam. Rubiaceae) ab, welche im westlichen Theile Südamerikas zwischen dem 10. Grade nördlicher und dem 22. Grade südlicher Breite, vorzugsweise auf den östlichen Cordilleren in der Höhe von 1200 bis 3500 Metern in Venezuela, Neu-Granada, Ecuador, Peru und Bolivia vorkommen. Seit dem Jahre 1856 werden die werthvollsten Cinchona-Arten auch auf Java, und seit 1860 in den Neilgherry-Bergen in der Präsidentschaft Madras, auf Ceylon u. s. w. cultivirt und liefern bereits reichliche Erträge. — Von den amerikanischen Chinarinden unterscheidet man gewöhnlich drei Hauptsorten, die braunen oder grauen, die gelben und die rothen Chinarinden. Die braunen Chinarinden (**Cortex chinae fuscus**) wurden früher am meisten geschätzt, da man an ihnen die heilsame Wirkung der China-Alkaloide zuerst kennen gelernt hatte. Dies gilt besonders von der aus Nordperu und Ecuador eingeführten Loxa-China, welche in sehr dünnen Röhren vorkommt und vorzugsweise von Cinchona officinalis HOOKER abstammt, unter welchem Namen man jetzt Cinch. Condaminea HUMB. und BONPL, Cinch. Uritusinga PAVON. und Cinch. Chahuarguera PAVON. zusammenzufassen pflegt und der aus Mittelperu und Bolivia kommenden Huanoco-China, die sich meist in fingerdicken Röhren findet und von Cinchona micrantha RUIZ u. PAVON. und vielleicht noch anderen Arten abstammt. Diese von Aesten und Zweigen gesammelten Rinden enthalten jedoch nur wenig Alkaloide und unter diesen vorzugsweise Cinchonin, so dass sie in dieser Hinsicht anderen Chinarinden nachstehen. Dennoch werden sie aus alter Gewohnheit noch immer zur Bereitung der pharmaceutischen Präparate verwendet. Andere früher

---

[1] Die Ausscheidung des Chinins beim Gesunden und Fiebernden. Inaug.-Dissert. Kiel 1868.
[2] Arch. f. patholog. Anat. Band 48. S. 227.
[3] Untersuchungen über die Zersetzung des Eiweisses im Thierkörper. München 1871.
[4] Zeitschr. f. Biologie. Band X. S. 336. 1874.
[5] Arch. f. experiment. Patholog. u. Pharmakol. Band II. S. 334. 1874.

B. GRUPPE DES CHININS.

im Handel vorkommende braune Chinarinden, wie die China Huamalies, China Jaen u. s. w. werden wegen ihres zu geringen Alkaloidgehaltes jetzt nicht mehr angewendet. — Die gelben Chinarinden, welche vorzugsweise von Stämmen gesammelt werden, kommen theils in flachen, von Borke freien Stücken, theils in Röhren vor. Von ihnen ist die **Cortex chinae Calisayae** von Cinchona Calisaya WEDDELL wegen ihres durchschnittlich 2 Proc. betragenden, jedoch häufig sehr wechselnden Alkaloidgehaltes am meisten geschätzt. Einzelne Varietäten, wie Cinch. Calisaya Var. Ledgeriana, geben bis zu 13,5 Proc. Alkaloide und zwar vorzugsweise Chinin. Auch die Rinden von Cinchona lancifolia MUTIS und Cinchona Pitayensis WEDDELL, welche aus den Columbischen Cordilleren stammen, sind oft reich an Chinin, werden aber nur in den Chininfabriken verbraucht. — Die rothe Chinarinde (**Cortex chinae ruber**), welche von den Stämmen von Cinchona succirubra PAVON gesammelt wird und immer von Borke bedeckt vorkommt, ist reich an Alkaloiden und zugleich an Gerbsäure und wurde deshalb früher als „Tonicum" den übrigen Chinarinden vorgezogen.

Ausser den Alkaloiden sind als wichtigere Bestandtheile der Chinarinden noch zu erwähnen: die Chinasäure ($C_7H_{12}O_6$), welche ohne erhebliche Wirkung ist und im Körper in Hippursäure umgewandelt wird, ferner Chinagerbsäure, welche sich den übrigen eisengrünenden Gerbsäuren analog verhält und ein Umwandlungsproduct derselben, das China-roth, sowie ein indifferenter Stoff, das Chinovin ($C_{30}H_{48}O_8$), welcher durch Säuren unter Aufnahme von Wasser in einen Zucker (Mannitan, $C_6H_{12}O_5$) und Chinovasäure gespalten wird. Die letztere wurde von KERNER[1] besonders in Form ihres Kalksalzes bei Diarrhöen und Ruhren empfohlen, ist aber bis jetzt noch nicht allgemeiner in Gebrauch gekommen.

Arzneilich werden die Chinarinden jetzt nur noch selten angewendet, hauptsächlich als Abkochung zu 10—20 Grm. tagüber (1 Th. auf 10 Th. Colatur) meist mit Zusatz von $1/8$ der Rinde an Acid. sulfuricum dilutum oder $1/25$ Salmiak, um die sich beim Erkalten der heiss zu colirenden Abkochung abscheidenden Alkaloide besser in Lösung zu erhalten. Aeusserlich bedient man sich verdünnterer Decocte zu Verbandwässern, Mund- und Gurgelwässern u. s. w. Das Chinapulver wird zu Streupulvern, Zahnpulvern u. s. w. gebraucht, doch besitzt die äusserliche Anwendung der Chinarinde vor der anderer, billigerer Mittel keine Vorzüge. — Die einfache Chinatinctur (**Tinctura chinae**) wird durch Ausziehen der braunen Chinarinde mit 5 Th. Spirit. dilutus erhalten und zu 20—60 Tropfen mehrmals täglich gegeben. — Die zusammengesetzte Chinatinctur (**Tinctura chinae composita**, Elixir roborans Whyttii) ist ein mit 50 Th. Spirit. dilut. bereiteter Auszug von 6 Th. Chinarinde, je 2 Th. Cort. fruct. aurantii und Rad. gentianae und 1 Th. Cort. cinnamomi Cassiae. Dieselbe wurde besonders früher vielfach zu 30—60 Tropfen p. d. als „Tonicum" angewendet. — Der Chinawein (**Vinum chinae**) wird durch 8tägige Maceration von 5 Th. Calisaya-China mit 100 Th. edlen Rothweins erhalten und ess-

---
[1] Deutsche Klinik 1868. No. 9.

löffel- bis weinglasweise wie das vorige Präparat benutzt. — Das Chinaextract (**Extractum chinae fuscae**) wird durch zweimaliges Ausziehen von brauner Chinarinde mit Spirit. dilut. und Eindampfen der Auszüge bereitet. Dasselbe wird innerlich nur selten in Pillen oder Lösungen zu 0,50—1,00 Grm. p. d. angewandt, äusserlich besonders zu Haarpomaden. — Das kalt bereitete Chinaextract (**Extractum chinae frigide paratum**) wird durch zweitägiges Maceriren von 2 Th. brauner Chinarinde mit 18 Th. kalten Wassers, Eindampfen der Auszüge auf $1^1/_2$ Th., Filtriren und nochmaliges Eindampfen erhalten. Obgleich dies Präparat sehr arm an Alkaloiden ist, galt es früher irriger Weise doch als ein sehr wirksames Mittel. — Unter dem Namen Quinium hat man in neuerer Zeit alkaloidreiche Extracte in den Handel zu bringen versucht, doch haben dieselben bis jetzt noch keine grössere Verbreitung gefunden.

Chininum. Das reine Chinin, welches gewöhnlich als amorphes Pulver vorkommt, ist seiner geringen Löslichkeit wegen bisher nur selten angewendet worden. Das schwefelsaure Chinin (**Chininum sulfuricum**, $2 [C_{20}H_{24}N_2O_2]H_2SO_4 + 8H_2O$) ist die bis jetzt am häufigsten gebrauchte Chininverbindung. Es bildet seidenglänzende, nadelförmige Krystalle und löst sich in etwa 80 Th. kalten und 30 Th. heissen Wassers. Wegen dieser Schwerlöslichkeit lässt es sich am besten von dem leichter löslichen schwefelsauren Cinchonin trennen und überhaupt reinigen, so dass man aus ihm die übrigen Chininverbindungen darzustellen pflegt. Man giebt das schwefelsaure Chinin am häufigsten in Pulverform, je nach den Umständen zu 0,10—1,20 Grm. p. d. am besten in Oblaten oder Gallertkapseln oder mit Chocolade oder einem Oelzucker und lässt rasch versüssten schwarzen Kaffee nachtrinken. Auch in Pillenform lässt sich das Salz gut nehmen. Seines äusserst bitteren Geschmacks wegen wird es nur selten in Lösung angewendet (1:200) mit Zusatz von etwas Salzsäure, Weinsäure u. s. w. Für Klystiere und subcutane Injectionen verdienen andere Chininsalze den Vorzug. — Das saure schwefelsaure Chinin (**Chininum bisulfuricum**, $C_{20}H_{24}N_2O_2$, $2H_2SO_4 + 7H_2O$), wurde seiner leichten Löslichkeit wegen zu subcutanen Injectionen angewendet, doch ruft es leicht Entzündung der Injectionsstelle hervor. — Das salzsaure Chinin (**Chininum hydrochloricum**, Chin. muriaticum, $C_{20}H_{24}N_2O_2$, $HCl + 1^1/_2H_2O$), ist wegen seiner leichteren Löslichkeit und seiner neutralen Reaction in manchen Fällen z. B., für Klystiere, dem schwefelsauren Salze vorzuziehen. Für subcutane Injectionen ist es immer noch zu schwer löslich. — Das gerbsaure Chinin (**Chininum tannicum**) besitzt wegen seiner Schwerlöslichkeit einen weniger bitteren und zugleich etwas herben Geschmack. Da es sich nur langsam im Darmcanale löst, so ist es nicht geeignet für die Fälle, wo man rasch grössere Chininmengen in das Blut einzuführen wünscht. Dagegen hat man es angewendet, um eine anhaltende Einwirkung auf den Darmcanal zu erzielen, z. B. bei den Diarrhöen der Phthisiker. Man gab dasselbe in Pulver- oder Pillenform zu 0,05—0,12 Grm. p. d. — Das baldriansaure Chinin (**Chininum valerianicum**) wurde in der irrigen Voraussetzung angewendet, dass durch die Verbindung mit Baldriansäure das Chinin eine besondere auf das Nervensystem gerichtete Wirkung erhielte und so besonders bei Neuralgien, bei Cardialgie, Hemikranie

B. GRUPPE DES CHININS. 441

u. s. w. zu 0,20—1,00 Grm. in Pulvern oder Pillen verordnet. — Das citronensaure Eisenchinin (**Chininum ferro-citricum**) wird besonders bei Chlorose und Neuralgien anämischer Personen zu 0,10—0,20 Grm. p. d. in Pulvern, Pillen oder Lösungen gegeben. — Ausser den officinellen Chininsalzen hat man nicht selten noch andere Chininverbindungen angewendet, meist in der irrigen Meinung, dadurch besondere Wirkungen erreichen zu können, z. B. das jodwasserstoffsaure Chinin, das kohlensaure, salpetersaure, phosphorsaure, arsensaure, arsenigsaure, blausaure, essigsaure, citronensaure, milchsaure Chinin u. s. w. Das chinasaure und das weinschwefelsaure Chinin zeichnen sich besonders durch ihre Leichtlöslichkeit aus und wurden deshalb zu subcutanen Injectionen empfohlen.

Chinoidinum. Unter dem Namen Chinoidin werden die bei der Chininfabrikation als Nebenproducte gewonnenen amorphen China-Alkaloide in den Handel gebracht. Da das amorphe Chinin (Chinicin) darin neben sehr wechselnden Mengen von Cinchonin (Cinchonicin) und anderen Chinaalkaloiden enthalten ist und da das Chinoidin seiner amorphen Beschaffenheit wegen leicht mit Colophonium, Lakritzensaft, Aloë, Extracten u. s. w. verfälscht werden kann, so zeigt das käufliche Präparat häufig eine sehr ungleichmässige Wirksamkeit. Aus diesem Grunde wird es trotz seines billigen Preises nicht sehr oft angewendet. Man verordnet das Chinoidin in Pulvern oder Pillen, am häufigsten jedoch als Chinoidintinctur (**Tinctura chinoidini**). Diese besteht aus einer filtrirten Auflösung von 2 Th. Chinoidin in 17 Th. Spiritus und 1 Th. Salzsäure und wird 3—4 mal täglich zu einem Theelöffel mit Rothwein oder Zucker bei leichteren Wechselfiebern u. s. w. gegeben. — Unter dem Namen Chininum amorphum muriaticum kommt in neuerer Zeit das von den übrigen Alkaloiden des Chinoidins abgeschiedene amorphe Chinin (Chinicin) im Handel vor. Dasselbe ist wegen seiner leichten Löslichkeit in Wasser und seiner neutralen Reaction besonders zu subcutanen Injectionen empfohlen worden. Doch auch bei seiner Anwendung lässt sich wegen der grossen Menge des zu injicirenden Salzes Abscessbildung nicht immer vermeiden und es werden daher die subcutanen Injectionen wie bei der Anwendung des Chinins überhaupt zweckmässiger durch Klystiere (S. 60) ersetzt. Da das amorphe salzsaure Chinin, dessen Dosis der des krystallisirten Salzes gleich zu setzen ist, keine sehr charakteristischen Merkmale besitzt, so erscheint seine Anwendung nur dann empfehlenswerth, wenn man von seiner Reinheit überzeugt sein darf.

Cinchoninum. Die Wirkung des Cinchonins unterscheidet sich von der des Chinins, so viel wir bis jetzt wissen, nur in quantitativer Hinsicht. Gewöhnlich nimmt man an, dass zur Erzielung einer gleichen Wirkung vom Cinchonin wenigstens die doppelte Dosis nöthig sei, wie vom Chinin. Dennoch hat dasselbe, trotz seines billigen Preises, niemals ausgedehnte Verwendung gefunden. Wegen seines wenig bitteren Geschmackes wurde das Cinchonin bisweilen von Nordamerika aus unter dem Namen Sweet Quinine in den Handel gebracht. Das schwefelsaure Cinchonin (**Cinchoninum sulfuricum**) kommt für sich nur wenig in Gebrauch, doch ist es nicht selten dem käuflichen schwefelsauren Chinin beigemengt. Das Chinidin oder Conchinin und das Cinchonidin werden nur in ziemlich beschränkter Menge producirt und sind deshalb auch bis jetzt nicht allgemeiner in Anwendung gekommen.

Der hohe Preis des Chinins hat vielfach Veranlassung gegeben, nach Ersatzmitteln für dasselbe zu suchen. Unter den bis jetzt bekannten Alkaloiden hat man bisweilen geglaubt, in dem Bebeerin (Bibirin $C_{18}H_{21}NO_3$), das in der Cortex Bebeeru, der Rinde von Nectandra Rodiei SCHOMB., einer in Guiana einheimischen Laurinee, enthalten ist, ein solches gefunden zu haben. Nach FLÜCKIGER ist das Bebeerin identisch mit dem in der früher gebräuchlichen Grieswurzel (Radix pareirae bravae) vorkommenden Pelosin und dieses wieder nach WALZ identisch mit dem in dem gemeinen Buxbaum (Buxus sempervirens L. Fam. Euphorbiaceae) enthaltenen Buxin. Obgleich das Bebeerin nach Angabe einiger Aerzte bei Wechselfiebern in der Dosis von 1,00—2,00 Grm. tagüber dem Chinin an Wirksamkeit nahe stehen soll, so fehlt es doch noch ganz an einem sicheren Maassstabe zu der Vergleichung der Chininwirkung mit der anderer Stoffe. Auch in einigen anderen bitter schmeckenden und nicht sehr intensiv wirkenden Alkaloiden, z. B. dem Corydalin ($C_{18}H_{19}NO_4$), dem Berberin ($C_{20}H_{17}NO_4$), hat man Chininsurrogate vermuthet. In neuester Zeit ist die Cortex Dita von Alstonia scholaris BROWN, einer auf Java und den Philippinen einheimischen Apocynee, als Chinasurrogat empfohlen worden. Nach E. HARNACK[1] hat das darin enthaltene Ditain ($C_{22}H_{30}N_2O_4$) allerdings einige Wirkungen mit dem Chinin gemeinsam, während es sich in anderer Hinsicht der Gruppe des Curarins anschliesst.

C. Gruppe des Kaffeïns.

Zu dieser Gruppe sind ausser dem Kaffeïn oder Theïn ($C_8H_{10}N_4O_2$ $+H_2O$) das Theobromin ($C_7H_8N_4O_2$) und wahrscheinlich auch das Cocaïn ($C_{17}H_{21}NO_4$) zu zählen. Das Theobromin lässt sich durch Behandeln seiner Silberverbindung mit Jodmethyl in Kaffeïn umwandeln, so dass also das letztere als Methyltheobromin angesehen werden kann. Die Glieder dieser Gruppe erleiden durch Einwirkung verschiedener Agentien Spaltungen, von denen jedoch die des Theobromins und des Cocaïns noch nicht hinreichend untersucht sind. Immerhin lassen unsere bisherigen Kenntnisse die Vermuthung zu, dass die obigen Stoffe in ihrem chemischen Aufbau gewisse Analogien darbieten mögen. Welchen Eigenschaften jene Verbindungen ihre Wirkung verdanken, ist noch gänzlich unbekannt.

Auf der Haut rufen die obigen Stoffe keine bemerkbare Veränderung hervor, auch sind dieselben bisher nicht äusserlich angewendet worden.

---

[1] Arch. f. experim. Pathol. u. Pharmakol. Band VII. S. 3. 1877.

C. GRUPPE DES KAFFEINS. 443

Im **Munde** zeigen die Glieder dieser Gruppe einen bitteren Geschmack. Der geröstete Kaffee schmeckt aromatisch-bitter und wird deshalb nicht selten Bittersalzlösungen, Sennaaufgüssen u. s. w. als Geschmackscorrigens zugesetzt. Auch lässt man ihn kauen, um den üblen Nachgeschmack mancher Arzneien, z. B. des Chinins, des Ricinusöls u. s. w., zu verdecken. Ungleich seltener wird der Theeaufguss zu diesem Zwecke verwendet. — Nach GAZEAU [1] vermindert das Kauen der Cocablätter die Speichelsecretion und bedingt Herabsetzung der Sensibilität der Zunge und Mundhöhle, weshalb er dasselbe bei Stomatitis mercurialis, bei scorbutischen Mundaffectionen u. s. w. empfahl.

Im **Magen** scheinen die hierher gehörenden Stoffe keine Veränderungen zu erleiden. Leichter als das Kaffeïn scheint das Cocaïn Erbrechen, Kolikschmerzen und Diarrhoe hervorrufen zu können. Sehr häufig bedient man sich des Kaffees als eines Hausmittels bei Appetitlosigkeit und Brechneigung, aber auch bei übermässigem Erbrechen. Wegen ihres angenehmen Aroms können der Kaffee und seine Surrogate den Genuss einer einförmigen Nahrung, z. B. der Kartoffeln, erträglicher machen. Dies ist jedenfalls der Hauptgrund für die grosse Verbreitung des Kaffeegenusses unter den ärmeren Bevölkerungsklassen. Auch um das Hungergefühl für einige Zeit zu unterdrücken, bedient man sich des Kaffees, besonders aber stehen bei den Indianern Südamerikas die Cocablätter zu diesem Zwecke in Gebrauch. Man hat deshalb die letzteren auch bei dem krankhaft gesteigerten Hungergefühle blödsinniger oder epileptischer Personen angewendet. Wegen seines Gehaltes an Gerbsäure hat man den Thee bisweilen als Antidotum bei Vergiftungen durch Brechweinstein und manche Alkaloide empfohlen. Obgleich meist rasch zur Hand, ist derselbe doch nur arm an Gerbsäure, so dass sich von seiner Wirksamkeit kein erheblicher Erfolg erwarten lässt. — Bei Kolikschmerzen und leichter katharrhalischer Diarrhoe werden Thee und Kaffee wie andere warme Getränke angewendet. — Bei manchen Personen treten nach reichlichem Kaffeegenusse weiche Stuhlausleerungen ein, weshalb man denselben bisweilen bei habitueller Stuhlverstopfung empfiehlt. Indess kann andererseits reichlicher Gebrauch von Kaffee oder Kaffeïn [2] zur Entstehung von Hämorrhoidalknoten Veranlassung geben.

Von den obigen Stoffen geht wahrscheinlich das Kaffeïn am schnellsten in das **Blut** über, das Theobromin dagegen langsamer, wegen seiner geringeren Löslichkeit. Veränderungen des Blutes durch jene Stoffe sind noch nicht bekannt. — Die Contractionen des **Herzens** werden bei Fröschen durch kleinere Dosen Kaffeïn (0,005 Grm.) nicht verändert oder etwas beschleunigt, durch grosse (0,015 Grm.) dagegen verlangsamt. Bei warmblütigen Thieren und beim Menschen ist der Puls nach kleinen Dosen von Kaffeïn (0,10—0,20 Grm.) bisweilen etwas verlangsamt, nach grösseren (0,50 Grm.) dagegen stark beschleunigt. Nach AUBERT ist diese ge-

---

[1] Comptes rendus. Vol. II. p. 799. 1870.
[2] H. AUBERT, Ueber den Kaffeïngehalt des Kaffeegetränkes und über die Wirkungen des Kaffeïns in: Archiv für die ges. Physiologie. Band V. S. 589. 1872.

steigerte Frequenz durch eine Erregung der Beschleunigungsapparate des Herzens bedingt, nicht von einer Lähmung des N. vagus, gegen welche sich schon früher LEVEN [1] u. A. ausgesprochen hatten. Bei Rana temporaria erfolgt nach grossen Kaffeïndosen Herzstillstand, dessen Hauptursache nach JOHANNSEN [2] in der hier besonders stark hervortretenden Muskelstarre zu suchen ist. Der Blutdruck ist nach LEVEN erhöht, nach AUBERT herabgesetzt. Nach dem Letzteren wird die Herabsetzung des Blutdrucks trotz der beschleunigten Herzcontractionen durch unvollständige Entleerungen des Herzens bedingt. VOIT [3] nimmt für Frösche, deren Venen meist mit Blut überfüllt sind, eine Gefässlähmung an. Die Respiration ist bei Kaffeïnvergiftungen stark beschleunigt. Die Körpertemperatur zeigt nach gewöhnlichen Dosen kaum eine Veränderung. Nach grossen Dosen kann sie nach BINZ und PERETTI [4] für kurze Zeit selbst um 1,4° C. steigen. Diese Steigerung ist wahrscheinlich von der allgemeinen Muskelspannung abzuleiten, welche durch solche Dosen hervorgerufen wird.

Schon nach kleinen Mengen des Kaffeïns oder Kaffees, so wie der Cocablätter giebt sich ein angenehmes Gefühl von Erregung des **Nervensystems** zu erkennen, welches nach grösseren Gaben in einen rauschähnlichen Zustand übergeht. Das Gefühl von Wohlbehagen, welches dem Genusse des Kaffees folgt, ist jedoch nicht ausschliesslich von dem Gehalte desselben an Kaffeïn, sondern zugleich von den empyreumatischen Stoffen bedingt, welche beim Rösten des Kaffees gebildet werden. Ebenso ist bei der Wirkung des Thees der Gehalt desselben an ätherischem Oel betheiligt. Am häufigsten hat man die schlafwidrige Wirkung beider Getränke von jenen Stoffen abgeleitet. In welcher Weise die Glieder dieser Gruppe auf das Gehirn einwirken, ist noch nicht bekannt. — Wegen jener erregenden Wirkung bedient man sich nicht nur diätetisch des Kaffees und Thees, um das Gefühl von Abspannung und Schläfrigkeit zu beseitigen, sondern auch therapeutisch, um bei drohender oder beginnender Bewusstlosigkeit das Bewusstsein rege zu erhalten. Namentlich ist der Kaffee beim Alkoholrausch ein sehr zweckmässiges Hausmittel. Auch bei Opiumvergiftungen, so wie bei Kohlenoxydgasvergiftungen vermag derselbe nützlich zu werden, so lange diese noch keinen hohen Grad erreicht haben. — Ob das Kaffeïn auch auf die Sensibilität einen Einfluss äussern könne, ist noch nicht entschieden. Nicht selten hat man jedoch beobachtet, dass sowohl idiopathische als auch hysterische Hemikranien nach dem Gebrauch von Kaffeïn sich besserten. Man bediente sich hier am häufigsten des reinen Kaffeïns, bisweilen auch der Guaranapaste oder starker Kaffeeaufgüsse. Seltener hat man das Kaffeïn bei anderen Neuralgien, besonders bei Occipitalneuralgien angewendet. Nach EULENBURG zeigt es bei subcutanen Injectionen eine örtlich schmerzstillende Wirkung. Vorzüge desselben vor dem Morphium sind jedoch noch nicht

---

[1] Archives de Physiol. norm. et patholog. Vol. 1. p 179. 1868.
[2] Ueber die Wirkungen des Kaffeïn. Inaug.-Dissert. Dorpat 1869.
[3] Untersuchungen über den Einfluss des Kochsalzes, des Kaffees und der Muskelbewegungen auf den Stoffwechsel. München 1860.
[4] Beiträge zur Toxicologie des Kaffeïn. Inaug.-Dissert. Bonn 1875.

bekannt. Auch BENNETT[1] nimmt eine Lähmung der sensiblen Nerven durch das Kaffeïn an. Bei den meisten Thieren, welche grössere Dosen von Kaffeïn erhalten haben, treten nach einiger Zeit heftige Streckkrämpfe auf. Dieselben werden bei warmblütigen Thieren meist zur Todesursache, indem sie durch Unterbrechung der Respiration Erstickung herbeiführen. Nach USPENSKY[2], AUBERT u. A. lässt sich ihr Eintritt durch künstliche Respiration verhüten. In diesem Falle kann, zumal da die Krämpfe meist bald vorübergehen, häufig das Leben erhalten bleiben. Allzugrosse Gaben rufen jedoch nach PERETTI Lähmung des Respirationscentrums hervor. Durch Theobromin und Cocaïn scheinen jene Reflexkrämpfe selten oder gar nicht hervorgerufen zu werden. Nach JOHANNSEN und SCHMIEDEBERG[3] bleiben dieselben bei Rana temporaria auch nach dem Kaffeïn aus. Dagegen zeigt sich hier in auffälliger Weise eine Veränderung der Muskeln, die zwar auch bei warmblütigen Thieren eintritt, aber weniger in die Augen fällt. Von der Applicationsstelle beginnend, verbreitet sich eine eigenthümliche Muskelstarre über den ganzen Körper, welche ihrem Wesen nach wahrscheinlich der Todtenstarre nahe steht. Diese Muskelstarre ist wohl auch der Grund, warum die Zuckungscurve des Froschmuskels bei Kaffeïnvergiftungen erheblich verlängert erscheint.[4] Dasselbe ist bei Theobromin- und Cocaïnvergiftungen der Fall und macht daher die gleiche Wirkungsweise jener Stoffe wahrscheinlich. — Wenn auch jene Veränderung der Muskeln nur nach Vergiftungen dem Auge bemerkbar wird, so muss sie doch, obgleich nur in sehr geringem Grade, schon nach den gewöhnlichen Gaben jener Stoffe eintreten. Dies steht vielleicht im Zusammenhange mit dem Umstande, dass man denselben von jeher die Eigenschaft zugeschrieben hat, die Ertragfähigkeit für Muskelanstrengungen zu erhöhen. Der Kaffee pflegt mit besonderer Vorliebe von solchen Personen genossen zu werden, welche schwer zu arbeiten haben, z. B. den Arbeitern in den belgischen Kohlenminen. Auch bei angestrengten Truppenmärschen schreibt man dem Kaffeegenusse eine wohlthätige Wirkung zu. In Südamerika werden zu dem gleichen Zwecke die Cocablätter benutzt. Man hat daher bei chronischem Schwächegefühl den Genuss sowohl des Kaffees, als auch der Cocablätter empfohlen.

Ueber die weiteren Schicksale der obigen Stoffe im Körper besitzen wir nur noch sehr unvollständige Kenntnisse. KOSCHLAKOFF[5] sah nach dem Kaffeïn vermehrten Harndrang und Brennen in der Harnröhre eintreten und empfahl dasselbe als Diureticum bei Hydrops. Auch CURSCHMANN[6] beobachtete bei einer Kaffeevergiftung vermehrten Harndrang. Nach dem Gebrauche des Cocains trat dagegen in einigen Fällen Harn-

---

[1] Edinburgh medical Journal 1873. No. 220. p. 323.
[2] Archiv f. Anatomie, Physiologie u. s. w. 1868. S. 522.
[3] Archiv f. experiment. Pathol. u. Pharmakol. Band II. S. 62. 1874.
[4] BUCHHEIM und EISENMENGER: Ueber den Einfluss einiger Gifte auf die Zuckungscurve des Froschmuskels in Eckhard's Beiträgen zur Anatom. und Physiolog. Band V. p. 37. 1869.
[5] Arch. f. patholog. Anatomie. Band XXXI. S. 436.
[6] Deutsche Klinik 1873. S. 377.

verhaltung ein. — Im **Harn** konnte C. G. LEHMANN[1] das Kaffeïn und Theobromin nicht wiederfinden, kleine Antheile davon scheinen jedoch nach BINZ, AUBERT u. A. in denselben übergehen zu können. Ueber das Cocaïn fehlen noch genauere Versuche. — BOECKER glaubte zuerst nach dem Kaffeegenusse eine erhebliche Verminderung der Harnstoffausscheidung gefunden zu haben. Später gelangten J. LEHMANN[2], RABUTEAU[3] u. A. zu dem gleichen Resultate. Man nahm daher vielfach an, dass durch den Kaffee der Verbrauch der eiweissartigen Körperbestandtheile beschränkt und in Folge davon das Nahrungsbedürfniss vermindert werde. Nach VOIT wird jedoch bei Hunden der Stoffwechsel durch Kaffee in keiner Weise verlangsamt. GAZEAU schreibt dem Genusse der Cocablätter eine Vermehrung der Harnstoffausscheidung zu, doch bedarf diese Angabe noch der weiteren Bestätigung.

Coffeïnum (Theïnum). Das reine Kaffeïn löst sich in etwa 100 Th. kalten Wassers, dagegen leicht in heissem Wasser. Man verordnet dasselbe zu 0,06—0,12 Grm. p. d. 1—2 stündlich, meist in Pulvern, seltner in Pastillen. Mit einem Zusatze von Citronensäure bezeichnete man es als Coffeïnum citricum. Zu subcutanen Injectionen benutzte man eine Lösung von 4 Th. Kaffeïn in je 50 Th. Wasser und Weingeist. — In den **Kaffeebohnen**, den Samen von Coffea Arabica L, einer ursprünglich in Abyssinien einheimischen, jetzt in allen Tropenländern cultivirten Rubiacee, schwankt der Kaffeïngehalt nach WEYRICH[4] zwischen 0,67 und 2,21 Proc. Beim Rösten erleidet der Kaffee nur einen geringen Verlust an Kaffeïn. Eine Tasse Kaffeeaufguss aus 17,0 Grm. Bohnen bereitet enthält nach AUBERT durchschnittlich 0,12 Grm. Kaffeïn. — Der **Thee** besteht aus den getrockneten jungen Blättern von Thea Chinensis L., einer in China und Japan einheimischen Ternströmiacee. Derselbe enthält ausser 1,36—3,09 Proc. Kaffeïn etwa 0,6—1,0 Proc. ätherisches Oel. Eine Tasse Theeaufguss, aus 5 Grm. Thee bereitet, enthält nach AUBERT etwa 0,12 Grm. Kaffeïn — Der **Paraguaythee** (Mate), die getrockneten Blätter von Ilex Paraguayensis LAMB., einer in Südamerika einheimischen Aquifoliacee, welcher ebenfalls Kaffeïn enthält, kommt in Europa fast gar nicht in Gebrauch. — Die Guarana (**Pasta Guarana**) findet sich im Handel in etwa 20 Cm. langen und 3 Cm. dicken, cylindrischen, selten kuchenförmigen Massen. Dieselbe besteht hauptsächlich aus den gepulverten, zu einem Teig kneteten und getrockneten Samen von Paullinia sorbilis MARTIUS, einer zur Familie der Sapindaceen gehörigen Schlingpflanze Brasiliens. Wegen ihres Kaffeïngehaltes, welcher 4—5 Proc. beträgt, hat man die Guarana bisweilen zu 1,00—4,00 Grm. in Pulverform bei Hemikranie angewendet. Auch in den **Kola-** oder **Gurunüssen**, den Samen von Cola acuminata R. BROWN, einer im westlichen Centralafrika einheimischen Sterculiacee, ist Kaffeïn enthalten, doch sind dieselben in Europa noch nicht in Gebrauch gekommen.

---

[1] Gmelin's Handbuch der Chemie. Band VIII. S. 403. 1858.
[2] Annalen d. Chemie u. Pharmacie Band 87. S. 205. 1853.
[3] Comptes rendus. Vol. LXXVII. p. 489. 1873.
[4] Ein Beitrag zur Chemie des Thees und Kaffees. Inaug.-Dissert. Dorpat 1872.

D. GRUPPE DES CURARINS. 447

Theobrominum. Das Theobromin hat bis jetzt keine arzneiliche Verwendung gefunden. Es ist ein Bestandtheil (1,0—1,5 Proc.) der Cacaobohnen, der Samen von Theobroma Cacao L., welche ausserdem viel Fett (Cacaobutter S. 375) und Stärkmehl (10—18 Proc.) enthalten. Dieselben werden vorzugsweise zur Bereitung der Chocolade (Succolada) und der Cacaomasse (Cacao tabulata) verwendet. Diese dienen fast ausschliesslich zu diätetischen Zwecken, doch ist die Chocolade ein geeignetes Constituens für Trochisken, z. B. mit Santonin, Chinin, Eisen u. s. w., oder auch Geschmackscorrigens.

Cocainum. Das reine Cocaïn hat bis jetzt noch keine arzneiliche Verwendung gefunden. Die Cocablätter (Folia coca), welche geringe Mengen davon neben einem zweiten Alkaloid, dem Hygrin enthalten, stammen von Erythroxylon Coca LAMARCK, einer in Peru einheimischen Erythroxylacee. Dieselben werden meist als Theeaufguss zu 2,0—8,0 Grm. tagüber angewendet.

D. Gruppe des Curarins.

Das Curarin ($C_{10}H_{15}N$) zeigt unter den bisher bekannten Gliedern dieser Gruppe bei Weitem die grösste Wirksamkeit. Ausser ihm sind bis jetzt hierher zu rechnen: das Ditain ($C_{22}H_{30}N_2O_4$) nach E. HARNACK[1]), ein im Extractum cynoglossi enthaltener Stoff (Cynoglossin?) nach DIEDUELIN[2], das Methylstrychnin nach SCHROFF[3], das Methylanilin, Aethylanilin und Amylanilin nach JOLYET und CAHOURS[4], das Methylbrucin, Methylthebain, Methylcodeïn, Methylmorphin, Methylnicotin, Methylatropin, Dimethylconiin, Trimethylammoniumjodid nach BROWN und FRASER[5], das Cotarnin, Aethylstrychnin, Aethylbrucin, Aethylnicotin, Methylcinchonin, Amylcinchonin, Methylchinidin, Methylchinin, Methyldelphinin, Methylveratrin, Amylveratrin nach BUCHHEIM und LOOS.[6] Die obigen Verbindungen sind, so weit sich ihre chemische Natur bis jetzt beurtheilen lässt, sämmtlich Ammoniumbasen, welche Alkoholreste enthalten, doch ist noch nicht bekannt, welche Stellung diese in dem Molekül einnehmen müssen. Denn nicht alle Ammoniumbasen, selbst wenn dieselben mehrere Alkoholreste enthalten, zeigen die Wirkung des Curarins, z. B. das Narkotin. — Bei der Umwandlung von tertiären Monaminen oder Diaminen in Stoffe dieser Gruppe durch Behandeln mit Jodmethyl u. s. w. erleiden dieselben meist eine erhebliche Veränderung ihrer Wirksamkeit. So zeigen z. B. das Methyl- oder Aethylstrychnin, das Methylbrucin, das Methylthebain u. s. w. nicht mehr die Wirkung der ursprüng-

---

[1] Archiv f. experiment. Patholog. u. Pharmak. Band VII. S. 1. 1877.
[2] Centralbl. f. d. med. Wissensch. 1868. S. 211.
[3] Wochenbl. d. Zeitschr. d. kk. Gesellsch. d. Aerzte zu Wien 1866. No. 14.
[4] Comptes rendus. Vol. LXVI. p. 1181. 1868.
[5] On the connection between chemical constitution and physiological action. Part. I and II. — Transactions of the Royal Society of Edinburgh. Vol. XXV. p. 1 and 693. 1869.
[6] Ueber die pharmakolog. Gruppe des Curarins in Eckhard's Beiträgen zur Anatom. u. Physiolog. Band V. S. 179.

lichen Basen. In einigen Fällen scheinen jedoch einzelne der früheren Wirkungen fortbestehen zu können. So wirkt z. B. das Methylatropin nach BROWN und FRASER zwar nicht mehr auf den N. vagus, wohl aber noch immer auf die Pupille. In einigen Fällen wird durch jene Umwandlung die Giftigkeit der ursprünglichen Basen gesteigert, wie beim Methylchinin, Methylatropin u. s. w., bei anderen herabgesetzt, wie beim Methylstrychnin, Methylbrucin, Methylthebain, Methylnicotin, Methylconiin u. s. w.

Auf der **Haut** verhalten sich die obigen Stoffe indifferent. Von der Haut der Säugethiere wird das Curarin nicht aufgenommen, von der des Frosches aus können dagegen sehr kleine Mengen davon in das Blut übergehen.

Im **Munde** zeigen die Stoffe dieser Gruppe einen bitteren Geschmack und können dadurch zu einer Vermehrung der Speichelsecretion beitragen. Die auffallend starke Vermehrung der Speichelsecretion, welche man gewöhnlich bei Hunden eintreten sieht, wurde von BERNARD[1] u. A. von einer Lähmung der Speicheldrüsennerven abgeleitet, doch ist dies nach HEIDENHAIN wenigstens bei kleineren Dosen nicht der Fall. Im **Magen** ruft das Curarin in der Regel keine auffälligen Erscheinungen hervor. Nach KOELLIKER[2] so wie nach TRAUBE[3] wird durch das Curare der N. splanchnicus gelähmt und in Folge davon die peristaltische Bewegung beschleunigt. O. NASSE[4] sucht dies aus einer directen Erregung der Darmcentra zu erklären. BIDDER[5] konnte, vielleicht wegen Anwendung kleinerer Dosen, gar keine Beschleunigung der peristaltischen Bewegung wahrnehmen. Stuhlentleerungen treten nach Curarevergiftungen in der Regel nicht ein.

Es ist eine sehr auffallende Erscheinung, dass das Curarin, welches im Blute so ausserordentlich giftig wirkt, in den Darmcanal gebracht fast ganz wirkungslos erscheint. Häufig hat man daher angenommen, dass dasselbe dort entweder zersetzt, oder von der Darmschleimhaut nicht resorbirt werde. Doch ist dies nicht richtig, denn das Curarin zeigt auch vom Darmcanale aus, besonders wenn es in grösseren Dosen und im nüchternen Zustande genommen wird, zwar schwache, doch entschieden giftige Wirkung. Nach L. HERMANN[6] ist der Grund jenes eigenthümlichen Verhaltens darin zu suchen, dass das Curarin vom Darmcanale aus nur langsam in das Blut übergeht und in demselben Maasse, als es in dieses gelangt, wieder durch die Nieren ausgeschieden wird. Unterbindet man die letzteren vor der Einführung des Giftes, so tritt nach ihm die volle Wirkung desselben ein. — Auch die übrigen Stoffe dieser Gruppe zeigen, so weit die bisherigen Versuche erkennen lassen, vom Darmcanale aus nur eine sehr geringe Wirksamkeit.

Wird das Curare direct in das **Blut** gebracht, so tritt seine Wirkung am schnellsten ein. Nach Injection einer Lösung von 0,01 Grm. Curare

---

[1] Journ. de l'Anat. et de la Physiol. 1864. p. 507.
[2] Archiv f. patholog. Anatomie. Band X. S. 3. 1856.
[3] Centralbl. f. d. med. Wissensch. 1863. No. 49.
[4] Beiträge zur Physiologie der Darmbewegung. Leipzig 1866.
[5] Archiv f. Anatom., Physiol. u. s. w. 1865. S. 337.
[6] Ebendaselbst 1867. S. 64.

in die Jugularvene eines Kaninchens sah KOELLIKER den Tod fast augenblicklich erfolgen. Bei subcutaner Injection einer gleichen Menge starb dagegen das Thier erst nach 10—15 Minuten. Das Blut selbst erleidet durch das Curarin keine auffallende Veränderung, auch trägt dasselbe zu dem Zustandekommen der Vergiftungserscheinungen nichts bei. Dieselben verlaufen in der gleichen Weise, wenn das Blut in den Adern eines Frosches durch Kochsalzlösung von 0,6 Proc. ersetzt wird.[1] Das Herz schlägt nach Curarevergiftungen bei Fröschen noch tagelang kräftig fort, während die Lymphherzen schon nach wenigen Minuten still stehen. Bei Warmblütern dagegen tritt nach dem Aufhören der Respiration auch Herzstillstand ein. Vielfach hat man über die Frage gestritten, ob der N. vagus durch das Curare gelähmt werde. Nach BIDDER bleibt nach kleinen, wenn auch tödtlichen Dosen des Giftes der N. vagus unversehrt; nach grösseren wird er dagegen gelähmt, jedoch später als die motorischen Nervenendigungen. Auf den Blutdruck hat das Curarin der allgemeinen Annahme nach in mässigen Dosen keinen Einfluss. Erst nach längerer Versuchsdauer tritt ein allmähliges Sinken desselben ein. Schneller geschieht dies nach grossen Dosen. — Die Körpertemperatur wird nach BERNARD[2] nicht verändert, nach ROEHRIG und ZUNTZ[3], RIEGEL[4] u. A. dagegen herabgesetzt, hauptsächlich wohl in Folge der aufgehobenen Muskelthätigkeit.

Unter den Erscheinungen, welche vom Nervensystem ausgehen, tritt am frühesten und auffälligsten eine allgemeine Lähmung auf. Bei Fröschen giebt sich dieselbe zuerst durch ein Sinkenlassen des Kopfes zu erkennen, dem etwas später vollkommenes Aufhören aller willkürlichen Bewegungen folgt. Diese Lähmung tritt bei allen Thierklassen, selbst bei wirbellosen Thieren ein, bei Fischen jedoch, wahrscheinlich wegen ihrer relativ geringen Blutmenge, viel später und weniger deutlich, als bei Fröschen. Dieselbe betrifft, wie durch zahlreiche Versuche nachgewiesen worden ist, die Endigungen der motorischen Nerven in den willkürlichen Muskeln, so dass letztere dem Nerveneinflusse entzogen werden. Später kann die Lähmung auch auf die Nerven der glatten Muskelfasern übergehen. — In Folge jener Lähmung tritt auch Stillstand der Respirationsmuskeln ein, welcher bei warmblütigen Thieren in kurzer Zeit Erstickung zur Folge hat. Diese ist jedoch nicht, wie in anderen Fällen, von Krämpfen begleitet und bildet die gewöhnliche Todesursache. Das Blut zeigt daher auch bei Curarevergiftungen die Eigenschaften des Erstickungsblutes. Wird durch künstliche Respiration die Erstickung verhütet, so kann das Leben noch einige Zeit oder selbst für die Dauer erhalten werden.

Nach kleinen Dosen des Curarins scheint sich die Wirkung desselben auf die Endigungen der motorischen Nerven zu beschränken. Nach grösseren Dosen werden dagegen wahrscheinlich in einer bestimmten Reihenfolge auch andere Theile des Nervensystems gelähmt. Dies gilt, wie bereits er-

---

[1] Vergl. J. STEINER, Das amerikanische Pfeilgift Curare. Leipzig 1877. S. 44.
[2] Leçons sur les effets des substances toxiques. Paris 1857. p. 368.
[3] Arch. f. d. ges. Physiologie. Band IV. S. 57. 1871. Band XII. S. 522. 1876.
[4] Ebendaselbst. Band IV. S. 350. 1871.

wähnt wurde, vom N. vagus, N. splanchnicus, ebenso vielleicht von den vasomotorischen Nerven. Auch der N. oculomotorius wird gelähmt und in Folge davon die Pupille erweitert und der Augapfel etwas hervorgetrieben. Eine Lähmung der N. sympathicus ist noch nicht mit Sicherheit nachgewiesen. Dagegen sind die sensiblen Nerven zu der Zeit, wo die Thätigkeit der motorischen Nervenendigungen bereits aufgehoben ist, noch functionsfähig, wenn sie auch später und nach grösseren Dosen wohl ebenfalls gelähmt werden.

Wegen der bestehenden allgemeinen Lähmung ist es sehr schwer, bei Thieren ein Urtheil über das Verhalten der nervösen Centralorgane nach Curarevergiftungen zu erlangen. Bei Fischen hören bald nach der Aufnahme des Giftes alle willkürlichen Bewegungen auf, während Reflexbewegungen noch einige Zeit fortbestehen, so dass der Lähmung der motorischen Nervenendigungen eine centrale Lähmung vorauszugehen scheint. Bei Menschen, welchen kleine Mengen von Curare subcutan injicirt wurden, beobachtete man ziemlich constant Kopfschmerz, nach etwas grösseren Dosen einen fieberhaften Zustand und Unlust zu körperlicher Thätigkeit. Nach den Versuchen von v. BEZOLD[1], WUNDT und SCHELSKE[2] u. A. ist auch eine Einwirkung des Curarins auf das Rückenmarck sehr wahrscheinlich.

Die oben geschilderten Functionsstörungen beziehen sich zunächst auf das Curarin. Obgleich sich die übrigen Glieder dieser Gruppe in Bezug auf die Lähmung der motorischen Nervenendigungen und das Fortbestehen des Herzschlags diesem gleich verhalten, so ist es doch wahrscheinlich, dass sich bei weiteren Untersuchungen gewisse Unterschiede werden auffinden lassen. So hat z. B. HARNACK nachgewiesen, dass das Ditain bei Fröschen das Rückenmark, so wie den N. vagus viel schneller lähmt, als das Curarin.

Um uns eine Vorstellung von der Wirkung des Curarins machen zu können, sind wir zu der Annahme genöthigt, dass die Endapparate der motorischen Nerven einen Bestandtheil, welcher durch das Curarin chemisch verändert wird, in grösserer Menge enthalten, als die übrigen Theile des Nervensystems und dass sie daher in demselben Maasse stärker dadurch beeinträchtigt werden, als diese.[3] Jedenfalls kommt dabei auch die Blutversorgung der betreffenden Nerventheile in Betracht. Wahrscheinlich trägt die Armuth der Nervenstränge an Blutgefässen dazu bei, dass dieselben sowohl von dem Curarin, als auch von anderen Giften weniger betroffen werden, als die Nervenganglien und Nervenendigungen.

Die Bewegungslosigkeit, welche durch die Wirkung des Curare herbeigeführt wird, legte den Gedanken nahe, dasselbe bei Krampfkrankheiten anzuwenden. Besonders erwartete man bei Tetanus traumaticus günstigen Erfolg davon, doch haben sich die darauf gesetzten Hoffnungen bis jetzt nicht erfüllt. Auch bei Strychninvergiftungen ist der Nutzen des Curarins noch nicht sicher gestellt. Bei Epilepsie hat

---

[1] Archiv f. Anatom., Physiologie u. s. w. 1860. S. 168 u. 387.
[2] Verhandl. d. naturhist.-med. Vereins zu Heidelberg 1859—60.
[3] Archiv der Heilkunde. Band XI. S. 209. 1870.

man subcutane Injectionen von Curare versucht, doch verbietet das frühzeitige Eintreten gefahrdrohender Respirationsstörungen in allen diesen Fällen die Anwendung hinreichend grosser Dosen. Ueber den Einfluss der zu dieser Gruppe gehörigen Stoffe auf die übrigen Körpertheile besitzen wir nur ungenügende Kenntnisse. Die willkürlichen Muskeln zeigen nach den Untersuchungen von KÖLLIKER, ROSENTHAL[1] u. A. bei der Curarevergiftung dieselbe Leistungsfähigkeit, wie im normalen Zustande. Nach BUCHHEIM und LOOS (a. a. O.) ist jedoch bei Vergiftungen durch die Stoffe dieser Gruppe die Zuckungscurve des Froschmuskels etwas verlängert. Am deutlichsten zeigt sich der Einfluss des Curarins auf die Muskeln bei einem Frosche, der zugleich mit kleinen Mengen vom Veratrin und mit Curare vergiftet worden ist.

Veränderungen der Nieren durch das Curarin sind noch nicht genauer bekannt. Die Angabe, dass die Harnsecretion durch Curare vermehrt werde, bedarf noch der weiteren Bestätigung. Im Harn findet sich das Curarin unverändert wieder. BIDDER konnte mit dem Harn eines mit Curare vergifteten Frosches einen zweiten vergiften und so fort. Fast constant enthält der Harn nach Curarevergiftungen Zucker, nach DOCK[2] selbst, wenn die Thiere gehungert haben, so dass die Leber glycogenfrei ist. Wahrscheinlich haben die übrigen Stoffe dieser Gruppe dieselbe Wirkung, wenigstens gilt dies nach KÜLZ[3] für das Methyldelphinin. Der Grund dieser Zuckerausscheidung ist bis jetzt noch ebenso dunkel, wie bei der Kohlenoxyd- und Morphinvergiftung.

Das Curare (Curara, Curari, Woorara, Wourali) wird von manchen südamerikanischen Indianerstämmen, besonders von den im Orinokogebiete und in Britisch Guyana wohnenden als Pfeilgift benutzt. Die Pflanzen, aus denen es durch Eindicken des wässrigen Auszugs erhalten wird, sind noch nicht genau bekannt. Häufig hat man angenommen, dass dasselbe in verschiedenen Gegenden aus verschiedenen Materialien, besonders aus Strychnos toxifera SCHOMBURGK, Paullinia Cururu u. s. w. bereitet werde, auch sollen demselben stets mehrere Ingredienzien, selbst Schlangenzähne zugesetzt werden. Dabei ist es jedoch auffallend, dass die Wirkung der verschiedenen Curaresorten, welche theils in irdenen Töpfchen, theils in Calebassen zu uns kommen, zwar der Stärke nach sehr wechselnd ist, sich jedoch qualitativ gleich bleibt. Der wirksame Bestandtheil des Curare ist das von BOUSSINGAULT und ROULIN zuerst dargestellte und von PREYER genauer untersuchte Curarin, eine amorphe, sehr hygroskopische, alkalisch reagirende Base, welche sich in Wasser und Weingeist sehr leicht, in Chloroform wenig und in Aether gar nicht löst. Das schwefelsaure Salz, welches eine krystallinische Beschaffenheit erkennen lässt, hält sich gut an der Luft und ist deshalb zum Gebrauch am meisten zu empfehlen. — In den wenigen Fällen, wo bis jetzt das Curare

---

[1] MOLESCHOTT'S Untersuchungen z. Naturl. Band III. S. 185.
[2] Arch. f. d. ges. Physiologie. Band V. S. 571. 1872.
[3] Beiträge zur Pathologie und Therapie des Diabetes mellitus u. insipidus. 2. Band. Marburg 1875. S. 125.

therapeutisch in Gebrauch kam, wurde dasselbe meist in filtrirter wässriger Lösung (1:100) subcutan injicirt, von 0,005 Grm. vorsichtig steigend, selbst bis zu 0,100 Grm.

E. Gruppe des Coniins.

Das käufliche, aus den Samen des Schierlings dargestellte Coniin ist meist kein einfacher Körper, sondern ein wechselndes Gemenge von Coniin $N \begin{Bmatrix} C_8 H_{14} \\ H \end{Bmatrix}$ und Methyl-Coniin $N \begin{Bmatrix} C_8 H_{14} \\ C H_3 \end{Bmatrix}$ mit wenig Conhydrin $N \begin{Bmatrix} C_8 H_{16} O \\ H \end{Bmatrix}$. Das letztere zeigt eine ähnliche, jedoch schwächere Wirkung, wie die vorhergehenden. Dem Methylconiin analog verhält sich wahrscheinlich auch das künstlich dargestellte Aethylconiin $N \begin{Bmatrix} C_8 H_{14} \\ C_2 H_5 \end{Bmatrix}$. Nach den bisherigen Versuchen wirkt das aus Dibutyraldin ($C_8 H_{17} NO$) künstlich dargestellte Paraconiin ($C_8 H_{15} N$) ebenso wie das natürliche Coniin. Die Wirkungen dieser Stoffe stimmen in mancher Hinsicht mit denen des Curarins überein. In noch höherem Grade ist dies bei dem Dimethylconiin und Diäthylconiin der Fall.

Auf der **Haut** wirkt das Coniin in concentrirtem Zustande ätzend und coagulirt das Eiweiss. Bei Anwendung verdünnter, neutraler Lösungen tritt diese Wirkung weniger deutlich hervor. Früher schrieb man dem Schierlingskraute eine zertheilende und schmerzstillende Wirkung zu und wandte dasselbe häufig zu Umschlägen bei **schmerzhaften Drüsengeschwülsten, Entzündung der Brüste, Krebsgeschwülsten, schmerzhaften Geschwüren** u. s. w. an.

Im **Auge** ruft das Coniin im unverdünnten Zustande lebhaften Schmerz, Entzündung der Conjunctiva und selbst Geschwürsbildung hervor. Auch verdünnte Lösungen machen noch lebhaften Schmerz. Dabei wird die Pupille erweitert, doch in geringerem Grade, als durch das Atropin. Man benutzt auch jetzt noch bisweilen das Coniin und andere Schierlingspräparate in Form von Augenwässern u. s. w., um den **Lidkrampf** bei scrofulösen Augenentzündungen zu beseitigen.

Im **Munde** bewirkt das Coniin einen unangenehmen, brennenden Geschmack und vermehrte Speichelsecretion. Später tritt Kratzen im Halse ein. In den **Magen** gelangt, veranlasst dasselbe Ekel, oft auch Erbrechen. Die peristaltische Bewegung scheint durch das Coniin nicht erheblich verändert zu werden.

Vom Darmcanale aus kann das Coniin sehr rasch in das **Blut** übergehen. Ausserhalb des Körpers zerstört dasselbe in concentrirtem Zustande die Blutkörperchen. Bei Vergiftungen kommt jedoch diese Wirkung wegen der grossen Verdünnung des Coniins nicht in Betracht. Die Contractionen des **Herzens** werden nach Böhm[1] beim Frosche nach Dosen von 0,001—0.003 Grm. etwas seltener, ohne dass es jedoch zum Herz-

---

[1] Studien über Herzgifte. Würzburg 1871. S. 87.

stillstand kommt. Nach grösseren Dosen verliert, ähnlich wie beim Curare, der N. vagus allmählig seinen Einfluss auf die Herzbewegungen. Doch lässt sich auch dann noch durch Muscarin Herzstillstand hervorrufen, so dass also die eigentlichen Hemmungscentren in ihrer Thätigkeit nicht verändert sein können. Das Herz schlägt bei Coniinvergiftungen noch lange fort. Ueber den **Blutdruck** bei Coniinvergiftungen sind bis jetzt noch keine Versuche angestellt worden. Nach GUTTMANN[1] tritt bei Fröschen nach grösseren Dosen eine Lähmung der vasomotorischen Nerven ein.

Schon geringe Mengen des Coniins rufen Störungen in der Thätigkeit des **Gehirns** und **Rückenmarks** hervor. Bei Menschen zeigen sich nach dem Einnehmen von etwa 0,05 Grm. Schwere des Kopfes, Schwindel und Benommenheit, Schlaftrunkenheit, undeutliches Sehen und Hören, Ameisenkriechen in der Haut, grosses Schwächegefühl, schwankender Gang und endlich Krämpfe der verschiedensten Muskelgruppen. Bei warmblütigen Thieren rufen kleine Coniinmengen nur vorübergehende Lähmungserscheinungen, besonders in den hinteren Extremitäten hervor. Nach grösseren Dosen treten clonische Krämpfe ein, die sich durch künstliche Respiration nicht verhüten lassen, also nicht als Erstickungskrämpfe anzusehen sind. Später erfolgt centrale Lähmung. Bei Fröschen bleiben jene Krämpfe aus.

Ausser der Affection des Rückenmarks zeigt sich, wie KÖLLIKER[2] zuerst beobachtete, ebenso wie bei Curarevergiftungen eine Lähmung der Endapparate der motorischen Nerven. Nach CRUM BROWN und FRASER[3] tritt bei Fröschen nach kleinen Dosen die Aufhebung der Reflexerregbarkeit später, nach grösseren früher ein, als die Lähmung der motorischen Nervenendigungen und zwar ist die Affection des Rückenmarks um so deutlicher, je reicher das angewandte Präparat an Methyl-Coniin ist. In Folge der Lähmung der Respirationsmuskeln kommt es bei warmblütigen Thieren sehr bald zur Erstickung, welche daher auch die gewöhnliche Todesursache bei Coniinvergiftungen bildet. Bei Hunden und Katzen wird der Tod schon durch 0,100 Grm., bei Kaninchen durch 0,015 Grm. herbeigeführt, doch wirken nicht alle Coniinpräparate gleich stark. Die letale Dosis für Menschen ist noch nicht bekannt. Die sensiblen Nerven scheinen wenigstens anfänglich keine Störung zu erleiden.

Da früher der Schierling für ein „beruhigendes und schmerzstillendes" Mittel galt, so wurde derselbe nicht selten bei Keuchhusten, Asthma, anhaltendem Hustenreiz, Typhus, so wie bei Magenkrebs, Neuralgien, syphilitischen Knochenschmerzen u. s. w. angewendet. Die bisherigen Beobachtungen sprechen indess nicht genügend für die Brauchbarkeit des Mittels.

Ebenso wie durch Curarin wird auch durch das Coniin die Contractilität der Muskeln nicht aufgehoben. Auch Milz, Uterus, Nieren und

---
[1] Berliner klinische Wochenschrift 1866. No. 5—8.
[2] Arch. f. patholog. Anatomie. Band X. S. 235. 1856.
[3] Transactions of the Royal Society of Edinburgh. Vol. XXV. p. 693. 1869.

Harnblase scheinen durch das Coniin nicht verändert zu werden. Im Harn ist dasselbe von ZALEWSKY[1], wiedergefunden worden. Ob bei Coniinvergiftungen der Harn zuckerhaltig wird, ist noch nicht bekannt. **Herba conii** (Herba cicutae). Das Schierlingskraut stammt von Conium maculatum L., einer in ganz Europa an Wegen, auf Schutthaufen u. s. w. vorkommenden Umbellifere. Dasselbe enthält ausser dem Coniin, welches beim Trocknen zum Theil verloren geht, keinen wirksamen Bestandtheil. Man verordnete es zu 0,10—0,30 Grm. p. d. (tagüber 1,00 bis 2,00 Grm.) in Pulvern oder Pillen. Häufiger benutzte man es äusserlich mit Bilsenkraut oder Leinmehl zu Umschlägen. — Das Schierlingsextract (**Extractum conii**) wird durch das Ausziehen des frischen Krautes mit Wasser, Eindampfen, Ausziehen des Rückstandes mit Spiritus und nochmaliges Eindampfen erhalten. Man verordnete dasselbe von 0,05 bis 0,18 Grm., meist in Pillen oder Lösungen und äusserlich zu Augenwässern (1 : 25), Augensalben (1 : 5—10) u. s. w. — Das Schierlingspflaster (**Emplastrum conii**, Empl. cicutae) wird durch Zusammenschmelzen von 4 Th. gelbem Wachs, je 1 Th. Terpenthin und Olivenöl und 2 Th. gepulvertem Schierlingskraut erhalten und war früher als „zertheilendes" Pflaster bei Drüsengeschwülsten beliebt. — Das **Emplastrum conii ammoniacatum** (Empl. cicutae cum ammoniaco) wird durch Eindampfen von 2 Th. Acetum scillae mit gleichviel Ammoniakgummi und Zusatz von 9 Th. Schierlingspflaster bereitet, doch kommt dasselbe nur selten in Gebrauch. — Die Schierlingssalbe (**Unguentum conii**) ist eine frisch bereitete Mischung aus 1 Th. Extractum conii und 9 Th. Unguentum cereum und wurde ebenfalls zum Verbande von Drüsengeschwülsten oder Krebsgeschwüren benutzt. — Die Hellmund'sche narkotisch-balsamische Salbe (**Unguentum narcotico-balsamicum Hellmundi**), eine Mischung von 10 Th. Plumbum aceticum, 30 Th. Extractum conii, 240 Th. Unguentum cereum, 30 Th. Balsamum Peruvianum und 5 Th. Tinctura opii crocata, diente fast ausschliesslich zum Verbande von Krebsgeschwüren nach dem Aetzen mit Hellmund'scher Arseniksalbe (S. 319). — Das Coniin (**Coniinum**) wird wegen seiner leichten Zersetzbarkeit selten und nur für kurze Zeit verordnet. Man giebt dasselbe zu 0,001—0,003 Grm. p. d., am besten 0,100 Grm. in 20,00 Grm. Wasser oder Aqua menthae piperitae spirituosa gelöst zu 4—12 Tropfen auf Zucker, bei Kindern in halb so grosser Menge.

Anhang.

Spartein.

Ob das zuerst von STENHOUSE aus dem in England als Diureticum gebrauchten Kraute von Sarothamnus vulgaris WIMM. (Spartium scoparium L.) dargestellte Spartein mit dem Coniin in eine Gruppe zusammen-

---

[1] Untersuchungen über das Coniin in forensisch-chemischer Beziehung. Inaug.-Dissert. Dorpat 1869

gestellt werden dürfe, ist noch zweifelhaft.[1] Dasselbe beeinträchtigt sowohl bei Fröschen als auch bei Säugethieren die Gehirnthätigkeit, ohne dass es jedoch bis zum völligen Schwinden des Bewusstseins kommt. Auch das Rückenmark und die motorischen Nerven werden dadurch gelähmt. Der Einfluss des N. vagus auf das Herz wird durch das Sparteïn aufgehoben und zwar indem, abweichend vom Coniin, die Hemmungscentra selbst gelähmt werden. Der Tod erfolgt bei Säugethieren durch Lähmung des Respirationscentrums. Durch künstliche Respiration kann das Leben noch längere Zeit erhalten werden. — Zu therapeutischen Zwecken ist das Sparteïn noch nicht angewendet worden.

F. Gruppe des Strychnins.

Bis jetzt sind erst zwei Glieder dieser Gruppe mit Sicherheit bekannt, das Strychnin ($C_{21}H_{22}N_2O_2$) und das Brucin ($C_{23}H_{26}N_2O_4+4H_2O$). Die Existenz des Igasurins, welches neben jenen in den Brechnüssen vorkommen soll, ist noch zweifelhaft. Dagegen gehört wahrscheinlich das Akazgin hierher, welches von Th. Fraser[2] in den Stengeln einer noch unbekannten, auf der Westküste des äquatorialen Africa einheimischen Strychnos-Art gefunden wurde und das nach ihm von dem Strychnin verschieden ist. Jene Stoffe sind bis jetzt nur in Pflanzen gefunden worden, welche der Familie der Loganiaceen angehören und unterscheiden sich in ihrer Wirkung, so weit diese bekannt ist, fast nur durch die Intensität derselben. Die aus diesem Umstande sich ergebende Wahrscheinlichkeit, dass jene Alkaloide eine gleiche chemische Structur besitzen mögen, wird noch unterstützt durch die Angabe Sonnenschein's[3], dass das Brucin durch Behandeln mit Salpetersäure in Strychnin umgewandelt werden könne.

Auf der **Haut** rufen die obigen Stoffe keine auffallende Veränderung hervor, auch hat man sie bis jetzt nicht zu diesem Zwecke benutzt. Bei subcutanen Injectionen veranlassen die Strychninsalze einen lebhaften, jedoch bald vorübergehenden Schmerz.

Im **Munde** zeigen jene Mittel einen intensiv bitteren Geschmack, der beim Strychnin noch nach 48,000 facher Verdünnung bemerkbar ist. In Folge desselben tritt eine vorübergehende Vermehrung der Speichelsecretion ein. Die Schleimhaut des Magens scheint durch die Stoffe dieser Gruppe nicht erheblich verändert zu werden. Grössere Mengen davon rufen, obgleich nicht constant, Ekel und Erbrechen hervor. Nach den gewöhnlichen Arzneidosen bemerkt man ein leichtes Schmerzgefühl in der Magengegend, welches meist als Hunger gedeutet wird und zu reichlicherem Essen Veranlassung giebt. Dieses Verhalten des Strychnins ist wohl auch der Grund, dass nach seinem Gebrauche nicht selten leichte

---

[1] Vergl. Jour. Fick, Ueber die physiologischen Wirkungen des aus dem Spartium scoparium dargestellten Sparteïn. Inaug.-Dissert. Dorpat 1873.
[2] Transactions of the Botanical Society. Vol. IX. Edinburgh 1868.
[3] Berichte d. deutsch. chem. Gesellsch. Band VIII. S. 212. 1875.

Verdauungsstörungen verschwinden. Auch im weiteren Verlaufe des Darmcanals treten keine auffallenden Functionsstörungen ein. In solchen Fällen von Stuhlverstopfung, Flatulenz oder Durchfällen, welche man von einer mangelhaften Innervation der Muskelhaut des Darms ableitete, wurde das Strychnin nicht selten in Form des Brechnussextractes angewendet. Giftige Dosen des Strychnins rufen nach FREUSBERG eine Beschleunigung der peristaltischen Bewegung hervor. Der Uebergang der hierher gehörigen Alkaloide vom Darmcanale in das Blut erfolgt ziemlich rasch. Nach SAVORY wird das Strychnin von der Schleimhaut des Mastdarms noch schneller resorbirt, wie von der des Magens. Ueber das Verhalten des Strychnins zu den Blutbestandtheilen haben wir noch wenig Kenntnisse. Nach HARLEY vermindert dasselbe die Aufnahmefähigkeit des Hämoglobins für Sauerstoff. Eine Einwirkung des Strychnins auf die Leber ist bis jetzt nicht nachgewiesen worden, doch lässt sich dasselbe hier nach DRAGENDORFF und MASING[1] bei Strychninvergiftungen in grösserer Menge als in anderen Organen auffinden. Die Thätigkeit des Herzens wird in einzelnen Fällen beschleunigt, in den meisten verlangsamt. Die Pulsverlangsamung leitet S. MAYER[2] von einer Erregung der Ursprünge der hemmenden Vagusfasern für das Herz zum Theil durch das Strychnin, zum Theil durch den eintretenden Sauerstoffmangel des Blutes ab. Der Blutdruck wird nach R. RICHTER[3], so wie nach S. MAYER selbst bei Verlangsamung des Pulses durch grössere Dosen des Mittels erheblich gesteigert in Folge einer tetanischen Contraction der Arterien. Durch Reizung sensibler Nerven wird diese Drucksteigerung noch weiter erhöht.

Am auffallendsten zeigt sich die Einwirkung des Strychnins auf die Centralorgane des Nervensystems. Schon nach grösseren Arzneigaben bemerkt man bisweilen ein Gefühl von Spannen im Nacken, welches sich von da über den ganzen Körper verbreitet und wodurch das Gehen und die Respiration erschwert werden. Endlich brechen nach einer tiefen Inspiration, einem schnellen Temperaturwechsel, einer raschen Bewegung oder einer plötzlichen Berührung heftige Krämpfe in Form des Opisthotonus aus, welche nach kurzer Zeit wieder aufhören und grosse Ermüdung und Schmerzhaftigkeit der Muskeln zurücklassen. Diese Erscheinungen verschwinden jedoch bald wieder. Werden indess innerhalb dieser Zeit neue, wenn auch nur kleine Dosen des Mittels gereicht, so können sie sich noch weiter steigern (cumulative Wirkung). Andererseits tritt, wenn das Strychnin in seltenen Gaben, aber längere Zeit fortgebraucht wird, eine gewisse Gewöhnung an dasselbe ein.

Nach dem Einnehmen grösserer Mengen jener Stoffe folgen die angeführten Symptome sehr rasch auf einander. Strychninsalze rufen schon nach wenigen Minuten die heftigsten Krämpfe hervor, durch welche auch die Respiration sehr erschwert, oder für kurze Zeit ganz aufgehoben wird. Das Bewusstsein ist anfänglich ungetrübt, so dass die Krampfanfälle von

---

[1] Beiträge für den gerichtlichen Nachweis des Strychnins. Inaug. Dissert. Dorpat 1868.
[2] Sitzungsb. d. k. Akad. d. Wiss zu Wien. Math.-ntw. Cl. II. Abth. Bd. LXIV. Nov. 1871.
[3] Zeitschr. f. rationelle Medicin. III. Reihe. Band XVIII. S. 76. 1863.

lebhaften Schmerzen und grosser Beängstigung begleitet sind. Die Paroxysmen dauern in der Regel nicht länger als 1—1½ Minuten, kehren aber nach dem leisesten äusseren Eindrucke, oft scheinbar auch ohne denselben, in immer kürzer werdenden Perioden und mit gesteigerter Heftigkeit zurück, wobei endlich auch das Bewusstsein aufgehoben wird. Tritt nicht, wie gewöhnlich, in Folge der unterbrochenen Respiration Erstickung ein, so vermindert sich allmählig die Heftigkeit der Krämpfe und es kann später noch der Tod durch allgemeine Lähmung erfolgen. Am häufigsten tritt der Tod innerhalb 2 Stunden nach der Vergiftung ein. Trismus zeigt sich bei Strychninvergiftungen erst spät, bisweilen auch gar nicht.

In ähnlicher Weise wie bei Menschen verlaufen Strychninvergiftungen bei Thieren. Mit Ausnahme der Fische und Schlangen tritt bei allen Wirbelthieren Opisthotonus ein. Dagegen zeigt sich eine ziemlich ungleiche Empfindlichkeit für das Strychnin. Am empfindlichsten scheinen Frösche für dasselbe zu sein, indem schon 0,0001 Grm. bei ihnen Zuckungen hervorrufen kann. Da jedoch die Frösche nicht durch Erstickung, sondern durch Lähmung zu Grunde gehen, so ist die tödtliche Dosis für sie viel grösser. Nach F. A. Falck[1] beträgt bei subcutaner Injection die niedrigste tödtliche Dosis auf 1 Kilogr. Thier berechnet beim Hund 0,00045 Grm., beim Kaninchen 0,0006 Grm., bei der Katze 0,00075 Grm., beim Frosch 0,0021 Grm., beim Igel 0,00297 Grm., bei Hühnern 0,002 Grm., bei Ringelnattern 0,023 Grm. Bei erwachsenen Menschen beträgt die niedrigste tödtliche Dosis etwa 0,030—0,120 Grm. — Das Brucin wirkt nach Falck 38 mal schwächer als das Strychnin.

Die erwähnten Streckkrämpfe treten nach Durchschneidung des Plexus ischiadicus in dem betreffenden Schenkel nicht ein, wohl aber nach der Unterbindung der Arteria iliaca. Dieselben sind daher centralen Ursprungs. Wird ein mit Strychnin vergifteter Frosch geköpft, so dauern die Krämpfe fort, so dass also die Ursache derselben nicht im Gehirn zu suchen ist. Spontan stellen sie sich niemals ein, sondern immer nur nach Erregung sensibler Nerven, sei diese auch noch so unbedeutend. Sie sind daher als Reflexkrämpfe anzusehen. Schiff leitete dieselben von einer Affection der Medulla oblongata ab, welche Ansicht durch den Umstand, dass Gay[2] in der letzteren das Strychnin chemisch nachzuweisen vermochte, unterstützt zu werden schien. S. Mayer suchte die Angriffspunkte des Strychnins genauer zu bestimmen, indem er annahm, dasselbe wirke erstlich auf das vasomotorische Centrum, zweitens auf das Hemmungscentrum für das Herz, drittens auf das Athemcentrum und viertens auf die reflexübertragenden Apparate des Rückenmarks. Nach Freusberg[3] beruhen jedoch die Strychninkrämpfe nicht auf primärer Reizung gewisser motorischer Centren, auch nicht auf einer vorzugsweisen Affection der Medulla oblongata, vielmehr müssen wir annehmen, dass alle Centren durch das Strychnin in einen Zustand gesteigerter Erregung versetzt werden. Die Folgen von der Erregung einzelner Centren treten jedoch

---
[1] Vierteljahrsschr. f. gerichtl. Medicin. N. F. Band XXIII. S. 78.
[2] Centralbl. f. die med. Wissensch. 1867. No. 4.
[3] Arch. f. experim. Pathol. u. Pharmakol. Band III. S. 204 u. 348. 1875.

in weniger auffälliger Weise ein und entgehen daher unserer Beobachtung. Durch diese Annahme lassen sich in der That die sämmtlichen Erscheinungen der Strychninwirkung auf ungezwungene Weise erklären.

Das Strychnin ruft jedoch nicht bloss eine gesteigerte Erregung der motorischen, sondern auch der sensiblen Nervenapparate hervor. Frösche werden nach der Einverleibung des Strychnins lebhaft und unruhig, selbst wenn sie der grossen Hirnhemisphären beraubt sind. Hunde werden nach FALCK durch das Strychnin lichtscheu und suchen dunkle Stellen auf, was auf eine erhöhte Empfindlichkeit für das Licht schliessen lässt. Nach FRÖHLICH wird der Nervus olfactorius sowohl bei innerlicher, als auch bei örtlicher Anwendung des Strychnins erregt. Nach LICHTENFELS zeigt sich nach dem Einnehmen des Strychnins eine gesteigerte Tastempfindlichkeit und das Gefühl von Ameisenkriechen. Kranke, welche Strychnin einnehmen, bemerken besonders in den gelähmten Körpertheilen eine vermehrte Empfindlichkeit, welche sich zuweilen selbst zu lebhaften Schmerzen steigert.

Vergiftungen durch Strychnin kommen nicht selten vor und führen leicht den Tod durch Erstickung herbei. Bei der Behandlung derselben sucht man das noch im Darmcanale befindliche Gift unschädlich zu machen durch Entleerung desselben mittels rasch wirkender Brechmittel (S. 290) oder der Magenpumpe oder durch Anwendung chemischer Antidota. Von diesen würde die Gerbsäure, welche nach KURZAK in der 20—25 fachen Menge des eingeführten Strychnins zu geben ist, anderen zu dem gleichen Zwecke empfohlenen Mitteln, z. B. dem Chlorwasser, Jodkalium u. s. w. vorzuziehen sein. Doch ist die Anwendung dieser Mittel wegen der eintretenden Reflexkrämpfe häufig unausführbar. Um die letzteren zu beseitigen, wurde wiederholt das Curare empfohlen. Bis jetzt hat sich dasselbe jedoch bei Menschen noch nicht als brauchbar erwiesen. Wendet man genügend grosse Dosen dieses Mittels an, so wird dasselbe durch die Lähmung der Respiration ebenso gefährlich wie das Strychnin selbst. Bei Thieren, bei denen man künstliche Respiration einleitet, lässt sich allerdings der Strychnintetanus durch Curare unterdrücken. Um die Reflexerregbarkeit herabzusetzen, würde sich das Bromkalium, so wie das Calabarbohnenextract empfehlen. ROSENTHAL und LEUBE[1] sowie USPENSKY[2] fanden, dass Kaninchen, welchen kleine, jedoch tödtliche Strychnindosen gegeben worden waren, durch künstliche Respiration am Leben erhalten werden konnten. EBNER[3] hat jedoch nachgewiesen, dass hierbei nicht sowohl die durch die künstliche Respiration gesteigerte Luftzufuhr in Betracht kommt, als vielmehr die passive Bewegung, in welcher die Thiere erhalten werden. Reflexkrämpfe treten fast nur dann ein, wenn die Thiere ganz ruhig sind. Es scheint daher, besonders am Anfange der Vergiftung, zweckmässig, um das Eintreten der Reflexkrämpfe zu verhüten, die Kranken so lange, bis wirksamere Mittel herbeigeschafft werden können, fortwährend in activer oder passiver Bewegung zu erhalten.

---

[1] Arch. f. Anatom., Physiolog. u. s. w. 1867. S. 629.
[2] Ebendaselbst 1868. S. 522.
[3] Ueber die Wirkung der Apnoe bei Strychninvergiftung. Inaug.-Dissert. Giessen 1870. — Arch. f. d. ges. Physiologie. Band XI. S. 177. 1875.

Eine Hauptaufgabe bei der Strychninvergiftung ist es, die erhöhte Sensibilität, in Folge deren die Reflexkrämpfe beständig hervorgerufen werden, herabzusetzen. Man erreicht dies am besten durch Chloroformiren des Kranken, und wird dadurch häufig auch in den Stand gesetzt, andere Mittel, z. B. subcutane Morphiuminjectionen, Chloralhydrat u. s. w., deren Application vorher Reflexkrämpfe hervorrief, anwenden zu können. War die Menge des eingeführten Giftes nicht zu gross gewesen, so gelingt es auf diese Weise bisweilen, die Lebensgefahr abzuwenden.

Wegen der lebhaften Erregung der motorischen Centra, welche das Strychnin hervorruft, hat man dasselbe besonders bei **motorischen Lähmungen** angewendet. Da jedoch diese Lähmungen meist dadurch bedingt sind, dass an irgend einer Stelle die Nervenleitung durch Blutextravasate, Geschwülste u. s. w. gestört ist, so kann das Strychnin erst dann nützlich werden, wenn jene Ursachen nicht mehr vorhanden sind. Da ferner in Folge der lange dauernden Unthätigkeit die Muskeln allmählig atrophisch werden, so entsteht auch dadurch ein Hinderniss für die Wirksamkeit des Strychnins. Wird dagegen durch zweckmässige Anwendung der Elektricität die normale Ernährung der gelähmten Muskeln erhalten, so kehrt, nachdem die Störung der Nervenleitung aufgehört hat, die Beweglichkeit des gelähmten Gliedes oft spontan wieder. Daher beschränkt sich die Anwendung des Strychnins meist auf veraltete Lähmungen, namentlich **Paraplegien**, so wie auf solche Fälle, wo kein gröberes Hinderniss für die Nervenleitung besteht, z. B. **Bleilähmungen, rheumatische** und **diphtheritische Lähmungen, Lähmung des N. facialis, Prolapsus ani** u. s. w.

Auch bei Lähmungen **sensibler** Nerven kommt das Strychnin in Gebrauch, z. B. bei **Amblyopie** und **Amaurose** ohne ophthalmoskopischen Befund, bei **Torpor der Netzhaut** und zwar bisweilen mit sehr günstigem Erfolge. Ebenso bei **Amaurosis saturnina, A. alcoholica, Hemeralopie** u. s. w. Auch bei **nervöser Schwerhörigkeit** wurde das Strychnin empfohlen.

Eine Veränderung der willkürlichen oder unwillkürlichen **Muskeln** durch das Strychnin ist bis jetzt nicht nachgewiesen worden. Bei schwangeren Frauen vermeidet man gewöhnlich den Gebrauch des Strychnins, weil durch etwa eintretende Reflexkrämpfe Abortus hervorgerufen werden kann. Bei **Wehenschwäche** giebt man allgemein dem Mutterkorn den Vorzug. Da bei Strychninvergiftung bisweilen anhaltende Erectionen des Penis auftreten, so hat man das Mittel auch bei **Impotenz** und **Spermatorrhoe** empfohlen. Bei **Blasenlähmung** so wie bei **Enuresis nocturna** hat man manchmal nach dem Gebrauche desselben Besserung eintreten sehen.

Ein Einfluss des Strychnins auf die **Nieren** ist noch nicht bekannt. Nach den bisherigen Versuchen erleidet der Harn dadurch keine Veränderung seiner Zusammensetzung. M'Adam, Lehmann, Schultzen [1] u. A. konnten das Strychnin unverändert im Harn wiederfinden, Masing bisweilen selbst noch nach mehreren Tagen.

---

[1] Archiv f. Anatomie, Physiologie u. s. w. 1864. S. 491.

Semen strychni. Die Brechnüsse oder Krähenaugen, die Samen von Strychnos nux vomica L., einer in Ostindien einheimischen Loganiacee, enthalten ausser 0,2—0,5 Proc. Strychnin und 0,1—1,0 Proc. Brucin keine wirksamen Bestandtheile. Dieselben werden nur selten, gewöhnlich in Pulverform zu 0,05—0,10 Grm. p. d. verordnet. — Das durch Ausziehen der Brechnüsse mit Wasser erhaltene wässrige Brechnussextract (**Extractum strychni aquosum**, Extr. nucum vomicarum aquosum), welches zu 0,05—0,20 Grm. p. d. gegeben werden kann, verdient, da es keine Vorzüge vor dem Brechnusspulver besitzt, nicht angewendet zu werden. — Das weingeistige Brechnussextract (**Extractum strychni spirituosum**, Extr. nucum vomicarum spirituosum), durch Ausziehen mit Spiritus dilutus erhalten, ist etwas alkaloidreicher und wird zu 0,01 bis 0,05 Grm. p. d. in Pulvern oder Pillen bei Diarrhöen, Stuhlverstopfung u. s. w. angewendet. Die Brechnusstinctur (**Tinctura strychni**) aus 1 Th. Brechnusspulver mit 10 Th. Spiritus dilutus bereitet, wird zu gtt 2—10 p. d. bei Verdauungsstörungen, Verstopfung u. s. w. gegeben. — Die durch Maceration von 1 Th. Brechnusspulver mit 10 Th. Spiritus aethereus erhaltene ätherische Brechnusstinctur (**Tinctura strychni aetherea**) kann ebenso wie die vorhergehende verwendet werden. — Das reine Strychnin (**Strychninum**) wird wegen seiner Schwerlöslichkeit nur sehr selten gebraucht. Am häufigsten bedient man sich des salpetersauren Strychnins (**Strychninum nitricum**) welches sich am leichtesten rein darstellen lässt, zu 0,003—0,006 Grm. höchstens zu 0,010 Grm. p. d., wegen seines intensiv bitteren Geschmackes am besten in Pillenform (in etwas Weingeist gelöst, mit Succus liquiritiae). Das im Handel vorkommende Strychnin ist bisweilen noch brucinhaltig und daher von schwächerer Wirkung. Daher erklärt es sich auch, wenn in einzelnen Fällen ohne Nachtheil ungleich grössere Dosen gegeben werden konnten. Zu subscutanen Injectionen bedient man sich gewöhnlich des leichter löslichen schwefelsauren Strychnins (Strychninum sulfuricum), etwa 1 Th. auf 100 Th. Wasser und rechnet etwa 0,001—0,003 Grm. auf eine Injection. In manchen Fällen hat man auch das chlorwasserstoffsaure, jodwasserstoffsaure, arsenigsaure, arseniksaure, essigsaure, camphersaure u. s. w. Strychnin angewendet; doch besitzen diese Salze keine Vorzüge und sind daher entbehrlich. — Das Brucin (Brucinum) wurde theils im freien Zustande, theils als salpetersaures oder schwefelsaures Salz, ebenso wie das Strychnin zu 0,02—0,10 Grm. p. d. angewendet. Das im Handel vorkommende Brucin ist jedoch häufig noch strychninhaltig und daher nicht von gleichmässiger Wirksamkeit. — Die strychninhaltige Rinde des Krähenaugenbaumes kam im Anfange dieses Jahrhunderts in Europa bisweilen unter der Angustura-Rinde als Cortex angusturae spurius im Handel vor und gab dadurch mehrfach Veranlassung zu Vergiftungen. Früher wurde auch das Holz des Krähenaugenbaumes unter dem Namen Schlangenholz (Lignum colubrinum) benutzt. — Die Ignatiusbohnen (Fabae St. Ignatii), die Samen von Ignatia amara L., einer auf Manilla wachsenden Loganiaceae, enthalten ziemlich viel Strychnin und wurden früher wie die Brechnüsse, besonders aber gegen Epilepsie angewendet. — Aus Strychnos Tieuté Leschen. wird das javanische Pfeilgift (Upas tieuté, Upas tjetteck, Upas radja), welches sehr reich an Strychnin ist, bereitet. Doch scheinen nicht alle Strychnos-Arten Strychnin zu enthalten.

G. Gruppe des Morphins.

In dem Opium*, dem eingetrockneten Milchsafte des Mohns, findet sich eine grosse Anzahl von Alkaloiden, von denen es allerdings zum Theil zweifelhaft ist, ob sie in jeder Opiumsorte vorkommen, von denen vielleicht einzelne nur unter bestimmten Boden- und klimatischen Verhältnissen auftreten oder als Uebergangsstufen der constant vorkommenden Basen anzusehen sind. Die bis jetzt bekannten Opiumalkaloide sind:

---

* Das **Lactucarium**, der an der Luft eingetrocknete Milchsaft von Lactura virosa L., einer im mittleren und südlichen Europa einheimischen, in einzelnen Gegenden cultivirten Cichoriaceae, sowie das Giftlattigextract (**Extractum lactucae virosae**), welches aus dem blühenden Kraute jener Pflanze erhalten wird, lassen in ihrer Wirkung einige Aehnlichkeit mit dem Opium erkennen. Sie sind deshalb auch bisweilen als Ersatzmittel für dieses angewendet worden. Der wirksame Bestandtheil des Lactucariums ist wahrscheinlich das Lactucin (nach KROMAYER $C_{11}H_{12}O_3, H_2O$), ein krystallinischer, neutral reagirender Körper, dessen Wirkung jedoch noch nicht genauer untersucht worden ist. Bei Thieren beobachtete SKWORZOFF † nach Anwendung des Extr. lactucae virosae eine Herabsetzung der willkürlichen und der reflectirten Bewegungen, anfänglich beschleunigte, später verminderte Herzthätigkeit, Sinken des Blutdrucks und der Temperatur und Tod durch Herzlähmung. — Obgleich den obigen Präparaten eine schlafmachende Wirkung nicht abgesprochen werden kann, so ist dieselbe doch ziemlich schwach und ungleichmässig. Man verordnete das Lactucarium in ähnlichen Fällen wie das Opium zu 0,50—2,00 Grm. p. d. und das Extractum lactucae virosae zu 0,03 — 0,60 Grm. p. d. Das Lactucin wirkt nach FRONMÜLLER †† zu 0,10—0,30 Grm. schlafmachend. Das in Frankreich aus Lactuca sativa L. bereitete Extract (Thridace) steht dem Lactucarium an Wirksamkeit nach.

Der gemeine Hanf (Cannabis sativa L., Fam. Urticaceae) schwitzt in den Tropengegenden, besonders in Aegypten und Ostindien, eine harzige Masse aus, welche er in Europa nur in sehr geringer Menge oder gar nicht liefert Man bereitet aus jenem Kraute, besonders den weiblichen Blüthen (**Herba cannabis Indicae**), in manchen Ländern zur Hervorrufung eines meist mit sehr heiterer Stimmung verbundenen Rausches verschiedene Genussmittel (Haschisch), welche theils gegessen, theils geraucht werden. Der wirksame Bestandtheil des indischen Hanfes ist ein stickstofffreier, harzähnlicher Körper, dessen chemische Natur jedoch noch nicht genauer erforscht ist. In Europa hat man sich desselben bisweilen zu arzneilichen Zwecken bedient. Als schlafmachendes Mittel steht der indische Hanf dem Morphin an Sicherheit nach, doch kommt er in einzelnen Fällen in Gebrauch, wo man das letztere zu vermeiden wünscht. Bei Rheumatismus, Chorea, Tetanus, wo er empfohlen wurde, scheint er nur wenig zu nutzen. Ebenso ist seine Brauchbarkeit bei Geisteskrankheiten zweifelhaft. Auch als wehentreibendes Mittel, an Stelle des Mutterkorns, hat man den indischen Hanf empfohlen. Das Kraut selbst wird nur selten zu 0,20—0,60 Grm. angewendet. — Das durch Ausziehen mit Weingeist erhaltene, in Wasser unlösliche indische Hanfextract (**Extractum cannabis Indicae**) wird bei Wehenschwäche zu 0,03—0,10 Grm. in Pulvern oder Pillen gegeben, als schlafmachendes Mittel zu 0,20—1,00 Grm. — Die Indischhanftinctur (**Tinctura cannabis Indicae**) ist eine Auflösung des indischen Hanfextractes in 19 Th. Spiritus. Dieselbe wird zu 4—6 Tropfen, als schlafmachendes Mittel zu 10—20 Tropfen auf Zucker gegeben.

---

† Arbeiten aus dem pharmakologischen Laboratorium zu Moskau. Herausgegeben von SOKOLOWSKI. Moskau 1876. S. 167.
†† Deutsche Klinik 1865. S. 432.

Morphin, ($C_{17}H_{19}NO_3 + H_2O$), dessen Menge im Opium zwischen 2,0 und 22,8 Proc. schwankt, in dem türkischen Opium aber durchschnittlich 10 Proc. beträgt, Narcotin ($C_{22}H_{23}NO_3$) zwischen 1,3 — 10,9 Proc., Codein (Methylmorphin $C_{18}H_{21}NO_3 + H_2O$) etwa 0,2 Proc., Thebain ($C_{19}H_{21}NO_3$) etwa 0,2—1,0 Proc., Narceïn ($C_{23}H_{29}NO_9$) etwa 0,1 Proc., Papaverin ($C_{21}H_{21}NO_4$), Pseudomorphin ($C_{17}H_{19}NO_4$), Rhoeadin ($C_{21}H_{21}NO_6$), Meconidin ($C_{21}H_{23}NO_4$), Laudanin ($C_{20}H_{25}NO_4$), Codamin ($C_{20}H_{23}NO_4$), Lanthopin ($C_{23}H_{25}NO_4$), Kryptopin ($C_{21}H_{23}NO_5$), Protopin ($C_{20}H_{19}NO_5$), Laudanosin ($C_{21}H_{17}NO_4$), Hydrocotarnin ($C_{12}H_{15}NO_3$). — Der Mannigfaltigkeit der empirischen Formeln jener Alkaloide entspricht eine grössere Verschiedenheit ihren Wirkungen, so dass diese nicht, wie die Basen der Chinarinden, nur quantitative, sondern auch qualitative Abweichungen von einander zeigen. Dennoch gewährt das gleichzeitige Vorkommen jener Stoffe in derselben Pflanze, welches einen genetischen Zusammenhang derselben wahrscheinlich macht, sowie der Umstand, dass bei aller Verschiedenheit ihrer Wirkungen sich doch wieder eine gewisse Aehnlichkeit derselben nicht verkennen lässt, die Hoffnung, dass es einst möglich sein werde, jene sämmtlichen Opiumbasen auf eine gemeinsame Formel zurückzuführen.

Trotz der grossen Bedeutung, welche das Opium, dessen einzig wirksame Bestandtheile seine Alkaloide bilden, als Arzneimittel besitzt, ist doch die Wirkung derselben noch wenig untersucht worden, und selbst über die des Morphins, des bei Weitem wichtigsten Opiumbestandtheils, bestehen noch sehr verschiedene Ansichten.

Wegen der überwiegenden Menge, in welcher das Morphin in dem Opium enthalten ist, tritt seine Wirkung auch beim Gebrauche des letzteren besonders deutlich hervor, so dass man das Morphin gewöhnlich als den Repräsentanten der Opiumwirkung betrachtet. Dennoch bleibt dabei die Mitwirkung der übrigen, wenn auch nur in sehr geringer Menge vorhandenen Alkaloide nicht ohne Einfluss, indem die Wirkung des Opiums etwas stärker ausfällt, als der Menge des darin enthaltenen Morphins entsprechen würde.

Auf der unversehrten **Haut** rufen die Opiumalkaloide, so wie das Opium selbst keine bemerkbare Veränderung hervor. Auf Wunden und Geschwüren veranlassen dieselben eine vorübergehende Schmerzempfindung. In wie weit jene Stoffe im Stande sind, örtlich eine schmerzstillende Wirkung hervorzurufen, ist noch nicht genau bekannt. WITKOWSKI[1] leugnet die Einwirkung des Morphins auf die Endigungen der sensiblen Nerven ganz. Allerdings sind Opiumpräparte vielfach örtlich als schmerzstillende Mittel bei Wunden, Geschwüren u. s. w. angewendet worden, doch sah man sich dabei häufig in seinen Hoffnungen getäuscht. Der Uebergang der Opiumbestandtheile von der unverletzten Haut aus in das Blut scheint nur in sehr geringem Grade oder gar nicht zu erfolgen.

Im **Auge** rufen Opium- sowie neutrale Morphinlösungen ein vorübergehendes Schmerzgefühl hervor, welchem der gewöhnlichen Annahme nach eine verminderte Empfindlichkeit der Conjunctivalschleimhaut folgt.

---

[1] Archiv f. experim. Patholog. u. Pharmakol. Band VII. S. 247. 1877.

Ebenso nimmt man fast allgemein an, dass die Gefässe der Conjunctiva sich durch die Wirkung des Opiums contrahiren und in Folge davon der Blutgehalt derselben, so wie die Secretion der Schleimhaut vermindert werden. Eine Veränderung der Pupille tritt nach Arzneigaben des Opiums, so wie nach dem Einträufeln verdünnter Opiumlösung in das Auge gewöhnlich nicht ein, dagegen zeigt sich bei Opiumvergiftungen meist, doch nicht ganz constant, eine Verengerung derselben, welche nach v. GRÄFE mit Accommodationskrampf verbunden ist. Durch etwas Atropin wird dieselbe leicht aufgehoben. In manchen Fällen von Opiumvergiftungen beobachtete man jedoch Pupillenerweiterung. Die erwähnten Momente sprechen dafür, dass jene Veränderung der Pupille nicht wie beim Muscarin und Physostigmin peripherischen, sondern dass sie centralen Ursprungs und wahrscheinlich das Resultat eines sehr complicirten Vorganges sei. So wichtig daher auch die Pupillenverengerung für die Diagnose der Opiumvergiftung ist, so lässt sie sich doch für therapeutische Zwecke nicht verwenden. Dagegen bedient man sich häufig des Opiums, um die Empfindlichkeit des Auges herabzusetzen, z. B. bei **Augenlidkrampf, Photophobie, Schneeblindheit** u. s. w., oder um die bestehende Gefässerweiterung so wie die Secretion zu vermindern, z. B. bei **rheumatischen, katarrhalischen, scrofulösen** u. s. w. **Augenentzündungen**, besonders wenn dieselben einen blennorrhoischen Charakter annehmen. Trotz dieser ausgedehnten Anwendung des Opiums fehlt es doch noch an genaueren Bestimmungen über die Frage, in wie weit jene Wirkungen thatsächlich dadurch erreicht werden können.

Im **Munde** rufen das Morphin so wie die meisten übrigen Opiumalkaloide einen eigenthümlichen, bitteren Geschmack hervor. Nach einiger Zeit folgt demselben gewöhnlich ein Gefühl von Trockenheit im Munde und Rachen, welches selbst nach subcutanen Morphininjectionen bemerkbar wird. Indess ist dasselbe weder so intensiv, noch so anhaltend, wie nach dem Gebrauche des Atropins. Bei Hunden tritt sogar nach Opiumvergiftungen nicht selten Speichelfluss ein. Man hat das Opium oder Morphin bisweilen bei **Speichelfluss** angewendet, doch ist das Atropin demselben jedenfalls vorzuziehen. — Bei schmerzhaften **Geschwüren** im Munde und Rachen, besonders aber bei **Zahnschmerzen** hat man das Opium in Form von Mundwässern oder Zahnpillen als schmerzstillendes Mittel angewendet.

Ebenso benutzt man das Opium, um die Empfindlichkeit der Rachenschleimhaut abzustumpfen und so das Durstgefühl zu vermindern, z. B. bei **Diabetes**, wo sich durch den Gebrauch des Opiums die Harnausscheidung und mit ihr zugleich meist auch die Zuckerausscheidung erheblich vermindern lässt. Noch häufiger ist die Anwendung des Opiums oder Morphins, um den Hustenreiz abzuschwächen, z. B. bei einfachen **Katarrhen**, bei **Pneumonie** und **Pleuritis**, besonders aber bei **Tuberculose**, wo das öftere Husten den Schlaf stört und Veranlassung zu erschöpfenden Schweissen giebt. Ebenso bei **Bluthusten**, um neuen Blutungen vorzubeugen. Bei **Keuchhusten** ist das Opium meist nicht zu empfehlen, da es leicht gefährlich werden kann. Ob es sich in den genannten Fällen um eine örtliche Einwirkung auf die Schleimhaut der Luftwege oder um eine centrale Wirkung handelt, ist noch zweifelhaft.

Kleine Dosen von Opium oder Morphin veranlassen im **Magen** keine auffallenden Erscheinungen. Gewöhnlich nimmt man an, dass die krankhaft gesteigerte Empfindlichkeit der Magenschleimhaut dadurch herabgesetzt werden könne und sucht durch jenes Mittel Erbrechen zu stillen, z. B. im Beginne der Schwangerschaft, bei Seekrankheit, bei sporadischer Cholera, bei zu heftiger Wirkung von Brechmitteln u. s. w. Bei manchen Personen tritt jedoch schon nach arzneilichen Dosen des Opiums oder Morphins leicht Erbrechen ein. Auch das Hungergefühl lässt sich durch Opium betäuben in solchen Fällen, wo keine Speisen genossen werden dürfen, z. B. bei Verwundungen des Magens oder Darmes. Schmerzen, welche in krankhaften Zuständen des Magens ihren Grund haben, werden oft durch das Opium gestillt, z. B. bei chronischen Magenkatarrhen und Geschwüren der Magenschleimhaut. Namentlich ist dasselbe ein wichtiges Linderungsmittel bei Magenkrebs, obgleich dadurch das Fortschreiten der Krankheit nicht aufgehalten wird. Bei beginnender Gastritis, z. B. nach Vergiftungen durch Aetzmittel, Canthariden u. s. w., können durch das Opium wenigstens die Schmerzen gelindert werden. Oft hat man in den genannten Fällen auch subcutane Morphininjectionen in der Magengegend gemacht.

Nach Einführung grösserer Mengen des Opiums oder seiner Alkaloide in den Magen tritt häufig, doch nicht constant, Erbrechen ein. Geschieht dies nicht, so sucht man meist das noch im Magen befindliche Gift durch Brechmittel zu entfernen, z. B. durch Zincum sulfuricum, Cuprum sulfuricum oder Tartarus stibiatus. Doch selbst durch diese Mittel lässt sich in Folge der gesunkenen Reflexerregbarkeit nicht in allen Fällen Erbrechen hervorrufen, weshalb die Anwendung der Magenpumpe den Vorzug verdient. Um die noch etwa im Darmcanale zurückgebliebenen Alkaloide so viel als möglich unschädlich zu machen, hat man besonders die Gerbsäure empfohlen. — Eine stärkere Affection der Magenschleimhaut pflegt selbst nach sehr grossen Opiumdosen nicht einzutreten.

Aehnlich wie im Magen verhält sich das Opium im **Darme.** Krampfhafte Zustände desselben verschwinden oft bei seinem Gebrauche, weshalb man es auch sehr häufig bei Kolikschmerzen anwendet. Besonders wichtig ist sein Gebrauch bei Bleikolik, indem hier nicht nur die Schmerzen gemildert werden, sondern auch durch die Aufhebung der krampfhaften Zusammenziehung des Darms die bestehende Stuhlverstopfung gehoben wird. — Gewöhnlich nimmt man an, dass durch Opium oder Morphin die peristaltische Bewegung verlangsamt werde. Nach NASSE [1] werden dagegen die Darmbewegungen durch Morphin verstärkt und auch die Erregbarkeit des Darms für Reize vergrössert. Diese Wirkung geht jedoch nach NASSE sehr schnell vorüber und wird wahrscheinlich auch nur durch grössere Morphindosen hervorgerufen. Leichte Darmkatarrhe, so wie sporadische Cholera können, besonders wenn das Opium sogleich im Anfange der Krankheit gegeben wird, häufig

---

[1] Beiträge zur Physiologie der Darmbewegung. Leipzig 1866. S. 58.

schnell dadurch unterdrückt werden. Bei etwas hartnäckigeren Darmkatarrhen kann man dem Kranken durch eine Opiumdosis wenigstens für einige Stunden Ruhe verschaffen. Bei epidemischer Cholera kann man den Kranken ganz im Anfange der Krankheit durch subcutane Morphininjectionen wenigstens einige Erleichterung bringen, wenn auch die Krankheit dadurch nicht gehoben wird. Bei solchen Diarrhöen, welche mit Darmgeschwüren verbunden sind, z. B. bei Tuberculösen, Typhösen u. s. w., kann durch Opium wenigstens die Zahl der Ausleerungen etwas verringert werden. Bei Ruhren vermag das Opium in sofern nützlich zu werden, als es die Diarrhöe und die heftigen Tenesmen etwas vermindert. Besonders häufig wurde dasselbe hier in Klystierform angewandt. Auch bei schmerzhaften Hämorrhoidalknoten und bei Krebs des Mastdarms wurden Opiumklystiere häufig verordnet, ebenso wie in solchen Fällen, wo man gehindert war, das Opium in den Magen einzuführen. Häufig verdienen jedoch subcutane Morphininjectionen ihrer sicherern Wirkung wegen den Opiumklystieren vorgezogen zu werden, wenn auch unter günstigen Umständen die Wirkungen des Opiums vom Mastdarme aus ebenso schnell und ebenso intensiv eintreten können, wie vom Magen aus. Ob beim Gebrauche des Opiums, dem man bei Erkrankungen des Darms meist den Vorzug vor dem des Morphins gegeben hat, auch die Secretion der Darmschleimhaut vermindert werde, ist noch zweifelhaft. Die bei gesunden Personen nach dem Einnehmen des Opiums oder Morphins eintretende Stuhlverstopfung ist wahrscheinlich nur von der verlangsamten Darmbewegung abhängig.

In das **Blut** können die Opiumalkaloide, so weit sie bis jetzt untersucht sind, leicht übergehen. Eine Veränderung der Blutbestandtheile durch dieselben ist noch nicht bekannt. Auch die **Leber** wird, so viel wir bis jetzt wissen, durch die Opiumbestandtheile nicht verändert. Ein Theil der in die Leber gelangten Opiumalkaloide geht wahrscheinlich in die Galle über. Der **Puls** wird nach Einführung des Morphins in das Blut anfänglich beschleunigt, später etwas verlangsamt. Die Pulsbeschleunigung ist wohl auf eine herabgesetzte Thätigkeit des Vaguscentrums zurückzuführen. Die Pulsverlangsamung leitet GSCHEIDLEN[1] von einer Erregung des N. vagus ab, was jedoch WITKOWSKI (a. a. O.) bestreitet. Im Ganzen ist die Einwirkung des Morphins auf die Thätigkeit des **Herzens** nur gering, so dass dieselbe durch Muskelanstrengung, Erbrechen und andere zufällige Momente leicht aufgehoben werden kann. Auf die Puls- und Temperaturerhöhung im Fieber bleibt das Morphin selbst bei voller Narkose ohne Einfluss. Grosse Morphindosen, in die Venen injicirt, können indess selbst Herzlähmung herbeiführen. Der arterielle Blutdruck wird nach GSCHEIDLEN anfangs erhöht, nach WITKOWSKI jedoch nicht regelmässig. Später lässt sich dagegen eine, wenn auch geringe und bald vorübergehende Herabsetzung des Blutdrucks erkennen, die auch nach Vagusdurchschneidung eintritt und durch sensible Reize aufgehoben werden kann. Dieselbe ist wahrscheinlich von einer central bedingten

---

[1] Untersuchungen aus dem physiolog. Laboratorium in Würzburg. Band III. S. 1. 1869.

Gefässerweiterung, namentlich der Hautgefässe abzuleiten, die sowohl nach kleinen als nach grossen Morphindosen eintritt. Der N. sympathicus ist nach den bisherigen Beobachtungen dabei nicht betheiligt. Von dieser Gefässerweiterung rühren vielleicht manche Congestionszustände, Schweisse, Hautausschläge u. s. w. her, welche beim Morphingebrauche bisweilen beobachtet werden. Nach WITKOWSKI steht damit wahrscheinlich auch das eigenthümliche Gefühl von Wohlbehagen im Zusammenhange, welches bei vielen Personen nach Einverleibung des Mittels den ganzen Körper durchdringt und sie zum Missbrauche desselben verleitet.

Die **Respiration** wird mit dem Eintritt der Narkose verlangsamt. Nach grösseren Dosen wird dieselbe meist auch unregelmässig und aussetzend. Nach LEICHTENSTERN[1] wird auch die Tiefe der Athemzüge und die gesammte Athmungsgrösse vermindert, doch hängt dies nach BAUER und v. BOECK[2] zum grössten Theile nur von der veränderten Muskelthätigkeit ab. Schliesslich tritt nach grossen Dosen Lähmung des Respirationscentrums ein, welche daher die gewöhnlichste Todesursache bei Opium- oder Morphinvergiftungen bildet.

Bei Anwendung der genannten Mittel in Krankheiten der Respirationsorgane hat man fast ausschliesslich den Zweck, den Hustenreiz zu vermindern (S. 463) oder Schmerzen zu stillen. Ob das Opium bei Asthma spasmodicum erheblichen Nutzen leisten könne, ist noch sehr zweifelhaft.

Die auffallendste und nach kleineren Dosen vielleicht ausschliessliche Wirkung des Morphins bezieht sich auf die Centralorgane des Nervensystems, namentlich das **Gehirn**. Schon nach kleinen Dosen von Opium oder Morphin giebt sich als erstes Zeichen der Wirkung das Gefühl von Schläfrigkeit zu erkennen, dem gewöhnlich ein längerer Schlaf folgt. Bei etwas grösseren Dosen zeigt sich eine dem Rausche ähnliche, geistige Aufregung, die jedoch um so rascher vorüberzugehen pflegt, je grösser die angewandte Dosis war. Nach noch grösseren Dosen geht der Schlaf in vollkommenes Coma über, aus welchem der Kranke nicht mehr wie vorher erweckt werden kann. Die Reflexthätigkeit fehlt fast ganz, die Augen sind meist halb geschlossen, die Muskeln erschlafft, der Unterkiefer sinkt herab, die Haut ist bleich, kalt und feucht oder cyanotisch. Nur die verlangsamte Respiration und der Puls lassen das noch fortdauernde Leben erkennen. Der in den schwersten Fällen eintretenden Erstickung gehen bisweilen Erweiterung der Pupille und Zuckungen voraus. — Bei der Section der durch Opium Vergifteten zeigen sich in der Regel nur die Erscheinungen der Erstickung. In selteneren Fällen hat man auch Gehirnblutung beobachtet. — Kommt es nicht zur Respirationslähmung, so erwacht der Kranke nach längerer Zeit wieder, und es bleibt heftiger Kopfschmerz, anhaltende Verstimmung, Schwäche, Appetitlosigkeit und Stuhlverstopfung zurück, die nach einigen Tagen wieder zu verschwinden pflegen.

Wie die obigen Erscheinungen zu Stande kommen, ist noch nicht genau bekannt. Früher nahm man bald an, dass die gestörte Thätigkeit

---

[1] Zeitschr. f. Biologie. Band VII. S. 197. 1871.
[2] Ebendaselbst. Band X. S. 336. 1874.

des Gehirns durch mangelhafte Ernährung desselben in Folge einer Verengerung der arteriellen Gefässe oder einer veränderten Zusammensetzung des Blutes bedingt, bald glaubte man dieselbe von einer Hyperämie des Gehirns ableiten zu müssen. Bei dem geringen Einflusse, welchen das Morphin auf das Gefässsystem ausübt, sind jedoch jene Erklärungen nicht wahrscheinlich. Mehr Grund haben wir wohl zu der Annahme, dass das Morphin und die zu dieser Gruppe gehörigen Stoffe überhaupt eine directe Wirkung auf gewisse Bestandtheile des Nervensystems ausüben, wenn wir uns auch noch keine genaue Rechenschaft darüber zu geben vermögen. Nach Binz[1] zeigen ausserhalb des Körpers die Ganglienzellen der Hirnrinde nach der Behandlung mit verdünnter, neutraler Lösung von schwefelsaurem Morphin scharfe Contouren von trübem Protoplasma und gedunkelte Zwischensubstanz, also eine Art von Gerinnung des Zelleninhaltes. Ganz ähnliche Erscheinungen zeigten sich nach der Behandlung mit anderen schlafmachenden Mitteln, z. B. mit Chloralhydrat, Chloroform und Aether, während andere mit schwefelsaurem Atropin, Caffeïn, Campher u. s. w. behandelte Proben derselben Substanz keinen Unterschied von der normalen Beschaffenheit erkennen liessen.

Wenn wir auch wohl die Ganglienzellen als die hauptsächlichsten Angriffspunkte der zu dieser Gruppe gehörigen Stoffe anzusehen haben, so sind doch dabei keineswegs alle Ganglienzellen gleichmässig betheiligt. Nach Witkowski lassen die Versuche mit Morphin an Fröschen erkennen, dass die Wirkung desselben am Grosshirn beginnt, auf welches sie sich bei kleineren Dosen beschränken kann, während nach grösseren allmählig das ganze Gehirn ausser Thätigkeit gesetzt wird. Erst später wird bei genügender Dosis auch das **Rückenmark** verändert und zwar giebt sich dies besonders durch eine erhöhte Reflexerregbarkeit zu erkennen, in Folge deren auf äussere Einflüsse, ja selbst durch die normalen Reize Krampfanfälle hervorgerufen werden, die selbst bei enthirnten Fröschen eintreten. Doch erlischt nach jedem Krampfanfalle die Reflexerregbarkeit für einige Zeit vollkommen, so dass also das Rückenmark nicht nur abnorm leicht erregbar, sondern auch abnorm leicht erschöpft ist.

Bei warmblütigen Thieren gestaltet sich die Morphinwirkung nur in sofern abweichend, als bei ihnen die Organisation des Nervensystems verschieden ist. Namentlich tritt bei ihnen die primäre Gehirnaffection mehr in den Vordergrund, während die spätere Reflexsteigerung bei hinreichend grossen Dosen zwar, wie Cl. Bernard[2] nachgewiesen hat, vorhanden ist, aber doch weniger in die Augen fällt. Beim Menschen scheint der Tod durch Respirationslähmung immer früher einzutreten, als sich die erhöhte Reflexerregbarkeit entwickeln kann.

Ein Einfluss des Morphins auf die **motorischen Nerven** hat bis jetzt nicht experimentell nachgewiesen werden können und ebensowenig ein solcher auf die **sensiblen Nerven** und deren Endigungen. Freilich besitzen wir zur Beantwortung der letzteren Frage noch wenig Hülfsmittel, so dass

---

[1] Arch. f. experim. Patholog. und Pharmakol. Band VI. S. 310. 1877.
[2] Leçons sur l'anésth. et sur l'asphyxie. Paris 1875.

dieselbe, gegenüber der verbreiteten Annahme von der örtlich schmerzstillenden Wirkung des Morphins noch nicht als völlig entschieden angesehen werden kann.

Ungleich weniger als über die Wirkung der Morphins wissen wir über die der übrigen Opiumalkaloide.

Das durch Oxydation von Morphin erhaltene **Oxymorphin** ($C_{17}H_{19}NO_4$), welches vielleicht mit dem im Opium gefundenen Pseudomorphin identisch ist, wirkt nach den Versuchen von KREIS[1] ähnlich, jedoch viel schwächer als das Morphin, so dass selbst 0,40 Grm. davon ohne merkbare Wirkung blieben und 0,06 Grm., in die Venen von Hunden injicirt, eine schwache, schnell vorübergehende Betäubung hervorriefen.

Auch das **Narceïn** steht dem Morphin in seiner Wirkung nahe. Nach BERNARD u. A.[2] bewirkt es einen ruhigeren Schlaf als dieses und hinterlässt seltener Schwindel, Kopfschmerz und Verdauungsstörungen. Aus diesem Grunde wurde es bisweilen als schlafmachendes Mittel dem Morphin vorgezogen, doch ist es viel theurer als dieses. Man gab dasselbe zu 0,02—0,03 in Pulverform oder in Lösung. Zu subcutanen Injectionen ist dasselbe wegen seiner Schwerlöslichkeit nicht gut geeignet.

Die bisherigen Versuche über das **Papaverin** haben noch zu keinen übereinstimmenden Resultaten geführt. BAXT[3] so wie LEIDESDORF bezeichnen dasselbe als ein schlafmachendes Mittel, welches sie selbst dem Morphin vorziehen. In grossen Dosen ruft es nach BAXT durch Lähmung der intracardialen Centra Herzstillstand hervor. Nach SCHROFF und nach K. B. HOFMANN[4], welcher letztere bis 0,40 Grm. ohne merkliche Wirkung nehmen konnte, ist dasselbe fast wirkungslos. Das Papaverin wurde von LEIDESDORF u. A. als schlafmachendes Mittel bei Geisteskranken zu 0,04 Grm. p. d. angewendet, ist jedoch nicht allgemein in Gebrauch gekommen.

Das **Codeïn** bewirkt nach CL. BERNARD nur leisen Schlaf mit freiem Erwachen. Dasselbe ruft bei Thieren leicht Krämpfe hervor[5] und tödtet Kaninchen schon zu 0,06 Grm. Man hat das Codeïn bisweilen als schlafmachendes und schmerzstillendes Mittel zu 0,02—0,05 Grm. p. d. in Pulvern oder Pillen angewendet, doch scheint es dem Morphin nachzustehen.

Das **Narcotin** ist eine der am schwächsten wirkenden Opiumbasen, doch konnte FRONMÜLLER durch 1,00—2,00 Grm. davon bei Kranken eine schlafmachende Wirkung erzielen. Bei Thieren ruft es in grösseren Dosen Krämpfe hervor. — Das durch Spaltung des Narcotins erhaltene Cotarnin ($C_{12}H_{13}NO_3$) besitzt nur eine schwache, dem Curarin ähnliche Wirkung.

Das **Hydrocotarnin** tödtet nach F. A. FALCK[6] zu 0,20—0,30 Grm. Kaninchen in 15—30 Minuten und wirkt bei ihnen schwächer als das

---

[1] L. HERMANN, Lehrbuch der experimentellen Toxicologie. Berlin 1874. S. 381.
[2] Vergl. EULENBURG: Deutsch. Archiv f. klin. Medicin. Band I. S. 55.
[3] Archiv f. Anatomie, Physiologie u. s. w. 1869. S. 112.
[4] Jahrb. der k. k. Gesellsch. d. Aerzte zu Wien 1870. S. 207.
[5] WACHS, Das Codeïn. Inaug.-Dissert. Marburg 1868.
[6] F. A. FALCK, Toxicologische Studien über das Hydrocotarnin. Inaug.-Dissert. Marburg 1872.

Codeïn, aber stärker als das Morphin. Bei Kaninchen treten bald narkotische, bald krampfhafte Erscheinungen deutlicher auf, bei Fröschen vorzugsweise die letzteren.

Das **Laudanosin** tödtet nach WORTMANN zu 0,07—0,08 Grm. Kaninchen in 16—37 Minuten unter Unruhe, Zittern und Krämpfen. Nach F. A. FALCK[1] rufen kleine Dosen des Laudanosins eine beträchtliche Pulsbeschleunigung hervor, welche nach grösseren Dosen bald in eine Verlangsamung übergeht. Der Blutdruck fällt nach kleinen Dosen zunächst und steigt dann erheblich, um nach einiger Zeit wieder abzufallen. Grössere Dosen rufen kein stärkeres Steigen, sondern einen beschleunigten Abfall hervor.

Das **Cryptopin** wirkt nach J. MUNCK[2] dem Morphin ähnlich, jedoch durch seinen lähmenden Einfluss auf Respiration und Circulation giftiger als dieses. Der Tod erfolgt bei Kaninchen nach 0,03—0,04 Grm. durch Respirationslähmung vor dem eintretenden diastolischen Herzstillstand.

Am stärksten treten die krampfhaften Erscheinungen sowohl bei Fröschen als auch bei Säugethieren nach dem **Thebain** auf, welches daher dem Leben der letzteren besonders gefährlich wird und schon zu 0,05 bis 0,07 Grm. Kaninchen tödtet.[3] Die Thebainvergiftung bietet bei ihnen dasselbe Bild wie die Strychninvergiftung, nur dass für letztere schon geringere Dosen hinreichen. Die dadurch hervorgerufenen Streckkrämpfe lassen sich in beiden Fällen durch künstliche Respiration verhüten oder aufheben. Bei Menschen sind nach dem Einnehmen des Thebains noch keine Streckkrämpfe beobachtet worden, vielmehr ruft dasselbe nach SCHROFF[4] und RABUTEAU zu 0,10 Grm. nur etwas Eingenommenheit des Kopfes mit nachfolgender Abspannung hervor. — Durch Einwirkung überschüssiger Salzsäure wird das Thebain schon in der Kälte in das isomere **Thebenin** und später in **Thebaicin** umgewandelt. Das Thebenin besitzt keine krampferregende, sondern bei Fröschen eine lähmende Wirkung.

Fortgesetzte vergleichende Untersuchungen über die obigen Stoffe werden voraussichtlich zu grösserer Uebereinstimmung der Ansichten über deren Wirkung führen.

Der Umstand, dass die Opiumalkaloide vorzugsweise auf die Centralorgane des Nervensystems einwirken, deren Organisation bei den verschiedenen Thierklassen erhebliche Abweichungen zeigt, macht es verständlich, dass sich die Wirkungserscheinungen bei Thieren häufig anders gestalten, als bei Menschen und dass sich bei ersteren die Affection des Rückenmarks, bei letzteren die des Gehirns deutlicher zu erkennen giebt.

Aber auch bei Menschen zeigen sich, namentlich in quantitativer Hinsicht, erhebliche Unterschiede. Bei Kindern können schon sehr geringe Mengen von Opium oder Morphin Coma und den Tod herbeiführen, weshalb man den Gebrauch jener Stoffe um so ängstlicher zu vermeiden pflegt, je jünger die Kranken sind. Bei Erwachsenen kann 1,00—2,00 Grm. Opium oder 0,10 Grm. Morphin durchschnittlich als tödtliche Dosis gelten, doch

---

[1] Arbeiten der physiolog. Anstalt zu Leipzig. 1876. S. 25.
[2] Versuche über die Wirkung des Cryptopin. Inaug.-Dissert. Berlin 1873.
[3] Deutsche Klinik 1869. No. 39—52. 1870. No. 2—15.
[4] Lehrbuch der Pharmakologie. Wien 1873. S. 532.

sind einzelne Fälle bekannt, wo schon ungleich geringere Gaben den Tod veranlassten, während häufig nach viel grösseren Mengen das Leben erhalten blieb. Manche Geisteskrankheiten, Trunksucht und besonders Gewöhnung stumpfen die Empfindlichkeit gegen die Opiumwirkung ab, so dass bei solchen Personen schon zur Erzielung therapeutischer Zwecke ungewöhnlich grosse Dosen davon nöthig sind. Thiere vertragen meist ziemlich grosse Dosen von Opium oder Morphin, ohne zu Grunde zu gehen. Am wenigsten empfindlich für das Morphin scheinen Vögel, besonders Tauben zu sein.

Vergiftungen durch Opium oder seine Alkaloide verlaufen im Wesentlichen in der bereits oben (S. 466) geschilderten Weise. Ist es nicht gegelungen, den Uebergang jener Stoffe in das Blut zu verhüten (S. 464), so muss man hauptsächlich dafür sorgen, dass die Störung des Nervensystems keinen zu hohen Grad erreiche. Ist das Bewusstsein noch vorhanden, so sucht man dasselbe wach zu erhalten durch beständiges Herumführen des Kranken im Zimmer, durch Trinken von starkem Kaffee, durch kalte Umschläge, kalte Begiessungen u. s. w., da im bewusstlosen Zustande mancherlei Gefahren drohen, z. B. das Einfliessen von Speichel in die Luftröhre. Durch die Hirnerscheinungen veranlasst, machte man früher bei Opiumvergiftungen nicht selten einen Aderlass, doch hat sich dies eher schädlich als nützlich erwiesen. Auch der Nutzen der in neuerer Zeit empfohlenen Bluttransfusion ist sehr zweifelhaft. Dagegen ist es zweckmässig, sobald die Respiration anfängt, unregelmässig zu werden, künstliche Respiration einzuleiten, entweder durch geeignete Manipulationen oder durch elektrische Reizung des N. phrenicus, und dieselbe so lange fortzusetzen, bis die Erstickungsgefahr nicht mehr droht.

Kehrt die Einwirkung selbst mässiger Mengen von Opium oder Morphin häufig wieder, wie dies bei den Opiumessern unter den Muhamedanern oder den Opiumrauchern unter den Chinesen, oder bei solchen Personen der Fall ist, welche wegen chronischer schmerzhafter Leiden Opium einnehmen oder subcutane Morphininjectionen machen, so wird dadurch die Gesundheit meist dauernd gestört. Besonders diejenigen, welche das Opium oder Morphin als Linderungsmittel anwenden, sind, um diesen Zweck zu erreichen, genöthigt, allmählig zu immer grösseren Dosen fortzuschreiten. Solche Personen nehmen nicht selten Opiummengen, welche für Ungewohnte tödtlich sein würden. Diejenigen, welche subcutane Morphininjectionen machen, steigen bisweilen bis zu 1,0—2,0 Grm. Morphin tagüber. Haben sich solche Kranke an den Gebrauch jener Mittel gewöhnt, so ist ihnen derselbe zum Bedürfniss geworden, so dass sie ihn auch dann noch fortsetzen, wenn ihr übriges Befinden denselben verbietet (Morphiumsucht). Es tritt bei ihnen allmählig allgemeine Abmagerung und bleiche oder aschgraue Hautfärbung ein, mit Neigung zu profusen Schweissen, anfänglich habituelle Stuhlverstopfung, später Diarrhoe. Ausserdem zeigen sich bei solchen Personen Abnahme der geistigen Fähigkeiten, namentlich der Willensenergie, trübe Gemüthsstimmung, verschiedene Neuralgien, bisweilen auch Wechselfieber, Verengerung oder ungleiche Weite der Pupillen, Diplopie, Amenorrhoe, Impotenz, Blasenlähmung, Diabetes, Albuminurie u. s. w. Dennoch giebt es, besonders

G. GRUPPE DES MORPHINS.

unter den Opiumessern und Opiumrauchern, Personen, welche seit einer langen Reihe von Jahren ihrer Gewohnheit gefröhnt und dabei doch ein hohes Alter erreicht haben. Um den Zustand solcher Personen, welche durch den Opium- oder Morphinmissbrauch ihre Gesundheit zerrüttet haben, zu verbessern, ist es nach den bisherigen Erfahrungen am zweckmässigsten, ihnen das Mittel plötzlich und vollständig zu entziehen. Es tritt dann nach 12—24 Stunden starker Collapsus ein, verbunden mit Erbrechen, Diarrhoe, Angstgefühl, Schlaflosigkeit, stark erhöhter Reflexerregbarkeit, Hyperästhesie, Krämpfen und auch wohl Delirien. Diese Erscheinungen pflegen nach 5—7 Tagen nachzulassen, während welcher Zeit man durch Genuss von Wein und kräftiger Nahrung zu verhüten sucht, dass der Collapsus einen zu hohen Grad erreicht. Nur wenn dieser lebensgefährlich wird, ist es zweckmässig, eine kleine Morphininjection zu machen. Mit dem Nachlass der obigen Erscheinungen bessert sich in der Regel auch der Appetit und die Ernährung, die geistige Energie kräftigt sich und die Kranken tragen kein Verlangen mehr nach weiteren Morphininjectionen. Der Zuckergehalt des Harns verschwindet meist schon nach wenigen Wochen. — Die obige Behandlungsweise ist jedoch, da die Kranken wegen der mangelnden Willensenergie den Arzt auf jede Weise zu hintergehen und sich Morphin zu verschaffen suchen, ausserhalb eines Hospitals und ohne beständige ärztliche Ueberwachung kaum mit der gehörigen Strenge durchzuführen, da jede weitere Morphininjection die Heilung verzögert.[1] Leider fallen solche Personen später nicht selten in ihre frühere Gewohnheit zurück. — Bei der Behandlung der Morphiumsucht durch allmählige Morphinentziehung erfolgt die Heilung viel langsamer und es ist daher diese Behandlungsweise für den Kranken viel schwerer zu ertragen und für den Arzt, sie streng durchzuführen.

Wegen der oben beschriebenen Einwirkung auf die Centralorgane des Nervensystems finden Opium und Morphin ausserordentlich häufige Anwendung, so dass es kaum eine Krankheit geben dürfte, bei welcher nicht unter Umständen der Gebrauch dieser Mittel nützlich werden könnte. Andererseits können dieselben aber auch in manchen Fällen leicht nachtheilig werden, z. B. bei bereits bestehender starker Hirnhyperämie, bei heftigem Fieber, bei soporösen Zuständen, bei stärkeren Verdauungsstörungen, bei sehr alten und geschwächten Personen, bei Schwangeren, bei säugenden Frauen, Kindern u. s. w. Manche Personen zeigen eine grosse, andere eine sehr geringe Empfindlichkeit für das Opium, so dass man dasselbe stets mit grosser Vorsicht anwenden muss.

Von besonders grosser Wichtigkeit ist das Opium als **schlafmachendes Mittel**. Häufig nimmt man an, dass das Opium einen ruhigeren Schlaf hervorrufe als das Morphin. Bisweilen hat man auch das Narceïn, Papaverin oder Codeïn zu dem gleichen Zwecke angewendet, doch scheinen diese keine erheblichen Vorzüge zu besitzen. Wenn es darauf ankommt, rasch Schlaf herbeizuführen, so benutzt man häufiger das Chloralhydrat

---

[1] Dr. Ed. Levinstein, Berliner klin. Wochenschr. 1875. No. 48, 1876. No. 27, 1877. No. 6. — Die Morphiumsucht. Berlin 1877.

oder man chloroformirt den Kranken schwach und macht gleichzeitig eine subcutane Morphininjection (verlängerte Chloroformnarkose).

Sehr häufig hat man das Opium oder Morphin, besonders früher, bei **Delirium tremens** angewendet, wenn nicht eine bestehende Entzündung den Gebrauch des Mittels bedenklich machte, während in neuerer Zeit oft auch das Choralhydrat zu dem gleichen Zwecke verwendet wird. Man beobachtet dann in der Regel, dass nach dem Eintritte eines tiefen Schlafes erhebliche Besserung im Befinden des Kranken erfolgt. Ebenso wird das Opium häufig und zwar wie bei Delirium tremens in grossen Dosen bei **Manie** und **Melancholie**, namentlich in frischen Fällen angewendet, um die bestehende Aufregung zu unterdrücken. Bei anhaltender, erschöpfender **Schlaflosigkeit**, in Folge juckender Hautausschläge, anhaltender Schmerzen u. s. w. lässt sich durch den Gebrauch des Opiums meist grosse Erleichterung herbeiführen. Ebenso bei **Wundfiebern**, die mit grosser Aufregung und mit Delirien verbunden sind, bei **Rausch** mit grosser Exaltation, selbst in manchen Fällen von typhösen Fiebern u. s. w. Bei **perniciösen Wechselfiebern** mit heftigen Frostanfällen, Convulsionen, Erbrechen u. s. w. wird das Opium gleichzeitig mit Chinin einige Zeit vor Eintritt des Paroxysmus gegeben, wodurch es oft gelingt, denselben bedeutend zu mildern. — Bei Vergiftungen durch Belladonna, Stechapfel oder Bilsenkraut lässt sich durch subcutane Morphininjectionen in der Regel mehr Nutzen erreichen, als durch andere Antidota.

Kaum weniger wichtig sind Opium und Morphin als **schmerzstillende Mittel**. Bei **Neuralgien**, z. B. des N. trigeminus, N. ischiadicus u. s. w. bringen subcutane Morphininjectionen häufig bedeutende Linderung. Ebenso bei **Herpes Zoster**. Die sehr verbreitete Ansicht, dass der Erfolg jener Injectionen günstiger sei, wenn dieselben in der Nähe der schmerzhaften Stelle gemacht werden, wird in neuerer Zeit vielfach bestritten. In manchen Fällen von **Hemikranie** tritt nach dem Gebrauche des Morphins Nachlass der Schmerzen ein, während in anderen der Erfolg weniger günstig ist. Bei sehr schmerzhaften **Rheumatismen** tiefer gelegener Theile, bei **Gallensteinkolik**, bei **Meningitis cerebrospinalis** kann durch den Gebrauch jener Mittel häufig grosse Erleichterung herbeigeführt werden. Auch bei acuten **Entzündungen**, z. B. bei Pleuritis, Peritonitis u. s. w. kommen dieselben häufig in Gebrauch, namentlich wenn die Heftigkeit der Schmerzen in keinem Verhältnisse steht zu der Intensität des Entzündungsprocesses, oder wenn die Entzündung bereits nachgelassen hat, die Schmerzen aber noch fortdauern. Ebenso bei **schmerzhaften Verletzungen**. Bei chronischen, schmerzhaften Krankheiten, z. B. bei **Drüsenkrebs**, sind subcutane Morphininjectionen meist noch das beste Erleichterungsmittel.

Als **krampfstillende Mittel** werden die obigen Stoffe ebenfalls häufig verordnet. Bei **Strychninvergiftungen** sind subcutane Morphininjectionen, besonders während der Chloroformnarcose angewendet, oft von grossem Nutzen. In leichteren Fällen von **Trismus** und **Tetanus** lässt sich dadurch bisweilen ein Nachlass der Krämpfe erreichen, während dies in schwereren Fällen nicht geschieht. Bei **Hydrophobie** gelingt es wohl, die Kranken durch Opium zu betäuben und dadurch ihren Zustand zu erleichtern, ohne dass jedoch dadurch der Verlauf der Krankheit abgeändert würde. Bei Eclampsia parturientium sind subcutane Morphininjectionen neben dem Chloroform vielfach angewendet worden. Auch bei urämischen Convulsionen gelingt es nicht selten, die Krämpfe durch Morphin zu stillen. Weniger häufig ist dies bei Chorea und bei hysterischen Krämpfen der Fall. Bei Cholera können durch subcutane Morphininjectionen wenigstens die schmerzhaften Wadenkrämpfe gemildert werden.

Eine Einwirkung der Opiumalkaloide auf die **Muskeln** ist bis jetzt nicht mit Sicherheit nachgewiesen worden. Auch die **Milz** scheint nicht dadurch verändert zu werden.

Wie schon oben (S. 466) erwähnt wurde, tritt in Folge der Opiumwirkung wahrscheinlich eine Erweiterung der Gefässe der Haut ein. Diesem Umstande ist es vielleicht zuzuschreiben, dass das Morphin bei einzelnen Personen starkes Hautjucken und ein meist der Urticaria ähnliches Exanthem hervorruft.[1] Bei Opiumvergiftungen treten auch häufig starke Schweisse ein. Man hat deshalb dem Opium eine schweisstreibende Wirkung zugeschrieben, dasselbe jedoch zu diesem Zwecke meist mit anderen schweisstreibenden Mitteln, namentlich der Ipecacuanha in Form des Pulvis ipecacuanhae opiatus, z. B. bei katarrhalischen Diarrhöen, bei Ruhren, Rheumatismen u. s. w. angewendet.

Obgleich bei Opiumvergiftungen bisweilen Priapismen auftreten, so darf man doch den Opiumalkaloiden kaum einen directen Einfluss auf die **Geschlechtswerkzeuge** zuschreiben. Die Impotenz, Amenorrhöe u. s. w., welche als Folgen des Morphinmissbrauchs beobachtet werden, stehen mit der Wirkung jener Stoffe jedenfalls nur in sehr entferntem Zusammenhange. Dagegen kommen diese häufig bei schmerzhaften Krankheiten jener Organe als Erleichterungsmittel in Gebrauch, z. B. bei Krebs des Uterus. Auch bei schmerzhafter Menstruation, bei zu starken Wehen und namentlich bei schmerzhaften Nachwehen bedient man sich oft des Opiums oder subcutaner Morphininjectionen. Bei drohendem Abortus suchte man bisweilen durch Opium die Contractionen des Uterus zu unterdrücken.

Ein Einfluss des Opiums auf die **Nieren** und die **Harnwege** lässt sich nur insofern erkennen, als während der Opiumvergiftungen die Harnausscheidung unterdrückt ist und im Anfange, sowie zu Ende der Vergiftung bisweilen quälender Harndrang eintritt. Bei schmerzhaften Leiden der Nieren, Harnleiter, Harnblase und Harnröhre kommt das Opium häufig in Gebrauch. Der **Harn** zeigt nach arzneilichen Dosen des Opiums keine auffallende quantitative Abänderung seiner Bestandtheile. Nach giftigen Dosen findet man dagegen sowohl bei Menschen als auch bei Thieren[2] einen Zuckergehalt. Nach LEVINSTEIN tritt bei Morphinmissbrauch ausser dem Diabetes bisweilen noch Albuminurie ein. Morphin lässt sich schon

---

[1] Vergl. BÖHM, NAUNYN und v. BOECK, Handbuch der Intoxicationen. Leipzig 1876. S. 531. — APOLANT, Berliner klinische Wochenschr. 1877. No. 25.
[2] Vergl. ECKHARD, Beiträge zur Anatomie und Physiologie. Band 8. S. 77. Giessen 1877.

nach arzneilichen Dosen unverändert im Harn nachweisen. Auch die meisten übrigen Opiumalkaloide scheinen in denselben überzugehen.[1] **Opium** (Mohnsaft, Laudanum, Meconium). Von den verschiedenen Opiumsorten ist das im Innern von Kleinasien gewonnene, über Smyrna oder Constantinopel eingeführte türkische Opium am meisten geschätzt. In Frankreich und Deutschland gewonnene Opiumproben haben zwar zum Theil einen noch grösseren Morphingehalt ergeben, doch kommen dieselben für gewöhnlich nicht in den Handel. Das persische Opium steht zum Theil dem türkischen gleich, das ägyptische ist morphinärmer. Am wenigsten Morphin findet sich durchschnittlich in dem ostindischen Opium, welches jedoch gewöhnlich nicht nach Europa gelangt, sondern fast ausschliesslich nach China geht. Man giebt das Opium fast nur in Pulver- oder Pillenform zu 0,010—0,150 Grm. p. d. und bedient sich für flüssige Arzneiformen der officinellen Tincturen. Bei Kindern vermeidet man das Opium entweder ganz oder giebt es nur in sehr kleinen Dosen. Aeusserlich hat man das Opium in Form von Zahnpillen, Klystieren, Suppositorien, Mastdarmpillen, Vaginalkugeln, Augenpulvern, Einreibungen u. s. w. angewendet, doch ist die Zweckmässigkeit dieser Formen zum Theil zweifelhaft. — Das DOWER'sche Pulver (**Pulvis ipecacuanhae opiatus**) ist ein Gemeng von 8 Th. schwefelsaurem Kalium mit je 1 Th. Opium und Ipecacuanha, welches besonders als schweisstreibendes und zugleich schlafmachendes Mittel zu 0,30 bis 1,00 Grm. p. d. angewendet wird. — Die Zahnpillen (**Pilulae odontalgicae**) bestehen aus je 5 Grm. Opium, Rad. belladonnae und Rad. pyrethri, 7 Grm. gelbem Wachs, 2 Grm. Mandelöl und 15 Tropfen Cajeputöl und Nelkenöl, welche zu Pillen von je 0,050 Grm. verarbeitet und mit Nelkenpulver bestreut werden. Dieselben sind weich und werden bei Zahnschmerzen in den hohlen Zahn gebracht. — Die einfache Opiumtinctur (**Tinctura opii simplex**, Tinctura Thebaica, Tinct. opii aquosa) ist eine Auflösung von 4 Th. Opium in je 19 Th. Wasser und Spiritus dilutus und enthält in 10 Th. das Lösliche von 1 Th. Opium. Man kann sich derselben in allen Fällen bedienen, wo man Opium in flüssiger Form anwenden will und giebt sie bei Erwachsenen zu 5—20 Tropfen p. d. Aeusserlich hat man dieselbe häufig als Augentropfwasser benutzt, auch als Zusatz zu Salben, Einreibungen u. s. w. — Die safranhaltige Opiumtinctur (**Tinctura opii crocata**, Laudanum liquidum Sydenhami, Vinum opii aromaticum) ist eine filtrirte Lösung von 16 Th. Opium, 6 Th. Safran und je 1 Th. Gewürznelken und Zimmtkassie in 132 Th. Xeres, enthält also ebenfalls in 10 Th. das Lösliche von 1 Th. Opium und unterscheidet sich von der vorhergehenden Tinctur fast nur durch ihren Geschmack. Dieselbe wird bei Erwachsenen zu 5—20 Tropfen gegeben, auch als Zusatz zu Einreibungen, Einspritzungen u. s. w. — Die benzoësäurehaltige Opiumtinctur (**Tinctura opii benzoica**, Elixir paregoricum) ist eine filtrirte Lösung von 1 Th. Opium, 4 Th. Benzoësäure und je 2 Th. Campher und Anisöl in 192 Th. Spiritus dilutus und enthält in 200 Th. das Lös-

---

[1] Vergl. TH. KAUZMANN, Beiträge für den gerichtl.-chemischen Nachweis des Morphins und Narkotins. Inaug.-Dissert. Dorpat 1868.

liche von 1 Th. Opium. Man gab dieselbe früher zu 20—60 Tropfen p. d. besonders bei chronischer Bronchitis, bei Kindern zu 5—10 Tropfen. — Der Opiumsyrup (**Syrupus opiatus**) ist eine Mischung von 1 Th. Opiumextract, in etwas weissem Wein gelöst, mit 1000 Th. Syrupus simplex und wurde früher besonders bei Kindern angewendet. — Das Opiumwasser (**Aqua opii**) wird dadurch erhalten, dass man von einer Mischung von 1 Th. Opium und 10 Th. Wasser 5 Th. abdestillirt. Dasselbe besitzt nur den Geruch des Opiums und wurde als Constituens für Augenwässer angewendet. — Das Opiumextract (**Extractum opii**) wird durch Ausziehen von 4 Th. Opium zuerst mit 16 Th. und dann mit 12 Th. destillirten Wassers und Eindampfen der filtrirten Auszüge erhalten. Dasselbe wird ziemlich oft zu 0,02—0,10 Grm. p. d. statt des Opiums angewendet, besitzt aber keine Vorzüge vor diesem. — Das Opiumpflaster (**Emplastrum opiatum**, Emplastrum cephalicum), ist eine Mischung von 8 Th. Elemi, 15 Th. Terpenthin und 5 Th. weissem Wachs, welche zusammengeschmolzen und dann mit 8 Th. Olibanum, 4 Th. Benzoë, 2 Th. Opium und 1 Th. Perubalsam verrieben werden. Dasselbe kann wie andere Deckpflaster verwendet werden, vor denen es keine Vorzüge besitzt. — Die Opiumsalbe (**Unguentum opiatum**) besteht aus 1 Th. Extractum opii, welches mit 1 Th. Wasser verrieben wird und 18 Th. Unguentum cereum. Dieselbe wird nur noch selten als schmerzstillendes Mittel angewendet. — Der früher als Arzneimittel sehr geschätzte, jetzt sehr vereinfachte Theriak (**Electuarium Theriaca**) ist eine Mischung von 1 Th. Opium und 3 Th. spanischen Weins mit 6 Th. Radix angelicae, 4 Th. Radix serpentariae, je 2 Th. Radix valerianae, Bulbus scillae, Rhizoma zedoariae und Zimmtkassie, je 1 Th. kleinem Cardamom, Myrrha und Ferrum sulfuricum purum nebst 72 Th. gereinigten Honigs. Dasselbe enthält in 100 Th. etwa 1 Th. Opium und wird nur noch sehr selten theelöffelweise angewendet.

Morphinum. Das reine Morphin wird nur selten angewendet, da man meist seinen Salzen den Vorzug giebt. Das salzsaure Morphin (**Morphinum muriaticum**) ist jetzt die gebräuchlichste Morphinverbindung. Dasselbe reagirt neutral, löst sich in 16—20 Th. kalten Wassers und 60 Th. kalten Weingeistes. Es wird meist in Pulverform von 0,005—0,030 Grm., bisweilen auch noch darüber gegeben, bei Kindern zu 0,0005—0,001. Auch in Pastillenform wird dasselbe bisweilen angewendet, selten in Lösung. Aeusserlich bedient man sich desselben gewöhnlich als wässrige Lösung (1:50—100) zu subcutanen Injectionen (S. 64) und rechnet auf eine Injection 0,002—0,020 Grm. des Salzes. Bei längerem Gebrauche wird diese Dosis oft noch überschritten. — Das schwefelsaure Morphin (**Morphinum sulfuricum**) ist noch leichter in kaltem Wasser löslich, als das salzsaure Salz und wird daher diesem vorgezogen, wo es sich um Bereitung concentrirter Lösungen handelt. Im Uebrigen verhält es sich ebenso wie das salzsaure Morphin. Das essigsaure Morphin (**Morphinum aceticum**) war früher das gebräuchlichste Morphinsalz, doch hat es den Uebelstand, dass es bei längerem Aufbewahren einen Theil der Essigsäure verliert und dann nicht mehr vollständig in Wasser löslich ist. Aus diesem Grunde eignet es sich nicht zu subcutanen Injectionen und da es im Uebrigen keine Vorzüge besitzt, so ist es zweckmässiger sich ausschliesslich des salzsauren oder schwefelsauren Salzes zu bedienen. — Die Morphinpastillen (**Trochisci morphini acetici**) enthalten je 0,005 Grm. essigsaures Morphin, doch ist ihr Gehalt nicht immer ganz constant. Dieselben sind jedoch sehr bequem einzunehmen z. B. bei nächtlichen Hustenanfällen.

Anhang.

Apomorphin.

Das Apomorphin ($C_{17}H_{17}NO_2$) ist ein Umwandlungsproduct des Morphins ($C_{17}H_{19}NO_3$), welches sich aus diesem bei der Einwirkung von überschüssiger Salzsäure bildet. Obgleich dasselbe seiner chemischen Constitution nach wahrscheinlich zu der Gruppe des Morphins gehört, lässt es sich doch nicht zu gleichen Zwecken wie dieses verwenden. Ebenso, wie das Thebain die krampferregende Wirkung in höherem Grade zeigt, als alle übrigen Opiumalkaloide, ist dies beim Apomorphin mit der **brechenerregenden** Wirkung der Fall.

Auf die äussere **Haut** oder in das **Auge** gebracht, ruft das Apomorphin keine auffallende Veränderung, namentlich keine Erweiterung der Pupille hervor. Bei Katzen und Kaninchen, welche mit Apomorphin vergiftet worden waren, hat man jedoch bisweilen eine solche eintreten sehen.

Ueber das Verhalten des Apomorphins im **Darmcanale** wissen wir noch wenig. Gewöhnlich lässt sich nach seiner Einwirkung eine vermehrte Speichelsecretion erkennen. In den Magen gebracht, wirkt dasselbe weniger leicht brechenerregend, wie nach subcutanen Injectionen, während sich der Brechweinstein umgekehrt verhält. Die Annahme, dass jene geringere Wirksamkeit des Apomorphins durch eine theilweise Zersetzung desselben im Magen bedingt werde, lässt sich noch nicht begründen. Diarrhoe, welche dem Gebrauche des Brechweinsteins zu folgen pflegt, fehlt bei dem des Apomorphins.[1]

In das **Blut** gelangt, ruft das Apomorphin eine erhebliche Beschleunigung des **Pulses** hervor, die jedoch nicht als eine eigenthümliche Wirkung jenes Mittels anzusehen ist, sondern stets den Brechbewegungen vorausgeht und ohne dieselben ausbleibt. Nach HARNACK[2] hängt sie nicht von einem verminderten Einflusse der Hemmungsapparate des Herzens, sondern von einer Erregung der den Puls beschleunigenden Nerven ab. Eine Steigerung des Blutdrucks findet dabei nicht Statt. Bei Fröschen tritt nach grossen Apomorphindosen Lähmung des Herzens ein. Die **Respiration** erleidet bei Thieren nach Apomorphinvergiftungen eine starke Beschleunigung, welcher nach grösseren Dosen eine ver-

---

[1] V. SIEBERT, Untersuchungen über die physiologischen Wirkungen des Apomorphin. Inaug.-Dissert. Dorpat 1871.
[2] Arch. f. experim. Pathol. u. Pharmakol. Band II. S. 254. 1874.

minderte Erregbarkeit des Respirationscentrums folgt. Etwa 0,025 bis 0,050 Grm. rufen bei Kaninchen sehr rasch Lähmung des Respirationscentrums hervor, während diese bei Hunden nach 0,600 Grm. noch nicht eintritt. Während bei Menschen nach arzneilichen Dosen des Apomorphins sich meist nur ein unangenehmes Gefühl in der Präcordialgegend und Eingenommenheit des Kopfes zu erkennen giebt, zeigt sich bei Kaninchen schon sehr früh, bei Hunden und Katzen erst nach etwas grösseren Dosen eine starke Erregung der Centren der willkürlichen Bewegung, in Folge deren die Thiere sehr unruhig werden, anhaltend in weitem Kreise herumlaufen oder fortwährend springen. Bei Kaninchen steigert sich jene Erregung nach grösseren Dosen bis zu heftigen Convulsionen. Beim Frosche scheint zuerst eine Erregung zu bestehen, die jedoch sehr bald in vollständige Lähmung übergeht. — Auch die Centren der Empfindung werden nach HARNACK bei Kaninchen schon durch sehr geringe Mengen des obigen Mittels erregt, bei Katzen erst nach etwas grösseren Dosen. Am deutlichsten tritt jedoch, besonders beim Menschen und Hunde (hier schon nach 0,001—0,003 Grm.) eine Erregung des Brechcentrums ein, in Folge deren ein mehrmaliges Erbrechen hervorgerufen wird. Ob durch sehr grosse Dosen (0,400—0,600 Grm.) bei Hunden eine Lähmung des Brechcentrums veranlasst wird, ist noch nicht zu entscheiden, wenigstens wirken solche Dosen nicht mehr brechenerregend.[1] Beim Frosche ist es noch nicht gelungen, durch Apomorphin Erbrechen hervorzurufen. Dennoch tritt bei demselben ebenso wie bei anderen Brechmitteln eine herabgesetzte Erregbarkeit und selbst völlige Lähmung der quergestreiften Muskeln ein, während dieselbe bei warmblütigen Thieren sich weniger deutlich zeigt. Vielleicht ist der Collapsus, welcher nach dem Gebrauche des Apomorphins, sowie nach dem der übrigen Brechmittel einzutreten pflegt, wenigstens theilweise aus diesem Umstande abzuleiten.

Das Apomorphin kann, besonders in Form subcutaner Injectionen in allen Fällen angewendet werden, wo man eines Brechmittels bedarf (vergl. S. 301). Nach einigen Beobachtern erfolgt das Erbrechen rascher und leichter als nach dem Brechweinstein, jedenfalls gewährt aber das Apomorphin bei bewusstlosen Kranken und bei Unvermögen zum Schlingen grosse Vortheile. Bei kleinen Kindern kann der bisweilen eintretende starke Collapsus bedenklich werden. Um nach 5—15 Minuten mehrmaliges Erbrechen hervorzurufen, macht man gewöhnlich eine subcutane Injection von 0,005—0,010 salzsaurem Apomorphin (Apomorphinum hydrochloricum), 1 Th. auf 100 Th. Wasser. Die wässrige Lösung färbt sich beim Stehen an der Luft bald grün, weshalb man sie gewöhnlich in dunkel gefärbten Gläsern aufbewahrt. Doch wird ihre Wirksamkeit durch diese Grünfärbung nicht erheblich beeinträchtigt. Wie der Brechweinstein, die Ipecacuanha u. s. w., kann auch das Apomorphin als expectorirendes Mittel angewandt werden, z. B. bei Bronchitis, katar-

---

[1] Vergl. M. QUEHL, Ueber die physiologischen Wirkungen des Apomorphins. Inaug.-Dissert. Halle 1872.

rhalischen Pneumonien u. s. w. Man verordnet das salzsaure Apomorphin zu diesem Zwecke gewöhnlich in Lösung zu 0,001—0,010Grm. p. d.

H. Gruppe des Atropins.

Die zu dieser Gruppe gehörigen Stoffe lassen sich von einer gemeinsamen Basis, dem Tropin N $\begin{cases} C_8H_{14}O \\ H \end{cases}$ ableiten, in welcher das vertretbare Wasserstoffatom durch einen Säurerest ersetzt ist. Es gehören hierher das Atropin N $\begin{cases} C_8H_{14}O \\ C_9H_9O_2 \end{cases}$ und das dasselbe begleitende, amorphe Belladonnin, ferner das Daturin, welches dieselbe empirische Formel besitzt, wie das Atropin und das dasselbe begleitende amorphe Alkaloid. Künstlich ist bis jetzt das Benzoyltropin N $\begin{cases} C_8H_{14}O \\ C_7H_5O \end{cases}$ dargestellt worden.[1] Jene Stoffe spalten sich bei der Einwirkung von Alkalien sehr leicht und zwar so, dass freies Tropin und das Alkalisalz der entsprechenden Säure gebildet wird. Das Tropin übt keinen Einfluss auf die Pupille aus. Diese Wirkung entwickelt sich erst, wenn das vertretbare Wasserstoffatom desselben durch einen Säurerest ersetzt wird. Die Zusammensetzung des letzteren äussert in dieser Hinsicht nur einen quantitativen Einfluss. Dagegen zeigt das Tropin bereits eine Einwirkung auf den N. vagus, wenn auch in geringerem Grade als seine Substitutionsproducte. — Ihrer Wirkung nach sind auch das Hyoscyamin und das dasselbe begleitende amorphe Sikeranin hierher zu rechnen. Das Hyoscyamin besitzt nach HÖHN und REICHARDT[2] die Formel N $\begin{cases} C_6H_{13} \\ C_9H_{10}O_3 \end{cases}$, doch werden weitere Untersuchungen dieselbe vielleicht mit der oben aufgestellten in Einklang bringen.

Das Verhalten der obigen Stoffe auf der äusseren Haut ist noch nicht genau bekannt. Zwar hat man bisweilen Belladonnablätter oder Bilsenkraut Kataplasmen zugesetzt, in der Hoffnung, dadurch Schmerzen zu stillen, doch ist noch nicht nachgewiesen worden, dass jener Zweck auf diese Weise wirklich erreicht werden könne.

Im Auge rufen wässrige Lösungen der obigen Alkaloide ein vorübergehendes Gefühl von Brennen hervor. In einzelnen Fällen sah man auch beim fortgesetzten Gebrauche von Atropinlösungen Röthung und Schwellung der Conjunctiva eintreten. Einige Zeit nach der Application des Mittels tritt eine Erweiterung der Pupille (Mydriasis) ein, während sich die Pupille des anderen Auges etwas verkleinert. Diese Pupillenerweiterung lässt sich selbst an dem frisch ausgeschnittenen Froschauge hervorrufen. Beim innerlichen Gebrauche jener Stoffe tritt sie auf beiden Augen gleichzeitig, jedoch in viel geringerem Grade ein. Bei starker Mydriasis erscheint die Iris nur als ein schmaler, kaum bemerkbarer Rand. Dabei

---

[1] Vergl. BUCHHEIM, Ueber die pharmakologische Gruppe des Atropins: Arch. f. experim. Pathol. u. Pharmak. Band V. S. 463. 1876.
[2] Annal. d. Chem. u. Pharm. Band 157. S. 98. 1871.

H. GRUPPE DES ATROPINS. 479

ruft der Einfluss des Lichtes gar keine Reaction hervor. Nach 2—8 Tagen pflegt jedoch die normale Beschaffenheit der Pupille zurückzukehren. Jene Mydriasis tritt jedoch nicht bei allen Versuchsobjecten mit gleicher Leichtigkeit ein. Nach DE RUITER ruft am Auge des Menschen noch $^1/_{2000}$ Milligramm Atropin eine zwanzigstündige Pupillenerweiterung hervor, doch ist das Auge des Kindes etwas weniger empfindlich, als das des Erwachsenen. Auch das Auge der Katze und des Hundes ist sehr empfindlich gegen jene Mittel, ungleich weniger das des Kaninchens und anderer Pflanzenfresser. Noch weniger empfindlich sind Frösche, am wenigsten Fische und Vögel. Auch die einzelnen Glieder dieser Gruppe verhalten sich nicht ganz gleich. Nach SCHROFF wirken Hyoscyamin und Daturin noch stärker als das Atropin, während das Benzoyltropin eine schwächere Wirkung zu besitzen scheint. Der Hauptgrund jener Pupillenerweiterung ist jedenfalls in dem Sphincter iridis zu suchen und zwar, wie BERNSTEIN und DOGIEL[1] zuerst nachgewiesen haben, nicht in den Muskelfasern selbst, sondern in einer Lähmung der in diesen gelegenen Endigungen des N. oculomotorius. Doch sind einige Physiologen der Ansicht, dass bei der Mydriasis ein Krampf des M. dilatator pupillae mit betheiligt sei. — Ausser der Mydriasis tritt bei der Einwirkung etwas grösserer Dosen jener Stoffe eine Aufhebung des Accommodationsvermögens ein, so dass das Auge auf den Fernpunkt eingestellt bleibt. Bei Atropinvergiftungen erscheint das Sehvermögen bisweilen fast ganz aufgehoben, doch geht dieser Zustand, wenn nicht der Tod eintritt, meist nach einigen Tagen wieder vorüber.

Wegen der obigen Wirkungen auf das Auge finden die Glieder dieser Gruppe, besonders das Atropin, sehr häufige Verwendung. Zunächst bei Iritis, wo man durch die Erweiterung der Pupille die Entstehung von Synechien zu verhindern oder bereits gebildete Synechien zu zerreissen sucht. Von der grössten Wichtigkeit ist ferner die Erweiterung der Pupille für die ophthalmoskopische Untersuchung des Auges, besonders bei enger Pupille oder bei Trübungen der durchsichtigen Medien des Auges. Ebenso bei Staaroperationen, bei künstlicher Pupillenbildung, bei centraler Cataracta oder bei centraler Hornhauttrübung, um das Sehvermögen zu verbessern, bei Prolapsus oder Incarceration der Iris u. s. w. Auch die Aufhebung des Accommodationsvermögens ist in vielen Fällen von Wichtigkeit, z. B. bei der Untersuchung von Refractionsanomalien, bei Accommodationskrampf u. s. w. Gewöhnlich nimmt man an, dass durch die örtliche Anwendung jener Stoffe die Sensibilität des Auges herabgesetzt werde und wendet daher besonders das Atropin häufig an bei Keratitis und anderen schmerzhaften Affectionen der äusseren Theile des Auges; so wie bei Blepharospasmus.

Im Munde rufen die Stoffe dieser Gruppe zunächst einen unangenehmen, bitteren Geschmack hervor, der zu einer Vermehrung der Speichelsecretion Veranlassung geben kann. Bald darauf zeigt sich dagegen ein

---

[1] Verhandl. des naturw.-med. Vereins zu Heidelberg. IV. S. 28.

Gefühl von Trockenheit im Munde. Dasselbe wird, wie KEUCHEL[1] fand, durch eine Unterdrückung der Speichelsecretion bedingt, welche nach HEIDENHAIN[2] in einer Lähmung der secretorischen Nervenfasern ihren Grund hat. Man hat daher auch das Atropin angewendet, um die Speichelsecretion zu beschränken.[3] In Folge der Trockenheit des Mundes wird das Schlingen beschwerlich und selbst schmerzhaft, auch stellt sich allmählig Heiserkeit ein. Bei Belladonnavergiftungen erreichen die Schlingbeschwerden bisweilen einen so hohen Grad, dass durch Schlingbewegungen Krämpfe hervorgerufen werden.

Wie sich die obigen Stoffe im **Magen** verhalten, namentlich ob sie einen Einfluss auf die Secretion des Magensaftes ausüben können, ist noch nicht bekannt. Dagegen nimmt man gewöhnlich an, dass durch dieselben die Sensibilität der Magenschleimhaut herabgesetzt werde. Man hat daher besonders die Belladonnawurzel häufig bei Cardialgien angewendet, so wie bei dem Erbrechen Hysterischer, Schwangerer oder Trinker. — Bei Vergiftungen, welche am häufigsten durch den Genuss der Belladonnabeeren hervorgerufen werden, sieht man in der Regel ausser Brechneigung keine stärkere Affection des Magens oder des übrigen Darmcanals eintreten. Man sucht in solchen Fällen das Gift so rasch als möglich durch Brechmittel zu entleeren. Um den Uebergang des Giftes in das Blut zu verzögern, würde sich noch am meisten der Gebrauch der Gerbsäuren empfehlen, doch kommt sehr häufig die Anwendung derselben zu spät.

Ob die Stoffe dieser Gruppe einen Einfluss auf die Secretion des **Pankreas** ausüben, ist noch nicht bekannt. Der Erguss der Galle in das Duodenum wird wohl kaum dadurch beeinträchtigt. Ueber den Einfluss derselben, namentlich des Atropins, auf die Bewegungen des **Darms** liegen noch widersprechende Angaben vor. Während nach v. BEZOLD und BLOEBAUM[4] die peristaltischen Bewegungen durch Atropin in Folge einer Lähmung der Bewegungsnerven des Darms aufgehoben werden, tritt nach KEUCHEL eine Lähmung der Hemmungsfasern des N. splanchnicus ein und in Folge davon eine Beschleunigung der peristaltischen Bewegung. Nach arzneilichen Dosen jener Stoffe pflegt keine auffallende Veränderung in der Function der Därme, namentlich keine Diarrhoe einzutreten. Bisweilen hat man die Belladonna bei Kolikschmerzen, selbst bei Bleikolik angewendet, um dadurch die krampfhaften Zusammenziehungen der Därme aufzuheben, doch ist es fraglich, ob das Mittel in dieser Hinsicht einen Vorzug vor dem Opium besitzt. Andererseits wurde dasselbe Mittel bei Stuhlverstopfung empfohlen.

Da die Glieder dieser Gruppe sich in grösseren Mengen von Wasser lösen und sehr leicht lösliche Salze bilden, so besteht kein Hinderniss für einen raschen Uebergang derselben in das **Blut**. Veränderungen, welche die Zusammensetzung und die Eigenschaften des letzteren dadurch er-

---

[1] Das Atropin und die Hemmungsnerven. Inaug.-Dissert. Dorpat 1868.
[2] Arch. f. d. gesammte Physiologie. Band V. S. 309. 1872.
[3] Vergl. EBSTEIN, Berliner klin. Wochenschr. 1873. No. 25.
[4] Untersuchungen aus dem physiologischen Laboratorium in Würzburg. I. S. I. Leipzig 1867.

leiden könnten, sind noch nicht bekannt. Auch die Function der Leber, welcher sie zunächst zugeführt werden, scheint keine erhebliche Störung zu erleiden. Dagegen giebt sich schon nach kleinen Dosen jener Stoffe eine veränderte Thätigkeit des **Herzens** zu erkennen. Nach den zahlreichen Beobachtungen Schroff's tritt anfänglich eine Verlangsamung des Herzschlags ein. Aber schon nach grösseren Arzneigaben geht diese, und zwar um so früher, je mehr die Dosis steigt, in eine Beschleunigung über, so dass die Pulsfrequenz 150 und mehr Schläge betragen kann. Diese Vermehrung der Pulsfrequenz hat ihren Grund, wie von v. Bezold und Bloebaum nachgewiesen wurde, in einer Lähmung der im Herzen gelegenen Endapparate des N. vagus. Demgemäss lässt sich auch bei Atropinvergiftungen durch Reizung des Vagus kein Herzstillstand hervorrufen. Andererseits kann aber der durch Muscarin hervorgerufene, auf Erregung jener Endapparate beruhende Herzstillstand durch die Stoffe dieser Gruppe wieder aufgehoben werden. Da bei Kaninchen und Fröschen die Durchschneidung des N. vagus viel geringeren Einfluss auf die Pulsfrequenz hat, als z. B. bei Hunden, so treten auch die obigen Vergiftungserscheinungen bei ihnen viel weniger deutlich ein, als bei diesen. Nach grossen Dosen jener Stoffe erstreckt sich die Lähmung auch auf die motorischen Herzganglien. In Folge davon werden die Herzcontractionen sehr schwach und hören endlich ganz auf. Eine Veränderung der Herzmusculatur nach Atropinvergiftungen hat bis jetzt noch nicht sicher nachgewiesen werden können. Auch in Bezug auf das Herz zeigen sich in der Wirkung der obigen Stoffe einige Unterschiede. Dieselbe liess sich z. B. für das Benzoyltropin wohl beim Frosche, aber noch nicht beim Hunde nachweisen.[1]

In Folge der beschleunigten Herzthätigkeit tritt eine Steigerung des **Blutdrucks** ein, welche nach Meuriot[2] u. A. durch eine Zusammenziehung der feineren Arterien unterstützt wird. Nach grossen Dosen wird jedoch durch die Lähmung der motorischen Herzganglien, so wie der vasomotorischen Centra der Blutdruck herabgesetzt. Die Körpertemperatur sinkt nach Schroff um so mehr, je grösser die angewandte Dosis war.

Ausser den erwähnten Erscheinungen zeigen sich nach grösseren Dosen der hierher gehörigen Stoffe auffallende Störungen der Centralorgane des **Nervensystems.** Zunächst beobachtet man gewöhnlich Kopfschmerz, der nach grösseren Dosen oft weniger deutlich empfunden wird, als nach kleineren. Später tritt grosse Unruhe, verbunden mit hastigen Bewegungen, ein, dann Sinnestäuschungen und Delirien, meist heiterer Art und endlich ein soporöser Zustand. Die Sensibilität ist sehr herabgesetzt, ebenso erscheinen die motorischen Nerven geschwächt. Die Bewegungen sind unbeholfen und werden nur mit grosser Anstrengung ausgeführt. Charakteristisch für Atropin- und Daturinvergiftungen ist trotz der grossen Mattigkeit der unwiderstehliche Drang, sich fortwährend zu bewegen. Derselbe fehlt nach Schroff bei Vergiftungen durch Hyoscyamin, da-

---

[1] Fr. Eckhard, Ueber einige Wirkungen der zur pharmakologischen Gruppe des Atropins gehörigen Stoffe. Habilitationsschrift. Giessen 1877.
[2] Gazette hebdom. 1868. No. 12. 15. 16.

gegen zeigt sich hier grössere Neigung zum Schlaf. Endlich tritt vollkommene Lähmung ein, ohne dass jedoch die Contractilität der Muskeln aufgehoben wird. Auch die Sphinkteren erschlaffen und es tritt unwillkürlicher Koth- und Harnabgang ein, doch zeigt sich auch diese Erscheinung bei dem Atropin und Daturin constanter als bei dem Hyoscyamin. Obgleich der Tod meist durch Erstickung erfolgt, so gehen demselben doch wegen der bestehenden Lähmung gewöhnlich keine Krämpfe voraus. Schon 0,120 Grm. Atropin werden bei Menschen meist tödtlich, ja selbst 0,005 Grm. können sehr bedenkliche Vergiftungserscheinungen herbeiführen. — Bei Hunden und Katzen beobachtet man nach Atropinvergiftungen meist nur grosse Mattigkeit, schwankenden Gang und endlich Lähmung. Dagegen vertragen Kaninchen und andere Pflanzenfresser das Atropin in ungleich grösseren Mengen. Bei Kaninchen konnte man sogar 1,000 Grm. schwefelsaures Atropin subcutan injiciren, ohne dass drohende Vergiftungserscheinungen eintraten. Auch Tauben sind nur wenig empfindlich für das Atropin. Bei Fröschen zeigen sich vorzugsweise Lähmungserscheinungen. Nach kleineren Dosen wird bei ihnen der Herzschlag etwas beschleunigt, nach grösseren verlangsamt oder aufgehoben. FRASER[1] beobachtete bei ihnen nach grösseren Atropindosen bisweilen Reflexkrämpfe. Noch leichter werden diese durch Benzoyltropin oder durch Sikeranin hervorgerufen.

Tritt bei Atropinvergiftungen der Tod nicht ein, so kehrt allmählig das Bewusstsein zurück, doch bleiben noch einige Tage grosse Mattigkeit, geistige Abspannung und ein vorübergehendes Kältegefühl bestehen. Am längsten dauert in der Regel die Erweiterung der Pupille und die damit verbundene Weitsichtigkeit. — Bei Kaninchen, welche grössere Dosen von Atropin, Daturin oder Hyoscyamin erhalten hatten, beobachtete SCHROFF häufig die Entstehung tödtlich endender Pneumonien, welche vielleicht als eine Folge der gestörten Thätigkeit des N. vagus anzusehen sind.

Um die durch das Atropin hervorgerufenen Vergiftungserscheinungen zu beschränken, wurde früher besonders der reichliche Genuss von Wein empfohlen. In neuerer Zeit hat man sich, und zwar wenn die eingeführte Atropinmenge nicht zu gross war, oft mit günstigem Erfolge subcutaner Morphininjectionen bedient, wodurch gerade die am meisten Gefahr drohende Affection des Centralnervensystems noch am leichtesten beseitigt zu werden scheint. — Aus theoretischen Gründen dürfte auch von der vorsichtigen Anwendung des Muscarins, welches die meisten Wirkungen des Atropins aufzuheben vermag, Nutzen zu erwarten sein. Auch das Physostigmin, welches die Wirkungen des Atropins zwar nicht direct aufhebt, aber doch sehr beschränkt, kann lebensrettend wirken.

Vielfach hat man versucht, die Einwirkung der hierher gehörigen Stoffe auf das Centralnervensystem zu therapeutischen Zwecken zu benutzen. Doch lassen sich in dieser Hinsicht noch keine bestimmten Indicationen stellen. Bei Geisteskrankheiten, besonders bei Manie, hat man zwar häufig Belladonna angewendet, doch scheint diese hier ohne allen

---

[1] Transactions of the Royal Society of Edinburgh. Vol. XXV. Part. II. p. 449. 1869.

Nutzen zu bleiben. Dasselbe gilt von ihrer früher gebräuchlichen Anwendung bei Wasserscheu. Dagegen sah man bei Epilepsie nicht selten nach dem Gebrauche der Belladonna einen Nachlass der Anfälle eintreten. Doch fehlt es noch fast ganz an einer genaueren Kenntniss der Bedingungen, unter welchen das Mittel nützlich werden kann. Auch bei Tetanus, bei Eklampsie, hysterischen Krämpfen, Chorea u. s. w. hat man die Belladonna häufig, meist jedoch ohne erheblichen Nutzen angewendet.

— Als schmerzstillendes Mittel wurde das Atropin öfter zu subcutanen Injectionen benutzt, besonders bei Neuralgien, doch fragt es sich, ob diese Vorzüge vor den Morphininjectionen besitzen, mit denen man sie nicht selten verbunden hat. — PREYER empfahl das Atropin bei Blausäurevergiftungen (S. 201). Wahrscheinlich kann dasselbe auch bei Vergiftungen durch Fliegenpilze[1] so wie durch Calabarbohnen nützlich werden. — Nach ROB. ALLAN[2] werden die Stechapfelsamen auf Mauritius benutzt, um Personen, die man auszuplündern beabsichtigt, bewusstlos zu machen. Auch in Europa wurden dieselben bisweilen als Betäubungsmittel, besonders zur Bereitung sogenannter Liebestränke gemissbraucht.

Die **Respiration** zeigt nach arzneilichen Dosen der hierher gehörigen Stoffe keine auffallende Veränderung. Bei Atropinvergiftungen tritt unter manchen Umständen eine vorübergehende Verlangsamung der Respiration ein, welche v. BEZOLD u. BLOEBAUM von einer Lähmung der Vagusenden in der Lunge ableiten. Am häufigsten aber zeigt sich eine starke Beschleunigung der Athemzüge, deren Grund wohl in einer Störung des Respirationscentrums zu suchen ist. — Vielfach hat man die Stoffe dieser Gruppe bei krankhaften Zuständen der Respirationswerkzeuge angewendet. Besonders häufig suchte man durch Extractum hyoscyami so wie durch Extr. belladonnae den Hustenreiz bei Katarrhen zu vermindern. Da jedoch beide Präparate sehr unzuverlässig sind, so lässt sich noch nicht bestimmen, wie weit dieser Zweck durch jene Mittel erreicht werden könne. Bei Keuchhusten ist der Gebrauch der Belladonna mehrfach empfohlen worden, doch sah man nur in einzelnen Fällen Besserung eintreten, so dass wir noch keine Anhaltspunkte für die Anwendung jenes Mittels haben. Bei Asthma hat man sehr häufig Stechapfelblätter, zum Theil mit Tabak gemengt, rauchen lassen, gewöhnlich in Form der Stramoniumcigarren, und zwar so lange, bis sich ein leichter Grad von Schwindel einstellte. Doch ist dies Verfahren meist nur bei Rauchern anwendbar.

Nach kleinen Gaben der Belladonna erscheint die **Haut** nicht selten feucht. Bei Atropinvergiftungen dagegen ist dieselbe trocken und heiss. Nach LUCHSINGER[3] hemmt das Atropin schon in geringen Dosen die Schweisssecretion. Dasselbe verdient daher bei übermässigen Schweissen um so mehr angewendet zu werden, als die bisher zu diesem Zwecke benutzten Mittel grossentheils unbrauchbar sind. Bei

---

[1] SCHMIEDEBERG und KOPPE, das Muscarin, das giftige Alkaloid des Fliegenpilzes. Leipzig 1869. — LAUDER BRUNTON, British medical Journal. Nov. 14. 1874.
[2] Annalen d. Chem. u. Pharmac. Band 74. S. 223. 1850.
[3] Arch. f. d. ges. Physiologie. Band 14. S. 369. 1876.

Vergiftungen durch Atropin oder Daturin zeigt sich bisweilen bedeutendes Erythem, selbst scharlachartige Röthe der Haut, welche nach SCHROFF durch Hyoscyamin nur ausnahmsweise hervorgerufen wird. Jene Hautröthung, welche besonders an den oberen Körpertheilen auftritt, gab Veranlassung, dass die Belladonna eine Zeit lang als Prophylacticum bei Scharlach angewendet wurde. Veränderungen der **Nieren** sind bis jetzt nach dem Gebrauche der obigen Stoffe nicht nachgewiesen worden. Dagegen können nach v. BEZOLD und BLOEBAUM Blase, Uterus und Ureteren durch grössere Dosen von Atropin gelähmt werden. Schon früher hat man die Belladonna bei schmerzhaften und krampfhaften Zuständen der Harnwerkzeuge, z. B. bei Nierensteinkoliken, Krampf des Sphincter vesicae, bei Enuresis u. s. w. angewendet. Im **Harn** lassen sich die Stoffe dieser Gruppe, wie mehrere Untersuchungen nachgewiesen haben[1], im unveränderten Zustande wiederfinden. In Bezug auf die Zusammensetzung des Harns beobachtete HARLEY bei dem Gebrauche der Belladonna eine Vermehrung des Harnstoffs, der schwefelsauren und phosphorsauren Salze, dagegen eine Verminderung der Chloride. Bis jetzt lässt sich jedoch diese Mischungsveränderung des Harns mit der Wirkung des Atropins nicht in Zusammenhang bringen. Häufig hat man sich der Belladonna sowohl innerlich als äusserlich bei krampfhaften Stricturen des Muttermundes während und nach der Geburt, so wie bei Krampfwehen bedient. Da man jedoch am häufigsten das sehr unzuverlässige Belladonnaextract benutzte, so lässt sich über die Zweckmässigkeit dieses Verfahrens noch kein sicheres Urtheil fällen. — Früher schrieb man besonders dem Stechapfel eine erregende Wirkung auf die Geschlechtswerkzeuge zu und missbrauchte ihn vielfach zu diesem Zwecke. Die bisher angestellten toxicologischen Versuche gewähren indess keinen Anhalt für jene Ansicht.

Radix Belladonnae. Die Belladonnawurzel stammt von Atropa Belladonna L., einer im mittleren und südlichen Europa, so wie in Kleinasien einheimischen Solanee. Die stärkmehlreiche Wurzel enthält ausser den gewöhnlichen Pflanzenbestandtheilen zwei Alkaloide, von denen das krystallisirbare Atropin in verschiedener Menge, durchschnittlich etwa zu $1/4$ Proc. darin vorkommt. Das Belladonnin, welches in seiner Wirkung dem Atropin sehr nahe steht, und sich in noch geringerer Menge als dieses vorfindet, ist wegen seiner amorphen Beschaffenheit und der Zerfliesslichkeit seiner Salze weniger zur Anwendung geeignet. Man verordnete die Belladonnawurzel meist in Pulvern zu 0,02—0,10 Grm. p. d., seltener in Pillen. — Die Belladonnablätter (**Folia belladonnae**) sind im Durchschnitt noch ärmer an Alkaloiden als die Wurzel und werden daher auch in etwas grösserer Dosis als diese, zu 0,05—0,20 Grm. p. d., bei Kindern zu 0,01—0,05 Grm. gegeben. Aeusserlich benutzte man dieselben zu Kataplasmen mit 5—10 Th. Leinsamen. — Die Belladonnatinctur (**Tinctura belladonnae**) wird durch Maceration von 5 Th. zerstossenen

---

[1] Vergl. RICH. KOPPE, Die Atropinvergiftung in forensischer Beziehung. Inaug.-Dissert. Dorpat 1866.

H. GRUPPE DES ATROPINS.

frischen Belladonnablättern mit 6 Th. Weingeist erhalten und zu 5—15 Tropfen p. d. gegeben, bisweilen auch Klystieren zugesetzt. — Zur Bereitung des Belladonnaextractes (**Extractum belladonnae**) werden 20 Th. frische Belladonnablätter wiederholt mit etwas Wasser besprengt und stark ausgepresst. Die erhaltene Flüssigkeit wird dann auf 80° C. erwärmt und im Dampfbade auf 2 Th. eingedampft. Der Rückstand wird mit 2 Th. Spiritus vermischt und nach 24stündigem Stehen colirt und ausgepresst. Zuletzt wird die erhaltene filtrirte Flüssigkeit zur Consistenz eines dickeren Extractes eingedampft. Da die Belladonna-Alkaloide sich im feuchten Zustande allmählig zersetzen, so verliert auch das Belladonnaextract beim Aufbewahren an Wirksamkeit und ist daher ein höchst unzuverlässiges Präparat. Man giebt es deshalb auch in ganz unverhältnissmässig grossen Mengen zu 0,02—0,10 Grm. p. d. in Pillen, Pulvern oder Lösungen. Aeusserlich benutzt man es zu Klystieren (0,05—0,10), Salben (1 Th. auf 5 Th. Fett) u. s. w. — Die Tollkirschensalbe (**Unguentum belladonnae**) ist eine frisch bereitete Mischung aus 1 Th. Belladonnaextract und 9 Th. Unguentum cereum und wird besonders zu Einreibungen bei Strictur des Mundermundes oder bei Neuralgien angewendet. — Das Belladonnapflaster (**Emplastrum belladonnae**) wird durch Zusammenschmelzen von 4 Th. gelbem Wachs und je 1 Th. Terpenthin und Olivenöl mit 2 Th. gepulverter Belladonnablätter erhalten und als schmerzstillendes Pflaster angewendet, welche Wirkung ihm jedoch nicht in höherem Grade zukommt, als anderen Pflastern. — Das reine Atropin (**Atropinum**) wird seiner geringen Löslichkeit in Wasser wegen fast gar nicht angewendet, vielmehr benutzt man gewöhnlich das weit leichter lösliche schwefelsaure Atropin (**Atropinum sulfuricum**). Dasselbe ist wegen seiner gleichmässigen Wirksamkeit allen übrigen Belladonnapräparaten, besonders dem Belladonnaextracte vorzuziehen. Man giebt es gewöhnlich zu 0,0005—0,0010 Grm. p. d., bei Kindern zu 0,0001—0,0003 Grm. in Pulvern (z. B. 0,010 Grm. Atrop. sulf. in wenig Spirit. dilut. gelöst und mit 5,000 Grm. Pulv. aromat. und später mit ebenso viel Zucker verrieben zu 20 Pulvern) oder Lösungen (0,020 Grm. Atrop. sulf., 30,00 Grm. Aq. destill., 10,00 Grm. Syrup. cort. aurant., täglich 2—3 mal zu 5—15 Tropfen) oder in Pillenform mit Rad. althaeae und Syrup. simpl. — Aeusserlich benutzt man das schwefelsaure Atropin besonders zu Augentropfwässern. Zum Zweck der einfachen Pupillenerweiterung 1 : 1000, bei Accommodationskrampf 1 : 250, bei Iritis 1 : 100. Bei Augentropfwässern ist darauf zu sehen, dass dieselben vollkommen neutral reagiren. Bisweilen bedient man sich auch der Atropingelatine oder weniger gut des Atropinpapiers. — Für subcutane Injectionen rechnet man bei Neuralgien 0,001 Grm., häufig mit der 4fachen Menge von Morphinum muriaticum, bei colliquativen Schweissen 0,0003 Grm., bei Opiumvergiftungen 0,010—0,020 Grm. Weniger zweckmässig sind Atropinsalben (1 Th. auf 25—50 Th. Ungt. glycerini).

Folia stramonii (Herba stramonii). Die Stechapfelblätter stammen von Datura Stramonium L. einer wahrscheinlich in der Gegend des caspischen Meeres einheimischen, jetzt aber in sehr vielen Ländern verwilderten Solanee. Dieselben werden innerlich nicht angewendet. Man benutzt sie fast nur zur Bereitung der Stramoniumcigarren, welche durchschnittlich aus 4,00 Grm. Stechapfelblättern als Einlage und einem Deckblatt von Tabak bestehen. Statt derselben hat man auch bisweilen die Cigarettes pectorales d'Espic, aus 2 Th. Fol. Belladonn. und je 1 Th. Fol. stramon. und Fol. hyoscyami, mit einer Auflösung von Opiumextract in Kirschlorbeerwasser getränkt, angewendet. — Das Stechapfelkrautextract (**Extractum stramonii**), welches wie das Belladonnaextract bereitet wird, und keine Vorzüge vor demselben besitzt, kommt kaum noch in Gebrauch. — Der Stechapfelsamen (**Semen stramonii**, Semen daturae) enthält ausser den gewöhnlichen Pflanzenbestandtheilen etwa 0,06 Proc. Daturin neben 0,004 Proc. eines amorphen, vielleicht mit dem Belladonnin identischen Alkaloides. In den Blättern kommen diese Alkaloide in noch geringerer Menge vor. Die Stechapfelsamen werden für sich gewöhnlich nicht angewendet, sondern dienen nur zur Bereitung der Stechapfelsamentinctur (**Tinctura stramonii**), welche zu 5—20 Tropfen p. d. gegeben wurde, aber keine Vorzüge vor der Belladonnatinctur besitzt. — Auch das Daturin gewährt keine Vortheile vor dem Atropin, ist jedoch ungleich theurer als dieses.

Folia hyoscyami (Herba hyoscyami). Das Bilsenkraut stammt von Hyoscyamus niger L., einer in fast ganz Europa wild wachsenden Solanee. Die sehr alkaloidarmen Blätter, welche zu 0,20—0,30 Grm. p. d. gegeben wurden, kommen jetzt kaum noch in Gebrauch. — Das Bilsenkrautextract (**Extractum hyoscyami**), welches wie das Belladonnaextract bereitet wird, scheint noch leichter unwirksam zu werden, als dieses und verdient deshalb keine Anwendung. Dasselbe wurde früher häufig in Mixturen zu 0,1—0,2 Grm. p. d. gegeben, um den Hustenreiz zu mildern. — Die Bilsenkrautsalbe (**Unguentum hyoscyami**) ist eine Mischung von 1 Th. Extractum hyoscyami mit 9 Th. Unguent. cereum. — Das Bilsenkrautpflaster (**Emplastrum hyoscyami**) wird wie das Belladonnpflaster bereitet. Beide Präparate kommen jetzt kaum noch in Gebrauch. — Das fette Bilsenkrautöl (**Oleum hyoscyami infusum**), wird durch Benetzen von 2 Th. Bilsenkrautblättern mit 1 Th. Spiritus und nachheriges Digeriren mit 20 Th. Provenceröl erhalten. Dasselbe wird bisweilen zu Einreibungen oder zum Beölen chirurgischer Instrumente benutzt, unterscheidet sich jedoch in seiner Wirkung nicht von dem dazu verwendeten Oele. Der Bilsensamen (**Semen hyoscyami**) enthält ausser den gewöhnlichen Pflanzenbestandtheilen etwa 0,05 Proc. Hyoscyamin und eine etwas grössere Menge eines amorphen Alkaloids, des Sikeranins. Derselbe dient fast nur noch zur Bereitung der Emulsio amygdalarum composita (S. 374). Das reine Hyoscyamin findet bis jetzt noch keine therapeutische Verwendung.

I. Gruppe des Muscarins.

In dem Fliegenpilze (Agaricus muscarius L., Amanita muscaria PERS.) findet sich, wie SCHMIEDEBERG und KOPPE[1] nachgewiesen haben, ein giftiges Alkaloid, das Muscarin. Dasselbe besitzt im freien Zustande

---

[1] Das Muscarin, das giftige Alkaloid des Fliegenpilzes. Leipzig 1869.

I. GRUPPE DES MUSCARINS. 487

eine stark alkalische Reaction, ist krystallisirbar, jedoch leicht zerfliesslich. Es löst sich in Wasser und Weingeist in jedem Verhältnisse, in Chloroform sehr wenig, gar nicht in Aether und bildet mit Salzsäure und mit Schwefelsäure krystallisirbare, aber leicht zerfliessliche Salze. Nach SCHMIDEBERG und HARNACK[1] ist das Muscarin eine nach der Formel

$$N \begin{cases} (CH_3)_3 \\ C_2H_5O_2 \\ OH \end{cases}$$

zusammengesetzte Trimethylammoniumbase. Dasselbe kann auch künstlich dargestellt werden durch Oxydation von Hydroxylentrimethylammonium (Cholin, Neurin, Sinkalin, $C_5H_{15}NO_2$) mit starker Salpetersäure. Wahrscheinlich werden sich auch homologe Basen von gleicher oder ähnlicher Wirkung darstellen lassen. Auch die Chloride einiger sauerstofffreien Trimethylammoniumbasen, wie das Isoamyltrimethylammoniumchlorid ($C_8H_{20}NCl$) und das Valeryltrimethylammoniumchlorid ($C_8H_{18}NCl$) besitzen eine dem Muscarin in mancher Hinsicht ähnliche Wirkung. Doch fehlt bei ihnen der Einfluss auf die Pupille, auch schliessen sie sich in einigen Punkten an die Gruppe des Curarins an. Da die zu dieser Gruppe gehörigen Stoffe sich in Bezug auf ihre Wirkung fast in jeder Hinsicht geradezu entgegengesetzt verhalten, wie die Glieder der vorhergehenden, so bestehen wahrscheinlich auch chemische Beziehungen zwischen beiden Gruppen, doch sind dieselben noch nicht bekannt. Das Muscarin ist nicht identisch mit dem für die Fliegen giftigen Bestandtheile des Fliegenpilzes, welcher beim Trocknen verloren geht, während das Muscarin auch in den getrockneten Fliegenpilzen enthalten ist und keine schädliche Wirkung für die Fliegen zeigt.

Wie sich das Muscarin auf der äusseren **Haut** verhält, ist bis jetzt noch nicht genauer untersucht worden. Auffallende Veränderungen der Haut werden jedoch nicht dadurch hervorgerufen.

In das **Auge** gebracht, veranlasst das Muscarin nach einiger Zeit eine **Verengerung der Pupille** (Myosis). Doch tritt diese keineswegs so leicht ein, wie die Erweiterung nach Einwirkung des Atropins. Beim Menschen bleibt 0,001 Grm., ins Auge gebracht, noch ohne Einfluss auf die Pupille. Empfindlicher sind Katzen, bei denen die Pupille für einige Zeit vollständig verschwinden kann. Bei Hunden wird die Verengerung der Pupille nicht so auffallend und noch weniger bei Kaninchen. Durch Reizung des N. sympathicus kann dieselbe vorübergehend, durch sehr geringe Mengen von Atropin dauernd aufgehoben werden. Auch verschwindet dieselbe beim Eintritt des Todes. — Schon früher und bereits nach kleineren Dosen des Muscarins stellt sich ein Accommodationskrampf in dem betreffenden Auge oder bei innerlicher Anwendung in beiden Augen und in Folge dessen Kurzsichtigkeit ein, die jedoch ziemlich bald wieder vorüber geht. Sowohl die Myosis, als auch der Accommodationskrampf sind auf eine Erregung der in den betreffenden Theilen liegenden Endigungen des N. oculomotorius zurückzuführen. — Endlich zeigt sich bei Muscarinvergiftungen gewöhnlich noch ein rasch vorübergehender Thränenfluss. — Zu therapeutischen Zwecken ist das Muscarin

---

[1] Arch. f. experim. Pathol. u. Pharmakol. Band VI. S. 101. 1876.

bis jetzt nicht in das Auge gebracht worden, indem man gewöhnlich dem Physostigmin den Vorzug gab.

Im **Munde** zeigt das Muscarin einen unangenehmen salzigen Geschmack. Sehr bald nach dem Einnehmen des Mittels und schon nach sehr kleinen Dosen desselben tritt regelmässig ein profuser **Speichelfluss** ein. Derselbe beruht im Gegensatze zu der durch das Atropin hervorgerufenen Verminderung der Speichelsecretion auf einer Erregung der Endigungen der secretorischen Nervenfasern und kann schon durch kleine Dosen von Atropin vollständig aufgehoben werden.

Im **Magen** ruft das Muscarin schon frühzeitig **Würgen** und **Erbrechen**, bisweilen sogar blutiger Massen[1] hervor. Auch diese Erscheinungen dauern meist nicht sehr lange fort und stellen sich selbst nach der subcutanen Injection des Mittels ein. Bei Vergiftungen durch Fliegenpilze gehört das Erbrechen zu den am regelmässigsten auftretenden Symptomen. Die Magen- und Darmschleimhaut findet sich dann, besonders im Fundus ventriculi und im Duodenum stark geröthet, aufgelockert und mit zähem, bisweilen blutigem Schleime überzogen. Nicht selten ist sie auch mit sehr zahlreichen Ecchymosen besetzt.

Regelmässig tritt bei Muscarinvergiftungen, bei Katzen und Kaninchen nach 0,004—0,005 Grm. lebhaftes **Poltern** im **Darm** und darauf **Entleerung** anfangs fester, später flüssiger, bisweilen auch blutiger Massen, verbunden mit starken und schmerzhaften **Tenesmen**, ein. Diese Erscheinungen werden, abgesehen von der vermehrten **Secretion** der Darmschleimhaut, durch eine sehr lebhafte, jedoch unregelmässige Peristaltik hervorgerufen, die sich bis zum förmlichen Darmtetanus steigert und an welcher auch der Magen Theil nimmt. Der Grund dieses Tetanus, welcher schon durch 0,0005—0,001 Grm. Atropin wieder aufgehoben werden kann, ist in einer Erregung der in der Darmwand gelegenen motorischen Ganglien zu suchen.

Das Muscarin bietet alle Bedingungen für einen raschen Uebergang in das **Blut** dar. Eine dadurch hervorgerufene Veränderung des letzteren ist noch nicht bekannt und ebenso wenig eine veränderte Thätigkeit der **Leber**. Dagegen zeigt das **Herz** sehr bald auffallende Functionsstörungen. Schon 0,0001—0,0002 Grm. Muscarin, subcutan injicirt, genügen, um bei Fröschen eine Verlangsamung der Herzcontractionen und später völligen Stillstand des Herzens in der Diastole hervorzurufen. Dabei veranlasst jede Reizung des Herzens eine Contraction desselben. Da somit der Herzstillstand, welcher auch nach Durchschneidung der NN. vagi bestehen bleibt, seinen Grund weder in den motorischen Herzganglien, noch in der Herzmusculatur haben kann, so ist man genöthigt, denselben in einer Erregung der Endigungen des N. vagus zu suchen. Diese Annahme wird durch die Thatsache unterstützt, dass die Stoffe der Atropingruppe diesen Herzstillstand leicht wieder aufzuheben vermögen. Bei Katzen und Kaninchen sind 0,002—0,004 Grm. Muscarin nöthig, um eine erhebliche Verlangsamung des Herzschlags hervorzurufen, bei Hunden und

---

[1] Vergl. G. Rucker, Beiträge zur Kenntniss der Wirkungen des Muscarins. Inaug.-Dissert. Marburg 1871.

Menschen pflegt nach kleineren Muscarindosen (0,003—0,005) Grm. der Verlangsamung des Herzschlags eine Beschleunigung desselben vorauszugehen. Der **Blutdruck** erfährt bei Muscarinvergiftungen eine beträchtliche Herabsetzung, welcher jedoch bald ein allmähliges Wiederansteigen folgt. Der Grund davon ist zum Theil in der Verlangsamung des Herzschlags zu suchen, zum grösseren Theile aber in einer Erweiterung der Gefässe, die sich besonders deutlich am Kaninchenohre zu erkennen giebt. Die **Respiration** ist anfangs beschleunigt und dyspnoisch. LAUDER BRUNTON[1] leitet diese Dyspnoe von einer Contraction der Lungengefässe ab, in Folge deren die Lungen fast blutleer werden und das Blut, welches im rechten Herzen aufgestaut wird, nicht die genügende Menge Sauerstoff aufzunehmen vermag. Die später eintretende Verlangsamung des Athems ist wahrscheinlich von einer Lähmung des Respirationscentrums abzuleiten. Diese Lähmung ist auch die gewöhnliche Todesursache. Fast stets hört die Respiration einige Zeit früher auf als der Herzschlag. Die Schleimhaut der Bronchien zeigt eben so wie die übrigen Schleimhäute eine vermehrte Secretion.

Ueber die Einwirkung des Muscarins auf die Centralorgane des **Nervensystems** besitzen wir nur noch spärliche Kenntnisse. Die Hinfälligkeit, der schwankende Gang u. s. w., welche sich bei Thieren zeigen, sind wohl auf die Störungen der Circulation und Respiration zurückzuführen. Der Umstand jedoch, dass sich manche sibirische Völkerschaften des Fliegenschwammes als eines Berauschungsmittels bedienen, kann auf ein Ergriffensein des Gehirns hindeuten. Die bisher bei Vergiftungen von Menschen durch Fliegenpilze gemachten Beobachtungen sind so widersprechend, dass sie keine brauchbaren Schlüsse zulassen. — Beim Frosch beobachteten SCHMIEDEBERG und KOPPE nach grösseren Muscarindosen eine vorübergehende Lähmung der willkürlichen Bewegungen, während die Centren der Reflexthätigkeit, die peripheren motorischen Nerven und die Muskeln nicht dadurch verändert zu werden scheinen.

Die **Milz** erscheint bei Muscarinvergiftungen sehr zusammengezogen, hart und höckerig. Ebenso findet eine krampfhafte Zusammenziehung der Harnblase Statt, so dass diese einen festen Körper mit rauher Oberfläche und ohne Lumen bildet. In den späteren Stadien der Vergiftung lässt jedoch dieser Krampf wieder nach, so dass die Blase, welche anfänglich stets entleert wird, sich allmählig wieder mit Harn füllen kann.

Ueber den Einfluss des Muscarins auf die Thätigkeit der **Haut** besitzen wir noch keine sicheren Kenntnisse, da die meisten bisherigen Beobachtungen an Versuchsthieren angestellt wurden, welche für diesen Zweck nicht gut geeignet sind. Aus den bisher bei Menschen angestellten Versuchen wird es jedoch wahrscheinlich, dass das Muscarin eine starke Vermehrung der Schweisssecretion hervorrufe, welche vom Kopfe beginnt und sich von da über den ganzen Körper verbreitet, oft auch mit dem Gefühl von Kälte verbunden ist.

Eine Veränderung der **Nieren** durch das Muscarin ist bis jetzt nicht

---

[1] British Medical Journal. Novemb. 14th 1874.

bekannt geworden. Auch der **Harn** zeigt keine abweichende Beschaffenheit. Obgleich der Uebergang des Muscarins in den Harn noch nicht sicher nachgewiesen worden ist, so lässt sich derselbe doch mit vieler Wahrscheinlichkeit vermuthen. Bis jetzt ist das Muscarin zu therapeutischen Zwecken nicht allgemein in Gebrauch gekommen. Dasselbe würde am besten zu 0,003 bis 0,005 Grm. in Form subcutaner Injectionen angewendet werden können. Bei Vergiftungen durch Muscarin oder durch Fliegenpilze sind subcutane Injectionen von 0,001—0,002 Grm. Atropin am meisten zu empfehlen.

Anhang.

Pilocarpin.

In den Blättern (Folia Jaborandi) von Pilocarpus pinnatifolius LEMAIRE, einer in Brasilien einheimischen Rutacee, findet sich als wirksamer Bestandtheil ein Alkaloid, das Pilocarpin, welches in seinem Verhalten gegen den Organismus dem Muscarin sehr nahe steht, jedoch schwächer wirkt als dieses. Dasselbe ist in Wasser und Weingeist sehr leicht löslich, etwas schwieriger in Chloroform, nicht in Aether und bildet mit Schwefelsäure, Salzsäure und Salpetersäure leicht lösliche, gut krystallisirbare Salze. Der Umstand, dass das Pilocarpin bisher meist nur in kleinen Mengen bei Menschen, das Muscarin dagegen fast nur in giftigen Dosen bei Thieren angewandt worden ist, gestattet zur Zeit noch keine strenge Vergleichung beider Stoffe. Auch die Frage, in wie weit die Zusammensetzung des Pilocarpins mit der des Muscarins übereinstimme, lässt sich wegen Mangels an Untersuchungen noch nicht beantworten.

Ueber das Verhalten des Pilocarpins auf der äusseren **Haut** besitzen wir noch keine genauen Kenntnisse, doch scheint es hier ohne auffallende Wirkungen zu bleiben.

In das **Auge** gebracht, so wie auch bei der innerlichen Anwendung grösserer Dosen, ruft das Pilocarpin eine 12—24 Stunden lang andauernde Verengerung der Pupille (Myose) hervor. Gleichzeitig besteht auch Accommodationskrampf und Herabsetzung der Schschärfe, so wie eine Vermehrung der Thränensecretion. Durch eine sehr geringe Menge von Atropin lassen sich die angegebenen Erscheinungen sehr schnell wieder beseitigen. Bis jetzt hat man das Pilocarpin noch nicht bei krankhaften Zuständen des Auges in Gebrauch gezogen.

Im **Munde** zeigt das Pilocarpin einen nur schwach bitteren Geschmack. Schon sehr bald nach dem Einnehmen desselben tritt eine starke, meist mehrere Stunden andauernde Vermehrung der Speichelsecretion auf, welche ebenso wie beim Muscarin durch Atropin wieder aufgehoben werden kann. Ob der Gebrauch des Pilocarpins bei Parotitis nützlich werden könne, ist noch zweifelhaft.

In den **Magen** gebracht, ruft der wässrige Auszug der Jaborandiblätter leicht Erbrechen hervor, besonders wenn der reichlich secernirte Speichel nicht ausgeworfen, sondern verschluckt wird. Bei der subcutanen

Anwendung des Pilocarpins tritt das Erbrechen nach A. WEBER[1] so wie nach BARDENHEWER[2] weit seltener ein. Nach arzneilichen Dosen des Mittels zeigt sich in der Regel keine Functionsstörung des Darms. Bei Kaninchen beobachtete SCHWAHN[3] nach grösseren Dosen eine stürmische, längere Zeit andauernde peristaltische Bewegung und stossweise Entleerung der Kothballen. Auch PILICIER[4] sah gesteigerte Peristaltik und Diarrhoe eintreten. Kaninchen zeigten sich weniger empfindlich für das Mittel, als Katzen und Hunde.

In das **Blut** gelangt, veranlasst das Pilocarpin beim Menschen anfangs eine Beschleunigung, später und besonders nach grösseren Dosen eine Verlangsamung des Herzschlags. Bei Fröschen tritt ebenso wie beim Muscarin Stillstand des Herzens in der Diastole ein, der durch Atropin leicht wieder aufgehoben werden kann. Nach KAHLER und SOYKA[5] bewirken etwas grössere Dosen des Mittels eine erhebliche Herabsetzung des Blutdrucks, welche wenigstens theilweise von einer Erweiterung der Gefässe abzuleiten ist. Bei Hunden bewirkt die Injection eines concentrirten Jaborandi-Auszugs den Tod unter dyspnoischen Erscheinungen, starker Pulsverlangsamung und leichten Convulsionen. Auch auf die Harnblase scheint das Pilocarpin ebenso zu wirken wie das Muscarin und eine Zusammenziehung derselben hervorzurufen, wenigstens werden nach grösseren Dosen des Mittels ziemlich constant Harnausleerungen beobachtet.

In Bezug auf die Thätigkeit der **Haut** verhält sich das Pilocarpin gleichfalls dem Muscarin entsprechend. Bald nach dem Einnehmen des Mittels, jedoch etwas später als der Speichelfluss, bricht, zuerst am Kopfe, dann auch am übrigen Körper, bisweilen unter lebhaftem Frostgefühl, ein starker **Schweiss** aus. Fast immer geht demselben eine geringe Temperatursteigerung voran, während desselben sinkt dagegen die Körperwärme in Folge der Wasserverdunstung um 0,5—2,0 Grad. Auch bei leichter Körperbedeckung pflegt dieser Schweiss 1—2 Stunden lang anzudauern, durch stärkeres Einhüllen lässt er sich noch erheblich steigern und verlängern. Wir können so selbst bei Personen, die wenig zum Schwitzen geneigt sind, schon nach 10—15 Minuten, und mit ziemlicher Sicherheit, bei subcutanen Injectionen noch viel früher einen starken Schweiss hervorrufen. Doch ist die Anwendung des Mittels wegen des den Schweiss begleitenden Speichelflusses und des nach dem Gebrauche der Jaborandiblätter häufig bestehenden Ekels ziemlich unangenehm. Daher wird sich die Anwendung des Mittels besonders auf diejenigen Fälle beschränken, wo man rasch und mit Sicherheit eine grössere Flüssigkeitsmenge aus dem Körper zu entfernen wünscht, z. B. bei beginnendem

---

[1] Centralbl. f. die med. Wissensch. 1876. No. 44. — SCOTTI, Berliner klin. Wochenschrift 1877. No. 11.
[2] Berliner klin. Wochenschrift 1877. No. 1.
[3] Centralbl. f. d. med. Wissensch. 1876. No. 25.
[4] Ebendas. 1876. No. 24. S. 428.
[5] Ebendaselbst 1876. No. 31 und Arch. f. experim. Pathol. u. Pharm. Band VII. S. 435. 1877.

Lungenödem. CURSCHMANN[1] so wie LEYDEN[2] empfehlen das Pilocarpin auch bei acuter Nephritis, namentlich nach Scharlach. — Bisher bediente man sich meist eines wässrigen Aufgusses von 3,00—5,00 Grm. der Jaborandiblätter, welcher auf einmal genommen wurde, doch bietet die subcutane Injection von 1 Cbcm. einer 2—3 proc. Lösung von salzsaurem Pilocarpin den Vortheil, dass die Wirkung noch etwas rascher eintritt und das unangenehme Ekelgefühl weniger empfunden wird.

K. Physostigmin.

Das Physostigmin (Eserin) nach HESSE $C_{15}H_{21}N_3O_2$, ein Bestandtheil der Calabarbohnen, bildet eine amorphe, mehr oder weniger gelbroth gefärbte Masse, ist unlöslich in Wasser, aber löslich in Weingeist, Aether und Chloroform. Mit Säuren giebt dasselbe unkrystallisirbare Salze. In Berührung mit Alkalien verwandelt es sich leicht in ein dunkelrothbraunes, in Aether unlösliches und unwirksames Oxydationsproduct (Rubreserin). — Neben dem Physostigmin findet sich in den Calabarbohnen noch ein zweites Alkaloid von ähnlichen äusseren Eigenschaften, das Calabarin[3], welches jedoch in Aether unlöslich ist und in seiner Wirkung dem Strychnin nahe steht. Die Zusammensetzung desselben ist noch unbekannt und ebenso der Zusammenhang, in welchem jene Alkaloide unter sich und mit der vorhergehenden Gruppe stehen.

Das Verhalten des Physostigmins auf der äusseren **Haut** ist bis jetzt nicht genauer untersucht worden.

In das **Auge** gelangt, ruft das Physostigmin nach 8—14 Minuten eine **Verengerung der Pupille** hervor, welche 5—10 Minuten später ihren Höhepunkt erreicht, auf dem sie 6—16 Stunden verharrt, worauf sie nach 2—3 Tagen wieder verschwindet. Etwas später als die Myose tritt verminderte Sehschärfe und Accommodationskrampf ein, in Folge dessen das Auge nicht nur auf den Nahepunkt eingestellt, sondern dieser sogar noch näher gerückt wird. Doch geht diese Erscheinung meist schon nach etwa einer Stunde wieder vorüber. Gleichzeitig besteht gewöhnlich lebhafter Thränenfluss. Die Myose wurde von FRASER, ROSENTHAL u. A. von einer Lähmung des Dilatator pupillae abgeleitet, da Reizung des Sympathicus die durch Physostigmin verengte Pupille nicht mehr zu erweitern vermag, von GRÜNHAGEN und ROGOW, v. BEZOLD und GÖTZ, ROSSBACH u. A. dagegen von einem Krampfe des Sphincter iridis. Da das Physostigmin die Pupille auch dann noch verengt, wenn die Endigungen des N. oculomotorius bereits durch Atropin gelähmt sind, so suchen MARTIN-DAMOURETTE und HARNACK und WITKOWSKI den Grund der Myose nicht in den Endigungen des N. oculomotorius, sondern in einer

---

[1] Berliner klinische Wochenschrift 1877. No. 25.
[2] Ebendaselbst 1877. No. 27 und 28.
[3] Vergl. E. HARNACK u. WITKOWSKI, Pharmakologische Untersuchungen über das Physostigmin und Calabarin, in: Arch. f. experim. Pathol. u. Pharmak. Band V. S. 401. 1876. Diesem Aufsatze ist ein vollständiges Literaturverzeichniss beigegeben.

erhöhten Contractilität des Musculus sphincter selbst. — Auch bei dem Physostigmin zeigen verschiedene Thiere ein ungleiches Verhalten. So tritt z. B. die Myose bei Kaninchen leichter ein als bei Hunden, ungleich schwieriger aber als bei diesen bei Vögeln, Fröschen und Fischen. Wegen der durch das Physostigmin hervorgerufenen Myose hat man dieses, so wie das Calabarextract bisweilen angewendet bei **Pupillenerweiterung** in Folge zu starker Atropinwirkung oder in Folge von **Lähmung des N. oculomotorius**, so wie zur Zerreissung hinterer **Synechien**, bei **Prolapsus iridis** und nach **Staar- und Glaucomoperationen** mit Neigung zu Prolapsus. A. Weber[1] benutzte das Physostigmin, um den Druck in der vorderen Augenkammer herabzusetzen, besonders bei **Keratocele**, bei **Cornea conica**, bei tief greifenden Hornhautulcerationen, so wie bei staphylomatösen Processen. Bei **Glaucom** sah auch Laqueur[2] günstigen Erfolg von seinem Gebrauche. Reich[3] empfahl dasselbe bei **Accommodationsparalyse**.

Im **Munde** ruft das Physostigmin nur einen schwachen Geschmack hervor. Bald nach dem Einnehmen desselben tritt ebenso wie beim Gebrauche des Muscarins und Pilocarpins eine starke Vermehrung der Speichelsecretion auf, nach Heidenhain auch dann, wenn zuvor die Endigungen der Speicheldrüsennerven durch Atropin gelähmt waren. Harnack und Witkowski halten es daher für wahrscheinlich, dass das Physostigmin nicht auf die Drüsennerven einwirke, sondern das Drüsenparenchym zu einer stärkeren Thätigkeit veranlasse.

In den **Magen** gelangt ruft das Physostigmin ebenso wie das Muscarin und Pilocarpin leicht **Erbrechen** hervor. Im Verlaufe des **Darmes** veranlasst es, wie jene Stoffe, eine bis zum starken Krampfe gesteigerte peristaltische Bewegung, die sogar nach dem Tode der Versuchsthiere noch einige Zeit fortdauert. Diese krampfhafte Zusammenziehung, bei welcher der Darm wie ein blasser, harter Strang erscheint, tritt auch dann noch ein, wenn der Darm zuvor durch Atropin gelähmt worden war. Nach Harnack und Witkowski ist dieselbe daher nicht wie beim Muscarin von einer Erregung der motorischen Darmganglien, sondern von einer Erregung der Darmmuskeln selbst abzuleiten. Auf jene vermehrte peristaltische Bewegung, so wie vielleicht auf eine vermehrte Secretion der Darmschleimhaut, sind wohl auch die Diarrhöen zurückzuführen, welche bei Physostigminvergiftungen gewöhnlich bestehen.

In das **Blut** kann das Physostigmin vom Darme aus leicht übergehen. Eine Veränderung des Blutes durch dasselbe ist noch nicht bekannt und ebensowenig eine Functionsstörung der **Leber**. Dagegen zeigt sich eine veränderte Thätigkeit des **Herzens**. Nach der übereinstimmenden Angabe der meisten Beobachter wird durch das Calabarextract sowohl bei Fröschen als auch bei Säugethieren der Herzschlag langsamer und kräftiger, bei den letzteren jedoch nur in geringerem Grade. Vagus- oder Sinusreizung ruft unter solchen Umständen bei Fröschen keinen Herz-

---

[1] Arch. f. Ophthalmol. XXII. S. 215. 1876.
[2] Centralbl. f. d. med. Wissensch. 1876. No. 24.
[3] Ebendaselbst 1877. No. 5.

stillstand mehr hervor. Dagegen wird der durch Muscarin bewirkte Herzstillstand durch das Physostigmin, wenn auch nur allmählig, wieder aufgehoben. Die Ursache der Verlangsamung des Herzschlags lässt sich noch nicht mit Sicherheit bestimmen, indem sie theils durch die kräftigeren Contractionen des Herzens, theils durch eine in Folge der Lähmung des vasomotorischen Centrums entstehende Blutarmuth, vielleicht auch noch durch andere Umstände bedingt sein kann. Von einer Erregung des Vagus darf sie jedoch nach HARNACK und WITKOWSKI nicht abgeleitet werden. Die kräftigeren Herzcontractionen sind dagegen wahrscheinlich durch eine gesteigerte Contractilität der Herzmusculatur bedingt.

Sehr kleine Dosen (0,001 Grm.) Physostigmin bewirken bei Hunden und Katzen bisweilen ein geringes Sinken, etwas grössere dagegen regelmässig ein Steigen des **Blutdrucks**. Dasselbe kommt auch nach Durchschneidung der NN. vagi, so wie nach Lähmung des vasomotorischen Centrums zu Stande und ist daher von der gesteigerten Energie der Herzcontractionen abzuleiten.

Die **Respiration** erfährt im Beginne der Physostigminvergiftung eine Beschleunigung, welche v. BEZOLD und GÖTZ von einer Reizung der Vagusendigungen in den Lungen ableiten. Später wird sie aussetzend und endlich stockt sie ganz. Die Ursache des Aufhörens der Respiration ist in einer Lähmung des Respirationscentrums zu suchen. Daher lässt sich auch durch Einleiten künstlicher Respiration das Leben erhalten. Bei Katzen beobachtet man auch lebhafte Contractionen der Bronchialmuskeln. Ob auch hier, wie beim Muscarin, die Secretion der Bronchialschleimhaut vermehrt werde, ist noch nicht bekannt.

Auch das **centrale Nervensystem** erleidet durch das Physostigmin erhebliche Störungen. Bei Katzen und Meerschweinchen zeigt sich bald nach der Einführung des Giftes deutlicher als bei anderen Thieren Aufregung, Unruhe und Schreckhaftigkeit, die jedoch vielleicht auch theilweise von der Respirationsstörung bedingt sind. Später tritt Lähmung zahlreicher motorischer und sensibler Nervencentren ein. Beim Frosche erfolgt nach Anwendung von 0,002—0,005 Grm. Physostigmin allmählig Aufhebung der willkürlichen Bewegungen, während die Reflexbewegungen ungestört fortbestehen. Später nimmt die Sensibilität und endlich die Reflexerregbarkeit bis zum völligen Verschwinden ab. Die Stämme der motorischen Nerven, so wie die Endapparate derselben, werden jedoch durch Physostigmin nicht gelähmt.

Nach Anwendung des Calabarbohnenextractes oder des käuflichen Physostigmins sah man bei Fröschen bisweilen tetanische Krämpfe eintreten. Diese werden jedoch nicht durch das Physostigmin selbst, sondern durch das dasselbe begleitende Calabarin hervorgerufen.

Der Tod erfolgt nach Physostigminvergiftungen hauptsächlich durch Aufhebung der Respiration. Je nachdem die Lähmung der motorischen Centren weniger oder mehr vorgeschritten ist, gehen der Erstickung bald Krämpfe voraus, bald fehlen dieselben. Bei Hunden wirken schon 0,004 bis 0,005 Grm. Physostigmin tödtlich, bei Kaninchen 0,003 Grm., bei Katzen 0,001—0,003 Grm. Weniger empfindlich sind Frösche. Bei ihnen ist man genöthigt 0,002—0,005 Grm, anzuwenden, um deutliche Wirkung hervorzurufen.

Wegen der besonders auffallenden motorischen Lähmung hat man das Calabarbohnenextract bisweilen zu therapeutischen Zwecken benutzt. Am häufigsten wurde dasselbe bei Tetanus angewendet, wobei man zahlreiche Fälle von Heilung beobachtete. Dagegen ist die Anwendung des Mittels bei Epilepsie sehr bedenklich, da dasselbe unter gewissen Umständen die Zahl der epileptischen Anfälle steigern zu können scheint. — Obgleich das Physostigmin die Wirkung des Atropins nicht, wie das Muscarin, aufzuheben vermag, so kann dasselbe doch die Thätigkeit verschiedener Organe in entgegengesetzter Richtung abändern, wie jenes und daher bei Atropinvergiftungen nützlich werden.

Wie bei den unwillkürlichen, so zeigt sich auch bei den willkürlichen **Muskeln** nach der Einwirkung des Physostigmins eine Zunahme der Erregbarkeit, so dass Reize, welche beim gesunden Muskel wirkungslos bleiben, noch eine Zuckung hervorrufen können. Ebenso bemerkt man, besonders bei Säugethieren, ein fortwährendes Fibriren der Muskeln, welches so stark werden kann, dass es eine gewisse Aehnlichkeit mit Krämpfen darbietet. Auch nach Anwendung von Curare bleibt dasselbe nicht aus. Die Zuckungscurve wird dadurch nicht auffallend verändert. Eine Aufhebung der Muskelcontractilität wird selbst durch grosse Mengen des Mittels nicht bewirkt.

Ueber den Einfluss des Physostigmins auf die Thätigkeit der **Haut** haben wir noch keine genauen Kenntnisse. Bei Vergiftungen durch Calabarbohnen beobachtete man bisweilen profuse Schweisse. Bis jetzt hat man dieselben jedoch nicht als schweisstreibendes Mittel angewendet.

Eine Veränderung der **Nieren** durch die Einwirkung des Physostigmins ist noch nicht bekannt, ebensowenig eine Veränderung in der Menge oder der Zusammensetzung des **Harns**. Wenn auch der Uebergang des Physostigmins in den Harn sehr wahrscheinlich ist, so liess sich doch bis jetzt der directe Nachweis desselben nicht liefern.

Faba Calabarica. Die Calabarbohnen sind die Samen von Physostigma venenosum BALFOUR, einer in Ober-Guinea einheimischen Papilionacee. Bisher hat man sich zu therapeutischen Zwecken fast nur des Calabarbohnenextractes (**Extractum fabae Calabaricae**, Extractum physostigmatis) bedient. Dasselbe wird durch Ausziehen der Calabarbohnen mit verdünntem Weingeist und Eindampfen des Filtrates gewonnen und zu 0,005—0,020 Grm. p. d. meist in Pulver- oder Pillenform verordnet. Zur Verengerung der Pupille wendet man Lösungen des Extractes in Glycerin (1 Th. auf 5—15 Th.) an, häufiger aber ein mit Calabarextract getränktes Papier (Calabarpapier) oder noch besser mit Calabarextract bestrichene Gelatinetafeln, von denen ein Stück von bestimmter Grösse in das Auge gelegt wird. — Das käufliche Physostigmin oder Eserin ist nicht immer von gleichmässiger Wirksamkeit. Am meisten zu empfehlen ist noch das von DUQUESNE in den Handel gebrachte Präparat.

L. Nicotin.

Das Nicotin $\left(C_{10}H_{14}N_2 = N_2\begin{Bmatrix}C_5H_7\\C_5H_7\end{Bmatrix}\right)$ lässt sich bis jetzt nicht mit anderen Alkaloiden zusammenstellen. Dasselbe verhält sich gegen den Organismus der meisten Thiere als eines der heftigsten Gifte. Schon 0,001—0,002 Grm. davon können bei Menschen sehr bedenkliche Erscheinungen hervorrufen. Hunde werden durch 0,05—0,10 Grm., Kaninchen durch 0,03 Grm. getödtet. Doch findet selbst bei Thieren ein gewisser Grad von Gewöhnung an dasselbe Statt. Der Speichel von Tabakrauchern kann wegen seines Nicotingehaltes selbst für Thiere giftig werden. Wodurch jene Wirksamkeit bedingt wird, ist noch gänzlich unbekannt. Bei der Umwandlung des Nicotins in Methyl, oder Aethylnicotinhydroxyd gehen die wirksamen Eigenschaften des Nicotins verloren, indem jene Verbindungen nur eine schwache, Curare-ähnliche Wirkung besitzen.

Auf der **Haut** ruft das Nicotin eine leichte Röthung, aber keine stärkere Entzündung hervor. Man hat dasselbe bisweilen in Form von Tabakaufgüssen als Volksmittel zu Waschungen oder Fomentationen bei Kopfläusen, sowie bei Kopfgrind angewendet. Dieses Verfahren ist jedoch verwerflich, indem durch den Uebergang des Nicotins in das Blut nicht selten Vergiftungserscheinungen eingetreten sind. Bei Nicotinvergiftungen ist die Haut gewöhnlich sehr blass und kalt.

In das **Auge** gebracht, ruft das Nicotin eine starke Verengerung der Pupille hervor, welche bei der innerlichen Anwendung desselben weniger deutlich auftritt. Es ist jedoch noch nicht mit Sicherheit entschieden, ob die Verengerung der Pupille durch eine Erregung des Sphincter iridis (GRÜNHAGEN[1]) oder durch eine Lähmung des Dilatator pupillae (HIRSCHMANN[2] und ROSENTHAL) oder von beiden zugleich bedingt wird. Zu therapeutischen Zwecken hat man von dieser Wirkung noch nicht Gebrauch gemacht.

Im **Munde** zeigt das Nicotin einen brennenden, tabaksähnlichen Geschmack, dem ein Gefühl von Kratzen und Trockenheit im Schlunde folgt. Durch diese Geschmacksempfindung wird eine Vermehrung der Speichelsecretion hervorgerufen. Bei Nicotinvergiftungen kommt es dagegen zu einem förmlichen Speichelflusse, welcher durch Atropin aufgehoben wird und wahrscheinlich auf einer Erregung der secretorischen Nervenfasern beruht. In der Trachea zeigt sich eine vermehrte Schleimsecretion, in Folge deren beim Athmen ein eigenthümliches Geräusch eintritt und die ebenfalls durch Atropin unterdrückt werden kann.[3] — Bei Zahnschmerzen bewirkt das Rauchen oder das Kauen von Tabak bisweilen Linderung.

---

[1] Centralbl. für die med. Wissensch. 1863. S 577. — Rogow, Zeitschr. für ration. Med. III. R. Band XXIX. S. 1.
[2] Archiv f. Anatomie, Physiologie u. s. w. 1863. S. 309.
[3] H. Thumart, Ein Beitrag zur Nicotinwirkung. Inaug.-Dissert. Dorpat 1869.

L. NICOTIN.

Im **Magen** veranlasst das Nicotin ein Gefühl von Wärme, das sich von da aus über den ganzen Körper verbreitet. In etwas grösseren Dosen bewirkt es Erbrechen, das jedoch nicht ganz regelmässig eintritt. Auch die peristaltische Bewegung scheint durch kleine Dosen angeregt zu werden. Man hat daher das Tabakrauchen bisweilen bei habitueller Stuhlverstopfung empfohlen. Bei Nicotinvergiftungen tritt ein förmlicher Darmtetanus auf, besonders in den dünnen Därmen, am wenigsten im Magen. Während desselben lassen sich die Därme als harte Stränge durch die Bauchdecken durchfühlen und sind blutleer. Doch zeigt sich nach Truhart (a. a. O.) der Tetanus nicht gleichzeitig in allen Theilen des Darms und wird zeitweilig von normalen peristaltischen Bewegungen unterbrochen. Reizung des N. splanchnicus bleibt dabei ohne hemmende Wirkung. Nach Nasse,[1] Truhart, v. Basch und Oser[2] u. A. ist dieser Darmtetanus von einer Erregung der Darmganglien abzuleiten. Die nachfolgenden peristaltischen Bewegungen jedoch erklären v. Basch und Oser aus der Erregung eines cerebrospinalen Centrums, da sie auch dann eintreten, wenn man das Gift bei zugeklemmter Bauchaorta in die Carotis injicirt. — In der Meinung, dass der Tabak ein krampfstillendes Mittel sei, hat man bisweilen bei Ileus, so wie bei eingeklemmten Brüchen Klystiere von Tabaksaufguss angewendet. Doch lässt sich auf diese Weise kaum ein erheblicher Erfolg erreichen, abgesehen davon, dass dadurch leicht Vergiftungen herbeigeführt werden können.

In das **Blut** kann das Nicotin wahrscheinlich sehr schnell übergehen. Ausserhalb des Körpers werden durch Nicotin die Blutkörperchen zerstört und die Gerinnung des Blutes verhindert. Bei mit Nicotin vergifteten Thieren lassen sich jedoch keine derartigen Veränderungen erkennen. Eine Einwirkung des Nicotins auf die **Leber** ist noch nicht bekannt. Die Contractionen des **Herzens** werden schon durch sehr kleine Mengen des Nicotins abgeändert. Bei Menschen zeigt sich der Puls bald frequent, bald verlangsamt. Bei Thieren erscheint der Herzschlag vorübergehend stark verlangsamt oder selbst aufgehoben. Bei Fröschen lassen sich während des Herzstillstandes durch directe Reizung des Herzens einzelne Contractionen auslösen. Die Verlangsamung des Herzschlags tritt auch nach Durchschneidung der NN. vagi ein, dagegen bleibt sie aus bei Fröschen, welche vorher Atropin erhalten haben. Dieselbe ist daher, wie Traube[3] und Rosenthal[4] nachgewiesen haben, von einer Erregung der Vagusendigungen im Herzen abzuleiten. Nach grösseren Nicotindosen tritt dagegen eine Beschleunigung des Herzschlags ein, welche nach Truhart zum Theil durch Lähmung der Vagusendigungen im Herzen, zum Theil durch Erregung des in der Medulla oblongata gelegenen Herznervencentrums zu erklären ist. Da sich bei Nicotinvergiftungen durch Muscarin Herzstillstand hervorrufen lässt, bei Atropinvergiftungen dagegen nicht durch Nicotin, so schliessen Schmiedeberg

---

[1] Centralbl. f. d. med. Wissensch. 1865. No. 50.
[2] Wiener med. Jahrbücher 1872. S. 367.
[3] Allgem. med. Centralzeitung 1862. No. 103; 1863. No. 9 u. 30.
[4] Centralbl. f. d. med. Wissensch. 1863. S. 737.

und TRUHART (a. a. O.), so wie BÖHM[1], dass das Nicotin nicht, wie das Atropin auf die eigentlichen Hemmungscentren, sondern auf eine dem Stamme des N. vagus näher gelegene Stelle einwirken müsse.

Die arteriellen **Gefässe** werden durch das Nicotin anfänglich verengt, später gelähmt. Die Verengerung beruht nach SURMINSKY[2] auf einer Erregung des vasomotorischen Centrums. Nach v. BASCH und OSER (a. a. O.) findet jedoch ausserdem noch eine peripherische Erregung der Gefässnerven Statt. Der **Blutdruck** sinkt anfangs etwas, steigt dann in Folge der Gefässverengerung sehr stark und sinkt endlich wegen der Gefässlähmung unter die Norm.

Die **Respiration** ist bei warmblütigen Thieren anfangs beschleunigt, später verlangsamt oder aufgehoben durch Lähmung des respiratorischen Centrums. Durch die bei warmblütigen Thieren sehr bald eintretende Erstickung, welche die gewöhnlichste Todesursache bei Nicotinvergiftungen bildet, wird Erweiterung der Pupille und Dunkelfärbung des Blutes veranlasst. — Die **Temperatur** ist, besonders in den späteren Stadien der Vergiftung, herabgesetzt.

Die Thätigkeit der **Centralorgane des Nervensystems** erleidet schon durch sehr geringe Mengen von Nicotin erhebliche Störungen, die jedoch durch Gewöhnung etwas abgeschwächt werden. Nach DWORZACK und HEINRICH[3], sowie nach FALCK und WACHENFELD[4] zeigen sich ausser grosser Aufregung sehr bald Kopfschmerz, Schwindel, Betäubung, Schläfrigkeit und Schwächegefühl, undeutliches Hören und undeutliches Sehen bei grosser Empfindlichkeit des Auges gegen den Lichtreiz. Bei Thieren, welche mit Nicotin vergiftet worden sind, bemerkt man grosse Aufregung und Angst, später schwankenden Gang und selbst vollständiges Schwinden des Bewusstseins.

Schon nach kleinen, jedoch giftigen Dosen des Nicotins tritt Zittern des ganzen Körpers auf, welchem am häufigsten clonische, selten tetanische Krämpfe folgen. Dieselben bleiben aus an den Gliedern, deren Nerven durchschnitten wurden, sind also centralen Ursprungs. Sie dauern bei Fröschen auch nach der Decapitation fort, gehen demnach vom Rückenmarke aus. Durch äussere Eindrücke werden sie nicht hervorgerufen, auch durch künstliche Respiration nicht aufgehoben und sind daher nicht als Reflexkrämpfe anzusehen. Schon während des Bestehens dieser Krämpfe, besonders aber nach dem Aufhören derselben ist nach ROSENTHAL und KROCKER[5] die Reflexthätigkeit sehr herabgesetzt oder ganz aufgehoben, so dass selbst Strychnin keine Krämpfe hervorruft. — Ausser diesen centralen Krämpfen bestehen noch fibrilläre Muskelzuckungen, selbst in den Gliedern, deren Nerven durchschnitten, dagegen nicht in denen, deren Arterien unterbunden worden waren. Dieselben sind daher peripherischen Ursprungs. Endlich hören sie ebenfalls auf und es lassen

---

[1] Studien über Herzgifte. Würzburg 1871. S. 13.
[2] Zeitschr. f. ration. Medicin. III. R. Band 36. S. 205.
[3] SCHROFF, Lehrbuch der Pharmakologie. Wien 1873. S. 577.
[4] De nicotini effectu in organismum animalem. Dissert. inaug. Marburg 1848.
[5] Ueber die Wirkung des Nicotins auf den thierischen Organismus. Inaug.-Dissert. Berlin 1868.

sich dann, ähnlich wie bei der Curarinvergiftung, durch Nervenreizung keine Zuckungen mehr hervorrufen, wohl aber durch directe Reizung der Muskeln. Bei Säugethieren tritt in der Regel der Tod ein, ehe noch die Vergiftung bis zu diesem Stadium vorgeschritten ist. Eine Veränderung der willkürlichen Muskeln lässt sich bei Nicotinvergiftungen nicht nachweisen. Auch die **Milz** zeigt dabei keine auffallende Beschaffenheit. Dagegen stellen sich nach NASSE im **Uterus** ähnliche Contractionen ein, wie im Darm, was jedoch TRUHART nicht bestätigen konnte. Nach TRUHART erfolgt bei Nicotinvergiftungen regelmässig eine Contraction der **Harnblase**, in Folge deren der Harn ausgepresst wird. Der **Harn** scheint keine Veränderung zu erleiden, auch die öfter angegebene Vermehrung desselben ist noch zweifelhaft. Das Nicotin ist bis jetzt noch nicht mit Sicherheit im Harn nachgewiesen worden.

Folia nicotianae (Herba tabaci). Die officinellen Tabaksblätter stammen von Nicotiana Tabacum LINN., dem sogenannten virginischen Tabak, einer in Amerika einheimischen Solanee, doch weichen dieselben in ihrer Zusammensetzung von anderen Tabaksarten, z. B. Nicotiana macrophylla LEHM., N. rustica L. u. s. w. wohl kaum erheblich ab. Ausser dem Nicotin, dessen Gehalt zwischen 2—8 Proc. schwankt, enthalten dieselben nach HERMBSTÄDT einen campherähnlichen Körper, das Nicotianin, welcher jedoch bei der Wirkung des Tabaks nur von untergeordneter Bedeutung ist. Das reine Nicotin hat noch keine therapeutische Verwendung gefunden. Auch die Tabaksblätter werden innerlich nicht mehr verordnet. Auf ein Klystier rechnete man 1,00—2,00 Grm. der Blätter.

Anhang.

Herba lobeliae.

Das Kraut von Lobelia inflata L. (Indian Tobacco), einer im östlichen Theile von Nordamerika einheimischen Lobeliacee, enthält wahrscheinlich ein dem Nicotin nahe verwandtes Alkaloid und schliesst sich auch in Bezug auf seine Wirkungen an den Tabak an. Zu 1,00—2,00 Grm. genommen, ruft es Brennen im Halse und in der Magengegend, Ekel, Erbrechen und Diarrhoe hervor. Noch grössere Mengen davon veranlassen Schwindel, Schwächegefühl, Unruhe, Gefühl von Zusammenschnüren in dem Kehlkopf und der Brust, Kopfschmerz, Betäubung, Schlafsucht, Verengerung der Pupille und selbst den Tod. Man hat das Lobelienkraut bisher fast ausschliesslich bei **Asthma** angewendet, doch lässt sich trotz zahlreicher Empfehlungen bei dem jetzigen Zustande unserer Kenntnisse noch kein massgebendes Urtheil über die Brauchbarkeit desselben fällen. Man benutzte zu jenem Zwecke gewöhnlich nicht das Kraut, sondern die Lobeliatinctur (**Tinctura lobeliae**), welche durch Digestion von 1 Th. des Krautes mit 10 Th. Spiritus dilutus erhalten wird, zu 10—30 Tropfen p. d. für sich oder mit Aqua amygdalarum amararum u. s. w. beim Eintritt des asthmatischen Anfalls.

M. Emetin.

In der seit dem Ende des 17. Jahrhunderts in Europa vielfach angewandten Brechwurzel (Radix ipecacuanhae) findet sich als hauptsächlich wirksamer Bestandtheil das Emetin, dessen chemische Formel noch nicht ganz festgestellt ist. Dasselbe bildet ein weisses, geruchloses, amorphes Pulver, welches sich nur schwer in reinem Zustande darstellen lässt. Auch seine Salze sind nicht krystallinisch. Aus diesem Grunde ist es auch, obgleich schon seit 1816 bekannt, doch noch wenig untersucht worden. Da seine Anwendung keine erheblichen Vortheile darzubieten scheint, so hat man sich zu therapeutischen Zwecken bis jetzt fast ausschliesslich seiner Mutterdrogue bedient. Obgleich es nicht unwahrscheinlich ist, dass das Emetin mit den Gruppen des Aconitins und des Veratrins in einem chemischen Zusammenhange stehen möge, so lässt sich derselbe doch noch nicht näher nachweisen.

Wird Emetin oder gepulverte Brechwurzel in Salbenform auf die äussere **Haut** gebracht, so zeigt sich nach einiger Zeit ein Gefühl von Brennen und es bilden sich stark juckende, mit einem grossen Hofe versehene Pusteln, welche nach wiederholten Einreibungen selbst in Verschwärung übergehen können. Bis jetzt hat man diese Eigenschaft noch nicht zu therapeutischen Zwecken verwendet. In das **Auge** gelangt ruft der Staub der Brechwurzel Entzündung, in der **Nase** heftiges Niessen und in den **Luftwegen** Husten, Anschwellung der Schleimhaut und Respirationsbeschwerden hervor. Einzelne Personen besitzen eine grosse Empfindlichkeit gegen die Brechwurzel, so dass schon die geringsten Mengen davon bei ihnen heftige Dyspnoe veranlassen.

Im **Munde** ruft das gelöste Emetin ein starkes Brennen hervor, welches bei der Brechwurzel weniger deutlich auftritt. In Folge dieser lebhaften Geschmacksempfindung zeigt sich auch eine Vermehrung der Speichelsecretion.

Gelangen kleine Mengen der Brechwurzel (0,01—0,05 Grm.) in den **Magen**, so rufen dieselben ein Schmerzgefühl in der Magengegend hervor, welches leicht mit dem Hunger verwechselt werden kann. Man hat deshalb auch die Brechwurzel bisweilen bei **Dyspepsie** und bei **chronischen Magenkatarrhen** angewendet. Nach etwas grösseren Dosen des Mittels giebt sich eine Vermehrung der Schleimsecretion, besonders im Darmcanale und den Luftwegen zu erkennen, wobei der secernirte Schleim zugleich leichter ausgeworfen wird. Man benutzt daher die Brechwurzel häufig bei **katarrhalischen Affectionen**, sowohl des Darmcanals als der Luftwege, ähnlich wie den Brechweinstein (S. 300), dem man sie bei Kindern und schwächlichen Personen oft vorzieht.

Nach etwas grösseren Dosen des Emetins (0,002—0,004 Grm.) oder der Brechwurzel (0,10—0,60 Grm.) zeigen sich die obigen Erscheinungen stärker und ausserdem noch reichliche Speichelsecretion, Neigung zum Gähnen, Aufstossen, so wie zunehmender Ekel, welcher endlich zum Erbrechen führt. Das Erbrechen ist hier, wie beim Brechweinstein, anzusehen als die reflectorische Folge der Veränderungen, welche das Emetin auf der Magenschleimhaut hervorruft. Nach Durchschneidung des N. vagus bleibt dasselbe nach Pécholier[1] und D'Ornellas[2] gewöhnlich aus. Nach subcutanen Injectionen von Emetin stellt es sich zwar ein, jedoch später und weniger leicht als nach der Einführung in den Magen. Nach Dyce Duckworth[3] findet sich dann Emetin in dem Erbrochenen. Wegen jener brechenerregenden Wirkung wird die Brechwurzel sehr häufig als Brechmittel angewandt, gewöhnlich zusammen mit Brechweinstein (S. 301). Der Grund davon ist, dass der Brechweinstein für sich, wenn er in hinreichend grosser Dosis gegeben wird, zwar sehr sicher brechenerregend wirkt, aber leicht Durchfall hervorruft. Man sucht daher einen Theil des Brechweinsteins durch Brechwurzel, welche dies nicht zu thun pflegt, zu ersetzen. Andererseits wirkt die Brechwurzel, in welcher das Emetin in einer schwerlöslichen Verbindung enthalten ist, weniger sicher und auch erst in ungleich grösserer Menge brechenerregend als der Brechweinstein. Wegen jener schwächeren Wirkung hat man auch bisweilen bei Kindern und schwächlichen Personen der Brechwurzel den Vorzug vor dem Brechweinstein gegeben.

Wird die Brechwurzel durch das Erbrechen nicht wieder ausgeworfen und kann sie daher längere Zeit auf die Magenschleimhaut einwirken, so ruft sie je nach der Menge des darin enthaltenen Emetins eine stärkere oder schwächere Entzündung hervor. Vergiftungen von Menschen durch Brechwurzel können jedoch aus den angegebenen Gründen nicht leicht vorkommen.

Auf die Schleimhaut des Darms wirkt das Emetin in derselben Weise ein, wie auf die des Magens. Da jedoch die Brechwurzel durch das Erbrechen ziemlich vollständig wieder ausgeworfen wird, so kommt jene Wirkung nur dann zu Stande, wenn kein Erbrechen eintritt, also besonders nach kleinen Dosen. Früher hat man auch bisweilen die Brechwurzel als Abführmittel benutzt. — Als dieselbe zuerst nach Europa eingeführt wurde, stand sie in hohem Ansehen als ein Mittel gegen die Ruhr. Obgleich sie später diese Bedeutung verlor, ist sie doch bis in die neuste Zeit immer wieder empfohlen worden, und zwar wurde sie bald in grossen, bald in kleinen Gaben, häufig mit Zusatz von Opium verordnet. Bis jetzt lässt sich ein massgebendes Urtheil über ihre Brauchbarkeit nicht fällen.

In das Blut gelangt, ruft das Emetin keine auffallende Veränderung desselben hervor. Auch auf die Leber scheint es ohne Einwirkung zu bleiben. — Nach brechenerregenden Dosen steigt die Pulsfrequenz nach Ackermann[4] wie bei anderen Brechmitteln bis zum Eintritte des Erbrechens, worauf sie wieder sinkt und zwar für kurze Zeit bis unter die Norm. Kommt kein Erbrechen zu Stande, so wird die Thätigkeit des Herzens verlangsamt. Bei Vergiftungen durch grössere Emetinmengen erfolgt der Tod durch Herzlähmung. Um am Krankenbette die Thätig-

---

[1] Comptes rendus. T. LV. p. 771. 1863.
[2] Gazette méd. de Paris. 1873. No. 40. 41. 43.
[3] St. Barthol. Hosp. Rep. VII. p. 90. — Jahresbericht der gesammt. Medicin 1871. Band I. S. 353.
[4] Beobachtungen über einige physiologische Wirkungen der wichtigsten Emetica. Rostock 1856.

keit des Herzens herabzusetzen, giebt man meist anderen Mitteln, z. B. der Digitalis den Vorzug. — Die **Respiration** wird nach brechenerregenden Gaben beschleunigt, jedoch weniger als der Puls, später dagegen etwas verlangsamt. — Bei Vergiftungen von Thieren durch Emetin hat man bisweilen eine entzündliche Affection der Lungen beobachtet, für die sich bis jetzt noch keine Erklärung auffinden lässt.

Eine Einwirkung des Emetins auf bestimmte Theile des **Centralnervensystems** ist bis jetzt nicht nachgewiesen worden.

Wie bei der Wirkung der übrigen Brechmittel, so zeigt sich auch bei der des Emetins eine Herabsetzung der Irritabilität der **Muskeln**, die jedoch nur beim Frosche gut zu erkennen ist, da bei warmblütigen Thieren der Tod eintritt, ehe dieselbe einen höheren Grad erreicht hat. Vielleicht ist von dieser Wirkung wenigstens theilweise der Collapsus abzuleiten, welcher nach grösseren Dosen der Brechwurzel einzutreten pflegt. Man hat daher die Brechwurzel bisweilen auch bei krampfhaften Zuständen, z. B. bei hysterischen und epileptischen Krämpfen, bei Koliken, starken Nachwehen u. s. w. empfohlen, doch giebt man jetzt in der Regel anderen Mitteln den Vorzug.

Mit dem durch den Gebrauch der Brechwurzel hervorgerufenen Ekel ist in der Regel auch eine vermehrte Thätigkeit der **Haut** verbunden. Man bedient sich daher derselben sehr häufig als eines schweisstreibenden Mittels bei katarrhalischen und rheumatischen Leiden, bei Scharlach, Masern und in anderen Fällen, wo die Haut heiss und trocken ist.

Auf die **Harn- und Geschlechtswerkzeuge** scheint das Emetin in arzneilichen Dosen keinen erheblichen Einfluss zu äussern. Nach Emetinvergiftungen beobachtete DUCKWORTH Albuminurie. Der **Harn** zeigt nach dem Gebrauche jenes Mittels keine abweichende Beschaffenheit. Wahrscheinlich wird das Emetin durch denselben wieder ausgeschieden, doch ist dies noch nicht mit Sicherheit nachgewiesen worden.

Radix ipecacuanhae. Die Brechwurzel stammt von Cephaëlis Ipecacuanha WILLD., einer in Brasilien, besonders in der Provinz Matto Grosso einheimischen, halbstrauchartigen Rubiacee. Früher kamen noch mehrere andere, aus Südamerika stammende Brechwurzeln in den Handel, z. B. die Rad. ipecacuanhae nigra von Psychotria emetica L. fil. (Fam. Rubiaceae), die Rad. ipecacuanhae alba farinosa s. undulata von Richardsonia scabra St. HILAIRE (Fam. Rubiaceae), die Rad. ipecacuanhae alba lignosa von Jonidium Ipecacuanha VENTENAT (Fam. Violarieae), welche ebenfalls Emetin enthalten sollen, und von denen sie sich durch ihr perlschnurförmiges Ansehen unterscheidet. Ausser dem Emetin (etwa 1 Proc.) und einer eigenthümlichen Gerbsäure (Ipecacuanhasäure) enthält die Brechwurzel keine bemerkenswerthen Bestandtheile. Man giebt dieselbe als Brechmittel gewöhnlich in Pulverform oder als Schüttelmixtur zu 0,50—1,50 Grm. alle 15 Minuten. Als expectorirendes, schweisstreibendes u. s. w. Mittel verordnet man sie gewöhnlich als Aufguss (0,50—1,50 Grm. auf 150 Grm. Colatur) zweistündlich zu einem Esslöffel voll. — Das reine Emetin wurde zu 0,001—0,002 Grm. oder als Brechmittel zu 0,005 bis 0,010 Grm. in Pulverform gegeben, kommt aber gewöhnlich nicht in

Gebrauch. — Die aus 1 Th. Brechwurzel mit 10 Spirit. dilut. bereitete Brechwurzeltinctur (**Tinctura ipecacuanhae**) dient fast nur als Zusatz zu schweisstreibenden, expectorirenden u. s. w. Arzneien zu gtt. 10—20 p. d. — Der Brechwurzelwein (**Vinum ipecacuanhae**) wird durch Digestion von 1 Th. Brechwurzel und 10 Th. Xereswein erhalten und zu gtt. 10—70 bei Katarrhen, namentlich bei Kindern angewendet. — Der Ipecacuanhasyrup (**Syrupus ipecacuanhae**) wird durch Digestion von 1 Th. Brechwurzel mit 5 Th. Spirit. dilut. und 36 Th. Wasser und Auflösen von 66 Th. Zucker in 40 Th. der filtrirten Flüssigkeit erhalten und bei Kindern theelöffelweise als Brechmittel angewendet. — Die Brechwurzelzeltchen (**Trochisci ipecacuanhae**) werden so bereitet, dass man 2 Th. Brechwurzel mit 10 Th. heissen Wassers auszieht und die Colatur mit Zucker bis zum Gewicht von 400 Th. versetzt. Die daraus bereiteten, 1 Grm. schweren Zeltchen entsprechen je 0,005 Grm. Brechwurzel und werden zu 1—3 Stück mehrmals täglich als expectorirendes Mittel angewendet.

N. Gruppe des Aconitins*.

In den verschiedenen Arten von Aconitum finden sich einige Alkaloide, deren Vorkommen zu der Annahme führt, dass dieselben auch in chemischer Beziehung einander nahe stehen mögen. Die im Handel unter dem Namen Aconitin vorkommenden Präparate sind jedoch nicht von ganz gleicher Beschaffenheit. Das nach der Vorschrift von GEIGER und HESSE dargestellte amorphe deutsche Aconitin wirkt weit weniger heftig als das von MORSON, wahrscheinlich aus den Knollen von Aconitum ferox WALLICH gewonnene englische Aconitin, welches man daher auch bisweilen als Pseudaconitin oder Nepalin unterschieden hat. · Ausserdem kommt ein französisches amorphes Aconitin von HOTTOT und LIÈGOIS und ein krystallisirtes von DUQUESNEL vor. Die ungleiche Wirksamkeit dieser Präparate spricht dafür, dass wir es in ihnen, wenigstens zum Theil, nicht mit einfachen chemischen Verbindungen zu thun haben, sondern mit Gemengen mehrerer Stoffe, welche wegen ihrer geringen Neigung zum Krystallisiren noch nicht genügend von einander getrennt werden konnten. Nach HÜBSCHMANN finden sich in Aconitum Napellus ausser den genannten Stoffen noch Napellin und nach T. und H. SMITH Aconellin, welches, vielleicht mit Unrecht, von JELLETET für Narcotin erklärt wurde. — Uebrigens scheinen die obigen Stoffe in den verschiedenen Aconitum-

---

* Vielleicht schliesst sich an diese Gruppe das Sanguinarin (Chelerythrin, $C_{19}H_{17}NO_4$) an. Dasselbe findet sich neben einem zweiten Alkaloide, dem Chelidonin ($C_{19}H_{17}N_3O_3$) in dem Schöllkraute (**Herba chelidonii**), von Chelidonium majus L., einer in ganz Deutschland einheimischen Papaveracee. Das Schöllkraut wurde früher seines gelben Milchsaftes wegen bei Krankheiten der Leber angewandt. Am häufigsten benutzte man das aus dem frischen Kraute bereitete Schöllkrautextract (**Extractum chelidonii**) zu 0,06—0,20 Grm. p. d. in Pillen oder Mixturen. — Das Sanguinarin findet sich ferner in der Wurzel von Sanguinaria Canadensis L., einer in Nordamerika einheimischen Papaveracee, welche dort bei Croup, Bronchitis, Rheumatismen u. s. w. angewendet wird.

Arten ziemlich ungleich vertheilt zu sein. Nach SCHROFF[1] zeigen diese eine um so stärker giftige Wirkung, je mehr der scharfschmeckende Stoff bei ihnen hervortritt. Am stärksten giftig ist nach ihm Aconitum ferox, dann folgen A. Chinense, A. Napellus, A. variegatum und A. Anthora, welches keinen scharfen, sondern nur noch den betäubenden Stoff enthält. In A. Lycoctonum findet sich zwar auch der betäubende Stoff, doch nur in der Wurzel und zwar in sehr reichlicher Menge, nicht aber im Kraute, welches daher unschädlich ist. Auch Standort und Vegetationsperiode haben grossen Einfluss auf die Giftigkeit der betreffenden Arten.

In den in botanischer Hinsicht den genannten Pflanzen nahe stehenden Delphinium-Arten, besonders in Delphinium officinale WENDEROTH einer im südlichen Europa einheimischen und cultivirten Ranunculacee, deren Samen früher unter dem Namen Stephanskörner oder Läusekörner officinell waren, findet sich eine Reihe von Alkaloiden, welche in Bezug auf ihre Zusammensetzung wahrscheinlich mit den Alkaloiden der Sturmhutarten nahe verwandt sind und sich auch hinsichtlich ihrer Wirkung eng an dieselben anschliessen, so dass beide Reihen wohl zu einer Gruppe zu vereinigen sind. — Das bisher als Delphinin bezeichnete Präparat besteht nach DRAGENDORFF[2] aus zwei Alkaloiden, dem krystallisirbaren Delphinin ($C_{22}H_{35}NO_6$) und dem amorphen Delphinoidin ($C_{42}H_{68}N_2O_7$), welche jedoch in ihrer Wirkung nahezu übereinstimmen. Eine etwas davon verschiedene Wirkung dagegen zeigt das Staphysagrin ($C_{22}H_{33}NO_5$), welches vielleicht als ein Umwandlungsproduct des Delphinins anzusehen ist.

Auf die äussere **Haut** in Lösung oder Salbenform eingerieben, ruft das englische Aconitin (Pseudaconitin) ein Gefühl von Prickeln und Brennen und verminderte Empfindlichkeit der Haut hervor. Man hat dieses Präparat bisweilen mit günstigem Erfolge äusserlich bei Neuralgien, rheumatischen Schmerzen u. s. w. angewendet. Aehnlich verhält sich das Delphinin. Das deutsche Aconitin dagegen zeigt jene Wirkung fast gar nicht. Die Stephanskörner wurden früher als Mittel gegen Läuse benutzt, doch ist ihre Anwendung nicht zu empfehlen.

Im **Auge** veranlassen die obigen Stoffe ähnliche Veränderungen wie auf der Haut. Das Aconitin ruft nach SCHROFF eine Erweiterung der Pupille hervor, die auch nach der Einführung in das Blut eintritt, jedoch nicht von allen Beobachtern wahrgenommen werden konnte. Vom Delphinin ist eine solche Wirkung nicht bekannt.

Im **Munde** bewirkt das deutsche Aconitin einen anhaltend bitteren Geschmack, dem nach etwas grösseren Mengen ein Gefühl von Brennen an den Lippen folgt. Bei dem englischen Aconitin zeigt sich dieses Brennen sogleich sehr lebhaft an den Lippen, der Zunge und dem Gaumen, so dass die Geschmacksempfindung für mehrere Stunden unterdrückt wird und die Zunge wie taub erscheint. Später röthet sich die Zungen- und Mundschleimhaut und bedeckt sich mit kleinen Bläschen. Auch Schlingbeschwerden und Anschwellung der Zunge wurden beobachtet, zuweilen

---

[1] Lehrbuch der Pharmakologie. 4. Aufl. Wien 1873. S. 595.
[2] Arch. f. experiment. Patholog. u. Pharmakolog. Band VII. S. 55. 1877.

Salivation. Aehnlich verhält sich das Delphinin, doch ist seine Wirkung ungleich schwächer.

Auch im **Magen** giebt sich jenes Gefühl zu erkennen und verbreitet sich von da über den ganzen Unterleib. Nach etwas grösseren Dosen stellt sich Ekel und Erbrechen ein. Beim Aconitin wird in der Regel keine Diarrhoe, dagegen öfter Stuhlverstopfung beobachtet. Etwas häufiger scheint beim Delphinin Diarrhoe vorzukommen. Obgleich sich bei Vergiftungen durch die obigen Stoffe oft eine entzündliche Affection des Darms erkennen lässt, so erreicht sie doch meist keinen sehr hohen Grad.

Die obigen Alkaloide können rasch in das Blut übergehen. Beim Aconitin scheint dies jedoch nicht immer vollständig zu geschehen, wenigstens konnten DRAGENDORFF und ADELHEIM[1] einen Theil davon in den Fäces wiederfinden. — Ein Einfluss jener Stoffe auf die Bestandtheile des **Blutes** ist bis jetzt nicht nachgewiesen worden. Die Frequenz des Pulses ist anfänglich bisweilen etwas vermehrt, später sinkt sie regelmässig unter die Norm. Dabei ist der Puls klein, schwach und aussetzend, so dass er an den kleinen Arterien kaum gezählt werden kann. Bei Vergiftungen von Thieren durch Aconitin wird der Schlag des **Herzens** nach bisweilen vorausgegangener Beschleunigung verlangsamt, bis endlich diastolischer Stillstand eintritt. Ueber die Ursachen dieses Herzstillandes sind die Ansichten noch sehr getheilt.[2] Nach L. LEWIN[3] lähmt das Aconitin zunächst die motorischen Ganglien, wirkt aber ausserdem noch auf die peripherischen Vagusendigungen, indem es sie entweder längere Zeit reizt oder sofort lähmt. Nach nicht zu grossen, aber doch tödtlichen Dosen können die Thiere durch künstliche Respiration noch mehrere Stunden am Leben erhalten werden. — Aehnlich wie das Aconitin verhält sich das Delphinin. Dagegen wird nach BÖHM[4] durch das Staphysagrin die Herzthätigkeit nur sehr wenig gestört. — Der **Blutdruck** ist im Anfange der Vergiftung durch Aconitin oder Delphinin meist etwas erhöht, später constant erniedrigt. Das Staphysagrin bleibt ohne Einfluss auf denselben.

Wegen der starken Verlangsamung des Herzschlags, welche sich schon durch arzneiliche Dosen des deutschen Aconitins erreichen lässt, hat man dasselbe in einzelnen Fällen therapeutisch verwendet, doch ist es, ebenso wie das Delphinin bis jetzt nicht allgemein in Gebrauch gekommen.

Die **Respiration** wird durch kleine Dosen der obigen Stoffe nicht erheblich verändert oder höchstens etwas beschleunigt, nach grösseren ist sie sehr verlangsamt und mit starker Dyspnoe verbunden. Diese Verlangsamung ist nach BÖHM zum Theil von Vagusreizung, zum Theil von einer Einwirkung auf das Respirationscentrum abzuleiten und führt endlich

---

[1] Forensisch-chemische Untersuchungen über die wichtigsten Aconitumarten und ihre wirksamen Bestandtheile. Inaug.-Dissert. Dorpat 1869.
[2] Vergl. ACHSCHARUMOW, Archiv f. Anatom., Physiol. u. s. w. 1866. S. 255. — BÖHM, Studien über Herzgifte. Würzburg 1871. S. 18 u. 52. — BÖHM u. WARTMANN, Verhandl. der phys.-med. Gesellsch. in Würzburg. N. R. III. S. 63. — BÖHM u. EWERS, Archiv für experim. Pathol. und Pharmakol. Band I. S. 385. 1873.
[3] Centralbl. f. d. med. Wissensch. 1875. No. 25 u. 1876. No. 6.
[4] Arch. f. experiment. Pathol. u. Pharmakol. Band V. S. 311. 1876.

zur Erstickung. Diese ist daher als die gewöhnlichste Todesursache bei Vergiftungen durch jene Stoffe anzusehen. Es zeigen jedoch in dieser Hinsicht die verschiedenen Präparate eine ungleiche Wirksamkeit. Von dem DUQUESNEL'schen und dem MORSON'schen Aconitin kann 0,001 Grm., subcutan injicirt, ein Kaninchen tödten, wozu vom deutschen Aconitin wenigstens 0,010 Grm. nöthig ist. Für Menschen gelten 0,100—0,120 Grm. des deutschen Aconitins für letal, vom englischen nach TAYLOR 0,060 Grm. — Vom Delphinin oder Delphinoidin wirken 0,010—0,030 Grm., subcutan injicirt, auf Hunde tödtlich, vom Staphysagrin dagegen erst 0,200—0,300 Grm.

Das Verhalten der obigen Alkaloide zu den Centralorganen des **Nervensystems** ist noch nicht genau bekannt. Nach SCHROFF ruft das Aconitin schon in kleinen Dosen Kopfschmerz, Eingenommenheit des Kopfes, Unbesinnlichkeit und Schwindel hervor. In Vergiftungsfällen war das Bewusstsein meist erhalten, doch bestanden nicht selten Störungen des Sehvermögens und des Gehörs. — Bei Delphininvergiftungen sterben die Thiere nach BÖHM in einem komatös-soporösen Zustande, während das Staphysagrin das Gehirn intact zu lassen scheint. — Die Krämpfe und Lähmungen, welche besonders bei Thierversuchen beobachtet werden, machen eine Affection des Rückenmarks wahrscheinlich. Besonders charakteristisch für Aconitin und Delphinin sind bei Fröschen intensive fibrilläre Muskelzuckungen, die, regelmässig in den Bauchmuskeln beginnend, sich in kurzer Zeit über alle anderen willkürlichen Muskeln verbreiten. Beim Staphysagrin fehlen dieselben. — Die **motorischen Nerven** sind anfänglich noch erregbar, später, bei bereits eingetretener allgemeiner Paralyse, erlischt bei Rana temporaria ihre Erregbarkeit. — Die sensiblen **Nerven** werden besonders durch das englische Aconitin und das Eisenhutextract, so wie das Delphinin afficirt. Beim Aconitin zeigt sich schon ziemlich früh ein ziehendes und spannendes Gefühl im Verlaufe der Aeste des N. trigeminus, welches sich allmählig zum Schmerz steigert. Später stellt sich auch Kriebeln ein, zuerst auf der Zungenspitze und in der Mundhöhle, später allmählig über den ganzen übrigen Körper. — Wegen dieser Wirkung hat man das Eisenhutextract, seltener das englische Aconitin, auch innerlich angewendet bei **Neuralgien** besonders im Verlaufe des N. trigeminus und N. ischiaticus, so wie bei **rheumatischen Schmerzen**, doch ist es zweifelhaft, ab dieses Verfahren Vorzüge vor der örtlichen Anwendung darbietet.

Die **Muskeln** zeigen bei Vergiftungen durch die obigen Stoffe kein auffallendes Verhalten. Schon nach grösseren Arzneidosen giebt sich jedoch ein Gefühl grosser Muskelschwäche zu erkennen.

Die **Haut** ist anfänglich warm, später kühl, dabei blass und feucht. Das Hautgefühl ist vermindert.

Veränderungen der **Nieren** durch die obigen Alkaloide sind noch nicht bekannt. Bei Aconitinvergiftungen ist die Harnsecretion meist unterdrückt, nach arzneilichen Dosen dagegen vermehrt, weshalb man auch den Eisenhut als Diureticum besonders bei **Exsudaten in der Brusthöhle** angewendet hat. DRAGENDORFF und ADELHEIM konnten das Aconitin im Harn wiederfinden.

Tubera aconiti (Radix aconiti). Die Eisenhut- oder Sturmhutknollen kommen von Aconitum Napellus L., einer auf den höheren Gebirgen Mitteleuropas einheimischen, in Gärten häufig cultivirten Ranunculacee. Die Knollen anderer europäischer Eisenhutarten, z. B. von A. Stoerkeanum REICHENBACH, sind weniger wirksam, besonders die von cultivirten Pflanzen gesammelten. Früher benutzte man vorzugsweise das Eisenhutkraut (Herba aconiti), welches jedoch den Knollen an Wirksamkeit bedeutend nachsteht. Man verordnet die Eisenhutknollen nur selten in Substanz zu 0,03—0,15 Grm. in Pulvern oder Pillen. — Das Eisenhutextract (**Extractum aconiti**) wird durch Ausziehen von 2 Th. Eisenhutknollen, zuerst mit 4 Th., dann mit 3 Th. Spirit. dilut. und Eindampfen der filtrirten Flüssigkeit erhalten und zu 0,005—0,025 Grm. p. d. in Pillen oder Lösungen verordnet. Aeusserlich giebt man es in Lösungen oder Salben (1:5 — 10 Th.). Durch Trocknen mit gleich viel Dextrin erhält man das **Extractum aconiti siccum**, welches in der gleichen Dosis gegeben wird, wie das vorige Präparat. — Die Eisenhuttinctur (**Tinctura aconiti**) wird durch Digestion von 1 Th. Eisenhutknollen mit 10 Th. Spiritus dilutus erhalten und zu 5—10 Tropfen p. d. gegeben oder äusserlich zu Einreibungen benutzt. — Das deutsche Aconitin (**Aconitinum**) wird nur sehr selten zu 0,001—0,004 Grm. p. d. in Pulvern oder Pillen angewendet.

O. Gruppe des Veratrins.

Die meisten Arten von Veratrum enthalten eine Anzahl von Alkaloiden, welche sich in mancher Hinsicht an die vorhergehenden zwei Gruppen anschliessen. Fortgesetzte Untersuchungen werden es vielleicht möglich machen, der Aehnlichkeit im Verhalten aller drei Gruppen durch eine gemeinsame chemische Formel Ausdruck zu geben. Die zu dieser Gruppe gehörigen Stoffe sind wie die der vorigen zum Theil schwer oder gar nicht krystallirbar und stellen daher der chemischen Untersuchung grosse Schwierigkeiten entgegen. Am häufigsten wurde untersucht das Veratrin ($C_{32}H_{52}N_2O_8$), weniger das Jervin ($C_{30}H_{46}N_2O_3$) und das Sabadillin ($C_{20}H_{26}N_2O_5$), doch sind die Formeln dieser drei Stoffe noch nicht als ganz gesichert anzusehen. Nach WEIGELIN[1] ist in Veratrum officinale SCHLECHTEND. noch Sabatrin ($C_{51}H_{86}N_2O_{17}$), nach BULLOCK in Veratrum viride AIT. Veratroidin enthalten. Trotz unserer mangelhaften chemischen Kenntnisse über diese Stoffe ist es doch kaum zweifelhaft, dass dieselben in naher Beziehung zu einander stehen.

In Lösung oder Salbenform auf die äussere **Haut** eingerieben, ruft das Veratrin ein Gefühl von Stechen und Brennen hervor, welchem ein Gefühl von Vertaubung der Haut folgt. Die Farbe der Haut bleibt dabei unverändert, erst nach wiederholten Einreibungen tritt Röthung ein. Ebenso wie das englische Aconitin, welches gleiche Erscheinungen macht,

---

[1] Untersuchungen über die Alkaloide der Sabadillsamen. Inaug.-Dissert. Dorpat 1871.

hat man daher auch das Veratrin äusserlich oft bei **Neuralgien** angewendet, besonders bei **Prosopalgie** so wie bei **Ischias** und häufig eine, wenigstens vorübergehende Besserung eintreten gesehen. Auch bei **rheumatischen Schmerzen** hat man bisweilen Veratrineinreibungen gemacht. Wie sich in dieser Hinsicht die übrigen Alkaloide der Gruppe verhalten, ist noch nicht bekannt. Früher wandte man die weisse Niesswurz häufig als Niessmittel an, doch kommt sie jetzt höchstens nur als Volksmittel (sogen. Schneeberger Schnupftabak) in Gebrauch.

Im **Munde** zeigen die obigen Stoffe einen anhaltenden, brennenden Geschmack, mit nachfolgendem Kratzen im Schlunde und hinterlassen ein Gefühl von Vertaubung der Zunge. Nach grösseren Dosen treten auch Schlingbeschwerden und reflectorischer Speichelfluss ein.

Im **Magen** entsteht durch die genannten Alkaloide ebenfalls ein Gefühl von Wärme und Prickeln, welches sich von da über den ganzen Unterleib verbreitet und sich zu lebhaften Schmerzen steigern kann. In etwas grösserer Menge rufen sie, am leichtesten das Veratrin, Ekel und wiederholtes Erbrechen hervor. Früher wurde die weisse Niesswurz häufig als Brechmittel angewandt, doch ist sie später durch die weniger unangenehm wirkende Brechwurzel verdrängt worden. Etwas später als das Erbrechen treten selbst nach subcutaner Injection des Mittels unter Kolikschmerzen und Tenesmen flüssige Stuhlausleerungen ein. Im Alterthume spielte die weisse Niesswurz eine wichtige Rolle als Abführmittel, besonders bei **Geisteskrankheiten** und bei **Wassersuchten**, doch zieht man ihr jetzt allgemein andere, weniger unangenehm wirkende Mittel vor. So lebhaft auch die vom Darmcanale ausgehenden Erscheinungen sind, so findet man doch selbst nach Vergiftungen durch jene Stoffe keine ausgebildete Gastroenteritis, sondern höchstens eine leichte Hyperämie und einen rascheren Zerfall des Schleimhautepithels. Dieser Umstand, so wie die auf der Haut, in der Nase u. s. w. auftretenden Erscheinungen machen es wahrscheinlich, dass die genannten Stoffe nicht auf sämmtliche eiweissartige Bestandtheile der Applicationsorgane, sondern vorzugsweise auf die der sensiblen Nervenendigungen einwirken, deren Erregbarkeit dadurch erhöht und später herabgesetzt wird.

In das **Blut** können die obigen Stoffe leicht übergehen. Eine Veränderung der Blutbestandtheile durch dieselben ist nicht bekannt und ebensowenig eine Einwirkung auf die Leber. Dagegen wird die Thätigkeit des **Herzens** schon sehr bald durch sie beeinträchtigt. Die Herzcontractionen werden bei Menschen und warmblütigen Thieren durch kleine Dosen anfänglich beschleunigt und später verlangsamt. Nach grösseren Dosen tritt die Verlangsamung sogleich ein und geht allmählig entweder in Erholung oder in diastolischen Herzstillstand über. Diese Verlangsamung hat ihren Grund zum Theil in einer Erregung des regulatorischen Herznervensystems, welches indess später gelähmt wird, während die motorischen Ganglien nicht beeinträchtigt zu werden scheinen. Zum grössten Theile wird sie jedoch bedingt durch die Veränderung, welche der Herzmuskel ebenso wie die übrigen quergestreiften Muskeln und wahrscheinlich noch früher als diese erleidet. — Der **Blutdruck** ist anfangs etwas erhöht, später erniedrigt, was nach v. BEZOLD und HIRT[1] wenigstens zum Theil von der durch Einwirkung des Veratrins auf das vasomotorische Centrum hervorgerufenen anfänglichen Erhöhung und späteren Herabsetzung des Arterientonus bedingt ist. Die angegebenen Circulationsstörungen sind wohl als der Grund davon anzusehen, dass beim Gebrauche des Veratrins häufig Ohnmachten und Beängstigungen eintreten.

Die **Respiration** wird durch die obigen Alkaloide ohne eine vorhergehende Beschleunigung verlangsamt und hört nach genügenden Dosen endlich, in Folge der Lähmung des Respirationscentrums, ganz auf. In der durch diese Lähmung und den Herzstillstand eintretenden Erstickung ist die Todesursache nach Veratrinvergiftungen zu suchen. Die Menge von Veratrin, welche für Menschen tödtlich werden kann, lässt sich noch nicht genau bestimmen. Katzen werden durch etwa 0,050 Grm. getödtet. Die übrigen Glieder dieser Gruppe scheinen sämmtlich schwächer als das Veratrin zu wirken.

Da sich schon durch arzneiliche Dosen der obigen Stoffe, besonders des Veratrins, eine beträchtliche Herabsetzung der Respiration, der Pulsfrequenz und besonders der Temperatur erreichen lässt, selbst noch rascher als durch die Digitalis, so hat man dieselben oft therapeutisch zur Herabsetzung des Fiebers verwendet. Am häufigsten hat man davon bei **croupösen Pneumonien** kräftiger Personen Gebrauch gemacht, wo es meist gelingt, das Fieber fast ganz zu unterdrücken, obgleich dadurch der Verlauf des Entzündungsprocesses nicht aufgehalten wird. Dasselbe gilt von **acuten Gelenksrheumatismen**, wo das Veratrin, wenigstens in manchen Fällen, auch einen günstigen Einfluss auf die Beseitigung der Herzaffection, so wie der Schmerzen, zu haben scheint. Bei solchen Entzündungen, welche nicht von heftigem Fieber begleitet sind, ist daher auch der Gebrauch des Veratrins nicht zu empfehlen. Bei Schwächezuständen, z. B. bei Typhus, kann derselbe sogar durch den eintretenden Collapsus gefährlich werden. Wegen der durch das Veratrin, selbst nach subcutanen Injectionen hervorgerufenen lästigen Affection des Darmcanals glaubte man oft der Tinctur oder dem Extract von Veratrum viride den Vorzug geben zu müssen, von denen man, jedoch mit Unrecht, annahm, dass sie jene Störungen weniger leicht hervorriefen. In neuerer Zeit wendet man jedoch fast allgemein das salicylsaure Natrium an, durch welches sich die Herabsetzung des Fiebers noch ungleich besser erreichen lässt.

Ueber den Einfluss der obigen Stoffe auf die **Centralorgane des Nervensystems** besitzen wir noch wenig genaue Kenntnisse. Bei Veratrinvergiftungen ist das Bewusstsein meist erhalten, doch bestehen gewöhnlich heftige Kopfschmerzen. Die Ursache der Sensibilitätsstörungen ist wohl nicht in den Centren, sondern in den Nervenendigungen zu suchen. Dagegen tritt nach den bisherigen Ansichten Erregung und nachherige Lähmung des vasomotorischen und respiratorischen Centrums ein. Für eine Betheiligung der motorischen Centren sprechen die tetanischen

---

[1] Untersuchungen aus dem physiologischen Institut zu Würzburg. Leipzig 1867. Band I. S. 73.

Krämpfe, welche besonders bei Fröschen deutlich eintreten, so wie der Umstand, dass an denselben auch solche Extremitäten Theil nehmen, welche von dem Kreislaufe abgeschlossen worden waren. Bei Menschen wurden tetanische Krämpfe nur sehr selten beobachtet, häufig dagegen Zuckungen einzelner Muskeln im Gesicht, dem Rücken und den Extremitäten. Nach v. BEZOLD und HIRT zeigen die motorischen Nerven anfänglich eine Steigerung und später eine Herabsetzung ihrer Erregbarkeit, nach KÖLLIKER[1], so wie nach FICK und BÖHM[2] werden dieselben jedoch nicht beeinträchtigt.

Ein ganz eigenthümliches Verhalten zeigt, wie KÖLLIKER, v. BEZOLD und HIRT u. A. nachgewiesen haben, das Veratrin gegen die quergestreiften Muskeln. Untersucht man nämlich die Zuckung eines Muskels von einem mit Veratrin vergifteten Frosche, so ergiebt sich, dass die Zusammenziehung desselben zwar eben so rasch zu Stande kommt, wie gewöhnlich, dass dagegen seine Wiederausdehnung ungleich längerer Zeit bedarf, wie sonst. In Folge davon sind auch die willkürlichen Bewegungen eines solchen Thieres sehr langsam und gezwungen, so dass man sie bisweilen für krampfhaft gehalten hat. Der Grund dieser Erscheinung ist nicht in den Nerven, sondern in der Muskelsubstanz selbst zu suchen. Diese erleidet durch das Veratrin eine Veränderung, in Folge deren, wie FICK und BÖHM nachgewiesen haben, bei der Zuckung mehr Wärme entwickelt wird, also jedenfalls ein stärkerer Stoffumsatz stattfindet, wie sonst. Hat ein derartiger Muskel rasch hintereinander mehrere solche Zuckungen gemacht, so nimmt allmählig die Zuckungscurve wieder ihre gewöhnliche Form an, doch stellt sich nach einer Ruhepause das frühere Verhalten wieder her, bis endlich die Contractilität des Muskels erlischt und zwar nach GUTTMANN[3] früher als sonst. Vergiftet man Frösche mit Veratrin, so treten gewöhnlich zuerst tetanische Krämpfe ein, dann folgt jener Zustand von Schwerbeweglichkeit, welcher endlich in dauernde Lähmung übergeht. Auf Rana temporaria wirkt das Veratrin nach PREVOST[4] viel schneller und heftiger ein, als auf R. esculenta. — Bei warmblütigen Thieren tritt gewöhnlich der Tod ein, noch ehe jene Veränderung der Muskeln einen hohen Grad erreicht hat. Auch nach arzneilichen Dosen des Veratrins bei Menschen kann sich jener Zustand der Muskeln noch nicht nachweisbar entwickeln, doch steht wahrscheinlich das Gefühl grosser Muskelschwäche, welches bei dem Gebrauche des Mittels aufzutreten pflegt, in Zusammenhange mit demselben.

Die Haut erscheint nach etwas grösseren Veratrindosen blass, kühl und feucht. Bisweilen zeigt sich das Gefühl von Ameisenkriechen und heftiges Jucken, auch ist die Empfindlichkeit der Haut herabgesetzt.

Eine Einwirkung des Veratrins auf die Nieren ist noch nicht bekannt. Vermehrung der Harnsecretion lässt sich nicht nachweisen. Im Harn kann das Veratrin wiedergefunden werden.

---

[1] Archiv f. patholog. Anatomie. Band X. S. 257. 1856.
[2] Verhandl. der phys.-med. Gesellsch. in Würzburg. N. F. Band III. S. 198. 1872.
[3] Archiv f. Anatom., Physiol. u. s. w. 1866. S. 494.
[4] Gazette méd. de Paris 1867. No. 5. 8. 10. 11.

Rhizoma veratri (Radix hellebori albi). Die weisse Niesswurzel stammt von Veratrum album L., einer auf den mitteleuropäischen Alpen wachsenden Melanthacee. Man gab dieselbe zu 0,05—0,30 Grm. p. d. in Pulvern, Aufgüssen u. s. w., doch kommt sie jetzt fast gar nicht mehr in Gebrauch. — Das Rhizoma veratri viridis, welches von dem in Nordamerika einheimischen Veratrum viride AITON abstammt, wirkt nach SCHROFF[1] schwächer als Veratrum album, ebenso Veratrum Lobelianum BERNH. und V. nigrum L.

Fructus sabadillae. Die von Sabadilla officinalis BRANDT (Veratrum Sabadilla SCHLECHTEND.), einer in Mexico und Venezuela einheimischen und cultivirten Melanthacee, stammenden Sabadillsamen finden jetzt keine arzneiliche Verwendung mehr, sondern dienen ausschliesslich zur Darstellung des Veratrins. — Das Veratrin **(Veratrinum)** wird am besten in Pillenform zu 0,003—0,005 Grm. p. d. 1—2 stündlich verordnet oder äusserlich als Salbe (1 Th. auf 20 Th. Fett).

P. Colchicin.

Das Colchicin ($C_{17}H_{19}NO_5$) findet sich in den verschiedenen Pflanzentheilen, besonders aber in den Knollen und Samen der Zeitlose (Colchicum autumnale L.), einer im mittleren Europa einheimischen Colchicacee. Dasselbe bildet eine amorphe, in Wasser lösliche Masse von sehr schwach basischen Eigenschaften, welche der chemischen Untersuchung viel Schwierigkeiten entgegenstellt. Es wirkt schon in kleinen Dosen stark giftig und zeichnet sich durch die Langsamkeit, mit welcher die meisten ihrer Wirkungen gewöhnlich eintreten, vor den vorhergehenden Stoffen aus.

Auf der äusseren **Haut** scheint das Colchicin nach den bisherigen Versuchen ohne alle Wirkung zu bleiben und auch von da nicht in das Blut überzugehen.

Im **Munde** bewirkt das Colchicin einen stark bitteren, hintennach kratzenden Geschmack, später Brennen im Schlunde, heftigen Durst, häufig auch Speichelfluss. — In den **Magen** gelangt, ruft dasselbe meist erst nach Verlauf von einigen Stunden Schmerzen in der Magengegend, Ekel und anhaltendes Erbrechen hervor. Später gesellen sich oft noch mit heftigen Kolikschmerzen und Tenesmen verbundene Diarrhöen, welche zuweilen selbst blutig sind, hinzu. Letztere bestehen sogar mehrere Tage lang fort. Nach Vergiftungen durch Colchicin findet sich die Magen- und besonders die Darmschleimhaut mehr oder weniger entzündet, selbst wenn das Mittel subcutan angewendet worden war.

In das **Blut** scheint das Colchicin nur langsam überzugehen, vielleicht wegen seines geringen Diffusionsvermögens. Eine Veränderung der Blutbestandtheile durch dasselbe ist nicht bekannt. Die meisten Beobachter sahen nach dem Einnehmen des Colchicins eine erhebliche Verlangsamung des Herzschlags eintreten. ROSSBACH[2] konnte jedoch bei Thierversuchen

---

[1] Wiener med. Jahrbücher 1863. S. 129.
[2] Archiv f. d. ges. Physiologie. Band XII. S. 308. 1876.

keinen auffallenden Einfluss auf das Herz nachweisen. Die Hemmungsapparate desselben werden erst spät gelähmt, die motorischen Nerven und die Muskeln gar nicht angegriffen, so dass das Herz mit ungeänderter Kraft fast bis zum Tode fortschlägt. — Der **Blutdruck** hält sich lange auf der normalen Höhe, um erst gegen den tödtlichen Ausgang allmählig abzusinken. — Nach arzneilichen Gaben des Colchicins oder der Zeitlosenpräparate lässt sich kein Einfluss auf die **Respiration** erkennen. Nach giftigen Dosen tritt eine allmählige Verlangsamung der Athemzüge ein, jedoch ohne dyspnoische Erscheinungen, bis endlich die Respiration, wahrscheinlich durch Lähmung des respiratorischen Centrums, aufhört. — Wie gross die Menge des Colchicins sei, welche genügt, um einen Menschen zu tödten, lässt sich noch nicht bestimmen. Nach v. SCHROFF[1] ist 0,10 für Kaninchen letal. Es ist eine auffallende Erscheinung, dass durch Steigerung der Dosis der Tod nicht entsprechend beschleunigt wird.

Ueber das Verhalten des Colchicins zu den Centralorganen des **Nervensystems** besitzen wir nur noch wenig Kenntnisse. Bei Vergiftungen von Menschen durch Zeitlosensamen beobachtete man nur selten Ohrensausen, Eingenommensein des Kopfes und Schwindel. In der Regel war das Bewusstsein und die Sensibilität bis zum Tode erhalten. ROSSBACH sah dagegen sowohl bei Fröschen, als auch bei warmblütigen Thieren tiefe Betäubung und vollkommene Reflexlosigkeit eintreten. Diese entstand entweder allmählig, ohne Zeichen von Erregtheit oder von Schmerzempfindung, oder es gingen ihr, namentlich bei Katzen, Schmerzensäusserungen oder bei Fröschen bisweilen clonische und tonische Krämpfe voraus. Der Verlust der Sensibilität ist nicht ausschliesslich in den centralen Apparaten zu suchen, vielmehr tritt auch Lähmung der sensiblen Nervenendigungen ein. Dagegen werden die motorischen Nerven nicht nachweisbar beeinträchtigt.

Obgleich ROSSBACH keine Veränderung der **Muskeln** durch das Colchicin nachweisen konnte, so zeigt sich doch bei Colchicinvergiftungen gewöhnlich grosse Muskelschwäche, ja der oft noch spät eintretende starke Collapsus bildet eine der Hauptgefahren derartiger Vergiftungen.

Die **Haut** zeigt beim arzneilichen Gebrauche des Colchicins keine veränderte Thätigkeit, bei Vergiftungen ist dieselbe bleich, kühl und feucht.

Die **Nieren** fand ROSSBACH bei Colchicinvergiftungen meist stark hyperämisch, die Harnmenge war stets nur sehr gering. Ob nach arzneilichen Dosen die Harnsecretion vermehrt werde, ist noch nicht sicher nachgewiesen.

Schon seit alter Zeit hat man die Zeitlose als ein Diureticum bezeichnet und sie deshalb bei Wassersuchten angewendet. Am häufigsten benutzte man jedoch früher die Knollen, in neuerer Zeit die Samen bei Gicht. Trotzdem, dass man nach dem Einnehmen des Mittels nicht selten Besserung eintreten sah, lässt sich doch über den Nutzen desselben noch kein genügendes Urtheil fällen. Auf den Verlauf der Krankheit scheint das Mittel keinen Einfluss zu haben, sondern höchstens die einzelnen Anfälle abzukürzen. Die Annahme, dass bei Gichtkranken durch

---

[1] Lehrbuch der Pharmakologie. Wien 1873. S. 615.

den Gebrauch der Zeitlose die Ausscheidung der Harnsäure vermehrt werde, ist noch nicht erwiesen. Auch bei acuten und chronischen Rheumatismen hat man die Zeitlose häufig angewendet, doch ist ihr Nutzen hier ebenfalls noch sehr zweifelhaft. Subcutane Injectionen von Colchicin (0,001—0,002 Grm.) wurden von O. HEYFELDER[1] bei chronischem Rheumatismus der Gelenke und bei rheumatischen Neuralgien empfohlen. **Semen colchici.** Die Zeitlosensamen werden nur sehr selten zu 0,050 bis 0,200 Grm. in Substanz verordnet, gewöhnlich benutzt man die daraus bereiteten Präparate. — Der Zeitlosensamenwein (**Vinum colchici**) wird aus 1 Th. Zeitlosensamen und 10 Th. Xereswein erhalten und zu 20 bis 40 Tropfen, täglich 3—4 mal, in allmählig steigender Dosis, häufig mit Zusatz von Opiumtinctur, gegeben. Sobald Erbrechen oder Diarrhoe eintreten, pflegt man das Mittel auszusetzen. — Die Zeitlosentinctur (**Tinctura colchici**) wird aus 1 Th. Zeitlosensamen und 10 Th. Spirit. dilut. erhalten und wie das vorige Präparat verordnet. — Der Zeitlosenessig (**Acetum colchici**) wird durch Digestion von 1 Th. Zeitlosensamen, 1 Th. Spiritus und 9 Th. Essig und nachheriges Filtriren gewonnen. Derselbe wird jetzt nur noch selten zu 1,00—4,00 Grm. p. d. benutzt. Durch Eindampfen von 1 Th. Acetum colchici mit 2 Th. Mel despumatum auf 2 Th. erhält man den Herbstzeitlosen-Sauerhonig (**Oxymel colchici**), welcher zu 3,00—10,00 Grm. für sich oder als Zusatz zu Mixturen benutzt wird. — Das Colchicin (Colchicinum) wurde bis jetzt nur noch selten zu 0,001—0,003 Grm. p. d. in Lösung oder Pillenform gegeben.

XXXVII. Gruppe der Glycoside.

Mit dem Namen der Glycoside bezeichnet die Chemie eine Anzahl von grossentheils stickstofffreien Körpern, welche das Gemeinsame haben, dass sie durch Einwirkung von verdünnten Mineralsäuren, bisweilen auch durch Fermente, meist unter Eintritt von Wasser, in Zucker und einen anderen Stoff gespalten werden, welcher sehr verschiedener Art, bald indifferent, bald sauer, in einzelnen Fällen auch basisch sein kann. Die Zahl der in der Natur, besonders im Pflanzenreiche vorkommenden Glycoside ist sehr gross, die künstliche Darstellung derselben ist jedoch bis jetzt nur in sehr wenigen Fällen gelungen. Viele von ihnen verhalten sich in kleinen Mengen fast indifferent gegen den thierischen Organismus, andere zeigen eine grössere Wirksamkeit, einzelne Glycoside wirken jedoch schon in sehr geringer Menge als heftige Gifte und schliessen sich in dieser Hinsicht an die Alkaloide an. Bis jetzt sind wir noch nicht im Stande, die giftigen Glycoside von den unschädlichen nach ihrer chemischen Zusammensetzung zu unterscheiden. Die Spaltungsproducte derselben sind zum grossen

---

[1] Berliner klin. Wochenschrift 1877. No. 15.

Theile unwirksam. Deshalb ist es auch noch nicht möglich, die Eigenschaften zu bezeichnen, denen sie ihre giftige Wirkung verdanken. Nicht ohne Bedeutung für die Wirksamkeit dieser Stoffe ist es jedenfalls, dass sie sämmtlich in wässrigen Flüssigkeiten mehr oder weniger löslich sind, und dass sie keine stärkere Affinität zu den allgemeinen Körperbestandtheilen besitzen, welche schon auf den Applicationsorganen ausgeglichen werden könnte, dass sie vielmehr, ohne ihre wirksamen Eigenschaften einzubüssen, in das Blut übergehen und bis zu den Körpertheilen vordringen können, welche besonders günstige Bedingungen für ihre Einwirkung darbieten.

A. Gruppe des Digitalins.

Die durch ihre Giftigkeit ausgezeichneten Glycoside wirken in sehr vielen Fällen vorzugsweise störend auf die Thätigkeit des Herzens ein, weshalb man sie auch häufig Herzgifte genannt hat.* Unter dem Namen Digitalin finden sich im Handel mehrere aus den Blättern und Samen

---

* Eine zweite Reihe von giftigen Stoffen, von denen jedoch nicht alle zu den Glycosiden gehören, kann die **Gruppe des Pikrotoxins** genannt werden. Dieselbe hat jedoch bis jetzt mehr Bedeutung für die Toxicologie, als für die Pharmakologie. Ausser dem Pikrotoxin ($C_{12}H_{14}O_5$), dem wirksamen Bestandtheile der Kokkelskörner, der Früchte von Anamirta Cocculus WIGHT et ARNOTT, einer in Ostindien einheimischen Menispermee, gehören hierher: das Cicutoxin, der giftige Bestandtheil des Wasserschierlings (Cicuta virosa L.), einer in ganz Deutschland einheimischen Umbellifere, und wahrscheinlich auch der in Frankreich und England einheimischen Oenanthe crocata L., ferner das Digitaliresin, ein Umwandlungsproduct des Digitalins, das Toxiresin, ein Umwandlungsproduct des Digitoxins und das Coriamyrtin ($C_{30}H_{36}O_{10}$), der giftige Bestandtheil der Coriaria myrtifolia L., einer im südlichen Europa und nördlichen Africa einheimischen Coriariee. — Die übrigen Stoffe besitzen weder deutlich saure nach basische Eigenschaften und sind, mit Ausnahme des Pikrotoxins und Coriamyrtins, amorph. Im Munde rufen sie einen intensiv bitteren Geschmack und nach einiger Zeit Speichelfluss hervor. Bringt man sie bei Thieren in den Magen oder unter die Haut, so tritt bei diesen allmählig grosse Unruhe ein. Dann brechen, sowohl bei Fröschen, als auch bei warmblütigen Thieren, gewöhnlich nach einem vorausgegangenen lauten Schrei heftige clonische und tonische Krämpfe aus. Zugleich ist die Reflexerregbarkeit sehr gesteigert. Nach einer Pause, während deren das Thier bei vollem Bewusstsein ist, treten neue Krampfanfälle in den verschiedensten Körpertheilen ein, mit immer kürzer werdenden Zwischenräumen, bis endlich der Tod, meist durch Erstickung erfolgt. Künstliche Respiration vermag diese Krämpfe nicht aufzuheben. Durch die Versuche von RÖHRE†, PERRIER†† und BÖHM††† ist nachgewiesen worden, dass diese Krämpfe von der Medulla oblongata ausgehen und wahrscheinlich durch eine Erregung des HEUBELschen †* Krampfcentrums bedingt werden. BÖHM bezeichnet jene Stoffe als Krampfgifte und rechnet zu diesen noch die löslichen Baryumsalze (S. 108), welche ganz analoge Erscheinungen hervorrufen. Ausser der Erregung des Krampfcentrums veranlassen jene Stoffe auch noch eine centrale Erregung des N. vagus, in Folge deren der Herzschlag nach kleinen Dosen verlangsamt wird. Grössere Gaben rufen dagegen aus noch unbekannten Gründen eine starke Vermehrung der Frequenz der Herzcontractionen und gleichzeitig eine sehr be-

---

† Archiv für Anatomie, Physiologie u. s. w. 1869. S. 38.
†† Archiv f. experiment. Pathol. u. Pharmakol. Band IV. S. 191. 1875.
††† Ebendaselbst Band V. S. 279.
†* Archiv f. d. ges. Physiologie. Band IX. S. 203. 1874.

A. GRUPPE DES DIGITALINS. 515

des rothen Fingerhuts gewonnene Präparate, die jedoch nur aus wechselnden Mengen verschiedener Stoffe bestehen. Das sogenannte deutsche oder lösliche Digitalin enthält nach SCHMIEDEBERG[1] hauptsächlich Digitonin ($C_{31}H_{52}O_{18}$) und Digitaleïn, welche in Wasser löslich sind, neben geringen Mengen des in Wasser unlöslichen, ursprünglich von QUEVENNE und HOMOLLE sogenannten Digitalins. Das NATIVELLE'sche Digitalin dagegen besteht zum grossen Theile aus dem nicht zu den Glycosiden gehörigen krystallinischen Digitoxin ($C_{21}H_{33}O_7$). Ausserdem enthalten jene käuflichen Präparate noch mehrere andere Stoffe, die zum Theil als deren Umwandlungsproducte anzusehen und theils, wie das krystallinische Digitin, unwirksam sind, theils, wie das Digitaliresin und das Toxiresin eine von dem Digitalin verschiedene Wirkung besitzen. Von den oben genannten Stoffen zeigen das Digitalin, Digitaleïn und Digitoxin viel Aehnlichkeit in ihrer Wirkung, während sich das Digitonin mehr an die Gruppe des Saponins anschliesst. Es gehören zu dieser Gruppe ferner das Antiarin ($C_{14}H_{22}O_5$), der wirksame Bestandtheil des auf Java als Pfeilgift (Upas Antjar) benutzten, eingetrockneten Milchsaftes von Antiaris toxicaria LESCHEN. (Fam. Artrocarpeae), dann das Helleboreïn, ein Bestandtheil mehrerer Helleborus-Arten, das Convallamarin, ein Bestandtheil der Convallaria majalis L. (Fam. Smilaceae), zwei Bestandtheile von Nerium Oleander L. (Fam. Apocyneae), das Oleandrin und das Neriin, ferner das Thevetin ($C_{54}H_{84}O_{24}$), der wirksame Bestandtheil von Thevetia neriifolia JUSSIEU, einer auf den Antillen einheimischen Apocynee, dann der wirksame Bestandtheil von Tanghinia venenifera POIRET, einer in Madagaskar einheimischen Apocynee, der wirksame Bestandtheil des von Strophantus hispidus De C., einer in Westafrica einheimischen Apocynee, herstammenden Pfeilgiftes Combe, Inée oder Onage, der noch nicht isolirte wirksame Bestandtheil der Meerzwiebel und wahrscheinlich noch zahlreiche andere Stoffe.[2]

Auf der äusseren **Haut** rufen die obigen Stoffe keine merkliche Veränderung hervor. Auf dem entblössten Corium dagegen oder bei subcutanen Injectionen veranlassen einige von ihnen, z. B. das Digitoxin lebhaften Schmerz und Entzündung, oft auch mit nachfolgender Eiterung.

Auch im **Auge** machen die Glieder dieser Gruppe zum Theil lebhaften Schmerz und Entzündungserscheinungen. Die Sehstörungen, so wie die Pupillenerweiterung, welche bei Digitalinvergiftungen oder bei der cumulativen Wirkung der Fingerhutblätter beobachtet werden, sind wohl nicht als örtliche Wirkungen anzusehen.

In den **Mund** gelangt, zeigen jene Stoffe einen intensiv bitteren Geschmack, der sich auch bei subcutanen Injectionen bisweilen zu erkennen

---

deutende Steigerung des Blutdrucks hervor. — Auch die Frequenz der Athemzüge wird durch jene Stoffe in Folge einer Erregung des Respirationscentrums ausserordentlich gesteigert, bis diese endlich in Lähmung übergeht. — Das Toxiresin und Digitaliresin heben auch die Erregbarkeit der quergestreiften Muskeln auf und tragen auf diese Weise zu dem Herzstillstand bei. Dem Cicutoxin fehlt diese Wirkung.

[1] Archiv f. experiment. Pathol. u. Pharmakol. Band III. S. 16. 1875.
[2] Vergl. HUSEMANN, Archiv der Pharmacie. Band VI. S. 1. 1876. Arch. f. experim. Pathol. u. Pharmakol. Band V. S. 228. 1876.

giebt und eine vermehrte Speichelsecretion nach sich zieht. Im **Magen** rufen sehr kleine Mengen jener Mittel keine auffallenden Erscheinungen hervor und können vielleicht nach Art der meisten übrigen bitteren Mittel wirken. Beim längeren Fortgebrauche veranlassen sie jedoch leicht Appetitlosigkeit, Verdauungsstörungen und in Folge davon Abmagerung.[1] Grössere Dosen machen ziemlich regelmässig Ekel und Erbrechen. Früher wurde die Meerzwiebel bisweilen als Brechmittel angewendet, jetzt benutzt man sie nur noch als Zusatz zu anderen Brechmitteln. Ob das Erbrechen reflectorisch, durch Einwirkung jener Stoffe auf die Magenschleimhaut, hervorgerufen werde, oder ob es zum Theil von einer directen Erregung des Brechcentrums bedingt sei, ist noch nicht sicher zu entscheiden. HOMOLLE[2] leitete die brechenerregende Wirkung der Fingerhutblätter hauptsächlich von der von ihm aufgefundenen Digitoleïnsäure ab, doch wirken auch das reine Digitalin, Digitoxin u. s. w. brechenerregend. — Aehnlich wie gegen die Schleimhaut des Magens scheinen sich jene Stoffe gegen die Schleimhaut des **Darms** zu verhalten. Nach grösseren Dosen der Fingerhutblätter tritt öfter Diarrhoe ein, weniger leicht nach denen des Digitalins u. s. w. Früher spielte die Niesswurz eine grosse Rolle als **Abführmittel** bei Epilepsie, Hypochondrie u. s. w. und namentlich schätzten sie die alten Griechen bei **Geisteskrankheiten**.

Der Uebergang der obigen Stoffe in das **Blut** scheint zum Theil nur langsam zu erfolgen, wenigstens treten ihre Wirkungen nach subcutanen Injectionen ungleich rascher ein. Die einzelnen Blutbestandtheile erleiden durch dieselben keine nachweisbare Veränderung und ebensowenig die Leber. Dagegen zeigen die Glieder dieser Gruppe schon in sehr geringen Mengen einen auffallenden Einfluss auf die Thätigkeit des **Herzens**. Nach arzneilichen Dosen der Fingerhutblätter sieht man, bisweilen nach einer vorausgehenden geringen Steigerung, eine **Herabsetzung der Pulsfrequenz** eintreten, wobei der Puls zugleich voller wird. Diese Verlangsamung des Pulses wird besonders bei horizontaler Körperlage bemerkbar, während durch Körperanstrengung, aufregende Getränke u. s. w. die Pulsfrequenz oft erheblich gesteigert wird. Charakteristisch für diese Wirkung ist, dass sie nicht wie die der meisten übrigen Mittel rasch vorübergeht, sondern sogar Tage lang fortdauert. Wird nun während dieser Zeit eine neue, wenn auch nicht grössere Dosis gegeben, so kommt zu der Wirkung der ersten Gabe noch die der zweiten hinzu u. s. f., so dass die Pulsfrequenz immer mehr sinkt und endlich selbst Vergiftungserscheinungen eintreten können. Man bezeichnet dies gewöhnlich als die **cumulative Wirkung** des Mittels, welche am besten dadurch vermieden werden kann, dass man die einzelnen Arzneidosen nicht zu rasch auf einander folgen lässt und den Kranken stets sorgfältig überwacht.

Nach etwas grösseren Dosen tritt jene Verlangsamung des Pulses in höherem Grade ein, so dass derselbe bei Menschen nicht selten selbst auf

---

[1] Vergl. STANION, Ueber die physiologische Wirkung des Digitalins, in: Prager Vierteljahrsschr. f. pract. Heilkunde 1862. Band II. S. 97.

[2] Archives génér. de Médecine. V. Sér. Tom XVIII. p. 5.

40 Schläge sinkt. Nach TRAUBE[1] erfolgt nach noch grösseren Dosen ein erhebliches Steigen der Pulsfrequenz, doch konnte BÖHM[2] dasselbe weder bei Fröschen, noch bei Säugethieren wahrnehmen. Nach KOPPE[3] kommt es nur nach directer Einführung des Giftes in das Blut vor. Später tritt grosse Unregelmässigkeit des Pulses und zuletzt systolischer Stillstand der Ventrikel ein, während die Vorhöfe in Diastole verharren. TRAUBE leitete die anfängliche Verlangsamung des Herzschlags von einer Erregung, die Beschleunigung desselben von einer Lähmung des N. vagus ab. Durchschneidung des N. vagus verhindert die Verlangsamung des Pulses nicht, nach ACKERMANN[4] und KOPPE dagegen die Anwendung von Atropin, welches auf die regulatorischen Endapparate einwirkt. Auf Frösche bleibt jedoch nach BÖHM auch das Atropin ohne Einfluss. Obgleich es fast unzweifelhaft erscheint, dass bei der ursprünglichen Pulsverlangsamung der N. vagus betheiligt ist, so scheint eine Lähmung des letzteren doch nur in den Fällen einzutreten, wo dem Tode eine bedeutende Pulsbeschleunigung vorausgeht. Dagegen fanden DYBKOWSKY und PELIKAN[5], so wie BÖHM, welche diese Beschleunigung nicht beobachtet hatten, den N. vagus selbst noch nach eingetretenem Herzstillstand leistungsfähig. — Als ein zweites und wahrscheinlich das wesentlichste Moment bei der Wirkung der Fingerhutblätter ist eine noch nicht genauer bekannte Veränderung der Muskelsubstanz des Herzens anzusehen, welche BÖHM als erhöhte Erregbarkeit bezeichnet und in Folge deren sich das Herz kräftiger zusammenzieht wie sonst und zuletzt in systolischen Stillstand übergeht. Nach SCHMIEDEBERG[6] ist dabei wahrscheinlich die Elasticität des Herzmuskels vergrössert, so dass dieser endlich nicht mehr in den diastolischen Zustand übergehen kann.

Der **Blutdruck** erfährt, wie schon TRAUBE gefunden hat, durch die Fingerhutblätter eine beträchtliche Erhöhung, von der er nach tödtlichen Dosen bald wieder absinkt. Ueber die Ursache des erhöhten Blutdrucks bestehen jedoch noch verschiedene Ansichten. Schon TRAUBE hatte denselben wenigstens theilweise von einer Verengerung der feineren Arterien und dem dadurch bedingten Widerstande abgeleitet. FOTHERGILL[7], BRUNTON und A. B. MEYER[8] sprachen sich in demselben Sinne aus. ACKERMANN (a. a. O.), welcher beobachtete, dass die Erhöhung des Blutdrucks auch noch nach Durchschneidung des Rückenmarks nachgewiesen werden kann, nahm an, dass das Mittel auf die Endigungen der vasomotorischen Nerven wirke und diese anfangs errege, später jedoch lähme.

---

[1] Gesammelte Beiträge etc. I. S. 190. 252. 276. — Berliner klin. Wochenschrift 1870. No. 17. 1871. No. 31. 33.
[2] Archiv f. d. ges. Physiologie. Band V. S. 153. 1872.
[3] Arch. f. experim. Pathol. u. Pharmakol. Band III. S. 274. 1875.
[4] Deutsches Archiv f. klin. Medicin. Band XI. S. 125. 1872.
[5] Zeitschr. f. wissenschaftl. Zoologie. Band XI. S. 279. 1861.
[6] Beiträge zur Anatomie u. Physiologie als Festgabe C. LUDWIG gewidmet von seinen Schülern. Band I. S. 222. 1875.
[7] British medical Journal 1871. Juli. Aug.
[8] Journal of Anatomy and Physiology. Vol. VII. p. 134. 1872.

Nach Böhm und Görz[1] ist jedoch durch die bisherigen Untersuchungen das Bestehen einer Gefässverengerung noch nicht als hinreichend erwiesen anzusehen, die Erhöhung des Blutdrucks vielmehr hauptsächlich als das Resultat der verstärkten Herzthätigkeit zu betrachten.

Die **Temperatur** wird im gesunden Körper durch die Fingerhutblätter nur sehr wenig herabgesetzt, wobei dieselbe nach ACKERMANN im Innern etwas sinkt und an der Körperoberfläche etwas steigt, so dass dadurch zu einer vermehrten Wärmeabgabe Veranlassung gegeben wird. Bei der meist ungleich stärkeren Temperaturabnahme in Krankheiten kommen vielleicht noch andere Momente mit in Betracht.

Die **Respiration** wird durch arzneiliche Dosen der Fingerhutblätter meist nicht merklich gestört. Bei Vergiftungen wird sie jedoch kurz vor dem Tode sehr dyspnoisch.

Die angegebenen Erscheinungen werden nicht bei allen Menschen mit gleicher Leichtigkeit hervorgerufen. Noch grössere Unterschiede zeigen sich bei verschiedenen Thieren. Am empfindlichsten sind Katzen und Hunde, ungleich weniger Kaninchen und besonders Frösche.

Die meisten bisherigen Untersuchungen über die Wirkung der Fingerhutblätter sind mit diesen selbst oder dem käuflichen Digitalin angestellt worden. KOPPE fand, dass die reinen wirksamen Bestandtheile des Fingerhuts sich ganz gleich verhalten und nur quantitativ verschieden sind. Das Digitoxin wirkt ungleich stärker als das Digitalin und Digitaleïn und rief bereits zu 0,002 Grm. bei einem Menschen heftige Vergiftungserscheinungen hervor. Die Letaldose davon beträgt etwa für 1 Kilogr. Katze 0,0004 Grm., für 1 Kilogr. Hund 0,0017, für 1 Kilogr. Kaninchen 0,0035 Grm. — Noch stärker als das Digitoxin wirkt nach v. SCHROFF[2] das Antiarin, welches, in die Jugularvene injicirt, Hunde von 5 Kilogr. schon zu 0,001 Grm. und Kaninchen von 1 Kilogr. zu 0,0003 Grm. tödtet. Das Antiarin verhält sich den Fingerhutbestandtheilen sehr ähnlich. Dasselbe ruft nach DYBKOWSKY und PELIKAN bei Fröschen systolischen Herzstillstand hervor, bei Säugethieren nach v. SCHROFF geringe Verlangsamung oder Beschleunigung des Herzschlags, Erhöhung des Blutdrucks selbst nach Durchschneidung des Halsmarks, Arythmie und Herzstillstand. — Ueber die übrigen Glieder dieser Gruppe sind bis jetzt noch wenig eingehende Untersuchungen angestellt worden, doch scheinen sie sich dem Digitalin ganz ähnlich zu verhalten.

Wegen ihrer Einwirkung auf die Herzthätigkeit sind die Fingerhutblätter vielfach bei Herzkrankheiten angewendet werden. Nach TRAUBE wird der Gebrauch derselben besonders in solchen Fällen von Klappenfehlern nützlich, wo bei fast genügend ausgebildeter Compensation die Herzthätigkeit sehr aufgeregt ist und starkes Herzklopfen nebst Dyspnoe besteht. Durch die Wirkung des Mittels wird dann der krankhaft herabgesetzte arterielle Druck ausgeglichen und zugleich die bestehende venöse Hyperämie vermindert. In Folge der so herbeigeführten

---

[1] Ein Beitrag zur physiologischen Wirkung des Digitalins auf den Blutdruck. Inaug.-Dissert. Dorpat 1873.
[2] Medicin. Jahrbücher der Gesellsch. d. Aerzte zu Wien. 1874. Heft 3.

rascheren Bewegung des Blutes durch die Capillaren werden dann auch sehr häufig bestehende Transsudationen zum Verschwinden gebracht. — Dagegen ist der Gebrauch des Fingerhutes unzweckmässig bei frisch entstandenen Klappenfehlern, bei erhöhtem Blutdruck im Aortensystem, so wie bei ausreichender Compensation mit relativem Wohlbefinden. Aus den angegebenen Gründen darf man das Mittel nicht länger anwenden, als bis die normalen Compensationsverhältnisse hergestellt sind, da durch einen zu langen Gebrauch das Uebel leicht verschlimmert werden kann.

Bei fieberhaften Krankheiten, namentlich bei Typhus, hat man die Fingerhutblätter angewendet, um die Körpertemperatur herabzusetzen[1], doch giebt man jetzt zu diesem Zwecke meist anderen Mitteln den Vorzug. Die Temperaturerniedrigung tritt in solchen Fällen oft früher ein, als die Verlangsamung des Pulses, scheint also nicht von dieser allein abhängig zu sein. Auch bei Entzündungen mit heftigem Fieber, z. B. bei Pneumonie, Pleuritis, Pericarditis, Endocarditis, Erysipelas, bei acutem Gelenkrheumatismus u. s. w. hat man die Fingerhutblätter häufig angewendet. Obgleich es meist gelingt, durch ziemlich grosse Dosen des Mittels die Fiebertemperatur etwas zu mässigen, so wird dadurch doch der Verlauf der Krankheiten nicht erheblich abgekürzt. Bei Febris hectica hat man meist kleinere Dosen oft mit Zusatz von Chinin mit Vorliebe angewandt.

Eine Einwirkung der zu dieser Gruppe gehörigen Stoffe auf die Centralorgane des **Nervensystems** lässt sich noch nicht mit Sicherheit nachweisen. Bei Vergiftungen bleibt das Bewusstsein meist erhalten, doch bestehen Kopfschmerz, Schwindel, Neigung zum Schlafe und grosse Hinfälligkeit. Vielleicht sind das Gelbsehen und Undeutlichsehen, sowie die Pupillenerweiterung, welche ziemlich constant auftreten, von einer centralen Affection herzuleiten. Bei Fröschen beobachtete man auch eine Herabsetzung der Reflexerregbarkeit.[2] Convulsionen treten meist erst kurz vor dem Tode bei beginnender Erstickung ein.

Die **Muskeln** erleiden durch die meisten der obigen Stoffe eine noch wenig bekannte Veränderung, auf welche wohl das grosse Schwächegefühl, das durch jene Stoffe hervorgerufen wird, sowie die verminderte Reflexerregbarkeit bei Fröschen, wenigstens zum Theil, zurückzuführen ist.

Als die Fingerhutblätter in der zweiten Hälfte des vorigen Jahrhunderts zuerst allgemeiner in Gebrauch gezogen wurden, wandte man sie hauptsächlich an, um die Secretion der **Nieren** zu vermehren. Bei gesunden Personen und bei Thieren lässt sich eine Vermehrung der Harnsecretion durch die Fingerhutblätter nicht nachweisen. Bei Vergiftungen erscheint sogar die Harnsecretion in der Regel sehr spärlich, wohl meist in Folge der durch das Erbrechen und die Diarrhoe hervorgerufenen Wasserverluste. Auf die Nieren selbst scheint das Mittel ohne Einfluss zu bleiben. Dagegen sieht man bei solchen Wassersuchten, welche bei

---

[1] Vergl. FERBER: Archiv f. patholog. Anatomie. Band XXX. S. 290. 1864. — THOMAS, Archiv der Heilkunde 1865. S. 329. — HANKEL, Ebendaselbst 1869. S. 280.
[2] Vergl. WEIL: Archiv f. Anatom., Physiolog. u. s. w. 1871. S. 252, u. MEIHUIZEN, Arch. f. d. ges. Physiolog. Band 7. S. 201. 1873.

Herzklappenfehlern in Folge von Compensationsstörungen entstanden sind, häufig eine sehr bedeutende Vermehrung der Harnsecretion eintreten. Wir haben daher jene Wirkung wohl als die Folge der Regulirung des Blutdrucks anzusehen. Bei solchen Wassersuchten, denen andere Störungen zu Grunde liegen, kann daher auch das Mittel nicht in gleichem Grade nützlich werden. Ebenso wie die Fingerhutblätter kommen bisweilen die Meerzwiebel und das daraus bereitete Extract, seltener die grüne Niesswurz in Gebrauch, doch scheinen diese keine besonderen Vorzüge darzubieten.

Der **Harn** zeigt nach dem Gebrauche jener Stoffe keine auffallenden Veränderungen. Nach Vergiftungen erscheint er nicht selten, vielleicht in Folge des stark erhöhten Blutdrucks, eiweisshaltig. Vielfach hat man den Fingerhutblättern einen verändernden Einfluss auf den Stoffwechsel zugeschrieben. SIEGMUND[1], WINOGRADOFF[2] und MÉGEVAND[3] schlossen aus ihren Untersuchungen, dass dadurch die Harnstoffausscheidung vermindert werde, doch bedarf diese Annahme noch der weiteren Bestätigung. Nach v. BOECK und BAUER[4] wird durch solche Gaben der Fingerhutblätter, welche den Blutdruck erhöhen, die Kohlensäureausscheidung vermehrt, dagegen durch solche, welche denselben herabsetzen, vermindert.

Folia digitalis. Die Fingerhutblätter werden während der Blüthezeit von Digitalis purpurea LINN., einer im grössten Theile von Europa einheimischen Scrophularinee, gesammelt. Dieselben werden selten in Substanz zu 0,06—0,30 Grm. p. d. in Pulvern oder Pillen, gewöhnlich als Aufguss (0,50—1,50 Grm. auf 100 Grm. Colatur) gegeben. — Der Fingerhutessig **(Acetum digitalis)** wird durch achttägiges Digeriren von 1 Th. Fingerhutblättern mit 1 Th. Spiritus und 9 Th. Acetum purum und nachherige Filtration erhalten. Man giebt denselben zu 10—30 Tropfen auf Zucker 1—2 mal täglich. — Die Fingerhuttinctur **(Tinctura digitalis)** wird aus 5 Th. frisch zerstampfter Fingerhutblätter mit 6 Th. Spiritus bereitet und zu 5—30 Tropfen p. d. für sich oder als Zusatz zu Mixturen verordnet. — Die ätherische Fingerhuttinctur **(Tinctura digitalis aetherea)** wird aus 1 Th. Fingerhutblättern und 10 Th. Spiritus aethereus erhalten. Man giebt dieselbe, jedoch selten, zu 5—15 Tropfen p. d. — Das Fingerhutextract **(Extractum digitalis)** wird aus den frisch zerstampften Blättern erhalten, indem man 20 Th. davon mit 1 Th. Wasser verreibt, stark auspresst und dies mit 3 Th. Wasser wiederholt. Die Flüssigkeit wird auf 80° erwärmt, colirt, dann auf 2 Th. eingedampft, mit 2 Th. Spiritus 24 Stunden lang stehen gelassen und dann ausgepresst. Der Rückstand wird mit 1 Th. Spirit. dilut. ebenso behandelt und die filtrirten Flüssigkeiten zur Consistenz eines dickeren Extractes eingedampft. Dasselbe wird nur selten zu 0,02—0,20 Grm. p. d. in Pulvern oder Pillen angewendet. — Die Fingerhutsalbe **(Unguentum digitalis)** ist eine Mischung von 1 Th. Fingerhutextract mit 9 Th. Wachssalbe — Das käufliche Digi-

---

[1] Archiv f. patholog. Anatomie. Band VII. S. 238. 1854.
[2] Ebendaselbst. Band XXII. S. 457. 1861.
[3] Gazette hebdom. de Méd. 1870. No. 32.
[4] Zeitschr. f. Biologie. Band X. S. 367. 1874.

A. GRUPPE DES DIGITALINS.

talin (**Digitalinum**) wird in Deutschland nur selten zu 0,001—0,002 Grm. p. d. angewendet, bietet aber wegen seiner ungleichmässigen Wirksamkeit keine Vortheile dar.

Radix hellebori viridis. Die grüne Niesswurz stammt von Helleborus viridis L., einer im mittleren Europa einheimischen Ranunculacee. Die von den alten Griechen sehr hoch geschätzte „schwarze Niesswurz" war nach den Untersuchungen von Schroff[1] der in Kleinasien einheimische Helleborus orientalis Lam. Der berühmte Botaniker Clusius hatte dieselbe jedoch für den im mittleren Europa einheimischen Helleborus niger L. gehalten und diesen daher in den Arzneischatz eingeführt. Nachdem man sich allmählig überzeugt hatte, dass die Radix hellebori nigri keineswegs die von den Alten gerühmte Wirksamkeit besitze und dieselbe daher fast ausser Gebrauch gekommen war, wurde an ihrer Stelle die Radix hellebori viridis, welche der Wurzel von Helleborus orientalis Lam. an Wirksamkeit nahe steht, in die Pharmakopoe eingeführt. Ihre Wirksamkeit verdankt die grüne Niesswurz zwei Glycosiden, dem Helleboreïn, welches in Wasser löslich ist und vorzugsweise auf das Herz einwirkt, und dem in Wasser unlöslichen Helleborin, welches nach Marmé[2] mehr narkotisch wirkt. Da jedoch das aus verschiedenen Niesswurz-Arten dargestellte Helleboreïn nach Marmé keine gleichmässige Wirksamkeit zeigt, so scheint es kein einfacher chemischer Körper zu sein. Man verordnet die grüne Niesswurz nur noch sehr selten zu 0,05—0,30 Grm. p. d. in Pulvern oder Pillen. — Die Niesswurzeltinctur (**Tinctura hellebori viridis**) wird durch Digestion von 1 Th. grüner Niesswurz mit 10 Th. Spirit. dilut. erhalten und zu 6—15 Tropfen p. d. gegeben.

Bulbus scillae. Die Meerzwiebel stammt von Scilla maritima L. (Urginea Scilla Steinheil), einer an den Küsten des Mittelmeeres wachsenden Liliacee. Man verordnet dieselbe zu 0,05—0,30 Grm. p. d. in Pillen oder Pulvern, seltener als Aufguss (1,00—2,00 Grm. auf 100 Grm. Colatur). — Der Meerzwiebelessig (**Acetum scillae**) wird durch dreitägige Maceration von 1 Th. trockner Meerzwiebel, 1 Th. Spiritus und 9 Th. Acetum purum erhalten und zu 20—60 Tropfen p. d. täglich mehrmals, bisweilen auch als Saturation, verordnet. — Der Meerzwiebel-Sauerhonig (**Oxymel scillae**) wird durch Eindampfen einer Mischung von 1 Th. Meerzwiebelessig und 2 Th. Honig auf 2 Th. erhalten. Derselbe war früher sehr beliebt als Zusatz zu Brechmitteln oder diuretischen Arzneien, doch kommt er mit Recht jetzt fast gar nicht mehr in Gebrauch. — Die Meerzwiebeltinctur (**Tinctura scillae**) wird durch Digestion von 1 Th. trockener Meerzwiebel mit 5 Th. Spirit. dilut. erhalten. Man benutzt dieselbe nur selten zu 10—20 Tropfen p. d. täglich mehrmals. — Die kalihaltige Meerzwiebeltinctur (**Tinctura scillae kalina**) wird durch Maceration von 8 Th. trockner Meerzwiebel, 1 Th. Aetzkali und 50 Th. Spirit. dilut. erhalten, kommt jedoch nur noch selten zu 10—20 Tropfen p. d. in Gebrauch. — Das Meerzwiebelextract (**Extractum scillae**) wird dadurch erhalten, dass man 1 Th. grob gepulv. Meerzwiebel 4 Tage lang mit 4 Th. Spirit. dilut.

---

[1] Lehrbuch der Pharmakologie. Wien 1873. S. 608.
[2] Nachrichten der K. Gesellsch. d. Wiss. z. Göttingen 1865. No. 14.

macerirt und den filtrirten Auszug zur Consistenz eines dickeren Extractes eindampft. Man giebt das Meerzwiebelextract zu 0,03—0,20 Grm. p. d. in Pillen mit Rad. althaeae oder in einem aromatischen Wasser gelöst.

B. Gruppe des Saponins.*

Neben dem Saponin oder Githagin ($C_{32}H_{54}O_{18}$) sind noch einige andere Glycoside bekannt, welche sich in ihren Eigenschaften eng an dasselbe anschliessen. Dahin gehören das Senegin, welches von den meisten Chemikern für identisch mit dem Saponin gehalten wird, das Digitonin, ein Bestandtheil der Fingerhutblätter (S. 515), das Cyclamin oder Pri-

---

* Ebenso wie die Sassaparilla und die Seifenwurzel wandte man früher auch die Bittersüssstengel (**Stipites dulcamarae**) als sogenanntes blutreinigendes Mittel bei chronischen Hautkrankheiten u. s. w. an. Dieselben stammen von Solanum Dulcamara L., einem in ganz Europa an feuchten, schattigen Stellen vorkommenden kleinen Strauche aus der Familie der Solaneen. Ihre Wirkung ist jedoch von der der obigen Droguen verschieden. Sie enthalten als wirksamen Bestandtheil in geringer Menge ein Alkaloid, das Solanin ($C_{43}H_{71}NO_{16}$), welches sich durch Einwirkung verdünnter Mineralsäuren in Zucker und ein zweites Alkaloid, das Solanidin ($C_{25}H_{41}NO$) spaltet. Das Solanin verhält sich auf der äusseren Haut indifferent, auch nach subcutaner Injection seines essigsauren Salzes treten meist keine Entzündungserscheinungen ein. Es besitzt einen bitteren und etwas brennenden Geschmack, dem ein Gefühl von Kratzen folgt. In den Magen gebracht ruft es in grösseren Dosen bisweilen Erbrechen hervor. Diarrhoe tritt nur selten ein.
In das Blut gelangt, veranlasst das Solanin nach Husemann und Balmanya† anfangs eine Verlangsamung, später eine Steigerung der Pulsfrequenz, wahrscheinlich durch anfängliche Erregung und spätere Lähmung des N. vagus, während bei Fröschen nur eine Verlangsamung des Herzschlags eintritt. Die Respirationsfrequenz dagegen vermindert sich um so mehr, je grösser die Dosis war und ebenso sinkt die Temperatur um 1—2, ja selbst um 3 Grad, bis endlich der Tod durch Asphyxie, wahrscheinlich in Folge von Lähmung des Respirationscentrums, eintritt. Bei Kaninchen wirkt etwa 0,10 Grm. Solanin auf 1 Kilogr. tödtlich, bei Fröschen werden 0,03—0,06 Grm. letal. Die Wirkung des Solanins zeigt sich am deutlichsten an den Centralorganen des Nervensystems. Die damit vergifteten Thiere verfallen in einen apathischen Zustand unter Abnahme der Sensibilität. Eine schlafmachende Wirkung zeigt sich bei Menschen selbst nach 0,20 Grm. noch nicht und ebenso wenig bei Thieren nach tödtlichen Gaben. Endlich tritt der Tod ein, bei warmblütigen Thieren unter Krämpfen, die wahrscheinlich durch die Erstickung bedingt sind, bei Fröschen durch vollständige centrale Lähmung. Die Contractilität der Muskeln zeigt sich dabei nicht beeinträchtigt. — Das Solanidin wirkt dem Solanin ähnlich, jedoch ungleich schwächer. — Nach Wittstein †† findet sich in den Bittersüssstengeln noch ein zweites Alkaloid, das Dulcamarin, dessen Wirkung jedoch von der des Solanins nicht sehr verschieden zu sein scheint. — Das reine Solanin hat bis jetzt keine therapeutische Verwendung gefunden. Nach Husemann könnte es vielleicht wegen seiner Einwirkung auf die Respiration mit Nutzen bei Asthma und Keuchhusten gegeben werden.
— Die Bittersüssstengel wurden zu 0,50—2,00 Grm. p. d. in Pulvern, meist jedoch als Species zugleich mit anderen Mitteln in Form von Holzträoken verordnet. — Das Bittersüssextract (**Extractum dulcamarae**) wird durch Ausziehen der Bittersüssstengel zuerst mit 4 Th. und dann mit 2 Th. heissen Wassers und Eindampfen der erhaltenen Flüssigkeit bereitet. Dasselbe wurde zu 0,50—1,00 Grm. p. d. in Pillen oder als Lösung gegeben.

---

† Arch. f. experiment. Pathol. u. Pharmakol. Band IV. S. 309. 1875.
†† Vierteljahrsschr. f. pract. Pharmacie. Band I. S. 371 u. 495. 1852.

B. GRUPPE DES SAPONINS.

mulin ($C_{20}H_{34}O_{10}$), ein Bestandtheil von Cyclamen Europeum L. und Primula veris L. und das Parillin oder Smilacin ($C_{40}H_{70}O_{18}$), ein Bestandtheil der Sarsaparilla. Alle diese Stoffe sind chemisch indifferent, leicht löslich in Wasser, schwerer in Weingeist und gar nicht in Aether. Ihre wässrige Lösung schäumt beim Schütteln noch in grosser Verdünnung. Durch verdünnte Schwefelsäure werden sie, jedoch nur schwierig, in Zucker und einen anderen indifferenten Körper zerlegt. Auch in ihrem Verhalten gegen den thierischen Organismus zeigen sie viel Aehnlichkeit. Sie sind weniger giftig, als die Glieder der vorhergehenden Gruppe. Am stärksten wirken von ihnen das Cyclamin und Saponin, am schwächsten das Parillin. Diese vielfache Uebereinstimmung macht es wahrscheinlich, dass alle diese Stoffe in einem chemischen Zusammenhange unter einander stehen mögen und in der That lässt sich die Zusammensetzung der meisten von ihnen auf die allgemeine Formel $C_nH_{2n-10}O_{18}$ zurückführen.[1]

Auf der unversehrten äusseren **Haut** rufen die obigen Stoffe keine merkliche Veränderung hervor. Auf dem entblössten Corium dagegen veranlassen sie, ebenso wie im **Auge**, lebhaften Schmerz und Entzündung. Schon Spuren von Saponin oder Cyclamin bewirken in der **Nase** anhaltendes Niessen.

Im **Munde** zeigen die Glieder dieser Gruppe einen unangenehmen scharfen oder bitteren Geschmack, dem ein anhaltendes Gefühl von Kratzen im Halse und vermehrte Speichelsecretion folgen. Auch die Secretion der Rachenschleimhaut, vielleicht selbst der Laryngeal- und Bronchialschleimhaut wird dadurch vermehrt und so der Auswurf befördert. Man wendet daher die Senegawurzel, seltner die Seifenwurzel als expectorirendes Mittel an. Am häufigsten verordnet man dieselbe bei Ansammlung eiterig-schleimigen Secretes in den Bronchien, besonders im zweiten Stadium acuter Bronchialkatarrhe, sowie bei Pneumonien im Stadium der Resolution.

Im **Magen** rufen einmalige kleine Dosen keine merkliche Veränderung hervor, nach öfterer Wiederholung derselben treten jedoch leicht Verdauungsstörungen ein. Grössere Dosen davon veranlassen leicht Ekel und Erbrechen, doch kommt es in der Regel nicht zu einer förmlichen Gastroenteritis. Aehnlich wie im Magen verhalten sich Saponin und Cyclamin im Darme und rufen in grösseren Dosen Kolikschmerzen und Diarrhoe hervor. Vom Parillin sind diese Wirkungen noch nicht beobachtet worden.

In das **Blut** scheinen die Stoffe dieser Gruppe nur langsam überzugehen. Wie sie sich gegen die Blutbestandtheile verhalten, ist noch nicht genau bekannt. Einzelne von ihnen, z. B. das Cyclamin, zerstören in concentrirter Lösung die Blutkörperchen. — Besonders auffallend ist der Einfluss der obigen Stoffe auf das **Herz**. Das Saponin ruft in etwas grösseren Mengen Verlangsamung des Herzschlags und vorübergehende Herzstillstände hervor. Nur beim Hunde geht dem Tode Beschleunigung der Herzthätigkeit voraus, bis endlich Stillstand in der Diastole eintritt. Die

---

[1] Vergl. FLÜCKIGER in: Archiv der Pharmacie. Band VII. S. 532. 1877.

veränderte Herzthätigkeit ist nach KÖHLER[1] zum Theil von einer Lähmung der Hemmungs- und Beschleunigungsnerven des Herzens, zum Theil von einer Veränderung der Herzensmusculatur abhängig. Der **Blutdruck** sinkt nach kurz vorübergehender Steigerung bei Hunden und Kaninchen stetig. Dies ist theilweise von einer nach kurzer Reizung eintretenden Lähmung des vasomotorischen Centrums bedingt. Auch das respiratorische Centrum wird, besonders nach Injection grösserer Saponinmengen in das Blut, gelähmt, so dass in solchen Fällen der Tod sehr rasch eintritt.

Kleinere Dosen des Saponins rufen keine auffallende Störung der Centralorgane des Nervensystems hervor, grössere lähmen alle Nerven, so weit sie mit denselben in Berührung kommen, z. B. nach subcutaner Injection zuerst die sensiblen, später auch die motorischen Nerven der benachbarten Theile. Direct auf das Rückenmark gebracht, ruft das Saponin zuerst Tetanus und später centrale Lähmung der sensibeln und motorischen Nerven hervor. Für therapeutische Zwecke, zur Hervorrufung einer localen Anästhesie lässt sich jedoch das Saponin nicht verwenden, da dasselbe lebhafte Entzündung der Injectionsstelle veranlasst. — Ebenso wie die Nerven werden auch die Muskeln durch die directe Einwirkung des Saponins gelähmt[2], ohne jedoch dabei eine merkliche Veränderung ihrer Structur zu erleiden.

Vielfach hat man den obigen Mitteln eine Einwirkung auf die **Nieren** zugeschrieben. Eine Vermehrung der Harnsecretion lässt sich jedoch nicht mit Sicherheit nachweisen. Früher nahm man an, dass dieselben das Blut von allerhand krankmachenden Stoffen reinigen sollten und wandte deshalb die Sarsaparilla, sowie die Seifenwurzel bei verschiedenen chronischen Krankheiten, namentlich bei veralteter Syphilis, bei chronischen Hautkrankheiten, besonders Psoriasis, bei scrofulösen Gelenks- und Drüsenentzündungen, bei chronischen Rheumatismen u. s. w. an. Nachdem man sich überzeugt hat, dass jene Mittel die ihnen zugeschriebene Wirkung nicht besitzen, sind dieselben mehr und mehr ausser Gebrauch gekommen.

Radix senegae. Die Senegawurzel stammt von Polygala Senega LINN., einer im östlichen Theile von Nordamerika einheimischen Polygalee. Ausser dem Senegin enthält dieselbe keine wirksamen Bestandtheile. Man verordnet sie zu 0,50—1,00 Grm. p. d., doch selten in Pulverform, meist als Aufguss (1 Th. auf 10—20 Th. Colatur). — Das Senegaextract (**Extractum senegae**) wird durch Ausziehen der Wurzel mit wässrigem Weingeist und Eindampfen zur Trockene erhalten und zu 0,20—0,50 Grm. p. d., meist in Pillenform, verordnet. — Der Senegasyrup (**Syrupus senegae**) wird durch Auflösen von 76 Th. Zucker in 22 Th. eines aus 2 Th. der Senegawurzel mit 22 Th. Wasser und 3 Th. Spiritus kalt bereiteten Aufgusses erhalten. Man giebt denselben theelöffelweise oder als Zusatz zu expectorirenden Arzneien.

---

[1] Archiv f. experiment. Patholog. u. Pharmakolog. Band I. S. 138. 1873. — Die locale Anästhesirung durch Saponin. Halle 1873.

[2] Vergl. PELIKAN, Berliner klin. Wochenschrift 1867. No. 36.

Herba polygalae. Das Kreuzblumenkraut ist eine in ganz Deutschland einheimische Polygalee, Polygala amara LINN. Dasselbe steht der Senegawurzel sehr nahe, enthält jedoch ausser dem Senegin noch einen nicht genauer bekannten, sehr bitter schmeckenden Stoff. Man wandte es daher besonders bei chronischen Katarrhen schlecht genährter Personen an, meist als Abkochung zu 6,00—15,00 Grm. tagüber.

Radix saponariae. Die Seifenwurzel stammt von Saponaria officinalis L., einer im mittleren und südlichen Europa einheimischen Caryophyllee. Man gab dieselbe meist als Abkochung zu 10,0—15,0 Grm. tagüber mit anderen, ähnlichen Mitteln. Das Saponin, der wirksame Bestandtheil der Seifenwurzel, findet sich in reichlicher Menge in der Radix saponariae Hispanicae s. Levanticae, welche gewöhnlich, nach FLÜCKIGER jedoch mit Unrecht, von Gypsophila Struthium abgeleitet wird, sowie in der Cortex quillajae, der Rinde von Quillaja Saponaria MOLINA, einer in Chili einheimischen Spiräacee. Beide werden ausschliesslich zu technischen Zwecken verwendet. — Auch viele andere Pflanzen enthalten Saponin, z. B. verschiedene Arten von Gypsophila, Dianthus, Silene, Lychnis, Agrostemma, Anagallis u. s. w., und können deshalb, wenn sie in grösserer Menge dem Futter beigemengt sind, dem Vieh nachtheilig werden.

Radix sarsaparillae. Die Sassaparille stammt von Smilax medica SCHLECHTEND., einer in Mexico einheimischen Smilacee, sowie von Smilax officinalis KUNTH, S. syphilitica WILLD., S. cordato-ovata PERS. und wahrscheinlich noch anderen dem tropischen Südamerica angehörenden Arten. Von den verschiedenen Handelssorten werden die Sarsaparilla Lisbonensis und die S. de Honduras wegen ihres besseren Aussehens am meisten, die S. de Veracruz am wenigsten geschätzt, obgleich sie sämmtlich als ganz oder nahezu unwirksam anzusehen sind. Man verordnete die Sassaparille, welche früher in grossem Ansehen stand, fast stets als Abkochung zu 30,0—60,0 Grm. tagüber, meist zusammen mit anderen, ähnlichen Mitteln in Form sogenannter Holztränke. — Am häufigsten wurde sie in Deutschland in Form des Zittmann'schen Decoctes gegeben. Zur Bereitung des stärkeren Zittmann'schen Decoctes **(Decoctum sarsaparillae fortius)** werden 100 Th. Sassaparille mit 2600 Th. Wasser 24 Stunden lang digerirt und nach Zusatz von je 6 Th. Zucker und Alaun 3 Stunden lang gekocht. Gegen Ende des Kochens werden noch zugesetzt je 4 Th. Anis und Fenchel, 24 Th. Sennablätter und 12 Th. Süssholz. Die Colatur von 2500 Grm. wird in 8 Theile getheilt. Bei dem ursprünglichen Decoctum Zittmanni wurden mit dem Zucker und Alaun noch 4 Th. Calomel und 1 Th. Zinnober, in ein Leinwandsäckchen eingeschlossen, zugesetzt. In Folge davon enthielt das Decoct eine geringe Spur von Quecksilber. — Zur Bereitung des milderen Zittmann'schen Decoctes **(Decoctum sarsaparillae mitius)** wird der Pressrückstand von dem stärkeren Decoct nebst 50 Th. frischer Sassaparille mit 2600 Th. Wasser 3 Stunden lang gekocht und gegen Ende des Kochens mit je 3 Th. Citronenschalen, Zimmtkassie, kleinem Cardamom und Süssholz versetzt. Die Colatur von 2500 Grm. wird ebenfalls in 8 Th. getheilt. — Gewöhnlich liess man 2—4 Wochen lang bei beschränkter Diät des Morgens eine Portion

heisses starkes und des Abends eine Portion kaltes schwaches Decoct trinken. Jetzt wird das Mittel mit Recht fast gar nicht mehr angewendet.
— Zur Bereitung des zusammengesetzten Sassaparillsyrups (**Syrupus sarsaparillae compositus**) werden 24 Th. Sassaparille, je 16 Th. Guajakholz, Sassafrasholz und Chinawurzel, 8 Th. braune Chinarinde und 3 Th. Anis mit 250 Th. kochenden Wassers übergossen und einige Stunden lang digerirt. Die Colatur wird auf 80 Th. eingedampft und mit 130 Th. Zucker versetzt. Das Präparat wurde früh und Abends zu einer halben Tasse voll genommen, kommt aber auch jetzt kaum mehr in Gebrauch.

Rhizoma chinae (Radix chinae). Die Chinawurzel kommt von Smilax China LINN., einer in China einheimischen Smilacee. Dieselbe wurde wie die Sassaparilla zu 30,0—50,0 Grm. tagüber angewendet, kommt aber jetzt nur noch sehr selten in Gebrauch.

Anhang.

Die ältere Therapie bediente sich ausser den obigen noch zahlreicher anderer Droguen, denen sie eine blutreinigende Wirkung zuschrieb, die aber in arzneilichen Dosen gar keine besondere Wirkung besitzen. Dennoch sind dieselben noch nicht ganz vergessen, so dass wir sie, wenigstens so weit sie noch officinell sind, erwähnen müssen.

Rhizoma caricis (Radix caricis). Die Sandriedgraswurzel stammt von Carex arenaria LINN., einer in den Küstengegenden des mittleren Europas einheimischen Cyperacee. Dieselbe wurde als „deutsche Sarsaparille" vielfach statt oder mit der Sarsaparille tagüber zu 15,0—30,0 Grm. angewandt.

Lignum guajaci (Lignum sanctum, Pockholz, Franzosenholz). Das Guajakholz stammt von Guajacum officinale LINN., einer auf den Antillen einheimischen Zygophyllee. Man verordnete dasselbe in ähnlicher Weise wie die Sarsaparille, besonders bei Syphilis, zu 10,0—30,0 Grm. tagüber. — Der Holzthee (**Species ad decoctum lignorum**) ist ein Gemeng von 4 Th. geraspeltem Guajakholz, je 2 Th. Klettenwurzel und Hauhechelwurzel und je 1 Th. Süssholz und Sassafrasholz und wurde zu 50,0—60,0 Grm. tagüber bei Syphilis, chronischen Hautkrankheiten u. s. w. angewendet.

Resina guajaci. Das aus dem oben genannten Baume gewonnene Harz ist ein Gemenge verschiedener Harzsäuren und eines Farbstoffes, welcher sich durch Aufnahme von Sauerstoff leicht blau und grün färbt. Dasselbe verhält sich in arzneilichen Dosen nahezu indifferent, bisweilen hat es jedoch eine schwach abführende Wirkung, was vielleicht in der Gegenwart von etwas Harzsäure-Anhydrid seinen Grund hat. Man verordnete es zu 0,20—0,80 Grm. in Pulvern oder Pillen. — Die Guajaktinctur (**Tinctura guajaci**) ist eine filtrirte Auflösung von 1 Th. Guajakharz in 5 Th. Spiritus und wurde zu 20—60 Tropfen gegeben. — Die ammoniakhaltige Guajaktinctur (**Tinctura guajaci ammoniata**) wird durch Auflösen von 3 Th. Guajakharz in 10 Th. Spiritus und 5 Th. Ammoniakflüssigkeit erhalten und zu 10—30 Tropfen p. d. verordnet.

Radix bardanae. Die Klettenwurzel stammt von Lappa officinalis ALLIONE und anderen einheimischen Klettenarten und dient fast nur noch als Zusatz zu dem Holzthee. Als Volksmittel wird sie gegen das Ausfallen der Haare angewendet.

Radix ononidis. Die Hauhechelwurzel kommt von Ononis spinosa L., einer in ganz Europa einheimischen Leguminose, und wurde zu 15,0 bis 30,0 Grm. tagüber in Abkochungen angewendet. Man schrieb ihr zugleich eine diuretische Wirkung zu.

Herba violae tricoloris (Herba jaceae, Freisamkraut). Der Stiefmütterchenthee von Viola tricolor LINN. dient fast nur noch als Volksmittel bei Impetigo faciei und wird zu 1,0—5,0 Grm. p. d. meist in Abkochung gegeben.

XXXVIII. Gruppe des Gentiopicrins.

Unter dem Namen Bitterstoffe wird gewöhnlich eine Anzahl von Körpern zusammengestellt, welche einen intensiv bitteren Geschmack haben, den sie zwar mit vielen anderen Mitteln theilen, ohne jedoch die anderweitigen charakteristischen Wirkungen zu besitzen. Unsere chemischen Kenntnisse gestatten uns noch nicht, diese Gruppe genauer zu begrenzen. Die meisten jener Stoffe verhalten sich chemisch indifferent, einige sind schwach sauer, in Wasser sind manche leicht, andere schwer löslich. Viele von ihnen gehören zu den Glycosiden, doch lassen sich diese in ihrer Wirkung nicht von den übrigen unterscheiden.

Auf der äusseren **Haut** bleiben die Glieder dieser Gruppe ohne bemerkbare Wirkung, in Wunden und Geschwüren dagegen rufen sie ein mehr oder weniger lebhaftes Schmerzgefühl hervor.

Im **Munde** zeigen dieselben einen bitteren Geschmack, der bald mehr bald weniger unangenehm ist und eine etwas vermehrte Speichelsecretion nach sich zieht. Im **Magen** veranlassen sie ein leichtes Schmerzgefühl, welches meist zu reichlicherem Essen Veranlassung giebt, so dass sie scheinbar den Appetit vermehren. Zugleich verschwinden oft bestehende Verdauungsstörungen. Worin dies seinen Grund hat, ist noch nicht mit Sicherheit zu bestimmen. Auf die chemischen Vorgänge bei der Verdauung, die Bildung der Peptone u. s. w. haben sie nach den bisherigen Untersuchungen keinen fördernden Einfluss.[1] Obgleich sie ausserhalb des Körpers im Stande sind, manche Gährungsprocesse zu verzögern, so ist doch die Menge, in welcher wir sie arzneilich anzuwenden pflegen, viel zu gering, um eine solche Wirkung auszuüben. Am wahrscheinlichsten ist es noch, dass sie durch ihre chemische Einwirkung auf die Magenschleimhaut den Ablauf der in derselben bestehenden Krankheitsprocesse zu beschleunigen vermögen. Man wendet jene Mittel vorzugsweise bei solchen

---

[1] BUCHHEIM u. ENGEL, Beiträge zur Arzneimittellehre. Leipzig 1849.

Verdauungsstörungen an, welche mit Anämie und Schwächezuständen verbunden sind, besonders bei **Chlorose**, bei **Hysterie**, bei **Scrofeln**, bei **Trinkern**, bei **Convalescenten** u. s. w. Dagegen vermeidet man sie bei acuten Magenkatarrhen, so wie bei Geschwürsbildung im Magen. In Folge der beseitigten Verdauungsstörung pflegt dann auch die Ernährung und der Kräftezustand besser zu werden. Wahrscheinlich würde man den gleichen Zweck noch durch viele andere Mittel erreichen können, allein wir pflegen den Gliedern dieser Gruppe den Vorzug zu geben, weil sie von gewissen Nebenwirkungen frei sind, welche jenen zukommen. Bei lange fortgesetztem Gebrauche können die obigen Mittel jedoch selbst wieder Verdauungsstörungen hervorrufen. Grosse Dosen derselben machen wohl Erbrechen, doch treten keine tieferen Störungen ein.

Aehnlich wie im Magen verhalten sich die Glieder dieser Gruppe wohl auch im **Darm** und können daher hier in gleicher Weise wie dort nützlich werden. So sieht man nach ihrem Gebrauche nicht nur bei habitueller **Stuhlverstopfung**, sondern auch bei chronischen **Diarrhöen** häufig Besserung eintreten.

Ueber den Uebergang der obigen Stoffe in das **Blut** fehlt uns noch ein sicheres Urtheil. Wir sehen beim arzneilichen Gebrauche derselben weder Erscheinungen eintreten, welche als Beweise für diesen Uebergang dienen könnten, noch sind jene Stoffe bis jetzt mit Sicherheit in den Ausscheidungen nachgewiesen worden. KÖHLER[1] sah nach Injection von Cetrarin und von Columbin in die Venen eine anfängliche Erniedrigung und spätere Steigerung des **Blutdrucks** eintreten, doch fehlt noch der Beweis, dass sich dies nach der Einführung arzneilicher Dosen in den Darmcanal ebenso verhalte. Obgleich mehrere jener Mittel bisweilen mit günstigem Erfolge bei **Wechselfiebern** angewendet worden sind, so gewährt uns dies doch noch keinen genügenden Anhalt. Dem Hopfen wurde manchmal eine schlafmachende Wirkung zugeschrieben, doch scheint dies nicht begründet zu sein. Auch sollte der Hopfen eine schmerzstillende Wirkung auf die männlichen Geschlechtswerkzeuge ausüben, doch fehlen uns dafür noch genügende Beweise. Uebrigens ist es sehr wahrscheinlich, dass die ätherischen Oele, welche einige der hierher gehörigen Droguen enthalten, wenigstens theilweise in den Harn übergehen.

Radix gentianae. Die Enzianwurzel wird von Gentiana lutea L., einer auf den Alpen Mitteleuropas wachsenden Gentianee, zum Theil aber auch von Gentiana Pannonica Scop., G purpurea L. und G. punctata L. gesammelt. Der wirksame Bestandtheil derselben, das **Gentiopicrin**, ist ein Glycosid, welches jedoch nur aus der frischen Wurzel im krystallisirten Zustande erhalten werden kann. Dagegen ist die in Wasser unlösliche, leicht krystallisirbare **Gentiansäure** ganz unwirksam. Ausserdem enthält die Enzianwurzel viel Zucker und Pektin. Dieselbe wird nur selten zu 0,25—1,00 Grm. p. d. in Pulvern oder Aufgüssen angewendet. Aeusserlich benutzt man sie wegen ihres starken Quellungsvermögens bisweilen ebenso wie die Laminaria. — Das durch Ausziehen mit kaltem

---

[1] Prager Vierteljahrsschr. f. prakt. Heilkunde CXX. S. 49. 1874

XXXVIII. GRUPPE DES GENTIOPICRINS. 529

Wasser und Eindampfen gewonnene Enzianextract (**Extractum gentianae**) wird meist in Pillenform zu 0,50—2,00 Grm. gegeben. — Die Enziantinctur (**Tinctura gentianae**) wird durch Digestion von 1 Th. Enzianwurzel mit 5 Th. Spirit. dilut. erhalten und zu 20—60 Tropfen auf Zucker verordnet. — Die bittere Tinctur (**Tinctura amara**) wird durch Digestion von je 2 Th. Enzian, Tausendgüldenkraut und unreifen Pomeranzen nebst 1 Th. Zittwerwurzel mit 35 Th. Spirit. dilut. bereitet und ebenso wie die vorige zu 20—60 Tropfen p. d. verordnet.

Herba centaurii. Das Tausendgüldenkraut ist eine in ganz Europa einheimische Gentianee (Erythraea Centaurium PERS.) und enthält wahrscheinlich denselben wirksamen Bestandtheil wie die Enzianwurzel. Man verordnet es nur selten als Zusatz zu Theespecies zu 2,00—3,00 Grm. p. d. — Das durch Ausziehen mit heissem Wasser und Eindampfen bereitete Tausendgüldenkrautextract (**Extractum centaurii**) wird zu 0,50—2,00 Grm. in Pillen oder Lösung verordnet.

Folia trifolii fibrini. Die Fieberkleeblätter stammen von Menyanthes trifoliata L., einer besonders im nördlichen Europa in Sümpfen häufigen Gentianee. Der wirksame Bestandtheil derselben ist ein amorphes Glycosid, das Menyanthin. Der Fieberklee wird in einigen Gegenden als Volksmittel gegen Wechselfieber gebraucht und meist als Theespecies zu 1,2—4,0 Grm. p. d. verordnet. — Das Fieberkleeextract (**Extractum trifolii fibrini**), welches durch Ausziehen mit heissem Wasser und Eindampfen erhalten wird, dient hauptsächlich als Pillenconstituens.

Radix taraxaci. Die Löwenzahnwurzel stammt von Taraxacum officinale WEBER, einer in ganz Europa gemeinen Cichoriacee. Ihr wirksamer Bestandtheil ist das noch wenig untersuchte, schwer krystallisirbare Taraxacin. Die frische, im Frühlinge gesammelte Wurzel nebst dem Kraute diente früher besonders zur Bereitung des ausgepressten Saftes für Frühlingscuren. — Das Löwenzahnextract (**Extractum taraxaci**) wird aus der ganzen blühenden Pflanze durch Ausziehen mit heissem Wasser und Eindampfen bereitet und zu 0,50—2,00 Grm. besonders häufig als Pillenconstituens verordnet. — Früher wurde auch die Cichorienwurzel (Radix cichorii) so wie das Erdrauchkraut (Herba fumariae) zur Bereitung von Kräutersäften u. s. w. verwendet.

Herba cardui benedicti. Das Cardobenediktenkraut stammt von Cnicus benedictus GAERTN., einer in Kleinasien und Griechenland einheimischen, bei uns cultivirten Cynaree. Der krystallisirbare wirksame Bestandtheil desselben, das Cnicin, ist noch wenig untersucht worden. Das Kraut wird nur selten als Decoct zu 1,00—4,00 Grm. angewendet. Häufiger benutzte man das Cardobenediktenextract (**Extractum cardui benedicti**), welches durch Ausziehen mit heissem Wasser und Eindampfen erhalten wird, zu 0,50—1,00 Grm. in Pillen oder Lösung. — Früher benutzte man auch das Andornkraut vor Marrubium vulgare L. und mehrere andere bittere Kräuter.

Lignum quassiae. Die Quassia stammt von Quassia amara L., einer auf den Antillen einheimischen Simarubee. Sie enthält einen indifferenten krystallisirbaren Bitterstoff, das Quassiin, der jedoch noch wenig untersucht ist. Obgleich die Quassie vielfach zum Tödten der Fliegen benutzt wird, scheint sie doch selbst in ziemlich grossen Gaben auf Menschen nicht nachtheilig einzuwirken. Man verwendet die Quassia nur selten als weinigen Aufguss. Bisweilen lässt man auch Wein in kleinen aus Quassienholz gedrechselten Bechern einige Stunden lang stehen, wodurch derselbe einen bitteren Geschmack annimmt. — Das Quassiaextract (**Extractum quassiae**) wird durch Auskochen des Holzes mit Wasser und nachheriges Eindampfen erhalten und zu 0,30—0,60 Grm. p. d. meist in Pillenform gegeben.

Radix colombo. Die Colombowurzel stammt von Jateorrhiza Calumba MIERS (Cocculus palmatus WALLICH) einer auf der Küste Mozambique und in Madagascar einheimischen Menispermee. Sie enthält als wirksame Bestandtheile einen indifferenten Bitterstoff, das Columbin und ein Alkaloid, das Berberin ($C_{20}H_{17}NO_4$), welches auch in mehreren anderen Pflanzen, z. B. Berberis vulgaris L., vorkommt. Auch ist die Wurzel sehr reich an Stärkmehl. Man wendete dieselbe besonders bei chronischen Diarrhöen an, meist als Decoct (1 Th. auf 10—20 Th. Colatur) zu 0,50—2,00 Grm. p. d. — Das Colomboextract (**Extractum colombo**), welches durch Ausziehen mit Wasser und Weingeist und Eindampfen zur Trockne erhalten wird, kommt nur selten zu 0,50—1,00 Grm. in Gebrauch.

Herba absinthii. Der Wermuth besteht aus den blühenden Spitzen von Artemisia Absinthium L., einer fast in ganz Europa vorkommenden Senecionidee. Er enthält neben einem noch wenig untersuchten indifferenten Bitterstoffe, dem Absinthiin, noch $1/2$—2 Proc. eines grünlich gefärbten ätherischen Oels. Für sich kommt der Wermuth wegen seiner unangenehmen Bitterkeit nur selten in Pulverform (1,00—2,00 Grm.) oder als Aufguss (10 : 200) in Gebrauch. — Das Wermuthextract (**Extractum absinthii**) wird durch Ausziehen des Wermuths mit Wasser und Weingeist erhalten und besonders bei Dyspepsie zu 0,50—1,00 Grm. p. d. in Pillenform verordnet. — Die Wermuthtinctur (**Tinctura absinthii**) wird durch Digestion von 1 Th. Wermuth mit 5 Th. Spirit. dilut. bereitet und zu 20 bis 50 Tropfen p. d. verordnet.

Herba millefolii. Das Schafgarbenkraut stammt von Achillea Millefolium L., einer in ganz Europa einheimischen Senecionidee. Dasselbe enthält einen indifferenten, amorphen Bitterstoff, das Achilleïn und ein blaues ätherisches Oel. Man benutzt das Schafgarbenkraut nur noch selten, am besten in Aufguss zu 15,00—30,00 Grm. tagüber, auch als Volksmittel bei Amenorrhoe. — Das Schafgarbenextract (**Extractum millefolii**) wird aus gleichen Theilen der Blätter und Blüthen durch Ausziehen mit Wasser und Weingeist und Eindampfen gewonnen und zu 0,50—1,00 Grm. p. d. meist in Pillenform verordnet.

Cortex cascarillae. Die Cascarillrinde stammt von Croton Elutheria BENNET, Cr. Cascarilla DON. und anderen in Westindien einheimischen Crotonarten (Fam. Euphorbiaceae). Sie enthält als wirksame Bestandtheile einen noch wenig untersuchten indifferenten Bitterstoff, das Cascarillin und 0,4—0,8 Proc. eines ätherischen Oels. Die Cascarillrinde kommt jetzt nur noch selten in Gebrauch zu 0,5—1,0 Grm. p. d. meist als Infusodecoct (1 : 10). Das durch Ausziehen mit heissem Wasser und Eindampfen erhaltene Cascarillextract (**Extractum cascarillae**) wird zu 0,50—1,00 Grm. p. d. in Pillenform, jedoch nur selten gegeben. — Die Cascarilltinctur (**Tinctura cascarillae**) wird durch Digestion von 1 Th. der Rinde mit 5 Th. Spirit. dilut. erhalten und zu 20—25 Tropfen p. d. gegeben.

Glandulae lupuli. Das Lupulin oder Hopfenmehl besteht aus den in dem weiblichen Fruchtstande (Strobili Lupuli) befindlichen Harzdrüsen des Hopfens (Humulus Lupulus L. Fam. Cannabineae). Es enthält ausser einem ätherischen Oel noch einen schwach sauren, amorphen Bitterstoff, die Hopfenbittersäure. Jetzt kommt das Lupulin fast nur noch in Gebrauch bei schmerzhaften Trippern, wo man ihm eine schmerzstillende Wirkung zuschreibt, die jedoch noch sehr zweifelhaft ist. Man giebt dasselbe zu 0,50—1,00 Grm. p. d. in Pulvern oder Pillen, gewöhnlich des Abends vor dem Schlafengehen.

Myrrha. Die Myrrhe ist der freiwillig ausgeflossene, an der Luft eingetrocknete Milchsaft von Balsamodendron Ehrenbergianum BERG, vielleicht auch von Balsamodendron Myrrha NEES, einer in Südarabien einheimischen Burseracee. Sie enthält etwa 2 Proc. eines sehr wohlriechenden ätherischen Oels, 40—60 Proc. Gummi und ein Gemeng von bitter schmeckenden, noch nicht genauer untersuchten Harzen. Man hat die Myrrha vielfach bei chronischen Katarrhen sowohl des Darmcanals als auch der Luftwege und der Harnwerkzeuge angewendet, doch ist der Nutzen derselben bis jetzt nicht mit Sicherheit nachgewiesen worden. Man verordnet die Myrrha zu 0,30—1,00 Grm. meist in Pulvern, mit Zucker verrieben, seltener in Pillen oder Mixturen. — Die Myrrhentinctur (**Tinctura myrrhae**) wird durch Digestion von 1 Th. Myrrhe mit 5 Th. Spiritus erhalten. Man benutzt dieselbe hauptsächlich äusserlich als Zusatz zu Mund- und Gurgelwässern, so wie zu Zahntincturen, Verbandwässern u. s. w. — Das Myrrhenextract (**Extractum myrrhae**) wird durch Maceriren von 1 Th. Myrrhe mit 5 Th. Wasser und Eindampfen der filtrirten Flüssigkeit erhalten. Man giebt dasselbe zu 0,50—1,00 Grm. in Pulvern oder Mixturen.

XXXIX. Amylnitrit.

Bis jetzt ist kein Körper bekannt, welcher mit dem Amylnitrit, (Salpetrigsäure-Amyläther, Aether amylo-nitrosus, $C_5H_{11}NO_2$) in Bezug auf sein Verhalten gegen den thierischen Organismus zusammengestellt werden könnte. Das mit demselben isomere Nitropentan, dessen Siedepunkt zwischen 150—160° liegt, während das Amylnitrit schon bei 95° siedet, verhält sich nach SCHADOW[1] und FILEHNE[2] in Bezug auf Puls und

---

[1] Archiv f. experim. Pathol. u. Pharmakol. Band VI. S. 194. 1876.
[2] Centralbl. f. d. med. Wissensch. 1876. No. 49.

Blutdruck verschieden davon und ruft in grösserer Menge bei Thieren Krämpfe hervor, welche mit den durch Picrotoxin veranlassten viel Aehnlichkeit haben. Auch das Nitroaethan ($C_2O_5NO_2$) und das Nitromethan zeigen keine Aehnlichkeit mit der Wirkung des Amylnitrits.

Ueber das Verhalten dieses Stoffes auf der äusseren **Haut** und im **Auge** sind bis jetzt keine ausführlicheren Versuche angestellt worden. In der **Nase** ruft der Dampf des Amylnitrits eine nicht unangenehme obstartige, doch etwas an Fuselöl erinnernde Geruchsempfindung hervor. Im **Munde** zeigt es einen brennenden obstartigen Geschmack. Sein Verhalten im weiteren Verlaufe des **Darmcanals** ist noch nicht genauer bekannt, da man es fast stets durch die Luftwege in das **Blut** eingeführt hat.

Schon nach dem Einathmen sehr geringer Mengen von Amylnitrit erfolgt, wie zuerst GUTHRIE[1] beobachtete, eine Beschleunigung der Contractionen des **Herzens** selbst bis zur doppelten Schlagzahl. Dieselbe kehrt jedoch nach dem Aussetzen des Mittels sehr bald wieder zur Norm zurück. Auch bei den Säugethieren zeigt sich dieselbe Erscheinung, bei Fröschen bleibt jedoch die Schlagzahl des Herzens fast unverändert. Nach Durchschneidung der NN. vagi tritt jene vermehrte Pulsfrequenz nicht ein. Dieselbe hat, wie FILEHNE[2], so wie S. MAYER und J. J. FRIEDRICH[3] nachgewiesen haben, ihren Grund in einer centralen Herabsetzung des Vagustonus. Nach Einwirkung grösserer Mengen jenes Stoffes geht jedoch die Beschleunigung des Herzschlags in eine Verlangsamung und endlich in Herzstillstand über. Nach Injection kleiner Mengen davon in die Venen tritt, besonders bei Kaninchen und Fröschen, der Herzstillstand oft sehr rasch ein, vielleicht in Folge einer Veränderung der Herzmusculatur, doch ist darüber noch nichts Genaueres bekannt.

Meist noch etwas früher als die vermehrte Pulsfrequenz, schon nach wenigen Inhalationen, zeigt sich ein Hitzegefühl im Gesicht und die Empfindung von Druck und Völle im Kopfe. Zugleich röthen sich Gesicht, Hals und Brust, während an den Extremitäten keine Farbenveränderung erkennbar ist. Bei Kaninchen lässt sich die Röthung besonders an den Ohren, aber auch am Peritoneum und an den Eingeweiden erkennen. Jene Erscheinungen sind, wie man allgemein annimmt, durch eine Erweiterung der feineren Arterien bedingt. Für die Richtigkeit dieser Ansicht spricht hauptsächlich, dass zugleich eine Herabsetzung des **Blutdrucks** eintritt, die um so tiefer und anhaltender ist, je stärker das Amylnitrit einwirkt. Ueber die Ursache der Gefässerweiterung bestehen jedoch noch verschiedene Meinungen. BERNHEIM, so wie FILEHNE hielten dieselbe für centralen Ursprungs, BRUNTON[5] dagegen, welcher fand, dass auch nach Durchschneidung des Halsmarks die Erniedrigung des Blutdrucks eintritt, WOOD[6], S. MAYER und J. J. FRIEDRICH u. A. sind der Ansicht, dass die Gefässerweiterung durch die Einwirkung des Amylnitrits auf die

---

[1] Annalen d. Chem. u. Pharmac. Band 111. S. 82. 1859.
[2] Archiv f. d. gesammte Physiologie. Band 9. S. 470. 1874.
[3] Archiv f. experim. Pathol. u. Pharmakol. Band V. S. 55. 1876.
[4] Archiv f. d. gesammte Physiologie. Band 8. S. 253. 1874.
[5] Arbeiten aus der physiolog. Anstalt zu Leipzig 1869. S. 101.
[6] American Journ. of med. Science 1871. July and Octob.

Gefässwand selbst hervorgerufen werde. Bis jetzt ist jedoch noch nicht genau bekannt, ob die Gefässerweiterung sich auf das ganze Arteriensystem oder nur auf gewisse Gefässbezirke erstrecke. — Die Respiration wird nach Anwendung kleiner Dosen des obigen Mittels beim Menschen nicht merklich beeinträchtigt. Nach Einathmung grösserer Mengen wird dieselbe bei Thieren anfänglich durch Erregung des Respirationscentrums beschleunigt, später verlangsamt und verflacht.

Bis jetzt ist das Amylnitrit hauptsächlich wegen seiner Einwirkung auf das Gefässsystem in Anwendung gekommen, besonders bei **Angina pectoris**, so wie bei manchen Formen von **Asthma**, wo man oft auffällige Besserung darnach eintreten sah. Auch bei **Hemicrania angiospastica**, bei **Gesichtsneuralgie** anämischer Personen, bei **Menstrualkolik**, bei **Seekrankheit** und überhaupt in solchen Fällen, wo man die Ursache des Uebels in einem verminderten Blutzuflusse suchte, hat man das Mittel häufig verordnet. Bei **Epilepsie** gelingt es nicht selten, die Krampfanfälle zu verhüten, wenn man das Amylnitrit einige Zeit vor dem Ausbruche derselben anwenden kann.

Ueber die Einwirkung des Amylnitrits auf die Centralorgane des **Nervensystems** besitzen wir noch wenig Kenntnisse. Bei Anwendung mässiger Mengen des Mittels tritt in der Regel keine Bewusstlosigkeit ein, dagegen zeigt sich nach Pick[1] bisweilen ein eigenthümliches, auf die Macula lutea beschränktes Gelbsehen. Eine Erweiterung der Retinalgefässe konnte bis jetzt nicht beobachtet werden. — Bei Kaninchen sieht man öfters Muskelzuckungen und nach Anwendung grosser Dosen selbst tetanische Krämpfe eintreten. Nach S. Mayer und J. J. Friedrich bleiben diese nach Compression sämmtlicher Hirnarterien fast ganz aus, während sie nach Aufhebung der Compression wieder mit aller Stärke auftreten. Das Rückenmark scheint dabei wenig oder gar nicht betheiligt zu sein.

Nach Inhalationen von Amylnitrit ist bis jetzt eine Veränderung der quergestreiften **Muskeln** nicht nachgewiesen worden, dagegen verlieren diese ihre Contractilität sehr rasch, wenn sie in directe Berührung mit den Amylnitritdämpfen kommen.

Ueber die Ausscheidung des Amylnitrits aus dem Körper fehlen uns genauere Kenntnisse. Seine kurze Wirkungsdauer scheint für eine baldige Zersetzung oder Ausscheidung zu sprechen. Hoffmann[2] fand nach subcutanen Injectionen desselben bei Kaninchen Zucker im Harn.

Zum Zwecke der therapeutischen Verwendung des Amylnitrits werden gewöhnlich 2—3 Tropfen davon auf ein Taschentuch gegossen und vor Mund und Nase gehalten.

---

[1] Centralbl. f. d. med. Wissensch. 1873. No. 55. — Ueber das Amylnitrit und seine therapeutische Anwendung. 2. Aufl. Berlin 1877.
[2] Archiv f. Anatom., Physiol. u. s. w. 1872. S. 746.

XL. Gruppe des Weingeistes.

Leider fehlt es uns noch an einer tadellosen chemischen Bezeichnung für eine Anzahl von Stoffen, die, obgleich in chemischer Hinsicht mehrfach verschieden, dennoch in Folge gewisser, allen gemeinsamer Eigenschaften, eine Reihe von Wirkungen hervorrufen, die wir unter dem Namen des Rausches zusammenzufassen pflegen. Dieselben gehören fast ausschliesslich der chemischen Gruppe der Fettkörper an, sind von neutraler Reaction und sämmtlich flüchtig. Obgleich diese Eigenschaften wohl nicht ohne Bedeutung für ihre Wirkung sind, so lässt sich diese daraus allein noch nicht erklären. Ausser dem Verhalten dieser Stoffe zu den eiweissartigen Körperbestandtheilen kommen vielleicht auch noch andere, bis jetzt ganz unbekannte Eigenschaften derselben in Betracht. Obgleich die Wirkung aller dieser Stoffe grosse Uebereinstimmung zeigt, so erscheint es doch der Uebersichtlichkeit wegen geboten, dieselben je nach ihrer Brauchbarkeit für gewisse therapeutische Zwecke in einigen Unterabtheilungen zusammenzustellen.

A. Gruppe des Aethylalcohols.

Wir werden zu dieser Gruppe ausser dem Aethylalkohol oder Weingeist (C_2H_5OH) noch den Methylalkohol oder Holzgeist (CH_3OH), die Amylalkohole ($C_5H_{11}OH$) und vielleicht noch andere einwerthige Alkohole zu zählen haben, doch ist das Verhalten der meisten dieser Stoffe noch sehr wenig bekannt. Ferner gehören hierher noch verschiedene Aldehyde, z. B. der Aethylaldehyd (CH_3COH) und Ketone, z. B. das Aceton (C_2H_6CO). Ebenso verschiedene Aether, z. B. der Aethyläther $\left(\begin{smallmatrix}C_2H_5\\C_2H_5\end{smallmatrix}\right\}O\right)$ und Ester, z. B. der Essigäther $\begin{smallmatrix}CH_3CO\\C_2H_5\end{smallmatrix}\right\}O$. Die genannten Stoffe sind in Wasser zum Theil leicht, zum Theil schwer löslich. Die leicht löslichen fällen das Eieralbumin zunächst durch Wasserentziehung und coaguliren dasselbe bei längerer Einwirkung um so rascher und vollständiger, je concentrirter dieselben sind. Ueber die dabei Statt findenden chemischen Vorgänge besitzen wir noch keine genaueren Kenntnisse und ebensowenig über das Verhalten jener Stoffe gegen die meisten übrigen Eiweisskörper. Die leicht flüchtigen Glieder dieser Gruppe können zum Theil ebenso benutzt werden wie das Chloroform und bilden daher den Uebergang zu diesem.

Auf der äusseren **Haut** verhalten sich die obigen Stoffe nach ihrem Flüchtigkeitsgrade etwas verschieden. Je niedriger der Kochpunkt derselben liegt, desto rascher verdampfen sie und entziehen dabei der Haut eine gewisse Menge Wärme, welche nicht gleich schnell ersetzt werden kann, so dass die Haut dadurch abgekühlt wird. Unter besonders günstigen Umständen, z. B. wenn wir nach dem von Richardson[1] angegebenen

---

[1] Medical Times and Gazette 1866. No. 820.

A. GRUPPE DES AETHYLALKOHOLS.

Verfahren einen Strahl von fein vertheiltem wasserfreiem Aethyläther gegen eine Körperstelle richten, wird dieselbe so stark abgekühlt, dass die Empfindlichkeit sehr bald aufgehoben wird. Hatte die Abkühlung nur kurze Zeit gedauert, so kehrt allmählig der normale Zustand ohne weitere nachtheilige Folgen zurück, während bei zu langer Dauer derselben die davon betroffenen Theile absterben und gangränös werden. Man hat das obige Verfahren zum Zwecke der localen Anästhesirung angewendet, doch beschränkt sich die dadurch erreichte Unempfindlichkeit auf die oberflächlichsten Schichten. Dasselbe ist daher auch nur bei Operationen in ganz oberflächlich gelegenen Theilen brauchbar, z. B. bei Eröffnung von Abscessen, Spaltung von Furunkeln oder Fistelgängen, Operation eingewachsener Nägel u. s. w. Bei tiefer gehenden Operationen ist dasselbe unzureichend oder sehr umständlich, indem man genöthigt ist, die Abkühlung sehr oft zu wiederholen. — Früher suchte man bisweilen durch Auftröpfeln von Aether die Reposition eingeklemmter Hernien zu erleichtern, doch lässt sich dieser Zweck wegen der zu oberflächlichen Wirkung nicht erreichen. — Ebenso tröpfelte man Aether auf die Brust von asphyktischen Neugeborenen, um reflectorisch kräftigere Einathmungen zu veranlassen, oder setzte denselben kalten Umschlägen zu. Beide Zwecke lassen sich jedoch meist besser durch kaltes Wasser oder Eis erreichen.

Bei längerem Verweilen auf der Haut können die obigen Flüssigkeiten wegen ihres ziemlich grossen Diffusionsvermögens allmählig die Epidermis durchdringen und auf die darunter liegenden Theile einwirken. In Folge davon tritt in der betreffenden Hautstelle ein erhöhtes Wärmegefühl und bei anhaltender Einwirkung, wenn die Verdunstung verhindert wird, selbst Entzündung ein. Am häufigsten benutzt man so den Weingeist in Form von Einreibungen oder Umschlägen, um eine leichte Hyperämie der Haut hervorzurufen, z. B. bei Quetschungen, Sugillationen, Ekchymosen, ödematösen Anschwellungen, Verbrennungen, torpiden Geschwüren, bei Muskelschmerzen nach starken Anstrengungen, bei Schwäche der Extremitäten nach langer Unthätigkeit derselben, wie nach Fracturen oder langwierigen Krankheiten, bei Lähmungen, bei Neuralgien, gichtischen und rheumatischen Schmerzen, Kolik, Blasenkrampf, bei manchen chronischen Hautkrankheiten, um das damit verbundene lästige Gefühl von Jucken zu unterdrücken u. s. w. Nélaton empfahl im Anfangsstadium von Furunkeln in starken Weingeist getauchte Compressen aufzulegen, um die Ausbildung derselben zu verhindern. Waschungen mit Branntwein oder Rothwein werden häufig angewendet, um übermässige Schweisse zu beschränken, z. B. bei Phthisikern oder bei starken Fussschweissen.

Wegen seiner Eigenschaft, das Eiweiss zu coaguliren, benutzt man den Weingeist häufig bei Excoriationen, z. B. bei wunden Brustwarzen, bei beginnendem Decubitus (Branntwein mit Eiweiss), um durch das gebildete Coagulum eine schützende Decke als Ersatz für die Epidermis zu bilden, ferner, um die Epidermis fester und dicker zu machen und so Excoriationen zu verhüten, z. B. an den Brustwarzen oder solchen Hautstellen, welche durch Bruchbänder oder andere Bandagen gedrückt werden. Bei der Operation der **Hydrocele** wurden häufig Rothwein oder andere weingeisthaltige Flüssigkeiten in die Scheidenhaut des Hodens injicirt, um eine adhäsive Entzündung hervorzurufen. Ja selbst bei **Bauchwassersuchten** hat man, wenn auch meist mit ungünstigem Erfolge, dieses Verfahren eingeschlagen. Auch bei **erectilen Geschwülsten**, so wie bei **Struma** und bei **Varices**, selbst bei **Aneurysmen** hat man Alkoholinjectionen gemacht. — Seltner benutzte man den Weingeist als **blutstillendes Mittel**, indem das dadurch gebildete Coagulum leicht von dem nachströmenden Blute fortgespült wird, selbst wenn man in dem Weingeist klebrige Stoffe, z. B. Colophonium, aufgelöst hatte.

Als **fäulnisswidriges Mittel** benutzt man den Wein oder Branntwein bei der Behandlung von **Wunden**, indem dadurch nicht nur die Zersetzung der Wundsecrete beschränkt, sondern auch die Entstehung capillärer Blutungen verhütet wird.

Aehnlich wie auf der äusseren Haut verhalten sich die Stoffe dieser Gruppe auf der Bindehaut des **Auges,** doch tritt hier, da sie das zarte Epithelium leicht durchdringen können, das Gefühl von Brennen und Schmerz sehr rasch ein. Zu therapeutischen Zwecken hat man jene Mittel seltener in das Auge selbst, als auf die Umgebungen desselben gebracht, z. B. bei **Sugillationen**, doch bildet der Weingeist einen Bestandtheil vieler häufig gebrauchter Augenmittel, deren Wirkung durch ihn etwas modificirt wird.

In das **Ohr** bringt man bisweilen Weingeist, um das Kitzelgefühl in demselben zu beseitigen. Bei frischer Otitis externa hat man, um die Entzündung zu beschränken, den äusseren Gehörgang 2—3 mal täglich fünf Minuten lang mit starkem Weingeist gefüllt und dann mit Charpie verstopft.

Wegen ihrer Flüchtigkeit können die obigen Stoffe leicht in Dampfform in die **Nase** gelangen und rufen dort eine stechende, meist angenehm erfrischende Geruchsempfindung hervor. Deshalb werden auch Aether, Essigäther, Weingeist u. s. w., letzterer besonders in Form wohlriechender Essenzen, z. B. der Eau de Cologne, als Riechmittel angewendet, z. B. bei **Kopfschmerzen, Ohnmachten, beginnender Bewusstlosigkeit** u. s. w. — Bei **Nasenbluten** lässt man bisweilen Branntwein oder starken Rothwein in die Nase einziehen.

Kleine Mengen der zu dieser Gruppe gehörigen Körper rufen im **Munde** ein Gefühl von Wärme und zum Theil gleichzeitig eine angenehme Geschmacksempfindung hervor. Der Weingeist hat nicht bloss einen wesentlichen Antheil an dem angenehmen Geschmacke vieler Speisen und Getränke, wir benutzen ihn, so wie den Aether, Essigäther u. s. w. auch, um den unangenehmen Geschmack vieler Arzneimittel zu verbessern, z. B. bei bitteren Stoffen. Bei der Einwirkung grösserer Mengen jener Mittel und namentlich bei grösserer Concentration derselben tritt an die Stelle des angenehmen Geschmacks ein lebhaftes Brennen, welches, am deutlichsten beim Weingeist, mit dem Gefühl von Zusammenschrumpfen der Schleimhaut verbunden ist. Bei den Stoffen, deren Kochpunkt sehr niedrig liegt, lässt sich wegen der raschen Verdunstung derselben zugleich

A. GRUPPE DES AETHYLALKOHOLS. 537

eine Kälteempfindung bemerken. Wegen jener adstringirenden Wirkung hat man verdünnten Weingeist häufig bei scorbutischem Zahnfleisch, so wie bei chronischen Entzündungen der Mund- und Rachenschleimhaut oder der Tonsillen in Form von Zahntincturen, Mund- und Gurgelwässern, gewöhnlich zugleich mit gerbsäurehaltigen Mitteln angewendet. Bei Zahnschmerzen bringt man oft mit Aether getränkte Baumwolle in den hohlen Zahn. — Inhalationen von Weingeistdampf mittels eines mit starkem Weingeist getränkten Respirators sind vielleicht geeignet, im Munde und Rachen Statt findende Zersetzungsprocesse, z. B. bei Diphtheritis, zu beschränken.

In wie weit die Stoffe dieser Gruppe im Magen Veränderungen erleiden können, ist bis jetzt nur in Bezug auf den Weingeist untersucht worden. MORIN [1] nahm an, dass derselbe in Aether, DUCHEK [2], dass er in Aldehyd umgewandelt werde, und in der That konnte KRETSCHY [3] mit dem neutralen Destillate des Mageninhaltes nach Genuss von Weingeist Aldehydreaction erhalten. Indess kann diese Umwandlung, ebenso wie die Bildung von Essigsäure nur einen keinen Theil des eingeführten Weingeistes betreffen, da sich im übrigen Körper unveränderter Weingeist nachweisen lässt. — Bei künstlichen Verdauungsversuchen wird durch einen geringen Zusatz von Weingeist die Bildung des Peptons nicht verzögert. KRETSCHY beobachtete beim Menschen schon nach Genuss kleiner Weingeistmengen eine Verlangsamung der Verdauung. BERNARD [4] fand, dass nach dem Einspritzen kleiner Mengen von Weingeist oder Aether in den Magen von Hunden die Secretion des Magensaftes rasch gesteigert wurde. Bis jetzt haben wir wohl noch keinen genügenden Grund für die Annahme, dass die chemischen Vorgänge bei der Magenverdauung durch die Gegenwart von Weingeist befördert werden. Dagegen ist es wahrscheinlich, dass durch die Einwirkung desselben auf die Magenschleimhaut der Verlauf krankhafter Zustände in derselben abgekürzt werden könne. In dieser Voraussetzung benutzt man einige der obigen Stoffe sehr häufig bei Brechneigung, Seekrankheit, bei Convalescenten und in solchen chronischen Krankheiten, welche mit Appetitlosigkeit verbunden sind. In rasch vorübergehenden Fällen bedient man sich meist des Aethers, des Essigäthers, des Branntweins, der aromatischen Liqueure und Tincturen u. s. w. Da, wo ein längerer Fortgebrauch nöthig erscheint, giebt man gewöhnlich dem Weine, bisweilen auch den stärkeren Biersorten den Vorzug. Häufig glaubte man auch, die Verdaulichkeit mancher Arzneimittel, z. B. der Eisenpräparate, durch einen Zusatz von Weingeist oder Aether befördern zu können, doch ist dies noch nicht hinreichend nachgewiesen.

Während kleine Dosen der obigen Stoffe ein angenehmes Wärmegefühl in der Magengegend veranlassen, rufen grosse Mengen derselben in concentrirtem Zustande heftigen Schmerz und eine Anätzung der

---
[1] Vergl. EDUARD STRAUCH: De demonstratione spiritus vini in corpus ingesti. Dissert. inaug. Dorpat 1852.
[2] Vierteljahrsschr. f. prakt. Heilkunde 1853. Band 3. S. 104.
[3] Deutsch. Archiv f. klin. Medicin. Band XVIII. S. 527. 1876.
[4] Gazette médicale de Paris 1856. No. 19.

Magenschleimhaut hervor. Nach BERNARD[1] wird durch starken Weingeist die Secretion des Magensaftes aufgehoben und die Verdauung unterdrückt. Grössere Mengen von verdünntem Weingeist bewirken meist Erbrechen und lassen einen krankhaften Zustand der Magenschleimhaut zurück, der jedoch meist bald vorübergeht, ohne dauernde nachtheilige Folgen zu hinterlassen. Bei häufiger Wiederkehr, z. B. bei Branntweintrinkern, kann derselbe jedoch allmählig zu bedeutenderen Störungen führen. Es stellen sich dann die Erscheinungen eines chronischen Katarrhs der Magenschleimhaut und die weiteren Folgen desselben ein, z. B. Schmerzen in der Magengegend, Sodbrennen, Appetitlosigkeit, Erbrechen, besonders habituelles Erbrechen einer wässerigen Flüssigkeit im nüchternen Zustande, selbst Blutbrechen. Unter solchen Umständen werden allmählig die chemischen Processe der Magenverdauung erheblich gestört und dadurch die Ernährung meist sehr beeinträchtigt. Bei längerer Dauer dieses Zustandes werden auch die tiefer gelegenen Schichten des Magens in den Kreis der Erkrankung gezogen, es entsteht Hypertrophie der Muskelhaut und nicht selten Magenkrebs.

Diejenigen Glieder dieser Gruppe, deren Kochpunkt unter der Körpertemperatur liegt, gehen im Darmcanale in Dampfform über. Ein Theil der gebildeten Dämpfe kann als Ructus entweichen, ein anderer bleibt im Magen und den Därmen zurück. Bei Kaninchen, denen eine grössere Menge von Aether in den Magen gebracht worden war, beobachtete man, dass die gebildeten Aetherdämpfe den Magen und Dünndarm ungewöhnlich stark ausdehnten, wodurch der Unterleib aufgetrieben und die Brusthöhle verengt wurde, so dass starke Respirationsbeschwerden eintraten. Durch die Ausdehnung des Magens kann bei Menschen Erbrechen hervorgerufen werden, doch ist der Aether als Brechmittel kaum zu empfehlen.

Wegen ihres grossen Diffusionsvermögens können die Glieder dieser Gruppe schon vom Magen aus in nicht unbeträchtlichen Mengen in das Blut übergehen. Deshalb zeigen sich auch die Veränderungen, welche durch ihre Einwirkung hervorgerufen werden, auf der Schleimhaut des Dünndarms meist weniger deutlich als auf der des Magens. Der mässige Genuss des Alkohols scheint auf die im Dünndarme vor sich gehenden Processe, z. B. die Umwandlung des Stärkmehls in Zucker, keinen störenden Einfluss zu üben. Da nach BERNARD[2] durch die Einführung von Aether in den Magen die Secretion des Pankreassaftes vermehrt wird, so hat man den Gebrauch des Aethers zur Unterstützung der Fettverdauung, z. B. des Leberthrans empfohlen. — Nach dem reichlichen Genusse alkoholischer Getränke werden die Stuhlausleerungen meist etwas weicher als gewöhnlich. Bei Trinkern, wo sich bereits ein chronischer Magenkatarrh ausgebildet hat, geht dieser oft auch auf die Schleimhaut des übrigen Darmcanals, besonders des Blinddarms über. Es zeigt sich dann eine grosse Unregelmässigkeit der Stuhlausleerungen, welche bald sehr dünnflüssig, bald wieder ungewöhnlich consistent sind.

---

[1] Leçons sur les effets des substances toxiques. p. 414. 1857
[2] Leçons de Physiol. expérim. appl. à la Médecine T. II. p. 226.

Wegen ihres raschen Uebergangs in das Blut sind die obigen Stoffe nicht besonders geeignet, um Veränderungen in der Thätigkeit der Därme hervorzurufen. Rothwein ist ein beliebtes Hausmittel bei leichten Diarrhöen oder bei Neigung zu solchen. Aether und verschiedene Liqueure werden oft als Carminativa angewendet. In den **Mastdarm** gebracht, verhalten sich die Glieder dieser Gruppe ganz ähnlich wie im Magen. Der Aether wird auch hier in Dampf verwandelt und ruft, indem er den Mastdarm ausdehnt, eine Entleerung desselben hervor. Der im Mastdarme befindliche Aetherdampf kann von da aus sehr rasch in das Blut übergehen, so dass man im Stande ist, durch Injection von Aetherdampf in den Mastdarm dieselben Erscheinungen hervorzurufen, wie durch Aetherinhalationen.

Der Uebergang der zu dieser Gruppe gehörigen Stoffe in das **Blut** erfolgt um so rascher, je weniger der Darmcanal gefüllt ist. Daher treten die Erscheinungen des Rausches nach der Aufnahme gleicher Weingeistmengen im nüchternen Zustande viel früher und stärker ein, als nach der Mahlzeit. In das Blut gelangt der Weingeist immer nur in so verdünntem Zustande, dass er das Eiweiss nicht mehr zu coaguliren vermag. Dennoch müssen seine chemischen Eigenschaften, wenn auch in weniger auffallender Weise, zur Geltung kommen. Versetzt man Blut sehr vorsichtig mit Weingeist, so werden zuerst die rothen Blutkörperchen aufgelöst und erst auf weiteren Zusatz tritt Fällung des Albumins und des Hämoglobins ein, welches dabei zersetzt wird. Im lebenden Organismus scheint es jedoch in der Regel nicht zur Auflösung und Zersetzung von Blutkörperchen zu kommen. — SCHULINUS[1] und SULZYNSKI[2] konnten, wenn sie ganz frisches Blut mit etwas Weingeist versetzten, niemals die ganze Menge davon wiederfinden, während dies gelang, wenn das Blut einige Stunden gestanden hatte. Es scheint demnach, dass im ganz frischen Blute eine geringe Menge Weingeist entweder zersetzt wird, oder in festere Verbindungen eingeht. SCHMIEDEBERG[3] beobachtete, dass das Oxyhämoglobin bei Gegenwart von etwas Weingeist weniger leicht reducirt wird, als ohne denselben. Fortgesetzte Untersuchungen in den angegebenen Richtungen werden uns hoffentlich weitere Aufschlüsse über das Verhalten des Weingeistes im Blute geben. — Wegen ihres grossen Diffusionsvermögens können die Stoffe dieser Gruppe leicht in die verschiedenen Körperorgane übergehen. PERCY, LALLEMAND, PERRIN und DUROY[4] schlossen aus ihren Versuchen, dass der Weingeist sich im Gehirn in besonders grosser Menge ansammle, doch haben die Untersuchungen von SCHULINUS ergeben, dass dies nicht der Fall ist, der Weingeist vielmehr gleichmässig mit dem Blute im Körper vertheilt wird.

Ueber den Einfluss des Weingeistes auf die Function der **Leber** haben wir nur sehr spärliche Kenntnisse. Die anatomischen Veränderungen,

---

[1] Archiv der Heilkunde. Band VII. S 97. 1866.
[2] Ueber die Wirkung des Alkohols, Chloroforms und Aethers auf den thierischen Organismus. Inaug.-Dissert. Dorpat 1865.
[3] Petersburger med. Zeitschrift 1868. II. 2. S. 93.
[4] Du rôle de l'alcool et des anesthésiques dans l'organisme. Paris 1860. p. 65.

welche wir sehr regelmässig an der Leber von Branntweintrinkern finden, sprechen indess dafür, dass die Thätigkeit der Leber durch denselben gestört werde. Die Contractionen des **Herzens** werden nach dem mässigen Genusse des Weingeistes beim Menschen meist etwas beschleunigt, nach grossen Dosen dagegen bei Menschen und Thieren verlangsamt. Diese Verlangsamung ist nach ZIMMERBERG[1] von einer centralen Erregung des N. vagus abzuleiten. Doch wirkt der Weingeist wahrscheinlich noch auf andere Theile des Herzens, besonders die Muskeln desselben ein. Der **Blutdruck** wird durch den Weingeist herabgesetzt. TSCHESCHICHIN[2] leitet diese Wirkung von einer Erweiterung der feineren Arterien her. Als Folgen der letzteren sind wohl auch die Röthung der Kopf- und Gesichtshaut, das Gefühl erhöhter Wärme und die Neigung zum Schweisse anzusehen. Die **Körpertemperatur** bleibt nach kleinen Dosen unverändert, oder ist, besonders am Kopfe, etwas erhöht. Nach berauschenden Mengen sinkt dieselbe nach den Untersuchungen von DUMERIL und DEMARQUAY[3], SULZYNSKI, RUGE[4], MAINZER[5], BOUVIER[6], RIEGEL[7] u. A. um 0,5° oder mehr. Der Grund dieser Temperaturherabsetzung, die bei Trinkern nicht einzutreten pflegt, lässt sich noch nicht genau bestimmen. Meist sucht man denselben in einer Beschränkung der Oxydationsvorgänge im Körper. — Die **Respiration** bleibt nach kleinen Weingeistmengen unverändert, oder ist etwas beschleunigt, nach grossen ist dieselbe verlangsamt.

In England wird schon seit längerer Zeit der Weingeist in fieberhaften Krankheiten, z. B. bei Pneumonie, Typhus, Erysipelas, Pocken u. s. w. und zwar meist in ziemlich grossen Dosen angewendet. Auch in Frankreich bedient man sich seiner, selbst im kindlichen Alter. Ungleich weniger ist er bis jetzt in Deutschland in Gebrauch gekommen. Obgleich Fieberkranke gewöhnlich viel Weingeist einnehmen können, ohne berauscht zu werden, so ist doch die dadurch erzielte Temperaturerniedrigung meist nicht bedeutend und bald vorübergehend, so dass der Weingeist in dieser Hinsicht dem Chinin u. s. w. nachsteht.

Am meisten auffallend ist die Einwirkung des Weingeistes auf das **Nervensystem**. Schon geringe Mengen davon rufen ein Gefühl erhöhter geistiger und körperlicher Kraft hervor, in Folge dessen nicht nur eine stärkere geistige Thätigkeit eintritt, sondern auch körperliche Leiden und Anstrengungen leichter ertragen werden. Jenes behagliche Gefühl, das von einer grösseren Lebhaftigkeit der Phantasie begleitet ist, ruft bei den meisten Personen Heiterkeit, oft auch grössere Gesprächigkeit hervor, nur

---

[1] Untersuchungen über den Einfluss des Alkohols auf die Thätigkeit des Herzens. Inaug.-Dissert. Dorpat 1869.
[2] Archiv f. Anatom., Physiologie u. s. w. 1866. S. 151.
[3] Archives générales de Méd. IV. Sér. Vol. XVI. p. 189. 1848.
[4] Archiv f. patholog. Anatomie. Band 49. S. 252. 1870.
[5] Ueber die Wirkung des Alkohols auf die Temperatur des gesunden Menschen. Inaug. Dissert. Bonn 1870.
[6] Archiv f. d. ges. Physiologie. Band II. S. 370. 1869. — Pharmakologische Studien über den Alkohol. Inaug.-Dissert. Bonn 1872.
[7] Archiv f. klin. Medicin. Band XII. S. 79. 1873.

selten ist die Gemüthsstimmung ernst oder selbst traurig. Je nach der Menge des aufgenommenen Weingeistes und der Länge der dazu verwendeten Zeit treten die obigen Erscheinungen bald rascher und stärker ein, bald langsamer und schwächer und verschwinden im Laufe weniger Stunden wieder. An die Stelle der erhöhten Geistes- und Körperkraft tritt dann Abspannung und es zeigt sich, selbst zu ungewohnter Zeit, ein Gefühl von Schläfrigkeit, dem ein ruhiger, doch meist etwas oberflächlicher, und oft mit dem Ausbruch von Schweiss verbundener Schlaf folgt.

Gelangen grössere Mengen von Weingeist oder ihm verwandten Stoffen in das Blut, so treten auffallendere Störungen ein. An die Stelle der leichteren und kräftigeren Muskelthätigkeit tritt bald eine gewisse Schwerfälligkeit, so dass eine grössere Energie des Willens nöthig ist, um die beabsichtigten Bewegungen auszuführen; die Sprache verliert an Deutlichkeit, der Gang wird unsicher. Die Phantasie erlangt das Uebergewicht über den Verstand und schweift, je nach der Individualität und den gegebenen äusseren Veranlassungen, nach den verschiedensten Richtungen hin aus. Die ursprüngliche Heiterkeit geht in diesem Zustande, den wir als Berauschung bezeichnen, bald in Narrheit und Schwatzhaftigkeit, bald in Streitsucht, Roheit, Zudringlichkeit, Wehklagen u. s. w. aus, während die Urtheilskraft immer mehr zurücktritt. Die Erinnerung an das unter solchen Umständen Geschehene ist nur dunkel, ja sie fehlt bei höheren Graden des Rausches ganz, obgleich noch sehr verschiedene Thätigkeitsäusserungen möglich sind.

Bei den höchsten Graden der Trunkenheit werden äussere Eindrücke nur schwach oder gar nicht empfunden, das Gehen und Stehen ist nicht mehr möglich, man taumelt, fällt und vermag sich nicht wieder aufzurichten. Das Gesicht ist bald stark geröthet und aufgedunsen, bald blass und eingefallen, die Augenlider hängen etwas herab, das Auge ist trübe, die Pupille meist etwas erweitert, die Sprache unverständlich, der Kopf schwer und schmerzhaft, das Athmen röchelnd und verlangsamt, der Puls klein und frequent, die Haut kühl und feucht. In einzelnen Fällen tritt förmliche Raserei ein, nur selten Muskelzuckungen und Convulsionen. Jener höchste Grad der Trunkenheit tritt besonders dann leicht ein, wenn grosse Mengen alkoholreicher Flüssigkeiten, z. B. Branntwein, rasch hinter einander getrunken werden. Die Symptome einer lebhaften Aufregung gehen dann rasch vorüber und es tritt schon frühzeitig völlige Betäubung ein. Der Tod erfolgt entweder sogleich durch Asphyxie oder Herzlähmung, oder erst nach einigen Tagen.

In den Leichen der durch Weingeist Vergifteten findet man nur selten eine stärkere Entzündung der Magen- und Darmschleimhaut, bisweilen Extravasate im Gehirn und Herzfleisch. Beim Oeffnen der Bauchhöhle, Schädelhöhle und besonders beim Einschneiden der Lungen giebt sich ein eigenthümlicher, etwas säuerlicher Geruch zu erkennen.

Hatte der Rausch keine tödtlichen Folgen, so geht derselbe gewöhnlich in einen langen, meist jedoch unruhigen Schlaf über, nach dessen Beendigung Kopfschmerzen, besonders in der Stirn- und Hinterhauptsgegend, sowie grosse Mattigkeit und Unlust zu geistiger Anstrengung zurückbleiben. Mit diesem Unwohlbefinden sind gewöhnlich Verdauungsstörungen verknüpft, namentlich Appetitlosigkeit, Ekel, Erbrechen, lebhafter Durst und bisweilen Diarrhöe, welche sämmtlich nach einem oder einigen Tagen wieder zu verschwinden pflegen.

Bis jetzt ist es nicht möglich, die Theile des Nervensystems genauer zu bezeichnen, welche von der Wirkung des Weingeistes vorzugsweise betroffen werden. Offenbar ist das Grosshirn in erster Reihe dabei betheiligt und erst nach Zufuhr grösserer Mengen des Giftes treten auch in anderen Theilen des Nervensystems Störungen ein. Bei Thieren zeigt sich die Wirkung des Weingeistes in ähnlicher Weise wie beim Menschen. Der anfänglich auftretenden Unruhe folgt ein soporöser Zustand, während dessen mehr oder weniger vollkommene Reflexlosigkeit besteht, bis endlich Herzstillstand eintritt.

In welcher Weise die nervösen Centralapparate durch die im Blute circulirenden Stoffe dieser Gruppe verändert werden, ist noch unbekannt. HARLESS und v. BIBRA nahmen an, dass der Aether dem Gehirn und Rückenmark einen Theil ihres Fettgehaltes entzöge, DUCHECK glaubte, dass wenigstens manche Erscheinungen des Rausches mit dem durch die rasche Oxydation des Weingeistes bedingten starken Verbrauche von Sauerstoff in ursächlichem Zusammenhange ständen, doch haben sich beide Erklärungsversuche als unhaltbar erwiesen. Die Ansicht L. HERMANNS [1], dass der Gehalt der nervösen Apparate an Lecithinkörpern u. s. w. den Angriffspunkt für jene Stoffe abgeben möge, hat ungleich mehr Wahrscheinlichkeit für sich, lässt sich jedoch noch nicht genügend begründen.

Die meisten über die Wirkungen dieser Gruppe angestellten Beobachtungen beziehen sich auf den Weingeist und Aether. Die übrigen Glieder derselben scheinen sich von diesen hauptsächlich quantitativ zu unterscheiden. Nach RICHARDSON [2] wirkt der Holzgeist schwächer, der Amylalkohol dagegen ungleich stärker als der Weingeist.

Durch die häufige Wiederkehr des Rausches werden ausser den bereits erwähnten Veränderungen des Darmcanals noch anderweitige krankhafte Zustände hervorgerufen, die wir als chronische Alkoholvergiftung zusammenfassen. Am auffallendsten tritt uns hier gewöhnlich die veränderte Ernährung entgegen. Die Menge des Fettes vermehrt sich meist, während der Ersatz der übrigen Körperbestandtheile nicht in entsprechendem Masse Statt findet. Zugleich ist das gebildete Fett etwas mehr ölig und schmierig als sonst. Ausser den Muskeln und Knochen sind meist das Herz und die Leber sehr fettreich (Fettleber). In den späteren Stadien schwindet das Fett oft wieder, die Leber wird cirrhotisch, in den Nieren bildet sich Morbus Brightii aus und die Kranken gehen, wenn nicht früher andere Todesursachen auftreten, an allgemeiner Wassersucht zu Grunde. Das linke Herz ist bei Trinkern meist hypertrophisch, in späteren Stadien bisweilen atrophisch. Die Arterien sind häufig atheromatös entartet und es zeigt sich eine besondere Anlage zur Bildung von Aneurysmen und Varicositäten. Einzelne Gruppen der feineren Gefässe, besonders auf der Haut, sind erweitert. Theils dadurch, theils durch die

---

[1] Archiv f. Anatomie Physiologie u. s. w. 1866. S. 27.
[2] Medical Times 1865. No. 796.

A. GRUPPE DES AETHYLALKOHOLS. 543

schlechte Ernährung der Haut, welche letztere gewöhnlich trocken, welk und schmutzig gefärbt ist, wird Veranlassung zum Ausbruche zahlreicher Hautausschläge, wie Acne rosacea, Erysipelas, Prurigo u. s. w., und Geschwüren gegeben. In den Respirationsorganen bestehen meist katarrhalische Zustände mit Neigung zur Geschwürbildung und zu Lungenödem. Sehr häufig leiden Trinker an chronischer Heiserkeit. Auch das Nervensystem ist gewöhnlich erkrankt. Das Gehirn ist oft blutreich, zähe, atrophisch, die Gehirnhäute sind verdickt, serös infiltrirt, auch verwachsen, die Ventrikel mit serösem Exsudate erfüllt. Die Körperkräfte sind meist gesunken, auch zeigen sich häufig Lähmungen und Zittern der Glieder, besonders der oberen Extremitäten.

Da unter solchen Umständen die Thätigkeit fast aller Organe gestört ist, zeigen auch die meisten intercurrirenden Krankheiten einen anderen Charakter. Entzündungen gehen bei Trinkern häufig in Verschwärung, wässrige Exsudation oder Gangrän aus, überhaupt haben fast alle acuten Krankheiten bei ihnen ungünstigere Folgen als bei anderen Individuen. Rheumatismen und Arthralgien kommen bei Trinkern sehr häufig vor. Besonders charakteristisch ist aber für sie eine acute Gehirnaffection, das Delirium tremens (Mania potatorum), welche sich durch grosse Unruhe, Schlaflosigkeit, eigenthümliche Hallucinationen und Zittern der Glieder auszeichnet und nach stärkeren Excessen und Gemüthsaufregungen, aber auch nach plötzlicher Entziehung der alkoholischen Getränke, z. B. in Folge von zufälligen Erkrankungen, einzutreten pflegt. Diese Krankheit führt entweder den Tod durch Lähmung herbei oder sie geht in bleibenden Wahnsinn oder in leichteren Fällen nach einem tiefen Schlafe und Ausbruch von Schweiss in Genesung über. Auch abgesehen von dem Ausbruche jener Krankheit zeigen sich die geistigen Fähigkeiten bei Trinkern sehr vermindert. Am auffallendsten pflegt die Schwäche des Gedächtnisses und der Urtheilskraft zu sein. Die geistige Energie geht allmählig ganz verloren, die Gemüthsstimmung ist vorwiegend traurig, verbunden mit grosser Launenhaftigkeit und Streitsucht und kann durch den erneuerten Genuss von Weingeist nur auf kurze Zeit erheitert werden.

Abgesehen von der diätetischen Verwendung benutzen wir die Stoffe dieser Gruppe, besonders den Weingeist und Aether, sehr häufig am Krankenbette als Erregungsmittel für das Nervensystem. In Schwächezuständen, welche im Verlaufe der verschiedensten acuten Krankheiten eintreten und das Leben bedrohen, suchen wir da den Kranken über die Gefahren des Collapsus hinwegzuführen, indem wir durch den Genuss von etwas Wein ihren Kräftezustand vorübergehend erhöhen. Aus demselben Grunde ist der Gebrauch des Weins oder Aethers von Wichtigkeit bei Convalescenten, bei Ohnmachten, bei grosser Erschöpfung durch gehabte Anstrengungen, bei schmerzhaften Operationen, bei Wehenschwäche u. s. w. Bei gefahrdrohendem Collapsus im Delirium tremens oder nach Entziehung des Morphins bei Morphiumsucht führt der Gebrauch des Weins, Branntweins oder Aethers gewöhnlich rasche Besserung herbei. Bei manchen Vergiftungen, z. B. durch Kohlenoxydgas, Digitalis u. s. w., sucht man die Herzthätigkeit durch den

Genuss von Wein zu heben. Von ähnlicher Bedeutung ist der Wein bei der Wiederbelebung Scheintodter oder bei grosser Schwäche Neugeborener, wo man ihn bisweilen auch in Klystierform verwendet.

Auch bei chronischen Schwächezuständen bedient man sich des Weins oder Biers, z. B. bei Scrofeln, bei·Chlorose und besonders bei Tuberkeln, wo häufig Besserung nicht nur der Kräfte, sondern auch der Ernährung eintritt. Man bedient sich in diesen Fällen meist der stärkeren Weine oder Biere in kleinen, öfter wiederholten Dosen und bei Neigung zur Diarrhoe vorzugsweise der Rothweine.

Während das Chloroform eine deutliche Einwirkung auf die **Muskeln** zeigt, hat diese für den Weingeist noch nicht nachgewiesen werden können. Es muss daher zweifelhaft bleiben, ob dieselbe hier ganz fehlt oder nur in geringem Grade besteht. Die Erscheinungen des Weingeistrausches scheinen für das Letztere zu sprechen.

Der Blutreichthum der **Haut**, welcher nach dem Genusse des Weingeistes eintritt, veranlasst Neigung zum Schweiss. Man benutzt daher warme weingeistige Getränke, wie Grog, Punsch, Glühwein u. s. w., häufig als Hausmittel bei leichten **katarrhalischen und rheumatischen Affectionen**. Dem Essigäther schrieb man, vielleicht mit Unrecht, eine stärker schweisstreibende Wirkung zu und benutzt ihn daher als Zusatz zu diaphoretischen Arzneien.

Ueber die Einwirkung des Weingeistes auf die **Nieren** wissen wir noch nichts Genaueres. Gewöhnlich nimmt man an, dass die Harnsecretion durch denselben vermehrt werde, doch nehmen wir mit dem Weingeist meist auch grössere Flüssigkeitsmengen zu uns, so dass es unbestimmt bleibt, wie viel der Weingeist zu der vermehrten Diurese beigetragen habe. Der Salpeterätherweingeist war früher ein beliebter Zusatz zu diuretischen Arzneien. Ob die häufigen Nierenerkrankungen der Trinker durch eine directe Wirkung des Weingeistes hervorgerufen werden, lässt sich noch nicht sicher bestimmen.

Liebig, welcher von der Ansicht ausging, dass der Weingeist im Körper rasch zu Kohlensäure und Wasser verbrannt werde, betonte besonders die Bedeutung desselben für die Wärmebildung und Ernährung. In neuerer Zeit hat man häufig, veranlasst durch die Untersuchungen von Lallemand, Perrin und Duroy, die Ansicht ausgesprochen, dass der Weingeist im Körper gar nicht zersetzt, sondern unverändert durch die Nieren, Lungen und Haut ausgeschieden werde. Die von mir, Strauch[1], Masing[2] und Schulinus angestellten Untersuchungen haben jedoch ergeben, dass auf jenen Wegen nur sehr geringe Bruchtheile der eingeführten Weingeistmengen wieder ausgeschieden werden. Namentlich ist trotz des eigenthümlichen Geruchs des Athems die durch die Lungen ausgeschiedene Weingeistmenge, auf welche häufig besonderes Gewicht gelegt wurde, äusserst gering. Zu demselben Resultate sind in neuerer Zeit Binz[3],

---

[1] De demonstratione spiritus vini in corpus ingesti. Inaug.-Dissert. Dorpat 1852.
[2] De mutationibus spiritus vini in corpus ingesti Dissert. inaug. Dorpat 1854.
[3] Archiv f. experiment. Pathol. u. Pharmak. Band VI. S. 287. 1877.

A. GRUPPE DES AETHYLALKOHOLS. 545

HEUBACH[1] und AUG. SCHMIDT[2] gelangt, während noch von keiner anderen Seite eine reichliche Ausscheidung des Weingeistes nachgewiesen worden ist. Wir sind demnach zu der Annahme gezwungen, dass der Weingeist im Körper zum grössten Theile zersetzt werde, wenn auch die Zersetzung vielleicht nicht so rasch vor sich geht, wie LIEBIG annahm. Ueber die Vorgänge bei dieser Zersetzung fehlen uns noch genauere Kenntnisse. Wahrscheinlich bilden sich wie ausserhalb des Körpers Aldehyd, Essigsäure u. s. w., doch ist es bis jetzt nicht gelungen, eines dieser Zersetzungsproducte mit Sicherheit nachzuweisen. Dieselben scheinen daher, ebenso wie die Umwandlungsproducte des Eiweisses, rasch in einander überzugehen.

Abgesehen davon, dass der Weingeist durch die bei seiner Oxydation freiwerdende Wärme Bedeutung für die Körpertemperatur hat, scheint derselbe auch auf die Zersetzungsvorgänge im Körper nicht ohne Einfluss zu bleiben. Für diese Annahme sprechen die Fettbildung, welche wir nach seinem reichlichen Genusse eintreten sehen, so wie die verminderte Kohlensäureausscheidung, welche von v. BOECK und BAUER[3], so wie früher schon von mehreren anderen Beobachtern nachgewiesen worden ist. Nach RABUTEAU[4], FOKKER[5] u. A. wird nach dem Weingeistgenusse auch die Harnstoffausscheidung vermindert. Diese Thatsachen genügen allerdings noch nicht, um uns eine klare Vorstellung über den Einfluss des Weingeistes auf den Stoffwechsel zu verschaffen, aber sie können wenigstens als Grundlage für weitere Untersuchungen dienen.

Spiritus (Spiritus vini rectificatissimus, Alcohol vini). Der officinelle Weingeist, welcher bei einem spec. Gew. von 0,830—0,834 etwa 91—90 Vol. Procent Weingeist enthält, wird nur zur Darstellung pharmaceutischer Präparate verwendet. Ebenso der verdünnte Spiritus (**Spiritus dilutus**), welcher ein spec. Gew. von 0,892—0,893 zeigt und etwa 69—68 Vol. Procent Weingeist enthält. Zu therapeutischen Zwecken bedient man sich gewöhnlich der weingeisthaltigen Getränke, des Branntweins, Weins und Bieres.

A. Branntwein (Vinum ardens). Der gewöhnliche Korn- und Kartoffelbranntwein (Spiritus frumenti, Sp. solani) wird am häufigsten äusserlich zu Waschungen, Einreibungen, oder mit 1—3 Th. Wasser verdünnt, zu Gurgelwässern und Injectionen gebraucht. Bei armen Kranken kann man ihn bisweilen auch statt des Weins verwenden. Zum innerlichen Gebrauche bedient man sich häufiger des Cognacs (Spiritus vini Gallici), des Rums (Spiritus sacchari), des Arraks (Spiritus oryzae), welche durchschnittlich 40—60 Proc. Weingeist enthalten oder der verschiedenen Liqueure, welche aus Branntwein durch Zusatz von Zucker und aromatischen oder bitteren Stoffen bereitet werden. Auch äusserlich

---

[1] Ueber Ausscheidung des Weingeistes durch den Harn bei Fiebernden, Inaug.-Dissert. Bonn 1875.
[2] Centralbl. f. d. med. Wissenschaften 1875. No. 23.
[3] Zeitschrift für Biologie. Band X. S. 336. 1874.
[4] L'Union médicale 1870. No. 90.
[5] Nederl. Tijdschr. v. Geneesk 1871. 125.

BUCHHEIM, Arzneimittellehre. 3. Aufl. 35

benutzt man die feineren Branntweinsorten bisweilen, z. B. eine Mischung von Rum und Perubalsam bei wunden Brustwarzen u. s. w.

B. Wein. Von den äusserst zahlreichen Weinsorten werden die gewöhnlichen Tischweine, welche meist einen etwas sauren oder herben Geschmack besitzen, am Krankenbette selten angewendet. Am häufigsten verwendet man die edlen Rhein- und Mainweine, wie Johannisberger, Marcobrunner, Hochheimer, Steinwein, Leistenwein u. s. w., welche sich durch einen etwas grösseren Weingeistgehalt (10—12 Proc.) und einen sehr angenehmen Geruch und Geschmack auszeichnen, so wie Burgunder- und Bordeaux-Weine, sowohl rothe, wie Chambertin, Nuits, Volnay, St. Julien, Lafitte, Chateau Margaux, als weisse, wie Chablis, Montrachet, Sauterne u. s. w. Auch die süssen Weine, welche reich an Zucker und Weingeist (16—24 Proc.) und arm an Säure sind, werden bei Convalescenten und anämischen Kranken oft angewendet z. B. Muscat, Syracusaner, Xeres, Malaga, Madeira, Tokayer u. s. w. Moussirende Weine kommen am Krankenbett nur selten in Gebrauch. Bei Neigung zu Diarrhoe sind besonders rothe Bordeaux-Weine und Portwein beliebt. Der letztere ist durchschnittlich am reichsten an Weingeist, der ihm freilich meist theilweise zugesetzt ist.

C. Bier. Das Bier kann nicht selten als Ersatzmittel für den Wein dienen, z. B. bei Convalescenten, Anämischen u. s. w. Häufig giebt man den stärkeren, bitteren Bieren den Vorzug und lässt sie nur in geringen Mengen trinken, z. B. Porter, Burton-Ale, Brown-Stout, welche 4 bis 6 Proc. Weingeist enthalten, oder Bockbier, welches $2^{1}/_{2}$—3 Proc. Weingeist enthält. Die leichten Biere mit $^{1}/_{2}$—$1^{1}/_{2}$ Proc. Weingeist werden häufig von Säugenden getrunken, um die Milchsecretion zu vermehren, auch in Form von Warmbier, einem Gemisch von heissem Bier mit Eidotter, Milch, Zucker und Zimmt. Letzteres ist auch bei Convalescenten beliebt.

Aether s. Gruppe des Chloroforms.

Spiritus aetheris chlorati. (Spiritus muriatico-aethereus, Spiritus salis dulcis). Der versüsste Salzgeist wird durch Destillation von überschüssigem Manganhyperoxyd mit 6 Th. roher Salzsäure und 24 Th. Weingeist und nachherige Rectification über Kalk erhalten. Derselbe wird nur selten zu 10—30 Tropfen auf Zucker als Erquickungsmittel bei Ohnmachten u. s. w. angewandt.

Spiritus aetheris nitrosi. (Spiritus nitrico-aethereus, Spiritus nitri dulcis). Zur Bereitung des versüssten Salpetergeistes werden 48 Th. Spiritus mit 12 Th. Salpetersäure destillirt, bis 40 Th. übergegangen sind. Das Destillat wird mit gebrannter Magnesia neutralisirt und nach 24stündigem Stehen rectificirt. Der versüsste Salpetergeist, welcher einen sehr angenehmen Obstgeruch besitzt, wird nur selten für sich zu 10—30 Tropfen auf Zucker als Erquickungsmittel oder als Zusatz zu diuretischen oder bitteren Arzneien (4 : 100) verordnet.

Aether aceticus. (Naphtha aceti.) Der Essigäther, welcher durch Destillation von essigsaurem Natrium mit Schwefelsäure und Weingeist und nachherige Rectification erhalten wird, ist wegen seines angenehmen Geruchs und Geschmacks als Erquickungsmittel sehr beliebt und verdient seiner grösseren Haltbarkeit wegen den beiden vorhergehenden Präparaten vorgezogen zu werden. Man giebt denselben zu 10—30 Tropfen auf Zucker oder als Zusatz zu diaphoretischen oder bitteren Arzneien (5:100).

B. Gruppe des Chloroforms.

Zu dieser Gruppe gehören ausser dem Chloroform ($CHCl_3$) und dem schon in der vorigen Gruppe besprochenen Aethyläther noch der Schwefelkohlenstoff (CS_2), das Aethylengas [1] (C_2H_4), das Amylen (C_5H_{10}), der Amylwasserstoff (Pentan C_5H_{12})[2] und zahlreiche gechlorte Substitutionsproducte, wie das Methylchlorürgas (CH_3Cl)[3], das Methylenchlorid (CH_2Cl_2)[4], der vierfach Chlorkohlenstoff (CCl_4)[5], das Aethylchlorür (C_2H_5Cl), das Aethylenchlorid ($C_2H_4Cl_2$) und das demselben isomere Aethylidenchlorid[6], das Trichlorhydrin ($C_3H_5Cl_3$)[7], das Chloramyl ($C_5H_{11}Cl$)[8], ferner das Bromoform ($CHBr_3$)[9], das Jodamyl ($C_5H_{11}J$)[10] und wahrscheinlich noch mehrere andere Stoffe. Dieselben sind zum grossen Theile leichter flüchtig als die Glieder der vorhergehenden Gruppe, neutral und in Wasser nur wenig löslich. Ihre wirksamen Eigenschaften sind noch unbekannt.

Von den obigen Stoffen verdunsten die leichtflüchtigen auf der **Haut** rasch und wirken dabei durch Wärmeentziehung (S. 534). Die weniger flüchtigen können allmählig zum Theil die Epidermis durchdringen und rufen dann Brennen oder Röthung der Haut, bei aufgehobener Verdunstung selbst Blasenbildung hervor. Man benutzt daher bisweilen besonders das Chloroform als hautröthendes Mittel, indem man dasselbe bei Zahnschmerz in die Wange einreibt oder einen Tropfen davon auf Baumwolle in das Ohr bringt. Etwas später wird die betreffende Hautstelle unempfindlich, doch beschränkt sich diese locale Anästhesie auf die oberflächlichsten Hautschichten. Am häufigsten hat man das Chloroform, welches bei 61°, und das Aethylenchlorid, welches bei 85° siedet, zu dem obigen Zwecke benutzt, z. B. bei rheumatischen Schmerzen und Neuralgien, doch geht die Wirkung dieser Mittel meist nicht tief genug, um den gehofften Nutzen bringen zu können.

Im **Munde** zeigen die obigen Stoffe mit Ausnahme des widerlich schmeckenden Schwefelkohlenstoffs und der gasförmigen Glieder dieser Gruppe einen erfrischenden und zugleich brennenden Geschmack. Da

---

[1] Archiv f. Anatom., Physiolog. u. s. w. 1864. S. 535.
[2] Médical Times 1865. No. 796. 1867. No. 913. 1871. No. 1109.
[3] Arch. f. Anatom., Physiolog. u. s. w. 1864. S. 535.
[4] Medical Times 1867. No. 908.
[5] Ebendaselbst 1865. No. 807.
[6] Berliner klinische Wochenschrift 1870. No. 31.
[7] Archiv f. d. ges. Physiologie. Band V. S. 565. 1872.
[8] Medical Times 1857. May 9.
[9] Gazette hebdom. 1869. No. 43.
[10] Medical Times 1865. No. 796.

diese Stoffe wegen ihrer geringen Löslichkeit in wässrigen Flüssigkeiten nicht in verdünntem Zustande gegeben werden können, so wirken sie ziemlich heftig auf die Magen- und Darmschleimhaut ein und rufen schon in kleiner Menge das Gefühl von Wärme oder Brennen hervor. Man hat, um auf die Magenschleimhaut einzuwirken, ebenso wie den Aether (S. 537), bisweilen das Chloroform angewendet, z. B. bei habituellem Erbrechen, Seekrankheit u. s. w. In etwas grösserer Menge veranlassen jedoch diese Stoffe leicht Erbrechen und in grossen Dosen sogar tödtlich ablaufende Magenentzündung. Ein Theil derselben kann vom Darmcanale, jedoch nur ganz allmählig, in das Blut übergehen und bewirkt deshalb meist nicht vollständige Betäubung, sondern nur Schlaf. Als schlafmachende Mittel verdienen jedoch die Glieder der Chloralgruppe ihnen vorgezogen zu werden.

Man verwendet daher als Applicationsorgan für die obigen Stoffe fast ausschliesslich die **Luftwege**. Bei dem niedrigen Siedepunkte, den viele von ihnen besitzen, kann die eingeathmete Luft schon bei gewöhnlicher Temperatur ziemliche Mengen davon in Dampfform den Lungen zuführen, von wo aus sie leicht in das Blut übergehen. Die schwerer flüchtigen Glieder dieser Gruppe besitzen aber die wirksamen Eigenschaften in so hohem Grade, dass schon sehr geringe Mengen davon genügen, um ähnliche Wirkungen hervorzurufen, wie jene. So lange nun die eingeathmete Luft die Dämpfe jener Stoffe enthält, wird die Wiederausscheidung derselben durch die Luftwege gehindert. Deshalb muss sich in kurzer Zeit eine verhältnissmässig grosse Menge jener Stoffe im Blute anhäufen und dadurch Wirkungen hervorrufen, die sich auf anderen Wegen schwer oder gar nicht erreichen lassen.

Beim Einathmen einer mit Chloroformdampf geschwängerten Luft bemerkt man zunächst das Gefühl von Brennen auf der Lippe, in der Nase und in den Augen nebst einem süsslichen Geschmack, welcher eine vermehrte Speichelsecretion nach sich zieht. Bisweilen, besonders beim Einathmen von Aetherdampf, tritt auch Husten ein, der jedoch gewöhnlich bald wieder aufhört. Bei der Fortsetzung der Inhalationen stellt sich, wie beim beginnenden Weingeistrausche, ein Zustand von Aufregung ein, wobei der Kranke bald heiter und geschwätzig, bald traurig, in einzelnen Fällen selbst tobsüchtig wird, so dass man dadurch genöthigt werden kann, die Inhalationen zu unterbrechen. Anfänglich sind dabei die sinnlichen Wahrnehmungen noch ungestört, in einzelnen Fällen scheint namentlich das Gehör sogar verschärft zu sein, bald aber wird das Sehen undeutlich und später versagen auch die übrigen Sinne ihren Dienst. Das Bewusstsein ist im Beginn dieses Zustandes bis zu einem gewissen Grade erhalten, so dass man beim Anreden eine vernünftige Antwort erhält, später dagegen treten Delirien ein. Bisweilen verfällt der Kranke auch schon sehr frühzeitig in einen tiefen Schlaf. Das Gesicht ist in diesem Stadium meist geröthet, die Haut warm und feucht, der Puls etwas beschleunigt. Manchmal tritt auch Ekel und, besonders bei gefülltem Magen, Erbrechen ein. Dabei nimmt die Tiefe der Athemzüge ab und es vergrössert sich die Dauer der Inspiration auf Kosten der Exspiration. Gewöhnlich geht dieser Zustand der Aufregung schon nach einigen Minuten in tiefe Betäubung über. Die Muskeln erschlaffen, am spätesten die Masseteren, die Arme sinken herab, das Athmen wird in Folge der Erschlaffung des Gaumensegels schnarchend, die Pupillen sind meist verengert und bewegungslos, die Augenlider fallen zu und die Augen werden etwas nach Oben und Innen gekehrt. Der Puls ist verlangsamt und weich, aber regelmässig, die Haut feucht, die Temperatur derselben stets, bisweilen sogar ziemlich beträchtlich herabgesetzt. Zuletzt wird auch von der Conjunctiva des Auges aus kein reflectorischer Lidschluss mehr ausgelöst. In diesem Zustande von Betäubung werden selbst Eingriffe, welche sonst die lebhaftesten Schmerzen verursachen, nicht empfunden, auch keine reflectorischen Bewegungen mehr durch dieselben hervorgerufen. Die Contractionen des Uterus werden jedoch dadurch nicht aufgehoben, sondern nur etwas verlangsamt, die des Darms nach einigen Angaben etwas beschleunigt.

Werden jetzt die Inhalationen unterbrochen und wird nun wieder reine Luft eingeathmet, so können die in das Blut aufgenommenen Stoffe allmählig wieder ausgeathmet werden. Nach 5—30 Minuten kehrt gewöhnlich das Bewusstsein zurück, der Puls wird wieder frequenter und voller und die Sinnesorgane nehmen nach und nach ihre frühere Empfindlichkeit wieder an. Am frühesten kehrt das Gehör, dann der Geruch, das Sehen, der Geschmack und zuletzt das Gefühl zurück. Je nach der Empfänglichkeit der Individuen, den Eigenschaften und der Menge der angewandten Stoffe beträgt die Dauer der Inhalationen bis zu dem Punkte, wo die vollkommene Betäubung eintritt, 1—20 Minuten. Bei Trinkern und bei sehr ängstlichen und aufgeregten Personen ist gewöhnlich längere Zeit dazu nöthig, als bei anderen. Kehrt das Bewusstsein rascher zurück, als man wünschte, so lässt sich durch Wiederanfangen der Inhalationen sehr schnell die Betäubung zurückrufen, so dass dieselbe ohne Nachtheil für den Kranken sogar mehrere Stunden lang erhalten werden kann. Soll der Kranke längere Zeit in bewusstlosem Zustande erhalten werden, so macht man vor Beginn der Inhalationen eine schwache subcutane Morphininjection (verlängerte Chloroformnarkose). Nach dem Erwachen tritt nicht selten Erbrechen und später ruhiger Schlaf ein, auch bleiben häufig Kopfschmerzen und Uebelkeit zurück, die indess im Laufe von 24 Stunden zu verschwinden pflegen.

Der oben geschilderte Verlauf der Erscheinungen bezieht sich zunächst auf das Chloroform, welches, da sich die Betäubung dadurch am besten erzielen lässt, bei Weitem am häufigsten in Gebrauch gezogen wird. Bei Anwendung der übrigen zu dieser Gruppe gehörigen Stoffe gestaltet sich das Bild jedoch in ganz ähnlicher Weise. — Am häufigsten ist ausser dem Chloroform noch der Aethyläther und bis zur Einführung desselben im Jahre 1847 ausschliesslich angewendet worden. Bei der Leichtflüchtigkeit desselben ist man genöthigt, sich besonderer Inhalations-Apparate zu bedienen. Dabei ist der Aetherdampf sehr leicht entzündlich, riecht weniger angenehm und wirkt weniger stark als das Chloroform, so dass das Stadium der Aufregung, wenn man den Aetherdampf nicht sehr concentrirt anwendet, ungleich länger dauert und häufig nicht so regelmässig verläuft, wie beim Chloroform. Dagegen nimmt man fast allgemein an, dass der Aether weniger leicht Herzstillstand hervorrufe und daher nicht so oft zu Todesfällen Veranlassung gebe, wie das Chloroform. Aus diesem Grunde sind auch manche Aerzte von der Anwendung des Chloroforms wieder zu der des Aethers zurückgekehrt. Ebendeshalb giebt man auch bisweilen ausnahmsweise dem Aether den Vorzug vor dem Chloroform bei Herzleidenden, Anämischen und anderen Kranken, bei denen die Anwendung des Chloroforms bedenklich erscheint. — Das **Amylen**, welches ebenso wie der Aether bei 35° siedet, verhält sich ganz wie dieser, hat jedoch einen ungleich unangenehmeren Geruch, so dass es jetzt kaum mehr in Gebrauch kommt. — Auch der bei 47° siedende **Schwefelkohlenstoff** besitzt einen unangenehmen Geruch, welcher durch keine anderweitigen Vorzüge ausgeglichen wird. Das **Aethylenchlorid**, welches bei 85° und das **Aethylidenchlorid**, welches bei 59° siedet, stehen dem Chloroform sehr nahe, haben aber keine Vorzüge vor demselben. Die übrigen Glieder dieser Gruppe sind bis jetzt am Krankenbette nicht in Gebrauch gekommen und zum Theil auch wenig dazu geeignet.

Man sucht die Chloroformnarkose am häufigsten hervorzurufen bei solchen **chirurgischen Operationen**, welche im bewusstlosen Zustande des Kranken ausgeführt werden können, z. B. bei **Application des Glüheisens**, bei **Amputationen, Exarticulationen, Resectionen**, bei der **Exstirpation von Geschwülsten** u. s. w. Bei solchen Operationen jedoch, wo ein bewusstloser Zustand des Kranken nachtheilig werden kann, z. B. bei Operationen im Munde, im Auge, bei Zertrümmerung von Blasensteinen u. s. w., pflegt man die Anwendung des Chloroforms zu vermeiden, und ebenso bei leichteren Operationen. In der Geburtshülfe bedient man sich des Chloroforms besonders in England bei **normalen Geburten**, aber auch bei sehr **schmerzhaften Wehen** und bei **Tetanus uteri**, bei **Eclampsia parturientium**, wo man die Krämpfe so lange durch das Chloroform zu unterdrücken vermag, bis die Geburt erfolgt ist. Doch giebt man jetzt meist dem Chloralhydrat den Vorzug. Ebenso bedient man sich des Chloroforms bei solchen geburtshülflichen Operationen, die im bewusstlosen Zustande ausgeführt werden können, z. B. bei **Wendungen, Kaiserschnitt** u. s. w. — Auch sonst bedient man sich des Chloroforms, um eine Erschlaffung der Muskeln herbeizuführen, z. B. bei **Luxationen, eingeklemmten Brüchen** u. s. w. oder bei schmerzhaften Krankenuntersuchungen. Bei **Strychninvergiftungen** sah man nach der Anwendung des Chloroforms häufig Besserung eintreten, seltener bei Tetanus traumaticus. Bei heftiger **Bleikolik, hysterischen Krämpfen, Asthma** u. s. w. ist der Gebrauch des Chloroforms oft von Nutzen, während in solchen Fällen, wo es sich hauptsächlich um Beruhigung des Kranken und um Herbeiführung von Schlaf handelt, in der Regel das Chloral den Vorzug verdient.

Werden die Chloroforminhalationen fortgesetzt, nachdem bereits der oben beschriebene Grad von Betäubung eingetreten ist, so erfolgt endlich der Tod. Dieser wird in den meisten Fällen durch Herzstillstand veranlasst, indem der Puls plötzlich unregelmässig wird und ganz aufhört, während das Gesicht bleich wird und Blutungen bei Operationen aufhören, seltener durch Erstickung, wobei die Respiration plötzlich stockt, das Herz dagegen noch einige Zeit fortschlägt. In beiden Fällen bemerkt man Pupillenerweiterung und Abgang von Harn und Fäces.

Bisweilen tritt jedoch plötzlich der Tod ein, ohne dass nachweisbar grössere Mengen von Chloroform eingeathmet worden wären, als sonst. Fast in der Hälfte der bis jetzt bekannt gewordenen Unglücksfälle erfolgte der Tod, noch ehe die Narkose vollständig eingetreten war. Bis jetzt sind wir noch nicht im Stande, die Veranlassungen für diese Todesfälle mit genügender Schärfe zu bestimmen. Häufig suchte man dieselbe in einer Unreinheit des angewandten Präparates. Indess war in vielen Fällen nachweisbar reines Chloroform angewendet worden. Ausserdem sind die Verunreinigungen, welche im käuflichen Chloroform vorkommen, sämmtlich weniger wirksam, und daher auch weniger gefährlich als dieses selbst. Beim Stehen am Licht unter Luftzutritt erleidet das Chloroform eine Zersetzung, in Folge deren sich Salzsäure und Chlorkohlenoxydgas entwickeln. Ein solches zersetztes Chloroform ruft indessen beim Einathmen sofort heftigen Husten hervor, so dass die Fortsetzung der Inhalationen dadurch unmöglich gemacht wird. Wir dürften daher die Ursache des Todes kaum je in einer Unreinheit des angewandten Präparates zu suchen haben. — Von den bisher beobachteten Todesfällen kamen bei Männern ungleich mehr vor, als bei Frauen, so dass einzelne Aerzte, vielleicht mit Unrecht, den Frauen eine besondere Ertragungsfähigkeit für das Chloroform zugeschrieben haben. Das Lebensalter scheint keinen erheblichen Einfluss auf die Frequenz der Todesfälle zu haben. Obwohl bei Kindern und Greisen das Chloroform nicht ohne genügende Veranlassung angewendet werden darf, so scheinen doch selbst Kinder unter 5 Jahren dasselbe gut zu vertragen. Im Durchschnitt scheinen kräftige Personen leichter vom Chloroformtode betroffen zu werden, als schwächliche. Dagegen scheinen Herzkrankheiten, besonders fettige Degeneration des Herzens, sowie hochgradige Anämie den Chloroformtod zu begünstigen. Bei Trinkern gelingt es häufig nur schwer, die gewünschte Chloroformnarkose hervorzurufen und es ist daher die Gefahr eines unglücklichen Ausgangs bei ihnen grösser als bei anderen Personen. Man hat, um das Zustandekommen der Narkose bei Trinkern zu erleichtern, empfohlen, etwa 20 Minuten vor Beginn der Inhalationen eine subcutane Morphininjection zu machen. Die Menge des im Laufe der Zeit eingeathmeten Chloroforms scheint von geringerer Bedeutung zu sein,' als die Concentration der eingeathmeten Chloroformdämpfe. Wird das mit Chloroform benetzte Tuch dicht vor Mund und Nase gehalten, so wird der eingeathmeten Luft mehr Chloroformdampf beigemengt, als wenn es in einiger Entfernung davon bleibt. Dieser Umstand scheint bisher die häufigste Veranlassung für Todesfälle gewesen zu sein. Es ist daher sehr bedenklich, den Kranken das mit Chloroform benetzte Tuch selbst halten zu lassen, da hierbei der erwähnte Fehler am leichtesten eintreten kann.

Sind wir bis jetzt noch nicht im Stande, den Chloroformtod mit voller Sicherheit zu verhüten, so dürfen wir doch hoffen, ihn auf sehr seltene Fälle zu beschränken, wenn wir die Anwendung des Chloroforms bei allen unbedeutenden Operationen, bei denen gerade bisher die häufigsten Unglücksfälle vorgekommen sind, vermeiden und den Kranken durch einen zuverlässigen, ausschliesslich für diesen Zweck bestimmten Assistenten genau überwachen lassen. Treten gefahrdrohende Zeichen, z. B. Unregelmässigkeit des Pulses oder der Respiration ein, so ist das Chloroform sofort zu entfernen, die Zunge, welche durch ihr Zurücksinken leicht Veranlassung zur Erstickung geben kann, hervorzuziehen und künstliche Respiration einzuleiten, am besten durch elektrische Reizung der NN. phrenici, im Nothfalle auch durch Auf- und Abbewegen des Thorax durch die aufgelegten Hände. Die Anwendung von Hautreizen durch Sinapismen u. s. w. ist hier bedeutungslos, da ja die Reflexerregbarkeit aufgehoben ist. Bis jetzt sind jedoch die Rettungsversuche bei Unglücksfällen durch Chloroform meist erfolglos geblieben. NUSSBAUM rechnet 1 Todesfall auf etwa 10,000 Fälle von Chloroformirung, RICHARDSON für England 1 Todesfall auf 3500 Fälle. — Die Leichenbefunde bei Personen, die in der Chloroformnarkose verstorben sind, bieten ausser den Zeichen der Erstickung nichts Charakteristisches dar. Bisweilen hat man Luft im Herzen gefunden, deren Zusammensetzung und Ursprung jedoch noch nicht bekannt sind.

Es sind bis jetzt einige Fälle beobachtet worden, wo Personen, bei denen Chloroform oder Aether zu therapeutischen Zwecken angewendet worden war, sich an den Gebrauch dieser Mittel so gewöhnt hatten, dass dieser ihnen zum unentbehrlichen Bedürfnisse geworden war. Es stellten sich hier allmählig ähnliche Veränderungen ein, wie nach dem Alkohol-Missbrauch, bei der chronischen Chloroformvergiftung vorzugsweise periodische Geistesstörungen. — Bei Arbeitern in Kautschukfabriken kommen auch chronische Schwefelkohlenstoffvergiftungen vor.

Obgleich das Chloroform sehr häufig angewendet wird, so sind doch unsere Kenntnisse über das Zustandekommen seiner Wirkung noch sehr spärlich. — Werden ausserhalb des Körpers Chloroformdämpfe durch **Blut** geleitet, so lösen sich die Blutkörperchen auf und das Hämoglobin zeigt grössere Neigung zum Krystallisiren. Auch Aether und Schwefelkohlenstoff besitzen jenes Auflösungsvermögen für die Blutkörperchen, vielleicht auch alle übrigen Glieder dieser Gruppe. Nach SCHMIEDEBERG [1] bildet Chloroform, dem frischen Blute zugesetzt, mit dem Hämoglobin ein ziegelrothes Coagulum, welches beim Schütteln wieder verschwindet, während das Blutserum durch Chloroform nicht verändert wird. Dabei wird ein Theil des Chloroforms an das Hämoglobin gebunden, so dass es durch Destillation nicht wieder davon getrennt werden kann. Wie durch den Weingeist wird auch durch Chloroform und Aether der Sauerstoff des Oxyhämoglobins fester gebunden, so dass er bei Gegenwart dieser Stoffe weniger leicht an reducirenden Substanzen abgegeben wird, als sonst. Welche Bedeutung die erwähnten Eigenschaften für die Wirkung des Chloroforms haben, ist noch nicht bekannt. Im lebenden Körper scheint es zu keiner Auflösung der Blutkörperchen zu kommen, wenigstens findet man nach Anwendung des Chloroforms kein Hämoglobin im Harn. Die festere Bindung des Chloroforms im Blute ist dagegen wohl der Grund, dass man nach Chloroforminhalationen das Chloroform meist nicht che-

---

[1] Archiv der Heilkunde. Band VIII. S. 273. 1867.

misch im Blute nachweisen konnte. Ueberhaupt zeigt das Blut nach Chloroforminhalationen keine Abweichungen von seinen bekannten Eigenschaften. Dass die Beschaffenheit des Blutes auf das Zustandekommen der Narkose keinen wesentlichen Einfluss habe, geht daraus hervor, dass BERNSTEIN[1] auch bei entbluteten Fröschen durch Chloroforminjectionen Narkose hervorrufen konnte, wenn auch langsamer wie sonst. Das mit dem Blute circulirende Chloroform setzt, wie SCHEINESSON[2] nachgewiesen hat, die Thätigkeit des **Herzens** herab durch eine Schwächung der musculomotorischen Apparate. Diese Schwächung der Herzthätigkeit, die sich schliesslich zur Lähmung steigert, ist wohl in den meisten Fällen die Ursache des Chloroformtodes. Ob vielleicht in manchen Fällen, wo der Herzstillstand schon zu Anfange der Inhalationen eintritt, derselbe nach DOGIEL[3] auf reflectorischem Wege zu Stande kommen könne, ist noch nicht mit Sicherheit zu entscheiden. In Folge der geschwächten Herzthätigkeit wird, ebenso wie beim Weingeist, der **Blutdruck** erheblich herabgesetzt. Ob dazu noch eine Erweiterung der feineren Arterien beitrage, lässt sich noch nicht nachweisen. Auch die **Körpertemperatur** sinkt bei der Chloroformnarkose beträchtlich. Dies ist, wie SCHEINESSON (a. a. O.) nachgewiesen hat, nicht von einer vermehrten Wärmeausgabe, sondern von einer verminderten Wärmeproduction bedingt, die zum Theil wohl von der Verlangsamung der Blutcirculation, zum Theil vielleicht auch von einer Herabsetzung des Stoffwechsels abgeleitet werden muss.

Die vielfachen Aehnlichkeiten, welche zwischen der Gruppe des Aethylalkohols und der des Chloroforms bestehen, machen es wahrscheinlich, dass die wirksamen Eigenschaften beider Gruppen auch in Bezug auf die **Centralorgane des Nervensystems** im Wesentlichen dieselben seien und dass die Unterschiede in der Wirkung grossentheils nur auf quantitativen Verschiedenheiten beruhen mögen. Es ist kaum zweifelhaft, dass das Chloroform jene Eigenschaften in ungleich höherem Grade besitzt als der Aethylalkohol und dass deshalb schon durch sehr geringe Mengen des ersteren Wirkungen erzielt werden können, welche sich durch den letzteren nur schwer erreichen lassen. Auch durch die Glieder dieser Gruppe wird in erster Reihe das Grosshirn in seiner Thätigkeit gestört, indem nach einer anfänglichen Erregung einer noch nicht genauer bestimmbaren Anzahl seiner Apparate eine Herabsetzung ihrer Leistungsfähigkeit folgt. Nach BINZ[4] zeigen ausserhalb des Körpers die Ganglienzellen der Hirnrinde nach der Behandlung mit Chloroform oder Aether eine Art von Gerinnung des Zelleninhalts. Auch H. RANKE[5] gelangte zu dem gleichen Resultate. — Was die einzelnen centralen Apparate betrifft, so ist nach DOGIEL (a. a. O.) die anfängliche Verengerung und spätere Erweiterung der Pupille von einer centralen Wirkung auf den N. oculomotorius abzuleiten. Weiterhin werden aber auch noch andere Theile

---

[1] Untersuchungen z. Naturl. d. Menschen u. d. Thiere. Band X. S. 280. 1866.
[2] Untersuchungen über den Einfluss des Chloroforms auf die Wärmeverhältnisse des thierischen Organismus und den Blutkreislauf. Inaug.-Dissert. Dorpat 1868.
[3] Arch. f. Anatom., Physiolog. u. s. w. 1866. S. 231 u. 415.
[4] Archiv f. experim. Pathol. u. Pharmakol. Band VI. S. 310. 1877.
[5] Centralbl. f. d. med. Wissensch. 1877. No. 34.

des Nervensystems von der Wirkung jener Stoffe betroffen, namentlich die reflectorischen Apparate. KNOLL[1] fand, dass nach Durchschneidung der NN. vagi bei Inhalationen von Chloroform oder Aether eine anfängliche Erregung und spätere Lähmung des Respirationscentrums eintritt. Zu einer Beeinträchtigung der Nervenfasern und ihrer Endapparate scheint es bei warmblütigen Thieren während des Lebens nicht zu kommen. Bei Fröschen beobachtete H. RANKE[2] Lähmung der motorischen Nerven. Dass auch die sensiblen Nerven durch jene Stoffe verändert werden können, dafür spricht die dadurch zu erzielende locale Anästhesie.

COZE[3] und später KUSSMAUL[4] beobachteten, dass nach Injection von Chloroform in die Schenkelarterie die von dieser versorgten Muskeln erstarren. H. RANKE (a. a. O.) fand, dass dieselbe Wirkung dem Aether, Amylen und Bromoform zukommt. Wenn es auch im lebenden Körper nicht zu einer Erstarrung sämmtlicher Muskeln kommen kann, so spricht doch der Umstand, dass nach anhaltendem Chloroformiren von Fröschen die Zuckungscurve ihrer Muskeln erheblich verlängert wird[5], dafür, dass sich jene Wirkung auch im lebenden Körper bis zu einem gewissen Grade geltend machen könne.

Eine Einwirkung der obigen Stoffe auf die Nieren ist noch nicht nachgewiesen worden. Der Harn zeigt nach Anwendung derselben in der Regel keine auffallende Veränderung. In einzelnen Fällen liess sich Gallenfarbstoff nachweisen, bisweilen auch Zucker.

Obgleich es sehr wahrscheinlich ist, dass durch das Chloroform ebenso wie durch den Weingeist eine Verlangsamung des Stoffwechsels hervorgerufen werde, und vielleicht in noch höherem Grade als durch diesen, so ist doch die Anwendung des Chloroforms meist eine zu vorübergehende, als dass sich ein erkennbarer Einfluss auf den Ernährungszustand des Körpers äussern könnte.

Ueber die Ausscheidung des Chloroforms aus dem Körper fehlen uns noch genauere Kenntnisse. Die Menge von Chloroform, welche bei der gewöhnlichen Anwendungsweise desselben in das Blut übergeht, lässt sich nicht bestimmen, ist aber wahrscheinlich sehr gering. Ein Theil davon wird jedenfalls durch die Lungen wieder ausgeschieden. Dass aber auch das im Blute fester gebundene Chloroform auf diesem Wege wieder ausgeschieden werde, ist nicht wahrscheinlich. Ob jedoch dieser Antheil, wie unter anderen Umständen, in Salzsäure und Ameisensäure gespalten werde, oder eine andere Umwandlung erleide, lässt sich noch nicht bestimmen.

Chloroformium (Formylum trichloratum, Bichlormethylchlorid). Das Chloroform, welches meist durch Destillation von Weingeist, Wasser und Chlorkalk, in neuester Zeit auch durch Zersetzung von Chloral mit Kalihydrat dargestellt wird, kommt innerlich nur selten zu 1—6 Tropfen p. d. auf Zucker oder in Gallertkapseln in Gebrauch. Zum Behufe von Inhala-

---

[1] Sitzungsber. der Wiener Acad. d. W. Band 74. Abth. III. Jul. 1876.
[2] Centralbl. f. d. med Wissensch. 1876. No. 14.
[3] Comptes rendus. T. XXVIII. p. 534. 1849.
[4] Archiv f. patholog. Anatomie. Band XVI. S. 289.
[5] Vergl. BUCHHEIM u. EISENMENGER in Eckhards Beiträgen zur Anatomie u. Physiologie. Band V. S. 73.

tionen tröpfelt man gewöhnlich 2,00—3,00 Grm. Chloroform auf ein trichterförmig zusammengeschlagenes Tuch oder auf einen Schwamm u. s. w. und hält dies, jedoch nicht allzunahe, vor Mund und Nase des Kranken, welcher sich dabei am besten in halbliegender Stellung befindet. Erreicht man durch jene Dosis seinen Zweck nicht, so wird dieselbe wiederholt. Am besten ist es, wenn die eingeathmete Luft nicht mehr als 2—4 Proc. Chloroformdampf enthält. Mittels des CLIVER'schen Inhalationsapparates lässt sich die Menge des eingeathmeten Chloroforms ziemlich genau messen[1], doch kommt derselbe nur selten in Anwendung. — Bisweilen hat man auch eine Mischung von 2 Th. Chloroform und 3 Th. Aether zu Inhalationen empfohlen, doch wird gewöhnlich reines Chloroform vorgezogen. Das vorräthig gehaltene Chloroform muss in schwarzen Gläsern im Dunklen aufbewahrt werden.

Aethylenum chloratum (Elaylum chloratum, Liquor Hollandicus). Das Aethylenchlorid oder Elaylchlorür, welches durch Einleiten von Aethylengas (C_2H_4) in Chlorgas erhalten wird, kann wie das Chloroform angewendet werden, kommt aber nur selten in Gebrauch. Am meisten benutzt man es noch äusserlich zur Hervorrufung der localen Anästhesie.

Aether (Aether sulfuricus). Der Aethyläther oder Schwefeläther wird durch Destillation von Weingeist mit Schwefelsäure erhalten. Innerlich wird derselbe seiner Leichtflüchtigkeit wegen nur selten zu 10—20 Tropfen angewendet. Zu Inhalationen benutzte man gewöhnlich besondere Apparate von CHARRIÈRE, WELZ, SMEE, NORTON, DE MORGAN u. A. — Ungleich häufiger bedient man sich innerlich der Hoffmannstropfen **(Spiritus aethereus,** Liquor anodynus mineralis Hoffmanni), einer Mischung von 1 Th. Aether mit 3 Th. Spiritus, bei Ohnmachten, Magenkrampf, Kolikschmerzen u. s. w. zu 15—60 Tropfen oder auch als Riechmittel.

Carboneum sulfuratum (Alcohol sulfuris). Der Schwefelkohlenstoff, welcher durch Leiten von Schwefeldampf über glühende Kohlen erhalten wird, kommt jetzt fast gar nicht mehr in Gebrauch. Innerlich wurde derselbe zu 2—6 Tropfen p. d. und äusserlich zu Einreibungen verwendet.

C. Gruppe des Chlorals.

Die bis jetzt bekannten Glieder dieser Gruppe sind das Chloral (Trichloraldehyd, C_2HCl_3O, Siedep. 94,4°), das Butylchloral (Crotonchloral, $C_4H_5Cl_3O$, Siedep. 163°), das Bromal (C_2HBr_3O, Siedep. 172°) und das Jodal (C_2HJ_3O), welche letztere indess noch wenig untersucht worden sind. Dieselben sind flüssig, neutral und haben einen verhältnissmässig hohen Siedepunkt. Mit je 1 Atom Wasser bilden sie krystallisirbare Hydrate, welche zum therapeutischen Gebrauche ungleich besser geeignet sind, als die wasserfreien Verbindungen, von denen besonders das Chloral sehr

---

[1] London Medico-chirurgical Transactions 1864.

bald in eine in Wasser unlösliche, feste Modification, das Metachloral, übergeht. Bei Weitem am häufigsten findet das Chloralhydrat (C_2HCl_3O, H_2O) Anwendung.

Auf der äusseren **Haut** wirken die obigen Stoffe, zum Theil in Folge ihrer starken Anziehung zum Wasser, ätzend. Aber auch concentrirte Lösungen von Chloralhydrat machen auf der Haut Röthung und Blasenbildung und auf Wunden und Geschwüren einen oberflächlichen, weissen Schorf. Man hat daher auch Lösungen von Chloralhydrat, namentlich mit Bezug auf ihre antiseptische Wirkung, zum Verbande von Wunden und Geschwüren, besonders bei Gangrän, phagedänischen Geschwüren, Stomatitis, Muttermundsgeschwüren u. s. w. benutzt. Auch zur Conservirung von Leichnamen oder anatomischen Präparaten hat man sie verwendet, doch sind noch keine Vorzüge derselben vor dem Weingeist, dem Phenol, der Salicylsäure u. s. w. mit Sicherheit nachgewiesen worden.

Im **Munde** zeigen jene Stoffe einen eigenthümlichen, unangenehmen Geschmack, verbunden mit dem Gefühl von Kratzen im Schlunde, das um so beschwerlicher wird, je concentrirter die Lösungen sind. Kleine Mengen des Chloralhydrats in verdünnter Lösung rufen im **Magen** keine auffallenden Erscheinungen hervor, grosse dagegen können Schmerzen in der Magengegend, Erbrechen, selbst Entzündung der Magenschleimhaut veranlassen. Der untere Theil des Darmcanals erleidet in der Regel selbst durch grössere Dosen keine Störungen. In verdünnten Lösungen (1—5 Proc.) können jene Mittel auch in Klystierform angewendet werden.

Der Uebergang jener Stoffe in das **Blut** scheint sehr rasch zu erfolgen. Ueber ihr Verhalten daselbst besitzen wir jedoch nur noch wenig Kenntnisse. Nach DJURBERG[1] und L. HERMANN[2] bewirkt das Chloral Quellung und Erblassen der Blutkörperchen, aber keine Auflösung der Stromata, wie die Glieder der vorhergehenden Gruppen.

Da das Chloral bei Gegenwart schon sehr geringer Mengen von freien Alkalien sich in Ameisensäure und Chloroform spaltet, so nahm LIEBREICH[3] an, dass dasselbe in dem alkalisch reagirenden Blute allmählig die gleiche Zersetzung erleide, so dass die Wirkung des Chlorals zum grossen Theile als eine verlängerte Chloroformwirkung anzusehen sein würde. So annehmbar auch diese Ansicht erscheint, so ist es doch bis jetzt nicht gelungen, nach dem Einnehmen von Chloral im Blute oder Athem mit Sicherheit Chloroform nachzuweisen.[4] Wir werden dadurch, so wie durch das Erscheinen der Urochloralsäure im Harn zu der Annahme genöthigt, dass das Chloral im unveränderten Zustande zur Wirkung gelange. Für diese Hypothese spricht auch die Wirkung des Jodals, aus dem sich bei der Einwirkung von Alkalien Jodoform abspaltet,

---

[1] Upsala läkare föreningars förhandl. Band V. S. 647.
[2] Lehrb. d. experim. Toxicologie. Berlin 1874. S. 270.
[3] Das Chloralhydrat, ein neues Hypnoticum und Anästheticum. Berlin. 1869. 3. Aufl. 1871.
[4] L. HERMANN a. a. O.

welches nicht dem Chloroform analog wirkt. LEWISSON[1] sowie RAJEWSKY[2] fanden ferner, dass bei entbluteten Fröschen das Chloral ebenso wirkt, wie bei normalen, so dass also eine Zersetzung im Blute nicht die Vorbedingung für die Wirkung des Chlorals sein kann.

Die Contractionen des **Herzens** werden durch die Glieder dieser Gruppe anfangs beschleunigt, später verlangsamt. Nach grossen Dosen tritt nicht nur beim Chloral, sondern auch, wie v. MERING[3], der bisherigen Annahme entgegen, nachgewiesen hat, beim Butylchloral Herzlähmung ein. In einzelnen Fällen erfolgte der Tod schon nach arzneilichen Dosen, ohne dass sich mit Sicherheit der Grund davon nachweisen liess, während andere Personen sehr grosse Mengen davon ohne allen Nachtheil vertrugen. Der Tod tritt meist ohne alle Vorboten, in einer tiefen Ohnmacht ein. Seltener gehen demselben dyspnoische und stertoröse Respirationen voraus, in welchem Falle Lähmung des Respirationscentrums die Todesursache zu sein scheint.

Der **Blutdruck** wird durch jene Stoffe nach kleinen Dosen vorübergehend, nach grossen dauernd herabgesetzt. Die Herabsetzung desselben und die Verlangsamung des Pulses wird nach HEIDENHAIN[4] zum Theil bedingt durch eine Schwächung der musculomotorischen Apparate des Herzens, da sie auch nach Durchschneidung der NN. vagi eintritt. Bei unversehrten Thieren ist dieselbe jedoch ungleich stärker, so dass offenbar auch die NN. vagi dabei betheiligt sind. Hauptsächlich ist aber wohl die Herabsetzung des Blutdrucks bedingt durch die von RAJEWSKY (a. a. O.), OWSJANNIKOW[5] u. A. nachgewiesene Verminderung des Tonus des vasomotorischen Centrums und die dadurch hervorgerufene Gefässerweiterung. Schon nach arzneilichen Dosen giebt sich die Herabsetzung des Blutdrucks durch einen weichen Puls zu erkennen. — Die **Respiration** wird nach arzneilichen Dosen nur wenig verlangsamt, nach grossen Gaben dagegen, besonders bei Thieren, durch Lähmung des Respirationscentrums bis zum völligen Stillstand, welcher etwas früher oder gleichzeitig mit der Lähmung des Herzens eintritt. — Die Körpertemperatur sinkt nach arzneilichen Gaben meist nicht sehr bedeutend, bei Vergiftungen dagegen oft um mehrere Grade.

Von besonderem Interesse ist die Einwirkung der obigen Stoffe auf die Centralorgane des **Nervensystems**. Nach kleinen Dosen des Chlorals zeigt sich anfänglich eine körperliche und geistige Erregung, wie beim beginnenden Weingeistrausch, doch folgt derselben schon frühzeitig ein Gefühl von Schläfrigkeit, die in einen ruhigen Schlaf übergeht. Nach etwas grösseren Gaben ist das Stadium der Aufregung kaum bemerkbar und es tritt sehr bald ein tiefer Schlaf ein. Derselbe hat grosse Aehnlichkeit mit dem normalen Schlafe und ist nur selten durch ängstliche Träume

---

[1] Archiv f. Anatom., Physiolog. u. s. w. 1870. S. 346.
[2] Centralbl. f. d. med. Wissensch. 1870. No. 14.
[3] Archiv f. experim. Pathol. u. Pharmakol. Band III. S. 185. 1875.
[4] Archiv f. d. ges. Physiologie. Band IV. S. 551. 1871.
[5] Berichte üb. d. Verhandl. d. Sächs. Gesellsch. der Wissensch. zu Leipzig. Mathem. Phys. Kl. 1871. S. 146.

beunruhigt. Durch Anrufen, Rütteln, Kitzeln u. s. w. kann der Schlafende erweckt werden und ist dann meist vollkommen besinnlich. Die Dauer des Schlafes ist je nach den Umständen verschieden lang, oft ungleich länger, als der normale Schlaf. Die Pupille ist während desselben nur wenig verengert und erweitert sich beim Erwachen wieder. Bisweilen bleiben nach demselben Kopfschmerzen, Appetitlosigkeit und Schwächegefühl zurück, die sich indess bald verlieren. Doch gelingt es keineswegs in allen Fällen durch jene Mittel rasch Schlaf herbeizuführen. Bisweilen tritt derselbe erst spät ein, in einzelnen Fällen gar nicht.

Nach grösseren Dosen der obigen Stoffe wird auch die Sensibilität vermindert, ja es kommt sogar zur vollständigen Anästhesie und Muskelerschlaffung, so dass vollkommene Reflexlosigkeit besteht. Doch sucht man diesen Grad der Wirkung wegen der drohenden Gefahr von Herz- oder Respirationslähmung gewöhnlich zu vermeiden. Bei Thieren, bei denen die Wirkung in ganz ähnlicher Weise verläuft wie bei Menschen, hat man jene höheren Grade derselben häufiger beobachtet.

Es ist wohl kaum zweifelhaft, dass wir es bei der Gruppe des Chlorals mit einer ganz ähnlichen Wirkung zu thun haben, wie bei der des Aethylalkohols und des Chloroforms. Die nervösen Apparate, welche sich bei jenen Wirkungen betheiligen, sind wohl in allen Fällen die gleichen, nur gestalten sich die Erscheinungen etwas verschieden, je nach den Eigenschaften der angewandten Mittel. Bis jetzt sind wir freilich noch nicht im Stande, jene Wirkungen von den Eigenschaften der einzelnen Stoffe abzuleiten.

Die in vielen Fällen sehr wohlthuende Wirkung des Chlorals giebt leicht Veranlassung zu einer allzuhäufigen Anwendung desselben von Seiten der Aerzte und Laien. In solchen Fällen treten häufig Verdauungsstörungen ein, die wohl von der öfters wiederkehrenden Einwirkung des Mittels auf die Magenschleimhaut abzuleiten sind. Ausserdem beobachtet man noch, wie es scheint, in ungleich höherem Grade als bei Trinkern Neigung zum Ausbruche verschiedener Exantheme (Urticaria, Papeln, Purpura, Petechien u. s. w.), so wie zu Decubitus und zu Erythemen, welche besonders nach dem Genusse geringer Mengen von Weingeist im Gesicht und an anderen Körperstellen ausbrechen. Diese Erscheinungen sind wohl als die Folgen der häufigen Gefässerweiterung durch das Chloral anzusehen. Auch die psychischen Thätigkeiten scheinen durch den häufigen Gebrauch des Chlorals beeinträchtigt zu werden.

Man benutzt die Glieder dieser Gruppe, besonders das Chloral, vorzugsweise als schlafmachende Mittel. Obgleich das Chloral in der Regel nicht so leicht Verdauungsstörungen und Stuhlverstopfung hervorruft als das zu gleichem Zwecke angewandte Morphin, auch nicht so häufig wie dieses Kopfschmerzen hinterlässt, so hat es doch dasselbe nicht zu verdrängen vermocht. Namentlich scheint bei schmerzhaften Affectionen das Morphin sicherer Schlaf hervorzurufen, als das Chloral. Dagegen pflegt dieses den Schlaf rascher herbeizuführen, und ist daher von Wichtigkeit, wo man die Kranken möglichst bald zu beruhigen wünscht, z. B. bei Delirium tremens, Manie und anderen Geisteskrankheiten, bei Schlaflosigkeit durch geistige Anstrengungen und andere Ursachen, bei Phthisis, nach chirurgischen Operationen u. s. w. Auch bei krampfhaften Krankheiten wird das Chloral häufig angewandt, besonders bei Eclampsia parturientium, bei epileptischen Krämpfen, Chorea, bei Hydrophobie, so wie bei Strychninvergiftungen. In den obigen Fällen verbindet man auch häufig das Chloral mit dem Morphin, oder wechselt mit demselben ab. Bei Kindern und Greisen scheint das Chloral weniger leicht nachtheilig zu werden als das Morphin und wird daher diesem gewöhnlich vorgezogen. Trinker sind häufig sehr wenig empfindlich für das Chloral. Bei Herzkranken pflegt man dasselbe ganz zu vermeiden, so wie bei solchen Personen, welche entweder eine ungewöhnliche Empfindlichkeit oder eine grosse Unempfindlichkeit gegen das Chloral zeigen. — Bei Herzkranken empfahl LIEBREICH das Butylchloral (Crotonchloral), weil dasselbe weniger lähmend auf das Herz einwirke, doch hat sich diese Annahme nicht bestätigt. Ferner wirkt dasselbe nach ihm in eigenthümlicher Weise anästhesirend auf die Hirnnerven, ohne die Sensibilität am Rumpfe zu afficiren, weshalb man es besonders bei Neuralgien des N. trigeminus anwandte.

Gegen die Muskeln verhalten sich die Glieder dieser Gruppe wie die des Chloroforms. Nach H. RANKE[1] ruft die Injection einer 10procentigen Lösung von Chloral oder Bromal in die Schenkelarterien bei Kaninchen Erstarrung der davon versorgten Muskeln hervor. In wie weit sich diese Eigenschaft nach arzneilichen Dosen geltend machen könne, lässt sich noch nicht bestimmen. Nach grossen Gaben trägt sie vielleicht zu dem Zustandekommen des Herzstillstandes bei.

Eine Einwirkung des Chlorals auf die Nieren ist noch nicht nachgewiesen worden. Der Harn zeigt nach dem arzneilichen Gebrauche desselben keine auffallende Veränderung. LEWINSTEIN[2] fand bei einer acuten Chloralvergiftung durch Gährung Zucker im Harn. Chloroform konnte von den meisten Beobachtern nicht darin nachgewiesen werden, wohl aber Spuren von Chloral. v. MERING u. MUSCULUS[3] fanden, dass der grösste Theil des Chlorals in Form einer Säure, der Urochloralsäure ($C_7H_{12}Cl_2O_6$), wieder ausgeschieden wird. Dieselbe bildet farblose, seidenglänzende Nadeln, welche sich in Wasser und Weingeist leicht lösen und in alkalischer Lösung Kupferoxyd reduciren. Ueber ihre Bildung aus dem Chloral haben wir noch keine Kenntnisse.

Chloralum hydratum crystallisatum. Das Chloralhydrat wird durch anhaltendes Einleiten von trocknem Chlorgas in absoluten Alkohol, Rectificiren und Zusatz der nöthigen Menge von Wasser erhalten. Man verordnet dasselbe zu 1,00—3,00 Grm., oft in getheilten Dosen, in vielem Wasser (Bier, Wein oder Limonade) gelöst und bei gefülltem Magen. In fester Form, in Gallertkapseln, reizt es leicht die Magenschleimhaut. Auch in Klystierform wird das Chloralhydrat zweckmässig in stark verdünnter Lösung, meist in einem schleimigen Vehikel verordnet. Zu subcutanen Injectionen ist es dagegen nicht geeignet, da es leicht Entzündung

---

[1] Centralbl. f. d. med. Wissensch. 1877. No. 34.
[2] Berliner klin. Wochenschrift 1876. No. 27.
[3] Berichte d. deutsch. chemischen Gesellschaft. Band 8. S. 662. 1875.

der Einstichstelle erregt. Bisweilen hat man den Chloralhydratlösungen auch noch Morphin (1 Th. Morph. mur. auf 50—100 Th. Chloralhydrat) zugesetzt. — Das **Butylchloralhydrat** (Crotonchloralhydrat), welches als Nebenproduct bei der Bereitung des Chloralhydrats gewonnen wird, wurde zu 2,00—4,00 Grm. in derselben Weise wie dieses gegeben.

XLI. Gruppe der ätherischen Oele.

Unter dem Namen der ätherischen Oele pflegt man eine Anzahl flüssiger, zum Theil auch fester vegetabilischer Producte zusammenzufassen, welche aus verschiedenen Pflanzentheilen, meist durch Destillation mit Wasser, erhalten werden. Dieselben besitzen einen eigenthümlichen Geruch und einen brennenden, noch bei grosser Verdünnung charakteristischen Geschmack, sind meist von neutraler Reaction, in Wasser nur wenig löslich, leichter in Weingeist und noch mehr in Aether und fetten Oelen. Häufig sind sie nicht einfache Körper, sondern Gemenge von Kohlenwasserstoffen und sauerstoffhaltigen Verbindungen. Ihre chemische Natur ist zum Theil noch wenig bekannt. Die meisten von ihnen scheinen der chemischen Gruppe der aromatischen Körper anzugehören. Obgleich sämmtliche ätherische Oele in grösserer Dosis eine giftige Wirkung besitzen, so ist diese doch keineswegs so intensiv, wie die vieler Alkaloide, Glycoside u. s. w. Auch scheinen sie in ihrer Wirkung keine so grosse Mannichfaltigkeit darzubieten, als die Alkaloide, weshalb sie bis jetzt nur noch wenig untersucht worden sind. Aus diesem Grunde ist es zur Zeit nicht möglich, eine gute pharmakologische Eintheilung der ätherischen Oele zu geben. Mit den Gliedern der vorhergehenden Gruppe stehen sie insofern im Zusammenhange, als auch sie, wenigstens zum Theil, die Eigenschaften besitzen, denen jene ihre berauschende Wirkung verdanken, obgleich dieselben wegen ihrer Schwerlöslichkeit in Wasser und ihres hohen Siedepunktes nicht sehr deutlich hervortreten.

A. Gruppe des Kamphers.[*]

Kampher nennt man eine Anzahl bei gewöhnlicher Temperatur meist fester, sauerstoffhaltiger Verbindungen, welche als Derivate von Kohlen-

---

[*] Der Anderthalb-Chlorkohlenstoff (Carboneum sesquichloratum, C_2Cl_6) schliesst sich seiner Zusammensetzung nach an die vorhergehende Gruppe an, während er in Bezug auf seine äusseren Eigenschaften und seine Wirkung die grösste Aehnlichkeit mit dem Kampher besitzt.[†] Wegen seiner geringeren Löslichkeit wirkt er jedoch schwächer als dieser. Er wurde eine Zeit lang bei Cholera angewendet, kommt aber jetzt kaum noch in Gebrauch.

[†] Andr. Malewski, Quaedam de camphora, carbonco sesquichlorato, cumarino, vanillaque meletemata. Dissert. inaug. Dorpat 1855.

A. GRUPPE DES KAMPHERS.

wasserstoffen angesehen werden, mit denen zusammen sie in verschiedenen Pflanzen vorkommen. Vorzugsweise aber bezeichnet man mit diesem Namen den gemeinen oder Laurineen-Kampher ($C_{10}H_{16}O$), welcher schon seit langer Zeit in reinem Zustande in den Handel gelangt und sich in mancher Hinsicht von den flüssigen ätherischen Oelen unterscheidet. Vielleicht können wir auch den isomeren Alantkampher hierher rechnen, welcher den wirksamen Bestandtheil der Radix helenii bildet, dessen Wirkung jedoch noch nicht genauer untersucht worden ist.

Auf der äusseren Haut ruft der Kampher das Gefühl von Wärme, bei anhaltender Einwirkung auch Schmerz und Röthe und auf zarten Hautstellen selbst eine exsudative Entzündung hervor. Man benutzt daher den Kampher häufig, um eine leichte Hautröthung zu veranlassen, z. B. bei Neuralgien, chronischen Rheumatismen, Zahnschmerzen u. s. w. Wegen seiner fäulnisswidrigen Wirkung wandte man ihn bei atonischen und brandigen Geschwüren, besonders bei Decubitus, Gangraena senilis, Caries u. s. w. an. Ferner sind bei atonischen Entzündungen, z. B. Frostbeulen, indolenten Drüsengeschwülsten, besonders aber ödematösen Anschwellungen, Einreibungen kampherhaltiger Arzneien sehr gebräuchlich. Dennoch sind bis jetzt keine Vorzüge des Kamphers vor anderen, ähnlich wirkenden Mitteln nachgewiesen worden.

In den Mund gebracht, ruft der Kampher einen bitterlichen, etwas brennenden Geschmack hervor, dem ein eigenthümliches, erfrischendes Gefühl und vermehrte Speichelsecretion folgt. Bei anhaltender Einwirkung z. B. beim Kauen von Kampher, kann auch eine Entzündung der Mundschleimhaut entstehen. Man hat den Kampher angewendet, um Zersetzungsprocesse im Munde zu beschränken, z. B. bei brandiger Angina, bei cariösen Zähnen, um den üblen Geruch aus dem Munde zu beseitigen u. s. w. In Frankreich glaubte man, durch Einziehen der Luft durch mit Kampher gefüllte Papierröhrchen (Kamphercigarren) sich vor ansteckenden Krankheiten schützen zu können.

Im Magen veranlassen kleine Mengen von Kampher (0,05—0,10 Grm.) eine ähnliche, dem Kältegefühl vergleichbare Empfindung, wie im Munde. Nach etwas grösseren Dosen kommt dazu ein Gefühl von Brennen und nach grossen Dosen (2,00 Grm. und mehr) oft auch lebhafter Schmerz in der Magengegend und der Speiseröhre, heftiger Durst, Würgen und Erbrechen, ja es kann selbst Gastritis entstehen. Bei Hunden, welche mit Kampher vergiftet worden waren, fand man nach dem Tode häufig Ecchymosen und selbst Geschwüre der Magenschleimhaut. Anderweitige durch den Kampher verursachte Functionsstörungen des Darmcanals sind noch nicht bekannt, namentlich pflegt bei seinem Gebrauche keine Diarrhoe einzutreten. Bisweilen bringt man auch Kampher in Klystierform in den Mastdarm, theils um auf diesen einzuwirken, theils um ihn von da aus in das Blut überzuführen.

In gepulvertem Zustande in den Darmcanal eingeführt, kann der Kampher wegen seiner geringen Löslichkeit nur langsam in das Blut übergehen. War er dagegen in Oel gelöst, so tritt seine Wirkung nicht bloss rascher, sondern auch stärker ein. Eine Veränderung der Blutbestandtheile durch den Kampher ist noch nicht sicher nachgewiesen worden. Nach kleineren Dosen (0,10—0,50 Grm.) beobachtet man meist eine etwas gesteigerte Frequenz und Völle des Pulses, nach grösseren eine Verminderung der Pulsfrequenz. Eine Veränderung des **Herzens** durch den Kampher hat bei Säugethieren experimentell noch nicht nachgewiesen werden können. Bei Fröschen[1] wird der Herzmuskel dadurch direct in Erregung versetzt und der Pulsschlag etwas verlangsamt. Nach grösseren Kampherdosen entsteht bei Säugethieren eine beträchtliche, sich in unregelmässigen Zwischenräumen wiederholende Steigerung des **Blutdrucks**. Diese ist, wie ihr Ausbleiben nach Durchschneidung des Halsmarks ergiebt, von einer Erregung des vasomotorischen Centrums abzuleiten. Bei Fröschen lässt sich auch eine nachfolgende Lähmung des vasomotorischen Centrums erkennen, die bei Säugethieren noch nicht nachgewiesen werden konnte (WIEDEMANN a. a. O.). — Die **Respiration** zeigt nach mässigen Kampherdosen keine erhebliche Veränderung. Die **Körpertemperatur**[2] sinkt nach etwas grösseren Dosen, selbst bei Fieberkranken, doch meist nur für kurze Zeit.

Am auffallendsten sind die Störungen, welche die Centralorgane des **Nervensystems** durch den Kampher erleiden. Nach Gaben von 1,00—1,50 Grm. Kampher in Pulverform, oder bei Anwendung von Lösungen schon nach geringeren Mengen zeigt sich zunächst ein Gefühl von Wärme im ganzen Körper, bisweilen grössere Lebhaftigkeit der Phantasie, Röthung des Gesichtes und unter günstigen Umständen Ausbruch von Schweiss. Nach noch grösseren Dosen entsteht Funkensehen, Schwindel, Ohrensausen, Gefühl von Ameisenkriechen und es tritt endlich ein dem Alkoholrausche vergleichbarer Zustand ein, welcher oft in tiefen Schlaf und den Ausbruch eines reichlichen Schweisses übergeht. Nach Dosen von mehreren Grammen treten bald heftiger Schwindel und Kopfschmerz, selbst vollkommene Bewusstlosigkeit und epileptische Krämpfe ein. In der Regel verschwinden die obigen Erscheinungen nach wenigen Stunden wieder. — Hunde und Katzen werden nach grösseren Kamphergaben sehr unruhig und wild und verfallen in einen rauschähnlichen Zustand[3], welcher auf eine Störung des Grosshirns deutet. Sehr bald treten Zuckungen ein, zunächst im Bereiche des N. trigeminus und N. facialis und später epileptische Krämpfe, die in unregelmässigen Zwischenräumen wiederkehren und bisweilen den Tod durch Erstickung herbeiführen. Dieselben sind wahrscheinlich durch Erregung des in der Medulla oblongata gelegenen Krampfcentrums bedingt, da sie nach Durchschneidung des Halsmarks ausbleiben. Bei Fröschen zeigt sich anfänglich Unruhe, später werden die willkürlichen Bewegungen unbeholfen, während die Reflexbewegungen noch mit grosser Energie ausgelöst werden. Endlich hören auch diese auf und es tritt ohne vorausgehende Convulsionen Lähmung

---

[1] O. HEUBNER, Archiv der Heilkunde. Band XI. S. 334. 1870. — C. WIEDEMANN, Arch. f. experim. Pathol. u. Pharmakol. Band VI. S. 216. 1876.

[2] C. BINZ, Ebendaselbst. Band V. S. 109. 1875 u. Band VIII. S. 50. 1877.

[3] W. HOFFMANN, Beiträge zur Kenntniss der physiologischen Wirkungen der Carbolsäure und des Kamphers. Inaug.-Dissert. Dorpat 1866.

A. GRUPPE DES KAMPHERS.

ein. Dabei sind, ähnlich wie beim Curare, die Endigungen der motorischen Nerven gelähmt, während die Contractilität der Muskeln vollständig erhalten ist. Allein auch das Rückenmark selbst wird bei Fröschen durch den Kampher gelähmt. Bei warmblütigen Thieren erfolgt der Tod gewöhnlich, noch ehe es zu dieser Wirkung kommen kann. — Ueber die Wirkung des Alantkamphers in grösseren Dosen sind bis jetzt noch keine Untersuchungen angestellt worden.

Man wendet den Kampher seiner Einwirkung auf das Nervensystem wegen hauptsächlich als erregendes Mittel an, ähnlich wie den Wein, häufig auch gleichzeitig mit diesem, um die im Laufe acuter fieberhafter Krankheiten eintretenden Schwächezustände zu heben, z. B. bei Pneumonien, wenn der Auswurf stockt, bei Bronchitis sehr alter Leute, bei Typhus, Pyämie, Wunderysipelas, Puerperalfieber, bösartigem Scharlach u. s. w. Auch bei Vergiftungen durch Opium, Belladonna, Chloral oder Strychnin hat man den Kampher empfohlen.

Eine Einwirkung des Kamphers auf die Nieren ist bis jetzt nicht nachgewiesen worden. Bei Hunden zeigte sich bisweilen Eiweiss im Harn. Nach arzneilichen Dosen zeigt der Harn keine auffallende Veränderung seiner Menge oder seiner Eigenschaften, nach grösseren Gaben lässt er bisweilen Kamphergeruch erkennen. WIEDEMANN (a. a. O.) fand im Harn von Hunden nach dem Einnehmen von Kampher eine nicht krystallisirbare, stickstoffhaltige Säure, welche als Umwandlungsproduct des Kamphers im Körper anzusehen ist. — Früher glaubte man, dass der Kampher den Geschlechtstrieb vermindere und wandte ihn bei Priapismus, bei zu häufigen Pollutionen, Onanie, Nymphomanie u. s. w. an. Jetzt kommt er zu diesem Zwecke nur noch selten in Gebrauch.

Camphora. Der Kampher wird aus den Blättern und dem Holze von Camphora officinarum NEES. (Laurus Camphora L.), einer in China und Japan einheimischen Laurinee, durch Destillation mit Wasser und nachherige weitere Reinigung durch Umsublimiren gewonnen. Man verwendet denselben zu 0,05—0,20 Grm. p. d. in Pulverform (da er sich nur nach Zusatz von etwas Weingeist pulvern lässt, als Camphora trita), oder in Oelemulsion, nicht gern in Pillen. Zu subcutanen Injectionen nimmt man am besten Oleum camphoratum. Zu Klystieren verordnet man den Kampher am zweckmässigsten in einer Oelemulsion. Ausserdem benutzt man ihn noch zu Zahnpulvern, Streupulvern, Kräuterkissen u. s. w., oder man legt mit Kampher durchräucherte Wolle (Lana camphorata) oder Baumwolle auf die Haut. — Der Kampherspiritus (**Spiritus camphoratus**) wird erhalten durch Auflösen von 1 Th. Kampher in 7 Th. Spiritus und Zusatz von 2 Th. dest. Wasser. Derselbe wird hauptsächlich zu Einreibungen benutzt. — Der Kampherwein (**Vinum camphoratum**) ist eine Mischung von je 1 Th. Kampher und arab. Gummi mit 48 Th. Weisswein und wird besonders äusserlich zu Umschlägen bei Geschwüren u. s. w. verwendet. — Das Kampheröl (**Oleum camphoratum**) ist eine Auflösung von 1 Th. Kampher in 9 Th. Provenceröl und kann zur Bereitung von Emulsionen, zu subcutanen Injectionen, Einreibungen u. s. w. benutzt werden.

Radix helenii (Radix enulae). Die Alantwurzel stammt von Inula Helenium L., einer im mittleren und südlichen Europa einheimischen, aber meist cultivirten Composite. Sie enthält ausser dem Alantkampher viel Inulin (S. 352) und wurde früher bei Hustenreiz angewendet, kommt aber jetzt fast gar nicht mehr in Gebrauch. Dasselbe gilt von dem Alantwurzelextract (**Extractum helenii**), einem wässrig spirituösen Auszuge der Wurzel.

Anhang.

Vanilla.

Unter diesem Namen kommen die nicht ganz reifen Samenkapseln von Vanilla planifolia ANDR., einer im östlichen Mexico einheimischen Orchidee, im Handel vor. Die Vanille verdankt ihren angenehmen, gewürzhaften Geruch und Geschmack ihrem Gehalt an Vanillin (Methyl-Protocatechu-Aldehyd, $C_8H_8O_3$), welches auch künstlich aus dem Coniferin ($C_{16}H_{22}O_8 + 2H_2O$) erhalten wird. Früher nahm man an, dass die Vanille den Geschlechtstrieb errege und die Menstruation befördere, jetzt benutzt man sie fast nur noch als Geschmackscorrigens. — Der Vanillenzucker (**Vanilla saccharata**) ist eine Verreibung von 1 Th. klein geschnittener Vanille mit 9 Th. Zucker und wird als Geschmackscorrigens für Pulver oder als Streupulver für Pillen benutzt. — Die Vanillentinctur (**Tinctura vanillae**) wird durch Digestion von 1 Th. Vanille mit 5 Th. Spiritus dilut. bereitet und als wohlriechender Zusatz zu Mundwässern, Zahntincturen u. s. w. verwendet.

B. Gruppe des Terpenthinöls.

Durch unsere mangelhaften Kenntnisse sind wir genöthigt, in dieser Gruppe eine Anzahl von Mitteln zusammenzustellen, welche in Zukunft vielleicht in mehrere Gruppen zerfallen werden. Reine ätherische Oele werden verhältnissmässig selten als Arzneimittel angewendet. Ungleich häufiger benutzen wir verschiedene Pflanzentheile oder Ausscheidungen, welche bald mehr bald weniger ätherisches Oel enthalten. Neben diesem finden sich jedoch in den von uns gebrauchten Arzneimitteln häufig noch andere wirksame Stoffe, z. B. Bitterstoffe, Gerbsäuren u. s. w.

Ebenso wie die zur Gruppe des Weingeistes gehörigen Stoffe und der Kampher können auch die meisten flüssigen ätherischen Oele mancherlei Gährungs- und Zersetzungsprocesse verzögern oder unterdrücken. Wir sind bis jetzt nicht im Stande, eine genaue Vergleichung derselben mit anderen antiseptischen Mitteln durchzuführen. Die grössere oder geringere Löslichkeit der einzelnen ätherischen Oele in Wasser scheint hier von wesentlichem Einflusse zu sein. Welche andere Eigenschaften ausserdem in Betracht kommen, lässt sich noch nicht bestimmen.

Werden ätherische Oele auf die äussere **Haut** eingerieben, so ertheilen sie dieser meist ein Gefühl von Rauhigkeit, welches wahrscheinlich als Folge ihrer durch die grosse Flächenausbreitung beförderten Verharzung

B. GRUPPE DES TERPENTHINÖLS.

anzusehen ist. Bei etwas längerem Verweilen können geringe Antheile derselben die Epidermis durchdringen und auf die darunter liegenden Theile einwirken. In Folge davon steigert sich das anfänglich bemerkbare Wärmegefühl zum Brennen, die Haut röthet sich und es zeigt sich bisweilen ein papulöser Hautausschlag. Man hat so besonders das Terpenthinöl häufig als hautröthendes Mittel angewendet, bei chronischen Rheumatismen, Neuralgien, Lähmungen, besonders bei Ischias u. s. w. Vorzüge desselben vor ähnlich wirkenden Mitteln sind indess nicht bekannt. Auch bei krankhaften Zuständen der Haut kommen ätherisch-ölige Mittel häufig in Gebrauch. Einreibungen von Perubalsam oder Terpenthinöl sind ein beliebtes Mittel bei Frostbeulen. Um Vesicatorstellen in Eiterung zu erhalten, benutzt man terpenthinhaltige Salben oder Ungent. sabinae. Aehnliche Mittel werden bei brandigem Decubitus, bei chronischen Hautentzündungen u. s. w. angewendet. — Bei länger dauernder Einwirkung mancher ätherischen Oele, z. B. des Terpenthinöls, Sabinaöls, Rautenöls u. s. w., kann es, besonders an zarteren Hautstellen, zur Bildung grösserer Blasen kommen, doch benutzt man dieselben gewöhnlich nicht als blasenziehende Mittel.

Vielfach verwendet man ätherisch-ölige Stoffe zur Beseitigung von thierischen Hautparasiten. Bei Kopf- und Filzläusen ist besonders das Anisöl beliebt. Bei Krätze bedient man sich am häufigsten des Perubalsams oder des billigeren Styrax liquidus, seltener des Terpenthinöls. Bei Einreibungen mit jenen Mitteln ist jedoch darauf zu sehen, dass diese nicht mit zarten Hautstellen, z. B. dem Scrotum, in Berührung kommen, da hier leicht lebhafte Schmerzen und selbst Blasen entstehen.

Auf der Bindehaut des **Auges** verhalten sich die ätherischen Oele ähnlich wie auf der äusseren Haut, nur wirken sie ungleich stärker ein als dort. Bei krankhaften Zuständen des Auges kommen dieselben fast nur als Haus- und Volksmittel in Gebrauch.

Im **Munde** rufen die Stoffe dieser Gruppe ein Gefühl von Wärme und selbst von lebhaftem Brennen hervor. Ausserdem erzeugen sie eine für die einzelnen ätherischen Oele charakteristische und häufig angenehme Geschmacksempfindung. Bei manchen derselben, z. B. dem Pfefferminzöl, Krauseminzöl u. s. w., zeigt sich neben dem Brennen noch ein eigenthümliches Gefühl, welches man gewöhnlich als kühlend bezeichnet, ohne dass es jedoch von einer Temperaturerniedrigung abgeleitet werden dürfte. Wegen ihres angenehmen Geschmacks benutzt man viele ätherische Oele und solche Droguen, welche reich an ihnen sind, als wohlschmeckenden Zusatz zu anderen Arzneien. Am häufigsten werden so gebraucht: Oleum menthae piperitae, Aqua menthae piperitae, Aqua menthae piperitae spirituosa, Oleum aurantii florum, Aqua florum aurantii, Oleum aurantii corticis, Oleum cinnamomi cassiae, Cortex cinnamomi Zeylanici, Aqua cinnamomi, Aqua cinnamomi spirituosa, Tinctura cinnamomi, Cortex citri, Oleum citri, Semen foeniculi, Oleum foeniculi, Aqua foeniculi, Semen anisi, Semen carvi, Aqua rosarum, Balsamus Peruvianus, sowie die verschiedenen aus obigen Mitteln bereiteten Syrupe u. s. w.

Die Gewürznelken werden bisweilen als Kaumittel angewendet, z. B. bei Zungenlähmung, bei Zahnschmerzen oder bei Geschwüren im Munde, um den übeln Geruch des Athems zu verdecken. Auch bringt man bei Zahnschmerzen oft mit Nelkenöl oder Cajeputöl getränkte Baumwolle in den hohlen Zahn. Gurgelwässer aus Kamillen, Fliederblumen u. s. w. werden bei Rachenkatarrhen häufig angewandt. Wegen ihrer Flüchtigkeit können die ätherischen Oele leicht in die Nase gelangen und rufen dort in sehr geringen Mengen eine grossentheils angenehme Geruchsempfindung hervor, während sie in concentrirterem Zustande weniger gut riechen. Als Riechmittel benutzt man die ätherischen Oele gewöhnlich nicht, dagegen verwendet man sie im verdünnten Zustande, um anderen Arzneien einen angenehmen Geruch zu ertheilen. Am meisten macht man solche Zusätze bei äusserlichen Mitteln, so z. B. bei Augenwässern oder Augensalben, Rosenwasser, Bergamottöl u. s. w., bei Zahnpulvern Gewürznelkenöl, Rosenöl u. s. w., bei Seifen- oder Waschpulvern Lavendelöl, Bittermandelöl u. s. w., bei Einreibungen Spiritus lavandulae, Spiritus serpylli, Kamillenöl, Lorbeeröl u. s. w., bei Kräuterkissen Species aromaticae u. s. w. — Wirken kleine Mengen von ätherischen Oelen oder anderen riechenden Stoffen längere Zeit auf die Geruchsnerven ein, so entsteht bei manchen Individuen früher, bei anderen später, Kopfschmerz, der selbst Schwindel, Ohnmachten und unter geeigneten Umständen den Tod nach sich ziehen kann. Man hat diese Beobachtung am häufigsten gemacht, wenn wohlriechende Blumen, z. B. Rosen, Veilchen, Hyacinthen, Lilien, Resede u. s. w., in Schlafzimmern aufbewahrt wurden. Da die Luft in solchen, meist verhältnissmässig engen Räumen durch den längeren Aufenthalt von Menschen ziemlich vollständig mit Wasserdampf gesättigt zu werden pflegt, so kann sie auch grössere Mengen von den in jenen Blumen enthaltenen ätherischen Oelen aufnehmen und daher viel stärker riechen, als in trockenen, gut ventilirten Zimmern, während andererseits Schlafende auf die allmählig eintretenden nachtheiligen Folgen nicht so leicht aufmerksam werden, vielmehr oft nur in einen noch tieferen, betäubungsähnlichen Schlaf verfallen. — Ebenso wie jene nachtheiligen Folgen durch die von den Riechnerven ausgehenden Reflexe bedingt werden, ist auch die arzneiliche Wirkung mancher ätherisch-öligen Mittel, z. B. des Baldrians, der Asa foetida u. s. w., zum grössten Theile auf den Geruch derselben zurückzuführen.

Nach dem Einnehmen kleiner Mengen von ätherischen Oelen zeigt sich gewöhnlich ein angenehmes Gefühl von Wärme im Magen und eine dem Hunger analoge Empfindung. Diese scheinbare Vermehrung des Appetites glaubte man oft von einer Beförderung der Verdauung ableiten zu dürfen und wandte daher die Stoffe dieser Gruppe sehr häufig als verdauungsstärkende Mittel an, z. B. bei Appetitlosigkeit und leichteren Verdauungsstörungen, bei Convalescenten, bei Scrofeln, Rhachitis, Anämie, Chlorose u. s. w. Am häufigsten werden zu diesem Zwecke benutzt die gelben Fruchtschalen und die unreifen Früchte der Pomeranzen, der Kalmus, die Schafgarbe, der Zimmt, die Gewürznelken, die Muskatnuss u. a. m. Häufig werden auch ätherisch-ölige Mittel solchen Arzneien zugesetzt, welche beim anhaltenden Gebrauche leicht Verdauungsstörungen hervorrufen, z. B. verschiedenen Eisenpräparaten. Ob man dadurch wirklich jenen Zweck erreichen könne, lässt sich noch nicht nachweisen. — Einige ätherisch-ölige Mittel, wie die Kamillen, Fliederblumen, Lindenblüthen u. s. w., werden, besonders in Form eines heissen Aufgusses genommen, leicht widerlich und können Ekel und Erbrechen hervorrufen. Man benutzt daher Kamillenaufguss zur Unterstützung von Brechmitteln. Für sich sind sie als Brechmittel nicht zu verwenden. In neuerer Zeit ist das Terpenthinöl von H. KÖHLER u. A. mit glücklichem Erfolge bei Phosphorvergiftungen angewendet worden (S. 322). Seine günstige Wirkung beruht wahrscheinlich darauf, dass das sauerstoffhaltige Terpenthinöl die Oxydation des Phosphors im Magen befördert. Dasselbe muss daher so früh als möglich angewendet und zugleich jede Verabreichung von Fett, welches die Wirkung des Phosphors befördert, vermieden werden. Man verordnet dann das nicht rectificirte Terpenthinöl in Gallertkapseln etwa zu 1,00 Grm. p. d. alle 10 Minuten. Für die meisten Fälle dürften im Ganzen 10—12 Grm. Terpenthinöl, welche keine erheblichen Nachtheile hervorrufen, ausreichend sein.

Kommen grössere Mengen ätherischer Oele in den Magen, so steigert sich das anfängliche Wärmegefühl zum Brennen und der scheinbar vermehrte Appetit geht in lebhaften Schmerz über, der sich vom Magen aus über den ganzen Unterleib verbreitet. Dazu gesellen sich noch Erbrechen, bisweilen Diarrhoe und die übrigen Erscheinungen einer Gastroenteritis. Bei Menschen sind Vergiftungen durch ätherische Oele nur selten beobachtet worden, am meisten noch durch Sabinaöl, Rautenöl und Terpenthinöl. Nach MITSCHERLICH wirken die folgenden ätherischen Oele in absteigender Reihe giftig: Sabinaöl, Kümmelöl, Muscatnussöl, Zimmtöl, Fenchelöl, Terpenthinöl, Citronenöl, Wachholderbeeröl, Copaivbalsamöl.

Im weiteren Verlaufe des **Darmcanals** verhalten sich die ätherischen Oele wie im Magen. Früher wandte man einzelne von ihnen bei Eingeweidewürmern an. Bei Bandwürmern bediente man sich besonders des Terpenthinöls, bei Spulwürmern des Baldrians, der Raute u. s. w., doch giebt man jetzt anderen Mitteln den Vorzug. Häufiger wendet man ätherisch-ölige Mittel als Carminativa an, besonders den Kümmel, Fenchel, Anis, Sternanis, Baldrian, die Kamillen, die Angelica, den Kalmus, die Pomeranzenschalen und die Pomeranzenfrüchte, die Pfefferminze, die Wachholderbeeren, das Cajeputöl u. s. w. Da die Menge der an den Ort der Gasentwickelung gelangenden ätherischen Oele zu gering ist, um Gährungsprocesse aufhalten zu können, so nimmt man gewöhnlich an, dass durch jene Stoffe die peristaltische Bewegung angeregt und so der Abgang der angesammelten Gase befördert werde. Auch bei Kolik werden ätherisch-ölige Mittel häufig angewendet, besonders heisse Aufgüsse von Kamillen, Pfefferminze, Baldrian, Angelica, Kalmus, Fenchel, Anis, Sternanis, Kümmel, Gewürznelken u. s. w. Abführmitteln, welche Kolikschmerzen veranlassen, besonders der Senna, werden öfters Fenchel, Anis, Koriander u. s. w. zugesetzt, ohne dass man jedoch dadurch jenen Zweck erreichen kann.

Nur wenn grosse, abführende Mengen ätherischer Oele in den Darmcanal eingeführt werden, lassen sich diese bis zum Dickdarme verfolgen, kleinere Mengen werden wohl schon früher resorbirt. Daher wendet man die ätherisch-öligen Mittel öfters in Klystierform an, um auf den Dick-

darm und seinen Inhalt einzuwirken, z. B. bei **Askariden** den Baldrian u. s. w., oder um sie von da aus in das Blut oder die benachbarten Organe einzuführen, z. B. bei **Krankheiten der Harn- und Geschlechtswerkzeuge.**
Ueber den Uebergang der ätherischen Oele in das **Blut** wissen wir nur noch wenig. Dieselben sind etwas in Wasser, leichter in Fetten löslich, so dass sie bei arzneilichen Dosen fast stets eine hinreichende Menge von Lösungsmitteln im Darmcanale vorfinden. Kommen etwas grössere Mengen davon in den Darmcanal, so lassen sie sich meist schon nach kurzer Zeit durch den Geruch im Blute wieder erkennen. Nach Binz[1] wird durch einige ätherische Oele, z. B. Terpenthinöl, Zimmtöl, Cymol, die Zahl der weissen Blutkörperchen vorübergehend vermehrt. Ob die im Blute vor sich gehenden Umwandlungsprocesse durch die Gegenwart ätherischer Oele modificirt werden können, lässt sich noch nicht bestimmen. Man hat manche ätherisch-ölige Mittel bei **Wechselfiebern** angewendet, z. B. die Kamillen, die Schafgarbe, den Kalmus u. s. w., bei dieser Behandlungsweise jedoch das Hauptgewicht auf die in jenen Droguen enthaltenen Bitterstoffe gelegt. In neuerer Zeit ist auch das ätherische Oel von Eucalyptus Globulus Lab. wiederholt bei Wechselfiebern gegeben worden, doch sprechen die bisherigen Versuche nicht sehr für die Brauchbarkeit desselben.

Ob die ätherischen Oele in der **Leber,** der sie zunächst mit dem Blute zugeführt werden, besondere Veränderungen hervorrufen können, ist noch nicht bekannt. Nach Mosler[2] lässt sich das Terpenthinöl in der Galle wiederfinden. Bisweilen schrieb man demselben eine auflösende Wirkung für Gallensteine zu, doch ist die Menge des in die Galle übergehenden Oels viel zu gering, um eine derartige Wirkung ausüben zu können.

Die Einwirkung der ätherischen Oele auf das **Herz** ist noch wenig untersucht, scheint jedoch mit der des Kampfers im Wesentlichen übereinzustimmen. Man wendet sie auch ebenso wie diesen an, um die Thätigkeit des Herzens anzuregen, am meisten den Baldrian, die Angelica, die Kamillen, die Pfefferminze, den Zimmt u. s. w., bei **Schwächezuständen**, die im Verlaufe acuter Krankheiten eintreten. Der Puls wird durch die ätherischen Oele meist etwas verlangsamt, der **Blutdruck** verhält sich wahrscheinlich ebenso wie beim Kampfer. Die **Körpertemperatur** pflegt etwas zu sinken, selbst in fieberhaften Zuständen. Die **Respiration** ist etwas beschleunigt, nach grossen Dosen kann es selbst zum Respirationsstillstand kommen.[3] Der Athem zeigt den Geruch des genommenen ätherischen Oeles, doch ist die auf diesem Wege ausgeschiedene Menge desselben nur sehr gering. Fenchel, Anis, Sternanis, Wasserfenchel u. s. w. werden häufig als expectorirende Mittel bei acuten so wie bei chronischen Katarrhen angewendet. Bei übelriechendem Auswurf, so wie bei

---

[1] Archiv f. experiment. Pathol. u. Pharmakol. Band V. S. 109. 1875 u. Band VIII. S. 50. 1877.
[2] Archiv für patholog. Anatomie. Band XIII. S. 45.
[3] Kohrt, Beiträge zur Terpenthinölwirkung. Inaug.-Dissert. Halle 1877.

Lungengangrän lässt man häufig Inhalationen von Terpenthinöldämpfen machen.

In Bezug auf ihr Verhalten gegen die Centralorgane des Nervensystems scheinen die ätherischen Oele sich hauptsächlich nur in quantitativer Hinsicht zu unterscheiden. Einige von ihnen, z. B. das Muscatnussöl wirken ähnlich wie der Kampher schon in geringer Menge berauschend, während andere, z. B. das Copaivbalsamöl das Grosshirn nur wenig stören. Im Durchschnitt scheinen die sauerstoffhaltigen Oele stärker auf das Nervensystem einzuwirken, als die Kohlenwasserstoffe. Bei Thieren sieht man nach grösseren Dosen, zum Theil nach vorausgehenden Krämpfen, eine Herabsetzung der Reflexthätigkeit eintreten. Von jeher hat man ätherisch-ölige Droguen als krampfstillende Mittel, namentlich bei hysterischen und epileptischen Krämpfen, Chorea u. s. w. angewendet, besonders Baldrian, Kamillen, Terpenthinöl, Cajeputöl, Asa foetida, Galbanum u. s. w. Wegen der geringen Menge der ätherischen Oele, welche bei der therapeutischen Verwendung jener Mittel zur Wirkung kommen, ist es jedoch wahrscheinlich, dass die häufig eintretende Besserung nicht von einer directen Einwirkung jener Oele auf Gehirn und Rückenmark, sondern von ihrer Wirkung auf die Riechnerven abzuleiten sei.

Eine Veränderung der Haut beim Gebrauche ätherisch-öliger Mittel ist noch nicht nachgewiesen worden. Bisweilen entsteht jedoch nach dem reichlichen Einnehmen mancher ätherisch-öliger Mittel, z. B. des Copaivbalsams, ein vorübergehender, nesselartiger Hautausschlag. Vielfach benutzt man besonders solche Droguen, welche leicht ekelerregend wirken, wie Kamillen, Fliederblumen, Lindenblüthen, Baldrian u. s. w., in Form heisser Aufgüsse als schweisstreibende Mittel bei Rheumatismen und Katarrhen, bei krampfhaften Zuständen, bei Wöchnerinnen u. s. w. — Zur Beförderung der Milchsecretion sind besonders Aufgüsse von Fenchel, Anis, Fliederblüthen sehr beliebt, obgleich sie nur dadurch nutzen, dass sie Veranlassung zur Aufnahme grösserer Flüssigkeitsmengen geben.

Welche Veränderungen die ätherischen Oele im Blute erleiden können, ist noch nicht genau bekannt. Ein Theil davon geht, wenig oder gar nicht verändert, in den Harn über. MITSCHERLICH konnte im Harn von Kaninchen, denen er grössere Mengen von ätherischen Oelen in den Magen injicirt hatte, den Geruch des Sabinaöls, Citronenöls, Copaivbalsamöls, Zimmtöls und reinen Bittermandelöls wieder erkennen. Durch Fenchelöl, Kümmelöl, Wachholderbeeröl und Muscatnussöl nahm der Harn einen eigenthümlichen, von dem ätherischen Oel selbst verschiedenen Geruch an. Nach dem Einnehmen des Terpenthinöls und Citronenöls nimmt der Harn beim Menschen einen veilchenähnlichen Geruch an. Derselbe ist bedingt durch die Beimischung riechender Stoffe des Harns zu dem Terpenthinölgeruch. Hält man die ersteren durch Destillation des Harns mit Weinsäure zurück, so tritt der Geruch des unveränderten Terpenthinöls wieder auf. Citronenöl wird im Körper in Terpenthinöl umgewandelt.[1]

---

[1] EDM. SACHS, Beiträge zu der Lehre vom Uebergange der Harze in das Blut. Inaug.-Dissert. Dorpat 1862.

Neben den unveränderten ätherischen Oelen erscheinen gewöhnlich auch harzartige Stoffe im Harn, die wohl als Umwandlungsproducte der ersteren anzusehen sind. Ausserdem will man bisweilen nach dem Gebrauche ätherischer Oele Eiweiss im Harn gefunden haben, obgleich dies in manchen Fällen nachweisbar auf Irrthum beruhte. Indess nimmt man gewöhnlich an, dass der reichliche und länger fortgesetzte Gebrauch der ätherischen Oele entzündliche Zustände der **Nieren** hervorrufen könne. Sehr häufig hat man ätherisch-öligen Mitteln eine **diuretische** Wirkung zugeschrieben, besonders den Wachholderbeeren, dem Terpenthinöl, den Buckublättern, den Cubeben, dem Cajeputöl, Sabinakraut, Sassafrasholz, den Petersilgensamen, Fenchelsamen, dem Fliedermus u. s. w. Bei gesunden Menschen und Thieren hat sich eine solche diuretische Wirkung bisher nicht nachweisen lassen, dagegen werden jene Droguen, zum Theil als Volksmittel, bei **Wassersuchten** angewendet.

Auch bei krankhaften Zuständen der **Harnblase** werden ätherisch-ölige Mittel häufig verordnet, besonders bei **Blasenkatarrhen, Schwäche des Blasengrundes** oder Blasenhalses u. s. w. Man benutzte hier am häufigsten den Copaivbalsam und das Terpenthinöl, seltener die Buckublätter oder Wachholderbeeren.

Häufig kommen einige ätherisch-ölige Mittel bei **Schleimflüssen** der **Harnröhre** in Gebrauch, besonders der Copaivbalsam, die Cubeben und der Terpenthin. Indess sind bei diesen Mitteln nicht sowohl die ätherischen Oele, als die sie begleitenden Harzsäuren für die hauptsächlich wirksamen Bestandtheile anzusehen. Die Copaivasäure, Cubebensäure und Abietinsäure gehen im Gegensatze zu den meisten übrigen bisher untersuchten sauren Harzen in etwas grösserer Menge in den Harn über[1] und bringen bei länger fortgesetztem Gebrauche durch ihre Einwirkung auf die Schleimhaut der Harnröhre meist bestehende Schleimflüsse derselben auf eine noch nicht genauer bekannte Weise zum Verschwinden. Während man den Terpenthin in Deutschland selten zu jenem Zwecke benutzt, nimmt man gewöhnlich an, dass der Copaivbalsam sicherer wirke, aber leichter Verdauungsstörungen hervorrufe, als die Cubeben. Häufig wendet man auch beide Mittel gleichzeitig an. Versuche, Copaivbalsam in die Harnröhre zu injiciren, haben bisher nicht zu dem erwünschten Resultate geführt.

Vielfach wurde den ätherisch-öligen Mitteln eine besondere Einwirkung auf die **Geschlechtswerkzeuge**, besonders bei Frauen, zugeschrieben. Das Schafgarbenkraut, Melissenkraut, Rautenkraut, Sadebaumkraut, die Lorbeeren, der Safran, die Liebstöckelwurzel, Angelicawurzel u. s. w. standen früher in dem Rufe menstruationsbefördernder Mittel, doch ist es sehr zweifelhaft, ob sie denselben verdienen. Bei **schmerzhafter Menstruation** und bei **Krampfwehen** wurden die Kamillen sehr häufig angewendet. Bei Uterusblutungen wurden die Pomeranzenschalen, das Schafgarbenkraut, besonders aber der Zimmt, in Form der Zimmt-

---

[1] Vergl. WEIKART: Archiv der Heilkunde 1860. S. 176 u. 567. — BERNATZIK: Prager medicin. Vierteljahrsschrift. Band 81. S. 9 u. Band 100. S. 239 1868. — E. BERGMANN, De balsami copaivae cubebarumque in urinam transitu. Dissert. inaug. Dorpat 1860.

B. GRUPPE DES TERPENTHINÖLS. 571

tinctur angewendet. Bei Wehenschwäche ist der früher gebrauchte Zimmt fast ganz durch das Mutterkorn verdrängt worden. Um lebhafte Contractionen des Uterus und dadurch Abortus hervorzurufen, wurden häufig in verbrecherischer Absicht das Rautenkraut und besonders das Sadebaumkraut benutzt, und haben so nicht selten zu tödtlichen Vergiftungen Veranlassung gegeben. Eine Einwirkung auf den Uterus ist bis jetzt noch bei keinem von beiden Mitteln nachgewiesen worden.

Terebinthina. Von den verschiedenen Sorten des Terpenthins, die sich besonders durch ihren etwas verschiedenen Geruch und ihre Klarheit von einander unterscheiden, zerfällt der trübe, gemeine Terpenthin (**Terebinthina communis**) in verschiedene Handelssorten, z. B. den Schwarzwälder Terpenthin von Abies excelsa DE C. und Pinus silvestris L., den französischen Terpenthin von Pinus Pinaster SOLANDER (P. maritima LAMARCK), den amerikanischen Terpenthin von Pinus australis MICHAUX (P. palustris MILLER), P. Taeda L. und P. Strobus L., den östreichischen Terpenthin von P. Laricio POIRET (P. nigricans LINK), den Strassburger Terpenthin von Abies pectinata DE C. u. s. w. Der angenehmer riechende, klare venetianische oder Lärchenterpenthin (**Terebinthina laricina**, Terebinthina Veneta), stammt von Larix decidua MILLER (Pinus Larix L.), der meist zu technischen Zwecken verwendete Canadabalsam von Abies balsamea DE C., der schon von den alten Griechen gebrauchte cyprische Terpenthin von Pistacia Terebinthus L. Alle diese verschiedenen Sorten bestehen aus einer Mischung von Terpenthinöl ($C_{10}H_{16}$), Abietinsäure ($C_{44}H_{64}O_5$) und Abietinsäure-Anhydrid. — Wird der freiwillig ausgeflossene Terpenthin an der Luft allmählig fest, oder entfernt man die Hauptmenge des Terpenthinöls durch Destillation mit Wasser, so führt der Rückstand den Namen Fichtenharz (**Resina pini**, Resina pini Burgundica, Pix alba); und wird derselbe bis zur Entfernung alles Wassers geschmolzen, so heisst er Geigenharz (**Colophonium**). — Der Terpenthin wird nur selten innerlich zu 0,20—0,60 Grm. p. d. angewandt, am besten in Pillen mit Wachs oder als Emulsion mit Eidotter. Aeusserlich benutzt man fast nur die officinellen Präparate. — Die Terpenthinsalbe (**Unguentum terebinthinae**) ist eine Mischung von gleichen Theilen Terpenthin, Wachs und Terpenthinöl, welche besonders bei Frostschäden als Verbandmittel beliebt ist. — Die früher sehr viel gebrauchte Digestivsalbe (**Unguentum terebinthinae compositum**, Unguentum digestivum), eine Mischung von 32 Th. Lärchenterpenthin, 4 Th. Eidotter, je 1 Th. Myrrha und Aloe und 8 Th. Provenceröl, wird jetzt fast nur noch benutzt, um Vesicatorstellen in Eiterung zu erhalten. — Die früher sehr geschätzte Königssalbe (**Unguentum basilicum**), eine Mischung aus 6 Th. Baumöl, je 2 Th. gelbem Wachs, Colophonium und Talg und 1 Th. Terpenthin, kommt jetzt fast gar nicht mehr in Gebrauch. Ebenso überflüssig ist die Altheesalbe (**Unguentum flavum**), eine Mischung aus 10 Th. Curcuma, 500 Th. Schweinefett und je 30 Th. gelbem Wachs und Fichtenharz. — Das gelbe Cerat (**Ceratum resinae pini**, Ceratum picis, Emplastrum citrinum) besteht aus 4 Th. gelbem Wachs, 2 Th. Fichtenharz und je 1 Th. Terpenthin und Talg. Dasselbe kommt nur noch selten in Gebrauch. — Am häufigsten wird noch das durch Destillation aus dem Terpenthin erhaltene

Terpenthinöl (**Oleum terebinthinae**, Spiritus terebinthinae) benutzt. Für den innerlichen Gebrauch, mit Ausnahme bei Phosphorvergiftungen, wird dasselbe mit 6 Th. Wasser rectificirt (**Oleum terebinthinae rectificatum**). Man giebt dasselbe zu 5 — 20 Tropfen und mehr, am besten in Gallertkapseln oder auf etwas Haferschleim oder Citronensaft getröpfelt, seltener in Emulsion oder Pillen. Aeusserlich benutzt man es zu Einreibungen für sich oder mit Zusatz von Eigelb u. s. w. Auf ein Klystier rechnet man gewöhnlich 3,00 — 10,00 Grm. Terpenthinöl mit Eigelb und Wasser zu 150,0 Grm. Emulsion verrieben. Zu Inhalationen giesst man Terpenthinöl auf kochendes Wasser und lässt die aufsteigenden Dämpfe entweder direct oder durch einen Inhalationsapparat einathmen. — Die Terpenthinölseife (**Sapo terebinthinatus**, Balsamum vitae externum) besteht aus je 6 Th. gepulverter Oelseife und Terpenthinöl und 1 Th. gereinigtem kohlensaurem Kalium. Dieselbe wird jedoch nur noch selten angewendet. — Ebenso wie das Terpenthinöl verhält sich auch das Kiefernadelöl (Oleum pini silvestris) und das in manchen Heilanstalten zu Bädern benutzte Fichtennadelextract. — Die Fichtensprossen (**Turiones pini**, Gemmae pini), die jungen Triebe von Pinus silvestris L. kommen jetzt nur noch selten bei chronischen Bronchialkatarrhen, bei Gicht, Rheumatismus u. s. w. in Gebrauch. Auch die Holztinctur (**Tinctura pini composita**, Tinctura lignorum), welche durch Digestion von 3 Th. Fichtensprossen, 2 Th. Guajakholz und je 1 Th. Sassafrasholz und Wachholderbeeren mit 36 Th. Spiritus dilutus erhalten wird, findet kaum noch Anwendung.

Elemi (Resina elemi). Das Elemi ist der ausgeschwitzte Harzsaft eines noch unbekannten, in Yucatan einheimischen Baumes und besteht aus einem Gemeng von ätherischem Oel ($C_{10}H_{16}$) und mehreren Harzen. Dasselbe dient fast nur noch zur Bereitung der früher sehr geschätzten Elemisalbe (**Unguentum elemi**, Balsamum Arcaei), einer Mischung aus gleichen Theilen Elemi, Lärchenterpenthin, Talg und Schweinefett, welche in ähnlicher Weise wie das Unguentum digestivum gebraucht wurde.

Balsamum copaivae. Der Copaivbalsam stammt von mehreren im tropischen Südamerika einheimischen Arten von Copaifera (Fam. Caesalpinieae), besonders Copaifera multijuga HAYNE, C. officinalis L., C. Langsdorfii DESF. und besteht aus einem Gemeng von einem ätherischen Oele ($C_{10}H_{16}$), einem sauren (Copaivasäure) und einem indifferenten Harze. Man giebt den Copaivbalsam zu 10 — 40 Tropfen (0,5 — 2,0 Grm.) p. d. täglich 3 — 4 mal, am besten in Gallertkapseln, von denen jede etwa 0,5 Grm. enthält, oder für sich in einem Liqueurgläschen auf etwas Portwein oder Branntwein. Auch lässt man etwas Pfefferminzwasser, Kaffee, Citronensaft u. dgl. nachtrinken. Pillen lässt man am besten aus einer zusammengeschmolzenen Masse von 1 Th. Wachs und 2 Th. Copaivbalsam und allmähligen Zusatz von 3 — 4 Th. Cubebenpulver bereiten. Oder man lässt 16 Th. Copaivbalsam mit 1 Th. Magnesia-Hydrat 10 — 12 Stunden lang stehen, wobei die Mischung erstarrt und mit Zusatz von Cubebenpulver zu Pillen verarbeitet werden kann. — Auch schmilzt man Copaivbalsam mit Cetaceum zusammen und lässt die erhaltene Oelgallerte (Gelatina balsami copaivae) in Oblaten nehmen. Emulsionen, Latwergen u. s. w.

B. GRUPPE DES TERPENTHINÖLS. 573

sind nicht zweckmässig. Das ätherische Copaivbalsamöl ist bei Trippern fast unwirksam, das Copaivaharz ist noch nicht allgemeiner in Gebrauch gekommen. — Unter dem Namen ostindischer Copaivbalsam (Gurgunbalsam, Woodoil) kommt ein von einer Dipterocarpus-Art abstammender Balsam im Handel vor, der seines billigeren Preises wegen bisweilen zur Verfälschung des Copaivbalsams dient. Ueber die Brauchbarkeit desselben am Krankenbette liegen noch keine genügenden Erfahrungen vor.
Cubebae (Baccae s. fructus cubebae, Piper caudatum). Die Cubeben sind die getrockneten, nicht ganz reifen Früchte von Cubeba officinalis MIQUEL (Piper Cubeba L.), einer auf Java, Sumatra und Borneo einheimischen Piperacee. Sie sind reich an einem wohlriechenden ätherischen Oel ($C_{10}H_{16}$) und einer Harzsäure (Cubebensäure), welche den hauptsächlich wirksamen Bestandtheil derselben bildet. Das indifferente, krystallisirbare Cubebin ($C_{10}H_{10}O_3$) ist ohne besondere Wirkung. Man giebt die Cubeben zu 2,0—10,0 Grm. p. d. 3—4 mal täglich, am besten in Pulverform für sich in Oblaten oder mit Zusatz von etwas Zimmt, häufig auch zusammen mit Copaivabalsam. — Das Cubebenextract (**Extractum cubebarum**) wird durch Ausziehen der Cubeben mit einer Mischung von gleichen Theilen Weingeist und Aether und Eindampfen erhalten. Es kann zu 0,5—2,0 Grm. p. d. in Pillen, Bissen oder Gallertkapseln gegeben werden, kommt aber nur selten in Gebrauch. — Unter dem Namen Matico sind in Frankreich die getrockneten Blätter von·Artranthe elongata MIQ. (Piper angustifolium RUIZ et PAVON) als Mittel bei Schleimflüssen der Harnröhre sehr beliebt. Dieselben sind reich an ätherischem Oel und an Gerbsäure, enthalten auch eine eigenthümliche Säure, die Artranthasäure, und werden vorzugsweise in Form von Injectionen in die Harnröhre angewendet.
Balsamum Peruvianum (Balsamum Indicum nigrum). Der Perubalsam wird aus der Stammesrinde von Myroxylon Sonsonatense KLOTSCH, einer auf der dem Staate Salvator in Centralamerika angehörigen Balsamküste wachsenden Papilionacee, gewonnen. Der Perubalsam enthält keinen Kohlenwasserstoff, sondern besteht grösstentheils aus Cinnameïn ($C_{16}H_{14}O_2$), welches sich durch Einwirkung von Kalilauge unter Aufnahme von Wasser in Benzalkohol (Peruvin, C_7H_8O) und Zimmtsäure ($C_9H_8O_2$) spaltet und daher als Zimmtsäure-Benzäther anzusehen ist. Innerlich kommt der Perubalsam nur selten in Gebrauch. Bei Krätze verwendet man zu jeder Einreibung 36—40 Tropfen. — Der Perubalsamsyrup (**Syrupus balsami Peruviani**) wird so bereitet, dass man zunächst 1 Th. Perubalsam einige Stunden lang mit 11 Th. Wasser digerirt und in 10 Th. des Filtrats 18 Th. Zucker löst. Derselbe dient nur selten als Geschmackscorrigens.
— Der früher sehr geschätzte Hoffmann'sche Lebensbalsam (**Mixtura oleoso-balsamica**) ist eine filtrirte Mischung von je 1 Th. Lavendelöl, Nelkenöl, Zimmtöl, Thymianöl, Citronenöl, Muscatblüthenöl, Pomeranzenblüthenöl, 3 Th. Perubalsam und 240 Th. Spiritus.
Balsamum Tolutanum. Der Tolubalsam stammt von Myroxylon toluiferum HUMB. et BONPL., einer in Südamerika, besonders im Gebiete des Magdalenenstromes einheimischen Papilionacee. Derselbe wird nur

selten, besonders als wohlriechender Zusatz zu verschiedenen Arzneien benutzt.

Styrax liquidus. Der flüssige Storax wird durch Ausschmelzen aus der Rinde von Liquidambar orientale MILLER, einem in Kleinasien einheimischen Baume (Fam. Balsamifluae) erhalten. Der Storax enthält als Hauptbestandtheil einen Kohlenwasserstoff (C_8H_8), welcher theils in einer flüssigen (Styrol, Cinnamen), theils in einer festen Modification besteht. Ausserdem findet sich in dem Styrax noch das Styracin ($C_{18}H_{16}O_2$), welches durch Kalilauge unter Aufnahme von Wasser in Zimmtsäure ($C_9H_8O_2$) und Zimmtalkohol (Styron, $C_9H_{10}O$) gespalten wird und daher als Zimmtsäure-Zimmtäther anzusehen ist, ferner freie Zimmtsäure und wenig Harz. Der flüssige Storax wird fast ausschliesslich zu Einreibungen bei Filzläusen und bei Krätze angewendet, indem er noch etwas billiger ist, als der Perubalsam. Man bedient sich dazu meist einer Mischung von 15 Grm. Styrax liquidus, 4 Grm. Oleum olivarum und ebenso viel Spiritus, welche in der Regel zur Beseitigung der Krätze ausreicht.

Galbanum (Gummi resina galbanum). Das Mutterharz ist der an der Luft getrocknete gelbe Milchsaft von Ferula erubescens BOISSIER, einer im westlichen Persien einheimischen Umbellifere. Dasselbe besteht aus einem ätherischen Oele ($C_{10}H_{16}$), einem sauren und einem indifferenten Härze und Gummi. Die Harze sind nach SEMMER[1] selbst in grossen Dosen ohne Wirkung und lassen sich fast ihrer ganzen Menge nach in den Fäces wiederfinden, so dass das ätherische Oel als der allein wirksame Bestandtheil anzusehen ist. Das Galbanum wird innerlich nur noch sehr selten angewandt zu 0,30—1,00 Grm. p. d. meist in Pillenform. Aeusserlich kommt dasselbe vorzugsweise in Form der officinellen Präparate in Gebrauch. — Das **Emplastrum galbani crocatum** ist ein zusammengeschmolzenes Gemisch von 24 Th. Bleipflaster, 8 Th. gelbem Wachs, 24 Th. gereinigtem Galbanum, 6 Th. Terpenthin und 1 Th. Safran und wird besonders als reizendes Deckpflaster benutzt. — Das Safranpflaster (**Emplastrum oxycroceum**, Emplastrum galbani rubrum) besteht aus je 6 Th. Wachs, Colophonium und Fichtenharz, je 2 Th. gereinigtem Ammoniacum und Galbanum, 3 Th. Terpenthin, je 2 Th. Mastix, Myrrha und Weihrauch und 1 Th. Safran. Dasselbe wird ebenso wie das vorhergehende Präparat angewendet.

Ammoniacum (Gummi-resina ammoniacum). Das Ammoniakgummi ist der aus dem Stengel ausgeflossene, eingetrocknete Milchsaft von Dorema Ammoniacum DON., einer in Persien einheimischen Umbellifere. Dasselbe besteht hauptsächlich aus einem noch nicht genauer untersuchten, aber schwefelfreien ätherischen Oele, einem sauren und einem indifferenten Harze und Gummi. Nach PRZECISZEWSKI[2] sind die Harze selbst in grossen Dosen ohne Wirkung und lassen sich fast ihrer ganzen Menge nach in den Fäces wiederfinden, so dass das ätherische Oel als der

---

[1] Disquisitiones pharmacologicae de asa foetida et de galbano. Dissert.-inaug. Dorpat 1859.

[2] Pharmakologische Untersuchungen über Ammoniakum, Sagapenum und Opoponax. Inaug.-Dissert. Dorpat 1861.

B. GRUPPE DES TERPENTHINÖLS.

einzige wirksame Bestandtheil anzusehen ist. Man wandte das Ammoniakgummi hauptsächlich bei chronischen Bronchialkatarrhen an, zu 0,50—3,00 Grm. meist in Pillenform mit etwas Seife, seltener als Harzmixtur. Aeusserlich findet dasselbe fast nur in Form der officinellen Präparate Anwendung. — Das Ammoniakpflaster (**Emplastrum ammoniaci**) besteht aus je 4 Th. gelbem Wachs und Fichtenharz, 6 Th. Ammoniakgummi, 2 Th. gereinigtem Galbanum und 4 Th. Terpenthin und wird als Deckpflaster benutzt.

Asa foetida (Gummi-resina asa foetida). Der Stinkasant oder Teufelsdreck ist der aus dem Wurzelkopfe ausgeflossene, eingetrocknete Milchsaft von Scorodosma foetidum BUNGE (Ferula asa foetida L.), einer in Persien einheimischen Umbellifere. Derselbe besteht hauptsächlich aus 3—5 Proc. eines schwefelhaltigen ätherischen Oeles, einem sauren und einem indifferenten Harze, Gummi und einer geringen Menge Ferulasäure ($C_{10}H_{10}O_4$). Nach SEMMER (a. a. O.) ist das ätherische Oel als der einzig wirksame Bestandtheil anzusehen. Dasselbe ist wahrscheinlich eine Schwefelverbindung des Allyls, zersetzt sich jedoch beständig an der Luft unter Freiwerden von Schwefelwasserstoff. SEMMER konnte 2,50 Grm. davon einnehmen ohne bemerkbare Wirkungen, nur dass alle Ausscheidungen den höchst widerlichen Geruch des Oeles annahmen. Der Schwefelsäuregehalt des Harns war darnach nicht vermehrt. Man benutzte die Asa foetida besonders bei hysterischen Krämpfen, wo das Mittel wahrscheinlich auf reflectorischem Wege durch seinen penetranten Geruch nützlich wird, ähnlich wie Moschus und Castoreum. Man verordnet den Stinkasant zu 0,20—1,00 Grm. p. d. meist in Pillen mit Zusatz von etwas Spirit. saponat. Zu Klystieren verwendet man meist Harzmixturen (3,0 bis 8,0 Grm. Stinkasant mit 1 Eidotter auf 100 Grm. Mixtur). — Die Stinkasanttinctur (**Tinctura asae foetidae**) wird durch Digestion von 1 Th. Asa foetida mit 5 Th. Spiritus erhalten und zu 20—60 Tropfen p. d. für sich oder zusammen mit anderen Tincturen gegeben. — Das zusammengesetzte Stinkasantwasser (**Aqua foetida antihysterica**, Aqua asae foetidae composita, Aqua foetida Pragensis) wird dadurch erhalten, dass man 8 Th. Galbanum, 12 Th. Asa foetida, 6 Th. Myrrha, je 16 Th. Radix valerianae und Rhizoma zedoariae, 4 Th. Radix angelicae, 12 Th. Folia menthae piperitae, je 8 Th. Herba serpylli und Flores chamomillae Romanae und 1 Th. Castoreum Canadense in einer Retorte mit 150 Th. Spiritus dilutus übergiesst, nach 24 stündiger Digestion 300 Th. Wasser zusetzt und 300 Th. davon abdestillirt. Das Präparat wird theelöffelweise bei Hysterie u. s. w. angewendet. — Das Stinkasantpflaster (**Emplastrum foetidum**, Empl. asae foetidae) ist ein Gemisch von je 4 Th. gelbem Wachs und Fichtenharz, 6 Th. Asa foetida, 2 Th. Ammoniacum und 4 Th. Terpenthin. Dasselbe wird als reizendes Deckpflaster benutzt. — Früher wurde auch ein der Asa foetida sehr ähnliches Gummiharz unter dem Namen **Sagapenum** oder **Serapinum** angewendet. Dasselbe ist der eingetrocknete Milchsaft wahrscheinlich von Ferula Szowetziana DE C.

Radix valerianae (Radix valerianae minoris vel montanae). Der Baldrian ist die Wurzel von Valeriana officinalis L., einer im ganzen mittleren und nördlichen Europa einheimischen Valerianee. Dieselbe enthält ausser dem ätherischen Oele und der Baldriansäure keine wirksamen Bestandtheile. Durch seinen durchdringenden Geruch kann der Baldrian in ähnlicher Weise nützlich werden wie der Stinkasant, Moschus und Castoreum und wird daher auch wie diese vorzugsweise bei **Hysterie**, besonders zur Unterdrückung hysterischer Krämpfe angewendet. Man verordnet den Baldrian gewöhnlich als Theespecies ($^1/_2$—1 Esslöffel voll auf 1—2 Tassen), oder als Infusum zu 5,0—10,0 Grm. auf 100 Grm. Colatur, seltner in Pulvern oder Latwergen. Häufig bedient man sich auch der officinellen Tincturen. — Die Baldriantinctur (**Tinctura valerianae**) wird durch Digestion von 1 Th. Baldrian mit 5 Th. Spiritus dilutus erhalten und zu 20—60 Tropfen p. d. mehrmals täglich gegeben. — Die ätherische Baldriantinctur (**Tinctura valerianae aetherea**) wird durch Maceration von 1 Th. Baldrian mit 5 Th. Spiritus aethereus bereitet und wie die vorige verordnet. — Das Baldrianwasser (**Aqua valerianae**) wird aus 1 Th. Baldrian und der genügenden Menge Wasser durch Abdestilliren von 10 Th. erhalten. Dasselbe wird als Vehikel für krampfstillende Arzneien benutzt. — Das Baldrianextract (**Extractum valerianae**) wird durch Ausziehen des Baldrians mit Wasser und Weingeist erhalten und zu 1,0—2,0 Grm. p. d. gegeben, doch verdient es nicht angewendet zu werden. — Das durch Destillation des Baldrians mit Wasser etwa zu 0,8 Proc. erhaltene Baldrianöl (**Oleum valerianae**) ist ein Gemeng von ätherischem Oel und Baldriansäure. Das erstere besteht etwa zu 25 Proc. aus einem dem Terpenthinöl ähnlichen Kohlenwasserstoffe, dem Valeren ($C_{10}H_{16}$) und zu 70 Proc. aus mehreren sauerstoffhaltigen, leicht verharzenden Verbindungen, deren Natur noch nicht ganz feststeht. In seiner Wirkung steht das Baldrianöl dem Kampher nahe. Für sich kommt dasselbe selten in Gebrauch zu 1—4 Tropfen p. d. auf Zucker. — Die Baldriansäure (**Acidum valerianicum**) ($C_5H_{10}O_2 + H_2O$) steht der Essigsäure sehr nahe und verhält sich im Körper wahrscheinlich wie diese. Ihre Wirksamkeit ist wie die der Asa foetida u. s. w. nur durch ihren penetranten Geruch bedingt. Concentrirt wirkt sie ätzend, doch kommt sie im reinen Zustande nicht in Gebrauch.

Radix serpentariae. Die virginische Schlangenwurzel stammt von Aristolochia Serpentaria L., einer in Nordamerika einheimischen Aristolochiacee. Dieselbe steht dem Baldrian nahe, kommt aber jetzt kaum noch in Gebrauch. Sie wurde fast nur als Aufguss (10 Grm. auf 100 Grm. Colatur) angewendet.

Herba chenopodii ambrosioidis (Herba botryos Mexicanae). Das mexicanische Traubenkraut oder der Jesuitenthee stammt von Chenopodium ambrosioides L., einer in Mexico einheimischen, aber im südlichen Europa vielfach verwilderten Chenopodiacee. Das Kraut hat einen der Pfefferminze ähnlichen Geruch und wurde früher wie diese, besonders auch bei **Hysterie** angewendet. Man gab dasselbe fast nur im Aufguss (1 : 10).

Radix artemisiae. Die Beifusswurzel, von Artemisia vulgaris L., einer fast in ganz Europa einheimischen Composite, wurde früher bisweilen bei **Epilepsie** angewendet. Man gab sie meist in Pulverform zu 2,0 bis 4,0 Grm. p. d.

B. GRUPPE DES TERPENTHINÖLS. 577

Folia menthae piperitae (Herba menthae piperitae). Die Pfefferminze stammt von Mentha piperita L., einer in England und Japan einheimischen, in Amerika, Frankreich, Deutschland u. s. w. vielfach cultivirten Labiate. Dieselbe enthält ausser dem ätherischen Oel und etwas Gerbsäure keinen wirksamen Bestandtheil. Sie ist besonders als Carminativum und schweisstreibendes Mittel beliebt und wird in Theespecies (1 Esslöffel voll auf 2 bis 4 Tassen) verordnet. — Das Pfefferminzwasser **(Aqua menthae piperitae)** wird aus 1 Th. Pfefferminze auf 10 Th. Destillat erhalten und dient als wohlschmeckendes Vehikel für andere, besonders alkalische Mittel. — Das weingeistige Pfefferminzwasser **(Aqua menthae piperitae spirituosa)** wird aus je 1 Th. Pfefferminze und Spiritus dilutus und 10 Th. Wasser durch Abdestilliren von 5 Th. erhalten. Es hat einen noch etwas kräftigeren Geschmack wie das vorhergehende Präparat und dient ebenfalls als Vehikel für andere Arzneien. — Zur Bereitung des Pfefferminzsyrups **(Syrupus menthae piperitae)** werden 3 Th. Pfefferminze mit 15 Th. heissen Wassers infundirt und in 10 Th. der Colatur 18 Th. Zucker gelöst. Derselbe wird nur als Geschmackscorrigens angewendet. — Die Pfefferminzplätzchen **(Rotulae menthae piperitae)** werden durch Zusammenschütteln von 200 Th. Zuckerplätzchen mit 1 Th. Pfefferminzöl und 2 Th. Spiritus in einem verschlossenen Gefässe bereitet. Sie sind als Analepticum und Carminativum sehr beliebt. — Die englische Pfefferminzessenz **(Spiritus menthae piperitae Anglicus)** ist eine Auflösung von 1 Th. Pfefferminzöl in 9 Th. Spiritus und wird für sich auf Zucker zu 20—30 Tropfen wie die Pfefferminzplätzchen oder als Zusatz zu anderen Arzneien (1:10) gegeben. Das durch Destillation mit Wasser aus dem Kraute erhaltene Pfefferminzöl **(Oleum menthae piperitae)** besteht zum Theile aus einem Kampher, dem Menthol ($C_{10}H_{18} + H_2O$), welcher im japanischen Pfefferminzöl am reichlichsten enthalten ist und als Oleum menthae piperitae crystallisatum im Handel vorkommt.

Folia menthae crispae (Herba menthae crispae). Die Krauseminzblätter kommen von Mentha crispa L. und Mentha crispata SCHRADER, welche von vielen Botanikern als durch Cultur entstandene Varietäten der in Deutschland einheimischen Mentha aquatica L., M. silvestris L. u. A. angesehen werden. Die Krauseminze war früher vielfach in Gebrauch, ist aber durch die Pfefferminze, der sie an Geschmack nachsteht, allmählig fast ganz verdrängt worden. — Das Krauseminzwasser **(Aqua menthae crispae)**, der Krauseminzsyrup **(Syrupus menthae crispae)** und die englische Krauseminzessenz **(Spiritus menthae crispae Anglicus)** werden ebenso wie die entsprechenden Pfefferminz-Präparate bereitet und können wie diese benutzt werden.

Folia melissae (Herba melissae). Die Melissenblätter stammen von Melissa officinalis LINN. a. citrata BISCHOFF., einer wahrscheinlich erst durch Cultur entstandenen Varietät der in Südeuropa einheimischen Pflanze. Während im Alterthume und Mittelalter die Melisse sehr hoch geschätzt wurde, kommt sie jetzt fast nur noch als Volksmittel in Gebrauch. — Das Melissenwasser **(Aqua melissae)** wird durch Abdestilliren von 10 Th. Wasser über 1 Th. Melisse erhalten. Das concentrirte Melissenwasser **(Aqua melissae concentrata)** wird dadurch erhalten, dass man mit Dampf über 10 Th. Melisse 100 Th. Wasser abdestillirt, und von dem Destillate nach Zusatz von 2 Th. Spiritus 10 Th. abdestillirt. Beide Präparate kommen sehr selten in Gebrauch. — Zur Bereitung des Karmelitergeistes (**Spiritus melissae compositus**) werden von 14 Th. Melisse, 12 Th. Citronenschalen, je 6 Th. Coriandersamen und Muscatnüssen, je 3 Th. Zimmetkassie und Gewürznelken, 150 Th. Spiritus und 250 Th. Wasser 200 Th. abdestillirt. Das früher sehr geschätzte Präparat dient jetzt fast nur als Riechmittel.

Flores arnicae. Die Wolferleiblüthen oder Fallkrautblumen stammen von Arnica montana L., einer in ganz Europa auf Waldwiesen vorkommenden Composite. Sie enthalten ausser einer sehr geringen Menge ätherischen Oels einen noch nicht genauer bekannten Stoff, welcher nach grösseren Dosen des Mittels Schmerzen im Magen und andere Reizungserscheinungen des Darmcanals hervorruft. Früher war die Arnica ein sehr geschätztes Arzneimittel, indem man ihr die Eigenschaft zuschrieb, die Aufsaugung von Blutextravasaten, z. B. bei Apoplexien, Sugillationen u. s. w., zu befördern, doch hat man sich allmählig von der Unrichtigkeit dieser Ansicht überzeugt. Man gab die Arnicablumen meist als Aufguss (1 : 20), selten in Pulverform. — Die Arnicatinctur (**Tinctura arnicae**) wird als Volksmittel zu Umschlägen und Einreibungen bei Contusionen u. s. w. benutzt. — Die Arnicawurzel (**Radix arnicae**) wurde ebenso wie die Arnicablumen angewendet, doch gab man ihr ihres Gerbsäuregehaltes wegen da den Vorzug, wo man zugleich adstringirend wirken wollte.

Flores chamomillae vulgaris. Die Kamillen stammen von Matricaria Chamomilla L., einer in ganz Europa verbreiteten Composite. Sie enthalten eine sehr geringe Menge eines ätherischen Oels, welches dem Kampher analog, jedoch schwächer als dieser wirkt. Dieselben sind ein sehr beliebtes Hausmittel, besonders bei Cardialgie, Kolik und als Diaphoreticum. Man verordnet sie fast nur als Theespecies (1 Esslöffel voll auf 3—4 Tassen). Aeusserlich bedient man sich des Kamillenaufgusses zu Umschlägen, um den üblen Geruch von Geschwürssecreten zu verdecken u. s. w. Auch zu Kräuterkissen werden die Kamillen häufig benutzt. — Das Kamillenwasser (**Aqua chamomillae**) wird durch Abdestilliren von 10 Th. Wasser über 1 Th. Kamillen erhalten und als Vehikel für schweisstreibende oder krampfstillende Arzneien gebraucht. — Zur Bereitung des concentrirten Kamillenwassers (**Aqua chamomillae concentrata**) werden mit Dampf 100 Th. Wasser über 10 Th. Kamillen abdestillirt und von dem Destillat nach Zusatz von 2 Th. Spiritus wieder 10 Th. abdestillirt. Dies Präparat kann wie das vorige, nur in geringerer Menge, verwendet werden. — Das Kamillenextract (**Extractum chamomillae**) wird durch Ausziehen der Kamillen mit einer Mischung von Wasser und Weingeist erhalten, ist aber, da das ätherische Oel beim Eindampfen verloren geht, verwerflich. — Der Kamillensyrup (**Syrupus chamomillae**) wird dadurch erhalten, dass man 3 Th. Kamillen mit 15 Th. kochenden Wassers infundirt und in 10 Th. der filtrirten Colatur 18 Th. Zucker auflöst. Derselbe wird nur selten als Zusatz zu anderen Arzneien verwendet. — Zur Bereitung des fetten Kamillenöls (**Oleum chamomillae infusum**) werden

B. GRUPPE DES TERPENTHINÖLS.

2 Th. Kamillen mit 1 Th. Spiritus gemischt, nach mehrstündigem Stehen mit 20 Th. Provenceröl im Dampfbade digerirt, bis aller Spiritus ausgetrieben ist, und endlich das abgepresste Oel filtrirt. Dasselbe wird für sich zu Einreibungen oder in Emulsionsform zu Klystieren verwendet, ist jedoch überflüssig. — Das ätherische Kamillenöl (**Oleum chamomillae aethereum**), von dunkelblauer Farbe, wird seines hohen Preises wegen nur selten innerlich zu 1—2 Tropfen oder äusserlich zu Einreibungen in den Unterleib bei Kolik verwendet.

Flores chamomillae Romanae. Die römischen Kamillen sind die gefüllten Blüthen von Anthemis nobilis L., einer im südlichen Europa einheimischen Composite. Dieselben enthalten ein anderes ätherisches Oel wie die gemeinen Kamillen, werden jedoch in derselben Weise benutzt, wie diese.

Flores sambuci. Die Fliederblumen oder Hollunderblüthen stammen von Sambucus nigra L., einer im mittleren und südlichen Europa einheimischen Caprifoliacee. Sie enthalten eine sehr geringe Menge eines ätherischen Oeles und werden als schweisstreibendes Mittel, gewöhnlich in Theespecies (1 Esslöffel auf 3—4 Tassen), verordnet. — Das Fliederblumenwasser (**Aqua sambuci**) wird durch Abdestilliren von 10 Th. Wasser über 1 Th. Fliederblumen erhalten und als Vehikel für schweisstreibende Arzneien benutzt. — Zur Bereitung des concentrirten Fliederblumenwassers (**Aqua sambuci concentrata**) werden mit Dampf 100 Th. Wasser über 10 Th. Fliederblumen abdestillirt, das Destillat mit 2 Th. Spiritus versetzt und davon wieder 10 Th. abdestillirt. Dasselbe wird wie das vorige Präparat, nur in entsprechend geringerer Menge, angewendet.

Flores tiliae. Die Lindenblüthen stammen von den bei uns einheimischen Lindenarten Tilia ulmifolia und Tilia platyphyllos SCOPOLI. Sie enthalten eine sehr geringe Menge ätherisches Oel und werden als schweisstreibendes Mittel fast ausschliesslich in Form von Theespecies verordnet. — Das Lindenblüthenwasser (**Aqua tiliae**) und das concentrirte Lindenblüthenwasser (**Aqua tiliae concentrata**) werden ebenso wie die entsprechenden Präparate aus den Fliederblumen dargestellt und benutzt.

Fructus foeniculi (Semen foeniculi). Die Fenchelsamen stammen von Foeniculum officinale ALLIONE (Anethum Foeniculum L.) einer im südlichen Europa einheimischen, in Deutschland cultivirten Umbellifere. Sie enthalten etwa 3 Proc. eines ätherischen Oels, welches zum grösseren Theile aus Aniscampher (Anethol $C_{10}H_{12}O$), zum kleineren aus einem Kohlenwasserstoffe ($C_{10}H_{16}$) besteht. Der Fenchel steht in dem unbegründeten Rufe, die Milchsecretion zu befördern, wird aber auch als Expectorans und Carminativum, sowie als Geschmackscorrigens häufig angewendet. Man verordnet den Fenchel in Form von Theespecies (2—3 Theelöffel auf 2 Tassen) oder als Pulver zu 0,50—2,00 Grm. p. d., seltner als Infusum. — Das Fenchelwasser (**Aqua foeniculi**) wird durch Abdestilliren von 30 Th. über 1 Th. Fenchel erhalten und als Vehikel für andere Arzneien, z. B. Augenmittel benutzt. — Zur Bereitung des Fenchelsaftes (**Syrupus foeniculi**) werden 2 Th. Fenchelsamen mit 12 Th. kochenden Wassers drei Stunden lang digerirt und in 10 Th. der filtrirten Colatur 18 Th. Zucker gelöst. Man benutzt denselben als Zusatz zu expectorirenden und anderen Arzneien. — Das Fenchelöl (**Oleum foeniculi**) wird fast nur zur Bereitung von Oelzucker verwendet.

Fructus anisi vulgaris (Semen anisi vulgaris). Der Anis stammt von Pimpinella Anisum L., einer in Aegypten und Kleinasien einheimischen und in verschiedenen Ländern cultivirten Umbellifere. Derselbe enthält gegen 2 Proc. eines ätherischen Oeles, welches fast ganz aus Aniskampher (Anethol $C_{10}H_{12}O$) besteht. Man wendet den Anis ebenso wie den Fenchel an und giebt ihn zu 0,50 bis 1,50 Grm. in Pulvern, Latwergen u. s. w. Das Anisöl (**Oleum anisi**) wird bisweilen äusserlich zum Tödten von Kopf- und Filzläusen benutzt.

Fructus anisi stellati (Semen anisi stellati). Der Sternanis ist die Frucht von Illicium anisatum LOUREIRO, einer in Cochinchina einheimischen Magnoliacee. Die Carpelle derselben enthalten 2—3 Proc. eines ätherischen Oeles, welches dem Anisöl und Fenchelöl in seiner Zusammensetzung sehr nahe steht. Der Sternanis kann ebenso wie der Fenchel und Anis angewendet werden, kommt aber nur selten in Gebrauch.

Fructus phellandrii (Semen phellandrii aquatici). Der Wasserfenchel stammt von Oenanthe Phellandrium LAMARCK (Phellandrium aquaticum L.), einer in ganz Europa einheimischen Umbellifere. Derselbe enthält etwa 1 Proc. eines ätherischen, noch nicht genau untersuchten Oeles und wurde in Form von Theespecies (1—2 Theelöffel voll auf 2 Tassen) oder als Pulver zu 0.50—1,50 Grm. p. d. bisweilen bei chronischen Katarrhen verordnet. Jetzt kommt er nur noch selten in Gebrauch.

Fructus petroselini (Semen petroselini). Der Petersilgensamen stammt von Petroselinum sativum HOFFM. (Apium Petroselinum L.), einer im südöstlichen Europa einheimischen, vielfach cultivirten Umbellifere. Derselbe enthält etwa 1 Proc. eines ätherischen Oeles, das aus einem Kohlenwasserstoffe ($C_{10}H_{16}$) und aus Petersilgenkampher ($C_{12}H_{14}O_4$) besteht. Man schreibt dem Petersilgensamen gewöhnlich, doch ohne genügenden Grund, eine diuretische Wirkung zu, wendet ihn jedoch nur selten für sich an. — Das in Frankreich bisweilen gebrauchte Apiol ist ein Gemeng von fettem und ätherischem Oel. — Das Petersilgenwasser (**Aqua petroselini**) wird durch Abdestilliren von 20 Th. Wasser über 1 Th. Petersilgensamen erhalten und als Vehikel für diuretische Arzneien benutzt.

Fructus juniperi (Baccae juniperi). Die Wachholderbeeren stammen von Juniperus communis L. einer im mittleren und nördlichen Europa einheimischen Conifere. Dieselben enthalten ein ätherisches Oel ($C_{10}H_{16}$) und sind reich an Zucker. Man wendet sie innerlich hauptsächlich als Diureticum an, meist als Theespecies (1 Esslöffel auf 2 Tassen). Aeusserlich bediente man sich derselben früher häufig zum Ausräuchern von Krankenzimmern. — Das Wachholdermus (**Succus juniperi inspissatus**, Roob juniperi) wird durch Ausziehen der frischen, zerquetschten Wachholderbeeren mit Wasser und Eindampfen der abgepressten klaren Flüssigkeit erhalten. Man giebt dasselbe theelöffelweise. — Der Wachholderspiritus (**Spiritus juniperi**) wird durch Abdestilliren von 20 Th. von einer Mischung von 5 Th. zerstossener Wachholderbeeren und je 15 Th. Spiritus und Wasser erhalten. Man giebt denselben nur selten zu 20—60 Tropfen p. d. und wendet ihn auch äusserlich zu Einreibungen an.

B. GRUPPE DES TERPENTHINÖLS. 581

Summitates sabinae (Herba sabinae). Die Sadebaumspitzen sind die Zweigspitzen von Sabina officinalis GARCKE (Juniperus Sabina L.), einer in Südeuropa einheimischen Conifere. Dieselben enthalten ausser einem dem Terpenthinöl isomeren, aber ungleich heftiger als dieses wirkenden ätherischen Oele noch einen anderen Stoff, vielleicht ein Säureanhydrid, welcher schon in ziemlich geringer Menge tödtlich ablaufende Vergiftungen hervorrufen kann. Sie werden nur noch selten bei Amenorrhoe angewendet zu 0,30—0,60 Grm. p. d. in Pulvern oder Aufgüssen (5:100). — Das Sadebaumextract (**Extractum sabinae**) wird durch Ausziehen der Sadebaumspitzen mit Weingeist und Wasser und nachheriges Eindampfen erhalten und kann zu 0,03—0,20 Grm. p. d. am besten in Pillenform gegeben werden. — Die Sadebaumsalbe (**Unguentum sabinae**) ist eine ex tempore zu bereitende Mischung von 1 Th. Extractum sabinae mit 9 Th. Unguentum cereum. — Das Sadebaumöl (**Oleum sabinae**) wird nur sehr selten zu 1—3 Tropfen p. d. angewendet. — Sehr nahe mit den Sadebaumspitzen verwandt sind wahrscheinlich die Zweigspitzen von Thuja occidentalis L., einer in Nordamerika einheimischen, bei uns häufig in Gärten gezogenen Conifere. Dieselben dienen nur im frischen Zustande zur Bereitung der Lebensbaumtinctur (**Tinctura thujae**), indem 5 Th. der zerquetschten Zweigspitzen mit 6 Th. Spiritus macerirt, abgepresst und filtrirt werden. Dieselbe wird nur noch selten zum Aetzen von Condylomen, Papillomen oder Warzen benutzt.

Folia rutae (Herba rutae). Die Rautenblätter stammen von Ruta graveolens L. einer in Südeuropa einheimischen, bei uns in Gärten gezogenen Rutacee. Sie enthalten ein ätherisches Oel, welches aus einem Kohlenwasserstoffe ($C_{10}H_{16}$) und sauerstoffhaltigen Verbindungen besteht, von denen das Methylcaprinol ($C_{10}H_{19}[CH_3]O$) den grössten Theil ausmacht. Ausserdem finden sich in den Rautenblättern geringe Mengen eines dem Cumarin ähnlichen Körpers und ein dem Quercitrin sehr ähnliches Glycosid, das Rutin, welches auch in den Kappern enthalten ist. Die Rautenblätter, welche in grösserer Menge leicht zu Vergiftungen Veranlassung geben können, werden jetzt kaum noch als Arzneimittel angewendet.

Radix angelicae (Radix archangelicae). Die Engelwurzel stammt von Archangelica officinalis HOFFMANN, einer im nördlichen Europa einheimischen, in Thüringen und im Erzgebirge cultivirten Umbellifere. Sie enthält ausser einem ätherischen Oele, etwas Angelicasäure ($C_5H_8O_2$) und Baldriansäure, noch einen wenig untersuchten Körper, das Angelicin, welches den brennend-scharfen Geschmack der Angelicawurzel bedingt und vielleicht mit dem Peucedanin verwandt ist. Man verordnete früher die Engelwurzel ähnlich wie den Baldrian zu 0,50—2,00 Grm. p. d. meist als Aufguss (1:10), jetzt kommt sie jedoch nur sehr selten in Gebrauch. — Zur Bereitung des zusammengesetzten Engelwurzelspiritus (**Spiritus angelicae compositus**) werden 16 Th. Engelwurzel und je 4 Th. Baldrian und Wachholderbeeren mit 75 Th. Spiritus und 125 Th. Wasser übergossen. Von dieser Mischung werden 100 Th. abdestillirt und darin 2 Th. Kampher gelöst. Früher bildete dies Präparat einen Bestandtheil der Solutio arsenicalis Fowleri, jetzt kommt dasselbe fast gar nicht mehr in Gebrauch.

Rhizoma imperatoriae (Radix imperatoriae). Die Meisterwurzel stammt von Imperatoria Ostruthium L., einer in Mitteleuropa in Gebirgen einheimischen Umbellifere. Sie enthält ausser einem ätherischen Oele einen eigenthümlichen krystallisirbaren Körper, das Imperatorin (Peucedanin, $C_{16}H_{16}O_4$), welches den brennend scharfen Geschmack der Wurzel bedingt. Die letztere wurde früher ähnlich wie der Baldrian angewendet, kommt aber jetzt kaum mehr in Gebrauch.

Radix levistici. Die Liebstöckelwurzel stammt von Levisticum officinale KOCH (Ligusticum Levisticum L.), einer in Südeuropa einheimischen Umbellifere. Sie enthält ausser einem ätherischen Oele wahrscheinlich noch einen dem Imperatorin ähnlichen oder damit identischen Körper, wird aber jetzt kaum mehr angewendet.

Radix pimpinellae. Die Bibernellwurzel kommt von den in ganz Europa einheimischen Umbelliferen Pimpinella Saxifraga L. und Pimpinella magna L. Sie besitzt eine ganz ähnliche Zusammensetzung wie die vorhergehenden Droguen und enthält namentlich einen dem Imperatorin verwandten Stoff, das Pimpinellin, welches ihr den brennendscharfen Geschmack ertheilt. Die Wurzel wurde früher als expectorirendes Mittel gebraucht, findet aber jetzt kaum noch Anwendung. — Die Pimpinelltinctur (**Tinctura pimpinellae**) wird durch Digestion von 1 Th. Bibernellwurzel mit 5 Th. Spiritus dilutus erhalten, jedoch nur selten angewandt.

Flores millefolii und **Herba millefolii**. Die Schafgarbenblüthen und das Schafgarbenkraut stammen von Achillea Millefolium L., einer in ganz Europa einheimischen Composite. Dieselben enthalten ausser einem blauen ätherischen Oele einen nicht krystallisirbaren, noch wenig untersuchten Bitterstoff, das Achillein. Letzteres wurde in Italien bisweilen bei Wechselfiebern angewandt. Gegenwärtig kommt die Schafgarbe fast nur noch als Volksmittel bei Amenorrhoe in Gebrauch, meist als Theespecies. — Das Schafgarbenextract (**Extractum millefolii**) wird durch Ausziehen gleicher Theile der Blätter und Blüthen mit Wasser und Weingeist erhalten und nur noch selten als Pillenconstituens benutzt.

Rhizoma calami (Radix calami). Die Kalmuswurzel stammt von Acorus Calamus L., einer ursprünglich in den Küstenländern des schwarzen Meeres einheimischen, jetzt durch fast ganz Europa verbreiteten Aroidee. Sie enthält ausser einem ätherischen Oele, welches aus einem Kohlenwasserstoffe ($C_{10}H_{16}$) und einer sauerstoffhaltigen Verbindung besteht, einen unkrystallisirbaren, noch wenig untersuchten Bitterstoff, das Acorin. Die Kalmuswurzel wird besonders bei Verdauungsstörungen angewendet, doch ist ihr Geschmack weniger angenehm als der der Pomeranzen, denen man daher häufig den Vorzug giebt. Man verordnet die Kalmuswurzel zu 0,50—2,00 Grm. p. d. am besten als Aufguss (1 : 10), seltener als Pulver. Bisweilen bedient man sich auch der nicht officinellen Confectio calami. — Das Kalmusextract (**Extractum calami**) wird durch Ausziehen der Wurzel mit Wasser und Weingeist erhalten und zu 0,30—0,80 Grm. p. d. in Pillenform gegeben, häufig auch als Constituens für Eisenpillen benutzt. — Die Kalmustinctur (**Tinctura calami**) wird durch Digestion von 1 Th. Kalmuswurzel mit 5 Th. Spiritus dilutus erhalten und zu 20—60 Tropfen p. d.

B. GRUPPE DES TERPENTHINÖLS. 583

gegeben. — Das Kalmusöl (**Oleum calami**) dient fast nur zur Bereitung von Oelzucker.

Fructus aurantii immaturi (Aurantia immatura), **Cortex fructus aurantii** (Cortex pomorum aurantii), **Flores aurantii** und **Folia aurantii**. Die unreifen Pomeranzen, die Pomeranzenschalen, Pomeranzenblüthen und Pomeranzenblätter stammen sämmtlich von Citrus vulgaris Risso (Citrus Bigaradia Duhamel), einer ursprünglich im südöstlichen Asien einheimischen, jetzt in allen warmen Ländern gezogenen Aurantiacee. Dieselben enthalten ein ätherisches Oel von der Formel $C_{10}H_{16}$, welches jedoch je nach den Pflanzentheilen, aus denen es gewonnen wird, einen etwas verschiedenen Geruch besitzt. Am meisten wird das Pomeranzenblüthenöl geschätzt. Ausserdem finden sich in den unreifen Pomeranzen und Pomeranzenschalen zwei Bitterstoffe, von denen der eine, das Hesperidin, krystallisirbar ist. Die unreifen Pomeranzen und die Pomeranzenschalen werden vorzugsweise bei Verdauungsstörungen angewendet, doch fast ausschliesslich in Form der officinellen Präparate. Die Pomeranzenblüthen werden nur im frischen Zustande zur Bereitung des Pomeranzenblüthenwassers und des Pomeranzenblüthenöls verwendet. Die Pomeranzenblätter wurden bei hysterischen Krämpfen, meist zusammen mit Baldrian, in Speciesform angewendet. — Das Pomeranzenschalenextract (**Extractum aurantii corticis**) wird durch Ausziehen der Pomeranzenschalen mit einer Mischung aus gleichen Theilen Wasser und Weingeist erhalten und zu 0,50—2,00 Grm. p. d. in Lösung oder in Pillenform gegeben. — Der Pomeranzenschalensyrup (**Syrupus aurantii corticis**) wird dadurch erhalten, dass man 2 Th. geschnittene Pomeranzenschalen 2 Tage lang mit 14 Th. edlen Weissweins macerirt und in 11 Th. des Filtrats 18 Th. Zucker löst. Der Pomeranzenschalensyrup hat einen sehr angenehmen aromatischen Geschmack und wird deshalb sehr häufig als Geschmackscorrigens, besonders für fade schmeckende Arzneien angewendet. — Die Pomeranzenschalentinctur (**Tinctura aurantii corticis**) wird durch Digestion von 1 Th. Pomeranzenschalen mit 5 Th. Spiritus dilutus erhalten. Man giebt dieselbe zu 20—60 Tropfen p. d. für sich auf Zucker oder als Zusatz zu anderen Arzneien. — Zur Bereitung des Hoffmannschen Magenelixirs (**Elixir aurantii compositum**, Elixir viscerale Hoffmanni) werden 6 Th. Pomeranzenschalen, 2 Th. Zimmtkassie und 1 Th. kohlensaures Kalium 8 Tage lang mit 50 Th. Xereswein macerirt, in der Colatur je 1 Th. Extractum gentianae, Extr. absinthii, Extr. trifolii und Extr. cascarillae gelöst und endlich filtrirt. Man giebt dieses Präparat bei Dyspepsie zu 1—2 Theelöffel p. d. 2—3 mal täglich, oft mit Tinct. rhei vinosa. — Das bittere Elixir (**Elixir amarum**) ist eine Mischung von je 2 Th. Extr. trifolii und Extr. aurantii corticis mit je 16 Th. Aqua menthae piperitae und Spiritus dilutus nebst 1 Th. Spiritus aethereus. Man benutzt dasselbe wie das vorhergehende Präparat. Das Pomeranzenschalenöl (**Oleum aurantii corticis**) dient fast nur zur Bereitung von Oelzucker. — Das Orangenblüthenwasser (**Aqua florum aurantii**, Aqua florum naphae) ist eine Mischung von gleichen Theilen käuflichem Orangenblüthenwasser und destillirtem Wasser. Dasselbe dient vorzugsweise zur Bereitung des Pomeranzenblüthensyrups (**Syrupus aurantii florum**), einer Auflösung von 9 Th. Zucker in 5 Th. Orangenblüthenwasser. Das Präparat besitzt einen angenehmen, aber nicht sehr kräftigen Geschmack und wird ausschliesslich als Geschmackscorrigens benutzt.

Cortex fructus citri. Die Citronenschalen stammen von den ursprünglich im nördlichen Ostindien einheimischen, im südlichen Europa vielfach cultivirten Aurantiaceen Citrus Limonum DE C. und Citrus Medica L. Die frischen Citronenschalen sind reich an einem ätherischen Oele, welches in chemischer Hinsicht dem Terpenthinöle sehr nahe steht und im menschlichen Organismus in dieses umgewandelt wird. Die frischen Citronen werden häufig zur Bereitung von Oelzucker durch Abreiben derselben mit Zucker benutzt. Die getrockneten Citronenschalen sind weit weniger reich an Oel und werden daher nur selten angewendet. — Das hauptsächlich in Sicilien gewonnene Citronenöl (**Oleum citri**, Oleum de cedro) dient sehr häufig als Geschmackscorrigens für pulverförmige Arzneien.

Cortex cinnamomi Zeylanici (Cinnamomum acutum, Cortex cinnamomi acuti). Der Zeylonzimmt stammt von Cinnamomum Zeylanicum BREYN (Laurus Cinnamomum L.), einer in Ceylon einheimischen, für den Handel jedoch vorzugsweise cultivirten Laurinee. Er enthält etwa $1/_2$ Proc. eines sehr angenehm riechenden und schmeckenden ätherischen Oels, welches grösstentheils aus Cinnamylwasserstoff (C_9H_8O), dem Aldehyd der Zimmtsäure besteht, in welche sich dasselbe beim längeren Aufbewahren allmählig umwandelt. Früher schrieb man dem Zimmt eine besondere Einwirkung auf den Uterus zu und verwendete denselben, besonders in Form der Zimmttinctur, häufig bei Uterusblutungen. Jetzt benutzt man den Zimmt hauptsächlich als Geschmackscorrigens für Species und Pulver, namentlich für Eisenpräparate, bisweilen auch, obwohl nicht sehr zweckmässig, als Conspergirmittel für Pillen.

Cortex cinnamomi Cassiae (Cortex cinnamomi Chinensis). Die Zimmtkassie stammt von Cinnamomum Cassia BLUME, einer in Cochinchina und Südchina einheimischen Laurinee. Sie enthält etwa 1 Proc. eines ätherischen Oels, welches in seiner Zusammensetzung im Wesentlichen mit der des Zeylonischen Zimmtöls übereinstimmt, jedoch etwas weniger fein schmeckt, als dieses. Die Zimmtkassie wird ebenso verwendet wie der Zeylonzimmt und ist billiger, jedoch von etwas weniger angenehmem Geruch und Geschmack als dieser. — Das einfache Zimmtwasser (**Aqua cinnamomi**) wird durch Destillation von 10 Th. Wasser über 1 Th. Zimmtkassie erhalten und als wohlschmeckendes Vehikel für flüssige Arzneien benutzt. — Das weingeistige Zimmtwasser (**Aqua cinnamomi spirituosa**, Aqua cinnamomi vinosa) wird durch Abdestilliren von 5 Th. von einer Mischung von je 1 Th. Zimmtkassie und Spiritus dilutus und 10 Th. Wasser erhalten. Dasselbe besitzt einen etwas kräftigeren Geschmack als das vorige Präparat und wird daher in geringerer Menge als dieses, besonders als Zusatz zu Eisenlösungen, angewendet. — Zur Bereitung des Zimmtsyrups (**Syrupus cinnamomi**) werden 2 Th. gestossener Zimmtkassie mit 2 Th. einfachem Zimmtwasser und 2 Th. Rosenwasser in einem verschlossenen Gefässe 2 Tage lang digerirt und in 11 Th. des Filtrates 18 Th. Zucker aufgelöst. Der Zimmtsyrup ist ein sehr angenehmes Geschmackscorrigens, jedoch als Zusatz zu Eisenlösungen zu vermeiden. — Die Zimmttinctur (**Tinctura cinnamomi**) wird durch Digestion von 1 Th. Zimmtkassie mit 5 Th. Spiritus dilutus erhalten und für sich bei Uterusblutungen zu 20—60 Tropfen p. d. 1_4—1_2 stündlich angewendet. Bisweilen benutzt man sie auch als Geschmackscorrigens, doch nicht bei Eisenpräparaten. — Das aromatische Pulver (**Pulvis aromaticus**) ist eine Mischung von 5 Th. Zimmtkassie, 3 Th. kleinem Cardamom und 2 Th. Ingwer und dient als Zusatz zu Pulvern, z. B. zu Eisenpulvern. — Die aromatische Tinctur (**Tinctura aromatica**) wird durch Digestion von 4 Th. Zimmtkassie, je 1 Th. kleinem Cardamom, Gewürznelken, Galgant und Ingwer mit 50 Th. Spiritus dilutus erhalten und für sich als Appetit erregendes Mittel zu 20—60 Tropfen p. d., oder auch als Geschmackscorrigens für bittere Arzneien angewendet. — Das Zeylonische Zimmtöl (**Oleum cinnamomi Zeylanici**) und das Zimmtöl oder Zimmtkassienöl (**Oleum cinnamomi Cassiae**) dienen zur Bereitung von Oelzucker und zum Parfümiren von Zahnpulvern.

Caryophylli (Caryophylli aromatici). Die Gewürznelken sind die getrockneten Blüthenknospen von Caryophyllus aromaticus L., einer auf den Molukken einheimischen und in vielen anderen tropischen Ländern cultivirten Myrtacee. Sie enthalten 16—18. selbst 25 Proc. eines ätherischen Oels, welches aus einem Kohlenwasserstoffe ($C_{10}H_{16}$) und einem sauerstoffhaltigen Körper, der Nelkensäure ($C_{10}H_{12}O_2$), besteht. Letztere besitzt die Eigenschaften eines Phenols, ist aber für sich noch nicht angewendet worden. Aus dem mit Nelken destillirten Wasser scheidet sich beim Stehen das der Nelkensäure isomere, aber indifferente **Eugenin** ab. Durch Auskochen der Nelken mit Weingeist erhält man das dem Laurineenkampher isomere **Caryophyllin**. Ausserdem enthalten die Nelken viel Gerbsäure und Gummi. Die Gewürznelken finden jetzt nur selten Anwendung als Arzneimittel. Bei Geschwüren im Munde und üblem Geruche des Athems lässt man bisweilen Nelken kauen. Auch in anderen Fällen können sie benutzt werden, um Zersetzungsprocesse zu verzögern. — Der aromatische Essig (**Acetum aromaticum**) wird durch dreitägiges Stehen von je 1 Th. Oleum Rosmarini, Oleum juniperi und Oleum citri, 2 Th. Oleum thymi und 5 Th. Oleum caryophyllorum mit 100 Th. Tinctura cinnamomi, 50 Th. Tinctura aromatica, 200 Th. Acidum aceticum dilutum und 1000 Th. destill. Wassers und nachheriges Filtriren erhalten. Man benutzt den aromatischen Essig nur noch selten zu Räucherungen in Krankenzimmern oder zu Waschungen. — Die gewürzhafte Essigsäure (**Acidum aceticum aromaticum**) ist eine Auflösung von 9 Th. Oleum caryophyllorum, je 6 Th. Oleum lavandulae und Oleum citri, je 3 Th. Oleum bergamottae und Oleum thymi und 1 Th. Oleum cinnamomi Cassiae in 25 Th. Acidum aceticum. Dieselbe wird fast nur als Riechmittel benutzt. — Das Nelkenöl (**Oleum caryophyllorum**) dient, auf Baumwolle in den hohlen Zahn gebracht, als Mittel gegen Zahnschmerzen, auch zum Parfümiren von Zahnpulvern u. s. w.

Semen myristicae (Nux moschata), **Macis** (Arillus myristicae). Unter dem Namen Muscatnuss kommt der Samen, unter dem der Muscatblüthe der Samenmantel von Myristica fragrans HOUTTUYN, einer auf den östlichen Inseln des indischen Archipels einheimischen Myristiceae, im Handel vor. Dieselben enthalten eine ziemlich grosse Menge Fett, welches zum Theil aus dem Glycerid einer eigenthümlichen fetten Säure, der Myristinsäure ($C_{14}H_{28}O_2$), besteht und etwa 6 Proc. eines ätherischen Oels, dessen grössten Theil ein Kohlenwasserstoff ($C_{10}H_{16}$) bildet. Dieses ätherische Oel zeigt nach mehreren Beobachtungen in grösseren Dosen eine berauschende und schlafmachende Wirkung. Für therapeutische Zwecke werden Muscatnuss und Muscatblüthe nur selten angewendet, besonders bei Verdauungsstörungen, doch meist in Verbindung mit anderen Mitteln zu 0,30—0,60 Grm. p. d. — Die Macistinctur (**Tinctura macidis**) wird durch Digestion von 1 Th. Muscatblüthe mit 5 Th. Spiritus erhalten und, obgleich nur selten, zu 20—50 Tropfen p. d. bei Verdauungsstörungen angewendet. — Das ätherische Muscatblüthenöl (**Oleum macidis**) dient bisweilen zur Bereitung von Oelzucker. — Das ausgepresste Muscatnussöl oder die Muscatbutter (**Oleum myristicae**, Oleum nucistae expressum, Butyrum nucistae) ist ein Gemeng von ätherischem Oel, Fett und Harz, von Ceratconsistenz und wurde früher bisweilen bei Flatulenz u. s. w. in den Unterleib eingerieben. — Der Muscatbalsam (**Ceratum myristicae**, Balsamum nucistae) wird durch Zusammenschmelzen von 1 Th. gelbem Wachs, 2 Th. Provenceröl und 6 Th. Muscatnussöl erhalten, kommt jedoch nur selten in Gebrauch. — Das aromatische Pflaster oder Magenpflaster (**Emplastrum aromaticum**, Emplastrum stomachicum) wird dadurch erhalten, dass man 32 Th. gelbes Wachs, 24 Th. Talg und 8 Th. Terpenthin zusammenschmilzt und der halb erkalteten Masse 6 Th. Muscatnussöl, 16 Th. Weihrauch, 8 Th. Benzoe und je 1 Th. Pfefferminzöl und Nelkenöl sorgfältig zumischt. Dasselbe wird fast nur als Hausmittel angewendet.

Crocus. Der Safran besteht aus den getrockneten Narben von Crocus sativus L., einer in Kleinasien und Griechenland einheimischen, in Oesterreich, Frankreich und Spanien cultivirten Iridee. Derselbe enthält einen eigenthümlichen rothgelben Farbstoff (Polychroit, Safranin, Crocin) und etwa 1 Proc. eines ätherischen Oels. Früher wurde der Safran als ein expectorirendes, beruhigendes und schlafmachendes Mittel, besonders bei Kindern statt des Opiums angewendet, jetzt benutzt man ihn fast nur noch als Färbemittel oder Geschmackscorrigens. — Die durch Ausziehen von 1 Th. Safran mit 10 Th. Spiritus dilutus bereitete Safrantinctur (**Tinctura croci**) dient meist nur als Färbemittel für andere Arzneien. — Der Safransyrup (**Syrupus croci**) wird erhalten durch 36stündige Maceration von 1 Th. Safran in 24 Th. edlem Weisswein und Auflösen von 36 Th. Zucker in 22 Th. der Colatur. Derselbe wurde früher theelöffelweise als Expectorans bei Kindern gegeben, kommt aber nur noch sehr selten in Gebrauch. — Das Safran-oder Oxycroceumpflaster(**Emplastrum oxycroceum**, Empl. galbani rubrum) ist eine Mischung von je 6 Th. gelbem Wachs, Colophonium und Fichtenharz, je 2 Th. Ammoniacum und Galbanum, 3 Th. Terpenthin, je 2 Th. Mastix, Myrrha und Weihrauch und 1 Th. Safran. Dasselbe wird fast nur als Volksmittel angewendet.

Rhizoma zingiberis (Radix zingiberis). Der Ingwer stammt von Zingiber officinale Roscoe, einer ursprünglich in Südasien einheimischen, in verschiedenen Tropenländern cultivirten Zingiberaceae. Derselbe enthält ausser einem ätherischen Oele einen noch nicht genauer untersuchten

A. GRUPPE DES TERPENTHINÖLS.

Stoff von brennend scharfem Geschmack, der vielleicht mit dem Capsicol verwandt ist. Der Ingwer wird nur selten als Kaumittel bei Zungenlähmung oder Zahnschmerz, so wie zu Gurgelwässern bei chronischen Anginen und Rachenkatarrhen benutzt. — Die Ingwertinctur (**Tinctura zingiberis**), welche man durch Digestion von 1 Th. Ingwer mit 5 Th. Spiritus dilutus bereitet, wird bisweilen zu 15—30 Tropfen bei Verdauungsstörungen angewendet.

Rhizoma galangae (Radix galangae). Unter dem Namen Galgant findet sich im Handel der Wurzelstock von Alpinia officinarum FLETCHER HANCE, einer in China einheimischen Scitaminee. Derselbe ist in seiner Wirkung vom Ingwer kaum verschieden und wird wie dieser, wenn auch sehr selten, angewendet.

Rhizoma zedoariae (Radix zedoariae). Die Zittwerwurzel stammt von Curcuma Zedoaria ROSCOE, einer in Südasien und in Madagascar einheimischen Scitaminee. Dieselbe kommt fast nur noch als Bestandtheil der Tinctura amara in Gebrauch.

Rhizoma curcumae (Radix curcumae). Unter dem Namen Curcuma oder Gilbwurzel kommt im Handel der Wurzelstock der in Südasien einheimischen Scitamineen Curcuma longa L. und C. viridiflora ROXBURGH vor, welcher jedoch fast nur noch zum Gelbfärben einiger pharmaceutischen Präparate angewendet wird.

Fructus cardamomi minoris (Semen cardamomi minoris, Cardamomum minus vel Malabaricum). Unter dem Namen des kleinen Cardamoms finden sich im Handel die Früchte von Elettaria Cardamomum WHITE et MATONI, einer in Vorderindien einheimischen Zingiberacee. Die in denselben enthaltenen Samen sind von feinerem Geschmack als die der übrigen Cardamomsorten, z. B. des Cardamomum longum, Cardomum maximum u. s. w. Sie werden jedoch jetzt fast nur noch als Zusatz zu aromatischen Tincturen verwendet. Früher benutzte man unter dem Namen Grana Paradisi die Samen von Amomum Granum Paradisi AFZELIUS, einer in Guinea einheimischen Zingiberacee. Dieselben schmecken pfefferartig und enthalten einen dem Capsicol ähnlichen Stoff.

Oleum cajeputi. Das Cajeputöl wird durch Destillation mit Wasser aus den frischen Zweigen von zwei auf den Molukken einheimischen Myrtaceen, Melaleuca Leucadendron L. und M. minor SMITH gewonnen. Da dasselbe häufig etwas kupferhaltig ist, so wird es durch Rectification gereinigt (**Oleum cajeputi rectificatum**). Das Cajeputöl ist sauerstoffhaltig und steht in seiner Wirkung dem Kampher nahe. Jetzt benutzt man es fast nur noch bei Zahnschmerzen, ähnlich wie das Nelkenöl.

Folia eucalypti. Unter diesem Namen finden sich im Handel die Blätter von Eucalyptus Globulus LAB., einer australischen Myrtacee, welche jedoch auch im südlichen Europa cultivirt wird. Dieselben enthalten ein ätherisches Oel, das nach CLOEZ aus einem Kohlenwasserstoffe $(C_{24}H_{18})$ und dem sauerstoffhaltigen Eucalyptol $(C_{24}H_{20}O_2)$ besteht. Das ätherische Oel steht in seiner Wirkung dem Kampher nahe. Sowohl die Blätter und die Tinctur (1:3 Th. Spirit. dilut.) als auch das ätherische Oel wurden als Ersatzmittel für das Chinin bei Wechselfiebern empfohlen, doch scheinen die bisherigen Beobachtungen nicht sehr für die Brauchbarkeit derselben zu sprechen.

Fructus lauri (Baccae lauri). Die Lorbeeren stammen von Laurus nobilis L., einer ursprünglich in Kleinasien einheimischen Laurinee. Sie sind reich an Fett und ätherischem Oel, welche, durch Auspressen gewonnen, den Namen Lorbecröl (**Oleum lauri**, Oleum lauri unguinosum s. expressum, Oleum laurinum) führen. Das Lorbeeröl wurde früher bei chronischen Rheumatismen u. s. w. zu Einreibungen verwendet, ist aber wegen seiner geringen Wirksamkeit und seines unangenehmen Geruches fast ganz ausser Gebrauch gekommen.

Rhizoma iridis (Radix iridis Florentinae). Die Veilchenwurzel stammt von Iris Florentina L., zum Theil auch von Iris Germanica L. und Iris pallida L., welche in der Umgegend von Florenz cultivirt werden. Sie besitzt im getrockneten Zustande einen sehr angenehmen, veilchenartigen Geruch, welcher von einer sehr geringen Menge ätherischen Oels herrührt und wird deshalb als wohlriechender Zusatz zu Zahnpulvern, Waschpulvern u. s. w. benutzt.

Flores rosae. Die Rosen stammen von Rosa centifolia L., einer ursprünglich im Kaukasus einheimischen Rosacee. Dieselben dienen jetzt fast nur noch zur Bereitung des Rosenwassers (**Aqua rosae**). Letzteres wird dadurch erhalten, dass man von 2 Th. frischen oder 3 Th. durch Zusatz von $1/2$ Th. Kochsalz conservirten Rosenblättern und der genügenden Menge Wassers 10 Th. abdestillirt. Das Rosenwasser dient als wohlriechender Zusatz zu Salben und Augenwässern. — Das Rosenöl (**Oleum rosae**) wird durch Destillation aus den frischen Blumenblättern von Rosa Damascena MILL., besonders am Südabhange des Balkans gewonnen und wegen seines hohen Preises vielfach verfälscht. Man benutzt dasselbe nur als wohlriechenden Zusatz zu Salben u. s. w.

Herba thymi. Der Gartenthymian oder römische Quendel ist das Kraut von Thymus vulgaris L., einer in Südeuropa einheimischen, bei uns häufig in Gärten cultivirten Labiate. Das in demselben neben Gerbsäure enthaltene Thymianöl (**Oleum thymi**) besteht aus Cymen ($C_{10}H_{14}$) und dem dem Phenol (S. 183) nahe stehenden Thymol ($C_{10}H_{14}O$).

Herba serpylli. Der Quendel, Feldkümmel oder wilde Thymian ist das Kraut von Thymus Serpyllum L., einer an sonnigen Abhängen häufigen Labiate und enthält ausser etwas Gerbsäure eine geringe Menge ätherischen Oels. Der Quendel wird besonders zu aromatischen Kräuterkissen oder im Aufguss zu Gurgelwässern benutzt. — Der Quendelspiritus (**Spiritus serpylli**) wird dadurch erhalten, dass man 5 Th. Quendel mit je 15 Th. Wasser und Spiritus 24 Stunden lang macerirt und dann 20 Th. davon abdestillirt. Wegen seines angenehmen Geruches verwendet man denselben zu spirituösen Waschungen.

Herba majoranae. Der Meiran ist das Kraut von Origanum Majorana L., einer in Nordafrica einheimischen, bei uns in Gärten gezogenen Labiate, welches ähnlich wie die vorhergehenden Mittel benutzt werden kann. — Die Meiransalbe (**Unguentum majoranae**) wird dadurch erhalten, dass man 2 Th. Meiran mit 1 Th. Spiritus einige Stunden warm stehen lässt, dann mit 10 Th. Schweinefett digerirt, bis aller Spiritus verdampft ist und endlich colirt. Dieselbe findet nur als Volksmittel Anwendung. — Das ätherische Meiranöl (**Oleum majoranae**) wird nur sehr selten zu Einreibungen in die Stirn bei Schnupfen verwendet.

Flores lavandulae. Die Lavendelblüthen stammen von Lavandula officinalis CHAIX (Lavandula vera DEC.), einer im südwestlichen Europa einheimischen Labiate. Dieselben werden wegen ihres angenehmen Geruchs zu Kräuterkissen u. s. w. benutzt. — Zur Bereitung des Lavendelspiritus (**Spiritus lavandulae**) werden 5 Th. Lavendelblüthen mit je 15 Th. Spiritus und Wasser 24 Stunden lang macerirt und dann 20 Th. davon abdestillirt. Man benutzt denselben ebenso wie den Quendelspiritus zu Einreibungen und Waschungen.

Folia rosmarini (Herba roris marini, Herba anthos). Die Rosmarinblätter stammen von Rosmarinus officinalis L., einer im südlichen Europa einheimischen Labiate. Dieselben werden fast nur äusserlich zu Kräuterkissen u. s. w. benutzt. — Zur Bereitung des Rosmarinspiritus (**Spiritus rosmarini**, Spiritus anthos) werden 5 Th. Rosmarinblätter mit je 15 Th. Spiritus und Wasser 24 Stunden lang macerirt und dann 20 Th. davon abdestillirt. Derselbe dient wie der Lavendelspiritus zu Waschungen und Einreibungen. — Die aromatischen Kräuter (**Species aromaticae**) bestehen aus je 2 Th. Pfefferminze, Rosmarinblättern, Quendel, Meiran und Lavendelblüthen und je 1 Th. Gewürznelken und Cubeben. Sie werden zu Kräuterkissen u. s. w. verwendet. — Die Rosmarinsalbe oder Nervensalbe (**Unguentum rosmarini compositum**, Unguentum nervinum) ist eine Mischung von 16 Th. Schweinefett, 8 Th. Talg, je 2 Th. gelbem Wachs und Muscatnussöl und je 1 Th. Rosmarinöl und Wachholderbeeröl. Dieselbe wurde früher bei Kolik, Lähmungen u. s. w. angewendet. — Die weisse Arquebusade (**Aqua vulneraria spirituosa**) wird dadurch erhalten, dass man je 1 Th. Pfefferminze, Rosmarinblätter, Rautenblätter, Salbeiblätter, Wermuth und Lavendelblüthen mit 18 Th. Spiritus dilutus und 50 Th. Wasser 2 Tage lang macerirt und dann 36 Th. davon abdestillirt. Die Arquebusade war früher ein sehr beliebtes Verbandmittel bei Schusswunden, Quetschungen u. s. w. — Der aromatische Wein (**Vinum aromaticum**) wird dadurch erhalten, dass man 2 Th. Species aromaticae mit 5 Th. Aqua vulneraria spirituosa und 16 Th. edlem Rothwein 8 Tage lang macerirt und dann auspresst. Derselbe wurde zum Verbande übelriechender Geschwüre u. s. w. verwendet. — Das ätherische Rosmarinöl (**Oleum rosmarini**, Oleum anthos) wird als wohlriechender Zusatz zu anderen Mitteln benutzt.

Tabelle A

der Pharmacopoea Germanica,

enthaltend die Maximaldosen für einen Erwachsenen, welche nicht überschritten werden dürfen, ohne dass ein Ausrufungszeichen (!) hinzugefügt wird.

	Gramm.	
	Pro dosi.	Pro die.
Acidum arsenicosum	0,005	0,01
Acidum carbolicum cryst.	0,05	0,15
Aconitinum	0,004	0,03
Aqua amygdalarum amararum	2,00	7,00
Aqua laurocerasi	2,00	7,00
Argentum nitricum	0,03	0,20
Atropinum	0,001	0,003
Atropinum sulfuricum	0,001	0,003
Auro-Natrium chloratum	0,06	0,20
Baryum chloratum	0,12	1,50
Cantharides	0,05	0,15
Chloralum	4,00	8,00
Codeinum	0,05	0,10
Coniinum	0,001	0,003
Cuprum sulfuricum	0,10	0,40
Cuprum sulfuricum, pro emetico refracta dosi	1,00	—
Cuprum sulfuricum ammoniatum	0,10	0,40
Extractum aconiti	0,025	0,10
Extractum belladonnae	0,10	0,40
Extractum cannabis Indicae	0,10	0,30
Extractum colocynthidis	0,06	0,40
Extractum conii	0,18	0,60
Extractum digitalis	0,20	0,80
Extractum fabae Calabaricae	0,02	0,06
Extractum hyoscyami	0,20	1,00
Extractum lactucae	0,60	2,50
Extractum opii	0,10	0,40
Extractum pulsatillae	0,20	1,00
Extractum sabinae	0,20	1,00
Extractum stramonii	0,10	0,40
Extractum strychni aquosum	0,20	0,60
Extractum strychni spirituosum	0,05	0,15
Folia belladonnae	0,20	0,60
Folia digitalis	0,30	1,00
Folia hyoscyami	0,30	1,00
Folia stramonii	0,25	1,00
Folia toxicodendri	0,40	1,20
Fructus colocynthidis praeparati	0,30	1,00
Fructus sabadillae	0,25	1,00
Gutti	0,30	1,00
Herba conii	0,30	2,00
Hydrargyrum bichloratum corrosivum	0,03	0,10
Hydrargyrum bijodatum rubrum	0,03	0,10
Hydrargyrum jodatum flavum	0,06	0,40

591

	Gramm.	
	Pro dosi.	Pro die.
Hydrargyrum nitricum oxydulatum	0,015	0,06
Hydrargyrum oxydatum rubrum	0,03	0,10
Kreosotum	0,05	0,20
Lactucarium	0,30	1,20
Liquor hydrargyri nitrici oxydulati	0,10	0,50
Liquor kali arsenicosi	0,40	2,00
Morphinum	0,03	0,12
Morphinum aceticum	0,03	0,12
Morphinum hydrochloratum	0,03	0,12
Morphinum sulfuricum	0,03	0,12
Oleum crotonis	0,06	0,30
Opium	0,15	0,50
Phosphorus	0,015	0,06
Plumbum aceticum	0,06	0,40
Radix belladonnae	0,10	0,40
Radix hellebori viridis	0,30	1.20
Rhizoma veratri	0,30	1,20
Santoninum	0,10	0,50
Semen strychni	0,10	0,30
Strychninum	0,01	0,03
Strychninum nitricum	0,01	0,03
Tartarus stibiatus	0,20	1,00
Tinctura aconiti	1,00	4,00
Tinctura belladonnae	1,00	4,00
Tinctura cantharidum	0,50	1,50
Tinctura colchici	2,00	6,00
Tinctura colocynthidis	1,00	3,00
Tinctura digitalis	2,00	6,00
Tinctura digitalis aetherea	1,00	3,00
Tinctura jodi	0,30	1,20
Tinctura opii crocata	1,50	5,00
Tinctura opii simplex	1,50	5,00
Tinctura stramonii	1,00	3,00
Tinctura strychni	0,50	1,50
Tinctura toxicodendri	1,00	3,00
Tubera aconiti	0,15	0,60
Veratrinum	0,005	0,03
Vinum colchici	2,00	6,00
Zincum chloratum	0,015	0,10
Zincum lacticum	0,06	0,30
Zincum sulfuricum	0,06	0,30
Zincum sulfuricum, pro emetico refracta dosi	1,20	—
Zincum valerianicum	0,06	0,30.

REGISTER.

Aachen S. 92.
Abortiva 54.
Absorbentia 35.
Acacia Nilotica Del. 366.
— Seyal Del. 366.
Aceton 584.
Acetum aromaticum 180. 585.
— colchici 513.
— concentratum 180.
— digitalis 520.
— purum 180.
— pyrolignosum 181.
— — rectificatum 181.
— rubi Idaei 182.
— saturninum 246.
— scillae 521.
Achillea Millefolium L. 530. 582.
Achselmannstein 92.
Acidum aceticum 164. 180.
— — aromaticum 180. 585.
— — dilutum 180.
— arsenicosum 308. 318.
— arsenicicum 308. 319.
— benzoicum 196.
— carbolicum crudum 196.
— carbolicum crystallisatum 196.
— carbonicum 203.
— chloro-nitrosum 107.
— chromicum 296.
— citricum 164. 180.
— formicicum 164. 181.
— gallicum 422.
— hydrochloricum 164. 179.
— hydrochloricum crudum 179.
— — dilutum 179.
— hydrocyanicum 202.
— lacticum 164. 180.
— muriaticum 164.
— — crudum 179.
— nitrico-muriaticum 107.
— nitricum 164. 179.

Acidum oxalicum 164. 180.
— phosphoricum 164. 179.
— — glaciale 179.
— salicylicum 195.
— succinicum 167.
— sulfuricum 164. 178.
— — dilutum 178.
— tannicum 422.
— tartaricum 164. 179.
— valerianicum 576.
Acipenser Huso L. 343.
Aconitinum 503. 507.
Aconitum Napellus L. 507.
Acorus Calamus L. 582.
Adelheidsquelle 92
Adeps anserinus 375.
— medullae bovis 375.
— pedum tauri 375.
— suillus 375.
Adstringentia 30.
Aepfelextract, eisenhaltiges 232.
Aepfeltinctur, eisenhaltige 232.
Aerugo 287.
— crystallisata 287.
Aesculus Hippocastanum L. 422.
Aether 555.
— aceticus 546.
— petrolei 183.
— sulfuricus 555.
Aethiops antimonialis 285.
— martialis 226.
— mineralis 285.
Aethyläther 534. 547.
Aethylalcohol 534.
Aethylaldehyd 534
Aethylamin 156.
Aethylanilin 447.
Aethylbrucin 447.
Aethylchlorür 547.
Aethylenchlorid 547. 555.
Aethylengas 547.

Aethylenum chloratum 555.
Aethylnicotin 447.
Aethylstrychnin 447.
Aetzammoniakflüssigkeit 156.
Aetzkali 138.
Aetzmittel 24.
Aetznatron 138.
Aetzsublimat 258.
Agaricus albus 401.
— muscarius L. 486.
Aix-les-Bains 92.
Akazgin 455.
Alantstärkmehl 352.
Alantwurzel 563.
Alantwurzelextract 564.
Alaun 210. 212.
Alaunmolken 212.
Albuminoide 341.
Alcohol aceti 164.
— martis 213.
— sulfuris 555.
— vini 545.
Alexisbad 93.
Alkali volatile 156.
Alkaloide 425.
Aloë 404.
Aloë spicata 404.
Aloëelixir, saures 405.
Aloëextract 405.
Aloëtin 402.
Aloëtinctur 405.
Aloëtinctur, zusammengesetzte 405.
Alpinia Galanga Fletcher Hance 587.
Alsophila lurida Bl. 7.
Alstonia scholaris Brown 442.
Althaea rosea Cav. 367.
Altheesalbe 571.
Altheesyrup 367.
Altheewurzel 367.
Alterantia 41.
Altschadenwasser 286.
Alumen 210. 212.
Aluminium chloratum 210.
Amanita muscaria Pers. 486.
Amblotica 54.
Ambra 352.
Ameisensäure 164. 181.
Ameisenspiritus 181.
Amidon 352.
Ammoniacum 574.
— carbonicum 156.
— hydrochloratum ferratum 227.
Ammoniak, arsensaures 319.
Ammoniakgummi 574.
Ammoniakpflaster 575.
Ammoniakweinstein 137.
Ammonium carbonicum 156. 163.
— pyro-oleosum 163.
— chloratum 122.

Ammonium chloratum ferratum 227.
Ammonium iodatum 123.
— kohlensaures 156.
— muriaticum martiatum 227.
— salicylicum 195.
Ammoniumflüssigkeit, anishaltige 163.
— bernsteins. 163.
— essigs. 156. 163.
Ammoniumlösung, bernsteinsaure 156.
Amomum Granum Paradisi Afzel. 587.
Amygdalae 374.
Amygdalus communis L. 373.
Amylalkohol 534.
Amylanilin 447.
Amylcinchonin 447.
Amylen 547.
Amylnitrit 531.
Amylum 352.
— marantae 355.
— solani tuberosi 355.
— tritici 355.
Amylveratrin 447.
Amylwasserstoff 547.
Anacardia occidentalia 380.
Anacyclus officinarum Hayne 428.
Anaesthetica 26. 47.
Analeptica 47.
Anamirta Cocculus Wight et Arnott 514.
Anaphrodisiaca 53.
Anchusa officinalis L. 307.
Andornkraut 529.
Anemone pratensis L. 396.
Anethum Foeniculum 579.
Angusturarinde, falsche 460.
Anilin 182.
Anis 580.
Anisöl 580.
Anodyna 47.
Antacida 35.
Antemetica 35.
Anthelminthica 36.
Anthemis nobilis L. 579.
Antiarin 515.
Antiaris toxicaria Leschen. 515
Antidota 35.
Antidotum arsenici 218.
Antimonium 296.
— crudum 296.
— oxydatum 296.
— sulfuratum aurantiacum 296.
— — nigrum 296.
— — rubeum 296.
Antimonoxyd 296.
Antipyretica 43.
Antiscabiosa 29.
Antispasmodica 47.
Aphrodisiaca 53.
Apiol 580.
Apium Petroselinum L. 580.
Apomorphin 476.

Apomorphin, salzsaures 476.
Apomorphinum hydrochloricum 476.
Aqua amygdalarum amararum 202.
— — diluta 202.
— asae foetidae composita 575.
— calcaria 154.
— carbonica 206.
— cerasorum 202.
— chamomillae 578.
— — concentrata 578.
— chlorata 106.
— cinnamomi 584.
— — spirituosa 584.
— florum aurantii 583.
— — naphae 583.
— foeniculi 579.
— foetida antihysterica 575.
— — Pragensis 575.
— fortis 164.
— Goulardi 274.
— Javellensis 107.
— kreosoti 196.
— laurocerasi 202.
— magnesiae bicarbonicae 137.
— melissae 577.
— — concentrata 577.
— menthae crispae 577.
— — piperitae 577,
— — — spirituosa 577.
— nigra 285
— opii 475.
— petroselini 580.
— phagedaenica 286.
— — nigra 285.
— picis 196.
— plumbi 246.
— — Goulardi 247.
— regia 107.
— rosae 588.
— sambuci 579
— — concentrata 579.
— saturnina 246.
— tiliae 579.
— valerianae 576.
— vulneraria spirituosa 589.
— — Thedeni 179.
Arabinsäure 364.
Arbutus Uva ursi L. 422.
Archangelica officinalis Hoffm. 581.
Arctostaphylos Uva ursi Spreng. 422.
Argentum chloratum 247. 257.
— iodatum 247. 257.
— muriaticum 247.
— nitricum 217.
— — crystallisatum 256.
— — fusum 257.
— oxydatum 247. 257.
— sulfuricum 247. 257.
Argilla 210. 213.
— acetica 210. 212.

Argilla sulfurica 210. 213.
Aricin 430.
Arillus myristicae 585.
Aristolochia Serpentaria L. 576.
Armoracia rusticana Gärtn. 386.
Arnica montana L. 578.
Arnicatinctur 578.
Arnicawurzel 578.
Arnstadt 92.
Arquebusade, weisse 589.
Arrack 545.
Arrow-root 355.
Arsenicum 308. 318.
— album 308.
— iodatum 319.
— sulfuratum flavum 308.
— — rubrum 308.
Arsenik, weisser 308.
Arsensäure 308.
Arsentrioxyd 308.
Artemisia Absinthium L 580.
— Cina Berg 418.
— vulgaris L. 567.
Artranthe elongata Miq. 423. 573.
Arum maculatum L. 355.
Asa foetida 575.
Aspidium athamanticum Kunze 415.
Astragalus Creticus Lam. 366
Atropa Belladonna L. 484.
Atropinum 478. 485.
— sulfuricum 485.
Augensalbe 285.
— zusammengesetzte 285.
Aurantia immatura 583.
Auripigmentum 308.
Auro-natrium chloratum 257.
Aurum chloratum 247.
— iodatum 247.
— muriaticum 247.
— oxydatum 247.
Aussee 92.
Austerschalen, präparirte 154.
Auszehrungskräuter, Lieber'sche 367.
Avena excorticata 355.
Ażotsäure 164.

Baccae berberum 182.
— cubebae 573.
— juniperi 580.
— lauri 588.
— oxycocci 182.
— ribis rubri 182.
— rubi fruticosi 182.
— — Idaei 182.
— spinae cervinae 411.
Baden-Baden 92.
Baden bei Wien 92.
Badenweiler 92.
Bärentraubenblätter 422.

Bärlappsamen 374.
Bagnères de Luchon 92.
Baldrian 575.
Baldrianextract 576.
Baldrianöl 576.
Baldriansäure 576.
Baldriantinctur 576.
— ätherische 576.
Baldrianwasser 576.
Balsamodendron Ehrenbergianum Berg. 531.
Balsamum Arcaei 572.
— copaivae 572.
— Indicum nigrum 573.
— Peruvianum 573.
— Tolutanum 573.
— vitae externum 572.
Barèges 92.
Baryum chloratum 108.
Bassora-Gummi 366.
Bassorin 364.
Bath 92.
Baumöl 373.
Bebeerin 442.
Bechica 50.
Beifusswurzel 576.
Beinschwarz 95.
Belladonnablätter 484.
Belladonnaextract 485.
Belladonnapflaster 485.
Belladonnatinctur 484.
Belladonnawurzel 484.
Belladonnin 478.
Benzin 183.
Benzoësäure 183. 196.
Benzol 182.
Benzoylpiperidin 426.
Benzoyltropin 478.
Berberin 442. 530.
Berberis vulgaris L. 182.
Berberisbeeren 182.
Bernsteinsäure 164.
Bex 92.
Bibergeil 349. 351.
Bibergeiltinctur 351.
Bibernellwurzel 582.
Bichlormethylchlorid 554.
Bienenwachs 376.
Bier 546.
Bilin 92.
Bilis bovina recens 155.
Bilsenkraut 486.
Bilsenkrautextract 486.
Bilsenkrautöl, fettes 486.
Bilsenkrautpflaster 486.
Bilsenkrautsalbe 486.
Bilsensamen 486.
Birkentheer 196.
Bismuthum hydrico-nitricum 233.
— subnitricum 233. 234.

Bismuthum valerianicum 233. 234.
Bittererde 138.
—, kohlensaure 138.
Bittermandelöl, künstliches 182.
Bittermandelwasser 202.
Bittersalz 136.
Bittersüssextract 522.
Bittersüssstengel 522.
Bitterwässer 92.
Blasenpflaster 391.
Blauholz 424.
Blauholzextract 424.
Blausäure 197. 202.
Blei, basisch-essigsaures 235.
—, essigsaures 235. 246.
—, gerbsaures 235. 247.
—, salpetersaures 235. 246.
Bleiglätte 235. 245.
Bleioxyd 235.
Bleipflaster, einfaches 245.
Bleisalbe 247.
Bleisalbe, Hebra'sche 245.
Bleiwasser 246.
—, Goulard'sches 247.
Bleiweiss 235. 246.
Bleiweisspflaster 246.
Bleiweisssalbe 246.
Bleizucker 235.
Blutwurzel 423.
Bocklet 93.
Boletus cervinus 349.
— igniarius 7.
— laricis L. 401.
Bolus alba 210.
Bolus, weisser 210. 213.
Borax 139.
Boraxweinstein 137.
Branntwein 545.
Brassica Napus L. 373.
— nigra Koch 385.
Braunstein 213.
Brausepulver 206.
—, abführendes 136.
—, englisches 206.
Brayera anthelmintica Kunth 415.
Brechnüsse 460.
Brechnussextract, wässriges 460.
—, weingeistiges 460.
Brechnusstinctur 460.
—, ätherische 460.
Brechwein 307.
Brechweinstein 296. 307.
Brechweinsteinsalbe 307.
Brechwurzel 502.
Brechwurzeltinctur 503.
Brechwurzelwein 503.
Brechwurzelzeltchen 503.
Brom 99.
Bromal 555.
Brombeeren 182.

38*

Bromkalium 129.
Bromnatrium 129.
Bromoform 547.
Bromum 107.
Brucin 455. 460.
Brückenau 93.
Brunnenkresse 386.
Brustbeeren 360.
Brustelixir 362.
Brustpulver 409.
Brustthee 367.
Buchenholztheerkreosot 196.
Bulbus scillae 521.
Burtscheid 92.
Butter 375.
Buttermilch 340.
Butylchloral 555.
Butylchloralhydrat 560.
Butyrum antimonii 179
— cacao 375.
— insulsum 375.
— nucistae 587.
Buxin 442.
Buxus sempervirens L. 442.

Cacao tabulata 447.
Cacaobohnen 447.
Cacaobutter 375.
Cadmium, schwefelsaures 287. 295.
Cadmium sulfuricum 287. 295.
Caffeïnum 446.
Cajeputöl 587.
Calabarbohnen 493.
Calabarbohnenextract 495.
Calabarin 490.
Calamina 287.
Calcaria 138.
— — carbonica praecipitata 154.
— chlorata 106.
— hypochlorosa 106.
— sulfurata 99.
— usta 138.
Calcium carbonicum 138.
— chloratum 108.
— phosphoricum 138.
Calciumoxyd 138.
Calciumphosphat 138.
Calefacientia 43.
Calomel 258.
Calx viva 138.
Cambogium 597.
Campecheholz 424.
Camphora 563.
Camphora officinarum Nees. 563.
Cannabis sativa L. 374.
Cannstatt 92.
Cantharidentinctur 391.
Cantharides 391.
Cantharidin 386.

Cantharidinsäure 386.
Cantharis vittata 392.
Capsicum annuum Fingerh. 382.
Capsulae gelatinosae 343.
Carbo animalis 95.
— carnis 95.
— ligni 95.
Carbolsäure 183.
— , rohe 196.
Carboneum sesquichloratum 560.
— sulfuratum 555.
Cardamom, kleines 587.
Cardamomum minus 587.
Cardobenediktenextract 529.
Cardobenediktenkraut 529.
Cardol 380.
Caricae 360.
Carminativa 36.
Caro 336.
Carrageen 368.
Carrageengallerte 368.
Caryophylli 585.
Caryophyllus aromaticus L. 585.
Cascarillextract 531.
Cascarillrinde 530.
Cascarilltinctur 531.
Cassia Absus L. 368.
— Fistula L. 360.
— lenitiva Bischoff 408.
Castor-Oel 380.
Castoreum 349. 351.
Cataplasma ad decubitum 247.
Catechu 423.
Cathartica 37.
Cathartinsäure 406.
Caustica 24. 35.
Cauterets 92.
Cauteria 24.
Cayennepfeffer 382.
Cellulose 364.
Cephaëlis Ipecacuanha Willd. 502.
Cera 376.
Cerasa acida 181.
Cerat, gelbes 571.
Ceratonia Siliqua L. 360.
Ceratum aeruginis 296.
— cetacei 377.
— — rubrum 377.
— de minio rubrum 246.
— labiale 377.
— myristicae 568.
— picis 571.
— resinae pini 571.
— viride 296.
Ceresine 376.
Cerussa 235.
Cetaceum 376.
— saccharatum 377.
Cetraria Islandica Achar. 355.
Ceylon-Moos 368.

Chamaeleon minerale 213.
Charta antirrheumatica 196.
— cerata 376.
— resinosa 196.
— sinapisata 385.
Chavica officinarum Miq. 428.
Chavicin 426.
Chelidonin 503.
Chelerythrin 503.
Chelidonium majus L. 503.
Chenopodium ambrosioides L. 576.
Chilisalpeter 129.
Chinaextract 440.
— , kalt bereitetes 440.
Chinamin 429.
Chinarinde 438.
Chinatinctur 439.
— , zusammengesetzte 439.
Chinawein 439.
Chinawurzel 526.
Chinicin 429.
Chinidin 428.
Chinin 428. 440.
— , baldriansaures 440.
— , citronensaures Eisen- 441.
— , gerbsaures 440.
— , salzsaures 440.
— , saures schwefelsaures 440.
— , schwefelsaures 440.
Chininum 440.
— amorphum muriaticum 441.
— bisulfuricum 440.
— ferro-citricum 441.
— hydrochloricum 440.
— muriaticum 440.
— sulfuricum 440.
— tannicum 440.
— valerianicum 440.
Chinoidintinctur 441.
Chinoidinum 441.
Chinovasäure 439.
Chlor 99.
Chloral 555.
Chloralhydrat 556. 559.
Chloralum hydratum crystallisatum 559.
Chloraluminium 210.
Chloramyl 547.
Chlorbaryum 103.
Chlorcalcium 108.
Chlordracylsäure 183.
Chloreisentinctur 227.
Chlorgoldnatrium 257.
Chlorkali 106.
Chlorkalium 130.
Chlorkalk 106.
Chlorkohlenstoff, Anderthalb- 560.
— , Vierfach - 547.
Chlornatron 107.
Chloroform 547. 554.
Chloroformium 554.

Chlorplatinnatrium 257
Chlorsalylsäure 183.
Chlorsilber 247. 257.
Chlorwasser 106.
Chlorwasserstoffsäure 164.
Chlorzink 287. 294.
Chocolade 447.
Cholagoga 48.
Chromsäure 296.
Chrysophyllum glycyphlaeum 424.
Cibotium Baromez. 7.
Cichorienwurzel 529.
Cicuta virosa L. 514.
Cicutoxin 514.
Cinchona Calisaya Weddel 439.
— officinalis Hooker 438.
— succirubra Pavon 439.
Cinchonicin 429.
Cinchonidin 429.
Cinchonin 429.
— , schwefelsaures 441.
Cinchoninum 441.
— sulfuricum 441.
Cinchotenin 430.
Cinnabaris 258.
Cinnamomum acutum 584.
— Zeylanicum Breyn 584.
Citronensaftsyrup 122.
Citronenöl 584.
Citronensäure 164. 180.
Citronenschalen 584.
Citrullus Colocynthis Arnott 405.
Citrus Bigaradia Duhamel 583.
— Limonum DeC. 584.
— Medica L. 584.
— vulgaris Risso 583.
Claviceps purpurea Tulasne 344.
Clysmata 60.
Cobaltum crystallisatum 308.
Cocablätter 447.
Cocain 442.
Cocainum 447.
Cocculus palmatus Wallich 530.
Cochlearia Armoracia L. 386.
— officinalis L. 386.
Codeïn 468.
Coffea Arabica L. 446.
Cognac 545.
Colchicin 511. 513.
Colchicum autumnale L. 513.
Cold-Cream 377.
Colla piscium 343.
Collodium cantharidatum 392.
Colomboextract 530.
Colombowurzel 530.
Colophonium 571.
Coloquinten 405.
Coloquintenextract 406.
— . zusammengesetztes 406.

Coloquiutentinctur 406.
Combe 515.
Confectio calami 582.
Conchae praeparatae 154.
Conchinin 428.
Coniin 452. 454.
Conium maculatum L. 454.
Convallamarin 515.
Convallaria majalis L. 515.
Convolvulin 400.
Convolvuliusäure-Anhydrid 397.
Convolvulus Purga Wender. 400.
— Scammonia L. 400.
Copaifera multijuga Hayne 572.
Copaivbalsam 572.
Corallium 154.
Cordiceps purpurea Fries 344.
Coriaria myrtifolia L. 514.
Coriamyrtin 514.
Cortex angusturae spurius 460.
— cascarillae 530.
— chinae 488.
— cinnamomi acuti 548.
— — Cassiae 584.
— — Chinensis 584.
— — Zeylanici 584.
— frangulae 411.
— fructus aurantii 583.
— — citri 584.
— — juglandis 424.
— hippocastani 422.
— mezerei 396.
— nucum juglandis 424.
— pomorum aurantii 583.
— quercus 422.
— quillajae 522.
— radicis granati 415.
— rhamni Frangulae 411.
— salicis 422.
— ulmi interior 422.
Corydalin 442.
Cosmetica 28.
Cotarnin 447.
Cremor tartari 180.
Crocus 586.
Croton Eluteria Bennet 530.
— Tiglium Ham. 379.
Crotonchloral 555.
Crotonchloralhydrat 560.
Crotonöl 377. 379.
Cryptopin 469.
Cubeba officinalis Miquel 573.
Cubebae 573.
Cubebenextract 573.
Cucumis Colocynthis L. 405.
— Melo L. 374.
Cucurbita Pepo L. 374.
Cudowa 93.
Cumarin 393.
Cumylpiperidin 426.

Cumys 340.
Cuprum aceticum 287. 296.
— aluminatum 295.
— ammoniacale 287.
— ammoniatum sulfuricum 287. 295.
— oxydatum 287. 295.
— subaceticum 287. 296.
— sulfuricum 287. 295.
Curare 451.
Curarin 447. 451.
Curcuma leucorrhiza Roxb. 355.
— longa L. 587.
— viridiflora Roxb. 587.
— zedoaria Roscoe 587.
Cusconin 430.
Cyangas 197.
Cyankalium 197.
Cyanquecksilber 197.
Cyanwasserstoffsäure 197.
Cyanzink 197.
Cyclamin 522.
Cydonia vulgaris Pers, 368.
Cynoglossum officinale L. 367.

Dactyli 360.
Daemonorops Draco Blume 424.
Dahlin 352.
Daphne Mezereum L. 396.
Datteln 360.
Datura Stramonium L. 485.
Daturin 478. 486.
Daucus Carota L. 360.
Decokt, Zittmann'sches 525.
Decoctum sarsaparillae 525.
Delphinin 504.
Delphinoidin 504.
Demulcentia 25.
Depilatoria 28.
Derivantia 24.
Dextrin 352.
Diaphoretica 26.
Diapnoica 26.
Digallussäure 422.
Digestiva 32.
Digestivsalbe 571.
Digitalein 515.
Digitalin 514.
Digitalinum 521.
Digitaliresin 514.
Digitalis purpurea L. 520.
Digitonin 515. 522.
Digitoxin 515.
Dihydroxyl-Chinin 430.
Dimethylconiin 447.
Ditain 442. 447.
Diuretica 51.
Dobberan 93.
Dorema Ammoniacum Don. 574.
Drachenblut 424.

REGISTER. 599

Drastica 38.
Driburg 93.
Dürkheim 92.

Eaux-Chaudes 92.
Ebur ustum nigrum 95.
Ecbalium officinale Nees. 402.
Ecbolica 54.
Ecbolin 348.
Eccoprotica 37.
Eibischwurzel 367.
Eicheln 356.
Eichenrinde 422.
Eier 338.
Eieröl 375.
Eilsen 92.
Eisen, reducirtes 213.
—, äpfelsaures 213.
—, kohlensaures 213. 228.
Eisenalaun, ammoniakalischer 213. 230.
Eisenchlorid 227.
Eisenchlorür 213. 226.
—, flüssiges 227.
Eisenfeile 213.
Eisenflüssigkeit, essigsaure 231.
Eisenhutextract 507.
Eisenbutknollen 507.
Eisenhutkraut 507.
Eisenhuttinctur 507.
Eiseniodür 213.
Eisenoxyd, citronensaures 213. 231.
—, essigsaures 213.
—, pyrophosphorsaures mit citronensaurem Ammoniak 213.
—, schwefelsaures 213.
Eisenoxyd-Ammoniak, citronensaures 213. 232.
Eisenoxyd-Ammonium, schwefelsaures 213.
Eisenoxydhydrat 213.
Eisenoxyd-Natron, pyrophosphorsaures 213.
Eisenpulver 226.
Eisensalmiak 227.
Eisenoxydul, milchsaures 213. 231.
—, phosphorsaures 213. 230.
—, salzsaures 213.
—, schwefelsaures 713.
Eisenvitriol 213.
—, roher 229.
Eisenwasser, Struve's pyrophosphorsaures 230.
Eisenweinstein 213. 231.
Eisenzucker 226.
Eiweisskörper 326.
Elaeis Guineensis Jacq. 375.
Elaphomyces scaber Fries 349.
Elaterium 402.
Elaylchlorür 555.

Elaylum chloratum 555.
Electuarium e senna 409.
— lenitivum 409.
— Theriaca 475.
Elemi 572.
Elemisalbe 572.
Elettaria Cardamomum White et Matoni 587.
Elixir acidum Dippelii 179.
— — Halleri 179.
— ad longam vitam 405.
— amarum 583.
— aurantii compositum 583.
—, bitteres 583.
— e succo glycyrrhizae 362.
— e succo liquiritiae 362.
— paregoricum 474.
— pectorale 362.
— — regis Daniae 163.
— proprietatis Paracelsi 405.
— roborans Whyttii 439.
— viscerale Hoffmanni 583.
— vitrioli Mynsichti 178.
Elmen 92.
Elster 92.
Emetica 53. $3 ~
Emetin 500.
Emmenagoga 54.
Emollientia 25.
Emplastrum ad fonticulos 245.
— adhaesivum 245.
— — Anglicum 343.
— — Edinburgense 245.
— album coctum 246.
— ammoniaci 575.
— aromaticum 586.
— asae foetidae 575.
— belladonnae 485.
— cantharidum ordinarium 391.
— — perpetuum 392.
— cephalicum 475.
— cerussae 246.
— cicutae 454.
— — cum ammoniaco 454.
— citrinum 571.
— conii 454.
— — ammoniatum 454.
— diachylon simplex 245.
— foetidum 575.
— — camphoratum 246.
— galbani crocatum 574.
— — rubrum 574. 586.
— hydrargyri 284.
— hyoscyami 486.
— lithargyri compositum 245.
— — molle 245.
— — simplex 245.
— matris album 245.
— fuscum 245.

Emplastrum meliloti 394.
— mercuriale 284.
— mezerei cantharidatum 392.
— minii adustum 246.
— — rubrum 246.
— nigrum 246.
— Noricum 246.
— opiatum 475.
— oxycroceum 574. 586.
— picis irritans 396.
— plumbi compositum 245.
— — simplex 245.
— saponatum 155.
— stomachicum 586.
— universale 246.
— vesicatorium ordinarium 391.
— viride 296.
Ems 92.
Emulsio amygdalarum composita 374.
— — dulcium 374.
— oleosa 373.
Engelwurzel 581.
Engelwurzelspiritus, zusammengesetzter 581.
Enzianextract 529.
Enzianwurzel 528.
Epispastica 22.
Erdrauchkraut 529.
Ergotin 344. 318.
Errhina 51.
Erythraea Centaurium Pers. 529.
Erythroxylon Coca Lamarck 447.
Escharotica 24.
Escrin 490. 495.
Essentia pepsini 328.
Essig, aromatischer 180.
— , reiner 180.
Essigäther 534. 546.
Essigsäure 164. 180.
— , aromatische 180.
Eucalyptus Globulus Lab. 587.
Euphorbia resinifera Berg. 396.
Euphorbium 396.
Euphorbiumtinctur 396.
Excitantia 41. 47.
Expectorantia 50.
Exsiccantia 30.
Extractum absinthii 530.
— aconiti 507.
— aloës 405.
— — acido sulfurico correctum 405.
— aurantii corticis 583.
— belladonnae 485.
— calami 582.
— cannabis Indicae 461.
— cardui benedicti 529.
— carnis Liebig. 337.
— cascarillae 531.
— centaurei 529.

Extractum chamomillae 578.
— chelidonii 503.
— chinae frigide paratum 440.
— — fuscae 440.
— cinae 418.
— colocynthidis 406.
— — compositum 406.
— colombo 530.
— conii 454.
— corticis radicis granati 415.
— cubebarum 573.
— digitalis 520.
— dulcamarae 522.
— fabae Calabaricae 495.
— ferri pomatum 232.
— filicis 414.
— gentianae 529.
— glycyrrhizae 361.
— graminis 360.
— haemostaticum 348.
— helenii 564.
— hyoscyami 486.
— lactis 340.
— lactucae virosae 361.
— ligni Campechiani 424.
— liquiritiae radicis 361.
— malti 359.
— — ferratum 231.
— mezerei 396.
— millefolii 530.
— monesiae 424.
— myrrhae 531.
— nucum vomicarum aquosum 460.
— nucum vomicarum spirituosum 460.
— opii 475.
— physostigmatis 495.
— plumbi 235.
— pulsatillae 397.
— quassiae 530.
— ratanhae 423.
— rhei 410.
— — compositum 410.
— sabinae 581.
— sanguinis bovini 338.
— scillae 521.
— secalis cornuti 348.
— senegae 524.
— stramonii 486.
— strychni aquosum 460.
— — spirituosum 460.
— taraxaci 529.
— trifolii fibrini 529.
— valerianae 576.

Faba Calabarica 495.
Faba Sancti Ignatii 460.
Fachingen 92.
Fallkrautblumen 578.

REGISTER. 601

Farina hordei praeparata 355.
Faulbaumrinde 411.
Feigen 360.
Fel tauri 139.
— — depuratum siccum 155.
— — inspissatum 155.
Feldkümmel 588.
Fenchelöl 580.
Fenchelsaft 579.
Fenchelsamen 579.
Fenchelwasser 579.
Ferridcitrat 213.
Ferridoxydhydrat 213.
Ferrochlorid 213.
Ferrocyanzink 287. 294.
Ferroiodid 213.
Ferro-kali tartaricum 213.
Ferrosulfat 213.
Ferrum aceticum 212.
— alcoholisatum 213.
— carbonicum 213. 228.
— — saccharatum 228.
— chloratum 213. 226.
— citricum ammoniatum 213. 232.
— — oxydatum 213. 231.
— hydriodicum oxydulatum 213.
— iodatum 213. 227.
— — saccharatum 227.
— lacticum 213.
— malicum 213.
— muriaticum oxydulatum 213.
— oxydo-oxydulatum 226.
— oxydatum dialysatum 227.
— — fuscum 213. 226.
— — rubrum 226.
— — saccharatum solubile 226.
— phosphoricum 213. 230.
— pulveratum 213. 226.
— pyrophosphoricum cum ammonio citrico 213. 230.
— reductum 213. 226.
— sesquichloratum 227.
— sulfuratum 213.
— sulfuricum 213. 229.
— — oxydatum 213.
— — — ammoniat. 213. 230.
— — purum 229.
— — siccum 229.
Ferula Asa foetida L. 575.
— erubescens Boiss. 574.
— Szowetziana DeC. 575.
Feuerschwamm 7.
Fichtenharz 571.
Fichtennadelextract 572.
Fichtensprossen 572.
Ficus Carica L. 360.
Fieberkleeblätter 529.
Fieberkleeextract 529.

Filixsäure 411. 414.
Fingerhutblätter 520.
Fingerhutessig 520.
Fingerhutextract 520.
Fingerhutsalbe 520.
Fingerhuttinctur 520.
— , ätherische 520.
Flechtenstärkmehl 352.
Fleisch 336.
Fleischbrühe 337.
Fleischextract 337.
Fleischkohle 95.
Fleischlösung, Leube'sche 338.
Fliederblumen 579.
Fliederblumenwasser 579.
— , concentrirtes 579.
Fliegenkobalt 308.
Fliegenpilz 486.
Flinsberg 93.
Flores arnicae 486.
— aurantii 583.
— chamomillae Romanae 579.
— — vulgaris 578.
— cinae 418.
— koso 415.
— lamii albi 360.
— lavandulae 589.
— malvae 367.
— millefolii 582.
— rhoeados 367.
— rosae 588.
— sambuci 579.
— sulfuris 98.
— tiliae 579.
— verbasci 360.
— zinci 287.
Foeniculum officinale All. 579.
Folia althaeae 367.
— aurantii 583.
— belladonnae 484.
— coca 447.
— digitalis 520.
— eucalypti 587.
— farfarae 367.
— hyoscyami 486.
— Jaborandi 490.
— juglandis 424.
— malvae 367.
— Matico 432.
— melissae 577.
— menthae crispae 577.
— — piperitae 577.
— nicotianae 499.
— pyrolae umbellatae 432.
— rosmarini 589.
— rutae 581.
— sennae 408.
— stramonii 485.
— toxicodendri 382.
— trifolii fibrini 529.

Folia uvae ursi 422.
Fontanelle 25.
Fontanellpflaster 245.
Formylum trichloratum 554.
Frankenhausen 92.
Franzensbad 92.
Franzosenholz 526.
Fraxinus Ornus L. 138.
Freienwalda 93.
Freisamkraut 527.
Friedrichshall 92.
Froschlaichpflaster 246.
Fructus anisi stellati 580.
— — vulgaris 580.
— aurantii immaturi 583.
— cannabis 374.
— capsici 382.
— cardamomi minoris 587.
— ceratoniae 360.
— colocynthidis 405.
— — praeparati 406.
— cubebae 573.
— foeniculi 579.
— juniperi 580.
— lauri 588.
— petroselini 580.
— phellandrii 580.
— rhamni catharticae 411.
— sabadillae 511.
— tamarindorum 181.
Fucus crispus 368.
Fungus laricis 401.
Furfur amygdalarum 374.
— tritici 355.

Gadus Morrhua L. 375.
Gänsefett 375.
Gais 341.
Galactica 49.
Galbanum 574.
Galeopsis grandiflora Ehrh. 367.
Galgant 587.
Galizenstein, weisser 287.
— , blauer 287.
Gallae Turcicae 422.
Galläpfelgerbsäure 422.
Galläpfeltinctur 422.
Gallertkapseln 313.
Gallussäure 183. 422.
Galmei 287.
Garcinia Morella Desr. 397.
Gargarismata 58.
Gartenkresse 386.
Gartenmalve 367.
Gartenthymian 588.
Gastein 92.
Geigenharz 571.
Geilnau 92.
Gelatina alba 311.

Gelatina balsami copaivae 572.
— carrageen 368.
— lichenis Islandici 356.
Gemmae pini 572.
Gentiana lutea L. 528.
Gentiopicrin 527. 528.
Gerbsäuren 418. 422.
Gerstengraupen 355.
Gerstenmehl, präparirtes 355.
Geum urbanum L 422.
Gewürznelken 585.
Gichtpapier 196.
Giesshübel 92.
Giftlattigextract 461.
Giftsumachblätter 382.
Giftsumachtinctur 382.
Gilbwurzel 597.
Githagin 522.
Glandulae lupuli 531.
— rottlerae 415.
Glaubersalz 130.
Gleichenberg 92.
Glyceride 368.
Glycerin 362.
Glycerinsalbe 364.
Glycoside 513.
Glycyrrhiza echinata L. 361.
— glabra L. 361.
Glycyrrhizin 361.
Gmunden 92.
Goldchlorid 247.
Goldiodid 247.
Goldoxyd 247.
Goldschwefel 296. 307.
Grana Moluccana 379.
— paradisi 387.
— Tiglii 379.
Granatin 130.
Granatwurzelrinde 415.
Grindwurzel 411.
Grünspahn 287. 296.
— , krystallisirter 297
Grünspahncerat 296.
Guajakharz 526.
Guajakholz 526.
Guajaktinctur 526.
Guarana 446.
Gummi 364.
— Arabicum 366.
— kino 425.
— mimosae 366.
— Orenburgense 366.
— tragacanthae 366.
Gummigutt 397.
Gummipaste 366.
Gummipflaster 245.
Gummipulver 366.
Gummi-resina Ammoniacum 574.
— — Asa foetida 575.
— Galbanum 574.

REGISTER. 603

Gummischleim 366.
Gummisyrup 366.
Gurgelwässer 58.
Gurgunbalsam 573.
Gurunüsse 446.
Gutti 397.
Gypsophila Struthium L. 525.

Hafergrütze 355.
Haferschrot 355.
Hagenia Abyssinica Willd. 415.
Hall 92.
Hammeltalg 376.
Hanfextract, indisches 461.
Hanföl 374.
Hanfsamen 374.
Harzburg 341.
Haschisch 461.
Hauhechelwurzel 527.
Hausenblase 343.
Heftpflaster 245.
— , Edinburger 245.
— , Listonsches 343.
Heiden 341.
Helleborus viridis L. 521.
Helleboreïn 515.
Hepar sulfuris salinum 99.
Herba absinthii 530.
— aconiti 507
— anthos 589.
— ballotae lanatae 423.
— botryos Mexicanae 576.
— cannabis Indicae 461.
— cardui benedicti 529.
— centaurei 529.
— chelidonii 503.
— chenopodii ambrosioidis 576.
— cicutae 454.
— cochleariae 386.
— conii 454.
— fumariae 529.
— galeopsidis 367.
— hyoscyami 486.
— jaceae 527.
— lobeliae 499.
— majoranae 588.
— meliloti 394.
— melissae 577.
— menthae crispae 577.
— — piperitae 577.
— millefolii 530.
— polygalae 525.
— pulmonariae 367.
— pulsatillae 396.
— rosmarini 589.
— rutae 581.
— sabinae 581.
— serpylli 588.
— spilanthis 428.

Herba stramonii 485.
— tabaci 499.
— thymi 588.
— violae tricoloris 527.
Herbstzeitlosen-Sauerhonig 513.
Hexenmehl 374.
Hidrotica 26.
Himbeeren 182.
Hirschbrunst 349.
Höllenstein 257.
Hoffmannstropfen 555.
Hofgeismar 93.
Hollunderblüthen 579.
Holzessig 181.
Holzgeist 534.
Holzkohle 95.
Holzthee 526.
Holztheer 196.
Holztinctur 572.
Homburg 92.
Honig 359.
Hopfenmehl 531.
Hordeum mundatum 355.
Hubertusbad 92.
Huflattigblätter 367.
Humulus Lupulus L. 531.
Hunyadi-Ianos 92.
Hydrargyrum 258. 284.
— amidato-bichloratum 258.
— bibromatum 258.
— bichloratum corrosivum 258. 286.
— bijodatum rubrum 258. 286.
— bromatum 258.
— chloratum mite 258. 285.
— jodatum flavum 258. 286.
— muriaticum corrosivum 258.
— muriaticum mite 258.
— nitricum oxydatum 258.
— — oxydulatum 258. 286.
— oxydatum flavum 284.
— — rubrum 258. 284.
— — via humida paratum 284.
— praecipitatum album 258. 286.
— stibio-sulfuratum 285.
— subjodatum 258.
— sulfuratum nigrum 285.
— — rubrum 285.
Hydrocotarnin 468.
Hydrothionsäure 197.
Hyoscyamin 478. 486.
Hyoscyamus niger L. 486.
Hypnotica 47.
Hyraceum 352.

Iateorrhiza Calumba Miers. 530.
Ichthyocolla 343.

Ignatia amara L. 460.
Ignatiusbohne 460.
Ilex Paraguayensis Lamb. 446.
Illicium anisatum Loureiro 580.
Imperatoria Ostruthium L. 582.
Indian Tobacco 449.
Indischhanftinctur 461.
Inebriantia 47.
Inée 515.
Infusum sennae compositum 409.
Ingwer 586.
Ingwertinctur 587.
Inhalationsapparate 61.
Injectionen, subcutane 64.
Interlaken 341.
Inulin 352.
Inula Helenium L. 563.
Iod 99.
Iodal 555.
Iodammonium 123.
Iodamyl 547.
Iodarsen 319.
Iodblei 235. 246.
Iodeisen 227.
— , zuckerhaltiges 227.
Iodeisensyrup 228.
Iodkalium 122.
Iodkaliumsalbe 123.
Iodnatrium 123.
Iodoformium 107.
Iodsilber 247.
Iodtinctur 107.
Iodzink 287. 294.
Ipecacuanhasyrup 503.
Ipomoea Orizabensis Le Dun. 401.
— Purga Hayne 400.
Iris Florentina L. 588.
Ischl 92. 341.
Isländisch-Moosgallerte 356.
Isophthalsäure 183.

Jaborandiblätter 490.
Jalapenharz 400.
Jalapenharztinctur 400.
Jalapenknollen 400.
Jalapenpillen 400.
Jalapenseife 400.
Jalapin 401.
Jervin 507.
Jesuitenthee 576.
Johannisbeeren 182.
Johannisbrot 360.
Juglans regia L. 424.
Jujubae 360.
Jungfernleder 356.
Juniperus communis L. 580.
— Oxycedrus L. 196.
— Sabina L. 581.

Kadeöl 196.
Käsepappel 367.
Kaffeïn 442. 446.
Kali 138.
— carbonicum 138.
— causticum 138.
— — fusum 153.
— hydricum siccum 138.
— oxymuriaticum 123.
— subcarbonicum 138.
Kalialaun 210.
Kalium aceticum 139.
— bicarbonicum 138.
— bitartaricum 180.
— bromatum 129.
— carbonicum 138.
— chloratum 130.
— chloricum 123.
— , chlorsaures 123.
— , chromsaures 297.
— citricum 155.
— , citronensaures 155.
— , doppeltkohlensaures 138.
— , essigsaures 139.
— hypermanganicum 232.
— hypochlorosum 107.
— iodatum 122.
— , kohlensaures 138.
— nitricum 129.
— oxalicum acidum 180.
— , schwefelsaures 136.
— sulfuratum 99.
— sulfuricum 136.
— tartaricum 136.
— — acidum 180.
— , übermangansaures 213. 232.
— , weinsaures 136.
Kaliumcarbonat 138.
Kaliumhydrocarbonat 138.
Kaliumhydroxyd 138.
Kaliumsulfat 136.
Kalk, gebrannter 138.
— , kohlensaurer 138.
— , phosphorsaurer 138.
Kalkschwefelleber 99.
Kalkwasser 154.
Kalmusextract 582.
Kalmusöl 583.
Kalmustinctur 582.
Kalmuswurzel 582.
Kalomel 258. 285.
Kamala 415.
Kamillen 578.
Kamillenextract 578.
Kamillenöl, ätherisches 579.
— , fettes 578.
Kamillensyrup 578.
Kamillenwasser 578.
— , concentrirtes 578.
Kampher 560. 563.

Kampheröl 563.
Kampherspiritus 563.
Kampherwein 563.
Kapuzinerkresse 386.
Karlsbad 92.
Karmelitergeist 578.
Kartoffelbranntwein 545.
Kartoffelstärkmehl 355.
Kassienmus 360.
Katechu 423.
Katechutinctur 423.
Kaumittel 31.
Kellerhalsrinde 396.
Kermes minerale 296.
Kiefernadelöl 572.
Kindermehl, Nestle'sches 354.
Kinderpulver 411.
Kindersuppe, Liebig'sche 354.
Kino 424.
Kinotinctur 424.
Kirschen, saure 181.
Kirschlorbeerwasser 202.
Kirschwasser 202.
Kissingen 92.
Klatschrosen 367.
Klatschrosensyrup 367.
Kleesäure 164.
Klettenwurzel 527.
Knochenerde 138.
Knochenkohle 95.
Kobalt 213.
Kochsalz 108.
Königskerzenblumen 360.
Königssalbe 571.
Königswarth 93.
Kösen 92.
Kohle 93.
Kohlehydrate 352.
Kohlenoxydgas 207.
Kohlensäure 203.
Kokkelskörner 514.
Kolanüsse 446.
Korallen 154.
Kornbranntwein 545.
Kosoblüthen 415.
Krähenaugen 460.
Krameria triandra R. et P. 423.
Krappwurzel 9.
Kräuter, aromatische 589.
Krauseminzblätter 577.
Krauseminzessenz, englische 577.
Krauseminzsyrup 577.
Krauseminzwasser 577.
Krebssteine 154.
Kreosol 183.
Kreosot 183. 196.
Kresotinsäure 183.
Kreuth 92. 341.
Kreuzblumenkraut 525.
Kreuzdornbeeren 411.

Kreuzdornbeerensyrup 411.
Kreuznach 92.
Krümelzucker 357.
Krynica 92.
Küchenschellenextract 397.
Küchenschellenkraut 396.
Kürbiskerne 374.
Kumiss 340.
Kupfer, schwefelsaures 295.
Kupferalaun 295.
Kupferammoniak, schwefelsaures 295.
Kupferoxyd 287. 295.
— , basisch-essigsaures 281.
— , neutrales essigsaures 287.
Kupferoxyd-Ammoniak, schwefelsaures 287.
Kupfervitriol 287.

Laabessenz 340.
Lac 339.
— ebutyratum 340.
— magnesiae 137.
— sulfuris 99.
Lactica 49.
Lactuca virosa L. 461.
Lactucarium 461.
Lärchenschwamm 401.
Lakrizensaft 361.
Laminaria Cloustoni Edmonston 7.
— digitata Lam. 7.
Lamium album L. 360.
Lana camphorata 563.
Landeck 92.
Langenbrücken 92.
Lapides cancrorum 154.
Lapis calaminaris 287.
— causticus chirurgorum 153.
— divinus 295.
— infernalis 257.
— — nitratus 257.
Lappa officinalis All. 527.
Larix decidua Mill. 401.
Laudanosin 469.
Laudanum 474.
— liquidum Sydenhami 474.
Laugensalz, flüchtiges 156.
Laurus Camphora L. 563.
— Cinnamomum L. 584.
— nobilis L. 588.
Lavandula officinalis Chaix 589.
Lavendelblüthen 589.
Laxantia 37.
Lebensbalsam, Hoffmann'scher 373.
Lebensbaumtinctur 581.
Lebenselixir 405.
Leberthran 375.
Lecksäfte 58.
Lederzucker 366.
Leim 341.

606   REGISTER.

Leinöl 374.
Leinsamen 368.
Leiokom 352.
Lenitiva 37.
Leonurus lanatus Pers. 423.
Leuk 92.
Levisticum officinale Koch 582.
Lichen Islandicus 355.
Lichenin 352.
Liebenstein 93.
Liebenzell 92.
Liebstöckelwurzel 582.
Liebwerda 93.
Lignum Campechianum 424.
— colubrinum 460.
— guajaci 526.
— quassiae 529.
— sanctum 526.
Ligusticum Levisticum L. 582.
Limatura martis praeparata 213.
Linctus 58.
Lindenblüthen 579.
Lindenblüthenwasser 579.
— —, concentrirtes 579.
Linimentum aeruginis 296.
— ammoniatum 162.
— ammoniato - camphoratum 162.
— saponato-ammoniatum 162.
— saponato-camphoratum 163.
— volatile 162.
Linum usitatissimum 368.
Lippenpomade 377.
Lippspringe 92.
Liquidambar orientale Miller 574.
Liquor ammoniaci acetici 156.
— — succinici 156.
— ammonii acetici 156.
— — anisatus 163.
— — carbonici 163.
— — — pyro-oleosi 163.
— — caustici 156.
— — — spirituosus 162.
— — succinici 156. 162.
— anodynus martiatus 227.
— — mineralisHoffmanni555.
— antimiasmaticus Kocchlini 295.
— Bellostii 286.
- cornu cervi succinatus 156.
— chlori 105.
— ferri acetici 231.
— — chlorati 227.
— — sesquichlorati 227.
— — sulfurici oxydati 229.
— Hollandicus 555.
— hydrargyri nitrici oxydulati 286.
— kali acetici 155.
— — arsenicosi 318.
— — caustici 153.
— — hydrici 153.

Liquor natri carbolici 196.
— — hydrici 153.
— plumbi subacetici 248.
— seriparus 340.
— stibii chlorati 179.
— — muriatici 179.
— Villati 295.
Lithargyrum 235.
Lithion, kohlensaures 138.
Lithium carbonicum 138.
Lithontriptica 53.
Lixivium causticum 158
Lobelia inflata L. 499.
Lobeliatinctur 499.
Löffelkraut 386.
Löffelkrautspiritus 386.
Löwenzahnextract 529.
Löwenzahnwurzel 529.
Lorbeeren 588.
Lorbeeröl 583.
Luhatschowitz 92.
Lupulin 531.
Lycopodium 374.
Lycopodium clavatum L. 374.

Macis 585.
Macistinctur 586.
Maësa picta Hochst. 416.
Magenelixir, Hoffmann'sches 583
Magenpflaster 586.
Magisterium bismuthi 233
Magnesia alba 139.
— carbonica 130.
— citrica effervescens 137.
— gebrannte 138.
— hydrico-carbonica 139.
— usta 138.
Magnesium, citricum 137.
— , citronensaures 137.
— sulfuricum 136.
Maiwürmer 392.
Malva rotundifolia L. 367.
— silvestris L. 367.
Malvenblüthen 367.
Malzextract 360.
— , eisenhaltiges 231.
Mandelemulsion 374.
— , zusammengesetzte 374
Mandelkleie 374.
Mandelöl 373.
Mandelsäure 183.
Mandelseife 155.
Mandelsyrup 374.
Manganchlorür 213.
Manganesium chloratum 213.
— hyperoxydatum 213.
— muriaticum oxydulatum 213.
— oxydatum nigrum 213.

Manganesium sulfuricum 213.
Manganhyperoxyd 213.
Manganoxydul, schwefelsaures 213.
Manihot utilissima Roxb. 355.
Manna 138.
Mannasyrup 138.
Mannitum 138.
Maranta arundinacea L. 355.
Marienbad 92.
Marrubium vulgare L. 529.
Masticatoria 31.
Matico 573.
Mate 446.
Maticoblätter 423
Matricaria Chamomilla 578.
Maulbeeren 182.
Meconium 474.
Merrettig 386.
Meerzwiebel 521.
Meerzwiebelessig 521.
Meerzwiebelextract 521.
Meerzwiebel-Sauerhonig 521.
Meerzwiebeltinctur 521.
— , kalihaltige 521.
Mehadia 92.
Meiran 588.
Meiranöl 589.
Meiransalbe 588.
Meisterwurzel 582.
Mel 359.
— depuratum 359.
— rosatum 359.
Melaleuca Leucodendron L. 587.
Melilotenpflaster 394.
Melilotus officinalis Pers. 393.
Melissa officinalis L. 577.
Melissenblätter 577.
Melissenwasser 577.
— , concentrirtes 577.
Meloë majalis Oliv. 392.
Melonenkerne 374.
Mennige 235. 245.
Mennigpflaster, rothes 246.
Mentha crispa L. 577.
— crispata Schrader 577.
— piperita L. 577.
Menyanthes trifoliata L. 529.
Meran 341.
Mercurammoniumchlorid 258.
Mercuronitrat 258.
Mercurius dulcis 258.
— iodatus flavus 258.
— — ruber 258.
— praecipitatus albus 258.
— — ruber 258.
— sublimatus corrosivus 258.
— vivus 258.
Methylalcohol 534.
Methylamin 156.
Methylanilin 447.

Methylatropin 447.
Methylbrucin 447.
Methylchinidin 447.
Methylchinin 447.
Methylchlorürgas 547.
Methylcinchonin 447.
Methylcodein 447.
Methyldelphinin 447.
Methylenchlorid 547.
Methylmorphin 447.
Methylnicotin 447.
Methylstrychnin 447.
Methylthebain 447.
Methylveratrin 447.
Milch 339.
— , condensirte 340.
Milchsäure 164. 180.
Milchzucker 357. 359.
Mineralkermes 296. 307.
Mineralwachs 376.
Mineralwässer 90.
Minium 235.
Mirbanessenz 182.
Mirbanöl 182.
Mixtura gummosa 366.
— oleoso-balsamica 573.
— sulfurica acida 178.
— vulneraria acida 179.
Möhren 360.
Mönchsrhabarber 411.
Mohnöl 374.
Mohnsaft 474.
Mohnsamen 374.
Molken 340.
Molkenkuranstalten 341.
Momordica Elaterium L. 402.
Monoxybenzol 183.
Moos, irländisches 368.
— , isländisches 355.
Mori 182.
Morphin 461.
— , essigsaures 475.
— , salzsaures 475.
— , schwefelsaures 475.
Morphinpastillen 476.
Morphinum 475.
— aceticum 475.
— muriaticum 475.
— sulfuricum 475.
Moschus 349. 351.
Moschus moschiferus L. 349.
Moschustinctur 351.
Mouches de Milan 392.
Mucilago cydoniae 368.
— gummi Arabici 366.
— salep 368.
Muscarin 486.
Muscatbalsam 586.
Muscatblüthe 585.
Muscatblüthenöl, ätherisches 586.

Muscatbutter 586.
Muscatnuss 585.
Muscatnussöl 586.
Muskau 93.
Mutterharz 574.
Mutterkorn 344. 348.
Mutterkornextract 349.
Mutterkorntinctur 349.
Mutterpflaster, schwarzes 245.
— , weisses 245.
Mydriatica 46.
Mylabris cichorii Ol. 392.
Myotica 47.
Myristica fragrans Houttuyn 585.
Myroxylon Sonsonatense Klotsch 573.
— toluiferum Humb. et Bonpl. 573.
Myrrha 531.
Myrrhenextract 531.
Myrrhentinctur 531.
Myrtenwachs 376.

Naphtha aceti 546.
Narceïn 468.
Narcotica 47.
Narcotin 468.
Natrium aceticum 139.
— aethylosulfuricum 137.
— , arsensaures 319
— bicarbonicum 138.
— boracicum 139.
— carbonicum 138.
— — acidulum 138.
— chloratum 122.
— , doppelt-borsaures 139.
— , doppelt-kohlensaures 138.
— hypochlorosum 107.
— iodatum 123.
— nitricum 129.
— , phosphorsaures 136.
— phosphoricum 136.
— pyrophosphoricum ferratum 213. 230.
— salicylicum 195.
— , salicylsaures 195.
— santonicum 418.
— , santoninsaures 418.
— sulfuricum 136.
— , weinschwefelsaures 137.
Natriumborat 139.
Natriumcarbonat 138.
Natriumhydrocarbonat 138.
Natriumhydroxyd 138.
Natro-kali tartaricum 130.
Natron. essigsaures 139.
— , kohlensaures 138.
Natronlauge 153.
Natronsalpeter 129.
Natrum causticum 138. 153.

Natrum hydricum siccum 138.
— subcarbonicum 138.
Nauheim 92.
Nauseosa 34.
Nectandra Rodiei Schomb. 442.
Nelkenöl 585.
Nenndorf 92.
Nepalin 503.
Nephrodium Filix mas Rich. 414.
Neriin 515.
Nerium Oleander L. 515.
Nervensalbe 580.
Neuenahr 92.
Nickel 213.
Nicotiana Tabacum L. 499.
Nicotin 497.
Niesswurz, grüne 521.
— , weisse 511.
Niesswurzeltinctur 521.
Nitroäthan 532.
Nitrobenzol 182.
Nitroglycerin 364.
Nitromethan 532.
Nitropentan 531.
Nitrum cubicum 129.
Nutrientia 41.
Nux moschata 586.

Ochsengalle 139. 155.
Oculi cancrorum 154.
Oele, ätherische 560.
Oelemulsionen 373.
Oenanthe crocata L. 514.
— Phellandrium Lamarck 580.
Ocynhausen 92.
Ofen 92.
Olea Europaea L. 373.
Oleandrin 515.
Oleum amygdalarum 373.
— animale aethereum 412.
— — Dippelii 412.
— — foetidum 412.
— anisi 580.
— anthos 589.
— aurantii corticis 583.
— betulinum 196.
— cacao 375
— cadinum 196.
— cajeputi 587.
— calami 583.
— camphoratum 563.
— cannabis 374.
— caryophyllorum 585.
— Chaberti contra taeniam 412.
— chamomillae aethereum 579.
— — infusum 578.
— cinnamomi Cassiae 585.
— — Zeylanici 585.
— citri 584.

REGISTER. 609

Oleum cornu cervi 412.
— — — rectificatum 412.
— crotonis 379.
— de cedro 584.
— foeniculi 580.
— hyoscyami infusum 486.
— jecoris aselli 375.
— juniperi empyreumaticum 190.
— lauri 588.
— laurinum 588.
— lini 374.
— macidis 586.
— majoranae 589.
— menthae piperitae 577.
— myristicae 586.
— napi 373.
— nucistae expressum 586.
— nucum juglandis 374.
— olivarum 373.
— ovorum 375.
— palmae 375.
— papaveris 374.
— petrae Italicum 192.
— phosphoratum 326.
— pini silvestris 572.
— ricini 380.
— rosae 588.
— rosmarini 589.
— rusci 196.
— sabinae 581.
— sinapis 385.
— terebinthinae 572.
— thymi 588.
— valerianae 576.
Olfactoria 51.
Olivenöl 369. 373.
Onage 515.
Ononis spinosa L. 527.
Operment 308.
Opium 474.
Opiumextract 475.
Opiumpflaster 475.
Opiumsalbe 475.
Opiumsyrup 475.
Opiumtinctur, benzoësäurehaltige 474.
— , einfache 474.
— , safranhaltige 474.
Opiumwasser 475.
Opodeldok 163.
Orangenblüthenwasser 583.
Orchis militaris L. 367.
— Morio L. 367.
Origanum Majorana L. 588.
Osmiumsäure 70.
Ova 338.
Oxalium 180.
Oxalsäure 164. 180.
Oxybenzoësäure 183.
Oxycinchonin 429.
Oxycoccus palustris Pers. 182.
BUCHHEIM, Arzneimittellehre. 3. Aufl.

Oxycroceumpflaster 586.
Oxymel colchici 513.
— scillae 521.
— simplex 180.
Oxymorphin 468.
Ozon 74.
Ozonwasser 75.

Paleae cibotii 7.
Palmenwachs 376.
Palmöl 375.
Palmölseife 155.
Papaver somniferum L. 374.
Papaverin 468.
Paradieskörner 587.
Paraguay-Roux 428.
Paraguaythee 446.
Parakresse 428.
Paratinctur 428.
Paregorica 47.
Parillin 523.
Paroxybenzoësäure 183.
Pasta althaeae 366.
— glyzyrrhizae 362.
— guarana 446.
— gummosa 366.
— liquiritiae 362.
Pelosin 442.
Penawar Djambi 7.
Penghawar 7.
Pentan 547.
Pepsin 328.
Pepsinwein 328.
Perlmoos 368.
Perubalsam 573.
Perubalsamsyrup 573.
Petersilgensamen 580.
Petersilgenwasser 580.
Petersthal 92.
Petroleum 182.
Petroleumäther 183.
Petroselinum sativum Hoffm. 580.
Pfäffers 92.
Pfeffer, schwarzer 427.
— , spanischer 382.
— , weisser 427.
Pfefferminze 577.
Pfefferminzessenz, englische 577.
Pfefferminzöl 577.
Pfefferminzplätzchen 577.
Pfefferminzsyrup 577.
Pfefferminzwasser 577.
— , weingeistiges 577.
Pfeilwurzelstärkmehl 353.
Pflanzenschleim 364.
Pflaster, aromatisches 586.
— , Drouot'sches 392.
— , englisches 343.
— , Nürnberger 246.

39

Pflaumen 181. 360.
Pflaumenmus 360.
Phellandrium aquaticum L. 580.
Phenol 183. 196.
Phenylsäure 183.
Phoenix dactylifera L. 360.
Phosphor 319. 325.
Phosphoröl 326.
Phosphorsäure 164. 179.
Phosphorus 325.
Phosphorzink 326.
Phthalsäure 183.
Physostigma venenosum Balfour 495.
Physostigmin 490. 495.
Pikrinsäure 412.
Pikrotoxin 514.
Pilocarpin 490.
Pilocarpus pinnatifolius Lemaire 490.
Pillen, Blaud'sche 229.
—, Vallett'sche 228.
Pilulae aeternae 306.
— aloëticae ferratae 229.
— asiaticae 318.
— coeruleae 284.
— ferratae Valleti 229.
— ferri carbonici 228.
— — Blaudii 228.
— hydrargyri 284.
— Italicae nigrae 229.
— jalapae 400.
— odontalgicae 474.
Pimpinella Anisum L. 580.
— Saxifraga L. 582.
Pimpinelltinctur 582.
Pinus silvestris L. 572.
Piper album 427.
— caudatum 573.
— Cubeba L. 573.
— Hispanicum 382.
— longum 428.
— nigrum 427.
Piperin 425.
Pix alba 571.
— liquida 196.
— navalis 196.
Plastica 41.
Plantago Psyllium L. 368.
Platinchlorid 247.
Platinum chloratum 247. 257.
Plombières 92.
Plumbum aceticum 235. 246.
— carbonicum 235. 246.
— hydrico-aceticum solutum 246.
·· hyperoxydatum rubrum 245.
··· iodatum 235. 246.
— nitricum 235. 246.
—· oxydatum 235. 245.
— — semifusum 235.
·· subaceticum 235.
- tannicum 235.

Plumbum tannicum pultiforme 247.
Pockensalbe 307.
Pockholz 523.
Pocula emetica 307.
Podophyllin 402.
Podophyllum peltatum L. 402.
Polygala amara L. 525.
— Senega L. 524.
Polygonum Bistorta L. 423.
Polypodium Filix mas L. 414.
Polyporus officinalis Fries 401.
Polystichum Filix mas Roth 414.
Poma colocynthidis 405.
Pomeranzen, unreife 583.
Pomeranzenblätter 583.
Pomeranzenblüthen 583.
Pomeranzenblüthensyrup 583.
Pomeranzenschalen 583.
Pomeranzenschalenextract 583.
Pomeranzenschalenöl 583.
Pomeranzenschalensyrup 583.
Pomeranzenschalentinctur 583.
Potentilla Tormentilla Sibth. 423.
Poterium Sanguisorba L. 423.
Präcipitat, rother 258.
—, weisser 258. 286.
Pressschwamm 7.
Primulin 522.
Provenceröl 373.
Pruna 181. 360.
Prunus domestica L. 181. 360.
— Cerasus L. 181.
Pseudaconitin 503.
Ptarmica 51.
Pterocarpus Marsupium Mart. 424.
Ptyalagoga 30.
Püllna 92.
Pulmonaria officinalis L. 367.
Pulpa cassiae 360.
— prunorum 36.
·· tamarindorum cruda 181.
— — depurata 181.
Pulver, aromatisches 585.
—, Cosme'sches 319.
—, Dower'sches 474.
—, Dupuytren'sches 319.
Pulvis acrophorus 206.
— — Anglicus 136. 206.
·· — laxans 136.
— alterans Plummeri 307.
— antacidus 411.
— aromaticus 585.
— arsenicalis Cosmi 319.
— gummosus 366.
— infantum 411.
— ipecacuanhae opiatus 474.
— liquiritiae compositus 409.
— magnesiae cum rheo 411.
-- pectoralis Kurellae 409.
— Seidlitzensis 136.

Punica Granatum L. 415.
Purgantia 37.
Purgierkörner 379.
Pyrethrin 426. 428.
Pyrmont 93.
Pyrogallussäure 183. 422.
Pyrola umbellata L. 423.
Pyrophosphas ferri et natri 213.

Quassia amara L. 529.
Quassienextract 530.
Quassienholz 529.
Queckenextract 360.
Queckenwurzel 360.
Quecksilber 258.
— , rothes 258.
Quecksilberbromid 258.
Quecksilberbromür 258.
Quecksilberiodid 258. 286.
Quecksilberjodür 258. 286.
Quecksilberoxyd 258.
— , gelbes 284.
— , rothes 284.
— , salpetersaures 258.
Quecksilberoxydul, salpetersaures 258. 286.
Quecksilberpflaster 284.
Quecksilbersalbe, graue 284.
— , rothe 285.
— , weisse 286.
Quecksilbersublimat 258.
Quendel 588.
— , römischer 588.
Quendelspiritus 588.
Quercus pedunculata Ehrh. 356. 422.
— sessiliflora Ehrh. 356.
Quillaja Saponaria Molina 522.
Quillajarinde 522.
Quittensamen 368.
Quittenschleim 368.

Radix aconiti 507.
— althaeae 367.
— angelicae 581.
— archangelicae 581.
— armoraciae 386.
— arnicae 578.
— artemisiae 576.
— bardanae 527.
— belladonnae 484.
— bistortae 423.
— bryoniae 404.
— buglossi 367.
— calami 582.
— caricis 526.
— caryophyllatae 422.
— chinae 526.
— cichorii 529.
— colombo 530.

Radix curcumae 587.
— cynoglossi 367.
— enulae 563.
— filicis maris 414.
— galangae 587.
— gentianae 528.
— helenii 563.
— hellebori albi 511.
— — viridis 521.
— imperatoriae 582.
— ipecacuanhae 502.
— iridis Florentinae 588.
— jalapae 400.
— — fusiformis 401.
— levistici 582.
— liquiritiae 361.
— ononidis 527.
— pannae 415.
— pareirae bravae 442.
— pimpinellae 582.
— pyrethri 428.
— ratanhae 423.
— rhabarbari 410.
— rhapontici 411.
— rhei 410.
— — monachorum 411.
— rubiae tinctorum 9.
— saponariae 525
— — Hispanicae 525.
— sarsaparillae 525.
— scammoniae 400.
— senegae 524.
— serpentariae 576.
— symphyti 367.
— taraxaci 529.
— tormentillae 423.
— turpethi 400.
— uncomae 514.
— valerianae 575.
— zedoariae 587.
— zingiberis 586.
Ragatz 92.
Ranunculus sceleratus L. 397.
Rapsöl 373.
Ratanhaextract 423.
Ratanhatinctur 423.
Ratanhawurzel 423.
Rauschgelb 308.
Rautenblätter 581.
Realgar 308.
Refrigerantia 26. 35.
Regulus antimonii 296.
Rehme 92.
Reichenhall 92. 341.
Reinerz 93. 341.
Reisdecoct 355.
Resina draconis 424.
— elemi 572.
— guajaci 526.
— jalapae 400.

39*

Resina pini 571.
Rhabarber 410.
Rhabarberextract 410.
— , zusammenges. 410.
Rhabarbersaft 411.
Rhabarbertinctur 410.
Rhamnus Frangula L. 411.
Rhapontikwurzel 411.
Rheum officinale Bail. 410.
Rhizoma calami 582.
— caricis 526.
— chinae 526.
— curcumae 587.
— filicis 414.
— galangae 587.
— graminis 360.
— imperatoriae 582.
— iridis 588.
— podophylli 402.
— tormentillae 423.
— veratri 511.
— zedoariae 587.
— zingiberis 586.
Rhus Toxicodendron 380.
Ricinus communis L. 380.
Ricinusöl 380.
Rigi 341.
Rindsklauenfett 375.
Rindsmarkfett 375.
Rindstalg 376.
Rippoldsau 92.
Risigallum 308.
Römerbad 92.
Roggenbrot 355.
Rohitsch 92.
Rohrzucker 357. 359.
Roob juniperi 580.
Rosa centifolia L. 588.
— Damascena Mill. 588.
Rosen 588.
Rosenhonig 359.
Rosenöl 588.
Rosensalbe 376.
Rosenwasser 588.
Rosmarinblätter 589.
Rosmarinöl 589.
Rosmarinsalbe 589.
Rosmarinspiritus 589.
Rosmarinus officinalis L. 589.
Rotulae menthae piperitae 577.
Rubefacientia 23.
Rubinschwefel 308.
Rubus fruticosus L. 182.
Ruhrwurzel 423.
Rum 545.
Rumex obtusifolius L. 411.
Ruta graveolens L. 581.

Sabadilla officinalis Brandt 511.
Sabadillin 507.

Sabadillsamen 511.
Sabatrin 507.
Sabina officinalis Garcke 581.
Saccharum 359.
— lactis 359.
— saturni 235.
Sadebaumextract 581.
Sadebaumöl 581.
Sadebaumsalbe 581.
Sadebaumspitzen 581.
Safran 386.
Safranpflaster 574.
Safransyrup 586.
Safrantinctur 586.
Sagapenum 575.
Saidschütz 92.
Saint-Germainthee 409.
Saint-Sauveur 92.
Sal acetosellae 180.
— essentiale tartari 164.
— succini volatile 164.
Salbe, Hellmund'sche 319. 454.
— , scharfe 392.
Salep 367.
Salepschleim 368.
Salicylsäure 182. 195.
Salicin 196.
Salix pentandra L. 422.
Salmiak 122.
Salpeter 123. 129.
Salpetergeist, versüsster 546.
Salpetersäure 164. 179.
Salzbrunn 92. 341.
Salzgeist, versüsster 546.
Salzhausen 92.
Salzsäure 164.
— , rohe 179.
Salzungen 92.
Sambucus nigra L. 579.
Sandarach 308.
Sandriedgraswurzel 526.
Sanguinaria Canadensis L. 503.
Sanguinarin 503.
Sanguis draconis 424.
Sanguisorba officinalis L. 423.
Santoninum 416. 418.
Santoninpastillen 418.
Saoria 416.
Sapo Alicantinus 154.
— amygdalinus 155.
— cosmeticus 155.
— durus 139.
— Hispanicus albus 154.
— jalapinus 400.
— kalicus 139.
— medicatus 154.
— mollis 139.
— natricus 139.
— pellucidus 155.
— sebaceus Anglicus 155.

Sapo terebinthinatus 572.
— Venetus 155.
— viridis 139.
Saponaria officinalis L. 525.
Saponin 522. 525.
Sarothamnus scoparius Wimm. 454.
Sassaparille 525.
Sassaparillsyrup, zusammengesetzter 526.
Sauerstoff 70.
Säure, arsenige 308.
Säure-Anhydride 393.
Sauerhonig, einfacher 180.
Saxon 92.
Scammonium 401.
Scammoniawurzel 400.
Schafgarbenblüthen 582.
Schafgarbenextract 582.
Schafgarbenkraut 582.
Schandau 93.
Scheidewasser 164.
Scherbenkobalt 308.
Schierlingsextract 454.
Schierlingskraut 454.
Schierlingspflaster 454.
Schierlingssalbe 454.
Schiessbeerrinde 411.
Schiffspech 196.
Schinznach 92.
Schlangenbad 92.
Schlangenholz 460.
Schlangenwurzel, virginische 576.
Schmalkalden 92.
Schöllkraut 503.
Schöllkrautextract 503.
Schönheitsseife 155.
Schwalbach 93.
Schwefel 95.
Schwefeläther 555.
Schwefelantimon, schwarzes 296.
Schwefelarsen, dreifach- 308.
— , gelbes 308.
— , rothes 308.
Schwefeleisen 213.
Schwefelkalium 99.
Schwefelkohlenstoff 547. 555.
Schwefelmilch 99.
Schwefelquecksilber, rothes 258.
— , schwarzes 258. 285.
Schwefelsäure 164.
Schwefelspiessglanz 296.
Schwefelwasserstoff 197.
Schweinefett 375.
Scilla maritima L. 521.
Sclerotinsäure 349.
Scorodosma foetidum Bunge 575.
Secale cornutum 344. 348.
Sedantia 35.
Sedativa 41. 47.
Seidelbastextract 396.
Seidelbastrinde 396.
Seidelbastsalbe 396.
Seidlitz 92.
Seife 139.
— , grüne 139.
— , venetianische 155.
Seifenliniment, flüssiges 162.
Seifenpflaster 155.
Seifenspiritus 155.
Seifenwurzel 525.
Seignettesalz 136.
Selters 92.
Semen anisi stellati 580.
— — vulgaris 580.
— cardamomi minoris 587.
— cismae 368.
— colchici 513.
— contra 418.
— cydoniae 368.
— daturae 486.
— foeniculi 579.
— hyoscyami 486.
— lini 368.
— lycopodii 374.
— melonum 374.
— myristicae 585.
— papaveris 374.
— peponum 374.
— petroselini 580.
— phellandrii 580.
— psyllii 368.
— quercus tostum 356.
— sanctum 418.
— santonici 418.
— sinapis 385.
— — albae 486.
— stramonii 486.
— strychni 460.
Senegaextract 524.
Senegasyrup 524.
Senegawurzel 524.
Senf, weisser 386.
Senföl 382. 385.
Senfpapier 385.
Senfsamen 385.
Senfspiritus 385.
Senfteig 385.
Sennablätter 408.
Sennalattwerge 409.
Sennasyrup 409.
Serapinum 575.
Serum lactis 340.
— — acidum 341.
— — aluminatum 212.
— — dulce 340.
— — tamarindinatum 341.
Sevum bovinum 376.
— ovillum 376.
Sialagoga 30.
Sikeranin 478.

Silber, salpetersaures 256.
— , schwefelsaures 247.
Silberoxyd 247.
Silbersalpeter 247.
Siliqua dulcis 360.
Sinapis alba L. 386.
— nigra L. 385.
Sinapismus 385.
Smilacin 523.
Smilax China L. 526.
— medica Kunth 525.
Soda 138.
Soden 92.
Solanidin 522.
Solanin 522.
Solanum Dulcamara L. 522.
Solenostemma Arghel Hayne 408.
Solutio arsenicalis Fowleri 318.
— carnis 338.
Soporifica 47.
Spaa 93.
Spanisch-Fliegenpflaster 391.
— — immerwähren-
des 392.
Spanisch-Fliegensalbe 392.
Spanisch-Pfeffertinctur 382.
Sparteïn 454.
Spartium scoparium L. 454.
Species ad decoctum lignorum 526.
— — gargarisma 367.
— aromaticae 589.
— emollientes 367.
— laxantes St. Germain 409.
— pectorales 367.
Sperma ceti 376.
Sphaerococcus crispus 368.
Spiessglanz 296.
Spiessglanzoxyd 296.
Spilanthes oleracea Jacq. 428.
Spillbaumrinde 411.
Spinantia 47.
Spiritus 545.
— acetico-aethereus martiatus 231.
— aethereus 555.
aetheris chlorati 546.
— — nitrosi 546.
angelicae compositus 581.
— anthos 589.
ammonii caustici Dzondii 162.
camphoratus 563.
cochleariae 386.
dilutus 545.
.... ferri chlorati aethereus 227.
— formicarum 181.
frumenti 545.
juniperi 580.
lavandulae 589.
melissae compositus 578.
menthae crispae Anglicus 577.
— piperitae Anglicus 577.

Spiritus muriatico aethereus 546.
— nitri acidus 164.
— — dulcis 546.
— nitrico aethereus 545.
— oryzae 545.
— rosmarini 589.
— sacchari 545.
— salis acidus 164.
— — ammoniaci causticus 156.
— — dulcis 546.
— saponatus 155.
— serpylli 588.
— sinapis 385.
— solani 545.
— terebinthinae 572.
— vini Gallici 545.
— — rectificatissimus 545.
Splenica 49.
Spongia cerata 7. 376.
— compressa 7.
Spongilla lacustris Link 7.
Stärkegummi 352.
Stärkmehl 352.
Stahlwein 231.
Staphisagrin 504.
Steben 93.
Stechapfelblätter 485.
Stechapfelkrautextract 486.
Stechapfelsamen 486.
Stechapfelsamentinctur 486.
Steinöl 182.
Sternutatoria 51.
Stibio-kali tartaricum 296.
Stibium 296. 306.
— oxydatum 296.
— sulfuratum aurantiacum 296.307.
— — crudum 296. 307.
— — laevigatum 307.
— — rubeum 296. 307.
Stickstoffoxydulgas 203.
Stiefmütterchenthee 527.
Stincus officinalis 336.
Stinkasant 575.
Stinkasantpflaster 575.
Stinkasanttinctur 575.
Stinkasantwasser 575.
Stipites dulcamarae 522.
— jalapae 401.
Stockfischleberthran 375.
Stomachica 32.
Storax, flüssiger 574.
Strobili lupuli 531.
Strophantus hispidus DeC. 515.
Strychnin 455. 460.
— , salpetersaures 460.
— , schwefelsaures 460.
Strychninum nitricum 460.
— sulfuricum 460.
Strychnos nux vomica L. 460.
— Tieuté Leschen. 460.

REGISTER. 615

Strychnos toxifera Schomb. 451.
Stuhlzäpfchen 60.
Sturmhutknollen 507.
Styptica 30.
Styrax liquidus 574.
Sublimat 286.
Succolada 447.
Succus juniperi inspissatus 580.
— liquiritiae crudus 361.
— — depuratus 361.
Sudorifica 26.
Süssholz 361.
Süssholzextract 361.
Süssholzpaste 362.
Süssholzsyrup 362.
Sulfur auratum antimonii 296.
— praecipitatum 99.
— stibiatum aurantiacum 296.
— — rubeum 296.
— sublimatum 98.
Sulza 92.
Summitates sabinae 581.
Suppositoria 60.
Symphytum officinale L. 367.
Syrup, brauner 359.
Syrupus acetositatis citri 182.
— althaeae 367.
— amygdalarum 374.
— aurantii corticis 583.
— — florum 583.
— balsami Peruviani 573.
— cerasorum 181.
— chamomillae 578.
— cinnamomi 584.
— communis 359.
— croci 586.
— domesticus 411.
— emulsivus 374.
— ferri iodati 228.
— — oxydati solubilis 226.
— foeniculi 579.
— glycyrrhizae 362.
— gummosus 366.
— ipecacuanhae 503.
— liquiritiae 361.
— mannae 138.
— menthae crispae 577.
— — piperitae 577.
— opiatus 475.
— rhamni catharticae 411.
— rhei 411.
— rhoeados 367.
— rubi Idaei 182.
— sacchari 359.
— sarsaparillae compositus 526.
— senegae 524.
— sennae cum manna 409.
— simplex 359.
— spinae cervinae 411.
— succi citri 182.

Tabaksblätter 499.
Tacca pinnatifida L. 355.
Taffetas adhaesivum 343.
Tamarinden 181.
Tamarindenmus 181.
Tannin 422.
Taraxacum officinale Weber 529.
Tarasp 92.
Tartarus ammoniatus 137.
— boraxatus 137.
— chalybeatus 213.
— depuratus 179.
— emeticus 296.
— ferratus 213. 231.
— natronatus 136.
— stibiatus 296. 307.
Tartrylsäure 164.
Taubnesselblüthen 360.
Tausendgüldenkraut 529.
Tausendgüldenkrautextract 529.
Temperantia 41. 43.
Teplitz 92.
Terra foliata tartari 139.
— — — crystallisabilis 139.
— Japonica 423.
Terebinthina 571.
Terpenthin 571.
Terpenthinöl 564. 572.
Terpenthinölseife 572.
Terpenthinsalbe 571.
Tetanica 47.
Teufelsdreck 575.
Thallium 235.
Thanginia venenifera Poiret 515.
Thapsia Silphium Viv. 394.
Thebaicin 469.
Thebain 469.
Thebenin 469.
Thee, Blankenheimer 367.
Theerwasser 196.
Theïn 442. 446.
Theobroma Cacao L. 375. 447.
Theobromin 442. 447.
Theriak 475.
Thermen 92.
Thevetia neriifolia Jussieu 515.
Thevetin 515.
Thonerde 210.
— , essigsaure 210. 212.
— , schwefelsaure 210.
Thuja occidentalis L. 581.
Thymian, wilder 588.
Thymianöl 588.
Thymol 183.
Thymus Serpyllum L. 588.
Tiglium officinale Klotsch 379.
Tilia ulmifolia Scop. 579.
Tinctur, aromatische 585.
— , bittere 529.
Tinctura absinthii 530.

616 REGISTER.

Tinctura aconiti 507.
— aloës 405.
— — composita 405.
— amara 529.
— arnicae 578.
— aromatica 585.
— — acida 178.
— asae foetidae 575.
— aurantii corticis 583.
— aurea tonico-nervina Lamottii 227.
— belladonnae 484.
— calami 582.
— cannabis Indicae 461.
— cantharidum 391.
— capsici 382.
— cascarillae 531.
— castorei Canadensis 381.
— — Sibirici 351.
— catechu 423.
— chinae 439.
— — composita 439.
— chinoidini 441.
— cinnamomi 585.
— colchici 513.
— colocynthidis 406.
— croci 586.
— cupri acetici 296.
— digitalis 520.
— — aetherea 520.
— euphorbii 396.
— ferri acetici aetherea 231.
— — chlorati 227.
— — — aetherea 227.
— — pomata 232.
— gallarum 422.
— guajaci 526.
— — ammoniata 526.
— hellebori viridis 521.
— iodi 107.
— ipecacuanhae 503.
— kino 424.
— lignorum 572.
— lobeliae 499.
— macidis 586.
— martialis Klaprothi 231.
— moschi 351.
— myrrhae 581.
— opii aquosa 479.
— — benzoica 474.
— — crocata 474.
— — simplex 474.
— pimpinellae 582.
— pini composita 572.
— ratanhae 423.
— rhei aquosa 410.
— — vinosa 410.
— resinae jalapae 400.
— scillae 521.
— — kalina 521.

Tinctura secalis cornuti 349.
— spilanthis composita 428.
— stramonii 486.
— strychni 460.
— — aetherea 460.
— thebaica 474.
— thujae 581.
— tonico-nervina Bestuscheffii 227.
— toxicodendri 382.
— valerianae 576.
— — aetherea 576.
— vanillae 564.
— zingiberis 587.
Tischlerleim 343.
Tollkirschensalbe 485.
Tolubalsam 573.
Tonica 47.
Tormentillwurzel 423.
Toxiresin 514.
Tragacantha 360.
Traganth 360.
Transparentseife 155.
Traubenkraut, mexicanisches 576.
Traubenzucker 357.
Trichloraldehyd 555.
Trichlorhydrin 547.
Trimethylamin 156.
Trimethylammoniumiodid 447.
Trinitrophenol 412.
Triticum repens L. 360.
Trochisci ipecacuanhae 503.
— magnesiae ustae 154.
— morphii acetici 476.
— natri bicarbonici 154.
— santonini 418.
Tropfen, Fowler'sche 318.
Tropin 478.
Tubera aconiti 507.
— jalapae 400.
— salep 367.
Turiones pini 572.
Turpethwurzel 400.
Tussilago Farfara L. 367.

Ulmus campestris L. 422.
Unguentum acre 392.
— aeruginis 296.
— album simplex 246.
— arsenicale Hellmundi 319.
— basilicum 571.
— belladonnae 485.
— cantharidum 392.
— cereum 376.
— cerussae 246.
— — camphoratum 246.
— conii 454.
— diachylon Hebrae 245.
— digestivum 571.
— digitalis 520.

Unguentum elemi 572.
— flavum 571.
— glycerini 364.
— hydrargyri cinereum 284.
— — mitius 284.
— — praecipitali albi 286.
— — rubrum 285.
— hyoscyami 486.
— kalii iodati 123.
— leniens 377.
— majoranae 588.
— mezerei 396.
— narcotico-balsamicum Hellmundi 454.
— Neapolitanum 284.
— nervinum 589.
— ophthalmicum 285.
— — compositum 285.
— — St. Yves 285.
— opiatum 475.
— plumbi 247.
— — subcarbonici 246.
— — tannici 247.
— rosatum 376.
— rosmarini compositum 589.
— sabinae 581.
— stibiatum 307.
— sulfuratum simplex 99.
— tartari stibiati 307.
— terebinthinae 571.
— — compositum 571.
— zinci 294.
Universalpflaster 246.
Upas Antjar 515.
— Radja 461.
— Tieuté 460.
Urginea Scilla Steinheil 521.
Urtica dioica 166.
— urens 166.

Valeriana officinalis L. 575.
Vanilla 564.
— planifolia Andr. 564.
— saccharata 564.
Vanillentinctur 564.
Vanillenzucker 564.
Veilchenwurzel 588.
Veratrin 507. 511.
Veratroidin 507.
Veratrum album L. 511.
— Sabadilla Schlechtend. 511.
Verbascum thapsiforme Schrad. 360.
Vermifuga 36.
Vesicatoria 23.
Vichy 92.
Vinum ardens 545.

Vinum aromaticum 589.
— camphoratum 563.
— colchici 513.
— chinae 439.
— emeticum 307.
— ferratum 231.
— ipecacuanhae 503.
— opii aromaticum 474.
— pepsini 328.
— stibiatum 307.
Viola tricolor L. 527.
Viride aeris 287.
Vitriol, blauer 287.
—, grüner 213.
—, weisser 287.
Vitriolöl 164.
Vitriolum album 287.
— coeruleum 287.
— viride 213.
— martis purum 213.
Vomitiva 33.

Wachholderbeeren 580.
Wachholdermus 580.
Wachholderspiritus 580.
Wachs 376.
Wachspapier 376.
Wachssalbe 376.
Wachsschwamm 7. 376.
Wachstaffet 376.
Wärme 87.
Wallnussblätter 424.
Wallnussöl 374.
Wallnussschalen 424.
Walrath 376.
Walrathcerat 377.
Walrathzucker 377.
Warmbrunn 92.
Wasser 75.
—, schwarzes 285.
Wasserfenchel 580.
Wasserschierling 514.
Wasserstoffhyperoxyd 71.
Wegdornrinde 411.
Weidenrinde 422.
Weilbach 92.
Wein 546.
—, aromatischer 589.
Weingeist 534. 545.
Weinsäure 164. 179.
Weinstein 179.
Weinsteinsäure 164.
Weissbad 341.
Weizenkleie 355.
Weizenstärkmehl 355.
Wermuth 530.
Wermuthextract 530.
Wermuthtinctur 530.
Wiener-Tränkchen 409.

Wildbad 92.
Windsorseife 155.
Wismuth, baldriansaures 234.
—, basisch-salpetersaures 233.
Wismuthweiss 233.
Wittekind 92.
Wolferleiblüthen 578.
Wollblumen 360.
Woodoil 573.
Woorara 451.
Wourali 451.
Würfelsalpeter 129.
Wundwasser, Theden'sches 179.
Wurmfarnextract 414.
Wurmöl, Chabert'sches 412.
Wurmsamen 418.

Zahnpillen 474.
Zahnpulver 58.
Zeitlosenessig 513.
Zeitlosensamen 513.
Zeitlosensamenwein 513.
Zeitlosentinctur 513.
Zeylonzimmt 584.
Zibeth 352.
Zimmtkassie 584.
Zimmtkassienöl 585.
Zimmtöl 585.
Zimmtsäure 183.
Zimmtsyrup 584.
Zimmttinctur 585.
Zimmtwasser 584.
—, weiniges 584.
Zincum aceticum 287. 295.

Zincum carbonicum 287.
— chloratum 287. 294.
— ferro-cyanatum 287. 294.
— iodatum 287. 294.
— lacticum 287. 295.
— muriaticum 297.
— oxydatum 287. 295.
— — venale 294.
— phosphoratum 326.
— sulfo-carbolicum 196. 287.
— sulfophenylicum 287.
— sulfuricum 287. 294.
— valerianicum 287. 295.
Zink, baldriansaures 295.
—, carbolschwefelsaures 196. 287.
—, essigsaures 295.
—, milchsaures 287. 295.
—, schwefelsaures 294.
Zinkblumen 287.
Zinkoxyd 287. 294.
—, baldriansaures 287.
—, essigsaures 287.
—, schwefelsaures 287.
Zinksalbe 294.
Zinkvitriol 287.
Zingiber officinale Roscoe 586.
Zinnober 258. 285.
Zittwerblüthenextract 418.
Zittwersamen 418.
Zittwerwurzel 587.
Zizyphus vulgaris Lam. 360.
Zucker 357.
Zugpflaster 245.
Zunder 7.

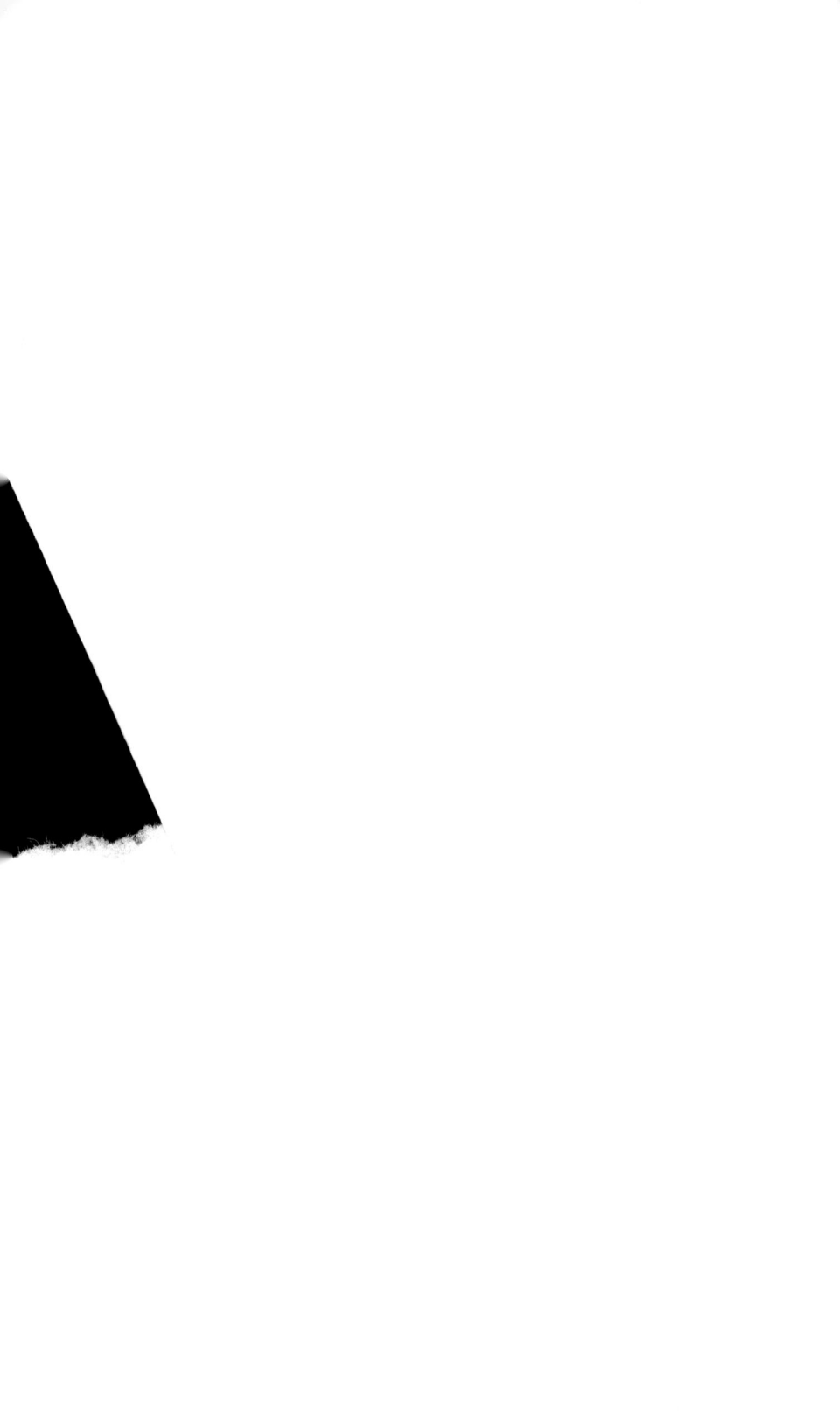

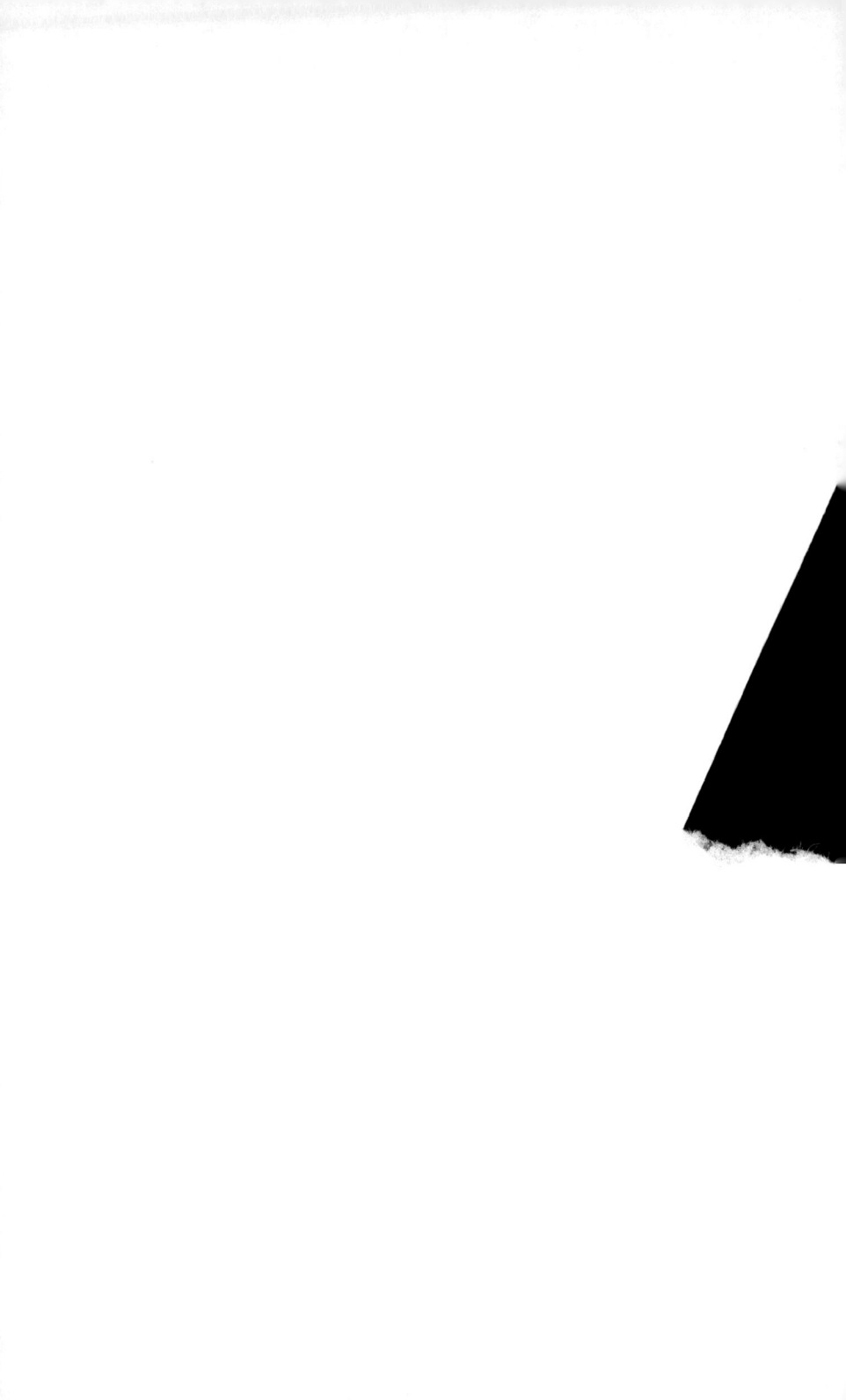

www.ingramcontent.com/pod-product-compliance
Lightning Source LLC
Chambersburg PA
CBHW021224300426
44111CB00007B/422